D1726300

Manfred Zielke, Hugo von Keyserlingk,
Winfried Hackhausen (Hrsg.)

Angewandte Verhaltensmedizin in der Rehabilitation

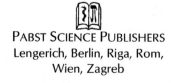

PABST SCIENCE PUBLISHERS
Lengerich, Berlin, Riga, Rom,
Wien, Zagreb

Anschriften der Herausgeber:

PD Dipl. Psych. Dr. phil. Manfred Zielke
Wissenschaftsrat der AHG AG
Lange Koppel 10
D-24248 Mönkeberg

Dr. med. habil. Hugo von Keyserlingk
Klinik Schweriner See
Am See 4
D-19069 Lübstorf

Dr. med. Winfried Hackhausen
Verband Deutscher Rentenversicherungsträger
Eysseneckstrasse 55
D-60322 Frankfurt/M.

CIP-Titelaufnahme der Deutschen Bibliothek

Angewandte Verhaltensmedizin in der Rehabilitation /
Manfred Zielke, ... (Hrsg.). – Lengerich ; Berlin ; Riga ; Rom ;
Wien ; Zagreb : Pabst Science Publishers, 2001
    ISBN 3-935357-30-3

© 2001 Pabst Science Publishers, D-49525 Lengerich

Konvertierung: Claudia Döring
Lektorat: Gerhard Tinger
Druck: Digital Druck GmbH, D-96158 Frensdorf

ISBN 3-935357-30-3

Inhaltsverzeichnis

Posttraumatische Belastungsstörungen

Eßstörungen

Persönlichkeitsstörungen

Suchtprobleme und Abhängigkeitserkrankungen

Pathologisches Glücksspielverhalten

Koronare Herzerkrankung

Rückenerkrankungen und die Bewältigung chronischer Schmerzen

Arbeits- und berufsbezogene Problemstellungen

Spezifische verhaltensmedizinische Problembereiche und Behandlungsansätze

Geleitwort

Chronische Krankheiten und ihre Folgen bestimmen seit einigen Jahrzehnten zunehmend die Behandlungserfordernisse in der Kurativ- und Rehabilitationsmedizin. Sie binden nicht nur einen immer stärkeren Anteil der Ressourcen im Gesundheitswesen, sondern fordern auch dazu heraus, Behandlungsmethoden und Organisationsstrukturen im Gesundheitswesen ständig zu optimieren und weiterzuentwickeln. Als Schlüssel der konzeptionellen Weiterentwicklung hat sich dabei die Erkenntnis der komplexen Entstehungszusammenhänge chronischer Krankheiten sowie die zu ihrer Bewältigung notwendigen umfassenden und multiprofessionellen Behandlungsstrategien erwiesen. Sowohl die Entstehung von chronischen Krankheiten als auch die Bewältigung und Behandlung ihrer Folgen sind in hohem Maße verhaltens- und umweltabhängig, so dass eine Erweiterung traditioneller Krankheits- und Behandlungskonzepte, insbesondere die zunehmende Berücksichtigung psychosozialer und verhaltensmedizinisch orientierter Behandlungsansätze, eine notwendige Konsequenz war.

Vor diesem Hintergrund hat sich die Rehabilitation in Deutschland mittlerweile zu einem anerkannten, umfassenden und interdisziplinären Fachgebiet entwickelt, in dem das Handeln und Verhalten des einzelnen Betroffenen als eine zu aktivierende und zu fördernde Ressource für Krankheitsbewältigung und der Kompensation von Leistungseinschränkungen im Mittelpunkt steht. Risiko- und Gesundheitsverhalten als mitverursachende bzw. vermeidende Faktoren chronischer Krankheiten sowie die Verfügbarkeit und Entwicklung eigener Ressourcen und Kompetenzen für die Bewältigung ihrer Folgen sind zu einem zentralen Bezugspunkt der medizinischen Rehabilitation geworden, um die Ziele der Rehabilitation zu erreichen und ihre Effektivität zu erhöhen. Dazu haben in den letzten Jahren vor allem auch verhaltensmedizinische Konzepte beigetragen.

Verhaltensmedizinische Konzepte werden durch die spezifischen Ziele der Rehabilitation und damit letztlich auch durch den umfassenden gesetzlichen Auftrag der Rehabilitationsträger unterstützt, der sich nicht allein auf medizinische Erfolgskriterien beschränken lässt. So hat die Integration behinderter oder leistungseingeschränkter Personen in Arbeit, Beruf und Gesellschaft nach dem Sozialgesetzbuch I den Rang eines sozialen Grundrechts, das umfassende Rehabilitationsstrategien erfordert. Eine Herausforderung wird das neue Sozialgesetzbuch IX mit sich bringen, dass die Selbstbestimmung und gleichberechtigte Teilhabe behinderter bzw. leistungseingeschränkter Menschen in den Mittelpunkt der Rehabilitation stellt und als trägerübergreifendes Ziel formuliert.

Wesentlich unterstützt wurde diese Perspektive durch internationale Entwicklungen. So schließt die Rehabilitation nach dem Verständnis der Weltgesundheitsorganisation alle Maßnahmen ein, die dazu geeignet sind, die soziale Integration von eingeschränkten und benachteiligten Personen zu erreichen oder zu gewährleisten. Neben den Maßnahmen, die auf Intervention und Vermittlung innerhalb der unmittelbaren Umgebung sowie der Gesellschaft insgesamt abzielen, gehört dazu vor allem auch die Befähigung zur Problembewältigung der betroffenen Personen selber. Eine konzeptionelle Ergänzung findet dieser umfassende Ansatz in der Weiterentwicklung der Internationalen Klassifikation von Impairments, Disabilities und Handicaps (ICIDH). In diesem Konzept geht die Weltgesundheitsorganisation von einem Begriff der „funktionalen Gesundheit" aus und stellt die aktive Beteiligung, die vorhandenen Leistungspotentiale sowie die gesellschaftliche Partizipation von leistungseingeschränkten und behinderten Personen in den Vordergrund.

Das folgende Buch, dass wesentlich aus Veranstaltungen zur sozialmedizinischen Fortbildung entstand, hat seinen Schwerpunkt in anwendungsbezogenen verhaltensmedizinischen Ansätzen in der Rehabilitation und entspricht damit den modernen Entwicklungen in der Rehabilitation. Es leistet einen wichtigen Betrag zur Integration des Fachwissens unterschiedlicher Disziplinen in der medizinischen Rehabilitation. Es wird die Rehabilitationsforschung im Rahmen der neu entstandenen Rehabilitationswissenschaften weiter intensivieren und der Verhaltensmedizin neben der Versorgungsforschung und Systementwicklung einen festen Platz in der konzeptionellen Entwicklung der medizinischen Rehabilitation geben.

Dr. Ferdinand Schliehe
Frankfurt am Main, April 2001

Vorwort der Herausgeber

Für den wissenschaftlich engagierten Kliniker ist es heutzutage fast schon eine Selbstverständlichkeit, die Praxis durch Forschung zu verbessern. Die Entwicklung und Umsetzung moderner Behandlungs- und Rehabilitationskonzepte ist ohne eine wissenschaftlich fundierte Erfahrung und ohne ein wissenschaftlich geleitetes Anwendungswissen kaum denkbar. Die Sicherstellung und Weiterentwicklung einer wirksamen Behandlungs- und Rehabilitationspraxis ist eng verbunden mit einem wissenschaftlich abgeleiteten Grundverständnis der eigenen Arbeit.

Dabei erweist sich die Verhaltensmedizin als geeignete Basis zur Integration des klinischen Grundlagen- und Anwendungswissens in der Behandlung von Patienten.

Die Verhaltensmedizin ist gekennzeichnet durch eine zunehmende Verdichtung eines Forschungs- und Anwendungsfeldes, in dem bei Integration des Fachwissens einer Reihe unterschiedlicher Disziplinen versucht wird, die Bedeutung physiologischer, behavioraler und subjektiver Faktoren bei der Ätiologie und Behandlung medizinischer und psychologischer Problemstellungen aufzuzeigen und zusammenzufassen.

Verhaltensmedizin ist demzufolge weniger eine eindeutige Eingrenzung eines neuen Fachgebietes als vielmehr eine Arbeitsplattform zur Sammlung und Integration des klinischen Grundlagen- und Anwendungswissens aus den Bereichen der experimentellen Psychologie, der biologischen Verhaltenswissenschaften und der traditionellen naturwissenschaftlichen Medizin. Die angewandte Verhaltensmedizin beschäftigt sich mit der Anwendung dieser Erkenntnisse im Hinblick auf Prävention, Diagnose, Behandlung und Rehabilitation von Krankheiten.

Die Gemeinsamkeiten im Selbstverständnis der beteiligten angewandten Disziplinen sind in zwei Aspekten zu sehen:
- Einem hypothesengeleiteten, immer an überprüfbaren Veränderungsprozessen orientierten Vorgehen und
- im funktionellen Ansatz, der das klinische Handeln sowohl in der Diagnostik als auch in der Therapie kennzeichnet.

Diese Arbeitsbasis hat eine Fülle von Grundlagenarbeiten stimuliert, deren Anwendungsbezug jedoch über einen langen Zeitraum noch weitgehend bescheiden und begrenzt anmutete. Die wenigen anwendungsbezogenen Vorhaben blieben auf klinische Labors beschränkt. Dies lag sicher auch daran, daß eine Diffundierung des klinischen Wissens in die Patientenversorgung für eine Reihe verhaltensmedizinischer Forscher nicht von vorrangigem Interesse war und daß eine solche Praxisintegration mit einer Fülle von Anpassungsprozessen des klinischen Ansatzes verbunden sind, denen sich die Grundlagenforschung nur ungern stellt.

Das Überleben verhaltensmedizinischer Handlungskonzepte in der Regelversorgung ist an Voraussetzungen gebunden, die in nur wenigen ambulanten und klinischen Behandlungsinstitutionen gegeben sind: Eine weitgefaßte Interdiszipli-narität, eine gleichberechtigte Kooperation zwischen den verschiedenen Berufs-gruppen und eine uneingeschränkte Teilnahme an der Krankenversorgung in einem breit gefächerten Indikationsbereich.

Alle verhaltensmedizinisch orientierten Studien und klinischen Entwicklungen leben in ihrer Breite, in ihrer Spezifität und der fachlichen Fundierung von dem uneingeschränkten Zur-Verfügung-Stellen der fachlichen Kompetenz der beteilig-ten Berufsgruppen. In diesem Zusammenhang gibt es keinen „besseren" oder „schlechteren" Part im Rahmen des verhaltensmedizinischen Behandlungska-nons. Die medikamentöse Einstellung eines essentiellen Blutdrucks mit einem Antihypertensivum ist in Bezug zum Compliancetraining mit dem Patienten zur regelmäßigen Medikamenteneinnahme, dem Erlernen eines gezielten Entspan-nungstrainings, einer Anleitung zur Gewichtsreduktion oder einer differenzierten Arbeitsplatzanalyse keine „bessere" oder „schlechtere" Maßnahme. Alle Inter-ventionen sind Teile eines verhaltensmedizinischen Behandlungsplans, die ihren gleichberechtigten Platz bei der Entwicklung und Umsetzung der Behandlungs-strategie haben.

Eine solche kooperative Gleichberechtigung muß jedoch in der klinischen Be-handlung bei jeder Problemkonstellation neu praktiziert werden und darf nicht nur in einem Konzeptpapier stehen. Nur so ist es möglich, die fachliche Kompe-tenz aller beteiligten Berufsgruppen maximal auszuschöpfen und an den Patien-ten heranzutragen.

Eine solches Handlungsverständnis in der Verhaltensmedizin und dessen Umset-zung in die Regelversorgung wurde und wird neben ausgewiesenen Instituten der medizinischen Psychologie vornehmlich getragen von den verhaltensthera-peutischen Kliniken außerhalb der Universitätskliniken, vor allem im Bereich der stationären medizinischen Rehabilitation. Dies gilt nicht nur für die verhaltens-medizinische Psychosomatik sondern auch für die Verhaltensmedizin in der Kardiologie, der Orthopädie, der Neurologie, der Rehabilitation von Stoffwech-selerkrankungen, von Erkrankungen des Gastrointestinaltraktes, von Atemwegs-erkrankungen, von Hauterkrankungen, in der Onkologie sowie bei den Sucht-und Abhängigkeitserkrankungen.

In diesen Arbeitsbereichen findet das naturwissenschaftliche, hypothesengeleite-te Denken des Arztes seine Entsprechung in dem empirisch begründeten hypo-thesengeleiteten Denken des Verhaltenstherapeuten. Deshalb lassen sich die medizinischen Interventionen in die verhaltenstherapeutischen Strategien naht-los einbetten und umgekehrt. Die Interventionen sind für die Patienten plausibel und zwischen Therapeuten unterschiedlicher Professionen, z.B. Ärzten, Psycho-logen, Sozialpädagogen, Krankengymnasten, Ergotherapeuten u.s.w. in ihrer verhaltensmedizinischen Plausibilität kommunizierbar.

Die Verhaltensmedizin hat eine zunächst nicht zu erwartende hohe Akzeptanz in der klinischen Medizin gefunden. Neben den genannten Gemeinsamkeiten stößt offensichtlich der stark auf Problemlösung hin orientierte Ansatz der Ver-haltensmedizin auf ein Defizit bei Medizinern. So erlebt sich der Arzt vor allem im Zusammenhang mit zahlreichen verhaltensbezogenen Problemen chronisch Kranker als hilflos mit seinem gelernten Repertoire an klassischen medizinischen

Interventionen. Die vehemente Entwicklung der Verhaltensmedizin in den letzten 15 Jahren hat dazu geführt, für immer mehr und für immer differenziertere Problembereiche rational gut nachvollziehbare Problemlösungs- und Handlungsstrategien zur Verfügung zu haben. Das macht sie für den Organmediziner attraktiv. Das Unbehagen mit der Angewandten Verhaltensmedizin ist oft weniger inhaltlich als berufsständisch begründet. Die Psychologie nimmt Anstoß an der „Medizin" und verweist wohl zu recht darauf, daß die Entwicklung in der Verhaltensmedizin in hohem Maße aus der Psychologie heraus und von Psychologen getragen wurde. Aber auch die Mediziner haben mit dem Begriff häufig Schwierigkeiten und sehen in ihm gelegentlich eine Anmaßung des psychologischen Berufsstandes, Medizin ausüben zu wollen. Die Verhaltensmedizin hat allerdings inzwischen eine solche Dynamik erfahren, daß die berufsständisch begründete Beanspruchung der „Vaterschaft" an dieser Entwicklung eigentlich nur noch von akademischer Bedeutung ist.

Die wirtschaftliche Verwertung klinisch angewandter Forschung und Praxis und deren gesundheitspolitische Nutzung sind in der öffentlichen Diskussion in Deutschland weitgehend tabuisiert. Der Zweck wissenschaftlicher Forschung im Hochschulbereich ist mit der Vorlage eines Forschungsberichtes, der Erstellung einer Diplomarbeit, einer Dissertation oder einer Habilitationsschrift und der Veröffentlichung in wissenschaftlichen Publikationsorganen in der Regel bereits erfüllt. Für den anwendungsbezogenen Forscher und Kliniker beginnt aber erst jetzt der „eigentliche" Auftrag, das neu gewonnene und so gesicherte Handlungswissen in die Krankenversorgung zu integrieren. Dabei steht die Umsetzbarkeit und der Nutzen der Ergebnisse hinsichtlich einer Verbesserung der Versorgung im Vordergrund.

In Einrichtungen, die sich an der Verhaltensmedizin orientieren, ist eine größere Offenheit gegenüber angewandter Forschung und insbesondere gegenüber Evaluationsstudien festzustellen. Offensichtlich konfundiert das hypothesengeleitete Arbeiten des Verhaltensmediziners hierbei eng mit seinen hypothesengeleiteten Forschungsambitionen.

Die Fragestellungen im Rahmen einer klinisch orientierten angewandten Forschung richten sich jedoch nicht erst nach der Durchführung eines experimentellen Designs auf die Umsetzbarkeit und den Nutzen der Ergebnisse, sondern man muß sich bereits bei der Entwicklung einer Fragestellung und der Konzeption möglicher Interventionen damit beschäftigen, ob Ergebnisse überhaupt umsetzbar sind (wie immer sie auch ausfallen mögen) und wie dies geschehen soll. Diese Notwendigkeit führt jedoch in der Regel zu völlig veränderten Fragestellungen im Vergleich zu einem eher theoretisch begründeten Forschungsbemühen bei der gleichen Problemstellung.

Die Autoren der Beiträge in diesem Buch verbinden trotz aller Unterschiedlichkeit der Arbeitsbereiche und der konzeptionellen Positionen drei Gemeinsamkeiten:

* Ihre klinischen Erfahrungen resultieren aus der intensiven Arbeit mit Patienten,
* ihre hypothesengeleitete Arbeit mit Patienten verbindet sich mit ihren Ambitionen zu wissenschaftlicher angewandter Forschung und

- sie beschäftigen sich mit der Umsetzbarkeit von Forschungsergebnissen in die jeweilige klinische Standardversorgung.

Dies ist eine besonders qualifizierte und qualifizierende Verbindung!

Wir sind ganz besonders stolz darauf, daß angewandte Verhaltensmediziner neben ihrer klinischen Tätigkeit sich bereit gefunden haben, ihre Konzepte und Erfahrungen für dieses Buch zusammenzutragen. Der Grundstock der Beiträge entstand anläßlich einer Veranstaltung des VDR in Zusammenarbeit mit der Klinik Schweriner See und dem Wissenschaftsrat der AHG AG zum Thema „Verhaltensmedizin in der Rehabilitation". Die für eine wissenschaftliche Veröffentlichung überarbeiteten Beiträge wurden ergänzt durch aktuelle Arbeiten namhafter Verhaltensmediziner.

Die Veröffentlichung dieses Buches in dieser Form wurde ermöglicht durch die Unterstützung des Vorstandes der Allgemeinen Hospitalgesellschaft AHG AG in Hilden und das Präsidium des AHG Wissenschaftsrates, das den Herausgebern fachlich beratend zu Seite stand.

Im November 2000

Manfred Zielke   *Hugo von Keyserlingk*   *Winfried Hackhausen*
Hilden   *Schwerin (Lübstorf)*   *Frankfurt / M.*

Verhaltensmedizinische Grundlagen

Aktueller Stand und Entwicklungsperspektiven der Verhaltensmedizin und der psychosomatischen Rehabilitation

Winfried Hackhausen

Die Anteile der Diagnosegruppen bei Maßnahmen der stationären medizinischen Rehabilitation haben sich in den letzten Jahren erheblich verschoben. Ein Rückgang der Maßnahmen bei Erkrankungen des Stütz- und Bewegungsapparates geht einher mit einer relativen Zunahme der stationären Rehabilitation bei psychischen und psychosomatischen Erkrankungen und insbesondere bei Krebserkrankungen der Frauen.

Die Analysen des Frühberentungsgeschehens weisen darauf hin, daß verhaltensmedizinische und verhaltenstherapeutische Konzepte in der medizinischen Rehabilitation noch mehr um sich greifen müssen, um die Zielorientierung und die Ergebnisorientierung der Rehabilitation bei gleichzeitiger Integration der verschiedenen Fachdisziplinen weiter zu optimieren.

Damit bestehen gute Chancen, das Rahmenkonzept der Rentenversicherungsträger für die stationäre medizinische Rehabilitation weiterhin zu verbessern und praxisnah umzusetzen.

1. Aktuelle Entwicklungen im Rehabilitationsgeschehen

Durch das Wachstums- und Beschäftigungs-Förderungsgesetz (WFG) vom 13.09.1996 kam es in den Jahren 1997 und 1998 zu einem deutlichen Abschwung der gesamten medizinischen stationären Rehabilitation. Die allgemeinen Heilbehandlungen gingen mit geringgradigen Schwankungen in den einzelnen Indikationsgebieten um etwa ein Drittel zurück. Dieser Einbruch bezieht sich interessanterweise auch auf das Antragsverhalten der Versicherten und nicht nur auf die bewilligten und durchgeführten Maßnahmen. Dagegen findet sich eine ungebrochene Steigerung bei den Anschlussheilbehandlungen.

Über die Gründe eines stark reduzierten Antragsverhaltens kann spekuliert werden. Sicherlich haben instabile Arbeitsplatzverhältnisse, erhöhte Zuzahlungsregelungen sowie Ausschluss von Reha-Leistungen für ältere Versicherte zu dem Abschwung beigetragen.

Der massive Rückgang hat sich auch in dem Indikationsbereich Psychosomatik kenntlich gemacht; prozentual ist das Indikationsgebiet zwar gegenüber den klassischen Bereichen Orthopädie und Kardiologie gewachsen, in absoluten Zahlen finden sich jedoch auch hier deutliche Rückgänge. Die Maßnahmen sind im Jahre 1999 sowohl bezüglich des Antragsverhaltens wie auch bezüglich der bewilligten und durchgeführten Maßnahmen um ca. 10% wieder angestiegen. Sie haben jedoch keineswegs das Niveau des Bezugsjahres 1995 erreicht. Die nachfolgenden graphischen Darstellungen erläutern äußerst sinnfällig diese Zusammenhänge.

Stationäre Leistungen an Erwachsene nach Diagnosengruppen - RV Männer

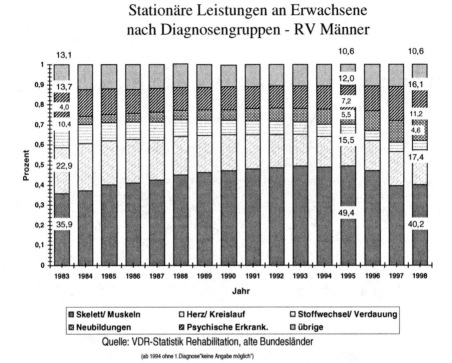

Quelle: VDR-Statistik Rehabilitation, alte Bundesländer

(ab 1994 ohne 1.Diagnose"keine Angabe möglich")

Abb. 1: Stationäre Leistungen an Erwachsene nach Diagnosegruppen: RV Männer

Im Einzelnen zeigen sich folgende Entwicklungen: Während stationäre Leistungen wegen Erkrankungen des Skeletts, der Muskeln und des Bindegewebes bei den Männern in der RV im Jahre 1995 noch 49,4% aller stationären Rehabilitationsmaßnahmen darstellten, hat sich dieser Anteil im Jahre 1998 auf 40,2% verringert. Eine deutliche Zunahme bei den relativen Anteilen ist bei den Neubildungen zu beobachten, die von 7,2% im Jahre 1995 auf 11,2% 1998 zugenommen haben.

Eine ähnliche Entwicklung ist bei den psychischen Erkrankungen zu verzeichnen. Während der Anteil der stationären Maßnahmen in dieser Indikationsgruppe 1995 noch 12,0% betrug, ist zum Berechnungsjahr 1998 ein Anstieg auf 16,1% zu verzeichnen. Vermutlich spielen die Rehabilitationsmaßnahmen wegen Suchterkrankungen hierbei eine besondere Rolle.

20

Stationäre Leistungen an Erwachsene
nach Diagnosengruppen - RV Frauen

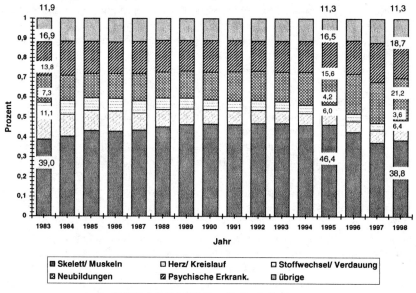

Quelle: VDR-Statistik Rehabilitation, alte Bundesländer

(ab 1994 ohne 1.Diagnose"keine Angabe möglich")

Abb. 2: Stationäre Leistungen an Erwachsene nach Diagnosegruppen: RV Frauen

Bei den Frauen zeichnen sich ähnliche Entwicklungen ab. Ein deutlicher Rückgang ist bei den Erkrankungen des Stütz- und Bewegungsapparates zu beobachten (1995: 46,4%; 1998: 38,8%). Erhebliche Zunahmen gibt es bei den stationären Leistungen wegen Krebserkrankungen (1995: 15,6%; 1998: 21,2%). Ein eher
moderater Zuwachs ergibt sich bei den psychischen Erkrankungen, die 1995
16,5% aller stationären Leistungen ausmachten und deren Anteil sich 1998 auf
18,7% erhöht hat.

Um einem Interpretationsmißverständnis vorzubeugen, sei noch einmal darauf
hingewiesen, daß sich die vorgenannten relativen Anteile der Diagnosegruppen
auf die Gesamtzahl der Maßnahmen pro Jahr beziehen (=100%), die hinsichtlich
der absoluten Zahlen wie vorab beschrieben entsprechend rückläufig sind (waren). Eine Konstanz des Leistungsumfangs in einzelnen Diagnosegruppen bzw.
ein geringerer Rückgang im Vergleich zum allgemeinen Trend führt korrespondierend zu einem Anwachsen der relativen Anteile eben dieser Erkrankungsbereiche.

2. Stellenwert der Verhaltensmedizin in der psychosomatischen Rehabilitation

In mehrfachen Studien aus dem ambulanten Primär-Versorgungssektor wie auch aus der Rehabilitationsebene konnte nachgewiesen werden, dass der Zeitpunkt einer notwendigen Behandlung psychischer und psychosomatischer Störungen deutlich verzögert einsetzt: Es vergehen in der Regel 5 bis 7 Jahre, bis ein bestehendes manifestes Beschwerdebild auch adäquat therapiert wird.

Aus dieser Tatsache ergeben sich mehrere Schlussfolgerungen:
1. Der therapeutische und rehabilitative Versorgungsgrad ist unzureichend und muss in Zukunft gesteigert werden.
2. Offensichtlich ist es in den letzten Jahren zu einem deutlichen Anstieg seelischer und körperlich-seelischer Störungen gekommen (Zielke und Dehmlow, 1998).
3. Die vorliegenden Störungsbilder sind häufig komplex und fordern einen erhöhten diagnostischen sowie therapeutischen Aufwand.

Der prozentuale Zuwachs in der psychosomatischen Rehabilitation gegenüber den klassischen Indikationsbereichen Orthopädie und Kardiologie ist zu einem nicht geringen Teil auch auf ein „Diagnose-Shifting" zurückzuführen. Bei exakterer gutachterlicher Zuordnung werden Diagnosen, die früher im großen Feld der Erkrankungen der Muskeln, des Bindegewebes und des Stützapparates aufgeführt wurden, nun der Psychosomatik zugeordnet. Hier ist insbesondere zu denken an den Bereich der Schmerz-Syndrome mit Somatisierungsstörungen. Anhand der nachfolgenden Darstellungen lassen sich die Rückgänge bei den durchgeführten Maßnahmen in der psychosomatischen Rehabilitation besonders in den reha-relevanten Jahrgangsgruppen gut erkennen. Interessant ist auch der Vergleich mit dem Rentenzugang wegen psychosomatischer Erkrankungen.
In Abbildung 3 ist der Zugang an Frührenten wegen psychosomatischer Erkrankungen nach Altersgruppen dargestellt. Das Frühberentungsgeschehen in der Psychosomatik ist von besonderer Bedeutung, weil das mittlere Frühberentungsalter eher niedrig ist und der Beginn des Berentungsgeschehens bereits in den jüngeren Altersgruppen zu beobachten ist.
Die Gesamtzahl der Frühberentungen in diesem Indikationsbereich ist seit 1996 mit 16.512 Fällen und 1998 mit 16.205 Fällen relativ konstant. Ob der Anstieg der Frührentenzugänge von 1995 (Gesamt: 15.006 Fälle) auf 1996 (Gesamt: 16.512 Fälle) um 10% mit dem korrespondierenden Rückgang der Rehabilitationsmaßnahmen in Verbindung zu bringen ist, muß bislang offen bleiben.
Bemerkenswert ist vor allem die Verschiebung bei den Altersgruppen. Betrug der Anteil der Frühberentungen durch die Altersgruppen der über 50-Jährigen 1996 noch 65,61% (10.834 Fälle), ist ein deutlicher Rückgang zum Jahre 1998 (9.770 Fälle) zu verzeichnen. Der relative Anteil am Frühberentungsjahrgang betrug nur noch 60,29%. Korrespondierend ist der Anteil der unter 50-Jährigen von 34,39% (5.678 Fälle) im Jahre 1996 auf 39,71% (6.435 Fälle) gestiegen. Dieser Zuwachs gestaltet sich bei den einzelnen Jahrgängen sehr unterschied-

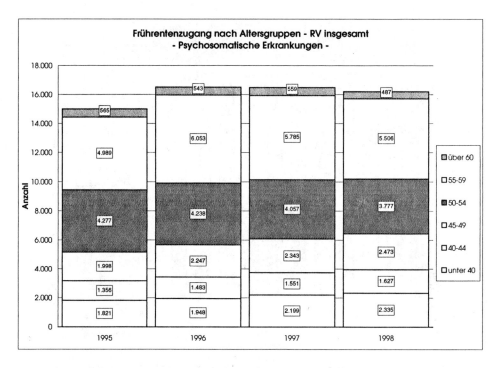

Frührentenzugang nach Altersgruppen - RV insgesamt
- Psychosomatische Erkrankungen -

Abb. 3: Frührentenzugang nach Altersgruppen - RV insgesamt, Psychosomatische Erkrankungen

lich: (45-49-Jährige-1996: 13,61% und 1998: 15,26%), (40-44-Jährige-1996: 8,98% und 1998: 10,04%), (unter 40-Jährige-1996: 11,79% und 1998: 14,40%). Unter gesundheitsökonomischen Aspekten betrachtet geht diese Entwicklung mit einem erheblichen Verlust an aktiven Versicherungsjahren einher!

Betrachtet man diese Entwicklung der Frührentenzugänge bei den Männern in den letzten 4 Jahren (Abb. 4), ist der Anteil der Berentungen wegen Erkrankungen des Skeletts, der Muskeln und des Bindegewebes von 31,3% 1995 auf 27,9% 1998 deutlich rückläufig (minus 3,4%) und der Anteil der psychischen Erkrankungen ist von 14,0% 1995 um 3,5% auf 17,5% im Jahre 1998 angesteigen. Alle anderen Diagnosegruppen sind hingegen relativ konstant.

Im diagnosebezogenen Frühberentungsgeschehen der Frauen (Abb. 5) ist ebenfalls ein erheblicher Rückgang der Frühberentungszugänge im Bereich der Erkrankungen des Stütz- und Bewegungsapparates festzustellen: (1995: 30,4%; 1998: 25,1%). Die Zunahme im Frühberentungsgeschehen wegen psychischer Erkrankungen ist bei den Frauen wesentlich ausgeprägter: (1995: 25,1%; 1998: 30,0%). Die Zunahme der krankheitsbedingten Rentenzugänge wegen Neubildungen ist bei den Frauen (1995:11,8%; 1998: 14,4%) deutlich höher als bei den Männern (1995: 9,2%; 1998: 10,9%). In weiterführenden Analysen sollte einmal untersucht werden, ob sich die Anteile der Frührentenzugänge mit posi-

Frührentenzugänge 1983 bis 1998
nach Diagnosengruppen - RV Männer

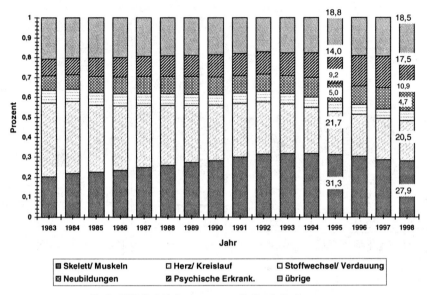

Quelle: VDR-Statistik Rentenzugang, alte Bundesländer

Abb. 4: Frührentenzugänge 1983 bis 1998 nach Diagnosegruppen – RV Männer

tiver und negativer Reha-Anamnese im Beobachtungszeitraum verändert haben. Hierunter wird verstanden, ob ein frühberenteter Versicherter im Zeitraum von 5 Jahren vor der Berentung ein stationäres Rehabilitationsverfahren absolviert hat (positive Reha-Anamnese) oder nicht. Bereits vor dem Rückgang des stationären Rehabilitationsgeschehens betrug der Anteil der Versicherten mit einer negativen Reha-Anamnese (keine Rehabilitationsmaßnahme im Zeitraum von 5 Jahren vor der Berentung) in Abhängigkeit von der jeweiligen Primärerkrankung zwischen 50% und 70% (Zielke, 1993).

24

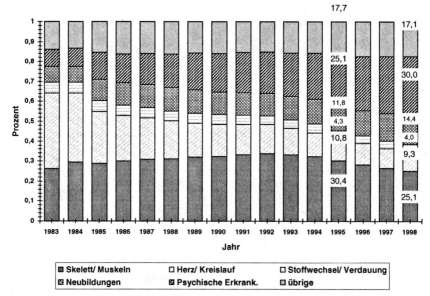

Frührentenzugänge 1983 bis 1998
nach Diagnosengruppen - RV Frauen

Quelle: VDR-Statistik Rentenzugang, alte Bundesländer

Abb. 5: Frührentenzugänge 1983 bis 1998 nach Diagnosegruppen – RV Frauen

3. Rahmenkonzept für die stationäre medizinische Rehabilitation in der gesetzlichen Rentenversicherung

Die gesetzliche Rentenversicherung ist der größte Träger der medizinischen Rehabilitation im gestuften Sozialversicherungssystem der Bundesrepublik Deutschland. Das Rahmenkonzept für die stationäre medizinische Rehabilitation, welches per Vorstandbeschluss des Verbandes Deutscher Rentenversicherungsträger (VDR) im Jahre 1996 in Kraft gesetzt wurde, gibt markante Aussagen über die Zielsetzungen und Perspektiven der medizinischen Rehabilitation. Eine Kernaussage ist die Weiterentwicklung verhaltensmedizinischer Konzepte. Diese Aussage betrifft nicht nur verhaltenstherapeutische Ansätze in psychosomatischen Kliniken, sondern eine generelle Umorientierung in der rehabilitativen Therapie im Hinblick auf das Krankheitsfolgen-Modell der WHO/ICIDH. An Hand der nachfolgenden Übersicht werden sieben Schwerpunkte des neuen Rahmenkonzeptes herausgestellt.

Es heißt im Rahmenkonzept zur Rolle des Patienten in der Rehabilitation: „Von besonderer Bedeutung ist, dass die Durchführung der therapeutischen Maßnahmen durch ein patientenorientiertes Vorgehen geleitet wird. Dazu gehören Art und Ausmaß der Erkrankung, das Krankheitsstadium und die Chronizität

25

Schwerpunkte des Rahmenkonzeptes für die stationäre Rehabilitation

Ganzheitlicher und interdisziplinärer Ansatz

Aktivierende Maßnahmen

Funktions- und Leistungsdiagnostik

Weiterentwicklung verhaltensmedizinischer Konzepte

Verstärkung der Gesundheitsbildung

Sozialmedizinische Qualifikation

Kontinuität der Behandlung

Abb. 6: Schwerpunkte des Rahmenkonzepts für die stationäre Rehabilitation

sowie die Ausprägung der Fähigkeitsstörungen und Beeinträchtigungen. Die Lebensbedingungen und die besonders verfügbaren individuellen und sozialen Ressourcen des Rehabilitanden sind in der Therapie ausreichend zu berücksichtigen. Die Mitwirkung des Probanden muss intensiv gefördert und auch in praktische Maßnahmen umgesetzt werden (wie z.B. die Anleitung zur Selbstkontrolle der Erkrankung beim Diabetiker). Dabei sind auch das subjektive Gesundheits- und Krankheitsverständnis mit den entsprechenden Erwartungshaltungen des Rehabilitanden zu beachten und unangemessene Erwartungen an Aufgaben und Inhalte der Rehabilitation zu korrigieren.
Der Rehabilitationserfolg hängt entscheidend davon ab, inwieweit der Rehabilitand nach der Rehabilitationsmaßnahme das während der Heilbehandlung vermittelte gesundheitsförderliche und krankheits-angepasste Verhalten in seinen Alltag übertragen und damit die Rehabilitationseffekte längerfristig stabilisieren kann. Das setzt voraus, dass er von Sinn und Nutzen der Behandlung überzeugt ist und die erforderlichen Konsequenzen auch unter Alltagsbedingungen umgesetzt werden können."

4. Salutogenese-Modell

Eine weitere Schwerpunkt-Orientierung in der medizinischen Rehabilitation liegt im Salutogenese-Modell (Antonovsky, 1991) und der darauf fußenden Gesundheitsbildung in der Rehabilitation. Die Kernaussage des Salutogenese-Modells nach Antonovsky beinhaltet, dass Gesundheit und Krankheit kaum als abgegrenzte Entitäten zu definieren und zu fassen sind, sondern als Mischungsverhältnis auf einem Gesundheits-Krankheits-Kontinuum. Es ist dies ein äußerst praktikabler Gedanke für das konkrete Management, sei es rehabilitativ oder post-rehabilitativ bei chronischen Erkrankungen. Die chronischen Erkrankungen machen immer eine Längsschnitt-Analyse und eine lang dauernde Intervention erforderlich. In manchen Strecken und Bereichen steht beim Management auch nicht unbedingt der ärztliche Sachverstand im Vordergrund, was sich in der Diabetes-Schulung sehr deutlich beweist. Es gibt enge inhaltliche Brücken zwischen dem Krankheitsfolgen-Modell der WHO und dem Salutogenese-Konzept in der Gesundheitsbildung. Der verhaltensmedizinische Ansatz ist wie kein anderer geeignet, Kontinuum-Vorstellungen in der rehabilitations-spezifischen Therapie zu verwirklichen (Vogel und Reusch, 2000). Hier steht das Fachgebiet Verhaltensmedizin als Integral zwischen den klassischen Disziplinen der Medizin und der Psychologie. Untersetzt werden beide herkömmlichen Fachgebiete durch Pflegewissenschaften, Ergonomie, Gesundheitsökonomie und durch die Erwachsenenpädagogik.

In der sozialmedizinischen Fortbildung des VDR steht der verhaltensmedizinische Ansatz bei Konzeptionen von Arbeitstagungen ebenfalls im Vordergrund. Seminare, welche als trägerübergreifende Diskussions- und Arbeitsforen geplant sind, haben eine integrative Funktion. Entscheidend sind bei den indikationsbezogenen Veranstaltungen der Fortbildung weniger die medizinischen klinischen Diagnosen, sondern im Sinne eines stattgehabten Paradigmenwechsels eine Orientierung an den Krankheitsfolgen und daraus resultierenden Handicaps. Hier spielt in den letzten Jahren in deutlich zunehmender Weise die psychosoziale Situation als Motivator, Aktivator oder auch Initiator von Krankheitsbewältigung eine entscheidende Rolle.

Konkrete Aufgaben der medizinischen Rehabilitation sind:
1. Förderung einer angemessenen Einstellung zur Erkrankung: Akzeptanz und Bewältigung der Krankheitsfolgen, Motivation zur aktiven Krankheitsverarbeitung und Aufbau eines eigen-verantwortlichen Gesundheitsbewusstseins.
2. Anleitung und Schulung zum eigenverantwortlichen Umgehen (Selbstmanagement) mit der Erkrankung.
3. Verhaltensmodifikation mit dem Ziel des Aufbaus einer krankheitsadäquaten und gesundheitsförderlichen Lebensweise und des Abbaus gesundheitsschädlichen Verhaltens.

Es kommt also insgesamt darauf an, Störungspotenziale auszuschalten oder zu minimieren und Kompensationspotenziale (Coping) zu stärken und zu fördern.

In diesem Sinne scheint uns der verhaltensmedizinische Ansatz in der Rehabilitation die besten zukünftigen Entwicklungsperspektiven zu bieten.

5. Zusammenfassung und Ausblick

Dem Trend der Zeit aber auch dem Bedarf folgend werden in Zukunft psychologische und psychosomatische Interventionsformen sowohl in der Rehabilitation wie auch auf dem großen Markt von gesundheitsbedingten ambulanten Therapie-Settings eine immer größer werdende Rolle spielen. Dabei wird – wie bereits heute erkennbar – die Arbeit in der Gruppe auf Grund ihrer spezifischen Dynamik einen zentralen Stellenwert in den verschiedenen Behandlungsstrategien spielen. Bereits heute arbeiten sehr viele Rehabilitationskliniken mit stringenten gruppenbezogenen Modellen, wodurch das Erreichen von Rehabilitationszielen in einer begrenzten Zeiteinheit, die striktere Ergebnisorientierung und die Chance der Verstetigung der Ergebnisse im günstigen Falle potenziert werden können. In diesem Zusammenhang ist auf die Ergebnisse von Ruth C. Cohn zu verweisen, die in ihrer langjährigen Erfahrung mit Gruppenarbeit das Wachsen zielorientierter Ergebnis-Motivationen erleben konnte und in mehrfachen Publikationen und vor verschiedenen Auditorien dargelegt hat.

Der verhaltensmedizinische Ansatz geht konform mit diesen Entwicklungstendenzen in der medizinischen Rehabilitation, insbesondere in der Psychosomatik, aber auch mit einer hausärztlichen Betreuung und Behandlung in der Akut-Medizin, die sich am bio-psycho-sozialen Modell orientiert. Alle Verlautbarungen der verfassten Ärzteschaft weisen der patientenorientierten sogenannten sprechenden Medizin einen hohen zukünftigen Stellenwert bei. Die adäquate, auch evidenzbasierte Versorgung gerade von chronischen Krankheiten ist nach dem herkömmlichen bio-medizinischen, rein naturwissenschaftlich-mechanistisch aufgefassten Krankheitsmodell nicht mehr möglich. Hier weisen Verhaltensmedizin, somato-psychischer Ansatz bei Strategien zur Krankheitsbewältigung und das Salutogenese-Konzept in dem zukünftig handlungsleitenden bio-psycho-sozialen Modell einen guten Weg.

Literatur

Antonovsky, A. (1991). The structural sources of salutogenetic strength. In: C. L. Cooper & R. Payne (Eds.) personality and stress. Individual differences in the stress process (pp. 67-104). Chichester: Wiley.

Cohn, R. C. (1994). Von der Psychoanalyse zur themenzentrierten Interaktion (12. Auflage). Stuttgart: Klett-Cotta.

Delbrück, H. & Haupt, E. (Hrsg.) (1996). Rehabilitationsmedizin München, Wien, Baltimore: Urban und Schwarzenberg.

Grigoleit, S., Schliehe, F. & Wenig (Hrsg.) (Loseblattsammlung). Handbuch Rehabilitation und Vorsorge. St. Augustin: Asgard-Verlag.

Verband Deutscher Rentenversicherungsträger VDR (Hrsg.) (1995). Sozialmedizinische Begutachtung in der gesetzlichen Rentenversicherung (5. völlig neu bearbeitete Auflage). Stuttgart, Jena, New York: G. Fischer.

Vogel, H. & Reusch, A. (Hrsg.) (2000). Patientenschulung. Themenheft der Praxis Klinische Verhaltensmedizin und Rehabilitation, Heft 51. Lengerich: Pabst Science Publishers.

Weber-Falkensammer, H. (Hrsg) (1992). Psychologische Therapieansätze in der Rehabilitation. Stuttgart, Jena, New York: G. Fischer.

Zielke, M. (1993). Wirksamkeit stationärer Verhaltenstherapie. Weinheim: Psychologie Verlags Union.

Zielke, M. & Dehmlow, A. (1998). Wiederherstellung und Sicherung der Arbeits- und Leistungsfähigkeit bei psychischen Erkrankungen nach stationärer medizinischer Rehabilitation. Praxis Klinische Verhaltensmedizin und Rehabilitation, 44, 77-86.

Zielke, M. & Sturm, J. (Hrsg.) (1994). Handbuch Stationäre Verhaltenstherapie. Weinheim: Psychologie Verlags Union.

Einführung in die verhaltensmedizinische Diagnostik

Stefan Leidig

Die Verhaltensmedizin nutzt sowohl für ätiologische Überlegungen als auch für die Planung therapeutischer Strategien einen „multifaktoriellen Ansatz". Voraussetzung hierfür ist eine Diagnostik, die die Beobachtung und Bewertung unterschiedlicher potentiell pathogener und aufrechterhaltender Faktoren im Rahmen medizinischer Problemstellungen ermöglicht. Die Grundlage der verhaltensmedizinischen Diagnostik lässt sich in dem „S-O-R-K-KV"-Modell der Verhaltensanalyse zusammenfassen: Hier werden Auslösebedingungen der Symptomatik (S), biologische Vulnerabilitäten (O), symptomatisches Verhalten (R), dessen Konsequenzen (K) und deren Beziehung untereinander (KV) systematisiert.

1. Der multifaktorielle Ansatz in der Verhaltensmedizin

Die Verhaltensmedizin erforscht und nutzt das Zusammenspiel zwischen den physiologischen, motorischen, kognitiven und emotionalen Besonderheiten des Menschen für die Behandlung medizinischer Problemstellungen (z. B. Traue, 1986).

Herr Karl M. ist 38 Jahre alt, ledig und lebt mit seiner Mutter zusammen in einer Zweizimmerwohnung. Vor einem Jahr erlitt er einen Hinterwandinfarkt. Bis zu diesem Zeitpunkt war er als Bürobote bei einer Versicherungsgesellschaft tätig, seit drei Monaten ist er arbeitslos. Vor seiner Kündigung war er ein dreiviertel Jahr ununterbrochen krankgeschrieben. Seine Anamnese ist insofern kompliziert, als er unmittelbar nach der erfolgreichen Behandlung seines Herzinfarktes noch im Krankenhaus eine Panikattacke erlebte, die er als Reinfarkt interpretierte. Mittlerweile sind seine herzbezogenen Ängste so groß, dass er nur in Begleitung die Wohnung verlässt und auch leichte körperliche Anstrengungen vermeidet. Schon geringe vegetative kardiovaskuläre Symptome wertet er als vitale Gefährdung und lässt seine Mutter den ärztlichen Notdienst benachrichtigen.

Bei diesem Patienten würde sich ein Verhaltensmediziner folgende Eingangsfragen stellen:
* Welchen Entstehungszusammenhang gibt es zwischen dem Herzinfarkt und den Ängsten?

- Welche Unterschiede und welche Gemeinsamkeiten gibt es im Erleben der Angstattacken, verglichen mit dem Trauma des Herzinfarktes?
- Wovor hat der Patient Angst, wie interpretiert er die körperlichen Begleiterscheinungen seiner Panik?
- Was tut er, um seine Angst zu bewältigen?
- Welche Maßnahmen sind geeignet, um eine Verhaltenstherapie der Angst ohne schädliche kardiale Belastungen durchführen zu können?

Hier werden also über biologische Parameter hinaus sämtliche *intraindividuellen Erkrankungsbedingungen* im Hinblick auf Diagnostik und Behandlungsplanung zu Rate gezogen.

In Ergänzung zu dieser Analyse intraindividueller Krankheitsfaktoren werden in der Verhaltensmedizin diejenigen *sozialen, ökonomischen und ökologischen Umwelteinflüsse* betrachtet, die für die Ätiologie und Aufrechterhaltung der Erkrankung Bedeutung haben könnten.

Fragen zu diesem Themenblock lauteten beispielsweise:
- In welchen Situationen erlebt der Patient gehäuft Angstattacken?
- Wie reagiert sein soziales Umfeld auf die Ängste?
- Welche Auswirkungen hat die Erkrankung auf seine Lebensgestaltung?
- Welchen Einfluss hat seine Wohnsituation?
- Welchen Einfluss hat sein beruflicher/sozialer Status?

In diesem Individuum–Umwelt–Bezug wird die *systembezogene Auffassung* von Diagnostik und Therapie deutlich. Der Behandler wird stets mehrere miteinander in Beziehung stehende biologische, psychologische und soziale Ebenen betrachten.

Ein weiterer wesentlicher Aspekt der Verhaltensmedizin ist der Beitrag der Verhaltenstherapie, die *Lern- und Konditionierungsprozesse bei der Entwicklung, Aufrechterhaltung und Behandlung von Erkrankungen* untersucht. Biomedizinische Hypothesen allein reichen zur Behandlungsplanung nicht aus: Im verhaltensmedizinischen Paradigma müssen immer die Beziehungen von Krankheit, Verhalten und Umwelt sowie deren Entwicklungsbedingungen berücksichtigt werden um Behandlungsstrategien zu entwickeln.

Wenn wie bei Herrn M. internistische und psychosomatische Störungsbilder (Z. n. Hinterwandinfarkt in Kombination mit einer Angststörung) zusammen auftreten, ist es mittlerweile undenkbar, monokausal organpathologisch zu diagnostizieren und therapieren. Aber auch bei rein internistischen Störungsbildern ist längst eine multifaktorielle Betrachtung und Therapie üblich und wird zum Beispiel im Bereich der kardiologischen Rehabilitation erfolgreich angewendet (Rugulies, 1998).

Das Interesse an der Beziehung zwischen Krankheit und Verhalten ist natürlich nicht neu. Stets waren Fragen der Interaktion zwischen beiden Aspekten Bestandteil der medizinischen und psychologischen Forschung. Dennoch wird die Bedeutung des Verhaltens für Erkrankungen erst im Rahmen der Verhaltensmedizin explizit untersucht (z.B. Miltner, Birbaumer & Gerber, 1986; Flor, Birbaumer & Hahlweg, 1999). Die klassische psychosomatische Medizin hingegen konzentriert sich eher auf den Zusammenhang zwischen emotionalen Prozessen und Erkrankungen (z. B. Adler, 1996).

2. Das bio-psycho-soziale Krankheitsmodell

Der Verhaltensmedizin liegt ein *bio-psycho-soziales Krankheitsmodell* zu Grunde. Diese Orientierung entstammt der Erfahrung, dass sich das in der Körpermedizin vorherrschende biomedizinische Paradigma für das Verständnis und die Behandlung chronischer Krankheiten wenig hilfreich erwiesen hat. Störungen, die im Rahmen präventiver bzw. rehabilitativer Aufgaben zu behandeln sind, sind nur unter Berücksichtigung von Lebensgewohnheiten, Umweltbelastungen und individuellen Verhaltensbesonderheiten kausal zu therapieren. - Inzwischen ist selbst in Bezug auf Auftreten und Verlauf von Infektionskrankheiten der Einfluss psychosozialer Stressoren nachgewiesen (Schedlowski, 1993).

Vor diesem Hintergrund kann in Bezug auf Ätiologie und Therapie bei den meisten Erkrankungen nicht von einer Kausalität im Sinne einer Ursache-Wirkungsfolge ausgegangen werden. Es reicht selten aus, einen „zentralen pathogenen Einfluss" zu postulieren und zu identifizieren, um dann seine Beseitigung einzuleiten. Ein Wundermedikament, eine „magic bullet" (Dubos, zit. n. Antonowski, 1993) gibt es bis heute nicht, weil wir es nie isoliert mit einer Krankheit sondern der Krankheit einer Person unter bestimmten Lebensbedingungen zu tun haben. Entsprechend ersetzt das bio-psycho-soziale Krankheitsmodell die Kausalität durch die Funktionalität. Das Symptom- oder Problemverhalten wird funktional im Zusammenhang mit organismischen, psychischen und sozialen Kontextfaktoren erfasst.

3. Diagnostische Aufgaben in der Verhaltensmedizin

In einem Paradigma, das multiple Ursachenfaktoren und entsprechend komplexe Verflechtungen verschiedener Behandlungsebenen beinhaltet, muss die Diagnostik besondere Anforderungen erfüllen. Wenn eine Erkrankung als von Lern- und Umweltbedingungen abhängige Variable konzeptualisiert wird, kann es nicht ausreichen, einen Patienten einer nosologischen Kategorie zuzuordnen, um eine standardisierte Behandlungsroutine einzuleiten. Statt dessen sollte der Ist-Zustand des Patienten auf biologischen, psychologischen und sozialen Ebenen im Vergleich zu einem erreichbaren Zielzustand bewertet werden.

Da die Verhaltensmedizin von ungleich mehr behandlungsrelevanten Krankheitsfaktoren ausgeht als ein klassisches biomedizinisches Paradigma, ist eine Diagnostik, die überindividuell eine Allgemeinheit von Ursachen annimmt, im Hinblick auf eine angemessene Therapieplanung defizitär.

Klassische Diagnostik	Funktionale Diagnostik
Aufgabe: Zuordnung eines Patienten zu einer nosologischen Kategorie	Aufgabe: Bewertung des Ist-Zustands im Vergleich zum Zielzustand
Die Diagnose sollte stabil bleiben	Die Problemsicht ändert sich im zeitlichen Verlauf
Annahme einer Allgemeinheit von Ursachen	Annahme einer Individualität von Ursachen
Diagnostik bezieht sich auf ein Problem einer Person	Diagnostik bezieht sich auf alle Komponenten eines gestörten Systems

in Anlehnung an Kanfer, Reinecker & Schmelzer, 1991

3.1. Das „klassische" Vorgehen

Karl M. könnte die diagnostischen Kriterien für
- Zustand nach Hinterwandinfarkt (ICD 10: I 22.1),
- Agoraphobie mit Panikstörung (ICD 10: F 40.01) und
- somatoforme autonome Funktionsstörung, Herz und kardiovaskuläres System (ICD 10: F 45.30)

erfüllen.

Die Therapie dieser drei Störungsbilder würde der klassischen Diagnosestellung entsprechend idealiter folgende *Standardinterventionen* umfassen:
- Behandlung der Residualsymptome des Hinterwandinfarkts:
Bei durch Ultraschall, Herzecho und Belastungs-EKG nachgewiesener guter Pumpfähigkeit des Herzens: Gabe eines Beta-Blockers, Gabe von Acetylsalicylsäure sowie behutsame körperliche Aktivierung (zum Beispiel im Rahmen einer Koronarsportgruppe).
- Behandlung der Agoraphobie:
Gabe eines Antidepressivums (zum Beispiel Imipramin), Empfehlung einer Verhaltenstherapie.
- Behandlung der somatoformen autonomen Funktionsstörung (AWMF online):
Dem Patienten die Zusammenhänge zwischen Befindlichkeitsveränderungen und objektiven Befunden erläutern, Einbestellung zu einem regelmäßigen Gesprächstermin zum schrittweisen bekannt machen mit dem Konzept der somatoformen autonomen Funktionsstörung, symptomorientiertes oder konfliktzentriertes Vorgehen, Entspannungstechniken, befristete Krankschreibung (bis zu 14 Tagen).

Bei diesen AWMF-Leitlinien wird im Rahmen der Diagnostik auf Konflikte hingewiesen, jedoch eine Diagnostik dieser Konflikte im Sinne der Analyse und Operationalisierung eines „Ist-Zustandes" findet im Rahmen der klassischen medizinischen Diagnostik nicht statt.

3.2. Der verhaltensdiagnostische „Zwischenschritt"

Im Unterschied zur klassischen Diagnostik führt in der Verhaltensmedizin eine Diagnosestellung nicht zwingend zu einem überindividuell festgelegten therapeutischen Procedere. In einem Zwischenschritt müssen die individuellen Symptomaspekte genauer analysiert werden. Erst dann werden Behandlungsstrategien auf die Person „zugeschnitten". Die verhaltensmedizinische Diagnostik würde zunächst im Sinne der Bestimmung erster problematischer Aspekte der Symptomatik auf den unterschiedlichen Beschreibungsebenen bei Herrn M. folgende Problembereiche darstellen:

Biologische Ebene:
• vorgeschädigtes Herz, nicht voll belastbar
• körperlicher Trainingsmangel
• erhöhte physiologische (sympathikotone) Reagibilität
• Hyperventilationsneigung

Psychologische Ebene:
• Angst vor Reinfarkt
• übertriebene körperliche Selbstbeobachtung
• Phantasien über den bevorstehenden Tod
• Verlust von Vertrauen in die körperliche Funktionsfähigkeit
• Verlust von Selbstvertrauen mit Zunahme von Selbstzweifeln
• Misstrauen Behandlern gegenüber

Soziale Ebene:
• Arbeitsunfähigkeit
• Rückzug aus gesellschaftlichen Aktivitäten
• Verringerung von Kontakten, die eine persönliche Bestätigung ermöglichen
• drohende Verknappung finanzieller Ressourcen
• Zunahme von Fürsorge und Zuwendung im Rahmen der Krankenrolle
• Soziale Kontakte nur über Krankheitsverhalten

Dieser Ist-Zustand auf den drei diagnostischen Ebenen wird im verhaltensmedizinischen Ansatz mit Fortschreiten der Behandlung ausdifferenziert und in Richtung der schon durch die Darstellung implizierten erwünschten Ziele therapiert.

3.3. Die drei Fragestellungen

Aus diesem diagnostischen Vorgehen ergeben sich drei Fragestellungen (Kanfer, Reinecker und Schmelzer, 1991):
1. *Zielanalyse*: Welche Problemmuster verlangen eine Veränderung?
2. *Bedingungsanalyse*: Unter welchen Bedingungen tritt das Problem auf, unter welchen Umständen wird es ausgelöst, aufrechterhalten und chronifiziert?

3. *Therapieplanung*: Welche Behandlungsmaßnahmen leiten die gewünschten Veränderungen ein? (Zum Beispiel: Veränderung des Verhaltens, Veränderung bestimmter Verhältnisse, Veränderung der Selbsteinschätzung)

Für Karl M. ergibt eine erste *Zielanalyse* der Problemmuster beispielsweise die Notwendigkeit der Veränderung

- seines körperlichen Schonverhaltens,
- seiner ängstlichen Selbstbeobachtung,
- seiner irrationalen Gedanken über aktuell nicht vorhandene Todesgefahren und
- seines ungesunden Rückzugs aus seinen gesellschaftlichen Aktivitäten und Verpflichtungen.

Erste Ergebnisse der *Bedingungsanalyse* könnten ergeben,

- dass mit zunehmendem sozialen Rückzug die Sorge um den eigenen Körper größer wird,
- dass durch das unangemessene körperliche Schonverhalten schon geringste Anstrengungen zu angstbesetzten Körpersensationen führen oder
- dass das Versorgtwerden durch die Mutter zu verstärkten Selbstwertproblemen führt, die wiederum den Rechtfertigungsdruck, auch „richtig" krank zu sein, verstärken.

Für die *Therapieplanung* ergäben sich dann neben der medikamentösen Therapie der körperlichen Folgen des Herzinfarktes folgende Interventionen:

- Aufbau körperlicher Fitness im Rahmen einer Koronarsportgruppe
- Aufklärung über die Psychophysiologie angstbesetzter kardiovaskulärer Symptome
- Planung sozialer, kommunikativer Aktivitäten
- Problematisierung des Anspruchs auf Pflege und versorgt zu werden

3.4. Zum Zusammenhang von Diagnostik und Therapie

Hier wird also schon zu Beginn über die Diagnose hinaus ein individuelles Krankheits- und Therapiekonzept entwickelt. Die Zuordnung zu einer nosologischen Kategorie besitzt zwar zu einem gewissen Grad Relevanz, jedoch impliziert dies überindividuell weder eine spezifische Ätiologie noch einen typischen Verlauf und auch keine einheitliche Prognose. Statt dessen wird in der Verhaltensmedizin die Erkrankung so konzeptualisiert, dass der Blickwinkel auf die aktuelle Problemlage immer verändert werden kann. Diese Flexibilität im Wechsel der Betrachtungsebene und des Abstraktionsniveaus eines Störungsbildes ermöglicht während des therapeutischen Prozesses jeweils die bestmögliche Anpassung zwischen der Krankheits- bzw. Gesundungstheorie des Patienten und des Behandlers. Widerstände und Complianceprobleme werden hierdurch minimiert.

In der Verhaltensmedizin stehen also diagnostische und therapeutische Strategien in engem Zusammenhang. Die Exploration im Rahmen der Problemanalyse hat Auswirkungen auf das Verhalten der Betroffenen und diese therapeutischen Effekte wirken sich wiederum auf die diagnostischen Hypothesen aus. So könnte Herr M. im Rahmen einer Selbstbeobachtung feststellen, dass seine körperbezogenen Ängste immer nur dann besonders groß sind, wenn er mit seiner Mutter zu Mittag isst. Hieraus könnten sich neue Hypothesen in Bezug auf familiäre Problembereiche ergeben. Wenn die Selbsterkenntnis: „Immer wenn ich mit meiner Mutter zu Mittag esse, verschlimmern sich meine Ängste und körperlichen Beschwerden", Prozesse der Selbstreflektion, unangenehme Gefühle, Bagatellisierungsversuche oder andere Formen der Informationsverarbeitung auslöst, lassen sich hieraus wiederum Hypothesen über die spezifische, individuelle Problemlage des Patienten generieren.

Zur Feststellung und Bewertung des Ist-Zustandes gehört auch die direkte Messung der Symptomatik in Situationen, in denen das Problemmuster charakteristischerweise auftritt. Hierbei wirken Messungen bzw. verhaltensbezogene Beobachtungen auch als therapeutische Interventionen. Beispielsweise wenn ein Patient gebeten wird zu protokollieren, in welchen Situationen er es schafft weniger zu rauchen, wird die gewissenhafte Selbstbeobachtung das Rauchverhalten verändern.

4. Die Verhaltensanalyse

In der verhaltensmedizinischen Diagnostik und Therapie sind die zu berücksichtigenden Informationen sehr vielschichtig und von wechselnder Relevanz. Ein Ordnungsschema hilft, das jeweils notwendige Wissen parat zu haben. Das gebräuchlichste Ordnungsmodell ist die *Verhaltensanalyse* (z.B. Kanfer & Saslow, 1965). Hier werden in dem „ S-O-R-K-KV" - Modell

- Auslösebedingungen der Symptomatik (S),
- biologische Vulnerabilitäten (O),
- symptomatisches Verhalten (R),
- dessen Konsequenzen (K) und
- deren Kontingenzverhältnis (KV)

zueinander in Beziehung gesetzt:

$$S - O - R_{\substack{emot.\\kogn.\\phys.\\mot.}} - K - KV$$

Das symptomatische Verhalten (R), das Krankheitsbild ist die einzige abhängige Variable in dieser Verhaltensgleichung: R wird als Funktion von Lebensgewohnheiten, Umweltfaktoren, individuellen Verhaltensweisen und Vulnerabilitäten bestimmt. Die Festlegung von R impliziert keine spezifische monokausale Ätiologie.

4.1. Die Symptomatik (R)

Im Sinne der ersten Aufgabe der verhaltensmedizinischen Diagnostik, der Zielanalyse, wird zunächst das Symptom- bzw. Problemverhalten als zu modifizierende abhängige Variable genauer dargestellt.

$$S - O - R_{emot.} - K - KV$$
$$kogn.$$
$$phys.$$
$$mot.$$

Diese Reaktionskategorie R (aus dem Englischen: response) beschreibt sämtliche Verhaltensweisen, die das in Frage stehende Problem konstituieren, von einer einfachen Muskelkontraktion bei einem Tic bis zu komplexen Fluchtreaktionen bei Ängsten. R wird auf vier Ebenen beschrieben und zwar mit Hilfe motorischer, physiologischer, kognitiver und emotionaler Reaktionsqualitäten.
Im Falle des Herrn M. könnte die Symptomatik R in der Behandlung folgendermaßen beschrieben werden:

Emotionale Ebene (R $_{emot.}$):
- Angst vor einem Reinfarkt
- Misstrauen bezüglich der körperlichen Funktionstüchtigkeit
- Misstrauen Behandlern gegenüber
- Selbstunsicherheit

Kognitive Ebene (R $_{kogn.}$):
- übertriebene körperliche Selbstbeobachtung
- Phantasien über die Art des bevorstehenden Todes
- Konzentrationsstörungen
- ständiges Nachdenken über Art und Auswirkung der Erkrankung

Physiologische Ebene (R $_{phys.}$):
- erhöhte vegetative Reagibilität
- typische sympathikotone Aktivierungsmuster
- Hyperventilationssymptome
- muskuläre Verspannungszustände im Bereich der Brustmuskulatur
- starke Erschöpfungsneigung

Motorische Ebene (R $_{mot.}$):
- körperliches Schonverhalten
- regelmäßige Arztbesuche
- häufige Arztwechsel
- Absagen von Verabredungen außerhalb der eigenen Wohnung
- der Mutter gegenüber häufiges Klagen über Beschwerden

Die genannten Krankheitssymptome sind abhängig von vorausgehenden situativen Bedingungen (S) oder von den auf die Symptome folgenden Konsequenzen

(K). So können Hyperventilation und daraus entstehende Tetanien sich direkt aus Situationen ergeben, die an den ersten Herzinfarkt erinnern, wie etwa das Hören eines Martinshorns. Das körperliche Schonverhalten wie zum Beispiel Vermeiden körperlicher Betätigung oder Bettruhe hält Herr M. aufrecht, weil er dadurch kein Herzklopfen erleben muss, das beängstigende Infarktassoziationen wecken könnte.

In der psychologischen Lerntheorie nennt man reflexartiges Verhalten, das - wie die Hyperventilation beim Hören eines Martinshorns - ohne Rücksicht auf die weiteren Folgen in einer Situation unmittelbar ausgelöst wird, *respondentes* Verhalten. Das körperliche Schonverhalten hingegen ist bestimmt durch die erhoffte Konsequenz und wird als *operante* Reaktion bezeichnet. Ein Symptom (R) kann also je nach Betrachtungsebene als Funktion vorausgehender oder nachfolgender Bedingungen gesehen werden.

4.2. Auslösende Situationen (S)

Die der Symptomatik vorausgehenden Bedingungen gehen unter dem Kürzel S (Stimulus) in das Modell ein.

$$S - O - R_{emot.} - K - KV$$
$$_{kogn.}$$
$$_{phys.}$$
$$_{mot.}$$

S steht für alle internalen und externalen Reizbedingungen, die dem Problem vorausgehen und es direkt auslösen oder dazu beitragen. *Internale körperliche* Stimulusbedingungen sind in unserem Patientenbeispiel Palpitationen, starkes Herzklopfen oder beschleunigter Herzschlag, die respondent Todesängste ($R_{emot.}$) auslösen können. Erwartungen, wie zum Beispiel „Ich hatte schon lange nichts mehr mit dem Herzen, das ist die Ruhe vor dem Sturm", können im Zusammenhang mit ängstlicher Selbstbeobachtung ebenfalls zu Angst und hypochondrischen Reaktionen führen. Solche Erwartungen sind ein Beispiel für *internale gedankliche* Stimulusbedingungen.

An dem genannten Beispiel zeigt sich, dass je nach Größe des Ausschnitts auch Symptomaspekte R als auslösende Stimuli S interpretiert werden können. So sind einerseits die heftigen Herzschläge, vermittelt durch ängstliche Bewertungen, Auslöser für Todesängste, andererseits ist die erhöhte vegetative Reagibilität, die sich in Palpitationen und Herzrasen zeigt, auch eine Symptomatik in der Folge körperlichen Schonverhaltens aus Angst vor Reinfarkt:

$$S_{Herzrasen} - R_{emot.: Todesangst}$$

oder:

$$S_{Schonverhalten} - R_{phys.: Herzrasen}$$

In der verhaltensmedizinischen Behandlungspraxis können dem Patienten durch den Perspektivenwechsel Teufelskreismodelle von Symptomaggravationen transparent gemacht werden:
körperliches Schonverhalten ⇒ erhöhte vegetative Reagibilität ⇒ ängstliche Bewertungen ⇒ Todesängste ⇒ körperliches Schonverhalten ⇒ erhöhte vegetative Reagibilität ...
Je nach aktueller Problemsicht können dann unterschiedliche Problemaspekte im Sinne von R Ziel von therapeutischen Strategien werden, etwa die Verbesserung körperlicher Belastbarkeit oder die Veränderung ängstlicher Bewertungen. Aber auch Stimulusbedingungen können Ziel innerhalb von Behandlungsstrategien sein. In der Präventionforschung ist dieser Ansatz unter dem Begriff „Verhältnisprävention" zusammengefasst. Ein „externer Stimulus", der einer Modifikation zugänglich wäre, ist in unserem Falle der Fakt, dass Karl M. mit 38 Jahren noch immer bei seiner Mutter in einer Zweizimmerwohnung lebt.

Auch im Falle externer Stimuli sind Perspektivenwechsel möglich, durch die die Problematik unterschiedlichen Kategorien zugeordnet wird. So könnte in der Wohnsituation in Kombination mit Arbeitslosigkeit ein Auslöser für die hypochondrische Selbstbeschäftigung unseres Patienten liegen oder die Arbeitslosigkeit könnte das Resultat einer psychischen Fehlentwicklung in Bezug auf Leistungssituationen („vermeide Anstrengung") sein:

$$S_{\text{Arbeitslosigkeit}} - R_{\text{kogn.: hypochondrische Selbstbeschäftigung}}$$

oder:

$$S_{\text{Leistungssituationen}} - R_{\text{mot.:Vermeidungsverhalten}} - K_{\text{Arbeitslosigkeit}}$$

Die scheinbare Willkürlichkeit der Interpunktion dieser Reiz-Reaktions-Ketten zeigt, dass die Voraussetzung für eine angemessene Verhaltensdiagnostik und Therapieplanung die präzise Zielanalyse im Sinne der - hierarchischen - Festlegung zu verändernder Krankheitsmuster ist. Im Rahmen der *Bedingungsanalyse* ist nicht ersichtlich, welche Problembereiche vordringlich behandelt werden müssen. Von daher ist auch die *Zielanalyse* die Grundlage für die Therapieplanung, da hier festgelegt wird, welche Problemaspekte unter R betrachtet werden sollen und wie diese im funktionalen Zusammenhang mit krankmachenden Bedingungen stehen.

Im Sinne der ersten Festlegung zu modifizierender Problemmuster im Rahmen der Zielanalyse würde man die ängstliche Bewertung (R) von vermeintlichen Unregelmäßigkeiten im Bereich des Herzens (S) schon sehr früh im Rahmen einer kognitiv-verhaltenstherapeutischen Intervention zu verändern suchen.

$$S_{\text{Druck in der Brust}} - R_{\text{emot.: Todesangst}}$$
kogn.: Vorstellung vom nahen Tod
phys.: starke sympathikotone Aktivierung (u.a. Herzrasen)
mot.: Notarzt anrufen

4.3. Die Organismusvariable (O)

Die Variable O kann unabhängig von der jeweils aktuellen bedingungsanalytischen Perspektive beschrieben werden:

$$S - O - R_{\substack{emot. \\ kogn. \\ phys. \\ mot.}} - K - KV$$

Diese „Organismus-Variable" umfasst sämtliche biologischen Parameter, die einen Einfluss auf die Art und Ausprägung von R, der Symptomatik, haben könnten und bei der Therapieplanung beachtet werden müssen. Hierzu gehören körperliche Behinderungen, therapierelevante organische Parameter einer Erkrankung, medikamentöse Einflüsse, genetische Determinanten und andere biologische Faktoren wie hormonelle Zyklen.

Da Organismus-Variablen im verhaltensmedizinischen Verständnis immer einen Einfluss auf die Behandlungsplanung haben, jedoch nicht unbedingt das Hauptziel therapeutischer Veränderungsbemühungen darstellen, werden sie als „Moderator-Variablen" charakterisiert. Im Falle des Patienten Karl M. ist die Vorschädigung seines Herzens durch den Hinterwandinfarkt eine typische O-Variable. Sie hat einen direkten Bezug zur Angstentstehung und wirkt sich auf die Auswahl der Behandlungsmethoden aus:

- Bei auftretendem Druck im Bereich des Herzens werden sofort Assoziationen zum Herzinfarkt geweckt. Deshalb müssen bei der Behandlung Unterschiede im körperlichen Empfinden zwischen dem Infarkterleben und den Angstattacken herausgearbeitet werden.
- Zur Prophylaxe eines Reinfarktes muss die zuverlässige Einnahme von Medikamenten beachtet werden.
- Im Hinblick auf die Medikation ist darauf zu achten, dass eventuelle Nebenwirkungen vom Patienten nicht hypochondrisch verarbeitet werden.
- Ein im Rahmen einer Angsttherapie übliches forciertes körperliches Aufbautraining ist wegen der kardialen Vorschädigung nicht möglich. Statt dessen wird schonendes Training in der Koronarsportgruppe eingeleitet.

Es gibt noch eine weitere Klasse von Einflussfaktoren, die von verhaltensmedizinischen Praktikern unter O subsummiert wird, weil es sich auch um relativ stabile Moderatorvariablen handelt. Es geht um Einstellungsmuster und Grundüberzeugungen von Patienten, die Leitmotiv für viele Handlungen sind und immer auch Aspekte der Symptomatik beeinflussen. Ein *Leitmotiv* (Ellis, 1977) oder *Plan* (Grawe & Dziewas, 1978) bei unserem Patienten könnte sein: „Traue erst einmal keinem über den Weg." Eine solche Einstellung führt dazu, dass Herr M. höchst misstrauisch gegenüber ärztlichen Diagnosestellungen ist und lieber noch einen oder mehrere andere Mediziner konsultiert, was wiederum eine hypochondrische Entwicklung fördern kann. Solch ein Leitmotiv erschwert auch die therapeutisch sinnvolle Veränderung der Krankheitstheorie des Patienten weg von der Angst, jede Panikattacke sei der Vorbote eines Reinfarktes, hin zu einem

40

psychosomatischen Verständnis der starken vegetativen Erregungsmuster als Folge ängstlicher Selbstbeobachtung: Wie kann der Patient als misstrauischer Mensch einem Arzt vertrauen, der behauptet er bilde sich das alles nur ein?

Da solche Einstellungsmuster genau wie Organismusvariablen die Symptomatik moderierend beeinflussen und mit zu behandeln sind, erscheint es sinnvoll, diese persönlichen Grundüberzeugungen, Leitmotive oder interaktionelle Pläne unter der O-Variable zu ordnen.

Hierzu ein Beispiel:

$$S_{\text{Leistungssituationen}} - O_{\text{„Vermeide Anstrengung!“}} - R_{\text{mot.:Vermeidungsverhalten}} - K_{\text{Arbeitslosigkeit}}$$

Grundüberzeugungen können unterschiedliche Wirkungsbreiten haben: während der Plan „Vermeide Anstrengung!“ Auswirkungen in allen zwischenmenschlichen Bereichen hat, wirkt sich das Leitmotiv: „Jedes körperliche Symptom kann der Hinweis auf eine Lebensbedrohung sein!“ hauptsächlich auf Situationen aus, in denen sich der Patient mit körperlichen Symptomen beschäftigt.

4.4 Die Konsequenzen (K)

$$S - O - R_{\substack{\text{emot.} \\ \text{kogn.} \\ \text{phys.} \\ \text{mot.}}} - \boldsymbol{K} - KV$$

Unter den Konsequenzen (K) fasst man positive und negative Folgen der Erkrankung zusammen. Konsequenzen einer Symptomatik haben Auswirkungen auf deren Ausgestaltung, auf deren Intensität und Auftretenshäufigkeit. In diesem Zusammenhang spricht man von *operanten* Lernprozessen. Führt etwa körperliche Bewegung in der Konsequenz zu verstärkten Herzbeschwerden und damit einhergehenden Todesängsten, so wird die körperliche Aktivität „bestraft“ und der Betroffene wird zukünftig körperliche Anstrengung weitgehend vermeiden.

$$S_{\text{körperl. Anstrengung}} - R_{\substack{\text{phys.: Herzrasen} \\ \text{emot.: Todesangst}}} - K_{\text{körperl. Schonverhalten}}$$

Erlebt Herr M. in Anwesenheit seiner Mutter (S) verstärkt seine Beschwerden ($R_{\text{phys.}}$) würde er das sofort zum Ausdruck bringen ($R_{\text{mot.}}$). In der Folge unternimmt die Mutter alles, um eine Symptomlinderung beim Sohn zu erreichen (K): Sie hört auf, über sich selbst zu reden, nörgelt nicht mehr und bietet ihm an seine Hemden zu bügeln. Für Karl M. tritt in diesem Fall eine Erleichterung ein. D.h. die Konsequenz der Äußerung seiner Panik besteht im Wegfall einer aversiven S (Nörgeln und Jammern der Mutter) und im Angebot einer Dienstleistung (Hemden bügeln). Die Beendigung einer aversiven Bedingung infolge einer bestimmten „R“ nennt man „negative Verstärkung“, das Auftreten einer positiven Bedingung infolge einer bestimmten „R“ bezeichnet man als „Belohnung“. Klagen über die Angst wird negativ verstärkt (die Mutter beendet ihr Jammern) und gleichzeitig belohnt („Kann ich dir deine Hemden bügeln?"). Dies führt zu vermehrtem Klagen.

$$S_{\text{Mutter jammert beim Mittagessen}} - R_{\substack{\text{phys.: Herzrasen} \\ \text{mot.: Äußerung von Panik}}} \qquad - K_{\substack{\text{Zuwendung der Mutter} \\ \text{Beendigung des Nörgelns}}}$$

Die beiden Beispiele zeigen kurzfristige Konsequenzen und deren Rückwirkungen auf Aspekte der Symptomatik auf: Verringerung der körperlichen Aktivität, weil sonst die Herzbeschwerden subjektiv schlimmer werden („Bestrafung"). Verringerung der Beschwerden durch das Verhalten der Mutter („negative Verstärkung" und „Belohnung").

Nun werden in der Verhaltensanalyse aber nicht nur kurzfristige Konsequenzen der Symptomatik thematisiert. Die bei Herrn M. mittlerweile eingetretene Arbeitslosigkeit und soziale Isolation sind langfristige negative Konsequenzen des Krankheitsverhaltens des Patienten.

Die Einteilung der Konsequenzen in kurz- und langfristige kann für Patienten aus didaktischen Gründen sinnvoll sein. Gerade auf dem Gebiet rehabilitativer Maßnahmen gibt es sehr häufig Interventionen, die zunächst eher wie eine Bestrafung wirken und nur in der Hoffnung auf langfristig positive Konsequenzen überhaupt durchgehalten werden können. So sind sportliche Übungen zunächst angsterzeugend, führen aber später zu einem angstreduzierenden Trainingseffekt. Auch können bestimmte Übungen im Rahmen der Wirbelsäulen-Gymnastik bei Rückenschmerzpatienten eigentlich nur in der Hoffnung auf langfristige positive Auswirkungen durchgehalten werden. Umgekehrt kann der kurzfristig positive Effekt des Zigarettengenusses nur durch Bewusstmachung der langfristigen erheblichen Gesundheitsgefährdungen dominiert werden und zur Abstinenz führen.

Konsequenzen können auch zur Chronifizierung beitragen: Führt die Einnahme eines Schmerzmittels kurzfristig zum Sistieren des Kopfschmerzes, wird die Schmerzmitteleinnahme „negativ verstärkt": Man wird in Zukunft bei Kopfschmerzen unabhängig von den langfristigen Nebenwirkungen das erfolgreiche Medikament einnehmen. Bei häufig auftretenden Beschwerden kann sich in der Folge ein Schmerzmittelmissbrauch entwickeln, der wiederum Kopfschmerzen induziert.

4.5. Die Kontingenzen (KV)

$$S - O - R_{\substack{\text{emot.} \\ \text{kogn.} \\ \text{phys.} \\ \text{mot.}}} - K - \textbf{\textit{KV}}$$

Die Beziehung von R und K ist durch das „Kontingenzverhältnis" (KV) charakterisiert. Hiermit ist das zeitliche Muster gemeint, in dem auf einen bestimmten Symptomaspekt (R) eine Konsequenz (K) folgt.

So besteht bei Herrn M. ein Teil des Problemverhaltens ($R_{mot.}$) darin, im Falle stärkerer Herzbeschwerden (S) sofort den Notarzt zu rufen. Der Notarzt erscheint, untersucht und findet keine Hinweise auf ein organpathologisches Geschehen (K). Der Patient ist fürs Erste beruhigt (negative Verstärkung des „Notarztrufe - Verhaltens"). Eine derartige Verknüpfung von Symptomatik und Konsequenz wird als „reaktions- oder beschwerdenkontingent" bezeichnet, da direkt im Zusammenhang mit den Beschwerden erfolgreich um Hilfe ersucht wird. Durch die eintretende Beruhigung aufgrund der Anwesenheit des Notarztes entsteht eine stabile Kombination von Beschwerdenlinderung und ärztlicher Zuwendung. Ähnliche Kontingenzen gibt es auch häufig bei Schmerzpatienten: jede Medikamenteneinnahme bei Schmerzwahrnehmung wird dadurch belohnt, dass diese zur Schmerzreduktion führt („negative Verstärkung"). Durch dieses Kontigenzverhältnis entsteht eine stabile Verknüpfung von Symptomatik und automatisiertem Bewältigungsverhalten.

Was im Falle akuter, eher selten auftretender Schmerzen sinnvoll (Schmerzmittel einnehmen) und im Falle einer akuten Herzattacke lebensrettend (Notarzt rufen) sein kann, ist im Rahmen chronischer psychosomatischer Störungen nichts als eine Geste der Hilflosigkeit, die langfristig zu Abhängigkeiten im Sinne des Aufgebens eigenverantwortlicher Strategien zum Umgang mit den Beschwerden führt.

Das bedingungsanalytische Wissen um Kontingenzverhältnisse kann zum Beispiel dazu dienen, entsprechende beschwerdenkontingente Arztbesuche oder Medikamenteneinnahmen („bei Bedarf") zu identifizieren, um dann „therapeutische" Kontingenzen aufzubauen. Hierzu gehört die „zeitkontingente" Einnahme bestimmter Medikamente, d. h. die Einnahme zu festgelegten Zeiten zur Erhaltung eines Wirkspiegels unabhängig von der aktuellen Beschwerdenintensität, um eine Abhängigkeitsentwicklung zu verhindern. Bei hypochondrischen Störungen mit dem Problemverhalten, ständig Ärzte zur Rückversicherung konsultieren zu müssen, ist auch eine Entkopplung der Beschwerden vom Arztbesuch therapeutisch sinnvoll. So ist es zum Beispiel in psychosomatischen Kliniken möglich, dem Patienten unabhängig vom jeweiligen Beschwerdeerleben in einem Zeitraum regelmäßig eine Arztkonsultation zu genehmigen. Hypochondrische Patienten lernen hierbei, die innere Anspannung und Verunsicherung bis zur vereinbarten Sprechstunde auszuhalten und ihr akutes Wohlbefinden von Arztbesuchen abzukoppeln.

Ein weiterer Aspekt des Kontingenzverhältnisses liegt in der Zuverlässigkeit bzw. Unzuverlässigkeit der - in unserem Falle ärztlichen - Zuwendung. So werden unterschiedliche Aussagen der jeweiligen diensthabenden Notärzte zum beklagten Beschwerdebild dazu führen, dass Herr M. mit zunehmendem Eifer versucht diagnostische Klarheit zu bekommen. Damit erhöht sich die Häufigkeit seiner Arztbesuche. Ebenso wird diese „intermittierende" Verstärkung von Befürchtungen über mögliche Schädigungen des Herzens in Folge unregelmäßiger, unsystematischer EKG-Anordnungen dazu führen, dass unser Patient ein zunehmend größeres Bedürfnis nach „richtiger" diagnostischer Abklärung bekommt. Hingegen wird sich bei ständig gleicher sachlicher Aussage unterschiedlicher Behandler eher eine Sättigung und Befriedigung der Informationsbegierde einstellen.

Diese verhaltensdiagnostischen Überlegungen sind weder von der Therapie, noch von der Kommunikation mit dem Patienten zu trennen.

5. Über die Verhaltensanalyse hinaus ...

Ein wichtiges Ziel verhaltensmedizinischer Bemühungen besteht darin, den Patienten zu befähigen, mit seinem Leben möglichst selbständig zurecht zu kommen. Hierzu gehört die aktive Beteiligung in der diagnostischen Phase, bei der Festlegung der Veränderungsziele und bei der Auswahl der Therapiestrategien. Abschließend sollte ergänzt werden, dass nicht alle verhaltensdiagnostischen Informationen nur im Gespräch erhoben werden. Es wurden sehr gute Selbstbeobachtungsbögen entwickelt, in denen die Patienten ihre eigenen Verhaltensanalysen aufstellen und in die Therapiesitzung entsprechend vorbereitet mitbringen (Miltner, 1986).

Neben der vorgestellten Verhaltensanalyse bedient sich die Verhaltensmedizin auch der traditionellen medizinischen und psychologischen Diagnoseverfahren, hier wird auf die aktuelle Einführung von Köhler (1999) verwiesen.

Literatur

Arbeitsgemeinschaft der Wissenschaftlichen Medizinischen Fachgesellschaften (AWMF). Leitlinie Somatoforme Störungen 5: Somatoforme autonome Funktionsstörung. AWMF-Leitlinien-Register Nr. 051/005.
http://gopher.rz.uni-duesseldorf.de/WWW/AWMF/II/psytm005.htm.

Adler, R.H. (1996). Psychoanalyse als Verständniskonzept: Der Beitrag der Psychoanalyse zur Entwicklung der Psychosomatik. In T. v. Uexküll (Hrsg.) Psychosomatische Medizin (S. 198-205). München: Urban & Schwarzenberg.

Antonovsky, A. (1993). Gesundheitsforschung versus Krankheitsforschung. In A. Franke & M. Broda (Hrsg.) Psychosomatische Gesundheit (S. 3-14). Tübingen: dgvt-Verlag.

Ellis, A. (1977). Die rational-emotive Therapie: Das innere Selbstgespräch bei seelischen Problemen und seine Veränderung. München: Pfeiffer.

Flor, H., Birbaumer, N. & Hahlweg, K. (Hrsg.) (1999). Grundlagen der Verhaltensmedizin. Enzyklopädie der Psychologie. Klinische Psychologie Band 3. Göttingen: Hogrefe.

Franke, A. & Broda, M. (Hrsg.) (1993). Psychosomatische Gesundheit. Tübingen: dgvt-Verlag.

Grawe, K. & Dziewas, H. (1978). Interaktionelle Verhaltenstherapie. Sonderheft I/1978 der Mitteilungen der DGVT (S. 27-49). Tübingen: DGVT.

Kanfer, F.H., Reinecker, H. & Schmelzer, D. (1991). Selbstmanagementtherapie. Berlin, Heidelberg: Springer.

Kanfer, F.H. & Saslow, G. (1965). Behavioral analysis: An alternative to diagnostic classification. Archives of General Psychiatry, 12, 529-538.

Köhler, T. (1999). Diagnostik und Evaluation in der Verhaltensmedizin. In: H. Flor, N. Birbaumer & K. Hahlweg (Hrsg.) Grundlagen der Verhaltensmedizin. Enzyklopädie der Psychologie. Klinische Psychologie Band 3 (S. 175-207). Göttingen: Hogrefe.

Miltner, W. (1986). Verhaltensanalyse in der Verhaltensmedizin. In W. Miltner, N. Birbaumer & W.-D. Gerber (Hrsg.) Verhaltensmedizin. (S. 24-37). Berlin, Heidelberg: Springer.

Miltner, W., Birbaumer, N. & Gerber, W.-D. (1986). Verhaltensmedizin. Berlin, Heidelberg: Springer.

Rugulies, R. (1998). Die psychosoziale Dimension der koronaren Herzkrankheit und die Chancen multiprofessioneller Intervention. Lengerich: Pabst Science Publisher.

Schedlowski, M. (1993). Streß, Hormone und zelluläre Immunfunktionen. Heidelberg, Berlin: Spektrum Akademischer Verlag.

Traue, H. (1986). Behavioral Medicine – Verhaltensmedizin. Psychologische Rundschau, 37, 195-208.

Depressionen

Gruppentherapie bei Depressionen in der stationären Verhaltenstherapie

Klaus Limbacher

Es werden verschiedene in verhaltenstherapeutischen Rehakliniken angewandte Gruppenkonzepte für depressive Patienten mit ihrer theoretischen
Fundierung und ihrer praktischen Umsetzung vorgestellt.
Einzelheiten eines geschlossenen Depressionsgruppenkonzepts der Fachklinik
Bad Dürkheim, das psychoedukative mit verhaltensübenden Elementen verknüpft und bei dem begleitende und inhaltlich abgestimmte sporttherapeutische Maßnahmen ein besonderes Gewicht haben, werden erläutert. Der Illustration dienen einige der aus dem Dialog mit den Patienten entstandenen Informationsmaterialien.

1. Einleitung

Die hohe Prävalenzrate depressiver Erkrankungen zwingt Psychiater und Psy-
chotherapeuten zur ständigen Auseinandersetzung mit dem Thema und zur
Weiterentwicklung der theoretischen Störungsmodelle und der therapeutischen
Ansätze.

Kognitiv-behaviorale Behandlungsstrategien für Depressive haben in den letzten
20 Jahren eine weite Verbreitung gefunden sowohl im ambulanten als auch im
stationären Rahmen, wo sich vor allem in den psychosomatischen Rehabilitationskliniken die verhaltensmedizinischen Konzepte immer mehr durchgesetzt
haben.

Die kognitive Verhaltenstherapie hat durch eine Vielzahl von Evaluationsstudien
ihre Effektivität in der Behandlung depressiver Störungen bewiesen (Hautzinger
et al, 1989; Fiedler, 1996). Das klassische einzeltherapeutische Setting hat dabei
eine sinnvolle Ergänzung durch gruppentherapeutische Methoden gefunden,
nicht nur – wie im stationären Rahmen üblich – im Sinne eines multimodalen
Vorgehens mit individuell zusammengestellten Bausteinen aus Standardgruppen
und additiven Angeboten der Funktionsbereiche, sondern auch durch die Entwicklung störungsspezifischer indikativer Gruppenverfahren zur Depressionsbewältigung.

Entsprechend den wichtigsten lerntheoretischen Erklärungsansätzen depressiver
Störungen, der Verstärkerverlusttheorie von Lewinsohn (1980) bzw. den kognitiven Theorien von Beck (1967) und Seligman (1979), enthalten alle VT-Konzepte für
die Behandlung von Depressionen in unterschiedlicher Gewichtung aktivitäts-

aufbauende Verfahren und Methoden zur Modifikation depressiogener Kognitionen und Attributionsstile.

2. Stationäre Depressionsbehandlung

2.1. Integrative Therapiekonzepte

Entsprechend dem bio–psycho–sozialen Krankheitsparadigma der psychosomatischen Medizin ist im Hinblick auf die Behandlung depressiver Erkrankungen neben der Synthese des verstärkungstheoretischen und kognitionstheoretischen Störungswissens die Berücksichtigung somatischer, interpersoneller und sozioökonomischer Gesichtspunkte wichtig, um gemäß einem integrativen Krankheitsverständnis angemessene medizinische und interaktionsbezogene Maßnahmen mit den verhaltensübenden und kognitionsverändernden Methoden verknüpfen zu können.

Stationäre Therapiekonzepte sollten nach Zielke (1993b) nicht schematisch und einseitig sein (z.B. Schwerpunkt nur auf kognitive Umstrukturierung, nur soziales Kompetenztraining, nur Sporttherapie oder ausschließlich psychiatrisch-medikamentöse Methoden), sondern müssen alle Ebenen des Krankheitsverhaltens einbeziehen und berücksichtigen. Die jeweilige Mischung der Behandlungsansätze hängt von der individuellen Verhaltens- und Bedingungsanalyse (MULP-Schema nach Schwarz, 1980) ab.

Nicht nur weil es dem Behandlungsauftrag einer Rehabilitationsklinik entspricht, sondern weil arbeitsplatzbezogene Probleme, Arbeitslosigkeit oder auch überhöhte Leistungsansprüche und Versagensängste bei depressiven Patienten häufig eine Rolle spielen, kommt gerade auch soziotherapeutischen Hilfestellungen oft eine wichtige Bedeutung zu.

Eine in einen solchen Gesamtbehandlungsplan eingebettete multimodale Verhaltenstherapie (Lazarus, 1980) besteht aus individuellen Bausteinen, die zwischen Patient und Bezugstherapeut ausgehandelt werden. Das Vorgehen ist hypothesengeleitet, prozeßhaft (Kanfer, 1996) und adaptiv. Standardisierte Angebote wie das Assertive Trainingsprogramm (Ullrich & Ullrich de Muynck, 1978) und Routinemethoden wie die Problemlösegruppe nach Grawe (1980) werden in der Klinik natürlich genutzt und mit personbezogenen Strategien verknüpft. Es braucht Flexibilität und Einfallsreichtum, um einen eigenständigen Therapieplan zu entwickeln, der den bedingungsanalytisch gewonnenen Zielsetzungen angemessen ist. Die praktische Durchführung der teils parallel stattfindenden, teils sich ergänzenden bzw. aufeinander aufbauenden Therapiebausteine oder Lernschritte und die Bewertung der erzielten Veränderungen müssen eng gekoppelt sein. Dies stellt eine therapiebegleitende Diagnostik bzw. fortgeschriebene Verhaltensanalyse dar.

2.2. Therapiebausteine

Die kognitiv–behaviorale Depressionsbehandlung verfolgt bewältigungsorientierte Ziele und kombiniert immer einzel- und gruppenpsychotherapeutische Strategien. Sie findet deshalb nur zum geringeren Teil im Therapeutenzimmer, sondern häufiger in Gruppensettings bzw. den klinikinternen und -externen Übungsfeldern statt. Sie besteht aus folgenden Grundprinzipien:

2.2.1. Medizinische Behandlung

- Einschätzung der somatischen Symptom- und Behandlungsebene mittels Anamneseerhebung und körperliche Aufnahmeuntersuchung durch den Teamarzt (ggf. ergänzt durch ein psychiatrisches Konsil, wenn beispielsweise wahnhafte Symptome oder eine Suizidgefährdung abzuklären sind).
- Vereinbarungen über eine Beibehaltung, Veränderung, Reduktion bzw. das Absetzen einer thymoleptischen Medikation, das häufig notwendige Ausschleichen von Tranquilizern sowie den Umgang mit Alkohol und anderen psychotropen Substanzen (Ausschluß von Suchtkrankheiten).
- Würdigung komorbider Erkrankungen. Gleichzeitig mit den störungsspezifischen Interventionen müssen notwendige organmedizinische Begleitbehandlungen abgesprochen und durchgeführt werden (z.B. Antihypertensiva, Antidiabetika, Schilddrüsenmedikamente o.ä.).

2.2.2. Förderung des Handlungsspielraums, Aufbau positiver Aktivitäten, Verbesserung der Selbstwirksamkeitserwartung

- Aufbau kreativer Aktivitäten mit Verstärkerqualität in der Ergotherapie oder in anderen positiven Erfahrungsfeldern (Musik, Feldenkrais).
- Sporttherapeutische Gruppenkonzepte bringen für depressive Patienten u.a. eine Verbesserung der körperlichen Belastbarkeit, der Körperwahrnehmung und der Beweglichkeit (Zielke, 1993b).
- Spielerische Betätigung ohne Leistungsanspruch (z.B. Freizeitsport, Gesellschaftsspiele) fördert ebenfalls geselliges Erleben und Überwindung von Antriebsdefiziten.
- Von co-therapeutischer Seite werden Hilfen zur Tagesstrukturierung und zur Aktivitätsplanung gegeben (z.B. Teamkaffee, gemeinsame Freizeitveranstaltungen, Patientenbibliothek).
- Das Führen eines Therapietagebuchs (positive Tagesbilanz) kann sinnvoll sein.

2.2.3. Kognitive Behandlungsbausteine

- Vermittlung eines patientengerechten Erklärungsmodells über die Entstehung und den Verlauf depressiven Denkens und Verhaltens und die Wechselwirkungen der kognitiven, emotionalen, körperlichen und Handlungsebenen.
- Erfassung, Bewertung und Veränderung von dysfunktionalen Denkinhalten und Denkprozessen. Realitätstestung depressiver Denkverzerrungen und negativer Selbstkommentierungen
- Formulierung und Verankerung positiver Selbstverbalisierungen und selbstverstärkender Handlungsweisen über Hausaufgaben und gemeinsame Übungen.
- Arbeit an der Einstellungsebene, an den Grundüberzeugungen, an der Differenzierung zwischen Pflicht und Überverpflichtetheit, an der Legitimierung von Humor, Vergnügen und gesundem Egoismus.

2.2.4. Training von Genußfähigkeit (Koppenhöfer & Lutz, 1985) und Gesundheitsverhalten

- Sensibilisierung für Sinneswahrnehmungen (Anleitung, Ermutigung, Verhaltensübungen)
- Fokussierung auf angenehme Außen- und Innenreize
- Verbesserung der Entspannungsfähigkeit (z.B. PMR nach Jacobson, Autogenes Training, Atementspannung, Musikentspannung, Fantasiereisen)
- Aufbau von Selbstbelohnungsstrategien
- Ggf. genußorientierte balneophysikalische Maßnahmen

2.2.5. Wahrnehmung und Ausdruck von Gefühlen

- Sammlung und Ordnung von Emotionen
- Übungen zur differenzierten Gefühlswahrnehmung
- Pantomimische Darstellung von Gefühlen
- Umgang mit negativen Emotionen (z.B. Wut- bzw. Trauerarbeit, Energieübungen)
- Der kommunikative Aspekt von Affekten und Emotionen
- Rollenspiele

2.2.6. Verbesserung sozialer Fertigkeiten

- Training von Selbstsicherheit, Selbstbehauptung und Durchsetzungsvermögen
- Jasagen können und Neinsagen können
- Positive Rückmeldung geben / akzeptieren
- Individuelle Verhaltensübungen im Patientenkollektiv (Hausaufgaben)
- Projektgruppe in der Ergotherapie (Kooperationsfähigkeit)

- Ggf. berufsbezogenes Belastungstraining
- Verbesserung partnerschaftlichen Sozialverhaltens (Einbeziehung der Bezugspersonen)

2.2.7. Bearbeitung der Rückfallprophylaxe

- Individueller „ Notfallkoffer" (Selbstinstruktionen, Ansprechpartner etc.)
- Medikamentöse / psychotherapeutische Weiterbehandlung
- Erarbeiten und Training von Selbsthilfemöglichkeiten
- Einbeziehung der Angehörigen (Identifikation von förderlichem und abträglichem Verhalten)
- Transfer der in der Klinik gelernten Fertigkeiten in den privaten und beruflichen Bereich (Reintegration)

3. Indikative Gruppen für Depressive

3.1. Kognitions- vs. verhaltenstheoretische Herangehensweise

Die Polarität zwischen mehr standardisierten, psychoedukativen Angeboten und mehr individualisierten, prozesshaften und flexiblen Vorgehensweisen trifft ebenso wie die Dialektik zwischen mehr kognitiv–reflexiven und mehr handlungsorientierten Akzenten auch auf die unterschiedlichen Konzepte für lerntheoretisch fundierte Depressionsbewältigungsgruppen zu.

In der kognitiven Therapie sensu Beck und Mitarbeiter (1986; als Gruppenverfahren: z. B. Wahl, 1994) gelten die inhaltliche Arbeit und die Neustrukturierung depressiogener Kognitionen und Attributionsmuster als wesentliche Angelpunkte der therapeutischen Konzeption. Eingebunden ist dieses Vorgehen jedoch in einen ausgesprochen aktivitätsfördernden und damit handlungsorientierten „Kontext", in dem mit den Patienten in Rollenspielen und mittels gezielter Hausaufgaben eine Realitäts- und Gegenwartsorientierung erreicht werden soll.

Vielfältige weitere Maßnahmen werden zur Rückfallprophylaxe und Absicherung des Transfers als unverzichtbar angesehen wie die Beachtung der beruflichen Realität oder die Einbeziehung von Angehörigen.

Entsprechendes gilt für die Konzepte primär handlungsorientierter Verhaltenstherapie bei Depressionen (z.B. Lewinsohn, 1974; als Gruppenverfahren: z.B. Herrle und Kühner, 1994), in denen ebenfalls die therapeutische Thematisierung und Auseinandersetzung mit den depressiogenen Denkmustern als Voraussetzung für die weitere Therapiearbeit betrachtet werden, andererseits jedoch vielfältige spezifische Möglichkeiten der Aktivitätsförderung als wesentliches Medium die weitere Therapiestruktur bestimmen: z.B. Training angenehmer und selbstverstärkender Handlungen, Aufbau sozialer Fertigkeiten und Kontakte, konkrete Durchstrukturierung alltäglicher Aktivitäten wie Freizeitgestaltung und gemeinsamer Unternehmungen.

3.2. Vorteile der Gruppentherapie

Die Gruppenbehandlung depressiver Patienten hat gegenüber der Einzeltherapie eine Reihe von Vorteilen. Einerseits geht es dabei um wirtschaftliche Aspekte, andererseits sind eine Reihe von methodischen Schwerpunkten der multimodalen Therapie viel besser in der Gruppe als in der Einzeltherapie realisierbar. Dies betrifft z.B. das Training sozialer Kompetenzen, das in der Depressionsbehandlung unverzichtbar erscheint, da die zwischenmenschlichen Aspekte in der Entstehung und Aufrechterhaltung einer Depression als wichtiger Prädiktor für den langfristigen Therapieerfolg gelten können. Dies leitet sich auch aus den Erfolgen der interpersonellen Therapie (IPT) von Klerman und Weissman (1993) her, bei der eine kognitiv-strukturierte Bearbeitung interaktioneller Bedingungen und Folgen der Depression vorrangiges Therapieziel ist.
Weitere Vorteile der Gruppenarbeit betreffen störungsspezifische Behandlungsaspekte. Der Neigung der Patienten zu sozialem Rückzug und damit verbundener Dysphorie versucht man in der Verhaltenstherapie durch gezielte aktivitätssteigernde Maßnahmen zu begegnen. Dazu bietet die stationäre Depressionsgruppe vielfältige Möglichkeiten, z.B. die gemeinsame Planung von Freizeitaktivitäten und die gemeinsame Durchführung von Hausaufgaben.

3.3. Psychoedukation

Auch der psychoedukative Anspruch ist in unterschiedlicher Gewichtung Teil der Verhaltenstherapie depressiver Störungen. Den Patienten werden grundlegende Kenntnisse über die Bedingungen und Wechselwirkungen psychophysiologischer und psychosozialer Faktoren in der Depressionsentstehung und den daraus ableitbaren therapeutischen Implikationen vermittelt. Hierfür können zu Beginn der Gruppenarbeit Informationsbroschüren oder Merkblätter ausgeteilt und mit den Patienten diskutiert werden.
Beispielgebende Informationsmaterialien wurden am Ende der 80er Jahre in der Fachklinik Bad Dürkheim entwickelt als Teil eines manualisierten Gruppenprogramms zur Behandlung depressiver Patienten (Kosarz et al., 1990).
Zielke hat 1993 in seinem Übersichtsartikel in der Praxis der klinischen Verhaltensmedizin und Rehabilitation über diesen Ansatz berichtet, auf die aktualisierte und erweiterte Version werde ich im folgenden noch zurückkommen.

4. Gruppenkonzepte

4.1. Ambulanter Bereich

Für den ambulanten Rahmen hat sich das eher handlungsorientierte Gruppenkonzept von Lewinsohn in der deutschen Bearbeitung von Herrle und Kühner (1994) einen guten Ruf erworben, das aber ebenso in Kliniken zur Anwendung kommt.

Herrle, J., Kühner, C. (1994): Depressionen bewältigen.
Ein kognitiv-verhaltenstherapeutisches Gruppenprogramm
nach P.M.Lewinsohn

1. Sitzung: Depression und soziales Lernen

2. Sitzung: Wie man einen Selbstmodifkationsplan erstellt

3. Sitzung: Wie man lernt sich zu entspannen

4. Sitzung: Entspannung in alltäglichen Situationen

5. Sitzung: Angenehme Tätigkeiten und Depression

6. Sitzung: Erstellen eines Tätigkeitsplanes

7. Sitzung: Zwei Ansätze für konstruktives Denken

8. Sitzung: Formulieren eines Planes für konstruktives Denken

9. Sitzung: Soziale Fertigkeiten – Durchsetzungsvermögen und Selbstsicherheit

10. Sitzung: Die Anwendung sozialer Fertigkeiten

11. Sitzung: Die bisher erreichten Erfolge sichern

12. Sitzung: Erstellen eines Lebensplanes

Abb. 1: Manualisierte Depressionsgruppe nach Herrle/Kühner

Formal und thematisch ist dieses multimodale Kursprogramm in 12 zweistündige Sitzungen gegliedert, die von Hausaufgaben und der Ausgabe von psychoedukativen Materialien begleitet werden.

4.2. Stationäre Gruppen

In der stationären Verhaltenstherapie, wie sie vorwiegend in psychosomatischen Rehabilitationskliniken praktiziert wird, wurden in den letzten Jahren die Konzepte der Depressionsbehandlung in Gruppen kontinuierlich weiterentwickelt. Neben den tradierten geschlossenen Gruppen mit begrenzter Teilnehmerzahl wurden insbesondere auch sogenannte Großgruppenkonzepte entwickelt, mit denen eine erweiterte Zahl von Patienten in kürzerer Zeit erreicht werden kann.

Sie folgen einem überwiegend psycho-edukativen Ansatz mit Übungselementen und sind in der Regel mit anderen Standardgruppenbausteinen zu kombinieren. Die Entwicklung zu solch offenen bzw. halboffenen Gruppenkonzepten wurde auch durch ökonomische Gesichtspunkte forciert, insbesondere durch die Sparmaßnahmen im Bereich der medizinischen Rehabilitation nach 1996, die eine deutliche Verkürzung der durchschnittlichen Verweildauer der Patienten auch in den psychosomatischen Fachkliniken nach sich zogen.

4.2.1. Ein hervorragendes Beispiel für ein solches Konzept ist das im letzten Jahr entwickelte neue Format der Depressionsbewältigungsgruppe in der Klink Berus, Zentrum für Psychosomatik und Verhaltensmedizin, dessen Aufbau der Abbildung 2 zu entnehmen ist.

Es handelt sich um eine offene psychoedukative Großgruppe mit individuellen Übungseinheiten (Hausaufgaben), die eingebettet ist in ein multimodales Basisprogramm mit Einzelgesprächen, Selbstsicherheits- oder Problemlösetraining, einem Entspannungsverfahren, Sport- und Ergotherapie und kombiniert werden kann mit einer ebenfalls antidepressiv wirksamen Genußgruppe.

Die Depressionsbewältigungsgruppe in der Klinik Berus
(Keller, R., Hertlein, T., Krell, W., Schwickerath, J., Stau, T.,1998)

- Zyklus mit 4 Sitzungen (à 75 min.) über einen Zeitraum von zwei Wochen

- Offene Gruppe, Aufnahme erfolgt wöchentlich und umgehend ohne Begrenzung der Teilnehmerzahl

- Schwerpunktthemen sind „Depression als Reaktion auf belastende Lebensereignisse" und „Depression bei ungünstigen Gedanken und Verhaltensmustern", jeweils geteilt in Erscheinungsbild / Erklärungsansätze vs. Behandlungs- und Selbsthilfestrategien

- Psychoedukatives Vorgehen mit interaktionellem Vortragsstil, Gruppendiskussion, Übungselementen und Handouts

- Rückmeldung per Behandlungsbogen an die Bezugstherapeuten, die weitere Therapiebausteine mit den Patienten vereinbaren (z.B. Entspannungstraining, PLG, Projektgruppe, Genußgruppe, sporttherapeutische und ergotherapeutische Maßnahmen) sowie Vertiefung der kognitiven Arbeit in der Einzeltherapie.

Abb. 2: Depressionsbewältigungsgruppe der Klinik Berus

Die Kollegen der Klinik Berus haben hierzu ein ausgefeiltes Therapiemanual mit sehr anschaulichem Informations- und Hausaufgabenmaterial erarbeitet (Keller et al., 1998).

4.2.2. Auch über die Depressionsgruppenkonzepte unserer anderen Schwesterkliniken im Bereich Psychosomatik soll hier anhand einiger weiterer Abbildungen ein kurzer Überblick gegeben werden.

In der Fachklinik Münchwies, die neben einer psychosomatischen auch eine größere Suchtabteilung hat und deshalb nach dem Bezugsgruppenmodell strukturiert ist, folgt das Konzept der indikativen Depressionsgruppe den kognitiven Therapieansätzen Hautzingers (Hautzinger, Stark & Treiber, 1989) in Kombination mit gezieltem Verhaltenstraining und körpertherapeutischen Methoden (Bioenergetik, konzentrative Bewegungstherapie, Focusing, Tanztherapie).

Indikative Gruppe „Depressionsbewältigung"
(Schuhler, P. Jung, A., Jahrreis, R., Helms, A., Stief, B.,1997)

Setting: Halboffene Gruppe, 6 – 8 Sitzungen à 90 min, Einstieg zur 1. und 4. Sitzung möglich. Max. Teilnehmerzahl 10

Diese indikative Gruppe vermittelt das bio–psycho–soziale Krankheitsmodell der Depression und den Teufelskreis, wie sich durch automatisierte negative Gedanken und das Rückzugsverhalten die Depression wie von selbst aufbaut. In der Gruppe werden situativ wirksame Depressionsbewältigungsstrategien vermittelt, durchgeführt und ausgewertet.

Ziele:
1. Aktivitätsaufbau
2. Reduktion depressionsfördernder Faktoren
3. Identifizierung und Veränderung dysfunktionaler Gedanken und Einstellungen
4. Förderung sozialer Fertigkeiten

Methoden:
1. Kenntnisvermittlung
2. Aktivitätenförderung
3. Kognitive Umstrukturierung
4. Körpertherapeutische Übungen
5. Besondere Beachtung des Mißbrauchs von Alkohol und Medikamenten

---

Abb. 3: Depressionsgruppe der Klinik Münchwies

Die Themen „Verlust" und „Zuwendungsdefizite in der frühen Lerngeschichte" werden als zentrale Problemfelder beim neurotisch Depressiven angesehen. Die Vermittlung von Störungswissen orientiert sich an den Teufelskreismodellen aus kognitions– und verstärkungstheoretischer Perspektive. Im wertschätzenden Klima der Bezugsgruppe werden Aktivitätsaufbau und soziale Kompetenzen gefördert.

Wenn neben einer depressiven Erkrankung auch ein Suchtmittelmißbrauch vorliegt, nehmen die Patienten der psychosomatischen Abteilung auch an einer indikativen Gruppe „Umgang mit Alkohol und Medikamenten" teil, die sich gezielt mit den Depressionsbewältigungsversuchen mittels psychotroper Substanzen beschäftigt.

4.2.3. In der Fachklinik Bad Pyrmont wird ein offenes Gruppenkonzept in der Depressionsbehandlung bevorzugt, das sich eng an das übungs– und zielorientierte Programm von Lewinsohn bzw. Herrle & Kühner (1994) anlehnt. Die zentralen Lerninhalte werden in vier Großgruppensitzungen vermittelt, die Verhaltensmodifikationen erfolgen über Hausaufgaben und die Teilnahme an anderen Maßnahmen der individuellen Therapieprogramme (Progressive Muskelrelaxation, Training sozialer Fertigkeiten, Sport, physikalische Maßnahmen etc.).

Es wird besonderen Wert auf den sozialen Lernansatz bei Depressionen gelegt, es werden Pläne für angenehme Tätigkeiten erarbeitet und konstruktive Interaktionsstile gefördert. In der offenen Gruppe finden sich immer Patienten, die kurz vor dem Abschluß ihrer Therapie stehen und von denen neu hinzugekommene Teilnehmer lernen können.

4.2.4. Auch die Klinik Schweriner See in Lübstorf hat ein beispielhaftes Konzept für ihre Depressionsbewältigungsgruppe, in das verstärkungs- und kognitionstheoretische Grundannahmen und die daraus abgeleiteten therapeutischen Zielsetzungen eingeflossen sind. Angestrebt werden in einem halboffenen Setting mit 6 Sitzungen sowohl Aktivitätsaufbau und die Veränderung dysfunktionaler Denkweisen als auch emotionale Aktivierung und die Verbesserung sozialer Kompetenz. Die Teilnahme an der Depressionsgruppe geht einher mit parallelen Verordnungen im Bereich der Sport- (z.B. Frühsport, Bewegung nach Musik) und Ergotherapie (z.B. Gestaltungsgruppe), die kognitiven Strategien werden vor allem in der Einzeltherapie vertieft.

4.3. Gruppenkonzeptionen im Vergleich

In Abbildung 6 sind die Gemeinsamkeiten und Unterschiede der Depressionsgruppenkonzepte der genannten verhaltenstherapeutischen Einrichtungen sowie der Fachklinik Bad Dürkheim in einem tabellarischen Überblick zusammengefaßt.

Somit scheinen wir aktuell in Bad Dürkheim die einzigen zu sein, die noch ein geschlossenes Depressionsgruppenkonzept durchführen, das ein stärker individualisiertes, flexibleres, prozeßorientiertes Vorgehen ermöglicht und das traditio-

Die indikative Gruppe für Depressionen
der Psychosomatischen Fachklinik Bad Pyrmont
(Borgart, EJ. et al.,1998)

Therapeutische und organisatorische Rahmenbedingungen:
Offene Gruppe mit 4 Gruppensitzungen á 90 min Dauer über 4 Wochen

Inhaltliche Schwerpunkte:

1. Gemeinsame Beschreibung einer Depression auf der
- somatischen
- motorischen
- emotionalen
- motivationalen
- kognitiven
- interaktiven Ebene

2. Skizzierung der verhaltenstheoretischen Erklärungsmodelle zur Depressionsentstehung nach Lewinsohn, Beck und Seligman.

3. Therapeutische Interventionen im Sinne
- der Aktivitätssteigerung
- des Aufdeckens von Interaktionsstilen
- der Erweiterung der funktionalen Verhaltensanalyse
- des Erkennens und Veränderns depressionsfördernder Gedanken

Abb. 4: Depressionsgruppe der Fachklinik Bad Pyrmont

Die Depressionsbewältigungsgruppe in der Klink Schweriner See.
(Sobottka, B. et al., 1998)

Rahmenbedingungen:
- 6 Therapieeinheiten á 90 min über einen Zeitraum von sechs Wochen
- 8 - 10 Patienten, halboffene Struktur, Einstieg alle 14 Tage möglich
- parallele Maßnahmen im Bereich der Sport- und Ergotherapie sowie flankierende Verhaltensübungen

Ziele:
1. Erlernen von Wissen über die depressive Erkrankung
2. Beschwerdereduzierung durch Veränderung der affektiv-kognitiven, psychomotorischen und vegetativen Symptome
3. Erlernen von Selbsthilfestrategien für depressive Beschwerden im Hinblick auf die aktuelle Symptomatik und die Rückfallprophylaxe

Inhalte:
In seiner Konzeption integriert das indikative Gruppenangebot verstärkungs- und kognitionstheoretische Grundannahmen. Es sind drei Therapieschwerpunkte vorgesehen:
1. Aktivitätsaufbau und Hebung des Aktivitätsniveaus
2. Veränderung dysfunktionaler Bewertungen und Einstellungen i. R. kognitiver Umstrukturierung
3. Förderung einer differenzierten Gefühlswahrnehmung und eines adäquaten Gefühlsausdrucks.

Abb. 5: Depressionsbewältigungsgruppe der Klinik Schweriner See

Depressionsgruppenkonzepte in verhaltenstherapeutischen Kliniken				
Klinik	**Format**	**Grösse**	**Dauer**	**Schwerpunkte**
Fachklinik Bad Dürkheim	geschlossen	8 – 12	10 Termine á 90' + 9 x Sport á 60'	A, G, K, E, RP, Sport
Fachklinik Bad Pyrmont	offen	10 – 20	4 Termine á 90'	A, K, SK
Klinik Berus	halboffen	unbegrenzt	4 Termine á 75'	A, K, RP
Fachklinik Münchwies	halboffen	10	6 Termine á 90'	A, K, SK
Klinik Schweriner See	halboffen	8 – 10	6 Termine á 90'	A, K, E, SK

Legende: A = Aktivitätsaufbau, E = Emotionaler Ausdruck, G = Genußtherapie, K = Kognitive Therapie, RP = Rückfallprophylaxe, SK = Soziale Kompetenz

Abb. 6: Depressionsgruppenkonzepte verhaltenstherapeutischer Kliniken im Vergleich

nell seinen besonderen Akzent in der Kombination mit einem spezifischen und thematisch abgestimmten sporttherapeutischen Angebot hat.
Inhalte und Ablauf einer solchen Gruppe möchte ich im folgenden etwas ausführlicher erläutern.

5. Die Dürkheimer Depressionsgruppe

5.1. Die Patienten

Die Auswahl der Teilnehmer geschieht nach folgenden Indikationskriterien: Depressive Störungen unabhängig von der nosologischen Zuordnung und vom Schweregrad, jedoch ohne psychotische Symptome. Bevorzugt werden Kranke mit gehemmt-depressiven Syndromen und leistungsorientierte Patienten, die besonders von diesem Ansatz zu profitieren scheinen.
Voraussetzungen auf Seiten der Patienten, die noch mindestens 5 Wochen Aufenthaltsdauer haben sollten, sind die Bereitschaft zur Teilnahme am begleitenden Sportprogramm und zur Erledigung von Hausaufgaben und Protokollierungen.
Die Größe der geschlossenen Gruppe sollte 8 – 12 Patientinnen und Patienten nicht übersteigen. Kohäsionsfördernde gemeinsame Aktivitäten sind wichtig und erwünscht und würden durch eine größere Teilnehmerzahl erschwert.

5.2. Das Konzept

Die Depressionsbewältigungsgruppe ist überwiegend übungs- und problemorientiert. Ihre Zielsetzungen richten sich hauptsächlich darauf, die Krankheit besser zu verstehen und neue Fertigkeiten der Bewältigung zu erlernen. Die Patienten werden aufgefordert, ihre Erfahrungen in der Gruppe mit ihren Bezugstherapeuten zu besprechen, mit denen auch ihre weiteren individuellen Behandlungsbausteine wie beispielsweise eine medikamentöse Begleitbehandlung, ein Entspannungsverfahren, das Selbstsicherheitstraining, ergo- oder soziotherapeutische Maßnahmen abzustimmen sind.

Die Integration eines spezifischen sporttherapeutischen Angebots in den Ablauf der Depressionsgruppe mit thematischer Zuordnung der Inhalte ist das besondere Anliegen des Dürkheimer Konzepts.

Die Therapiegruppensitzungen von je 90 min finden dienstags und freitags, die darauf abgestimmten Sportgruppentermine à 60 min donnerstags und montags statt.

5.3. Die Durchführung

5.3.1. In der ersten Gruppenstunde werden die Patienten von den beiden Leitern (ärztliche oder psychologische Therapeuten) begrüßt, mit dem Konzept der Gruppe (Abb. 7) und mit den fundamentalen Gruppenregeln (Abb. 8) vertraut gemacht.

Nach kurzer Kleingruppenarbeit zum Kennenlernen und anschließender gegenseitiger Vorstellung der einzelnen Teilnehmer werden die übergeordneten Zielsetzungen der Therapiegruppe formuliert:

- Erarbeitung eines für die Patienten nachvollziehbaren bio–psycho–sozialen Krankheitsmodells
- Information über Formen und Entstehungsbedingungen von affektiven Störungen
- Vermittlung von Wissen über Veränderung und Bewältigung
- Förderung adäquater sozialer, sportlicher und kreativer Aktivitäten
- Aufbau von Handlungsfähigkeit und Selbstwirksamkeitserwartung
- Verbesserung der Genußfähigkeit durch Fokussierung angenehmer Sinneswahrnehmungen
- Übung von Selbstbelohnungstechniken
- Veränderung von depressiogenen Kognitionen, Durchbrechung dysfunktionaler Denkschemata
- Training positiver Selbstkommentierungen
- Verbesserung der Wahrnehmung und des Ausdrucks von Emotionen
- Erfahren des antidepressiven Effekts von sozialem Handeln, Empathie und Solidarität
- Rückfallprophylaxe

**Das Konzept der Depressionsbewältigungsgruppe
der Psychosomatischen Fachklinik Bad Dürkheim**

1. Die Depressionsgruppe ist eine geschlossene Gruppe für 8 bis 12 Patientinnen und Patienten. Kohäsionsfördernde gemeinsame Aktivitäten sind wichtig und erwünscht.
2. Das Konzept der Gruppe ist primär übungs- und problemorientiert. Ihre Zielsetzungen richten sich hauptsächlich darauf, die Krankheit besser zu verstehen und *neue Fertigkeiten* der Bewältigung zu erlernen.
3. Neben den Gruppensitzungen am Dienstag und Freitag morgen (jeweils 9:15 – 10:45 Uhr, Raum 2057) finden montags um 15:30 – 16:30 Uhr (Krankengymnastikraum) und donnerstags um 16:30 – 17:30 Uhr (Sporthalle) die ergänzenden sporttherapeutischen Gruppenstunden statt, an denen teilzunehmen verpflichtend ist.
4. Im *Depressionssport* werden selbstverständlich Ihre individuelle körperliche Leistungsfähigkeit und Ihre emotionale Belastbarkeit berücksichtigt. Die Aufgabenstellungen werden so dosiert, daß jeder Teilnehmer zu Erfolgserlebnissen kommen kann. Die Sportstunden werden thematisch den vorausgegangenen Gruppensitzungen zugeordnet und vertiefen ihre Inhalte durch handlungsorientiertes Erleben.
5. *Hausaufgaben sind notwendig!* Ein wichtiger Teil des Therapieprozesses findet zwischen den Sitzungen statt. Hausaufgaben können in Kleingruppen- oder in Einzelarbeit durchgeführt werden. Es ist uns ein Anliegen, daß die Instruktionen von allen Gruppenteilnehmern verstanden werden, deshalb fragen Sie bitte ggf. nach. Die Beschäftigung mit den Arbeitsblättern, die Selbstbeobachtungsaufgaben und das Einüben neuer Verhaltensweisen tragen dazu bei, daß Sie mehr von der Gruppe profitieren.
6. Besprechen Sie bitte Ihre Erfahrungen in der Depressionsgruppe mit Ihren *Bezugstherapeuten,* mit denen auch Ihre weiteren individuellen Behandlungsbausteine wie beispielsweise ein Entspannungsverfahren, das Selbstsicherheitstraining, ergo- oder soziotherapeutische Maßnahmen abzustimmen sind.

Abb. 7: Patienteninformation Depression 1 (Gruppenkonzept)

Bitte beachten Sie die folgenden **Gruppenregeln:**

1. Vermeiden Sie depressive Gespräche.
Diskussionen sollten problemorientiert und konstruktiv sein und weniger abstrakt und theoretisch.
Nutzen sie die Gruppe zur gegenseitigen Ermutigung und nicht als Resonanzboden für Ihre Depression. Es ist wichtig, daß Sie sich gegenseitig helfen, von depressiven Mißerfolgserwartungen wegzukommen.

2. Unterstützen Sie sich gegenseitig.
Vermeiden sie es bitte, andere zu kritisieren. Halten Sie Ihre Rückmeldung konstruktiv. Versuchen sie, die anderen zu bestärken, indem sie die positiven Aspekte ihrer Aussagen aufgreifen.

3. Geben Sie sich und den anderen Teilnehmern genügend Zeit.
Fragen Sie bitte nach, wenn die Therapeuten sich zu kompliziert ausdrücken. Lassen Sie Ihre Mitpatienten ausreden, aber bestimmen Sie bitte auch selbst, wann Sie etwas beitragen möchten. Sprechen Sie möglichst in der Ich-Form.

4. Schweigepflicht.
Beachten Sie bitte das Gebot, keine in der Gruppe erhaltenen Informationen an Dritte weiterzugeben. Nur so kann ein offenes und vertrauensvolles Gruppenklima ermöglicht werden.

Abb. 8: Patienteninformation Depression 2

Es werden dann gemeinsam Gesichtspunkte zum Verständnis depressiver Erkrankungen aus den bisherigen Erfahrungen der Patienten gesammelt (individuelle Auslöse– und Belastungssituationen, Hintergründe für die Depression, Verlaufseigentümlichkeiten, bisherige Behandlungen etc.) und durch das ätiopathogenetische Störungswissen der Therapeuten ergänzt. Die Grundprinzipien antidepressiver Therapiestrategien werden erläutert.
Besonders unterstrichen wird die Bedeutung der Teilnahme am *Depressionssport.*
Der Sporttherapeut stellt sich den Patienten gegen Ende der ersten Gruppenstunde persönlich vor und weist darauf hin, daß die Sportstunden den vorausgegangenen Gruppensitzungen thematisch zugeordnet werden mit dem Ziel, deren Inhalte durch handlungsorientiertes Erleben zu vertiefen und abzurunden. Er versichert, daß die Aufgabenstellungen so dosiert werden, daß jeder Teilnehmer zu Erfolgserlebnissen kommen kann und daß dabei selbstverständlich das Alter, die individuelle körperliche Leistungsfähigkeit und die emotionale Belastbarkeit der Patienten berücksichtigt werden.
Unter der Prämisse, daß der Depressionssport die Fortsetzung der Gruppentherapie mit anderen Mitteln ist, ist die Teilnahme für alle Patienten verpflichtend.

Auch auf die Wichtigkeit der **Hausaufgaben**, als integraler Teil des Therapieprozesses, der zwischen den Sitzungen stattfindet, wird von den Gruppenleitern
hingewiesen. Hausaufgaben können in Kleingruppen- oder in Einzelarbeit
durchgeführt werden. Die Beschäftigung mit den Arbeitsblättern, die Selbstbeobachtungsaufgaben und das Einüben neuer Verhaltensweisen tragen dazu bei,
daß die Patienten mehr von der Gruppe profitieren.

Zum Schluß der ersten Gruppenstunde erfolgt die Austeilung der Informationsmaterialien, die mit ersten Hausaufgaben verknüpft werden.

5.3.2. Im Intervall zwischen erster und zweiter Gruppensitzung wird die erste
Sportstunde für die Patienten der Depressionsgruppe durchgeführt.

Der Sporttherapeut erläutert, daß der Sport aufgrund seiner Handlungs- und Er-
lebnisorientiertheit gerade in einem multimodalen verhaltenstherapeutischen
Konzept eine wichtige Funktion besitzt. Sport kann zu einer umfassenden Aktivierung (körperlich, sozial, kognitiv, emotional) führen, er verbessert Fitness und
Beweglichkeit, hilft Antriebsdefizite zu überwinden und besitzt somit eine hohe
antidepressive und remoralisierende Wirksamkeit (Ehrhardt, 1987; Zielke,
1993b).

Noch einmal wird versichert, daß das Anforderungsprofil der sportlichen Übungen und spielerischen Aktivitäten gering gehalten wird, um allen Gruppenmitgliedern die erfolgreiche Teilnahme zu ermöglichen, und daß die individuellen
physischen und sozioemotionalen Belastungsgrenzen   jederzeit berücksichtigt
werden.

Der Dialog mit den Teilnehmern und der Erlebnisgehalt der Übungen fördert die
Installation der „instrumentellen Gruppenbedingungen" wie Kohäsion, Offenheit
und einer konstruktiven Arbeitshaltung (Rügauf, 1999).

Auch in der zweiten Sportstunde geht es um das Schwerpunktthema Aktivierung, sie wird in der Regel im Schwimmbad durchgeführt. Die Übungen dieser
beiden Einheiten sind in der Abbildung 12 zusammengefaßt.

5.3.3. Schwerpunkte der zweiten und dritten Sitzung der Depressionsgruppe
sind die Fortsetzung des psychoedukativen Anteils sowie das übergeordnete
Thema „Aufbau positiver Aktivitäten". Dazu gehört die Besprechung der Hausaufgaben und die Einbeziehung der Patientenerfahrungen aus den ersten beiden
Sportstunden.

Die Bedeutung von Verstärkerverlust und Verstärkergewinn im Zusammenhang
mit Stimmung und Aktivitätsniveau wird erläutert. Fakultativ kann eine exemplarische Verhaltensanalyse erarbeitet werden.

Wichtig ist es auf jeden Fall, daß die Teilnehmer für sie angenehme Aktivitäten
zusammentragen und anhand der ihnen ausgeteilten Liste mit Beispielen gegebenenfalls individuell ergänzen. Verhaltensprotokolle über selbst gewählte positive Aktivitäten (einzeln oder gemeinsam) schließen sich als Hausaufgaben an.

5.3.4. In der 4. und 5. Sitzung werden jeweils die Hausaufgaben, die Sportstunden und andere gemeinsame Aktivitäten besprochen. Es erfolgt dann der Einstieg in das dritte Schwerpunktthema „Verbesserung der Genußfähigkeit durch

Was ist eine Depression?

Depressive Menschen leiden mehr oder minder stark unter einem oder mehreren der folgenden Symptome:

1. Gefühl und Stimmung:
Sie fühlen sich niedergeschlagen, klagen über eine gedrückte oder traurige Stimmung, empfinden Angst und innere Unruhe, Schwermut oder Verzweiflung, sind entweder mürrisch und reizbar, müssen viel weinen oder verspüren eine dumpfe Gleichgültigkeit, innere Leere bzw. ein „Gefühl der Gefühllosigkeit".

2. Denken und Bewertung:
Das Denken ist mühsam und verlangsamt, die Gedanken drehen sich im Kreis oder drängen sich in zwanghafter Weise auf. Im Vordergrund stehen Grübeln, Selbstzweifel, Schuld, unangenehme Erinnerungen, pessimistische Erwartungen, Lebensüberdruß. Die Zukunft erscheint schwarz, Depressive trauen sich kaum noch etwas zu, haben Versagensängste und bewerten die eigenen Fähigkeiten negativ. Die Konzentration und das Gedächtnis werden als beeinträchtigt erlebt.

3. Antrieb und Motorik:
Antrieb, Wille und Entschlußkraft sind gehemmt. Sie fühlen sich schwunglos, wie gelähmt oder aber zwiespältig und hin- und hergerissen. Entscheidungen können nur schwer getroffen werden, man kann sich kaum zu Neuem aufraffen. Schon am Morgen kann der Tag wie ein Berg vor einem stehen. Die Bewegungen sind verlangsamt, die Körperhaltung ist schlaff und gebeugt, die Stimme leise und monoton. Mimik und Gestik können verarmen. Es gibt aber auch das Gegenteil: Manche Depressive sind sehr klagsam, stehen unter ständiger Anspannung, fühlen sich getrieben und voll rastloser, quälender Unruhe.

4. Körperliche Begleiterscheinungen:
In der Regel bestehen Schlafstörungen und Appetitlosigkeit. Manche verspüren Mundtrockenheit oder ein Kloßgefühl im Hals. Häufig entwickelt sich ein ungewollter Gewichtsverlust, seltener eine Gewichtszunahme aufgrund von „Frustessen". Schmerzzustände verschiedenster Art können auftreten, bevorzugt im Kopfbereich (Kopfdruck) oder in der Brust (Herzbeklemmung oder Atembeschwerden), ebenso kann es aber auch zu Schmerzen in den Gelenken, Muskeln und anderen Organen kommen. Störungen im Bereich der Verdauungsorgane sind keine Seltenheit, in der Regel ist auch das sexuelle Verlangen herabgesetzt oder aufgehoben.

Depressive Erkrankte leiden unter sich selbst und fühlen sich ihren Beschwerden gegenüber wehrlos. Sie gehen davon aus, wenig oder keinen Einfluß auf ihr Befinden zu haben. Häufig stellt sich ein Gefühl des Ausgeliefertseins und der Ohnmacht ein. Erfolglos wird nach Gründen und Erklärungen gesucht, die Hoffnung auf Veränderung dieses Zustands schwindet. Die soziale Kontaktfähigkeit reduziert sich, Lebensfreude und Leistungsfähigkeit gehen verloren. Schwer depressive Menschen können sich von der Wirklichkeit, die sie unerträglich finden, und letztlich auch vom Leben abwenden.

Abb. 9: Patienteninformation Depression 3

Unabhängig davon, was zur Entstehung einer depressiven Erkrankung beim einzelnen Patienten beigetragen hat (biologische Faktoren, frühere oder aktuelle Konflikte, Verlusterfahrungen, Enttäuschungen, Überforderungen, etc.), gibt es häufig typische Denk- und Verhaltensweisen, die die Störung fördern und aufrechterhalten, ohne daß sich die Betroffenen darüber bewußt sein müssen.

Wir nennen diese Gedanken und Verhaltensweisen:

Motoren der Depression

1. Überhöhte und unrealistische Anforderungen an sich selbst, gelegentlich auch an andere oder an bestimmte äußere Umstände. Die Gedanken können beispielsweise so aussehen:
„ Ich werde so sein wie früher, früher habe ich alles geschafft, nichts war mir zu viel. Ich muß wieder leistungsfähig werden, ich mache viel zu wenig, strenge mich nicht genug an. Ich will mich wieder freuen können, mich leichter fühlen. Heute bin ich ein Versager, kann nichts mehr, bin nichts mehr, keiner versteht mich. Ich habe das Gefühl, nicht mehr anerkannt, ernst genommen zu werden".

2. Im Denken und Bewerten findet sich häufig eine **Auswahl zugunsten des Negativen**. Gute Erfahrungen und Leistungen werden gering geschätzt oder gar nicht erst wahrgenommen. Unangenehme Ereignisse und Erinnerungen beherrschen das Denken. Die Vergangenheit wird negativ interpretiert, ebenso die Gegenwart und die Zukunft:
„ Ich bin nichts wert, ich werde es nie schaffen. Ich habe das Gefühl, daß alles, was ich mache und vor allem wie ich es anpacke, verkehrt ist. Niemand kann mich mögen, ich bin schwach und hilflos. Ich verachte mich, ich bin selbst schuld, es geschieht mir ganz recht. Ich habe keinerlei Perspektive, weder privat noch beruflich. Am besten wäre ich nicht mehr da".

3. Sozialer Rückzug: Unlust und Antriebslosigkeit, innere Leere und allgemeine Interessenlosigkeit stören häufig den Kontakt zu anderen. Geselligkeit, körperliche Betätigung oder früher geschätzte Hobbies werden aufgegeben. Auch wohlmeinende Hilfsangebote bleiben wirkungslos oder werden mißverstanden. Die Folge sind äußere und innere Vereinsamung. Manche versuchen vergeblich, ihre Mißbefindlichkeit durch den Einfluß von Substanzen zu überdecken:
„ Ich weiß niemanden, der mich verstehen könnte - ich kann mich nur noch verstecken. Ich habe Angst vor anderen und sitze nur noch zu Hause herum. Mir wird alles zu viel. Wenn die wüßten, was in mir vorgeht. Ich fühle mich als Last und kann mich niemandem anvertrauen. Mir fällt auf, daß neben meiner Grübelei der Alkoholkonsum ganz schön steigt. Mir ist so elend, ich halte das nicht aus, ich nebele mich so langsam ein".

Abb. 10: Patienteninformation Depression 4

Wie kann man mit Depressionen umgehen?

In der Gruppentherapie, an der Sie nun teilnehmen werden, werden Sie gemeinsam mit anderen Patientinnen und Patienten Möglichkeiten erarbeiten, mit Ihrer depressiven Störung besser zurechtzukommen und Ihr Selbsthilfepotential zu vergrößern.

Dabei sind 5 therapeutische Grundprinzipien von besonderer Wichtigkeit:

1. Erarbeitung eines Krankheitsmodells, Akzeptanz und Ermutigung:
Gemeinsam werden die Entstehungsbedingungen und Formen von Depressionen erarbeitet, Schuldzuweisungen werden hinterfragt, Resignation und Ungeduld werden problematisiert. Gegenseitige Unterstützung zur Krankheitsbewältigung wird gefördert, Veränderungsperspektiven werden vermittelt.

2. Aufbau von positiven Aktivitäten:
Sie werden lernen, Ihr Antriebsdefizit zu überwinden und wieder Dinge zu tun, die Spaß und Freude bereiten. Die Förderung angemessener geselliger, sportlicher und kreativer Aktivitäten führt zu einer positiven Rückwirkung auf Ihre Stimmung. Sie trauen sich wieder etwas zu und merken, daß Sie Ihre Befindlichkeit verändern und allmählich wieder Lebensfreude empfinden können.
(Vor allem die gemeinsame Teilnahme an den begleitenden Sportstunden wird zur Verbesserung Ihrer sozialen Fertigkeiten, Ihres Selbstvertrauens und Ihrer körperlichen Fitness beitragen.)

3. Verbesserung der Genußfähigkeit:
Sie lernen, Ihre Aufmerksamkeit auf angenehme Sinneswahrnehmungen zu lenken, positive Umweltreize wieder zu beachten, sich Zeit zu nehmen, um Ihr Wohlbefinden zu stärken und damit auch Selbstbelohnungstechniken zu üben.

4. Veränderung von Gedanken:
Sie werden beobachten lernen, wie Ihre Gedanken Ihre Gefühle beeinflussen. Gemeinsam werden negative Gedanken identifiziert, die Sie niedergeschlagen und depressiv machen können. Sie gilt es zu modifizieren. Stattdessen werden positive Denkweisen erarbeitet, die Ihnen helfen können, sich in eine bessere Stimmung zu versetzen. Sie sollen erfahren, daß wertschätzende Selbstkommentierungen sich positiv auf Ihre Gemütslage auswirken.

5. Wahrnehmung und Ausdruck von Gefühlen:
Gefühle, die nicht wahrgenommen und ausgedrückt werden, richten sich nach innen, stören das seelische Gleichgewicht und hemmen die Kommunikationsfähigkeit. Als Folge davon werden auch die Sicherheit und das Selbstbewußtsein im sozialen Kontakt beeinträchtigt. Psychosomatische Beschwerden können ebenfalls aus zurückgehaltenen Affekten entstehen. Sie werden lernen, sich selbst und anderen gegenüber wieder sensibler, offener und eindeutiger zu sein, was eine konstruktive Beziehungsgestaltung fördert.

Wir wünschen Ihnen viel Erfolg bei der therapeutischen Arbeit.

Abb. 11: Patienteninformation Depression 5

Depressionssport: 1. Aktivierung

Die Sporttherapie ist die Fortführung der psychotherapeutischen Gruppe mit anderen Mitteln. In den Sportstunden werden in sinnvoller und koordinierter Weise die Themen der psychotherapeutischen Gruppensitzungen aufgegriffen und aus- bzw. fortgeführt. Dabei wird berücksichtigt, daß die Teilnehmer u. U. eine sehr unterschiedliche körperliche Verfassung mitbringen. Demzufolge werden Übungen und Spielformen ausgewählt, die wenig körperliche Leistungsfähigkeit voraussetzen, aber dennoch einen hohen Erlebnisgehalt haben und die Gruppenkohäsion fördern.

Übungen:
- Unter Führung blind den Raum ertasten
- 3er Gruppe: Pendel, A + B tragen C
- Blind durch die Menschenwand laufen
- Fallschirm und Schwenktücher
- Blind führen und folgen
- Rückwärts fallen und aufgefangen werden
- Vertrauenskreis
- Einhaken im Kreis, auf Zuruf zieht Nr. X die Beine an
- Schwimmen: Auftriebsübungen, Tauchen, Gruppenaufgaben
- Federballspiele: Rundlauf

Abb. 12: Depressionssport 1

Liste positiver Aktivitäten

Diese Liste ist eine Sammlung von angenehmen und verstärkenden, der Depression entgegenwirkenden Handlungsweisen. Jeder sollte für sich persönlich entscheiden, was für ihn aufbauend, ablenkend, ermutigend und stimmungsaufhellend wirkt. Die Liste soll Sie anregen, über die für Sie geeigneten Aktivitäten nachzudenken, sie zu erproben und sie in Ihren Tagesplan einzufügen.

1. Etwas Angenehmes planen
2. Einen Spaziergang machen
3. Eine Radtour machen
4. Einen Einkaufsbummel machen
5. Auf eine Reise gehen
6. Einfach mal ausspannen
7. Sport treiben
8. Ballspiele mit anderen
9. Sportveranstaltung besuchen
10. Ins Kino/Theater/Konzert gehen
11. Ein Gespräch anknüpfen
12. Karten spielen
13. Gesellschaftsspiele
14. Besuch von Vorträgen, Kursen o.ä.
15. Basteln
16. Handarbeiten machen
17. Ein Bild malen
18. Computer spielen
19. In der Sonne liegen
20. Ein Picknick machen
21. Ein Restaurant besuchen
22. Was Gutes kochen
23. Sich pflegen, sich schön machen
24. Ein warmes Bad nehmen
25. Friseur/Kosmetikerin besuchen
26. Auto fahren
27. Eine schwierige Aufgabe lösen
28. Mit anderen diskutieren
29. Freunde anrufen
30. Mit den Kindern spielen
31. Jemandem ein Kompliment machen
32. Lob/Komplimente bekommen
33. Fernsehen
34. Schwimmen/Baden/Sauna
35. Tanzen
36. Museum/Ausstellung besuchen
37. Jemand anderem etwas Gutes tun
38. Geschichten erzählen
39. Flirten
40. Zärtlichkeiten austauschen
41. Süßigkeiten essen
42. Zimmer aufräumen
43. Etwas erfolgreich reparieren
44. Ein gutes Buch lesen
45. Zeitschriften lesen
46. Musik hören
47. Musikinstrument spielen
48. Zu einem Vereinstreffen gehen
49. Mit Tieren spielen
50. Meditieren oder Tagträumen

Hier eigene Ideen für angenehme Aktivitäten hinzufügen:

51. ....
52. ....
53. ....
54. ....
55. ....

56. ....
57. ....
58. ....
59. ....
60. ....

Abb. 13: Patienteninformation Depression 6

Sinneserleben und Genuß
(Die Genußregeln nach Koppenhöfer & Lutz, 1985)

Einige hilfreiche Sätze:
- Genuß ist alltäglich (Achten Sie auf Angenehmes in der alltäglichen Umgebung - nicht nur z.B. im Urlaub!)
- Genuß braucht Zeit (also: Nehmen Sie sich Zeit!)
- Genuß braucht Erfahrung (Lernen Sie Feinheiten zu unterscheiden!)
- Weniger ist oft mehr (In der Kürze liegt die Würze.)
- Genuß muß erlaubt sein (Enttabuisierung)
- Genuß geht nicht nebenbei (Aufmerksamkeitsfokussierung)
- Jedem das Seine (Wissen, was einem gut tut.)

Einige hilfreiche Fragen:
- **Was** tut mir gut? (Wählen Sie selbst sorgfältig aus!)
- Was tut **mir** gut? (Entscheiden Sie unabhängig davon, was anderen vielleicht gut tut!)
- Was tut mir **im Augenblick** gut?
- **In welcher Stärke** tut es mir gut? (Will ich z.B. einen Duft tief einsaugen oder will ich nur daran schnuppern?)
- **Wie lange** tut es mir gut?
- Gibt es etwas, das dem Genießen **im Wege steht**?
  Wenn ja: - Gelten die entsprechenden Verbote oder inneren Vorstellungen wirklich für mich? - Gelten sie auch heute noch? (Haben Sie den Mut, alte Leitsätze / Regeln zu hinterfragen!) - Kann ich mich - zumindest teilweise - darüber hinwegsetzen?

Zuallerletzt und zuallererst:
Mühen Sie sich nicht, strengen Sie sich nicht an, versuchen Sie nichts zu erzwingen. Lassen Sie sich entspannt auf Dinge ein, die angenehm sein könnten. Freuen Sie sich über jede angenehme Empfindung. Falls Sie keine solche spüren, bleiben Sie gelassen: vielleicht ist jetzt nicht der Augenblick, ein andermal wird es besser gehen.

Abb. 14: Patienteninformation Depression 7

Fokussierung auf angenehme Sinneswahrnehmungen" (vgl. Koppenhöfer und Lutz, 1985).
In der eigentlichen Genußstunde werden gemeinsam die Genußregeln (Abb. 14) erarbeitet und es wird mit den von den Teilnehmern mitgebrachten Materialien experimentiert.
Anknüpfend an die in der vorigen Sitzung gegebene Einführung werden die einzelnen "Genußregeln" vorgestellt, der Umgang mit etwaigen "Genußverboten" besprochen und es werden - mit den Therapeuten als Modell - genauere Instruk-

tionen gegeben. Dann experimentieren alle gemeinsam mit den vorbereiteten Materialien und mit den von den Patienten mitgebrachten Gegenständen. Sinneswahrnehmungen und Empfindungen werden beschrieben, Erinnerungen und Assoziationen zugelassen.

Als Hausaufgabe wird ein sog. Genußspaziergang aufgegeben. Die Ermutigung zum Genießen muß ebenso wie die anderen Schwerpunktthemen in der weiteren Gruppenarbeit immer wieder aufgegriffen und aktualisiert werden, z. B. über kleine Genußübungen zur Auflockerung der folgenden Gruppensitzungen (idealiter von den Patienten vorgeschlagen).

5.3.5. In den beiden Sportstunden, die dem Genußthema zugeordnet sind, werden Übungen zur positiven Körperwahrnehmung angeboten. Mit aktiven und passiven Maßnahmen soll der Körpersinn geschult, sollen Kraft und Bewegung angenehm erfahren werden.

Die Übungen hierzu sind in der Abbildung 15 aufgelistet.

5.3.6. Die 6. und 7. Sitzung bilden den kognitiven Baustein des Konzepts mit dem Schwerpunktthema „Unsere Gedanken beeinflussen unsere Stimmung".

Unter der Prämisse der Beck'schen „Depressiven Trias" (Wilken, 1998) werden die negativen Denkmuster über die eigene Person, die Umwelt und die Zukunft herausgearbeitet. Beispiele für dysfunktionale Kognitionen der Patienten werden gesammelt und automatisiertes Denken wird verdeutlicht.

Es werden Techniken besprochen, wie man depressionsförderndes Denken identifizieren, stoppen und verändern kann. Gemeinsam werden dann Beispiele für positive Gegengedanken und angemessene Situations- und Selbstbewertungen erarbeitet.

Für die Hausaufgaben werden die 3- bzw. 5-Spaltentechnik (Beck et al., 1986, Hautzinger et al., 1989) erklärt und entsprechende Protokollbögen ausgegeben. Zur Erfassung depressiver Grundannahmen der Patienten kann auch die „Skala dysfunktioneller Einstellungen" (DAS) nach Hautzinger et al. (1989) eingesetzt werden.

Nach der Erarbeitung weiterer kognitiver Umstrukturierungstechniken werden die Patienten in zwei Gruppen aufgeteilt. Jede Hälfte formuliert auf einem Vordruck (Abb. 17) positive Rückmeldungen für jedes einzelne Mitglied der anderen Gruppe, die als Anregung für eine realistischere Selbstsicht und als Hilfe für die Formulierung eigener positiver Selbstkommentierungen dienen sollen. Im Plenum liest dann jeder so Kommentierte seinen Bogen vor.

Als Hausaufgabe kann auch ein Protokollblatt nach der ABC-Technik (Ellis, 1993; Herrle & Kühner, 1994)) eingesetzt werden, wobei die Patienten jetzt instruiert werden, eher die positiven Ereignisse, Selbstgespräche, Stimmungen zu vermerken.

5.3.7. Gerade auch die kognitiven Therapiebausteine müssen in den dazwischenliegenden Sportstunden aufgegriffen werden. Es ist darauf zu achten, sportliche Aufgaben zu wählen, die z.B. Attributionsvorgänge und Selbstkommentare der Patienten deutlich machen, die sowohl die depressiven Denkmuster

Depressionssport: 2. Genuß

Genuß erfährt man über die Sinne. Beim Training werden einzelne Sinnesqualitäten betont unter gleichzeitiger Reduktion oder sogar Abschalten der anderen. Im Vordergrund steht die Aktivierung einzelner Sinne. Es müssen nicht zwangsläufig nur angenehme Sinneserfahrungen gemacht werden.

Im Sport beschäftigen wir uns nicht mit Schmecken und Riechen, wenig mit Sehen, mehr mit Hören und Tasten und hauptsächlich mit dem Körpersinn, der uns Informationen liefert über die innere Befindlichkeit des Körpers, die Position im Raum und der Körperteile zueinander. Wir haben somit mehr aktive Elemente in die Übungsauswahl einbezogen und unterscheiden zwischen aktivem und passivem Genuß. Der aktive Genuß könnte bis zur Wahrnehmmung der maximalen Kraftentfaltung reichen, ein passives Genußerlebnis stellt z.B. die Rückenmassage mit dem Igelball dar.

Übungen:

passiv
- Igelballmassage
- Lockerungsübungen mit Partnerhilfe
- geführt Gegenstände ertasten
- Körperreize und Auflagepunkte spüren
- große Schaukel (Schaukelringe)

aktiv
- Klingelballrollspiele
- Gleichgewichtsübungen
- Federballspiel mit Musik
- Tauziehen

Abb. 15: Depressionssport 2

Unangemessene Gedanken / Depressive Denkfehler

Sie wissen aus Erfahrung, daß man zu verschiedenen Zeitpunkten, die gleiche Situation oder den gleichen Sachverhalt ganz unterschiedlich empfinden kann. Menschen in einer depressiven Stimmung sehen vorwiegend die negativen Aspekte einer Situation, sozusagen alles *Grau in Grau*. Jemandem, der frisch verliebt ist, geht es genau umgekehrt. Ihm/Ihr erscheint die Welt gänzlich in *Rosarot*.

In Wahrheit erfaßt jede Betrachtungsweise *einen Aspekt* der Wirklichkeit, aber nicht das Ganze. Einseitige Perspektiven führen zu einer unrealistischen Verzerrung der Wirklichkeit und geben Anlaß zu unangemessenen Schlußfolgerungen.

Im folgenden sind einige solcher unangemessenen Betrachtungsweisen aufgelistet, die besonders bei depressiven Menschen häufig vorkommen:

1. Voreilige Schlußfolgerungen
   (Ich brauche ihn nur anzusehen, dann weiß ich, daß er mir böse ist.)
2. Unzulässige Verallgemeinerungen
   (Was einmal schief gegangen ist, wird immer schief gehen.)
3. Alles-oder-Nichts-Denken
   (Wenn ich nur einen Fehler mache, ist das Ganze nichts wert.)
4. Aufbauschen negativer Aspekte
   (Das Kartenspiel hat allen gefallen, aber ich hatte nicht einmal ein gutes Blatt.)
5. Abwehr des Positiven
   (Das Lob mag für andere gelten, aber für mich trifft das ja wohl nicht zu.)
6. Über- und Untertreibungen
   (Mein Bruder war in allem besser und ich bin der totale Versager.)
7. Emotionale Beweisführung
   (Ich fühle es, also muß es wahr sein.)
8. Katastrophisierung
   (Man muß immer auf das Schlimmste gefaßt sein.)
9. Ich-zentrierte Sichtweise
   (Ich bringe noch meiner ganzen Familie Unglück.)
10. Übertriebene Verantwortung
    (Wenn ich mich mehr gekümmert hätte, wäre Frau X nicht abgereist.)

Abb. 16: Patienteninformation Depression 8

Rückmeldebogen der Depressionsgruppe

BOTSCHAFT AN: ....

Ich mag dich, weil ....

Ich schätze an Dir, daß ....

Ich finde Dich sympathisch wegen ....

Mich hat beeindruckt, ...

Ich wünsche dir, daß ....

Ich würde mich freuen, wenn ....

Wenn's noch ein wenig mehr Lob sein darf, ...

....

SINCERELY, A FRIEND

Abb. 17: Patienteninformation Depression 9

Depressionssport: 3. Kognitionen

Obwohl Sport handlungsbetont ist, werden immer die den Handlungen zugrundeliegenden Gedanken und Einstellungen „durchschimmern". Diese sollen in Form von Selbstreflexion ergründet und auf ihre Nützlichkeit hin überprüft werden. Stellen sie sich als angemessen und wertvoll heraus, sind sie zu würdigen, aber wo notwendig, müssen sie erweitert oder verändert werden.

Wir unterscheiden:
Kognitionen   in Lernsituationen,
                    in sozialen Situationen,
                        bei Konkurrenz oder Kooperationsaufgaben,
                        bei Ausdauerbelastung,
                        bei kniffligen Aufgaben.

(Kognitionen bei emotionalen Belastungen werden im letzten Teil der Depressionssportgruppe bearbeitet.)

Im Depressionssport haben sich bestimmte Übungen als zweckmäßig zur Förderung positiver Selbstkommentare erwiesen.

Übungen:
- Blind zu einem Kreis finden
- Klanggasse
- Koordinationsaufgaben
- Gordischer Knoten
- Balance-Aufgaben
- Schwingendes Seil
- Ball vertreiben
- Alle auf den Kasten
- Flußüberquerung
- Reifenglobus
- Ein Schritt zur Zeit

Abb. 18: Depressionssport 3

modifizieren als auch das offene Verhalten verändern können und die schließlich angemessenere Selbstbewertungen ermöglichen.
Das Sportprogramm zu diesem Abschnitt enthält die Abbildung 18.

5.3.8. Die achte und neunte Gruppenstunde beschäftigen sich mit dem Schwerpunktthema „Umgang mit Gefühlen" und streben die Verbesserung der Wahrnehmung und des Ausdrucks von Emotionen sowie die Einübung von sozial kompetentem Verhalten an.

Zunächst werden alle den Patienten bekannte Gefühle gesammelt, es wird reflektiert, wie Emotionen wahrgenommen werden, wie sie sich „anfühlen", Dann wird in pantomimischen Rollenspielen der nonverbale Ausdruck von Gefühlen geübt (Körperhaltung, Blickkontakt, Mimik, Gestik etc.)

Als Hausaufgabe wird ein gemeinsamer Termin im offenen Werken der Ergotherapie vereinbart mit dem Ziel der Erprobung von Gefühlswahrnehmung und – ausdruck im kreativen Gestalten.

Die dort gewonnenen Eindrücke werden in der nachfolgenden Gruppensitzung ebenso ausgewertet wie die Erfahrungen mit emotionaler Aktivierung aus der dazwischenliegenden Sportstunde.

Danach wird die sozialkommunikative Bedeutung angemessener Gefühlsexpressivität, z.B. die Funktion des Lächelns und Lachens, erarbeitet und in Rollenspielen geübt. Verhaltensübungen zur Kontaktgestaltung und zum Durchsetzungsverhalten werden als Hausaufgaben verordnet.

5.3.9. Auch in der Sporttherapie bildet das Thema „Emotionen" den letzten Schwerpunkt. Die Wahrnehmung von Gefühlen wie Wut und Ärger einerseits, Freude und Wohlbehagen andererseits sowie Übungen zum adäquaten Gefühlsausdruck im Sinne kongruenten Verhaltens runden die sporttherapeutischen Einheiten ab. Die Bewußtmachung und Veränderung beispielsweise einer depressionstypischen Körperhaltung oder die Anleitung zu einem angemessenen physischen Durchsetzungsverhalten bedeutet für manche Patienten eine wichtige Selbstwirksamkeitserfahrung.

Die neunte und letzte Sportstunde wird dann zur gemeinsamen Reflexion des Programms, aber auch als „Wunschstunde" für die Patienten konzipiert.

5.3.10. In der Abschlußsitzung der Depressionsbewältigungsgruppe geht es darum, Bilanz über die erreichten Veränderungen zu ziehen, für die noch offenen Problembereiche Lösungsmöglichkeiten zu skizzieren und den anderen Gruppenmitgliedern zum Abschied gute Wünsche mit auf den Weg zu geben.

Den letzten inhaltlichen Schwerpunkt stellt schließlich das Thema „Rückfallprophylaxe" dar. Es werden die entsprechenden Aspekte wie ambulante Nachbetreuung, Medikamente, Frühwarnsymptome, Selbstmanagementstrategien, soziale Stützungssysteme und die Fortführung einer positiven Tagesbilanz besprochen.

Exemplarisch wird für einzelne Patienten (Abb. 20) ein vorläufiges Rückfallverhütungsmanual erstellt. Ein entsprechendes Formular wird jedem Patienten übergeben, damit dies am Ende der Behandlung zusammen mit dem Bezugstherapeuten vervollständigt werden kann.

Den Abschluß der Depressionsbewältigungsgruppe bildet dann eine letzte gemeinsame Genußübung (z.B. Musikentspannung).

Depressionssport: 4. Emotionen

Hier wird eine Anleihe an das Konzept der Energiegruppe gemacht, bei der depressive Erkrankungen eine der Indikationen darstellen. Wir setzen voraus, daß Depressionen häufig aus einem Hilflosigkeitserleben entstehen und mit dem Einnehmen einer Opferrolle einhergehen. Diese Opferrolle ist nicht zwingend, sondern ergibt sich oft aus einer Hemmung aggressiver Impulse bzgl. „Nehmen" und „Abgrenzen". Auch hier sind gelernte und internalisierte Verhaltensregeln aufzudecken, zu hinterfragen und im „Erfahrungsexperiment" neue Verhaltensmuster einzuüben.

Übungen:
Schubsen und drängeln
Zweierkämpfe
Schlachtruf
Bärenärgern
Wunscherfüllungs-Quelle
Übungen mit dem Pezziball
Seufzen
ja/nein
gerufen werden
alle sind bei mir
Ich-Kreis
Nein-Kreis

Abb. 19: Depressionssport 4

Rückfallverhütungsmanual für: ....

Eine depressive Erkrankung zu überwinden, ist eine große Leistung, aber es bleibt auch zuhause noch viel zu tun, um die Erfolge auszubauen und zu stabilisieren. Eine wichtige Anregung ist das Führen einer **positiven Tagesbilanz.** Denken Sie dabei an die in der Gruppe geübten antidepressiven Grundprinzipien wie Aktivierung, Genußfähigkeit und positives Denken und finden Sie die für Sie angemessenen Selbstinstruktionen.

Positive Aktivitäten, die ich regelmäßig fortführen möchte:

Sport: ....
Geselligkeit: ....
....
Kreativer/musischer Bereich: ....

Meine bevorzugte Genußübung: ....

Wie ich mich entspannen kann: ....

Weitere Möglichkeiten, mich selbst zu belohnen; ....
....

Ein Kompliment meiner Mitpatienten, das ich akzeptieren kann:
....

Mein wichtigster positiver Leitsatz: ....
....

Was mir im Umgang mit anderen Menschen wichtig ist:

Privater Bereich: ....
Beruflicher Bereich: ....

Möglichkeiten, Gefühle angemessen auszudrücken: ....
....

Wo ich Eigenständigkeit zeigen und meine Interessen durchzusetzen kann:
....
Auf wessen Unterstützung ich bauen kann: ....

Was ich auf jeden Fall vermeiden sollte, um nicht wieder depressiv zu werden:
....

Mögliche Frühwarnsymptome: ....
Wo ich professionellen Rat bekomme: ....

Abb. 20: Patienteninformation Depression 10

Die Dürkheimer Depressionsbewältigungsgruppe

Depressionsgruppe	Sporttherapie
10 Sitzungen à 90 min	9 Sitzungen à 60 min
1. Kennenlernen, Informationen, Störungsmodell, Ermutigung	
	1. „Warming up", Aktivierung, Gruppenkohäsion
2. Störungsmodell, Aufbau positiver Aktivitäten	
	2. Aktivierung
3. Aufbau positiver Aktivitäten	
	3. Genußorientierung
4. Verbesserung der Genußfähigkeit	
	4. Genußorientierung
5. Verbesserung der Genußfähigkeit	
	5. Kognitionen
6. Kognitiver Baustein	
	6. Kognitionen
7. Kognitiver Baustein	
	7. Arbeit mit Emotionen
8. Umgang mit Gefühlen	
	8. Arbeit mit Emotionen
9. Umgang mit Gefühlen	
	9. Abschluß: Wunschstunde
10. Rückfallprophylaxe, Abschied	

Abb. 21: Die Depressionsbewältigungsgruppe im Überblick

5.4. Zusammenfassung des Gruppenverlaufs

Die Abfolge der Gruppensitzungen einschließlich der Sporttherapie wird in der letzten Abbildung noch einmal als Überblick zusammengefaßt.

Literatur

Beck, A.T. (1967). Depression. Causes and Treatment. Philadelphia: University of Pennsylvania Press

Beck, A.T., Rush, A.J., Shaw, B.F., Emery, Y.G. (1986). Kognitive Therapie der Depression. München: Urban & Schwarzenberg

Borgart, E.J. et al. (1998). Konzept einer indikativen Gruppe für Depressionen. Unveröffentl. Manual der Klinik Bad Pyrmont.

Ehrhardt, M. (1987). Sport und Verhaltenstherapie in der Psychosomatik, Teil 3. Sportther. Theor.Prax, 2, 9-11.

Ellis, A. (1993). Die rational-emotive Therapie. 5. Aufl. München: Pfeiffer.

Fiedler, P. (1995). Verhaltenstherapie in Gruppen. Psychotherapeut, 40, 43-50

Fiedler, P. (1996). Verhaltenstherapie in und mit Gruppen. Weinheim: Beltz/PVU

Grawe, K. (1980). Verhaltenstherapie in Gruppen. München: Urban & Schwarzenberg

Hautzinger, M., Stark, W., Treiber, R. (1989). Kognitive Verhaltenstherapie bei Depressionen. München, Weinheim: Psychologie Verlags Union

Hautzinger, M, Bailer, J. (1991). Depressionen. In: R. Meermann, W. Vandereycken (Hrsg), Verhaltenstherapeutische Psychosomatik in Klinik und Praxis. Stuttgart: Schattauer

Herrle, J., Kühner, C. (1994). Depression bewältigen. Ein kognitiv-verhaltenstherapeutisches Gruppenprogramm nach P.M. Lewinsohn. Weinheim: Beltz/PVU

Kanfer, F.H., Reinecker, H., Schmelzer, D. (1996). Selbstmanagementtherapie. Berlin: Springer

Keller, R., Hertlein, T., Krell, W., Schwickerath, J. & Stau, T. (1998). Depressionsbewältigungsgruppe. Unveröffentl. Manual der Klinik Berus.

v. Keyserlingk, H., Schleede, S., Sobottka, B. (1996) Jahresbericht 1995. Lübstorf: Eigendruck Psychosomatische Fachklinik Schweriner See.

Klerman, G.L., Weissman, M.M. (Eds.) (1993) New Applications of Interpersonal Psychotherapy. Washington, DC: American Psychiatric Press.

Koppenhöfer, E., Lutz, R. (1985). Therapieprogramm zum Aufbau positiven Erlebens und Handelns bei depressiven Patienten. Heidelberg: Weissenhof.

Koppenhöfer, E. (1990). Therapie und Förderung genußvollen Erlebens und Handelns. In: M. Zielke, N. Mark (Hrsg.) Fortschritte der angewandten Verhaltensmedizin. Berlin: Springer

Kosarz, P., Dehmlow, A., Eckstein, G., Ehrhardt, M., Hohmann, W., Löhr, B., Schliack, B. (1990). Die Depressionsgruppe in der stationären Behandlung. Unveröffentl. Arbeitsbericht der Fachklinik Bad Dürkheim.

Lazarus, A.A. (1980). Die multimodale verhaltenstherapeutische Behandlung der Depression. In: R. de Jong, N. Hoffmann, M. Linden (Hrsg.) Verhaltensmodifikation bei Depressionen. München: Urban & Schwarzenberg.

Lewinsohn, P.M., Biglan, A., Zeiss, A. (1980). Verhaltenstherapie bei Depression. In: P.O. Davidson (Hrsg.) Angst, Depression und Schmerz - verhaltenstherapeutische Methoden zur Prävention und Therapie. München: Pfeiffer.

Limbacher, K.G. (1987). Diagnose und Therapie psychogener Depressionen aus verhaltenstherapeutischer Sicht. In: H. Helmchen, H. Hippius, M. Linden (Hrsg.) Depressionen - erkennen und behandeln. Braunschweig: Vieweg.

Lutz, R. (1990). Therapietheorie zur Förderung genußvollen Erlebens und Handelns. In: M. Zielke, N. Mark (Hrsg.) Fortschritte der angewandten Verhaltensmedizin. Berlin: Springer.

Meermann, R. (1998). Verhaltenstherapeutische Ansätze in der Depressionstherapie. Vortrag 8. Würzburger therapeutische Gespräche. 24.10.1998.

Rügauf, G. (1999). Depressionssport. Unveröffentl. Manual der Klinik Bad Dürkheim.

Schramm, E. (1998). Interpersonelle Psychotherapie. Stuttgart: Schattauer.

Schuhler, P., Jung, A., Jahrreis, R., Helms, A., Stief, B. (1997). Behandlungskonzept für Patienten mit depressiven Erkrankungen. Münchwieser Hefte Nr. 11.

Schwarz, D. (1980). Verhaltenstherapie und Psychosomatik. In: J.C. Brengelmann (Hrsg.) Entwicklung der Verhaltenstherapie in der Praxis. München: Röttger.

Seligman, M.E. (1979). Erlernte Hilflosigkeit. München: Urban & Schwarzenberg.

Sulz, S.K.D. (1993). Depression. Ratgeber. München: CIP–Medien.

Ullrich, R. & Ullrich de Muynck, R. (1976). Einübung von Selbstvertrauen und sozialer Kompetenz, Das Assertive Training Program. München: Pfeiffer.

Wahl, R. (1994). Kurzzeittherapie bei Depressionen. Interpersonelle Psychotherapie und Kognitive Therapie im Vergleich. Opladen: Westdeutscher Verlag.

Wilken, B. (1998). Methoden der kognitiven Umstrukturierung. Stuttgart: Kohlhammer.

Zielke, M. (1993). Zielsetzungen und Funktionen der Gruppentherapie in der stationären Behandlung. Praxis d. Klin.Verhaltensmedizin u. Rehabilitation, 21, 6-14.

Zielke, M. (1993). Förderung und Entwicklung antidepressiven Verhaltens in der stationären Behandlung. Praxis d. Klin.Verhaltensmedizin u. Rehabilitation, 22,79-96.

Effekte stationärer Verhaltenstherapie bei depressiven Erkrankungen

Manfred Zielke

Depressive Erkrankungen sind in allen Bereichen der klinisch-psychotherapeutischen Versorgung (stationär, ambulant) das häufigste Krankheitsbild. Es wird über die Krankheits- und Behandlungsverläufe von 148 Patienten berichtet, die sich in stationäre psychosomatische Behandlung begeben hatten. Neben stationären Verlaufsuntersuchungen wurden die Patienten zwei Jahre nach Entlassung aus der Klinik hinsichtlich möglicher Langzeiteffekte noch einmal untersucht.

Alle Ergebnisse zeigen ausgeprägte Veränderungen depressiver Erlebens- und Verarbeitungsweisen im stationären Behandlungsverlauf. Katamnestisch bleibt das erreichte niedrige Niveau der Depressionsstärke auch nach zwei Jahren stabil. Eine wesentliche Rolle in der Förderung und Unterstützung des Gesundungsprozesses spielen antidepressive Bewältigungsstrategien, die in der stationären Verhaltenstherapie in die einzelnen Behandlungselemente integriert sind, sei es in die Einzeltherapie, die Problemlösungsgruppe, in eine themenzentrierte Gruppe oder in entsprechende Therapieangebote aus den Funktionsbereichen.

Das therapeutische Milieu einer verhaltenstherapeutischen Klinik stellt offensichtlich eine konsistente Aufforderung darstellt, Aktivitäten und offensive Bewältigungsstrategien zu entwickeln. Nur mit größter Mühe können Patienten sich diesem Anregungs- und Handlungsmilieu entziehen.

1. Problemstellung und Untersuchungsplan

Depressive Erkrankungen als Hauptbehandlungsdiagnose stellen das weitaus häufigste Krankheitsbild in der stationären und auch in der ambulanten Verhaltenstherapie dar. Die diesbezüglich berichteten Anteile in der stationären psychosomatischen Behandlung und Rehabilitation betragen zwischen 30% und bis zu 60%. Darüberhinaus spielen depressive Reaktionen und depressiv gefärbte Verarbeitungsprozesse auch bei anderen Hauptbehandlungsdiagnosen (z.B.: Angststörungen, somatoforme Störungen, Eßstörungen) eine nicht unwesentliche Rolle. Sowohl bei der Entwicklung einer spezifischen Symptomatik als auch im Rahmen therapeutisch induzierter Veränderungsprozesse gilt es, depressionsbezogene Verarbeitungsprozesse angemessen zu berücksichtigen (Zielke 1994a, 1994b, Zielke u. Reich 1994, Zielke, Pitz, Limbacher u. Carls 2000).

Die Art der Verarbeitung von Therapiefortschritten aber auch von mangelnden Fortschritten oder gar von Rückschlägen und Mißerfolgen kann den Therapieprozeß erheblich beschleunigen, bzw. entsprechend verzögern und somit verlängern.

In dieser Arbeit soll untersucht werden, welche Veränderungen in depressionsrelevanten Effektkriterien im Verlauf stationärer Behandlungen beobachtet werden und welche Rolle depressive, bzw. antidepressive Bewältigungsstrategien dabei spielen (de Jong-Meyer 1994).

Untersucht wurden 148 Patienten, die sich in stationäre psychosomatische Behandlung begeben hatten. Neben einer Aufnahmeuntersuchung, einer Untersuchung am Ende der stationären Behandlung wurden alle Patienten zwei Jahre nach der Entlassung aus der Klinik noch einmal untersucht, um eventuelle Langzeiteffekte feststellen zu können.

2. Schweregrade der Depressivität und sozialmedizinische Korrelate

Standardisierte Angaben zur Depressivität der Patientenstichprobe stammen aus den Beantwortungen im Beck-Depressions-Inventar (BDI, Beck 1978). Die Verteilung der auf dieser Basis ermittelten Depressivität in der Projektstichprobe ist aus Tabelle 1 zu ersehen. Je nach dem anzulegenden "Cut-Off"-Kriterium beträgt der Anteil der Patienten mit einer Depression bis zu 45,9 % der Gesamtstichprobe. Bei dem Mittelwert von 15,1 Punkten muß berücksichtigt werden, daß in die Gesamtberechnung auch die Patienten mit extrem niedrigen Werten (0 bis 10 Punkte = 34,5 %) und mit einem "moderaten" Depressionswert (11 bis 15 Punkte = 19,6 %) eingehen. Bei einem Drittel bis knapp der Hälfte der Patienten kann man von einer klinisch bedeutsamen erhöhten Depressivität ausgehen. Dies entspricht in etwa auch den erwartbaren Verteilungen bei den Behandlungsdiagnosen.

Unter einer sozialmedizinischen Perspektive wurden die Zusammenhänge zwischen dem Grad der Depressivität und dem objektiven Krankheitsverhalten der

Tab. 1: Schweregradverteilung im Beck-Depressions-Inventar

Depressions-Score	N	%
0 – 5	26	17,6
6 – 10	25	16,9
11 – 15	29	19,6
16 – 20	31	20,9
über 20	37	25,0
	M	S
mittlerer Depressions-Score	15,1	9,1

Für das BDI liegen keine Normen vor. Beck (1967) schlägt als Grenzwert für die Diagnose „Depression" den Wert 14 vor.

Patienten untersucht. Hierbei wurden die in einem Zeitraum von zwei Jahren vor der stationären Behandlung eingetretenen Arbeitsunfähigjkeitsfälle (AU-Fälle, AU-Tage), die Behandlungsereignisse im Akutkrankenhaus (KH-Fälle, KH-Tage), der Medikamentenkonsum und die ambulanten Arztkontakte berücksichtigt.

Die in Tabelle 2 dargestellten Zusammenhänge zwischen dem Grad der im Beck-Depressions-Inventar (BDI) erfaßten Depressionen und den objektiven Krankheitsdaten weisen darauf hin, daß die Häufigkeit der Arbeitsunfähigkeit (AU-Fälle, AU-Tage) nicht von der Schwere der Symptomatik beeinflußt wird. Der Depressionswert im BDI korreliert nicht mit den AU-Fällen und den AU-Tagen. Deutliche Zusammenhänge ergaben sich jedoch hinsichtlich der Krankenhausfälle und auch hinsichtlich der verursachten Krankenhaustage. Eine erhöhte Depressivität führt also eher dazu, daß Patienten in ein Akutkrankenhaus eingewiesen werden und daß sie dort auch wesentlich länger bleiben als Patienten ohne Depressionen. Der Konsum von Medikamenten aus der Gruppe „Psyche und Nervensystem" erfolgt unabhängig vom Schweregrad der Depression. Allerdings gibt es einen signifikanten Zusammenhang mit der Einnahme von Sexualtherapeutika in der Richtung, daß depressivere Patientinnen häufiger Medikamente aus dieser Gruppe einnehmen.

Schwache, aber signifikante Zusammenhänge ergaben sich mit der Frequenz ambulanter Arztkontakte und hierbei insbesondere mit den Kontakten beim Allgemeinarzt und bei den psychotherapeutischen Fachdisziplinen. Nach diesen Ergebnissen können wir davon ausgehen, daß depressive Patienten häufiger die ärztliche Praxis aufsuchen und dabei ebenfalls häufiger bereits vor der stationären psychotherapeutischen Behandlung psychologisch-psychotherapeutische Fachdisziplinen aufsuchen.

Tab. 2: Zusammenhänge zwischen dem objektiven Krankheitsverhalten und dem Beck-Depressions-Inventar (BDI)

Krankheitsbereiche	BDI	
	r	p≤
AU-Fälle	.04	ns
AU-Tage	.05	ns
KH-Fälle	.17	.04
KH-Tage	.22	.01
Medikamente		
Psyche und Nervensystem	-.01	ns
Sexualtherapeutika	.19	.01
Arztbesuche (gesamt)	.16	.05
1 Allgemeinarzt/praktischer Arzt	.14	.07
2 Psychotherapeut/Psychologe	.15	.06

3. Veränderungen der Depressivität im stationären Behandlungsverlauf

3.1. Gesamte Patientenstichprobe

Unter Berücksichtigung verschiedener Kriterien zur Beurteilung des Schweregrades von depressiven Erkrankungen haben in der Aufnahmeuntersuchung 20,9% der Patienten im Beck-Depressions-Inventar einen Punktwert zwischen 16 und 20 Punkten und 25,0% einen Wert von über 20 Punkten. Man kann demzufolge davon ausgehen, daß bei 45,9% der Patienten in der Projektstichprobe eine klinisch bedeutsame Depression vorliegt.

Die Veränderungen in den einzelnen Depressionsschweregraden zum Entlassungszeitpunkt sind erheblich, wie aus Tabelle 3 und Abb. 1 ersichtlich ist. Sowohl der Over-All-Test über die Veränderungen in den Klassenhäufigkeiten als auch der Mittelwertvergleich zeigen hochsignifikante Abnahmen der Depressivität an. Insgesamt hat es eine Linksverschiebung hin zu niedrigeren Depressionsscores gegeben. Der Anteil der Patienten mit ausgeprägten Depressionswerten hat sich von 45,9% auf 16,4% verringert, was einer Abnahme der ausgeprägten Depressionen um 64,7% entspricht. Korrespondierend dazu gibt es eine Zunahme der Anteile der Patienten mit geringen Depressionsscores (0 bis 10 Punkte) von 34,5% (Aufnahme) auf 67,1% (Entlassung); dieser Zuwachs beträgt +94,5%.

Tab. 3: Beck-Depressions-Inventar (BDI) – Vergleich der Ergebnisse zum Aufnahme- und Entlassungszeitpunkt

	Aufnahme		Entlassung		Statist. Prüfung	
	N	**%**	**N**	**%**	**Z**	**Sign.**
0 – 5	26	17,6	54	37,0	-7,1	**
6 – 10	25	16,9	44	30,1	(N=146)	
11 – 15	29	19,6	24	16,4		
16 – 20	31	20,9	12	8,2		
über 20	37	25,0	12	8,2		
	M	S	M	S	Z	Sign.
Mittlerer Depressions-Score	15,1	9,1	8,9	7,1	- 7,9 (N=146)	**

** signifikant bei p < 1%, * signifikant bei p < 5%, ns = nicht signifikant

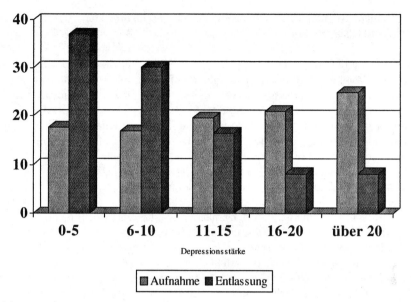

Abb.1. Beck-Depressions-Inventar – Veränderungen in den Schweregraden zwischen Aufnahme- und Entlassungsuntersuchung

Diese ausgeprägten Veränderungen depressiver Erlebens- und Verarbeitungsweisen sind ein deutlicher Hinweis auf die besondere Wirksamkeit verhaltenstherapeutisch orientierter antidepressiver Strategien. Dies gilt ganz besonders für den hier diskutierten stationären Bereich, wenn antidepressive Behandlungsstrategien in die verschiedenen Elemente und Therapiebausteine integriert werden, sei es in die Einzeltherapie, die Problemlösungsgruppe, eine themenzentrierte Gruppe oder entsprechende Therapieangebote aus den Funktionsbereichen.

3.2. Veränderungen in sozialmedizinisch relevanten Untergruppen von Patienten

Die Gesamtstichprobe der stationär behandelten Patienten stellt unter einer sozialmedizinischen Perspektive eine heterogene Gruppe dar. Im Folgenden wird über die Verlaufsergebnisse zur Depressivität bei folgenden Untergruppen berichtet:

- Männer, Frauen;
- Selbstversicherte, mitversicherte Familienangehörige;
- Dauer der Erkrankung seit Erstmanifestation: bis zu drei Jahren, länger als drei Jahre;
- in der zweijährigen Vorgeschichte: keine Krankenhausbehandlung, mindestens eine Krankenhausbehandlung;

- Erkrankungszeiten in der zweijährigen Vorgeschichte: kein AU-fall, ein bis zwei AU-Fälle, drei und mehr AU-Fälle.

In Bezug auf die Stärke der Depressionen scheint es bei allen Vergleichen innerhalb der Projektuntergruppen so zu sein, daß Frauen, mitversicherte Familienangehörige, Patienten mit langer Krankheitsdauer und mit Krankenhausbehandlungen in ihrer unmittelbaren Vorgeschichte jeweils höhere Depressivitätswerte aufweisen. Unabhängig jedoch vom Ausgangsniveau zum Zeitpunkt der Aufnahmeuntersuchung vermindert sich die Depressivität (erfaßt mit dem Beck-Depressions-Inventar (BDI) in allen Projektuntergruppen sehr signifikant.
Dies gilt gleichermaßen für Männer und Frauen, für Selbstversicherte und Mitversicherte, für Patienten mit kurzer und langer Krankheitsanamnese sowie für Patienten ohne und mit Krankenhausbehandlungen im Voruntersuchungszeitraum. Auffallend dabei ist, daß der Entlassungsstatus bei allen Projektuntergruppen sich bei etwa 9 Depressionspunkten im BDI "einzupendeln" scheint und dies unabhängig von der Depressivität in der Aufnahmeuntersuchung.
Patienten mit häufigen Arbeitsunfähigkeitszeiten im Jahr vor der Aufnahme in die Psychosomatische Klinik sind deutlich depressiver im Vergleich zu der Untergruppe der Patienten, die keinen AU-Fall hatten. Unabhängig jedoch von der

Tab. 4: BDI – Differenzielle Verläufe von Projektuntergruppen (Männer: Frauen, Selbstversicherte: mitversicherte Familienangehörige, Dauer seit Erstmanifestation: unter drei Jahren: länger als drei Jahre, Keine Krankenhausfälle: mindestens einen Krankenhausfall) (Npar-Test/Wilcoxon)

	Aufnahme		Entlassung			Aufnahme		Entlassung		
	M	S	M	S	Sign.	M	S	M	S	Sig n.
	Männer (n=77)					Frauen (n=69)				
Depressionsscore	13,7	9,5	8,9	7,9	**	16,7	8,5	8,9	6,0	**
	Selbstversicherte (n=118)					Mitversicherte (n=28)				
Depressionsscore	14,2	8,9	8,5	7,1	**	18,9	9,4	10,7	6,7	**
	Erstmanifestation ≤ 3 J. (n=58)					Erstmanifestation > 3 J. (n=88)				
Depressionsscore	13,0	8,9	8,3	7,7	**	16,5	9,1	9,3	6,6	**
	Keine KH-Fälle (n=81)					KH-Fälle (n=65)				
Depressionsscore	13,9	9,6	8,6	7,4	**	16,6	8,4	9,3	6,7	**

** signifikant bei $p < 1\%$, * signifikant bei $p < 5\%$, ns = nicht signifikant

prästationären Erkrankungshäufigkeit nimmt die Depressivität im Verlauf der stationären Behandlung deutlich und sehr signifikant ab.
Bei Patienten ohne AU-Fall vermindert sich der Depressionsscore um -5 Punkte auf einen Mittelwert von 6,2 Punkten zum Entlassungszeitpunkt, bei Patienten mit 1 bis 2 AU-Fällen findet eine Reduktion um -5,5 Punkte auf einen Mittelwert von 8,9 Punkten statt, und bei Patienten mit häufigen AU-Fällen verringert sich der Depressionswert von 15,4 Punkten zum Zeitpunkt der Aufnahme auf 9,1 Punkte bei der Entlassung, was einer Abnahme von -6,3 Punkten entspricht.

Tab. 5: BDI – Differenzielle Verläufe von Projektuntergruppen unter Berücksichtigung des prästationären AU-Geschehens (Npar-Test/Wilcoxon)

	Kein AU-Fall (n=21)					1-2 AU-Fälle (n=54)					3 und mehr AU-Fälle (n=39)				
	Aufnahme		Entlassung			Aufnahme		Entlassung			Aufnahme		Entlassung		
	M	S	M	S	Sign.	M	S	M	S	Sign.	M	S	M	S	Sign.
Depressions-score	11,2	7,1	6,2	4,3	**	14,7	9,6	8,9	7,8	**	15,4	8,9	9,1	7,2	**

** signifikant bei p < 1%, * signifikant bei p < 5%, ns = nicht signifikant

Die stationäre Verhaltenstherapie führt zu einer deutlichen Abnahme der Depressivität - auch bei Patienten, bei denen eine erhöhte Morbidität im prästationären Krankheitsverlauf zu verzeichnen ist. Diese hochgradige Wirksamkeit der stationären Behandlungskonzepte ist nach unserer Erfahrung vor allem dadurch bedingt, daß antidepressive Bewältigungsstrategien in nahezu alle Behandlungsbausteine der Verhaltenstherapie integriert sind und das therapeutisch Milieu einer verhaltenstherapeutischen Klinik eine konsistente Aufforderung darstellt, Aktivitäten und offensive Bewältigungsstrategien zu entwickeln. Nur mit größter Mühe können Patienten sich diesem Anregungs- und Handlungsmilieu entziehen.

3.2. Veränderung depressiver Krankheitsverarbeitung

Verhaltenstherapeutische Bemühungen sind wesentlich darauf ausgerichtet, den Umgang mit Beschwerden und das Problemlösungsverhalten zu verändern. In Tabelle 9 sind die Verlaufsergebnisse zur Krankheitsverarbeitung auf der Basis des Freiburger Fragebogens zur Krankheitsverarbeitung (FKV, Muthny 1989) zusammengefaßt. Im Vergleich zum Beginn der stationären Behandlung ergeben sich in der Entlassungsuntersuchung folgende Veränderungen:

• Abnahme depressiver Krankheitsverarbeitung,
• Abnahme von Mißtrauen und Pessimismus,
• Verminderung der kognitiven Vermeidung und Dissimulation,
• Verminderung der Ablenkung und Selbstaufwertung,
• Verringerung der Gefühlskontrolle und des sozialen Rückzugs,
• Zunahme an Hedonismus.

Die verringerten Bewältigungsformen der Ablenkung und Selbstaufwertung dürften auf eine aus therapeutischem Blickwinkel nicht sinnvolle Vermischung unterschiedlicher Strategien zurückzuführen sein. Bei den beiden aus therapeutischen Gesichtspunkten ebenfalls relevanten Verarbeitungsformen „Problemanalyse und Lösungsverhalten" sowie „Selbstermutigung", die sich zum Entlassungszeitpunkt als nicht verändert darstellen, war bereits in der Aufnahmeuntersuchung aufgefallen, daß in der Patientengruppe hohe Skalenwerte vorlagen. Man kann demzufolge annehmen, daß diese Formen der Krankheitsverarbeitung bei Patienten mit psychischen Erkrankungen zumindest am Beginn der Behandlung recht ausgeprägt sind. Zudem werden besonders bei diesen Skalen generelle Verarbeitungstendenzen erfragt, die nicht auf spezifische Reaktionsweisen ausgerichtet sind.

Selbst unter diesen Vorbehalten kann man davon ausgehen, daß sich im Verlauf der stationären Behandlung einzelne Strategien der Krankheitsverarbeitung deutlich verändern. Die Abnahme depressiver Verarbeitungsstrategien, die Abnahme von Mißtrauen und Pessimismus sowie weniger Vermeidung, Dissimulation und sozialer Rückzug und eine deutliche Lockerung in der Kontrolle von Gefühlen stehen in Übereinstimmung mit verhaltenstherapeutischen und lernpsychologischen Ambitionen innerhalb der Behandlungstheorie.

Von besonderem Interesse ist dabei, welche Bedeutung der Veränderung von depressiven Verarbeitungsstrategien zuzuschreiben ist. In Tabelle 6 haben wir

Tab. 6: Zusammenhänge zwischen der Veränderung depressiver Krankheitsverarbeitung und anderen Veränderungskriterien

Abnahme von: Depressiver Verarbeitung (KV2)			
r	Bereich	r	Bereich
Abnahme von: *Beschwerden der PSCL*			
+.28	Rückenschmerzen	+.34	Herzklopfen
+.25	Bauchschmerzen	+.18	Durchfall/Verstopfung
+.28	Darmkrämpfe	+.25	Schwindelgefühl
+.38	Depression	+.37	Schwäche
+.34	Übelkeit	+.40	Gesamtscore der PSCL
Abnahme von: *Beschwerden im Gießener Beschwerdebogen GBB*			
+.48	Erschöpfungsneigung	+.45	Herzbeschwerden
+.26	Magenbeschwerden	+.49	Beschwerdedruck
+.36	Gliederschmerzen		
Abnahme von: *Interaktionsangstbereichen IAF, Angst vor....*			
+.29	Physischer Verletzung	+.26	Abwertung und Unterlegenheit
+.28	„Auftritten"	+.32	Physischen und psychischen Angrif-
+.30	Normüberschreitung	+.25	fen
+.25	Erkrankungen und ärztlichen Behandlungen		Bewährungssituationen
Abnahme von: *Persönlichkeitsbereichen FPI*			
+.43	Gehemmtheit	+.46	Körperliche Beschwerden
+.33	Erregbarkeit	+.21	Offenheit
+.35	Beanspruchung	+.40	Emotionale Labilität
Zunahme von:			
-.40	Lebenszufriedenheit	-.24	Extraversion
Zunahme von:			
Positiven Selbstwertempfindungen		+.45	(SEWE)
Entspannung, Gelassenheit, Optimismus		+.43	(VEV)

r ≥ |.24| signifikant bei p < 1%, r ≥ |.18| bei p < 5%

die signifikanten Zusammenhänge zwischen der Veränderung depressiver Verarbeitungsprozesse und den Änderungen klinisch-psychologischer Problemstellungen zusammengestellt, die sich im Verlauf der stationären Behandlung ergeben haben.

Insgesamt ergeben sich 32 signifikante Interkorrelationen mit den Effektkriterien. Eine Abnahme depressiver Formen der Krankheitsverarbeitung geht einher mit der Verringerung psychosomatischer Beschwerden aus der Psychosomatischen Symptom-Checkliste (PSCL, Athanasio, Andrasik, Blanchard u. Arena 1985), mit einer Abnahme funktioneller Beschwerden in allen Skalen des Gießener Beschwerdebogens (GBB, Brähler u. Scheer 1983) und mit einer erheblichen Reduktion der sozialen Ängste in 7 von 8 Skalen des Interaktionsangstfragebogens (IAF, becker 1982). Patienten, die im Verlauf der stationären Behandlung antidepressive Bewältigungsstrategien gelernt haben, beschreiben sich in den Skalen des Freiburger Persönlichkeitsinventars (FPI, Fahrenberg, Hampel u. Selg 1984) als belastbarer, als weniger klinisch auffällig und als emotional stabiler; sie sind lebenszufriedener und stärker sozial nach außen orientiert. Darüber hinaus berichten sie über ein positiv entwickeltes Selbstwertempfinden (SEWE, Balk u. Koch 1978) und erleben sich insgesamt entspannter, gelassener und optimistischer (VEV, Zielke u. Kopf-Mehnert 1978) am Ende der stationären Behandlung.

Die Vielzahl und die inhaltliche Breite der gefundenen Zusammenhänge weisen auf die Bedeutung antidepressiver Verarbeitungsformen für den Gesundungsprozeß im Verlauf der stationären Behandlung hin. Dabei nehmen wir an, daß es unter der Behandlung zu einer wechselseitigen positiven "Aufschaukelung" kommt, bei der die erfolgreiche Bewältigung von Problemsituationen und die zeitweise Verringerung von Beschwerden antidepressive Strategien stützen und fördern, die selbst wiederum zu einem weitergehenden Abbau von Beschwerden und zu erfolgreichen Bewältigungsschritten beitragen. Dabei nimmt insgesamt die Lebensfreude zu, und es kommt - auch durch veränderte soziale Kontakte - zu einer Kumulation positiver Selbstwerterfahrungen, die weitere optimistische Orientierungen ermöglichen.

4. Langzeitveränderungen in der Depressivität

Zwei Jahre nach dem Ende der stationären Behandlung wurden die Patienten noch einmal persönlich (face-to-face) untersucht. Die Ausschöpfungsquote betrug 81,08 %. Diese Drop-Out-Quote ist im Vergleich zu anderen Studien ausgesprochen gering.

4.1. Veränderungen im Beck-Depressions-Inventar (BDI)

Die Vergleiche der mit Hilfe des Beck-Depressions-Inventars (BDI) erfaßten Depressivität zwischen den 3 Untersuchungszeitpunkten deutet auf eine langfristige Stabilität der erreichten Veränderungen hin. In den in Tabelle 7 dargestellten Projektuntergruppen vermindern sich depressive Reaktionen und Erlebnisweisen

Tab. 7: Beck-Depressions-Inventar – Vergleich der Ergebnisse zum Aufnahme-, Entlassungs- und zum Katamnesezeitpunkt (Npar-Test/Wilcoxon)

	Aufnahme		Entlassung		Katamnese		Signifikante Unterschiede		
	M	S	M	S	M	S	Aufnahme/ Entlassung	Aufnahme/ Katamnese	Entlassung/ Katamnese
Gesamt (n=118) Depressionsscore	15,3	9,2	9,2	7,2	9,4	9,3	-7,0**	-6,1**	ns
Männer (n= 60) Depressionsscore	14,3	9,6	9,5	8,3	9,9	9,5	-4,1**	-3,6**	ns
Frauen (n=58) Depressionsscore	16,4	8,6	8,8	6,0	8,8	9,2	-5,7**	-5,0**	ns

** signifikant bei p < 1%, * signifikant bei p < 5%, ns = nicht signifikant

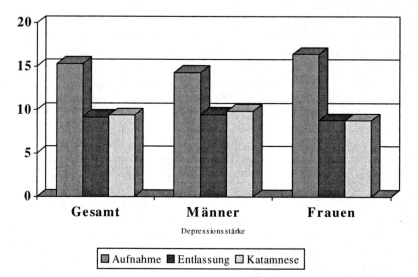

Abb.2: Veränderung der Depressivität im Untersuchungszeitraum: Gesamte Katamnesestichprobe, Männer, Frauen

im Verlauf der stationären Behandlung in einem deutlichen und statistisch hochsignifikanten Ausmaß. Im poststationären Verlauf bleibt dieses niedrige Depressionsniveau über den Beobachtungszeitraum von 2 Jahren erhalten; es tritt aber auch keine weitere Verbesserung ein. Bei den Frauen scheint es so zu sein, daß sich dieser Trend nicht einheitlich entwickelt; die Streuung in dieser Projektstichprobe nimmt zwischen der Entlassung und der Katamnese zu.

Die vielfältigen antidepressiven Behandlungsansätze und Behandlungsbausteine im Rahmen der stationären Verhaltenstherapie haben offensichtlich eine weitreichende Langzeitwirkung. Die poststationäre Konfrontation mit persönlichen und beruflichen Problemkonstellationen führt insgesamt nicht dazu, daß depressive Verhaltensweisen und Reaktionen wieder verstärkt in den Vordergrund treten.

4.2. Katamnestischer Einzelfallverlauf

Im Folgenden haben wir das in den Versichertenunterlagen identifizierte objektive Krankheitsgeschehen bei einer Patientin zusammengestellt. Im linken Teil der Tabelle sind die einzelnen Arbeitsunfähigkeitsfälle (AU-Fälle) aufgeführt, daneben die jeweiligen AU-Diagnosen und in der rechten Spalte die korrespondierenden AU-Tage im Anamnesezeitraum von zwei Jahren vor der Behandlung und zwei Jahre nach der Behandlung. Im unteren Teil der Tabelle sind die Behandlungen im Akutkrankenhaus spezifiziert.

Der Krankheitsverlauf des hier dargestellten Falls P13 bei einer 47-jährigen Patientin weist in der Anamnese bei fünf AU-Fällen mit 203 AU-Tagen keinerlei psychische Symptomatik auf. Auffallend ist eigentlich nur die lange Krankschreibung von 139 AU-Tagen wegen oberflächlicher Verletzungen, die keinen spezi-

Tab. 8: Positive Verläufe, Fall P 13

Patientin, 47 Jahre alt, erwerbstätig (Anamnese und Katamnese)			
Behandlungsdiagnosen (Psychosomatische Klinik)			
Psychiatrische Diagnosen	1. ICD	306.8	Funktionelle Störungen
	2. ICD	309.1	längerdauernde depressive Reaktion
Arbeitsunfähigkeiten			
Anamnese	Diagnose (ICD)		AU-Tage
AU-Fall 1	784	Symptome Kopf u. Hals (unspez.)	2
AU-Fall 2	620	Affektion der Ovarien und Eileiter	47
AU-Fall 3	847	Verstauchung n.n.b. Rücken	1
AU-Fall 4	919	Oberflächl. Verletzung n.n.b. Sitz	139
AU-Fall 5	686	Infekt. Haut u. Unterhautzellgewebe	14
Gesamt			203
Katamnese	Diagnose (ICD)		AU-Tage
AU-Fall 1	558	Sonst. Gastroenteritis u. Kolitis	3
AU-Fall 2	487	Grippe	7
Gesamt			10
Krankenhausbehandlungen			
Anamnese	Diagnose (ICD)		KH-Tage
KH-Fall 1	620	Affektion der Ovarien und Eileiter	19
Katamnese keine			keine

fischen Sitz hatten. Die psychosomatischen Behandlungsdiagnosen konstatieren funktionelle Störungen mit ausgeprägten Spannungszuständen - besonders in Ruhephasen - und eine längerdauerende depressive Entwicklung. Diese depressive Anpassungsstörung resultiert aus einer chronischen Ehekrise mit heftigen Konfliktsituationen, in deren Verlauf es auch zu handgreiflichen Auseinandersetzungen gekommen ist, die zu den vorgenannten oberflächlichen Verletzungen geführt haben. Der katamnestische Krankheitsverlauf ist mit 10 AU-Tagen in 2 Jahren unauffällig und ist offensichtlich im Zusammenhang mit der zwischenzeitlich erfolgten Scheidung zu sehen, die während der stationären psychotherapeutischen Behandlung wesentlich vorangetrieben wurde. Dieser Einzelfallverlauf zeigt auf, daß depressive Krankheitsbilder nicht immer an Hand der AU-Diagnosen identifiziert werden können. In diesem Fall wird das Krankheitsbild unter dem Label oberflächlicher Verletzungen geführt, die allerdings ungewöhnlich lange Krankzeiten verursachen. Bei einem diagnosenbezogenen Screening wäre diese Patientin nicht als psychosomatischer Fall identifiziert worden.

4.3. Langzeitveränderungen in der Krankheitsverarbeitung

Die Untersuchung von Langzeitveränderungen von Strategien der Krankheitsverarbeitung stellt ein bislang noch weitgehend unbesetztes Forschungsfeld dar. Weder wissen wir, welche Aspekte der Krankheitsverarbeitung sich in welcher Weise verändern, noch gibt es Anhaltspunkte dafür, welche Dimensionen der Verarbeitung von Krankheiten oder Behinderungen einen förderlichen bzw. behindernden Einfluß auf den weiteren Krankheitsverlauf haben. Dies gilt ganz besonders für psychische Erkrankungen, die ja in der Regel nicht als plötzliches Krankheitsereignis in Erscheinung treten, sondern bei denen wir es eher mit schleichenden progredienten Verläufen zu tun haben, bei denen einzelne Einschränkungen, Symptome oder Beschwerden darüber hinaus über lange Zeiträume gar nicht als Krankheitszeichen interpretiert werden.
Insofern ist unsere Verlaufsuntersuchung zur Krankheitsverarbeitung eher zur Generierung von Hypothesen geeignet, welche Strategien der Krankheitsverarbeitung sich überhaupt ändern und welche Bedeutung diesen Veränderungen beizumessen ist.
Betrachten wir zunächst Aspekte der Krankheitsverarbeitung, die sich während der stationären Behandlung verändert haben und deren Veränderungen auch katamnestisch stabil geblieben sind.

Depressive Verarbeitung:
Wie wir aus den Verlaufsergebnissen aus Tabelle 9 ersehen können, ist der stationär erreichte Rückgang depressiver Verarbeitungsprozesse 2 Jahre nach Entlassung aus der Klinik noch in gleicher Höhe nachweisbar. Allerdings muß man auch darauf hinweisen, daß seit der Entlassung aus der Klinik es keine weiteren depressionsmindernden Veränderungen in der Krankheitsverarbeitung gegeben hat.

Tab. 9: Freiburger Fragebogen zur Krankheitsverarbeitung – Vergleich der Ergebnisse zum Aufnahme-, Entlassungs- und zum Katamnesezeitpunkt (Npar-Test/Wilcoxon)

	Aufnahme		Entlassung		Katamnese		Signifikante Unterschiede		
	M	S	M	S	M	S	Aufnahme/ Entlassung	Aufnahme/ Katamnese	Entlassung/ Katamnese
Problemanalyse und Lösungsverhalten	3,4	0,6	3,4	0,6	3,0	0,7	ns	-4,5**	-4,8**
Depressive Verarbeitung	2,5	0,8	2,0	0,7	2,0	0,8	-6,1**	-5,5**	ns
Hedonismus	3,0	0,7	3,2	0,6	3,0	0,7	-3,9**	ns	-3,3**
Religiosität u. Sinnsuche	2,1	0,9	2,1	0,9	1,9	0,8	ns	ns	-2,0*
Mißtrauen und Pessimismus	2,6	0,7	2,4	0,7	2,2	0,7	-3,0**	-4,4**	ns
Kognitive Vermeidung und Dissimulation	2,4	0,8	2,1	0,7	2,2	0,7	-3,6**	ns	ns
Ablenkung und Selbstaufwertung	2,7	0,7	2,5	0,5	2,6	0,7	-3,5**	ns	ns
Gefühlskontrolle und sozialer Rückzug	2,6	0,7	2,3	0,7	2,4	0,7	-4,4**	-3,1**	ns
Regressive Tendenz	2,8	0,9	2,8	0,8	2,5	0,8	ns	-2,7**	-4,2**
Relativierung durch Vergleich	3,1	0,9	3,0	0,8	2,9	1,0	ns	ns	ns
Compliance-Strategien u. Arztvertrauen	3,7	0,8	3,6	0,7	3,5	0,9	ns	-2,7**	-2,0*
Selbstermutigung	3,5	0,8	3,5	0,7	3,3	0,9	ns	ns	-2,1*

** signifikant bei p < 1%, * signifikant bei p < 5%, ns = nicht signifikant

Mißtrauen und Pessimismus:
Auch in diesem Bereich der Krankheitsverarbeitung zeigt sich, daß die im Verlauf der medizinischen Rehabilitation stattgefundenen Veränderungen in Richtung auf einen Abbau von Pessimismus und Mißtrauen in der Katamnese weiterhin zu beobachten sind. Die numerischen Zahlen deuten sogar darauf hin, daß sich dieser Trend katamnestisch weiter fortsetzt.

Gefühlskontrolle und sozialer Rückzug:
Neben den vorgenannten Strategien der Krankheitsverarbeitung wird diesem Aspekt im Umgang mit Krankheit und Beeinträchtigung aus psychotherapeutischer Sicht eine große Bedeutung beigemessen. Auch noch 2 Jahre nach dem Ende der stationären Behandlung ist der stationäre Effekt auf dem gleichen Niveau nachweisbar. Die Patienten sind nach wir vor besser in der Lage, eine allzu starre Kontrolle ihrer Gefühle aufzugeben und sich hierüber mit anderen direkter und offensiver auszutauschen.
Bei diesen Verläufen der Krankheitsverarbeitung zeigt sich, welche Rolle der stationären Behandlung zukommt. Wesentlich für die langfristigen Veränderungen sind diejenigen Veränderungen, die während der stationären Psychotherapie erreicht wurden. In der Gesamtgruppe der Projektteilnehmer scheint es so zu sein, daß diese veränderte Form der Krankheitsverarbeitung über einen langen Zeitraum aufrechterhalten bleibt.

95

4.4. Katamnestische Veränderung der Krankheitsverarbeitung und poststationäre Krankheitsverläufe

Für die Untersuchung dieses Bereichs liegt folgendes Analyseschema zugrunde: Wie wir vorangehend zur Veränderung der Krankheitsverarbeitung im Katamnesezeitraum bereits berichtet haben, ergeben sich im Zeitraum nach der Entlassung aus der Klinik eine Reihe von Anpassungen in der Art der Reaktion auf die eigene Krankheit.

Um Anhaltspunkte darüber zu gewinnen, ob die Veränderungen mit anderen Effektkriterien korrespondieren, haben wir die Differenzwerte in den Skalen des Freiburger Fragebogens zur Krankheitsverarbeitung (FKV) berechnet, die sich aus den Untersuchungsergebnissen zwischen der Entlassung aus der Klinik und der Katamnese ergeben haben. Diese Differenzwerte werden auf ihre Übereinstimmung mit den Differenzwerten aus anderen Effektkriterien hin untersucht.

Von allen Veränderungen in der Art der Krankheitsverarbeitung, die in den 2 Jahren seit der Entlassung aus der Klinik stattgefunden haben, kommt dem Abbau depressiver Verarbeitungsformen eine weitreichende Bedeutung zu. Insgesamt ergeben sich 28 signifikante Interkorrelationen zwischen den katamnestischen Veränderungen in der Skala 2 des FKV "Depressive Verarbeitung" und den katamnestischen Veränderungen in anderen Effektkriterien. Alle Zusammenhänge liegen in der Richtung, daß eine Abnahme der depressiven Verarbeitung einhergeht mit Verbesserungen der körperlichen und psychischen Befindlichkeit der Patienten.

In Tabelle 10 haben wir zum besseren Verständnis der Interkorrelationsmatrix die Zusammenhänge dargestellt, welche Veränderungen (Abnahme/Zunahme der Skalen) sich ergeben, wenn die depressive Verarbeitung weiter abnimmt. Hohe bis sehr hohe Zusammenhänge ergaben sich mit den Veränderungen in den verwendeten Beschwerdeskalen. Patienten mit einer zunehmend antidepressiven Krankheitsverarbeitung leiden weniger und seltener unter Schlafstörungen, hohem Blutdruck, Müdigkeit, Übelkeit, Schwächeempfindungen (Skalen der PSCL), haben weniger Herzbeschwerden, sind weniger erschöpft und geben insgesamt weniger funktionelle und psychosomatische Beschwerden an (Skalen des GBB). Der hohe Zusammenhang mit den Veränderungen der Depressivität im Beck-Depressions-Inventar (BDI) ergibt sich durch weitgehend ähnliche Fragebereiche und kann neben den inhaltlichen Aspekten als gegenseitige Validierung der Skalen verstanden werden.

Alle Skalen des IAF zeigen Veränderungen in Übereinstimmungen mit der veränderten depressiven Krankheitsverarbeitung. Hierin zeigt sich, daß auch im katamnestischen Krankheitsverlauf der Abbau sozialer Ängste in einer engen Beziehung steht mit antidepressiven Formen der Krankheitsverarbeitung.

Unter Berücksichtigung der Veränderungskriterien im Freiburger Persönlichkeitsinventar (FPI) zeigt sich, daß Patienten, die weniger depressiv auf ihre Erkrankung reagieren, weniger gehemmt sind, sich extrovertierter verhalten, daß das Ausmaß erlebter Beanspruchung, der Grad der Erregbarkeit und körperliche Beschwerden ebenso zurückgehen wie die emotionale Labilität. Gleichzeitig steigt die Lebenszufriedenheit nahezu übereinstimmend mit dem Abbau de-

Tab. 10: Katamnestische Veränderung der Krankheitsverarbeitung: Depressive Verarbeitung und poststationäre Krankheitsverläufe

Abnahme von: Depressiver Verarbeitung (KV2)

r	Bereich	r	Bereich
Abnahme von: Beschwerden der PSCL			
+.24	Schlafstörungen	+.25	hoher Blutdruck
+.24	Müdigkeit	+.52	Depression
+.35	Übelkeit	+.33	Schwäche
+.36	Gesamtscore der PSCL		
Abnahme von: Beschwerden im Gießener Beschwerdebogen GBB			
+.33	Erschöpfungsneigung	+.28	Herzbeschwerden
+.32	Beschwerdedruck		
Abnahme von: Interaktionsangstbereichen IAF, Angst vor....			
+.32	physischer Verletzung	+.27	Selbstbehauptung
+.38	„Auftritten"	+.32	Abwertung und Unterlegenheit
+.33	Normüberschreitung	+.35	Physischer und psychischer
+.21	Erkrankungen und ärztlichen		Verletzung
	Behandlungen	+.36	Bewährungssituationen
Abnahme von: Depressivität (BDI)			
+.66	Depressionsscore		
Abnahme von: Persönlichkeitsbereichen FPI			
+.38	Gehemmtheit	+.38	Erregbarkeit
+.26	Beanspruchung	+.39	Körperliche Beschwerden
+.38	Emotionale Labilität		
Zunahme von:			
-.64	Lebenszufriedenheit	-.31	Extraversion
Zunahme von:			
Entspannung, Gelassenheit, Optimismus		+.29	(VEV)
Abnahme von:			
+.30	Arbeitsunfähigkeitsfälle		

r (0,05) = .21, r (0,01) = .33

pressiver Verarbeitungsformen. Neben einer Zunahme von Entspannung, Gelassenheit und Optimismus (VEV) ist besonders hervorzuheben, daß die Häufigkeit der Arbeitsunfähigkeitsfälle sich in Abhängigkeit von einem auch katamnestisch weitergehenden Abbau der depressiven Krankheitsverarbeitung verändert. Patienten, denen es im Zeitraum seit der Entlassung aus der Klinik auch weiterhin gelingt, die im Verlauf der stationären Behandlung erworbenen Methoden einer antidepressiven Krankheitsverarbeitung weiter auszubauen, sind im Verlauf des 2-jährigen Untersuchungszeitraums seltener krank.

Damit wird die Bedeutung der Veränderung depressionsbezogener Reaktionen auch für den katamnestischen Krankheitsverlauf hervorgehoben. Bereits im Verlauf der stationären Behandlung gab es einen engen Zusammenhang zwischen den Veränderungen in der depressiven Krankheitsverarbeitung und anderen Änderungskriterien, der sich nach den vorliegenden Ergebnissen offensichtlich auch poststationär weiter fortsetzt.

Als zweite Zeitachse bei der Betrachtung von poststationären Veränderungen haben wir die Krankheitsverarbeitung der Patienten zum Zeitpunkt der Katamnese untersucht (also 2 Jahre nach Ende der stationären Behandlung) und diese Ergebnisse in Beziehung gesetzt zu den Veränderungen in den verschiedenen Kriteriumsvariablen, die sich seit der Entlassung aus der Klinik ergeben haben.

Zusammenhänge, die sich in dieser Matrix abbilden, ergeben Hinweise auf Zielwerte in der Art der langfristig erreichten Krankheitsverarbeitung, die den poststationären Krankheitsverlauf moderieren. Bei der von uns gewählten Form der Differenzbildung (Entlassung minus Katamnese) ergeben sich Differenzen mit positiven Vorzeichen bei einer Abnahme der jeweiligen Skalenwerte und umgekehrt.

In den Tabelle 11 haben wir die Ergebnisse der diesbezüglichen Korrelationsanalysen zusammengestellt. Hohe positive Korrelationskoeffizienten bedeuten, daß hohe Skalenwerte in der jeweiligen Krankheitsverarbeitung mit einer Abnahme der Werte in den Kriteriumsskalen einhergehen.

Problemanalyse und Lösungsverhalten
Bei Patienten, die zum Untersuchungszeitraum zwei Jahre nach dem Ende der stationären Behandlung ein hohes Ausmaß an Problemanalyse und Lösungsverhalten praktizieren, ist eine Abnahme der Schwindelsymptomatik und eine Verringerung der Angst vor Erkrankungen und ärztlichen Behandlungen zu beobachten.

Depressive Verarbeitung
Patienten, die zum Zeitpunkt der Nachuntersuchung geringe Skalenwerte auf der Skala KV2 des FKV (Depressive Verarbeitung) aufweisen, erleben poststationäre Veränderungen im Sinne einer Verminderung des Symptomatik bei einer Vielzahl psychosomatischer und funktioneller Beschwerden (Skalen der PSCL und des GBB), bei sozialen Ängsten (Skalen des IAF) und bei der Depressivität (BDI). Der entgegengesetzte Zusammenhang mit den Veränderungen der Lebenszufriedenheit stützt die inhaltliche Konsistenz der Änderungsprozesse: Patienten erleben im Verlauf der 2-jährigen Nachuntersuchung einen Zuwachs an Lebenszufriedenheit, wenn die depressive Verarbeitung am Ende dieses Erhebungszeitraums gering ausgeprägt ist. Nach diesen Ergebnissen verdichtet sich die Annahme, daß eine depressive bzw. antidepressive Krankheitsverarbeitung als dominierende Bewältigungsstrategie auch im poststationären Krankheitsverlauf anzusehen ist.

Tab. 11: Krankheitsverarbeitung zum Zeitpunkt der Katamnese: Problemanalyse und Lösungsverhalten, depressive Verarbeitung und poststationäre Veränderungen

r	Veränderungen zwischen Entlassung *minus* Katamnese Bereich	Krankheitsverarbeitung bei der Nachuntersuchung
Abnahme von:		
+.26	Schwindelgefühl (PSCL)	⇐ **Problemanalyse und Lösungsverhalten (KV1)**
+.21	Angst vor Erkrankungen und ärztlichen Behandlungen (IAF4)	
Zunahme von:		
-.25	Depression (PSCL)	⇐ **Depressive Verarbeitung (KV2)**
-.21	Allgemeine Steifheit (PSCL)	
-.21	Herzklopfen (PSCL)	
-.22	Augenschmerzen (PSCL)	
-.24	Erschöpfungsneigung (GBB)	
-.26	Magenbeschwerden (GBB)	
-.32	Herzbeschwerden (GBB)	
-.30	Beschwerdedruck (GBB)	
	Angst vor...	
-.24	„Auftritten" (IAF)	
-.21	Abwertung und Unterlegenheit (IAF)	
-.21	Bewährungssituationen (IAF)	
-.45	Depressionsscore (BDI)	
-.27	Gehemmtheit (FPI)	
-.32	Erregbarkeit (FPI)	
-.34	Beanspruchung (FPI)	
-.34	Emotionale Labilität (FPI)	
+.36	Lebenszufriedenheit (FPI)	
-.57	Entspannung, Gelassenheit, Optimismus (VEV)	
Abnahme von:		
+.36	Lebenszufriedenheit (FPI)	
-.57	Entspannung, Gelassenheit, Optimismus (VEV)	

r (0,05) = .20, r (0,01) = .25

4.5. Bewertung der Zusammenhänge zwischen den poststationären Krankheitsverläufen und den poststationären Veränderungen in den Bewältigungsstrategien

Beide vorgestellten Berechnungsmodelle zur Untersuchung der Zusammenhänge zwischen der poststationären Krankheitsverarbeitung und den Krankheitsverläufen nach der Entlassung aus der klinischen Psychotherapie ergeben weitreichende Hinweise darauf, welche Strategien der Krankheitsverarbeitung einen moderierenden Einfluß auf diesen nachklinischen Prozeß haben.

Das Wirkungsmodell der stationären Verhaltenstherapie muß man sich unter Berücksichtigung dieser Ergebnisse etwa so vorstellen: Im Verlauf der stationären Behandlung kommt es zu einem weitgehenden Abbau der Beschwerden auf der Ebene von Symptomen, von Ängsten, von Depressivität, einem korrespondierenden Aufbau des Selbstwertgefühls und zu erheblichen Veränderungen in der Krankheitsverarbeitung. Bereits in der stationären Phase ließen sich eine Reihe von Bewältigungsstrategien herauskristallisieren, die diesen Veränderungsprozeß mitbeeinflussen. Weitergehende katamnestische Veränderungen in den Effektkriterien hängen überwiegend davon ab, welche Aspekte der Krankheitsverarbeitung sich nach der Entlassung aus der Klinik auch weiterhin noch verändern.

Von besonderer Bedeutung sind hierbei: Antidepressive Verarbeitungsstrategien, Abbau von Mißtrauen und Pessimismus, Lockerung der Gefühlskontrolle und Verringerung des sozialen Rückzugs und der Aufbau und Ausbau von Fertigkeiten zur Selbstermutigung. Ein langfristig positiver Effekt der stationären Verhaltenstherapie zeigt sich überwiegend nur dann, wenn die Patienten im katamnestischen Untersuchungszeitraum diese Fertigkeiten der Krankheitsbewältigung weiter entwickeln und stabilisieren.

Erfolgreiche Patienten (im Sinne der Effektkriterien) zeichnen sich nach 2 Jahren durch folgende Strategien der Krankheitsverarbeitung aus: geringe depressive Verarbeitung, ausgeprägter Hedonismus, wenig Mißtrauen und Pessimismus, geringe Gefühlskontrolle und kaum sozialer Rückzug sowie ausgeprägte Fertigkeiten der Selbstermutigung.

Der Effekt der stationären Behandlung zeigt sich nicht in einer bloßen Verlängerung der Effekte auf Symptomebene über den Entlassungszeitpunkt hinaus, sondern vielmehr darin, daß die Patienten die gelernten erfolgreichen Strategien der Krankheitsbewältigung nicht nur weiter praktizieren, sondern weiter ausbauen und stabilisieren. Der langfristige Erfolg wird wesentlich durch diese weiterlaufenden akkumulierenden Aspekte der Krankheitsverarbeitung moderiert. Die antidepressiven Bewältigungsstrategien spielen dabei eine dominante Rolle.

4.6. Erlebte Situation am Arbeitsplatz in der Katamnese (Skalen des KOLA) und poststationäre Veränderungen

Unter den zahlreichen Möglichkeiten der Ermittlung von übereinstimmenden Veränderungen im Zeitraum nach der Entlassung aus der Klinik bis zur katamnestischen Erhebung haben wir uns dafür entschieden, der Frage nachzugehen, ob

Tab. 12: Erlebte Situation am Arbeitsplatz in der Katamnese (Skalen des KOLA) und poststationäre Veränderungen

r	Veränderungen zwischen Entlassung *minus* Katamnese Bereich	Situation am Arbeitsplatz bei der Nachuntersuchung
	Abnahme von:	
+.24	Kopfschmerzen (PSCL)	⇐ **Akzeptierte Verantwortung (KOLA 1)**
+.23	Depression (PSCL)	
+.27	Depressionsscore (BDI)	
-.22	Lebenszufriedenheit (FPI)	
+.27	Emotionale Labilität (FPI)	
+.26	Entspannung, Gelassenheit, Optimismus (VEV)	
+.24	Arbeitsunfähigkeitstage	
	Zunahme von:	
	Angst vor...	⇐ **Nicht-honorierte Belastung (KOLA 2)**
-.29	Normüberschreitungen (IAF)	
-.22	Abwertung und Unterlegenheit (IAF)	
-.22	Bewährungssituationen (IAF)	
-.31	Erregbarkeit (FPI)	
-.27	Krankenhausfälle	
	Zunahme von:	
-.27	Depression (PSCL)	⇐ **Angst am Arbeitsplatz bzw. vor Verlust des Arbeitsplatzes (KOLA 3)**
-.33	Erschöpfungsneigung (GBB)	
-.25	Beschwerdedruck (GBB)	
-.34	Depressionsscore (BDI)	
+.25	Lebenszufriedenheit (FPI)	
	Abnahme von:	
-.22	Beanspruchung (FPI)	
	Abnahme von:	
+.22	Depressionscore (BDI)	⇐ **Autonomie am Arbeitsplatz (KOLA 4)**
+.23	Angst vor Abwertung und Unterlegenheit (IAF)	
	Abnahme von:	
+.26	Hoher Blutdruck (PSCL)	⇐ **Geistige und soziale Kompetenz (KOLA 5)**
+.25	Depression (PSCL)	
	Zunahme von:	
+.22	Entspannung, Gelassenheit, Optimismus (VEV)	

r (0,05) = .20, r (0,01) = .25

101

die von den erwerbstätigen Projektteilnehmern wahrgenommene Situation am Arbeitsplatz (KOLA, Koch u. Laschinsky 1979) einen Einfluß auf den Krankheitsverlauf im Nachuntersuchungszeitraum hat. Die Ergebnisse könnten Hinweise dafür liefern, welche Rolle den verschiedenen Bereichen der Arbeitssituation zugemessen werden muß. Diese Aspekte haben eine unmittelbare psychotherapeutische und sozialtherapeutische/sozialmedizinische Relevanz.

Neben der Art der Krankheitsbewältigung haben Veränderungen der von den erwerbstätigen Patienten erlebten Situation am Arbeitsplatz einen deutlich nachweisbaren moderierenden Einfluß auf das poststationäre Krankheitsgeschehen. Ein nach der Entlassung fortschreitender Gesundungsprozeß wird gefördert, wenn die Patienten einen Zuwachs an akzeptierter Verantwortung und an Autonomie und Selbständigkeit am Arbeitsplatz erleben. Dies zeigt sich u.a. darin, daß die Patienten im Krankheitsfalle schneller wieder arbeitsfähig werden.

Als hemmende Faktoren im poststationären Gesundungsprozeß erweisen sich ein nach wie vor hohes Ausmaß an nicht-honorierter Belastung und eine ausgeprägte Angst am Arbeitsplatz bzw. vor Verlust des Arbeitsplatzes. Patienten, die z.B. einen Zwang zur Mehrarbeit erleben und eine nicht leistungsgerechte Bezahlung erfahren, werden poststationär häufiger ins Krankenhaus eingewiesen. Eine katamnestisch vorhandene ausgeprägte Angst am Arbeitsplatz steht in direktem Zusammenhang mit poststationär wieder zunehmenden Depressionen, mit einer Zunahme von Erschöpfungszuständen und Überforderungsgefühlen.

Für den sozialmedizinisch interessierten klinischen Psychotherapeuten in der medizinischen Rehabilitation sind die Ergebnisse über die Zusammenhänge zwischen der Arbeitssituation, in die die Patienten nach der stationären Behandlung zurückkehren und den poststationären Krankheitsverläufen nicht allzu überraschend. Trotzdem sind diese Ergebnisse für die Gestaltung der medizinischen Rehabilitation in der Psychosomatik von weitreichender Bedeutung. Sie unterstreichen die besondere Rolle von spezifischen Arbeitsplatzsituationen für die langfristige Prognose des Rehabilitationserfolges, sie lenken die Aufmerksamkeit darauf, daß die Arbeitssituation in weitaus stärkerem Maße in die Befunderhebung, in die Behandlungsplanung und in die Behandlung selbst integriert werden muß und sie liefern Anhaltspunkte für eine spezifische betriebliche Prävention; gleichzeitig beschreiben sie jedoch auch die Grenzen des therapeutisch Machbaren unter spezifischen ökonomischen Randbedingungen des industriellen Produktionsprozesses. Besonders auffallend- wenngleich nicht allzu überraschend - dabei ist, daß depressive Verhaltens - und Erlebensaspekte und die depressionsbezogene Krankheitsverarbeitung auch im Zusammenhang mit dem Erleben am Arbeitsplatz für den langfristigen Krankheitsverlauf von besonderer Bedeutung sind.

(1) Anmerkung: Diese Daten stellen eine Feinanalyse aus der von Zielke (1993) berichteten Evaluationsstudie dar.

Literatur

Athanasio, V., Andrasik, F., Blanchard, E. & Arena, J. (1984). Psychosometric properties of the SUNJA revision of the psychosomatic symptom checklist. Journal of Behavioral Medicine, 7/2, 247-258.

Balck, F. & Koch, U. (1978). Ein Fragebogen zur Messung des Selbstwertgefühls. Universitätsklinik, Sonderforschungsbereich 195, Projekt C4. Hamburg.

Beck, A.T. (1978). Depression Inventory BDI. Center for Cognitive Therapy. Philadelphia.

Brähler, E. & Scheer, J. (1983). Der Gießener Beschwerdebogen GBB. Handbuch. Huber, Bern.

Becker, P. (1982). Interaktions Angst Fragebogen IAF. Weinheim, Beltz.

Fahrenberg, J., Hampel, R. & Selg, H. (1984). Das Freiburger Persönlichkeitsinventar FPI. Hogrefe, Göttingen.

Jong-Meyer de, R. (1994). Zur Wirksamkeit kognitiver Verhaltenstherapie und Pharmakotherapie in der ambulanten und stationären Behandlung endogen depressiver Patienten. In: M. Hautzinger (Hrsg.) Verhaltenstherapie bei Depressionen (S. 25 – 42). Röttger-Schneider, Baltmannsweiler.

Koch, U. & Laschinsky, D. (1979). Ein Fragebogen zur Messung der Situation am Arbeitsplatz und in der Familie KOLA. Psychologische Praxis, 4, 165-173.

Muthny, F.A. (1989). Freiburger Fragebogen zur Krankheitsverarbeitung FKV. Beltz Test, Weinheim.

Zielke, M. (1993). Wirksamkeit stationärer Verhaltenstherapie. Psychologie Verlags Union, Weinheim.

Zielke, M. (1994a). Förderung und Entwicklung antidepressiven Verhaltens in der stationären Behandlung. In: M. Zielke & J. Sturm (Hrsg.) Handbuch Stationäre Verhaltenstherapie (S. 473-498). Psychologie Verlags Union, Weinheim.

Zielke, M. (1994b). Verhaltensmedizinische Aspekte der stationären Depressionsbehandlung. In: M. Hautzinger (Hrsg.) Verhaltenstherapie bei Depressionen (S. 62 – 104). Röttger-Schneider, Baltmannsweiler.

Zielke, M., Pitz, W., Limbacher, K. & Carls, W. (2000). Komorbidität bei Angststörungen. Praxis Klinische Verhaltensmedizin und Rehabilitation, 49, 16-25.

Zielke, M. & Reich, I. (1990). Komorbidität nach DSM-III-R bei Patienten mit Adipositas. Praxis der Klinischen Verhaltensmedizin und Rehabilitation, 11, 195-205.

Angststörungen

Stationäre Indikationsstellungen zur Verhaltenstherapie bei Angststörungen: Grundsätze und Erfahrungen

Manfred Zielke

Unter dem Aspekt der Anforderungen an den Prozeß der Indikationsstellung für die stationäre Verhaltenstherapie beschäftigt sich dieser Beitrag zunächst mit der Qualitätssicherung einer fachlich fundierten Indikationsstellung und beschreibt Kriterien und Kompetenzen, die hierbei zwingend zum Tragen kommen müssen.
Die inhaltlichen Indikationskriterien werden an 24 Problembereichen und Behandlungskonstellationen entwickelt und auf die Indikationsentscheidungen von Angststörungen übertragen.

1. Einleitung

Wohl in keinem anderen Themenbereich der wissenschaftlichen Forschung und Praxis in der Psychotherapie findet man eine derartige Vermischung von wissenschaftlich getarnter Vorurteilsnahme und einem Mangel an universitärer Forschung bei gleichzeitig vorhandenem klinisch gesicherten Handlungswissen wie im Bereich der Indikationsstellungen.

Neben den vielfältigen sachlich-inhaltlichen Problemstellungen und methodischen Aspekten von Indikationsentscheidungen begibt man sich durch die Beschäftigung mit dieser Thematik relativ rasch in das Verteilungsfeld ökonomischer Ressourcen unseres Gesundheitssystems. Die Weiterstellung bzw. Eingrenzung von Indikationskriterien für bestimmte Psychotherapieverfahren oder spezifische Aufgabenstellungen in der psychosomatischen/psychotherapeutischen Versorgung (z.B. in der psychosomatischen Grundversorgung, der ambulanten Verhaltenstherapie, der stationären Verhaltenstherapie, der stationären psychosomatischen Rehabilitation oder der ambulanten psychosomatischen Rehabilitation) hat unmittelbare Folgen in der Ressourcenverteilung der für Psychotherapie und Rehabilitation verfügbaren finanziellen Mittel. So führte z. B. die relativ ungehemmte Einführung der ambulanten ärztlichen Leistung der "psychosomatischen Grundversorgung" rasch zu einer korrespondierenden Punktwertminderung für die ambulante Verhaltenstherapie der im jeweiligen Bereich der kassenärztlichen Vereinigung ambulant tätigen Verhaltenstherapeuten.

Es ist eigentlich sehr verwunderlich, daß das gerade in überarbeiteter Auflage erschienene integrative Lehrbuch von Senf und Broda (2000) sich auf gerademal *einer* Seite (von 824 Seiten) mit der Indikationsthematik beschäftigt und dies ausschließlich unter allgemeinen indikationsdiagnostischen Aspekten.

Offensiv hat die klinisch-empirisch orientierte Wissenschaft sich zum letztenmal 1980 auf einem von U. Baumann organisierten Symposium mit dem Thema "Indikation in der Psychotherapie" auseinandergesetzt. Intensiv hat man sich dabei mit den vielfältigen methodischen, wissenschaftlichen und inhaltlichen Problemen der Indikationsforschung auseinandergesetzt. Themen der "differentiellen Indikation" zwischen verschiedenen psychotherapeutischen Methoden wurden ebenso erörtert wie Modelle der "adaptiven Indikationsstellung": Ein Begriff, den (Zielke,1979) aus dem Bereich der Pädagogik zum "adaptiven Lernen" auf dem Bereich der Psychotherapie übertragen hat. Unter den klinisch und ambulant tätigen Psychotherapeuten griff zunächst eine zunehmende Verunsicherung um sich, als erarbeitet wurde, daß die klinisch-empirischen Wissenschaften wissenschaftlich begründete Indikationsentscheidungen zu einzelnen psychotherapeutischen Verfahren oder zu ambulanter und stationärer Psychotherapie nicht rechtfertigen (können) und der psychotherapeutische Kliniker und Praktiker eigentlich keine "begründete Entscheidung" treffen kann.

Es wurde jedoch auch deutlich, daß die Indikationsstellung immer eine Gesamtentscheidung darstellt, unter Berücksichtigung vieler Teilaspekte, bei der die *Erfahrung* des Psychotherapeuten in der *stationären* und *ambulanten Behandlung* von *Patienten* und die Erfahrungen mit verschiedenen psychotherapeutischen Ansätzen das größte Entscheidungsmodul darstellen. Kein standardisiertes "Rating" trainierter externer Beurteiler, kein Fragebogen oder Selbstbeurteilungssystem kann die Erfahrung in psychotherapeutischen Behandlungen und entsprechenden Indikationsstellungen ersetzen. Daß auch klinikspezifische Strukturmerkmale bei der Indikationsstellung zu berücksichtigen sind, hat Leidig (1998) differenziert herausgearbeitet.

2. Anforderungen an den Prozeß der Indikationsstellung

Die Richtigkeit und die Zuverlässigkeit von Indikationsstellungen hängen wesentlich davon ab, ob eine Reihe von Kriterien im Prozeß der Indikationsstellung berücksichtigt werden und über welche fachlichen Qualifikationen die dabei beteiligten Personen verfügen. In diesem Abschnitt sollen diese Anforderungen und deren Bedeutung herausgearbeitet werden.

2.1. Qualifikation der Indikation-Stellenden

Die Fachleute, die sich innerhalb und außerhalb einer Klinik mit Indikationsstellungen beschäftigen und Indikationsentscheidungen treffen, müssen über die bestmögliche Ausbildung und berufliche Qualifikation und die umfangreichsten stationären und ambulanten Psychotherapieerfahrungen verfügen. Sie müssen in der Lage sein, die vorliegenden Vorbefunde fachlich angemessen zu würdigen bzw. Befundlücken identifizieren und entsprechende Ergänzungen nachfordern, sie müssen differentialdiagnostische Erwägungen anstellen, insbesondere aus dem Bereich der psychiatrischen Erkrankungen - vor allem der Psychosen -, der neurologischen Erkrankungen, der internistischen Erkrankungen und der Abhängigkeitserkrankungen (insbesondere der stoffgebundenen Abhängigkeiten). Sie werden bessere Indikationsentscheidungen treffen, wenn sie die zur Indikation anstehenden Alternativen aus eigener Erfahrung und Anschauung tatsächlich kennen. Ein Nervenarzt, ein Internist oder auch ein Gutachter, der nie eine stationäre verhaltenstherapeutische Klinik "von innen gesehen hat", wird sich kaum ein konkretes Bild von den Anforderungen an einen Patienten oder den Spezifitäten der therapeutischen Versorgung einer Klinik machen können.

Aus diesem Grunde ist es ganz besonders zu begrüßen, daß z. B. der Medizinische Dienst der Krankenkassen (MDK) und der Spitzenverbände (MDS) große Anstrengungen unternimmt, die früheren "Vertrauensärztlichen Dienste" durch intensive Seminare in psychotherapeutischen Kliniken weiterzubilden, um die für eine verbesserte Indikationsstellung erforderlichen Qualifikationen zu erreichen.

2. 2. Vollständigkeit der Beurteilungsunterlagen

Nur wenn tatsächlich die relevanten Befunde und Behandlungsberichte über einen angemessenen Befundzeitraum im Original vorliegen, ist es überhaupt möglich, sich ein komplettes Bild über die aktuelle Erkrankung und Problemsituation zu machen. Es ist schon erstaunlich, auf welch spärlichen Informationen teilweise Indikationsentscheidungen getroffen werden, und dies manchmal lediglich auf der Basis von Aktenunterlagen, ohne die betreffenden Patienten je in Augenschein genommen zu haben.

Diese Entscheidungsgrundlage ist natürlich besonders riskant, wenn ein körperliches Behandlungsleiden vielleicht frühzeitig "psychologisiert" wurde oder es gar im Interesse des Patienten liegt, seine Vorgeschichte nicht bekannt werden zu lassen; wenn etwa ein Patient mit einer Alkoholgastritis diese gern als funktionelle streßbedingte Magenbeschwerden gesehen haben und die vorherigen Entwöhnungsbehandlungen verschweigen möchte. Oft bedeutet das Komplettieren von Vorbefunden und Vorbehandlungsberichten eine unsägliche Mühe, die sich jedoch in jedem Falle lohnt und die Qualität von Indikationsentscheidungen immer erheblich verbessert.

2. 3. Indikationsstellungen und Indikationsüberlegungen müssen mit dem Patienten erörtert werden

Immer noch und immer noch zu häufig werden Indikationsstellungen für die stationäre Psychotherapie und Rehabilitation getroffen, *ohne* dies mit dem Patienten je erörtert zu haben. Es ist immer wieder erstaunlich, mit welcher Leichtigkeit manche Gutachter und Einweiser solche Indikationsentscheidungen über die Köpfe ihrer Patienten hinweg treffen. Im besten Falle kommt es dabei vor, daß eine an sich richtige Indikationsentscheidung getroffen wird, ohne daß der

Patient etwas darüber weiß oder dies gar mit ihm erörtert wurde. Ein solcher Patient sitzt dann in der Klinik und wartet darauf, daß auch andere Entscheidungen, die für seine Gesundung von Bedeutung sind, ohne ihn und für ihn getroffen werden.

Der Patient muß einen maßgeblichen Einfluß auf den Prozeß der Indikationsstellung haben, wenn er ihn mittragen soll. Um dies fundiert tun zu können, muß er über die entsprechenden Entscheidungsgrundlagen in bezug auf seine Erkrankung informiert werden. Bereits in dieser Phase beginnt ein Teil der Behandlung. Im Zweifelsfalle muß dieser Entscheidungsprozeß eine größere Zeitspanne einschließen, in der der Patient sich weiter informieren und beraten lassen kann, sich mit Überlegungen seiner Behandler auseinandersetzt, sich Erkundigungen einholt, usw.

2. 4. Realistische Beschreibung der Behandlungsziele, der Behandlungsmethoden und des Behandlungsablaufes

Im Prozeß der Indikationsstellung ist es absolut notwendig, mit dem Patienten *realistische Behandlungsziele* herauszuarbeiten, die im Rahmen einer stationären Psychotherapie auch erreichbar sind, und sie soweit zu konkretisieren (operationalisieren), daß die Annäherung an diese Ziele von den verschiedenen Beteiligten auch beurteilt werden kann. Besonders theoretische Zielbegriffe, die sich auf unspezifische Befindlichkeiten beziehen ("zu mir selbst finden", "ganz bei mir sein", "mich innerlich befreien"), bergen die Gefahr in sich, keine spezifischen therapeutischen Interventionen zur Zielerreichung daraus ableiten zu können und führen in der Regel zu langen unspezifischen therapeutischen Behandlungen, u. a. auch deshalb, weil die Zielerreichung letztlich von niemandem angemessen beurteilt oder gar nie erreicht werden kann.

Die realistische *Beschreibung der Behandlungsmethoden ist* besonders wichtig, wenn es um die Vorbereitung auf extrem unangenehme (aversive) Behandlungsschritte und -bedingungen geht. In der Verhaltenstherapie zählen hierzu die Methoden der Reaktionsverhinderung, des Expositionstrainings (Reizüberflutung) und der Symptomprovokation.

In der Regel kann man davon ausgehen, daß Patienten erschreckt bis entsetzt reagieren, wenn sie erstmalig konkrete Beschreibungen solcher Vorgehensweisen erfahren. Diese Konfrontation muß jedoch vor der endgültigen Indikationsstellung erfolgen bzw. ist Bestandteil des Entscheidungsprozesses zur stationären Behandlung. Voraussetzung hierfür ist selbstverständlich, daß man selbst als Therapeut Erfahrungen mit solchen Methoden gemacht hat, um sie angemessen und realistisch beschreiben zu können. Im Zweifelsfall sollte man Patienten ermutigen, mit anderen Patienten über deren diesbezügliche Behandlungserfahrungen zu sprechen.

Eine realistische Beschreibung des Behandlungsablaufes verhindert einerseits überzogene Erwartungen von Patienten hinsichtlich der „Versorgung" mit Psychotherapie und bereitet den Patienten gleichzeitig auf die von ihm erwarteten

Aktivitäten und Entscheidungen sowie auf das von ihm geforderte Engagement in der Durchführung der Behandlung vor.

3. Indikationskriterien zur stationären Verhaltenstherapie

3.1. Bestandteile des Entscheidungsprozesses

Die Indikation für ein bestimmtes Behandlungsverfahren bedeutet, daß die indizierten Krankheiten und Problemkonstellationen mit einer hohen Wahrscheinlichkeit bei sachgemäßer Anwendung der in Aussicht genommenen Therapie (die den aktuellen wissenschaftlichen Standards entspricht) erfolgreich behandelt werden können. Dieses Indikationsverständnis weist auf fünf Fragenkomplexe hin, die eindeutige Zuordnungsentscheidungen erheblich komplizieren.
1. Alle Vertreter der jeweiligen Psychotherapierichtungen bemängeln, daß die traditionellen psychiatrischen Krankheitsklassifikationen - sowohl die Internationale Klassifikation von Krankheiten (ICD) in der neunten und zehnten Revision als auch moderne Klassifikationen wie das Diagnostische und Statistische Manual psychischer Krankheiten (DSM III, DSM IV) - keine therapiebezogenen Einheiten von Krankheiten zur Verfügung stellen, aus denen direkt therapeutische Vorgehensweisen und Strategien abgeleitet werden können. In Abhängigkeit von den jeweiligen Störungstheorien der psychotherapeutischen Ansätze wird demzufolge versucht, therapiebezogene Krankheitseinheiten zu entwickeln und zu beschreiben, die jedoch wiederum nur für den eigenen therapeutischen Ansatz gültig sind und somit kaum differentielle Zuweisungen (Indikationsstellungen) erlauben. Je weiter sich solche Störungsmodelle von den herkömmlichen Störungsgruppen (Krankheitsklassen) entfernen, um so schwieriger wird die Verständigung zwischen den therapeutischen Richtungen und zwischen den Entscheidungsträgern von Indikationsstellungen und den Psychotherapeuten.
2. Das Methodenspektrum innerhalb einer psychotherapeutischen Richtung müßte eigentlich soweit standardisiert sein, daß z. B. die stationäre Verhaltenstherapie in Klinik A der stationären Verhaltenstherapie in Klinik B entspricht. Faktisch ist dies nicht so !

Die Unterschiede beginnen bei der Führungsstruktur einer Klinik, der Zusammensetzung des therapeutischen Personals, der Erfahrung und Qualifikation der Mitarbeiter, der Differenziertheit des therapeutischen Angebotes bis hin zum Anregungsmilieu einer Klinik, von der therapeutischen Ideologie eines Hauses bis hin zur Lage (urban oder ländlich) einer Versorgungseinrichtung. Kliniken, die einen intensiveren Austausch pflegen, entwickeln hierüber eher gemeinsame Standards, die eine entsprechende Strukturqualität sicherstellen; dies ist jedoch nicht bei allen der Fall.
Im ambulanten Verhaltenstherapiebereich weitet sich das Spektrum dessen, was verhaltenstherapeutische Standards sind, noch weiter aus. Die erforderliche Strukturqualität kann hier allenfalls über entsprechende Curricula und Fachsupervisionen sichergestellt werden. Diese größere Variabilität muß nicht nur ein

Nachteil sein und erlaubt durch die Berücksichtigung persönlicher Erfahrungen und Schwerpunktsetzungen des jeweiligen Psychotherapeuten eine gewisse Flexibilität in der Anwendung verschiedener therapeutischer Methoden. Dieser Sachverhalt erschwert jedoch in erheblichem Maße die Eindeutigkeit von Indikationsstellungen und die Zuverlässigkeit der Prognosen.

3. Der dritte Fragenkomplex bezieht sich auf die Eindeutigkeit von Zielsetzungen in der Behandlung und auf die Definition der spezifischen Erfolgskriterien. Hier spielt z. B. der Krankheits- und Gesundheitsbegriff der jeweiligen Therapietheorie eine wesentliche Rolle. Auf welcher Abstraktionsebene sind die Zielbegriffe definiert? Sind sie soweit operational beschrieben, daß eine objektive Annäherung an ein Therapieziel auch beurteilt worden kann (Zieldefinitionen auf Verhaltensebene)? Oder sind sie lediglich als theoretische Zielbegriffe vorhanden (Veränderung der Persönlichkeitsstruktur)?

4. In der stationären Verhaltenstherapie steht heute ein umfangreiches und differenziertes Inventar von krankheitsübergreifenden und krankheitsspezifischen Behandlungsbausteinen zur Verfügung, das sowohl einfache als auch komplexe Zusammensetzungen von Behandlungsbausteinen erlaubt. Die Spezifität und der Wirkungsgrad dieser Therapieelemente ist letztlich nur von erfahrenen Mitarbeitern der einzelnen Klinik zu beurteilen. Konkrete Erfahrungen mit dem Methodeninventar sind jedoch eine wesentliche Voraussetzung für sichere Indikationsstellungen.

5. Diese bisherige Indikationsforschung (soweit überhaupt vorhanden) und der überwiegende Teil der Praxis der Indikationsstellungen übersieht und übergeht die Entscheidungskompetenzen der Patienten, um deren Gesundheit es ja letztlich geht. Obwohl es für den versierten Kliniker und Praktiker selbstverständlich ist, die Krankheitsmodelle ihrer Patienten und deren Behandlungsvorstellungen und Indikationsüberlegungen kennenzulernen, über sie zu diskutieren und die Indikationsüberlegungen in den Entscheidungsprozeß zu integrieren, wird der überwiegende Teil der Indikationsstellungen zur stationären psychosomatischen Behandlung (nicht nur in der Verhaltenstherapie) über den Patienten hinweg und ohne ihn getroffen, ja teilweise sogar ohne den Patienten selbst gesehen zu haben.

Die Behandlungsvorstellungen und Indikationsüberlegungen von Patienten dürfen jedoch nicht als „Störvariable" in einem vermeintlich versachlichten Expertenentscheidungsprozeß aufgefaßt werden. Die Beteiligung des Patienten und die Berücksichtigung seiner Expertenmeinung zu Indikationsüberlegungen ist einwesentliches Element der Qualitätssicherung von Indikationsstellungen.

4. Problembereiche und Behandlungskonstellationen, die eine Indikation zur stationären Verhaltenstherapie darstellen

In diesem Abschnitt sollen einige krankheitsübergreifende Aspekte und Problembereiche herausgearbeitet werden, die Indikationskriterien für die stationäre Verhaltenstherapie darstellen. Wir haben hierfür eine Reihe therapiebezogener Sichtweisen von Krankheiten und zum Krankheitsverhalten ausgewählt, deren

Tab. 1: Problembereiche und Behandlungskonstellationen, die eine Indikation zur stationären Verhaltenstherapie darstellen (Erläuterungen im Text)

1. Krankheitsmodelle von Patienten
2. Herausnahme aus dem Milieu und Entlastung von Verpflichtungen
3. Starke Kontrolle durch Umgebungsreize
4. Ausgeprägte Verhaltensdifizite
5. Kontrollierte Abstufung von Reizbedingungen
6. Stabile Verhaltensexzesse
7. Ausgeprägtes Vermeidungsverhalten bei Expositionen
8. Dramatische Krankheitsverläufe bei ausgeprägter physischer Bedrohung
9. Erkrankungen mit vitalen oder potentiell vitalen Bedrohungen
10. Krankheiten mit gleichzeitig indizierter medizinischer und psychologischer Behandlung
11. Krankheiten, die eine engmaschige Verhaltensanalyse erforderlich machen
12. Krankheiten, bei denen unter der Behandlung mit Nebenwirkungen zu rechnen ist
13. Absetzplätze bei substanzeninduziertem Mißbrauch
14. Chronische Schmerzzustände mit engmaschiger verhaltensmedizinischer Behandlung
15. Erkrankungen mit nachhaltigen eingetretenen oder drohenden Gefährdungen der Erwerbsfähigkeit
16. Erkrankungen bei jugendlichen Patienten (bis 25 Jahre) ohne bisherige stabile Arbeits- und Beschäftigungsmöglichkeiten
17. Patienten mit Kommunikationsstörungen
18. Patienten mit Erfahrungen massiver Kontrollverluste bzw. mit ausgeprägten Ängsten vor Kontrollverlust
19. Erkrankungen mit fehlenden bzw. von den Patienten nicht akzeptierten ambulanten Behandlungsmöglichkeiten
20. Komorbide psychiatrische Erkrankungen
21. Komorbide psychosomatische Erkrankungen
22. Vorbereitende bzw. erfolglose ambulante psychotherapeutische Behandlungen
23. Vorbereitende bzw. erfolglose stationäre Krankenhausbehandlungen
24. Stärkere Ausprägungen des "Chronischen Krankheitsverhaltens"

Bedeutung für die Indikationsentscheidung erst im Einzelfall bestimmt werden kann.

1. Krankheitsmodelle von Patienten

Es ist ein hervorragendes Spezifikum verhaltensmedizinischer Therapieansätze, daß sie nicht primär eine Dominanz bestimmter Genesemodelle vorsehen (wie etwa bei den Psychogenesemodellen). Von den Krankheitsmodellen der Patienten her gesehen dürfen Patienten in der Verhaltensmedizin durchaus (auch berechtigt) organische Genesemodelle haben und müssen sich primär nicht schon bei der Indikationsstellung entscheiden, ob sie ein "psychisches" oder ein "organisches" Problem haben. Gerade für Patienten mit organischen Kausalmodellen bietet die stationäre verhaltensmedizinische Behandlung ein breites und intensives Erfahrungsfeld, in dem Auseinandersetzungen über das eigene Erkrankungsmodell überhaupt erst möglich werden - und dies, ohne daß der Patient seine Krankheitsüberzeugungen seinen Behandlern und den anderen Patienten gegenüber ändern muß. Gerade die Gespräche der Patienten untereinander, in denen Krankheitsauffassungen ausgetauscht werden, erweitern das Betrachtungsspektrum der eigenen Symptomatik oft nachhaltiger, als es Therapeuten je vermögen.

Ein anderer Aspekt der Krankheitsmodelle von Patienten kann ebenfalls zur Indikationsentscheidung herangezogen werden: die Attributionsmodelle. Gerade bei einer Reihe neurotischer und depressiver Erkrankungen haben sich bei den Patienten Attributionsgewohnheiten entwickelt, d. h. daß Patienten glauben, interne dispositionelle Eigenschaften (innere Charakterdefekte) seien für ihre Probleme und Beschwerden verantwortlich. Sie haben es gleichsam verlernt, soziale und Umgebungsreize als bedingende Faktoren für die eigenen Reaktionen und Erlebnisweisen überhaupt noch in Betracht zu ziehen. Hier bietet die stationäre Verhaltenstherapie die Möglichkeit, durch ständige Vergleiche der eigenen Reaktionen mit denen der anderen Patienten diese Attributionsprozesse zu revidieren. Zunächst könnten sie feststellen, daß andere Patienten ähnlich reagieren (Erhöhung des sozialen Konsensus), um dann Auslösefaktoren für diese Reaktionsweisen zu untersuchen.

Vorteile der stationären Verhaltenstherapie (im Vergleich zur ambulanten) sind darin begründet, daß die Krankheitsmodelle der Patienten eine größere Streubreite aufweisen können. Das mögliche "Psychogenesemodell" eines Patienten oder seine spezifischen Attributionsmuster sind nicht Voraussetzung für eine stationäre Verhaltenstherapie, sondern sind ein mögliches Ergebnis, das wiederum Voraussetzung für eine ambulante Psychotherapie sein kann. Bei einer Reihe verhaltensmedizinischer Problemstellungen lernt der Patient, verhaltensbezogene und medizinische Aspekte einer Problemstellung zu differenzieren oder zu integrieren; auch dies ist zu sehen als Ziel der Behandlung und nicht als dessen Voraussetzung.

2. Herausnahme aus dem Milieu und Entlastung von Verpflichtungen

Bei einer Reihe von Krankheiten und Problemkonstellationen ist es notwendig, Patienten für bestimmte Zeiträume aus dem Milieu und den darin enthaltenen Belastungen herauszunehmen. Eine solche Entlastung und die damit verbundene Reduktion der täglichen Anforderungen ist häufig eine Voraussetzung für eine psychophysiologische Stabilisierung (z. B. bei depressiven Erschöpfungszuständen). Hierdurch wird eine Bedingungsanalyse außerhalb der täglichen Anforderungen und Belastungen überhaupt erst möglich. Solche Konstellationen treffen wir an bei Hausfrauen, die einen größeren Haushalt zu versorgen haben, oder die gleichzeitig ganz oder teilweise berufstätig sind oder bei Patienten, die Pflegepersonen zu betreuen haben; ebenso trifft dies zu bei Personen, die sich in beruflichen Überforderungssituationen befinden und nicht in der Lage sind, direkt auf diese Situation Einfluß zu nehmen.

3. Starke Kontrolle durch Umgebungsreize

Bei ständig vorhandenen heftigen Auseinandersetzungen mit den anderen Beteiligten des jeweiligen Bezugssystems (Betrieb, Partnerschaft, Familie, Elternhaus) kommt es häufig vor, daß konstante Auslösebedingungen immer die gleichen Reaktionsmuster provozieren und diese enge Verzahnung nicht aufgehoben werden kann. Eine Herausnahme des Patienten aus dieser "Verzahnung" und die häufig damit verbundene Entdramatisierung der Reaktionsmuster ist eine Voraussetzung dafür, die Bedeutung der Auslösereize zu analysieren und zu differenzieren, sowie alternative (im Vergleich zu den festgefahrenen) Reaktionsmöglichkeiten aufzubauen.

In späteren Phasen der Entwicklung solcher Auseinandersetzungen kommt es meistens bei dem (erkrankten) Partner oder Beteiligten zu einem depressiven Rückzug und entsprechender Ausbildung einer Krankheitsrolle. Auch in dieser Konstellation ist es zunächst notwendig, daß der (erkrankte) Beteiligte aus solchen chronischen Konstellationen herausgenommen wird, um die (innere und äußere) Freiheit zu haben, eine Problemanalyse ohne konstante Bedrohung und ohne direkte Kontrolle durch den/die Partner zu entwickeln. Häufig genug ist der Wegfall der aversiven Reizbedingungen mit einer Besserung der Symptomatik verbunden; dies erleichtert eine fundierte Bedingungsanalyse ungemein.

4. Ausgeprägte Verhaltensdefizite

Bei ausgeprägten Verhaltensdefiziten (z. B. starke Selbstunsicherheiten), zu denen das entsprechende Alternativverhalten erstmals gelernt werden muß, ist ein Entwicklungs- und Übungsraum in einer schützenden Umgebung (einer Klinik) erforderlich, der einen Verhaltensaufbau ermöglicht. In der Regel ist hierbei mit längeren Behandlungsverläufen zu rechnen im Vergleich zu Verhaltensdefiziten, bei denen das Bewältigungsverhalten schon einmal verfügbar war, das jedoch aktuell durch innere oder äußere Bedingungen gehemmt ist.

5. Kontrollierte Abstufung der Reizbedingungen

Die enge Kontrolle der Reizbedingungen in der Klinik ermöglicht eine schrittweise Reduktion (z. B. von Ängsten) und gewährleistet den korrespondierenden Aufbau alternativer Verhaltensweisen. Erst durch Einschränkung der Reizbedingungen und den kontrollierten Einsatz belastender Situationen gelingt es, über eine ausreichende Fremdkontrolle die Basis für den Aufbau einer erfolgreichen Selbstkontrolle zu schaffen. Dies gilt insbesondere für schwerere Formen von Phobien, von Zwangsstörungen sowie für alle Formen von Suchterkrankungen (sowohl stoffgebundene als auch nicht stoffgebundene Süchte) und eine Reihe von Eßstörungen.

6. Stabile Verhaltensexzesse

Bei ausgeprägten Verhaltensexzessen hat sich häufig eine Verselbständigung der Verhaltenskette entwickelt, die durch eigene Anstrengungen des Patienten allein nicht mehr oder nur kurzfristig kontrolliert bzw. unterbrochen werden kann. Die Unterbrechung dieser Verhaltenskette (z. B. bei Kontrollzwängen, bei Waschzwängen oder Rückversicherungszwängen) und die entsprechende Reaktionsverhinderung ist nur noch mit extern unterstützenden Kontrollmaßnahmen möglich. Bei bulimischen Erkrankungen, bei süchtigem Spielverhalten, zahlreichen Eßstörungen, bei Adipositas liegen häufig erfolglose Selbstbehandlungsversuche und erfolglose ambulante psychotherapeutische Behandlungen vor, die die Selbstkontrollfähigkeiten der Patienten jedoch überforderten.

7. Ausgeprägtes Vermeidungsverhalten bei Expositionen

Im Rahmen der ambulanten Behandlungen von Ängsten, heftigen vegetativen Reaktionen und situationsabhängigen Schmerzen kann das Vermeidungsverhalten derart ausgeprägt sein, daß ein Expositionstraining mit nur punktueller Unterstützung nicht wirksam werden kann; dies besonders, wenn Expositionen vom Patienten wegen heftiger Angstreaktionen und Beschwerden abgebrochen werden.

Wenn also bei Maßnahmen zur Reizüberflutung eine nachhaltige Unterstützung während der Exposition über längere Zeiträume zur Verhinderung des Vermeidungsverhaltens erforderlich ist, kann dies nur mit einem angemessenen Aufwand/ Nutzenverhältnis in der stationären Behandlung durchgeführt werden. Ambulante Maßnahmen sind ausreichend, wenn sich nach einmaligen oder seltenen Expositionen rasch Generalisierungseffekte zeigen und Patienten ihre positiven Bewältigungserfahrungen mit der einen Situation auf andere kritische Situationen übertragen.

8. Dramatische Krankheitsverläufe mit ausgeprägter physischer Bedrohung

Es gibt eine Reihe von funktionellen Erkrankungen, bei denen es zu dramatischen vegetativen Reaktionen kommen kann (Schwindelzustände, schlagartige Schmerzen, Sehstörungen, Erstickungsgefühle, Herztodängste, Hyperventilationen mit Krämpfen, Taubheitsgefühlen, Wahrnehmungsstörungen u. ä.), die Patienten um ihre körperliche Unversehrtheit fürchten lassen. Sie erleben ein derartiges Ausmaß an physischer Bedrohung, wie es auch bei lebensbedrohlichen organischen Kollapszuständen vorkommt. Nur unter einer ständig vorhandenen Absicherung, medizinische Notfallhilfe verfügbar zu haben, sehen sie sich überhaupt in der Lage, ihren Aktionsspielraum langsam zu erweitern, um sich dabei z. B. schrittweise wieder von der schützenden Kliniksituation entfernen zu können. Ohne ein solches zwischenzeitliches medizinisches "Fangnetz" würden sie sich nicht einmal mehr aus dem Haus wagen oder sich vom Telefon entfernen, also mit experimentellem Handeln beginnen. Derartige Rahmenbedingungen sind nur im stationären Bereich einer Klinik sicherzustellen.

9. Erkrankungen mit vitalen oder potentiell vitalen Bedrohungen

Hierunter sind zu subsummieren Erkrankungen mit latenter Suicidalität oder aktueller Suicidalität, die noch keine geschlossene Abteilung erfordern, sowie Zustände nach Suicidversuchen.

In einer frischen Phase nach einem Suicidversuch ist das Risiko für erneute suicidale Reaktionen in der Regel noch zu hoch bzw. nicht abschätzbar. In der stationären Psychotherapie gibt es regelmäßige Beobachtungen und Berichte über gefährdete Patienten; kritische Phasen können mit Kontaktvereinbarungen überbrückt werden und der Patient hat jederzeit die Möglichkeit, über die Bereitschaftsdienste aktuelle Hilfen in Anspruch zu nehmen.

Eine zweite Gruppe mit vitalen Bedrohungen sind Patienten mit extremen Untergewichten, die regelmäßige und dichte medizinische Kontrollen erforderlich machen, extrem Übergewichtige mit dramatischen Bluttfettwerten oder nächtlichen Atemstillständen oder anhaltenden Freß- und Erbrechensanfällen mit begleitenden lebensgefährlichen Hypokaliämien.

10. Krankheiten mit gleichzeitig indizierter medizinischer und psychologischer Behandlung

Hierbei steht es zunächst einmal nicht im Vordergrund, ob beide Krankheiten in einem kausalen Zusammenhang miteinander zu sehen sind. Wichtig ist vielmehr, daß eine qualitativ hochwertige medizinische Behandlung und Beobachtung *und* eine qualitativ hochwertige psychologische Behandlung gleichzeitig erforderlich sind und beide Vorgehensweisen eng aufeinander abgestimmt sein müssen. Beispiele hierfür sind anorektische sowie bulimische Erkrankung *und* Diabetes mellitus, Zustand nach Herzinfarkt *und* herzbezogene Ängste, Zustand nach Bypass-Operation *und* Depression mit Leistungsversagen, Patienten mit implantiertem Herzschrittmacher und Herztodphobie, Patienten mit Krebserkrankungen und - operationen *und* Depressionen sowie Panikstörungen und Rezidivängste sowie alle "klassischen" psychosomatischen Erkrankungen wie extrem untergewichtige Anorexien, Asthma bronchiale, Morbus Crohn und Colitis ulcerosa.

11. Krankheiten, die eine engmaschige Verhaltensanalyse erforderlich machen

Gemeint sind hiermit Störungen, bei denen zur Erstellung einer angemessenen, fundierten Bedingungsanalyse eine engmaschige und längerfristige Verhaltensanalyse mit begleitender und unterstützender Beobachtung erforderlich ist. Hierunter fallen insbesondere unklare Anfälle mit Ohnmachtszuständen und Schwindelzuständen sowie Schlaganfälle und funktionelle "psychogene" Geh- und Sehstörungen.

Wichtiger Aspekt bei dieser Indikationsstellung ist, daß Informationen, die differentialdiagnostische Beurteilungen ermöglichen, nur durch kontinuierliche Beobachtungen beschafft werden können und notwendige neurologische Untersuchungen zeitnah zum Anfallsgeschehen durchgeführt werden.

Engmaschige Verhaltensanalysen sind ebenfalls erforderlich bei Erkrankungen, bei denen zunächst psychische Auffälligkeiten dominieren, wie z. B. Gereiztheit, Konzentrationsmängel, aufbrausendem Verhalten oder Desorientierung bei hirnorganischen Abbauprozessen oder bei Zustand nach Schädel-Hirn-Traumen. Hier führen die Möglichkeiten zu konstanten Verhaltensbeobachtungen im stationären Rahmen relativ rasch zu differentialdiagnostischen Erwägungen.

12. Krankheiten, bei denen unter der Behandlung mit Nebenwirkungen zu rechnen ist

Es gibt eine Reihe von Krankheiten, bei denen erwartet werden kann, daß unter einer konsequenten Therapie teilweise recht unangenehme Nebenwirkungen auftreten, die Patienten veranlassen, die begonnenen therapeutischen Strategien selbst abzubrechen oder zu unterlaufen. Als große Gruppe zählen hierzu die Entzugserscheinungen bei einer "low dose"-Abhängigkeit von Tranquilizern, die schmerzhaften Entzugsreaktionen bei Schmerzmittelmißbrauch bzw. -abhängigkeit sowie die Symptomverstärkungen bei Ängsten und vegetativen Beschwerden, wenn Patienten auf Alkohol zur Beruhigung verzichten müssen. Im Rahmen der Verhaltensanalysen wird dabei regelmäßig deutlich, daß das an sich gesundheitsfördernde Verhalten des Verzichts auf die jeweiligen Substanzen unmittelbar mit negativen Konsequenzen "bestraft' wird, Patienten diese negativen Erscheinungen primär als Mißerfolge bewerten und die Behandlungen abbrechen. Nur im stationären Bereich kann hierbei die erforderliche konstante Motivationsarbeit geleistet werden, und es können entsprechende Unterstützungen bereitgestellt werden, den Rückfallversuchungen zu widerstehen.

Auch bei der medikamentösen Bluthochdruckbehandlung - besonders bei konstant hohen Blutdruckwerten - tritt ja häufig das Problem auf, daß ein erfolgreich mittels Antihypertensiva normalisierter Blutdruck mit teilweise dramatischen Begleiterscheinungen wie Schwindel, Übelkeit, Erbrechen einhergeht, die Patienten dazu verleiten, die (medizinisch) erfolgreichen Behandlungsmaßnahmen wegen der unmittelbaren negativen Folgen abzubrechen, wobei es ihnen danach zunächst auch wieder besser geht. Auch hierbei sind stationäre Strategien unbedingt erforderlich.

13. Absetzpläne bei substanzeninduziertem Mißbrauch

Falls man sich im Falle eines substanzeninduzierten Mißbrauchs von Medikamenten dafür entscheidet, den Ausstieg durch einen zeitlich gestaffelten Absetzplan zu erreichen - wofür es bei einzelnen Medikamentengruppen klare Indikationen gibt - bietet die stationäre Behandlung sowohl eine ausreichende Kontrolle als auch regelmäßige Unterstützungen bei dieser Strategie an. Punktuelle ambulante Maßnahmen reichen gerade bei leicht irritierbaren Patienten nicht aus, besonders wenn ihre Fertigkeiten zur Bewältigung von unangenehmen Phasen und Zuständen nur wenig ausgebildet sind.

14. Chronische Schmerzzustände mit engmaschiger verhaltensmedizinischer Behandlung

Die Auseinandersetzung mit den verhaltensmedizinischen Grundlagen des Schmerzerlebens, der Schmerzbehandlung und Schmerzbewältigung kann eigentlich nur in einem stationären verhaltensmedizinischen Rahmen stattfinden. Kaum ein Patient wird in einer frühen Phase der Schmerzentwicklung sich in ambulante psychotherapeutische Behandlung begeben, da dies dem Krankheitsmodell zutiefst widersprechen würde. Selbst die stationäre Konfrontation mit den spezifischen Teilaspekten der Schmerzentstehung und Schmerzbewältigung stellt für viele Patienten zunächst immer noch eine tiefe Kränkung dar. Hier ist eine stabile glaubwürdige Arbeitsbasis erforderlich, die es Patienten ermöglicht, Schmerzbewältigungsstrategien überhaupt erst einmal als Möglichkeit zu akzeptieren und anzuwenden.

Andere Methoden der Schmerzbehandlung wie der "Schmerzcocktail", Schmerzblockaden oder das Erlernen zeitkontingenter Schmerzmitteleinnahme (im Vergleich zur schmerzkontingenten Einnahme) sind nur unter stationären Bedingungen möglich.

15. Erkrankungen mit nachhaltigen eingetretenen oder drohenden Gefährdungen der Erwerbsfähigkeit

Bei dem überwiegenden Teil der Patienten aus dem Bereich der neurotischen und psychosomatischen Erkrankungen ist es im Verlauf ihrer Erkrankung zu einer erheblichen Gefährdung der Erwerbsfähigkeit gekommen, mit nachhaltigen Leistungsstörungen, den regelmäßigen Arbeitsanforderungen in der Schule, in der Ausbildung, im Beruf oder im Haushalt nicht mehr oder nur noch teilweise nachkommen zu können.

In der Regel handelt es sich dabei um längere Krankheitsverläufe, bei denen die Leistungseinschränkungen direkt mit der Erkrankung zusammenhängen (wie z. B. bei Kontrollzwängen) oder sich indirekt aus dem Ausmaß der Beschwerden (Anfälle, Schmerzen, Erschöpfungszustände, usw.) ergeben.

Patienten der Psychosomatischen Fachklinik Bad Dürkheim zum Beispiel, die zum Zeitpunkt der Aufnahme in die Klinik krankgeschrieben waren (etwa 35% aller Patienten), waren im Mittel etwa 40 Wochen ununterbrochen krankgeschrieben.

Berücksichtigt man die psychiatrischen Diagnosen, schwanken die Anteile der arbeitsunfähigen Patienten (AU) zwischen 56% bei den Psychosen bis 21% bei den Patienten mit Bulimia nervosa. Bei den somatischen Behandlungsdiagnosen liegen die Anteile der bis zur Aufnahme arbeitsunfähigen Patienten (AU) erwartungsgemäß wesentlich höher und variieren zwischen 54% bei den Neubildungen und 25% arbeitsunfähiger Patienten bei Krankheiten der Harn- und Geschlechtsorgane sowie der idiopathischen Proktokolitis. Andere sozialmedizinische Problemkonstellationen, die stationäre psychotherapeutische Behandlungen erforderlich machen, sind Zeitrentenvorläufe, abgelehnte Rentenanträge und Widerspruchsverfahren bei den Sozialgerichten sowie Disziplinarverfahren wegen "unberechtigtem" Krankheitsverhalten.

Für all die vorgenannten Problemkonstellationen sind in der Regel stationäre Beobachtungszeiträume und Erprobungsmöglichkeiten zur Belastungserprobung bzw. zum Belastungstraining erforderlich; dies besonders dann, wenn eine sichere sozialmedizinische Beurteilung und Prognose geleistet werden soll.

Ebenfalls in diese Indikationsgruppe zu zählen sind Patienten nach gescheiterten beruflichen Rehabilitationsmaßnahmen (z. B. in den Berufsförderungswerken), die die berufliche Rehabilitation wegen psychischer oder psychosomatischer Beschwerden abbrechen mußten oder Patienten mit ausgeprägten Selbstunsicherheiten oder exzessivem Vermeidungsverhalten. Ebenfalls hierunter zu subsummieren sind Patienten nach Unfällen mit körperlichen Läsionen, bei denen sich zeitnah zum Unfallgeschehen psychische Erkrankungen entwickelt haben.

16. Erkrankungen bei jugendlichen Patienten (bis 25 Jahre) ohne bisherige stabile Arbeits- und Beschäftigungsverhältnisse

Ein relativ großer Anteil der stationär zu behandelnden Patienten sind jugendliche Patienten (wobei wir diesen Begriff eher weiter fassen), die infolge persönlicher und familiärer Entwicklungsverhältnisse keine konsequente Ausbildung in Angriffgenommen haben und danach (dabei) psychische Erkrankungen bekommen haben oder die es wegen psychiatrischer Störungen nicht geschafft haben, Ausbildungsverhältnisse durchzustehen. In beiden Konstellationen muß ein medizinischer und beruflicher Rehabilitationsplan entwickelt und eingeleitet werden. Für die klassische berufliche Rehabilitation sind diese Patienten häufig zu gestört (leichte Irritierbarkeit, wenig Durchhaltevermögen und Frustrationstoleranz, rasche psychosomatische Reaktionsbildung), sodaß im Verlauf der medizinischen Rehabilitation der psychischen Problematik bereits Maßnahmen zur beruflichen Rehabilitation bzw. zur Erstausbildung eingeleitet und begonnen werden müssen, um einem vorzeitigen Scheitern vorzubeugen.

17. Patienten mit erheblichen Kommunikationsstörungen

In der Palette der psychischen Erkrankungen finden wir zum einen Kommunikationsstörungen, die sich als Begleit- oder Schutzreaktionen im Rahmen langer Krankheitsverläufe entwickelt haben (z.B. bei zahlreichen Schmerzsyndromen, bei posttraumatischen Belastungsstörungen nach sexuellen Gewalterfahrungen, usw.), zweitens Kommunikationsstörungen, die als bedingende und aufrechterhaltende Faktoren der Symptomatik anzusehen sind - wie etwa bei partnerschaftlichen Problemen oder Problemen mit größeren Bezugsgruppen (Familie, sonstige Gemeinschaft) und schließlich Kommunikationsstörungen, die als Bestandteile der Erkrankung selbst gelten und zur Krankheitsdefinition gehören wie bei allen Persönlichkeitsstörungen.

Bei schwereren Ausprägungen solcher Kommunikationsstörungen sind immer primär stationäre Behandlungen indiziert, weil nur dort durch die enge Verzahnung von Einzeltherapie mit verschiedenen Methoden von Gruppentherapien, mit den kommunikativen Aspekten in anderen Gruppenaktivitäten (Sporttherapie, Ergotherapie, Freizeitgestaltung) eine zeitnahe Aufarbeitung von Kommunikationsstörungen möglich ist. Diese inhaltliche und zeitliche Dichte zwischen Kommunikationsstörungen und deren Bearbeitung bzw. Reflexion ist nur unter stationären Bedingungen durchführbar. Ferner ist es innerhalb einer ambulanten Praxis kaum möglich, die verschiedenen Zwischenglieder von Kommunikationsmöglichkeiten in der Kette vom Rollenspiel bis zur Alltagsrealität zu verwirklichen.

18. Patienten mit Erfahrungen massiver Kontrollverluste bzw. mit ausgeprägten Ängsten vor Kontrollverlust

Bei einer Reihe von Erkrankungen können traumatische Erfahrungen absoluter Kontrollverluste eingetreten sein (z. B. bei Panikstörungen, beim Hyperventilationssyndrom, bei bulimischen Störungen, bei anorektischen Erkrankungen, bei Zwangsstörungen und bei posttraumatischen Belastungsstörungen), die den Lebensraum von Patienten bis auf das Überlebensnotwendige eingeschränkt haben bzw. sie absolut handlungsunfähig gemacht haben. Nur in der Sicherheit eines stationären Schutzraumes riskieren Patienten eine Annäherung an solche traumatischen Erfahrungen, wagen sie wieder eine Delegation von Kontrolle an vertraute Personen und können dabei angemessene Selbstkontrollfertigkeiten bzw. Schutzvorkehrungen erlernen. Allerdings ist die Aufnahme in eine Klinik mit der Abtretung einer Reihe von Selbstkontrollmöglichkeiten verbunden (z. B. nächtliche Anwesenheit, Abgabe aller Medikamente), die bereits derart bedrohlich erlebt werden können, daß Patienten nicht in der Lage sind (bzw. noch nicht), die stationären Rahmenbedingungen zu ertragen.

19. Erkrankungen mit fehlenden bzw. von den Patienten nicht akzeptierten ambulanten Behandlungsmöglichkeiten

Wir sind der Auffassung, daß der Anteil der Patienten, die wegen mangelnder regionaler psychotherapeutischer Versorgung im ambulanten Bereich in die stationäre Psychotherapie kommen, deutlich zu hoch geschätzt wird. Selbst wenn sich die Versorgungsdichte mit ambulanten Psychotherapeuten verdoppelt würde, käme die ambulante Psychotherapie als Alternative zur stationären Behandlung allenfalls bei bis zu 3% der bisherigen stationären Behandlungen in Frage. Umfangreicher sehen wir einen ambulanten Versorgungsmangel im Angebot mit krankheitsspezifischen (themenbezogenen) psychotherapeutischen Gruppenangeboten in bezug auf nahezu alle Erkrankungsbereiche. Die Struktur der ambulanten psychotherapeutischen Versorgung mit der Einzelniederlassung wird auch absehbar keine Angebote im ambulanten Bereich entwickeln können, die eine krankheitsspezifische Gruppenbehandlung in ausreichendem Maße erlaubt. Noch unwahrscheinlicher ist nach unserer Einschätzung eine Entwicklung von ambulanten Maßnahmen, die gleichzeitige, aufeinander bezogene Behandlungen unterschiedlicher Fachdisziplinen integrieren können und bei denen die medizinische Konsultationspflicht nicht nur punktuell vorgesehen ist.
Viele Patienten erleben es als diskriminierend und befürchten eine entsprechende Stigmatisierung, wenn sie sich bei ambulanten Psychotherapeuten in Behandlung begeben würden. Sie ziehen es vor, ihre psychischen Probleme zunächst unter dem Deckmantel einer stationären Behandlung anzugehen, die nach außen dann eher als Krankenhausbehandlung deklariert werden kann. Wir haben die Erfahrung gemacht, daß bei einem Teil dieser Patienten die stationäre Intervention auch tatsächlich ausreicht und ein relativ großer Prozentsatz sich nach positiven stationären psychotherapeutischen Erfahrungen dann doch für eine weiterführende ambulante Psychotherapie entscheidet.

20. Komorbide psychiatrische Erkrankungen

Das Konzept der Komorbidität psychischer Erkrankungen beginnt sich im deutschen Sprachraum zur Zeit erst in den allerersten Anfängen zu entwickeln (Fichtner u. Schmitz, 1988, Zielke und Reich, 1990). Man versteht darunter das gleichzeitige Vorliegen verschiedener psychischer bzw. psychiatrischer Krankheitsbilder. Eine erhöhte Komorbidität ist ein Indikator für die größere Komplexität bzw. Kompliziertheit einer Störung und erfordert komplexere Behandlungsstrategien.

Komorbiditätsstudien wurden möglich durch die Entwicklung und Beschreibung von klar definierten Krankheitsklassen, wie z.B. im DSM III-R (Wittchen, Saß, Zaudig u. Koehler, 1989) mit entsprechenden formalen Operationalisierungen der Störungsbereiche sowie den Häufigkeits- und Intensitätsangaben der korrespondierenden Symptome, Beschwerden und Auffälligkeiten. Während in der englischen/ amerikanischen Literatur unter dem Suchstichwort "Komorbidität" ab 1991 etwa 200 empirische Arbeiten jährlich registriert wurden, ist man in Deutschland gerade erst dabei, die Forschungs- und Anwendungsdimensionen dieses Konzeptes zu erahnen (Zielke, 1991; Fydrich 1996).

Verantwortlich für diesen Entwicklungsstand ist die immer noch weit verbreitete Verwendung der Klassifikationen der 'International Classification of Diseases' (ICD in der 9. bzw. 10. Revision 1979), die bei den psychiatrischen Krankheiten theorieüberladene, weit gefaßte und unscharf definierte Krankheitsgruppen vorsieht. Komorbiditätsstudien sind auf dieser Klassifikationsbasis nur sehr beschränkt möglich.

Wir haben auf der Basis von 11.235 stationär behandelten Patienten aus 4 verhaltenstherapeutisch arbeitenden psychosomatischen Kliniken (Psychosomatische Fachkliniken Berus, Bad Dürkheim, Bad Pyrmont, Münchwies) bei ausgewählten psychischen Störungen als Erstdiagnose (mit entsprechender ICD-Nr.) die Häufigkeiten der psychiatrischen Erstdiagnose, Zweitdiagnose und Drittdiagnose in den Angaben der Basisdokumentationen und der Entlassungsbriefe untersucht. Nur bei jeweils der Hälfte der Behandlungsdiagnosen ergaben sich isolierte Störungen. Weiterhin fanden sich z. B. bei den Angstneurosen in 41,3 % psychiatrische Zweitdiagnosen , bei der neurotischen Depression waren es 39,8 % und bei den depressiven Anpassungsstörungen 36,4 %. Zwischen 13,2 % (bei den Persönlichkeitsstörungen) und 8,7 % (bei den funktionellen Störungen) der Patienten wiesen mehrfache Komorbiditäten mit einer zweiten und dritten psychiatrischen Diagnose auf. Über differentielle Analysen von Komorbiditätsstudien zu den Panikstörungen wird in diesem Heft berichtet.

Wir sind zu der Einschätzung gelangt, daß der primäre Behandlungsänsatz bei komorbiden psychiatrischen Erkrankungen die stationäre Verhaltenstherapie ist, weil Patienten für die ambulante Psychotherapie zu gestört sind und die ambulante Behandlungspraxis das erforderliche differentielle Behandlungsangebot nicht zur Verfügung stellen kann.

21. Komorbide psychosomatische Erkrankungen

Daß für Patienten mit körperlichen Risiken aus dem Bereich der "klassischen" psychosomatischen Erkrankungen (z. B. extrem untergewichtige Anorexien, Asthma bronchiale, Morbus Crohn, Colitis ulcerosa) eine zwingende primäre Indikation für die stationäre Verhaltenstherapie besteht, haben wir bereits unter Punkt 11 der Indikationsliste aufgeführt. Es gibt jedoch darüber hinaus eine größere Gruppe von Patienten mit psychischen Störungen, die nicht eine im klassischen Sinne verstandene psychosomatische Erkrankung haben, sondern die neben oder zusätzlich zu ihrer psychischen Erkrankung auch ein körperliches Leiden haben, das behandlungsbedürftig ist.

Dieses körperliche Behandlungsleiden kann sowohl in einem direkten Zusammenhang mit der psychischen Symptomatik stehen als auch unabhängig davon bestehen. In beiden Fällen muß eine eng aufeinander abgestimmte verhaltensmedizinische Behandlung stattfinden.

In welchem Umfang eine solche Komorbidität im somatischen Bereich bei stationär behandelten Patienten vorkommt, haben wir ebenfalls auf der Grundlage der bereits erwähnten Analysestichprobe von 11.235 Patienten untersucht.

Die anteiligen Verhältnisse von „isolierten" Störungen (nur psychische Erkrankung) und von psychischen Erkrankungen mit einer somatischen Behandlungsdiagnose bei den psychiatrischen Diagnosen sind unterschiedlich hoch (zwischen 38,7 % somatischer Diagnosen bei den Angstneurosen und 62,3 % bei den Abhängigkeits- und Mißbrauchserkrankungen); sie bestätigen jedoch, daß über die Hälfte der stationär behandelten Patienten auch somatische Behandlungsleiden aufweisen. Die nicht vorhandenen Möglichkeiten der interdisziplinären ambulanten Behandlung, die im besten Falle nur punktuelle interdisziplinäre Konsultationen zulassen, stellen bei psychosomatischen komorbiden Störungen - auch bei psychiatrischer Primärdiagnose - zwingende Indikationsstellungen für die stationäre Verhaltenstherapie dar.

Sollte es im Verlauf der nächsten Jahre vielleicht einmal möglich werden (etwa auf der Basis ambulanter Rehabilitationskonzepte mit konstanten interdisziplinären Arbeitsformen), in Fachambulanzen (wie bei der ambulanten Suchtbehandlung) oder Institutsambulanzen eine regelmäßige Beteiligung der erforderlichen Fachdisziplinen im ambulanten Bereich sicherzustellen, könnte sicher ein Teil dieser Patienten ausschließlich ambulant behandelt werden.

22. Vorbereitende bzw. erfolglose ambulante psychotherapeutische Behandlungen

Stellungnahmen zum Bezug zwischen stationären und ambulanten psychotherapeutischen Behandlungen sind ganz besonders schwierig, weil inhaltliche Themen und Aspekte der Standespolitik, der Versorgungspolltik und der Sachmittelverteilung leider häufig eng miteinander verwoben werden. Selbst vermeintlich wissenschaftliche Analysen der psychotherapeutischen Versorgung, wie das von Meyer et al. (1991) vorgelegte Gutachten, erliegen bei der Diskussion über das Verhältnis zwischen ambulanter und stationärer Psychotherapie in Deutschland ausschließlich den eigenen Voreingenommenheiten, ohne auch nur in Ansätzen den Versuch zu machen, differentielle Indikationsstellungen herauszuarbeiten. Wirklich sehr aufschlußreich - aber leider lediglich in bezug auf die versorgungspolitische Interessenlage der Autoren - sind die Stellungnahmen einiger ambulanter psychotherapeutischer Interessenvertreter, die das von Meyer et al. (1991) postulierte Argument der "Fehlallokation" von Mitteln in der stationären Psychotherapie aufgreifen, um ambulante Versorgungsinteressen abzudecken.

Wir haben auf der Grundlage einer Analysestichprobe aus 4 psychosomatischen Fachkliniken untersucht, wie umfangreich ambulante psychotherapeutische Vorerfahrungen bei stationär behandelten Patienten vorliegen.

Betrachtet man die psychiatrischen Hauptgruppen sowie einige häufige Einzeldiagnosen, weisen zwischen 60,7 % (Angstneurosen) und 29,7 % (funktionelle Störungen) der Patienten mindestens eine psychotherapeutische Vorerfahrung auf. Mehr als drei ambulante Vorbehandlungen haben immerhin noch bis zu 15,3 % der stationär behandelten Patienten (Persönlichkeitsstörungen). Der ermittelte Umfang der ambulanten Vorerfahrungen hat uns insgesamt selbst erstaunt; er führt jedoch auch zu Überlegungen über die Erfolgsbewertung ambulanter Behandlungen.

Drei Modelle sind hierbei denkbar:
- Stationäre Psychotherapie als Vorbereitung auf eine ambulante Psychotherapie (bei Patienten ohne ambulante Vorerfahrungen)
- Ambulante Psychotherapie als Vorbereitung auf stationäre Psychotherapie (bei Patienten mit einer ambulanten Psychotherapie) oder
- Stationäre Psychotherapie bei erfolglosen ambulanten Vorbehandlungen (bei einem Teil der Patienten mit einer ambulanten Psychotherapie und sehr wahrscheinlich bei Patienten mit zwei und mehreren ambulanten Psychotherapien).

Wir können beim gegenwärtigen Stand der Forschung die Anteile der einzelnen Bezugsmodelle zwischen stationärer und ambulanter Psychotherapie nicht exakt abschätzen. Legt man bei wohlwollender Schätzung über den Erfolg der ambulanten Psychotherapie als positives Kriterium eine ambulante Psychotherapie an (Modell 2), haben etwa die Hälfte der Patienten mit ambulanter Vorerfahrung *zwei* bis *acht* (offensichtlich erfolglose) ambulante psychotherapeutische Behandlungen hinter sich, bevor die Indikation zu einer stationären Verhaltenstherapie erfolgt ist.
Bei der Untersuchung der Unterschiede zwischen den einzelnen psychiatrischen Erkrankungen (4. Stelle der ICD-9 Rev.) ergeben sich erhebliche Unterschiede bei den ambulanten Vorerfahrungen zwischen 79,4 % (bei den Zwangsneurosen) und 20,6 % (beim Medikamentenmißbrauch) bzw. 20,7 % (bei den kurzdauernden depressiven Reaktionen).
An vorderster Stelle findet man Zwangsneurosen (79,4 %), andere phobische Störungen (Angstneurose: 60,9 %, Phobie: 59,1%) und Persönlichkeitsstörungen (Borderline Störungen: 57,1 %, hysterische Persönlichkeit: 54,7 %); Patienten mit Anorexia nervosa (53,8 %), Bulimia nervosa (48,1 %) sowie mit anderen neurotischen Störungen (hypochondrische Neurose: 51,0 %, neurotische Depression: 50,1 %, hysterische Neurose: 44,7 %) haben in etwa der Hälfte der Fälle ambulante psychotherapeutische Vorerfahrungen. Bei sämtlichen funktionellen Störungen findet man entsprechende ambulante Vorerfahrungen wesentlich seltener, wenngleich es auch hier noch deutliche Unterschiede gibt zwischen funktionellen Atemstörungen (42,0 %) bis zu funktionellen Störungen im Magen-Darm-Bereich mit 23,2 % ambulanter Vorerfahrungen.
Interessant sind nach unserer Einschätzung vor allem die Unterschiede in ambulanten Vorerfahrungen zwischen den Zwangsneurosen (1. Stelle) und den anankastischen Persönlichkeitsstörungen mit etwa nur halb so vielen Patienten

(36,4 %) mit ambulanten Vorbehandlungen. Patienten mit seltenen ambulanten Vorerfahrungen haben überwiegend Erkrankungen, bei denen kein psychisches Krankheitsempfinden im Vordergrund steht wie beim größten Teil der funktionellen Störungen, der Abhängigkeits- und Mißbrauchserkrankungen sowie bei den Schlafstörungen und der Psychalgie. Bei den kurzdauernden depressiven Reaktionen (ICD 309.0) handelt es sich offenbar um eine aus Sicht der Patienten nachvollziehbare depressive Reaktion auf einschneidende Ereignisse oder auf die eigene (körperliche) Erkrankung.

Bei der Hälfte der Patienten mit *häufigen ambulanten Vorerfahrungen* muß man davon ausgehen, daß die *Indikationsstellung* zur *stationären Psychotherapie aus fehlgeschlagenen* oder *nicht ausreichend erfolgreichen ambulanten Psychotherapien* heraus resultiert (zwei und mehr ambulante Vorbehandlungen).

Bei den Erkrankungen mit selteneren ambulanten Vorbehandlungen sind die Indikationsstellungen zur stationären Verhaltenstherapie bei den Patienten mit ambulanten Vorerfahrungen erfolgt aufgrund nicht ausreichender Behandlung (mehr als zwei ambulante Vorbehandlungen) und bei den Patienten ohne ambulante Vorbehandlung (40 - 80 % aller Patienten mit der jeweiligen Diagnose) als Einstieg in psychosomatische Behandlungsansätze. Hohe absolute Anteile hierbei haben vor allem Patienten mit funktionellen und kurzdauernden depressiven Anpassungsstörungen.

23. Vorbereitende bzw. erfolglose stationäre Krankenhausbehandlungen

Ähnlich wie bei Diskussion der (notwendigen) oder der (erfolglosen) ambulanten Behandlung in bezug zur stationären Psychotherapie findet man bislang kaum sachbezogene Diskussionsgrundlagen über differentielle Indikationsstellungen zur Krankenhausbehandlung. Dies umso mehr, als Protagonisten des Krankenhauswesens, wie z. B. *Janssen* (1991), in der stationären Verhaltenstherapie (die überwiegend in der medizinischen Rehabilitation angesiedelt ist) eine starke Konkurrenzentwicklung sehen, die die Legitimation zur Einrichtung psychosomatischer Abteilungen an Allgemeinkrankenhäuser nachhaltig erschwert oder gar die Existenzgrundlage der psychosomatischen Abteilungen an den Universitätskliniken gefährden könnte. Diese Diskussion geht zur Zeit sogar so weit, daß ärztliche Vertreter der psychosomatisch-psychotherapeutischen Abteilungen und Krankenhäuser in Deutschland in einem Rundbrief vom Februar 1992 (Streeck, Ahrens und Venner, 1992) in den psychosomatischen Rehabilitationskliniken die Quelle von Chronifizierungsprozessen bei neurotischen und psychosomatischen Erkrankungen sehen und fordern, neurotisch erkrankte Patienten gezielter und adäquat im Krankenhaus zu behandeln.

Aus unseren Analysen der fallbezogenen Krankenhausbehandlungsdauern aller Versicherten der Betriebskrankenkassen in Deutschland (Zielke u. Mark, 1989) wissen wir, daß z. B. Patienten mit neurotischen Erkrankungen im Durchschnitt doppelt so lange (über *35* Tage) im Krankenhaus behandelt werden wie die durchschnittliche Krankenhausaufenthaltsdauer (von *15* Tagen) und insgesamt damit an der Spitze der stationären Aufenthaltsdauern aller Erkrankungen liegen - und das, obwohl sie kaum organische Behandlungsleiden aufweisen !

In bezug auf die Indikationsstellungen zur stationären Verhaltenstherapie in Abhängigkeit vom Umfang der Krankenhausbehandlungen sind folgende *Modelle* denkbar:

- *Maximal eine Krankenhausbehandlung zur diagnostischen Abklärung* und eventuell Behandlung organischer Begleiterkrankungen *mit* anschließender Indikationsstellung zur stationären Verhaltenstherapie.
- Indikationsstellung zur stationären Verhaltenstherapie nach wiederholten erfolglosen Krankenhausbehandlungen.

Zur Beurteilung des Umfanges von Krankenhausbehandlungen vor der stationären Verhaltenstherapie haben wir auf der Basis unserer Analysestichprobe von 11.253 Patienten untersucht, wie häufig sie im Krankenhaus behandelt wurden.

Etwa 50 % der Patienten waren mindestens einmal im Krankenhaus. Jeweils die Hälfte der Krankenhausbehandlungen stellen Mehrfachaufenthalte dar. Wie vorab diskutiert, können wir bei dieser Gruppe Fehlindikationen von Krankenhausbehandlungen annehmen.

Häufige Krankenhausbehandlungen finden wir vor allem bei den Neurosen (hysterische Neurose: 66,7%, neurotische Depression: 66,7% und hypochondrische Neurose: 53,1% der Alkoholabhängigkeit :57,1%, der Psychalgie :53,2% und derAnorexia nervosa: 50,8%.

Jeweils die Hälfte dieser Krankenhausaufenthalte werden gebildet durch einen einmaligen Aufenthalt und die Hälfte durch mehrfache (bei der hysterischen Neurose 10,7 % mehr als 5 Krankenhausaufenthalte) stationäre Krankenhausbehandlungen. Selbst bei den Erkrankungen mit eher weniger Krankenhausaufenthalten ergeben sich noch hohe Behandlungsquoten, wie z.B. bei den Phobien mit 40,0 %, den depressiven Reaktionen mit jeweils 39,9 % (längerdauernde depressive Reaktion) bzw. 43,8 % (kurzdauernde depressive Reaktion). Bei den funktionellen Störungen, den Schlafstörungen, der Bulimia nervosa und dem Alkoholmißbrauch finden wir stationäre Vorbehandlungen immerhin noch bei einem Drittel der Patienten, wobei nahezu die Hälfte der Aufenthalte aus Mehrfachaufenthalten resultieren.

Wir sehen in den Krankenhausbehandlungen ein Konglomerat von wiederholten, fehlschlagenden (und fehlgeschlagenen) Versuchen von Patienten, ihre psychische Dekompensation und hypochondrischen Krankheitsängste zu bewältigen, von chronifizierenden diagnostischen Versuchen, (scheinbar) unklare neurotische und psychosomatische Erkrankungen mit der Technik des Krankenhauses zu diagnostizieren (was insgesamt zu langen Krankenhausaufenthalten führt) und von Verfestigung bzw. Ausweitung des chronischen Krankheitsverhaltens bei den betroffenen Patienten, sich zunehmend mehr so krank zu verhalten, wie sie von Ärzten behandelt werden. Damit kommt den wiederholten Krankenhausbehandlungen ein wesentlicher chronifizierender Faktor zu, der letztlich *kontraproduktiv* ist, indem er durch stationäre Behandlungen die Krankheiten produziert bzw. aufrechterhält, die er primär zu behandeln beabsichtigte.

In noch stärkerem Ausmaß als bisher müssen unnötige und chronifizierende Krankenhausbehandlungen bei neurotischen und psychosomatischen Erkrankungen vermieden werden und frühzeitige Indikationsstellungen zur stationären

Verhaltenstherapie getroffen werden. Selbst bei wohlwollender Interpretation der vorgelegten Daten kann man davon ausgehen, daß allenfalls ein Drittel der stationären Krankenhausbehandlungen zur Differentialdiagnostik als gerechtfertigt anzusehen sind, wobei auch hier noch anzuzweifeln ist, ob für diese Differentialdiagnostik stationäre Krankenhausaufenthalte tatsächlich erforderlich waren und ob diese nicht auch ambulant hätten durchgeführt werden können.

Die Indikation zur stationären Verhaltenstherapie und Verhaltensmedizin ist in bezug auf die Krankenhausbehandlungen vor der Psychotherapie in erheblich größerem Umfang häufiger (anstelle einer Krankenhausbehandlung) und früher (nach der ersten Krankenhausbehandlung) zu stellen. Ein qualitatives Versorgungs- bzw. Diagnostikdefizit ist hierdurch nicht zu erwarten. Im Gegenteil: Die Behandlungsprognosen würden sich erheblich verbessern und die Krankheitsverläufe kürzer werden.

24. Stärkere Ausprägungen des "Chronischen Krankheitsverhaltens"

Mehr oder weniger starke Ausprägungen des chronischen Krankheitsverhaltens finden wir bei allen neurotischen und psychosomatischen Erkrankungen.

Von chronischem Krankheitsverhalten spricht man, wenn das subjektive Krankheitsgefühl und das daraus resultierende Verhalten in keiner angemessenen Relation zu den medizinischen Befunden steht. Das bedeutet, daß sich Patienten kranker fühlen und sich auch entsprechend kranker verhalten, als es nach Würdigung der aktuellen medizinischen Befunde gerechtfertigt wäre. Dabei haben sich oftmals die Folgerungen, die der Patient in seinem Denken, Fühlen und Handeln im Zusammenhang mit seinen Beschwerden für sich gezogen hat, als eigene spezifische Verhaltensauffälligkeit gewissermaßen verselbständigt. Stärkere Ausprägungen im chronischen Krankheitsverhalten stellen eindeutige Indikationen für die stationäre Verhaltenstherapie dar.

Differenziert man solche Schweregradeinteilungen nach den einzelnen Problembereichen (s. hierzu die Übersicht in Tabelle 2) zum chronischen Krankheitsverhalten, kann man davon ausgehen, daß ab den Schweregradeinteilungen zwei bis drei sichere Indikationen für eine stationäre Verhaltenstherapie gegeben sind, wobei einige Problembereiche bzw. Kombinationen von Problembereichen höhere Indikationsgewichte darstellen und bei Schweregraden der Stufe 2 zu stationären Indikationsstellungen führen sollten.

Dies gilt im einzelnen bei verstärkter Inanspruchnahme medizinisch-diagnostischer Maßnahmen, bei erhöhter physischer Bedrohung, bei körperlichem Schonverhalten, bei erhöhtem Verfügbarkeitsdruck nach medizinischen Interventionen, stärkerem Mißbrauch von Medikamenten bzw. einer Abhängigkeitsgefährdung und Abhängigkeit vom medizinischen Versorgungssystem. Bei allen anderen, im chronischen Krankheitsverhalten zusammengefaßten Problembereichen würden wir erst ab Schweregradausprägungen der Stufe 3 eine stationäre Indikationsstellung nahelegen.

Sicher ist diese Differenzierung noch ein hypothetisches Modell; es erlaubt jedoch eine Beurteilung, in welchem Ausmaß Krankheitsfolgen aufgetreten sind, die den Handlungsspielraum des Patienten einengen und Möglichkeiten zu einer

Tab. 2: Schweregradeinteilung der Problembereiche des Chronischen Krankheitsverhaltens für stationäre Indikationsstellungen

Problembereiche	ab dem Schweregrad stationäre Behandlung
• Passivität und Hilflosigkeit	3
• Verlust an Selbsthilfermöglichkeiten	3
• Inanspruchnahme medizinisch-diagnostischer Maßnahmen	
• Verlust an Vertrauen in die Funktionstüchtigkeit des eigenen Körper (physische Bedrohung)	2
• Verlust an Vertrauen in die psychische Funktionstüchtigkeit der eigenen Person (Selbstwerbedrohung)	3
• körperliches Schonverhalten (körperlicher Trainingsmangel)	2
• psychisches und soziales Schonverhalten (sozialer Trainingsmangel)	3
• Einschränkungen der passiven Entspannungsmöglichkeiten	3
• Soziale Beziehungen durch Krankenrolle stabilisiert	2
• erhöhter Verfügbarkeitsdruck nach medizinischer Interventionen	2
• Mißbrauch von Medikamenten bzw. Abhängigkeitsgefährdung	2
• Abhängigkeit vom medizinischen Versorgungssystem	2

Schweregrade:
0= gar nicht vorhanden; 1= schwach ausgeprägt; 2= eher stärker ausgeprägt; 3= überwiegend vorhanden bzw. ausgeprägt; 4= in hohem Maße ausgeprägt; 5= extrem ausgeprägt

eigenständigen Bewältigung ohne direkte Unterstützung in einem stationären Rahmen erheblich einschränken.

Die inhaltlich diskutierten Problembereiche und Behandlungskonstellationen sind als spezifische Sichtweisen von Krankheiten und des Krankheitsverhaltens zu verstehen, die aus der Verhaltenstherapie und Verhaltensmedizin abgeleitet wurden und als theoretisch und praktisch begründete Indikationskriterien zur stationären Verhaltenstherapie herangezogen werden können. Wir möchten in diesem Zusammenhang noch einmal betonen, daß deren Anwendung eine weitere theoretische und praktische Erfahrungsbildung in der Verhaltenstherapie voraussetzt.

5. Spezielle Indikation zur stationären Verhaltenstherapie bei Angststörungen

Im Bereich der Angststörungen wurden mit dem DSM-III-R, dem DSM IV und der ICD 10 Beschreibungen vorgelegt, die aus dem Blickwinkel der Verhaltenstherapie eine Reihe von therapienahen Problembereichen darstellen und die für die Entwicklung von Veränderungszielen, für die Auswahl von Therapiemethoden und für die Evaluation der Behandlung unmittelbar von Bedeutung sind. Sowohl ambulante als auch stationäre Behandlungsansätze auf der Basis der Verhaltenstherapie haben sich bei der Behandlung von Angststörungen als sehr wirksam erwiesen.

In bezug auf die Differentialindikation von Panikstörungen und phobischen Störungen zwischen stationärer und ambulanter Verhaltenstherapie sind eine Reihe von Problembereichen und Behandlungskonstellationen heranzuziehen, die wir im vorigen Abschnitt erörtert haben (s. hierzu Tabelle 1).

Panikstörungen (ICD-10: F 41.0) mit Agoraphobie (DSM-III-R: 300.21) und ohne Agoraphobie (DSM III-R: 300.01) sowie Agoraphobie ohne Panikstörung (DSM III-R: 300.22 ; ICD-10: F 40.00)

Ausschlaggebend für die stationäre Indikation sind (noch) sehr somatisch orientierte Krankheitsmodelle bei Patienten (1), eine starke Kontrolle durch Umgebungsreize (3), ausgeprägtes Vermeidungsverhalten bei Expositionen (7), dramatische Krankheitsverläufe bei ausgeprägter physischer Bedrohung (8), wenn Absetzpläne zum substanzeninduzierten Mißbrauch erforderlich werden (13), bei drohender Gefährdung der Erwerbsfähigkeit (15), bei Erfahrungen massiver Kontrollverluste (18), bei komorbiden psychiatrischen (20) und psychosomatischen Erkrankungen (21), zur Vorbereitung auf ambulante psychotherapeutische Behandlungen oder nach erfolglosen ambulanten Behandlungen (22), nach ergebnislosen stationären Krankenhausbehandlungen und Notfalleinweisungen (23) sowie bei ausgeprägtem körperlichem Trainingsmangel und sozialem Schonverhalten (als Teilaspekte des chronischen Krankheitsverhaltens). Die Ziffern ( ) beziehen sich auf Tabelle 1.

Sowohl aus Teilaspekten in dieser Zusammenstellung als auch aus einer Kumulation von Problembereichen lassen sich zwingende Indikationen für die stationäre Verhaltenstherapie ableiten.

Insbesondere die "psychiatrische Komorbidität" scheint nach unserer Erfahrung ein wesentliches Kriterium für die Differentialindikation zu sein. Dabei gehen wir von der Arbeitshypothese aus, daß bei komorbiden Panikstörungen und phobischen Störungen stationäre Behandlungen mit Verhaltenstherapie indiziert sind.

In einer aufschlußreichen Studie (Zielke und Pitz, in diesem Heft) haben wir aus der stationären Behandlung 30 Patienten mit "angstbesetzten Herz-Kreislauf–Störungen" als Screeningdiagnose mit Hilfe des DSM-III-R daraufhin untersucht, welche psychiatrischen Störungen in welcher Kombination vorhanden sind.

Isolierte Panikstörungen kamen gar nicht vor, 6,66% der Patienten hatten monosymptomatische Panikstörungen mit Agoraphobie (300.21), bei 3,33 % fanden wir Panikstörungen ohne Agoraphobie (lifetime: 300.01), jedoch in Kombination mit anderen Störungen; bei 9,99 % der Patienten ergaben sich Agoraphobien ohne Panikstörungen (300.22) in Kombination mit mehrfachen anderen Störungen, bei 80 % der Patienten stellten wir Panikstörungen mit Agoraphobie (300.21) in Verbindung mit anderen (komorbiden) psychischen Störungen fest. Nur in zwei Fällen trat die Hauptdiagnose Panikstörungen-current (mit Agoraphobie) (300.21) isoliert auf. Der Rangfolge nach geordnet fanden wir bei 73 % eine Major Depression bei 46 % einen Alkoholmißbrauch bzw. Abhängigkeit, bei 46,15 % eine Hypochondrie, bei 34,61 % einen Medikamentenmißbrauch bzw. Abhängigkeit, bei 23,07 % eine soziale Phobie, bei 15,38 % eine Dysthymie, bei 11,53% eine lifetime-Agoraphobie, bei 7,69 % eine einfache Phobie, bei 3,48 % eine generalisierte Angststörung und schließlich bei 3,48 % eine Bulimia nervosa.

Wir haben es im stationären Bereich offensichtlich bei der Panikstörung als Leitdiagnose mit einem hoch komorbiden Krankheitsbild zu tun, für das erwartungsgemäß stationäre Indikationsstellungen zwingend sind. Leider liegen keine vergleichbaren Komorbiditätsuntersuchungen bei ambulant behandelten Panikstörungen vor. Diese Daten und unsere ambulanten und klinischen Erfahrungen stützen uns jedoch in der Auffassung, daß derart komorbide Krankheitsbilder primär nur stationär behandelt werden können.

Soziale Phobie (ICD-10: F 40.1; DSM II-R: 300.23), einfache Phobie (ICD-10: F40.2; DSM III-R: 300.29) und generalisierte Angststörung (ICD 10: F 41.1; DSM III-R: 300.02)

Stationäres Indikationskriterium bei der *sozialen Phobie* (F 40.1; 300.23) ist das Ausmaß an Generalisierung der sozialen Ängste, wenn keine anderen komorbiden psychischen Störungen vorliegen. Bei generalisierten sozialen Phobien hat der Aktionsradius der Patienten sich häufig bis auf ein (lebensnotwendiges) Minimum reduziert, so daß sie vielfach kaum mehr die eigene Wohnung verlassen können.

Einfache Phobien (F 40.2; 300.29) mit eng begrenztem umschriebenem Stimulus kommen in der klinischen Behandlung kaum vor. Zu stationären Behandlungen führen sie dann, wenn der phobische Stimulus praktisch überall angetroffen werden kann (und dadurch der Bewegungsradius des Patienten weitestgehend eingeschränkt wird) oder wenn die Begegnung mit den entsprechenden Objekten oder Situationen im normalen Lebensvollzug der Patienten nicht verhindert oder umgangen werden kann (Autofahren, Fahren auf der Autobahn, Überqueren von Autobrücken oder Durchqueren von Tunnels auf dem Weg zur Arbeit, Hunde beim Einkaufen, hohe Gebäude am Arbeitsplatz, Kaufhäuser mit Rolltreppen, usw.).

Bei der *generalisierten Angststörung* (F 41.1; 300.02) gibt es drei Aspekte, aus denen sich stationäre Indikationsstellungen ableiten:

- Bei stärkeren Ausprägungen der motorischen Spannung, der vegetativen Übererregbarkeit und andauernder Hypervigilanz und Aufmerksamkeitsspannung erfordert die erheblich eingeschränkte körperliche Belastbarkeit gezielte Interventionen zur körperlichen Stabilisierung.

- Das notwendige Erlernen von Entspannung erfordert eine engmaschige Beratung, weil es für Patienten mit generalisierten Angststörungen ausgesprochen schwierig ist, sich während des Entspannens von den unrealistischen oder übertriebenen Ängsten und Sorgen zu distanzieren.
- Die generalisierten Ängste, z. B. Anderen (aus der Familie) könnte etwas zustoßen, werden im häuslichen Milieu ständig aktualisiert. Erst eine zeitweise Distanzierung durch Herausnahme aus solchen Stimuluskonstellationen ermöglicht eine angemessene Problemanalyse und -bewältigung. Die vorbereitende Motivationsarbeit, sich von den Angehörigen zu lösen, um deren Leben man besorgt ist, ist hierbei eine wichtige Komponente. Manchmal müssen Patienten wiederholte Versuche unternehmen mit nur kurzfristigen Episoden von 1 bis 2 Tagen in der Klinik, bis sie in der Lage sind, diese Distanz auszuhalten.

Eine **posttraumatische Belastungsstörung (ICD 10: F 43.1; DSM III-R: 309.89)** ist nur in sehr seltenen Fällen primärer Einweisungsanlaß für die stationäre Verhaltenstherapie. In der überwiegenden Zahl der Fälle erfolgen die stationären Indikationsstellungen wegen Panikstörungen, Phobien, Depressionen oder spezifischen Persönlichkeitsstörungen wie der Borderline-Persönlichkeitsstörung. Erst im Verlauf der Behandlung ist es möglich, Traumen als wesentliche Entwicklungsbedingung für die Manifestation der Einweisungsdiagnose zu identifizieren. Insbesondere bei posttraumatischen Belastungsstörungen nach sexuellen Gewalterfahrungen (wie sexueller Mißbrauch und Vergewaltigung) erfordert es eine ganz besondere Sensibilität und Behutsamkeit des Behandlers, einen frühkindlichen sexuellen Mißbrauch zu identifizieren, diesen Erfahrungen die angemessene Bedeutung beizumessen und einen richtigen Bezug zum aktuellen Behandlungsgegenstand zu entwickeln. Wir schätzen, daß ca. 20 - 40 % der stationär behandelten Patientinnen sexuelle Gewalterfahrungen in ihrer Vorgeschichte gemacht haben, daß jedoch nur bei einem kleinen Teil dieser Patientinnen diese Erfahrungen Gegenstand der Psychotherapie werden.

Bei der Indikation zur stationären Verhaltenstherapie bei posttraumatischen Belastungsstörungen nach sexuellen Gewalterfahrungen sollte im Einzelfall geprüft werden, ob die jeweilige psychosomatische Klinik auch tatsächlich über entsprechend erfahrene Therapeuten verfügt und sichergestellt werden, daß diese auch mit der Behandlung beauftragt werden.

In einer Reihe von Fällen sind stationäre Behandlungen indiziert, wenn sich in der ambulanten Psychotherapie aufgrund der komplizierten Beziehungsgestaltung die therapeutische Beziehung derart "verhakt" hat oder derart ineinander verwoben ist, daß eine stationäre Behandlung eine Entlastung darstellt, in der diese Problembereiche aufgearbeitet werden können.

Weitere wichtige Gründe für die stationäre Behandlung sind ausgeprägte Kommunikationsstörungen, heftige aktuelle Probleme in Partnerschaften und wenn befürchtet werden muß, daß unter einer themenbezogenen Behandlung der sexuellen Gewalterfahrungen das suicidale Risiko zunimmt oder es zu anderen physiologischen und psychischen "Entgleisungen" kommen kann.

Man sollte jedoch nicht übersehen, daß es ja auch eine Reihe anderer Traumata gibt, auf deren Basis posttraumatische Belastungsstörungen sich entwickeln können. Hierunter sind zu zählen die

- organisch induzierten Traumata (wie z. B. das Para-Narkose-Trauma, Operationstraumata und Diagnosetraumata)
- andere psychische und soziale Traumata (neben den sexuellen Gewalterfahrungen z. B. Geiselnahme, Überfälle mit Gewalterfahrungen, Kriegserfahrungen) und
- Katastrophen-Traumata (z. B: nach Unfällen und technischen Katastrophen, etwa nach Flugzeug-, Gruben- oder Schiffsunglück).

Auch hier sollten bei stationären Indikationsstellungen in den entsprechenden Kliniken Therapeuten vorhanden sein, die mit solchen Problemstellungen vertraut sind. Dies ist jedoch nur selten der Fall.

Zwangsstörungen (ICD 10: F 42; DSM-III-R: 300.30)
Wir müssen leider feststellen, daß bei Zwangsstörungen der häufigste stationäre Behandlungsanlaß eine nicht ausreichend wirksame, ambulante Psychotherapie ist. Offensichtlich überschätzen ambulante Psychotherapeuten auf dem Hintergrund der spektakulären Erfolgsquoten aus der Verhaltenstherapieambulanz im Universitätskrankenhaus Hamburg-Eppendorf (s. Hand, 1986) bei einem Teil der Zwangsneurosen die Möglichkeiten ambulanter Maßnahmen. Was in der ausgeprägten ambulanten Versorgungsdichte der psychotherapeutischen Konzeption der Hand'schen Abteilung mit mehreren ambulanten Kontakten pro Woche und "Marathon"-Sitzungen zur Problemanalyse, zur Reizüberflutung und zur Reaktionsverhinderung noch herstellbar ist, übersteigt in der Regel den Versorgungsaufwand ambulanter Verhaltenstherapeuten. Auch darf bezweifelt werden, daß in der ambulanten Verhaltenstherapie in dem notwendigen Ausmaß tatsächlich in-vivo-Expositionen durchgeführt werden.
Wir sehen die stationäre Verhaltenstherapie als Teil einer therapeutischen Kette bei der Behandlung von Zwangsstörungen, in der in einem dichten und konsequenten Übungsfeld konsistente Verhaltensketten unterbrochen werden können (was manchmal ein Betreuungsverhältnis von 1:1 über 1 bis 2 Wochen erfordert) und der Handlungsradius der Patienten soweit ausgedehnt werden kann, daß sie überhaupt in der Lage sind, die sozialen und interaktionellen Aspekte ihres Problemverhaltens in einer Gruppentherapie zu bearbeiten.
Ein zweiter wichtiger Indikationsanlaß zur stationären Verhaltenstherapie sind sozialmedizinische Problemstellungen bei Zwangsneurosen (lange Arbeitsunfähigkeitszeiten, Zeitrentenverläufe, Rentenantragstellungen und Rentenwiderspruchsverfahren), die fundierte Prognosen zur Erwerbstätigkeit erfordern.
Die für ambulante Verhaltenstherapie erforderlichen Fertigkeiten zur Selbstkontrolle bei Zwangshandlungen werden nach unserer Erfahrung von den ambulanten Behandlern häufig nicht richtig eingeschätzt. Hier ermöglicht die stationäre Behandlung eine feine Abstufung der Kontrollfertigkeiten und Bewältigungskompetenzen bis hin zu berufsbezogenen Belastungserprobungen in Arbeitsbe-

reichen der Umgebung (z. B. bei Kontrollzwängen eines Briefträgers eine gestufte Mitarbeit bei der Post u. ä.).

Wir meinen, daß die Indikationsschwelle für die stationäre Behandlung von Zwangserkrankungen zu häufig von Indikationsvoreingenommenheiten ambulanter Psychotherapeuten geprägt wird; wir halten es für äußerst wichtig, die Indikationsschwelle zu senken und gleichzeitig Fachambulanzen einzurichten, die die notwendige hohe therapeutische Versorgungsdichte in der ambulanten Behandlung von Zwangsstörungen sicherstellen können.

6. Zusammenfassung und Bewertung

Die Beschäftigung mit der Indikationsthematik führt direkt in das Verteilungsfeld ökonomischer Ressourcen unseres Gesundheitssystems. Es war ein bedauerlicher Sachverhalt, daß das Forschungsgutachten zu Fragen eines Psychotherapeutengesetzes von Meyer et al. (1991) sich zwar gegen stationäre psychotherapeutische Behandlungen ausspricht und sich sogar zu einer Fehlallokation öffentlicher Mittel versteigt, differentielle Indikationsstellungen als einen entwicklungsbedürftigen Themenbereich hingegen nicht einmal erwähnt.

Ist dies ein Mangel an fachlicher Kompetenz, an klinischer und ambulanter Erfahrungsbildung, das wohlwollende Übergehen eines heißen Themas oder eine weitsichtige Vorahnung, ob die Indikationsstellungen für die ambulante Psychotherapie - falls man sie konkretisieren würde - von der ambulanten Versorgungsrealität nicht einzulösen wären?

Selbst bei dem ohnehin recht eingeschränkten Indikationskatalog zur ambulanten Psychotherapie muß bereits jetzt darum gefürchtet werden, wer die Verantwortung für die Qualitätssicherung der Versorgung und für den optimistischen Wirksamkeitsanspruch ambulanter Psychotherapie übernimmt. Es bleibt nur zu hoffen, daß dies nicht nur in die Verantwortung der ambulanten Interessenvertreter gegeben wird.

Unter dem Aspekt der Anforderungen an den Prozeß der Indikationsstellung beschäftigt sich dieser Beitrag mit der Qualitätssicherung einer fachlich fundierten Indikationsstellung und beschreibt Kriterien und Kompetenzen, die hierbei zwingend zum Tragen kommen müssen.

Die inhaltlichen Indikationskriterien zur stationären Verhaltenstherapie werden zunächst an 24 Problembereichen und Behandlungskonstellationen entwickelt. Diese differentiellen theoretischen und therapiebezogenen Sichtweisen von Krankheiten und des Krankheitsverhaltens ermöglichen durch Übertragung auf den jeweiligen Einzelfall Ableitungen zur stationären Indikationsstellung.

Im zweiten Teil der Beschreibung der Indikationskriterien werden die Angststörungen beschrieben und für jede einzelne Störung die spezifischen Indikationsstellungen für stationäre verhaltenstherapeutische Behandlungen herausgearbeitet. Bei einer Reihe von Störungen werden Einzelheiten der erforderlichen vorbereitenden ambulanten Maß nahmen erörtert, die wichtige Voraussetzungen für günstige stationäre Behandlungsprognosen darstellen. Eine ausführliche Darstellung der Indikationen auf der Basis von 16 Hauptstörungsgruppen mit 50 spezifischen Krankheitsbildern findet man bei Zielke (1994).

In die umfassende Aufarbeitung der Indikationsthematik sind mehrjährige Erfahrungen in stationärer und ambulanter Psychotherapie und psychosomatischer Behandlung eingeflossen. Die handlungsleitende Zielsetzung bestand darin, diese Erfahrungen für den Umgang mit Patienten im Rahmen von indikationsbezogenen Entscheidungsprozessen zu systematisieren und nutzbar zu machen.

Literatur

Baumann, U. (1981). Indikation zur Psychotherapie. Perspektiven für Forschung und Praxis. Urban und Schwarzenberg, München.

Hand, I. (1986). Verhaltenstherapie und kognitive Therapie in der Psychiatrie. In: K.P. Kisker, H. Lauter, J.E. Meyer, C. Müller & Strömgren (Hrsg.) Psychiatrie der Gegenwart, Band 1: Neurosen, Psychosomatische Erkrankungen, Psychotherapie (S. 277-306). Springer, Heidelberg.

Internationale Klassifikation der Krankheiten - ICD (1979) 9. Revision (1993) (10. Revision) Der Bundesminister für Jugend, Familie und Gesundheit (Hrsg) Deutscher Consulting-Verlag, Wuppertal.

Janssen, P.L. (1991). Stellungnahme zum Forschungsgutachten zu Fragen eines Psychotherapeutengesetzes. In: A.E. Meyer, R. Richter, K. Grawe, J.M. Graf v. d. Schulenburg & B. Schulte: Forschungsgutachten zu Fragen eines Psychotherapeutengesetzes. UKE, Hamburg, im Anhang.

Leidig, S. (1998). Indikation zur stationären Verhaltenstherapie bei psychosomatischen Erkrankungen. Praxis Klinische Verhaltensmedizin und Rehabilitation, 41, 4-8.

Meyer, A.E., Richter, R., Grawe, K., Graf v. d. Schulenburg, J.M. & Schulte, B. (1991). Forschungsgutachten zu Fragen eines Psychotherapeutengesetzes. Hamburg Eppendorf.

Streeck, U., Ahrens, S. & Venner, M. (1992). Zur stationären Patientenversorgung im Fachgebiet Psychotherapie und Psychosomatische Medizin. Rundbrief vom 17.2.1992, Hamburg.

Wittchen, H.U., Saß, H., Zaudig, M. & Koehler, K. (1989). Diagnostisches und Statistisches Manual Psychischer Störungen DSM-III-R. Beltz, Weinheim.

Zielke, M. & Mark, N. (1989). Effizienz und Effektivität stationärer psychosomatischer Behandlungen. Praxis der Klinischen Verhaltensmedizin und Rehabilitation, 7, 132-147.

Zielke, M. & Reich, J. (1990). Komorbidität nach DSM-III-R bei Patienten mit Adipositas. Praxis der Klinischen Verhaltensmedizin und Rehabilitation, 11, 195-205.

Zielke, M. (1979). Indikation zur Gesprächspsychotherapie. Kohlhammer, Stuttgart.

Zielke, M. (1994). Indikation zur stationären Verhaltenstherapie. In: M. Zielke & J. Sturm (Hrsg.) Handbuch Stationäre Verhaltenstherapie (S. 193-249). Psychologie Verlag Union, Weinheim.

Zielke, M. (1991). Rehabilitationswissenschaftliche Aspekte und Forschungsbedarf in der stationären angewandten Verhaltensmedizin. In: VDR (Hrsg) Abschlußberichte der Reha-Kommission Band VI (Forschung und Lehre) (S. 277 - 304).

Zielke, M. (1981.) Stellenwert der Diagnostik bei Indikationsfragen. In: U. Baumann (Hrsg.) Indikation zur Psychotherapie (S. 141 -153). Urban und Schwarzenberg, Heidelberg.

Zielke, M. (1993). Wirksamkeit stationärer Verhaltenstherapie. Psychologie Verlag Union, Weinheim.

Komorbidität bei Angststörungen in der Klinik

Manfred Zielke, Wolfgang Pitz, Klaus Limbacher, Winfried Carls

Komorbiditätsstudien mit entsprechenden formalen Operationalisierungen der Störungsbereiche sowie den Häufigkeits- und Intensitätsangaben der korrespondierenden Symptome, Beschwerden und Auffälligkeiten sind im Bereich der psychiatrischen Erkrankungen noch recht selten. Es wird über drei Komorbiditätsanalysen stationär behandelter Patienten in der Psychosomatik berichtet. In bis zu 90 Prozent der untersuchten Krankheitsfälle weisen die Patienten komorbide psychiatrische und komorbide somatische Krankheitsbilder auf. Die Konsequenzen in Bezug auf die Indikationsstellungen zur stationären Verhaltenstherapie werden diskutiert.

1. Einleitung und Problemstellung

Das Konzept der Komorbidität psychischer Erkrankungen beginnt sich im deutschen Sprachraum zur Zeit gerade erst zu entwickeln. Man versteht darunter das gleichzeitige Vorliegen verschiedener psychischer bzw. psychiatrischer Krankheitsbilder. Eine erhöhte Komorbidität ist ein Indikator für die größere Komplexität bzw. Kompliziertheit einer Störung und erfordert differenziertere Behandlungsregeln.

Komorbiditätsstudien wurden möglich durch die Entwicklung und Beschreibung von klar definierten Krankheitsklassen, wie z.B. im DSM-III-R (Wittchen, Saß, Zaudig u. Koehler 1989) mit entsprechenden formalen Operationalisierungen der Störungsbereiche sowie Häufigkeits- und Intensitätsangaben der korrespondierenden Symptome, Beschwerden und Auffälligkeiten. Während in der englischen/amerikanischen Literatur unter dem Suchstichwort „Komorbidität„ für 1999 etwa 300 empirische Arbeiten registriert wurden, ist man in Deutschland gerade erst dabei, die Forschungs- und Anwendungsdimensionen dieses Konzeptes zu erahnen.

Verantwortlich für diesen Entwicklungsstand ist die immer noch weit verbreitete Verwendung der „International Classification of Diseases„ (ICD in der 9. Revision 1979), die bei den psychiatrischen Krankheiten theorieüberladene, weit gefaßte und unscharf definierte Krankheitsgruppen vorsieht. Komorbiditätsstudien sind auf dieser Klassifikationsbasis nur sehr beschränkt möglich.

2. Komorbiditätsanalysen auf der Grundlage von Daten zur Basisdokumentation stationärer Behandlungsverläufe

Etablierte verhaltenstherapeutische Kliniken verfügen in der Regel über elaborierte Dokumentationssysteme, in denen neben soziodemographischen Daten der Patienten sozialmedizische Problemstellungen, Behandlungsdiagnosen, stationäre Leistungsdaten und Entlassungsbeurteilungen enthalten sind. Die Auswertungen dieser Basisdokumentationen ermöglichen fundierte Analysen über die Zusammensetzung der Behandlungsklientel und über die erfolgten Behandlungsverläufe. Im folgenden Abschnitt werden zwei Ansätze zu Komorbiditätsanalysen auf dieser Dokumentationsgrundlage vorgestellt.

2.1. Psychiatrische Komorbidität

Wir haben auf der Basis von 11.235 stationär behandelten Patienten aus zwei verhaltenstherapeutisch arbeitenden psychosomatischen Kliniken (Psychosomatische Fachkliniken Berus, Bad Dürkheim) bei ausgewählten psychischen Störungen als Erstdiagnose (mit entsprechender ICD-Nr.) die Häufigkeiten der psychiatrischen Erst-, Zweit- und Drittdiagnose in den Angaben der Basisdokumentation und der Entlassungsbriefe zusammengestellt (s. Tabelle 1). Nur bei jeweils der Hälfte der Behandlungsdiagnosen ergaben sich isolierte Störungen. Weiterhin fanden sich z.B. bei den Angstneurosen bei 41,3 % psychiatrische Zweitdiagnosen, bei der neurotischen Depression waren es 39,8 % und bei den depressiven Anpassungsstörungen 36,4 %. Zwischen 13,2 % (bei den Persönlichkeitsstörungen) und 8,7 % (bei den funktionellen Störungen) der Patienten wiesen mehrfache Komorbiditäten mit einer zweiten und dritten psychiatrischen Diagnose auf.
Von besonderem Interesse ist dabei die Frage, ob sich bei den Patienten mit psychiatrischen Mehrfacherkrankungen spezifische Merkmale identifizieren lassen, die Hinweise auf die Schwere der Erkrankung ermöglichen. Die von uns durchgeführten Analysen haben ergeben, daß insbesondere die Krankheitsdauer eine Rolle spielt.
In Abb. 1 wurde die Dauer seit Erstmanifestation des Behandlungsleidens in Abhängigkeit von der Komorbidität dargestellt. Betrachtet man einmal die Gesamtgruppe der Neurosen (ICD-9:300), beträgt die bisherige Krankheitsdauer bis zum Beginn der stationären psychosomatischen Behandlung 6,8 Jahre bei Patienten mit einer isolierten Störung. Liegt eine zweite psychiatrische Behandlungsdiagnose vor, beträgt die Krankheitsdauer bereits 7,5 Jahre. Noch deutlich längere Krankheitslatenzen haben Patienten aufzuweisen, bei denen darüber hinaus eine dritte Behandlungsdiagnose in der psychiatrischen Krankheitsklassifikation vorliegt (8,9 Jahre).
Ähnliche Verlaufsaspekte ergeben sich bei spezifischer Betrachtung der Neurotischen Depression (ICD-9:300.4). Bei komorbider Problemkonstellation dauert es sogar 9,8 Jahre vom Beginn der Erkrankung bis zum Beginn fachpsychotherapeutischer stationärer Behandlungen. Die Stichprobengrößen bei diesen Analysen weisen auf eine hohe Sicherheit der Ergebnisse hin.

Tab. 1: Psychiatrische Komorbidität bei ausgewählten psychischen Störungen

	N	%
Psychosen (290-293)	219	
isolierte Störung	151	68.9
mit 2. psychiatrischer Diagnose	52	23.7
mit 2. und 3. psych. Diagnose	16	7.4
Neurosen (300)	4446	-
isolierte Störung	2384	46.4
mit 2- psychiatrischer Diagnose	1627	36.6
mit 2. und 3. psych. Diagnose	435	9.8
Angstneurose (300.0)	1208	-
isolierte Störung	572	47.3
mit 2. psychiatrischer Diagnose	504	41.3
mit 2. und 3. psych. Diagnose	132	11.0
Neurotische Depression (300.4)	1928	
isolierte Störung	932	48.3
mit 2. psychiatrischer Diagnose	768	39.8
mit 2. und 3. psych. Diagnose	228	11.9
Abhängigkeit/Mißbrauch (303-305)	158	
isolierte Störung	74	46.8
mit 2. psychiatrischer Diagnose	60	40.0
mit 2. und 3. psych. Diagnose	24	13.2
Persönlichkeitsstörungen (301)	602	
isolierte Störung	335	55.6
mit 2. psychiatrischer Diagnose	188	31.2
mit 2. und 3. psych. Diagnose	79	13.2
Funktionelle Störungen (306)	1780	-
isolierte Störung	951	53.4
mit 2. psychiatrischer Diagnose	674	37.9
mit 2. und 3. psych. Diagnose	155	8.7
Spezifische Syndorme (307)	886	-
isolierte Störung	sog	57.3
mit 2. psychiatrischer Diagnose	286	32.3
mit 2. und 3. psych. Diagnose	92	10.4
Anpassungsstörungen (309)	2470	-
isolierte Störung	1304	52.8
mit 2. psychiatrischer Diagnose	898	36.4
mit 2. und 3. psych. Diagnose	268	10.8
Depressive Reaktion (309.1) (lang)	2021	-
isolierte Störung	1Q36	51.3
mit 2. psychiatrischer Diagnose	752	37.2
mit 2. und 3. psych. Diagnose	233	11.5

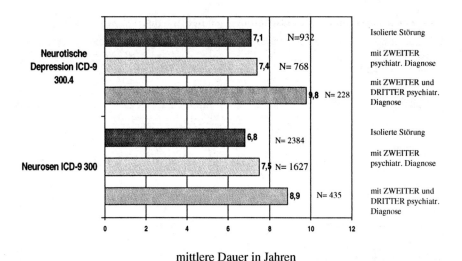

mittlere Dauer in Jahren

Abb. 1: Dauer seit Erstmanifestation bei komorbiden Erkrankungen

Komplexe Behandlungs- und Rehabilitationsansätze sind erforderlich, wenn Patienten neben ihrer psychischen Erkrankung behandlungsbedürftige körperliche Erkrankungen haben.

Dieses körperliche Behandlungsleiden kann in einem direkten Zusammenhang mit der psychischen Symptomatik stehen oder auch unabhängig davon bestehen. In beiden Fällen muß eine eng aufeinander abgestimmte verhaltensmedizinische Behandlung stattfinden.

2.2 Psycho-somatische Komorbidität

In welchem Umfang eine solche Komorbidität im somatischen Bereich bei stationär behandelten Patienten vorkommt, haben wir ebenfalls auf der Grundlage der bereits erwähnten Analysestichprobe von 11.235 Patienten untersucht.

Tabelle 2 enthält zu ausgewählten psychischen Störungen (auf der Basis der ICD-9-Rev.) die relativen Häufigkeiten von isolierten Störungen (nur psychische Erkrankungen) und von psychischen Erkrankungen mit einer somatischen Behandlungsdiagnose. Die anteiligen Verhältnisse bei den psychiatrischen Diagnosen sind unterschiedlich hoch (zwischen 38,7 % somatischer Diagnosen bei den Angstneurosen und 62,3 % bei den Abhängigkeits- und Mißbrauchserkrankungen); sie bestätigen jedoch, daß über die Hälfte der stationär behandelten Patienten auch somatische Behandlungsleiden aufweisen.

Um die differentiellen Aspekte zwischen körperlichen Erkrankungen genauer zu untersuchen, haben wir auf der Grundlage einer Stichprobe stationär behandelter Patienten mit einer Angstneurose Vergleiche angestellt zwischen solchen Patienten, die neben ihrer Angststörung auch ein organisches Behandlungsleiden

Tab. 2: Komorbidität im somatischen Bereich bei psychischen Störungen

	N	%
Psychosen (290-293)	219	
nur Psychose	118	53.9
mit somatischer Diagnose	101	46.1
Neurosen (300)	4446	-
nur Neurose	2307	51.9
mit somatischer Diagnose	2139	48.1
Angstneurose (300.0)	1208	-
nur Angstneurose	740	61.3
mit somatischer Diagnose	468	38.7
Neurotische Depression (300.4)	1928	-
nur neurotische Depression	888	46.0
mit somatischer Diagnose	1040	54.0
Persönlichkeitsstörungen (301)	602	-
nur Persönlichkeitsstörungen	255	42.3
mit somatischer Diagnose	347	57.7
Abhängigkeit/Mißbrauch (303-305)	159	-
nur Abhängigkeit/Mißbrauch	60	37.7
mit somatischer Diagnose	99	62.3
Funktionelle Störungen (306)	1780	-
nur funktionelle Störungen	891	49.5
mit somatischer Diagnose	899	50.5
Spez. Syndrome (307)	886	-
nur spez. Syndrome	536	39.5
mit somatischer Diagnose	350	60.5
Anpassungsstörungen (309)	2470	-
nur Anpassungsstörungen	990	40.0
mit somatischer Diagnose	1480	60.0
längerd. depress. (309.1) Reaktion	2081	-
nur längerd. depr. Reaktion	812	39.0
mit somatischer Diagnose	1269	61.0

Tab. 3: Differentielle Aspekte komorbider Organerkrankungen bei Angstneurosen (N = 591)

Differentielle Kriterien	Angstneurose (ICD 300.0)					
	mit organischer Erkrankung		ohne organische Erkrankung		Gesamt	
	N	%	N	%	N	%
Männer	85	40.1	127	59.9	212	35.9
Frauen	166	43.8	213	56.2	379	64.1
Gesamt	251	42.5	340	57.5	591	
Arbeitslos	48	19.1	59	17.3	107	18.1
Rentenantrag	9	3.6	7	2.0	16	2.7
Rentenstreit	4	1.6	3	0.9	7	1.2
Zeitrente	8	3.2	4	1.2	12	2.0
Kein Rentenverfahren	228	91.5	322	95.9	550	94.0
Gesamt	249		336		585	
Arbeitsfähig bei Aufnahme	140	61.4	230	70.8	370	66.9
davon						
interkurrente Erkrankungen	3	2.14	2	0.86	5	1.35
Arbeitsunfähig bei Aufnahme	88	38.6	95	29.2	183	33.1
davon						
Arbeitsfähig wiederhergestellt	72	81.8	75	78.9	147	80.3

aufweisen und Patienten, die „nur„ unter einer Angststörung leiden. Tabelle 3 enthält die entsprechende Übersicht der Ergebnisse. 40,1 % der männlichen Patienten und 43,8 % der weiblichen Patienten leiden neben ihrer angstneurotischen Störung auch unter einer körperlichen Erkrankung.

Der Anteil der Arbeitslosen ist in der Gruppe mit einer organischen Erkrankung mit 19,1 % geringfügig höher. Rentenverfahren sind in dieser Patientengruppe mit insgesamt 8,5 % (gegenüber 4,1 %) deutlich überrepräsentiert. Dies gilt gleichermaßen für Rentenantragsteller (3,6 %), Rentenstreitfälle (1,6 %) und für Zeitrenten (3,2 % gegenüber 1,2 %).

Der Anteil der bei Aufnahme arbeitsfähigen Patienten ist mit 61, 4 % deutlich niedriger, wenn ebenfalls eine körperliche Erkrankung vorliegt. Interessant ist dabei, daß in dieser Gruppe der Anteil der Patienten, die während der stationären Behandlung interkurrent erkranken mit 2,14 % deutlich höher ist als in der Vergleichsgruppe mit 0,86 %.

Ein wesentlich größerer Anteil der Patienten mit einer organischen Erkrankung (38,6 % zu 29,2 %) ist bei der Aufnahme in die Rehabilitationsklinik arbeitsunfähig. Verantwortlich hierfür ist sicher die Verbindung der angstneurotischen Störungen mit dem aktuellen körperlichen Behandlungsleiden. Auf die Wiederherstellung der Arbeitsfähigkeit am Ende des Klinikaufenthaltes hat dies jedoch keinen negativen Einfluß - im Gegenteil: 81,8 % der arbeitsunfähig aufgenommenen Patienten mit einer organischen Erkrankung werden arbeitsfähig entlassen. Diese Quote ist geringfügig höher als in der korrespondierenden Gruppe mit 78,9 %. Der Anteil der wieder arbeitsfähig eingestuften Patienten mit einer angstneurotischen Störung als Behandlungsleiden ist mit 80,3 % als ausgesprochen hoch einzuschätzen. Neben anderen Faktoren ist vor allem die konzeptionelle Stringenz des verhaltensmedizinischen Behandlungskonzeptes für diese Ergebnisse verantwortlich.

Berücksichtigt man weitere sozialmedizinische Parameter (Tabelle 4) verdichtet sich die Hypothese, daß angstneurotische Patienten mit einer behandlungsbedürftigen körperlichen Erkrankung unter Beachtung ihres aktuellen Krankheitsverhaltens tatsächlich als kranker einzustufen sind. Die vor der Aufnahme bestehende ununterbrochene Arbeitsunfähigkeit (AU) ist mit 47,0 Wochen knapp 6 Wochen länger - wenngleich 41,3 Wochen AU ja auch bereits als ausgesprochen lang zu bewerten ist -, die Häufigkeit von Behandlungen im Akutkrankenhaus ist höher und auch ambulante psychotherapeutische Vorbehandlungen kommen in dieser Problemkonstellation häufiger vor. Patienten mit einer körperlichen Erkrankung sind mit durchschnittlich 38,7 Jahren gut 3 Jahre älter als die Vergleichsgruppe und sie weisen mit 7,7 Jahren eine deutlich längere Anamnesedauer auf.

Tab. 4: Weitere sozialmedizinische Aspekte bei komorbiden Organerkrankungen bei Angstneurosen

| | Angstneurose (ICD 300.0) | | | | | | Gesamt |
| | mit organischer Erkrankung | | | ohne organische Erkrankung | | | |
	N	M	S	N	M	S	N
Alter (Jahre)	251	38.7	9.1	340	35.4	9.2	591
Dauer der AU (in Wochen)	82	47.0	8.3	92	41.3	7.1	174
Dauer seit	251	7.7	8.2	340	7.2	8.3	591
stationäre Vorbehandlungen	251	1.2	2.0	340	0.8	1.4	591
psychoth. Vorbehandlungen	251	1.9	2.7	340	1.6	2.3	591

3. Ergebnisse speziell konzipierter Komorbiditätsstudien

Während die vorgenannten Ergebnisse auf der Grundlage klinischer Routinedokumentationen ermittelt wurden, resultieren die nachfolgenden Analysen aus speziell konzipierten Komorbiditätsstudien. Der Vorteil solcher Untersuchungsansätze besteht vor allem darin, daß die dabei verwendeten diagnostischen Prozeduren sehr viel differenzierter und auch genauer umgesetzt werden können. Die für den diagnostischen Urteilsprozeß zur Verfügung stehende Untersuchungszeit ist in der Regel länger und die Diagnosenfindung erfolgt weitgehend nach standardisierten Interviewprozeduren.

3.1. Studie 1

Fischer und Zielke (1991) untersuchten 140 Patienten und Patientinnen der Psychosomatischen Fachklinik Bad Dürkheim hinsichtlich des Vorliegens einer Schlafstörung im Monat vor der Klinikaufnahme. Die Patienten wurden gemäß dem DSM III-R sieben verschiedenen Störungsgruppen zugeordnet (siehe hierzu Tabelle 5). Wir haben auf der Basis dieser Patientenstichprobe eine Reanalyse der Daten unter der Perspektive der psychiatrischen Komorbidität durchgeführt, wobei wir die Schlafstörungen unberücksichtigt gelassen haben (Ausführliches hierzu bei Fischer und Zielke, 1991).

Aus Tabelle 5 sind die jeweiligen Diagnosenkombinationen für die 7 untersuchten Erstdiagnosen (Kopfzeile 1 bis 7) abzulesen. **Keine Mehrfachstörung** haben lediglich 15 % der PatientInnen mit somatoformen Störungen (1), mit Panikstörungen (2) und mit affektiven Störungen (3). 20 % der PatientInnen mit Zwangsstörungen (4) und mit Anorexia nervosa (6) und 35 % der PatientInnen mit Bulimia nervosa (5) und Adipositas permagna (7) haben keine Mehrfachstörung. Die Anteile der jeweiligen Komorbiditätsraten (Zwei/Drei/Vier DSM-

Tab. 5: Komorbidität bei verschiedenen Behandlungsdiagnosen in der stationären Psychosomatik

	Diagnosen							Gesamt	
	1	2	3	4	5	6	7		
	%	%	%	%	%	%	%	N	%
Keine Mehrfachstörung	15	15	15	20	35	20	35	31	22,1
Zwei DSM-Diagnosen	50	35	30	40	45	55	30	57	40.7
Drei DSM-Diagnosen	25	35	45	30	20	20	35	42	30.0
Vier DSM-Diagnosen	10	15	10	10	-	5	-	10	7.1
Somatoforme Störungen	-	60	80	40	20	15	25	46	32.8
Angststörungen	20	-	15	5	-	-	15	11	7.8
Affektive Störungen	75	20	-	70	55	70	10	74	52.8
Zwangsstörungen	-	-	-	-	-			0	0.0
Bulimia nervosa					-	20		4	2.8
Anorexia nervosa								0	0.0
Adipositas permagna	10	10	15	-	-	-	-	7	5.0
Andere DSM-Diagnosen	-	-	5	-	-	-	-	1	0.7
Medikamentenabhängigkeit	15	25	25	5	-	5	5	16	11.4
Medikamentenmißbrauch	-	5	5	-	10	5		5	3.5
Alkoholabhängigkeit	-	-	-	-	-			0	0.0
Alkoholmißbrauch	10	5	5	10	-	5	5	8	5.7
Mißbrauch en Appetitzüglern	-	-	-	-	-	5		1	0.7
Mißbrauch en Abführmitteln	-	5	-	-	30	5		8	5.7

1 = Somatforme Störungen; 2 = Panikstörungen; 3 = Affektive Störungen; 4 = Zwangsstörungen; 5 = Bulimia Nervosa; 6 = Anorexia Nervosa; 7 = Adipositas permagna

Diagnosen) sind aus dem oberen Teil der Tabelle 5 zu ersehen. Den höchsten Anteil an zweifachen DSM-Diagnosen finden sich bei der Anorexia nervosa (55 %), an dreifachen DSM-Diagnosen bei den affektiven Störungen (45 %) und an vierfachen DSM-Diagnosen bei den Panikstörungen (15 %).

Der untere Teil von Tabelle 5 zeigt, welche jeweiligen DSM-Diagnosen diese Komorbiditäten bedingen. Betrachtet man die Komorbiditätsdiagnosen über alle primären Diagnosegruppen hinweg (rechte Spalte „Gesamt„ in Tabelle 5) rangieren affektive Störungen mit 52,4 % an erster Stelle, gefolgt von somatoformen Störungen mit 38,8 % und Medikamentenabhängigkeit mit 11,4 % auf Rang 3.

Bei **somatoformen Störungen** (1) ergeben sich folgende Komorbiditäten: Affektive Störungen (75 %), Angststörungen (20 %), Medikamentenabhängigkeit (15 %) und Übergewicht sowie Alkoholmißbrauch jeweils 10 %.

Panikstörungen (2) als Erstdiagnose sind konfundiert mit somatoformen Störungen (60 %), Medikamentenabhängigkeit (25 %), Affektiven Störungen (20 %), Übergewicht (10 %) sowie jeweils 5 % der Behandlungsfälle Mißbrauch von Medikamenten und Alkohol.

Wenn **Affektive Störungen** (3) die primäre Behandlungsdiagnose sind, finden sich gehäuft (80 %) Somatoforme Störungen, in 25 % der Fälle eine Medikamentenabhängigkeit, in jeweils 15 % Angststörungen und ein behandlungsbedürftiges Übergewicht sowie bei 5 % der Patienten ein Mißbrauch von Medikamenten und Alkohol.

Bei Patienten, die primär unter einer **Zwangsstörung** (4) leiden, ergab sich in 70 % der Fälle zusätzlich eine affektive Störung, bei 40 % eine somatoforme Störung, bei 10 % ein Alkoholmißbrauch und bei jeweils 5 % eine Medikamentenabhängigkeit bzw. eine weitere Angststörung.

Bei Patientinnen mit einer **Bulimia nervosa** (5) fanden sich folgende Komorbiditäten: Affektive Störungen (55 %), Mißbrauch von Abführmitteln (30 %), Somatoforme Störungen (20 %) sowie ein Mißbrauch von Medikamenten (10 %).

Magersüchtige Patientinnen (6) haben ein ähnliches Komorbiditätsmuster wie bulimische Patientinnen. Im Vordergrund stehen Affektive Störungen (70 %), Somatoforme Störungen und eine weite Streubreite von stoffgebundenem Mißbrauch (Medikamente 5 %, Alkohol 5 %, Appetitzügler 5 % und Abführmittel 5 %) bzw. Abhängigkeit (Medikamente 5 %). Als Spezifikum dieser Gruppe ist zu nennen, daß 20 % der magersüchtigen Patientinnen auch eine komplette bulimische Symptomatik aufweisen.

Patienten mit einem extremen **Übergewicht (Adipositas permagna)** leiden daneben vor allem unter somatoformen Störungen (25 %), Angststörungen (15 %) und affektiven Störungen (10 %), aber auch stoffgebundene Symptomatiken (Medikamentenabhängigkeit 5 %, Alkoholmißbrauch 5 %) spielen eine Rolle.

Insgesamt unterstreicht diese systematische Komorbiditätsstudie, daß nur ein geringer Anteil der Patienten unter „homogenen„ Störungen leidet. In Abhängigkeit von der jeweiligen Erstdiagnose ergeben sich bei bis zu 85 % der Patienten psychiatrische Zweit-, Dritt- und Viertdiagnosen. Die Kombination dieser Komorbiditäten ist in Abhängigkeit von der Primärdiagnose sehr unterschiedlich. Gleichzeitig weisen die Ergebnisse darauf hin, daß die individuellen Behandlungskonzeptionen auf das spezifische Komorbiditätsmuster abgestellt sein müssen, wenn sie erfolgreich umgesetzt werden sollen. Es ist kaum denkbar, daß eine dafür notwendige Behandlungsspezifität im ambulanten Bereich umsetzbar ist.

3.2. Studie 2

Eine unter Komorbiditätsgesichtspunkten noch weiter differenzierende Studie wurde an einer selegierten Patientenstichprobe in der Psychosomatischen Fachklinik Bad Dürkheim durchgeführt. Das methodische Grundkonzept dieser Untersuchung wurde von Pitz (1991) bereits beschrieben und die Erhebung für die aktuelle Ausarbeitung repliziert.

Untersucht wurden 30 Patienten (15 Frauen und 15 Männer), die wegen funktioneller Herzkreislaufbeschwerden zur stationären psychosomatischen Behandlung angemeldet waren. Patienten wurden in die Studie aufgenommen, wenn sie folgende Kriterien erfüllten:

1. Bewerden in mindestens zwei der nachfolgend genannten Symptombereiche:

Auf das Herz bezogene Beschwerden: Herzklopfen, Extrasystolen, die als Herzstolpern empfunden werden, Herzjagen. Weiterhin Schmerzen, zum Beispiel Druck und Stechen in der Brust mit Ausstrahlen in den linken Arm, Beschwerden, die bisweilen an einen Infarkt denken lassen. Allgemeine Beschwerden: Klagen über Abgeschlagenheit, Schwarzwerden vor Augen, Müdigkeit, Erschöpfung, insgesamt Beschwerden, wie sie beim hypotonen Symptomkomplex häufig gefunden werden.

Auf die Atmung bezogene Beschwerden: Klagen der Patienten über Beklemmungsgefühle, erschwertes Atmen, das bis zur ausgesprochenen Atemnot reicht und sowohl bei Unruhe, als auch bei körperlichen Belastungen auftreten kann. Diese Beschwerden werden zum Teil auch als eigenes Krankheitsbild definiert (nervöses Atmungssyndrom).

Vegetative Beschwerden: z.B. Schlaflosigkeit, Parästhesien, Zittern, nervöses Kältegefühl, Schwindelgefühle, Schwitzen sowie Kopfschmerzen.

Psychische Beschwerden: Reizbarkeit, Angst, innere Unruhe und niedergedrückte Stimmung

2. Organische Ursachen sollten medizinisch abgeklärt und ausgeschlossen sein.

3. Die Patienten durften maximal in der zweiten stationären Behandlungswoche sein.

Die Erfassung der psychischen Störungen gemäß dem DSM III-R (Wittchen, Saß Zaudig, Koehler, 1989) erfolgte mit Hilfe der deutschen Version des Strukturierten Klinischen Interviews (SKID, Wittchen, Zaudig, Schramm, Sprengler, Mombour, Klug, Horn, 1990).

Folgende DSM III-R Diagnosen können mit dem SKID getestet werden:

Affektive Störungen
- Bipolare Störung
- Bipolare Störung NNB
- Major Depression
- Dysthyme Störung (nur derzeitige)
- Depressive Störung NNB

Psychotische Störungen
- Schizophrenie
- Schizophreniforme Störung
- Schizoaffektive Störung
- Wahnhafte Störung
- Kurze reaktive Psychose
- Psychotische Störung NNB

Störungen durch psychotrope Substanzen
- Alkohol
- Sedative, Schlafmittel, Anxiolytika
- Cannabis
- Stimulanten
- Opiate
- Kokain
- Halluzinogene-PCF
- Polytoxikomanie
- Andere

Angststörungen
- Panikstörung
- Agoraphobie
- Soziale Phobie
- Einfache Phobie
- Zwangsstörungen
- Generalisierte Angststörung

Somatoforme Störungen
- Somatisierungsstörung (nur derzeitige)
- Hypochondrie (nur derzeitige)
- Undifferenzierte somatoforme Störung

Eßstörungen
- Anorexia Nervosa
- Bulimia Nervosa

Anpassungsstörungen (nur derzeitige)

NNB = nicht näher bezeichnet

Wenn nicht anders angegeben, können die Diagnosen für eine derzeitige Störung „current„ (in den letzten vier Wochen) oder „lifetime„ (jemals im Leben) gestellt werden.

Soziodemographische Daten der untersuchten Patienten

Nach Vorauswahl an Hand der genannten Kriterien liegen Untersuchungsergebnisse von 30 Patienten vor.

Tab. 6: Soziodemographische Daten

			Stichprobe (N=30)	
Geschlecht	männlich		50%	15
	Weiblich		50%	15
Alter	Jahre	M=	36,1	
			SD = 8,6	
			Range 21 - 54	
Familie	Ledig		33,4%	10
	Verheiratet		63,6%	19
	Geschieden		3,3%	1
Schulabschluß	Hauptschule		56,7%	17
	Mittlere Reife		36,7%	11
	Abitur		6,7%	2
Beruf	Nicht berufstätig/Hausfrau		13,3%	4
	Arbeiter		23,3%	7
	Angestellte		63,3%	19
Dauer der Störung	(Monate)	M=	51,4 SD=8,12	

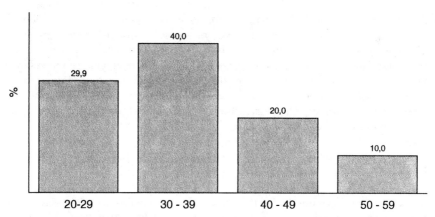

Abb. 2: Verteilung der Altersgruppen in der Patientenstichprobe

Der Altersmittelwert beträgt 36,1 Jahre. Die Altersgruppe der 20 bis 29-Jährigen ist mit 29,9 % vertreten. 40 % der Patienten sind zwischen 30 und 39 Jahren alt. Die darüberliegenden Altersgruppen der 40- bis 49-Jährigen sind mit 20 % und der 50- bis 59-Jährigen mit 10 % repräsentiert. Knapp 2/3 der Patienten sind

147

verheiratet, 1/3 sind geschieden. Bezüglich der Schulbildung weist der weitaus größte Anteil der Patienten einen Hauptschulabschluß (56,7 %) auf, 36,7 % haben die Mittlere Reife erreicht und 6,7 % haben ihre Schulbildung mit dem Abitur abgeschlossen. Hinsichtlich des aktuellen beruflichen Beschäftigungsverhältnisses sind 63,3 % der Patienten als Angestellte und 23,3 % als Arbeiter tätig. Nicht betrieblich berufstätig bzw. als Hausfrau beschäftigt sind 13,3 % der Patienten.

Die Erkrankungsdauer wegen der aktuellen Behandlungssymptomatik beträgt in der Gesamtstichprobe 51,4 Monate, d.h. 4,28 Jahre. Die individuellen Anamnesedauern sind fallbezogen in Tabelle 7 aufgeführt.

Einfache Diagnosehäufigkeiten

Die Übersicht in Tabelle 7 zeigt, daß bei nur zwei Patienten eine „isolierte„ Störung (Panikstörung mit Agoraphobie) vorliegt. Alle anderen Patienten haben wenigstens zwei psychiatrische Erkrankungen. Die Dauer der Störung weist eine große Variationsbreite auf. Die längste Anamnesedauer hat Patient Nr. 5 mit 192 Monaten (16 Jahre) und die kürzeste Patient Nr. 26 mit 10 Monaten. Die Komorbiditäten umfassen nahezu alle Diagnosen im SKID.

Tabelle 8 enthält eine Übersicht zum Verhältnis der „lifetime„ Diagnosen zu den „current„ Diagnosen auf der Grundlage der Einzeldiagnosen. Daraus ist ersichtlich, daß insbesondere die Panikstörungen (86,7 %) mit Agoraphobie (73,3 %) „current„-Diagnosen darstellen. Die Major Depression ist etwa zu gleichen Teilen in den letzten 4 Wochen (30,0 %) vorhanden bzw. sie war früher (36,7 %) erfüllt. Das gleiche gilt für die Einnahme von Alkohol („current„ = 26,7 %; „lifetime„ = 20 %). Hypochondrisches Verhalten tritt ausschließlich als „current„-Diagnose in Erscheinung, wohingegen die kodierten Eßstörungen als „lifetime„-Diagnosen in Erscheinung treten.

Faßt man die Diagnosen zu Störungsgruppen zusammen, zeigt sich noch einmal besonders deutlich, daß 96,7 % der Phobischen Störungen „derzeitige„ Erkrankungen darstellen. Bei 43,3 % aller Patienten erscheinen die Somatoformen Störungen als „current„-Diagnosen und die Substanzinduzierten Störungen sind zum größten Teil ebenfalls „derzeitige„ Erkrankungen.

Diagnosehäufigkeiten bei Männern und Frauen

Ein sehr hoher Prozentsatz der Patienten leidet an Panikstörung mit Agoraphobie. Neben den Panikstörungen treten vor allem Major Depression, substanzinduzierte Störungen (Alkohol, Sedativa) und Hypochondrie auf. Bei Männern liegt die Rate für alkoholinduzierte Störungen und Hypochondrie deutlich höher als bei Frauen.

Der Chi-Quadrat-Test ergab bei Alkoholstörungen den Wert 4,571, df = 1, p < = .05, bei Hypochondrie den Wert 3,769, df = 1, p < = .05. Die Chi-Quadrat-Tests

Tab. 7: Komorbidität der Diagnosen erhoben mit SKID

VPN	Geschlecht	Alter Jahre	Dauer der Störung Monate	Diagnosen nach SKID
1	w	30	16	PS+*, AP, MD*
2	w	27	15	PS+*, AP, MD*,HY*
3	m	33	16	AP*,ZS*, AL, HY*
4	m	29	11	PS+*, AL*, HY*
5	m	36	192	PS+*, AP, AL*, SE*
6	w	42	19	PS+*
7	w	47	22	PS+*, MD, HY*
8	w	27	46	PS+*, MD, HY*
9	w	26	60	PS+*, GA*, MD*, BN
10	w	37	60	PS+*, MD, AL*, SE*
11	w	34	60	AP*, HY*
12	m	50	24	PS+*, MD, DY*, AL, SE
13	m	21	72	PS+*, MD, DY*, AL; SE, HY*
14	w	35	120	AP*, SP*, GA*, ZS*, DY*,AN
15	m	48	36	PS+*, MD*, AL*, HY*
16	w	29	36	PS+*. MD, AL*
17	m	29	48	PS+*, SP*, MD*, DY*
18	m	39	95	PS+*, HY*
19	m	35	24	PS+*, SP*, MD, AL*, IIY*
20	m	37	36	PS+*, MD*, SE*, HY*
21	m	56	72	PS+*, SP*, MD
22	w	36	19	PS, EP*, ZS*, MD*
23	w	30	11	PS+*
24	m	28	72	PS+*, MD*, AL*, SE*, HY*
25	w	48	144	PS+*, EP*, MD*, SE*
26	m	27	10	PS+*, SP, MD, AL, SE*
27	w	40	13	PS+*, MD
28	w	38	24	PS+*, SP*, MD*, AL*, SE*
29	m	40	120	PS*, EP, DY*, AL, HY*
30	m	50	50	PS+*, SP*, HY*

* bedeutet, das Kriterium ist in den letzten 4 Wochen (derzeit/"current") vorhanden

Diagnoseschlüssel zur Tabelle 7
PS = Panikstörung (PS+ = mit Agoraphobie); AP = Agoraphobie; SP = Soziale Phobie; EP= Einfache Phobie; GA = Generalisierte Angststörung; ZS = Zwangsstörung; MD = Major Depression; DY = Dysthymie; AL = Alkoholmißbrauch/Abhängigkeit; SE = Mißbrauch/Abhängigkeit von Sedativa, Schlafmitteln, Anxiolytika; HY = Hypochondrie; AN = Anorexia nervosa; BN = Bulimia nervosa

Tab. 8: Das Verhältnis der „lifetime" zu den „current" Diagnosen

Störung	current		lifetime	
	N=	%	N=	%
Panikstörung	26	86,7	1	3,3
(mit Agoraphobie)	22	73,3	0	0,0
Agoraphobie	0	0,0	6	20,0
Soziale Phobie	6	20,0	1	3,3
Einfache Phobie	2	6,7	1	3,3
Generalisierte Angststörung	2	6,7	0	0,0
Zwangsstörung	3	10,0	0	0,0
Major Depression	9	30,0	11	36,7
Dysthymie	4	13,3	0	0,0
Alkohol	8	26,7	6	20,0
Sedativa	7	23,3	1	3,3
Hypochondrie	13	43,3	0	0,0
Anorexia	0	0,0	1	3,3
Bulimia	0	0,0	1	3,3

Tab. 9: Häufigkeit der diagnostizierten Störungsgruppen bei den Probanden gesamt und „derzeit"

Störungsgruppe	Probanden		Davon current	
	N=	%	N=	%
Phobische Störungen	30	100,0	29	96,7
Substanzindizierte Störungen	16	53,3	11	36,7
Somatoforme Störungen	13	43,3	13	43,3
Eßstörungen	2	6,7	0	0,0

Tab. 10: Häufigkeiten der einzelnen Störungen für die Gesamtstichprobe und die Untergruppen Frauen und Männer

Störung	Gesamt		Frauen		Männer	
	N=	%	N=	%	N=	%
Panikstörung	27	90,0	13	86,7	14	93,4
(mit Agoraphobie)	22	73,3	12	80,4	10	67,0
Agoraphobie	6	20,0	4	26,7	2	13,3
Soziale Phobie	7	23,3	3	20,0	4	26,7
Einfache Phobie	3	10,0	2	13,3	1	6,7
Generalisierte Angststörung	2	6,7	2	13,3	0	0,0
Zwangsstörung	3	10,0	2	13,3	1	6,7
Major Depression	20	66,7	10	66,7	10	66,7
Dysthymie	4	13,3	1	6,7	3	20,0
Alkohol	14	46,7	3	20,0	11	80,0
Sedativa	8	26,7	3	20,0	5	33,3
Hypochondrie	13	43,3	3	20,0	10	66,7
Anorexia	1	3,3	1	6,7	0	0,0
Bulimia	1	3,3	1	6,7	0	0,0

Tab. 11: Verteilung der Häufigkeiten von Störungen bei den Patienten

Anzahl Störungen N=	Gesamt		Frauen		Männer	
	N=	%	N=	%	N=	%
1	2	6,7	2	13,3	0	0,0
2	3	10,0	2	13,3	1	6,7
3	7	23,3	5	33,3	2	13,3
4	11	36,7	4	26,7	7	46,7
5	6	20,0	1	6,7	5	33,3
6	1	3,3	1	6,7	0	0,0

Tab. 12: Anzahl der diagnostizierten Störungsgruppen in der Stichprobe

Anzahl Störungs- gruppen	Gesamt		Frauen		Männer	
	VP=	%	N=	%	N=	%
1	2	6,7	2	13,3	0	0,0
2	9	30,0	5	33,3	4	26,7
3	13	43,3	8	53,3	5	33,3
4	6	20,0	0	0,0	6	40,0

für die anderen Störungen und Untergruppen ergaben keine signifikanten Werte.

Der hohe Anteil von Panikstörungen (13 von 15 Frauen und 14 von 15 Männern) ist ein Indikator für die Zuverlässigkeit der Selektionsprozeduren.

Das Nebeneinanderbestehen unterschiedlicher Störungen (Tabelle 11) ergibt bei den Frauen einen Verteilungsgipfel bei 3 Störungen (33,3 %) und 4 Störungen (26,7 %). Bei den Männern liegt der Verteilungsgipfel mit 46,7 % (4 Störungen) und 33,3 % (5 Störungen) deutlich höher.

Der statistische Durchschnitt liegt bei 3,63 Störungen pro Patient. Die Standardabweichung beträgt 1,22. Bei den Frauen liegt der Durchschnittswert bei 3,2 (SD = 1,37), bei den Männern bei 4,07 (SD = 0,88). Eine Überprüfung dieser Ergebnisse mit dem Mann-Whitney U-Test ergab einen signifikanten Unterschied zwischen der Gruppe der Frauen und der der Männer: U = 64 bei einer Irrtumswahrscheinlichkeit von 5 %.

Faßt man die Diagnosen zu den Störungsgruppen des SKID: Phobische Störungen, Affektive Störungen, Substanzinduzierte Störungen, Somatoforme Störungen und Eßstörungen zusammen, so ergaben sich folgende Häufigkeiten:

Die Patienten insgesamt haben Störungen in durchschnittlich 2,77 der Gruppen (SD = 0,86). Die Werte für die Frauen betragen M = 2,4 (SD = 0,74), für die Männer M = 3,13 (SD = 0,83).

Die Überprüfung mit dem Mann-Whitney U-Test ergibt einen signifikanten Wert von U = 62 bei einer Irrtumswahrscheinlichkeit von 5 %. Das heißt, daß nach dem SKID Männer durchschnittlich Störungen in mehr Störungskategorien haben als Frauen.

Der Unterschied resultiert vor allem daraus, daß 40 % der Männer Störungen in vier unterschiedlichen Störungsgruppen aufweisen und die Frauen in dieser Gruppenkombination nicht vertreten sind. Bei den Erkrankungen in nur einer Störungsgruppe hingegen sind die männlichen Patienten nicht repräsentiert.

Polymorbidität der Störungen bei Panikstörungen

Der nächste Analyseschritt besteht darin, diejenigen Patienten hinsichtlich der Komorbidität genauer zu untersuchen, die „current„-Panikstörungen mit Agoraphobie aufweisen und deren Kombination mit anderen Störungen aufzuzeigen.

Tab. 13: Häufigkeiten monosymptomatischer und polysymptomatischer Störungen bei Panikstörungen

	N	%
Panikstörungen mit Agoraphobie "current" monosymptomatisch	2	6.66
Panikstörungen ohne Agoraphobie "lifetime" kombiniert mit ⎯⎯⎯ *Einfacher Phobie *Zwangsstörung *Major Depression	1	3.33
Agoraphobie ohne Panikstörungen kombiniert mit ⎯⎯⎯ *Hypochondrie (N=2) *Zwangsstörung (N=2) *Alkoholmißbrauch (N=1) *Sozialer Phobie (N=1) *Dysthymie(N=1) *Gen. Angststörung (N=1) *Anorexia nervosa (N= 1)	3	9.99
Panikstörungen mit Agoraphobie "current" kombiniert mit anderen Störungen	24	80.00

Von allen 30 Patienten litten 6,66 % (N = 2) unter einer monosymptomatischen Panikstörung mit Agoraphobie („ current„). Ein Patient (3,33 %) hatte eine „ lifetime„-Panikstörung ohne Agoraphobie, jedoch in Kombination mit Einfacher Phobie, Zwangsstörung und Major Depression.

Weitere drei Patienten hatten eine Agoraphobie ohne Panikstörung in Kombination aus einer Hypochondrie (N = 2), Zwangsstörung (N = 2), Alkoholmißbrauch (N = 1), Sozialer Phobie (N = 1), Dysthymie (N = 1), Generalisierten Angststörung (N = 1) oder einer Anorexia nervosa (N = 1).

Tab. 14: Häufige Diagnosekombinationen bei Panikstörungen

Panikstörungen (mit Agoraphobie) "current" (N=26, entspricht 86.66 % der Stichprobe)

	N	%
monosymptomatisch	2	7.69
in Kombination mit Major Depression	19	73.07
Alkoholmißbrauch/-abhängigkeit	12	46.15
Hypochondrie	12	46.15
Sedativa, Schlafmittel, Anxiolytika Mißbrauch/Abhängigkeit	9	34.61
Soziale Phobie	6	23.07
Dysthymie	4	15.38
Agoraphobie (lifetime)	3	11.53
Einfache Phobie	2	7.69
Generalisierte Angststörung	1	3.48
Bulimia nervosa	1	3.48

24 Patienten (80 %) wiesen eine Panikstörung („ current„) mit Agoraphobie auf. Die Störungskombinationen bei dieser Gruppe haben wir in einem nächsten Auswertungsschritt weiter untersucht.

Von allen Patienten, die unter einer „ current„ -Panikstörung mit Agoraphobie leiden, weisen lediglich zwei Patienten eine isolierte Störung ohne Kombination mit anderen Erkrankungen auf.

Die bei weitem häufigste komorbide Erkrankung ist mit 73,07 % die Major Depression, gefolgt von Alkoholmißbrauch bzw. Alkoholabhängigkeit mit 46,15 % sowie Hypochondrie mit ebenfalls 46,15 %. Ein Mißbrauch bzw. eine Abhängigkeit von Sedativa, Schlafmitteln oder Anxiolytika wurde bei 34,61 % der Patienten diagnostiziert. Weitere komorbide Störungsbilder neben der Panikstörung sind: Soziale Phobie (23,07 %), Dythymie (15,38 %), „ lifetime„ -Agoraphobie (11,5 %), Einfache Phobie (7,69 %), Generalisierte Angststörung (3,48 %) sowie die Bulimia nervosa (3,48 %).

4. Bewertung und Schlußfolgerungen

Die diagnostischen Behandlungsdaten von Patienten in der stationären Psychosomatik aus den hier vorgestellten drei unterschiedlichen Untersuchungsquellen legen eindeutige Bewertungen der Klientel hinsichtlich der Komorbidität nahe.

Die Auswertungen der routinemäßig erstellten Basisdokumentationen ergeben hohe bis sehr hohe Anteile komorbider Erkrankungen, selbst wenn hierbei „noch„ die Krankheitsklassifikation nach der ICD in der 9. Revision erfolgte. Unspezifische Beschreibungen der Krankheitsgruppen und eine aus wissenschaftlichem Blickwinkel unzureichende Operationalisierung der Klassifikations-

153

Panikstörungen (mit Agoraphobie) in Kombination mit:

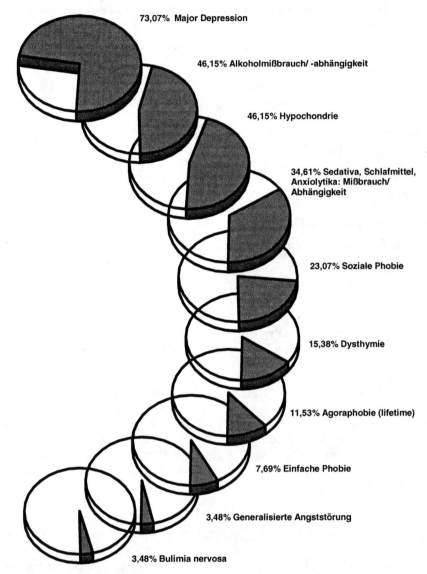

73,07% Major Depression

46,15% Alkoholmißbrauch/ -abhängigkeit

46,15% Hypochondrie

34,61% Sedativa, Schlafmittel,
Anxiolytika: Mißbrauch/
Abhängigkeit

23,07% Soziale Phobie

15,38% Dysthymie

11,53% Agoraphobie (lifetime)

7,69% Einfache Phobie

3,48% Generalisierte Angststörung

3,48% Bulimia nervosa

Abb. 3: Häufige Diagnosekombinationen

kriterien tragen gerade im Bereich der psychiatrischen Erkrankungen dazu bei, eher weniger voneinander unterscheidbare Behandlungsdiagnosen zu stellen. Gleichwohl zeigen die Ergebnisse trotz dieser Minderung im diagnostischen

154

Differenzierungsgrad eine psychiatrische Komorbidität von 50 % bis 60 % über das Vorliegen einer psychiatrischen Zweit- oder Drittdiagnose.

Körperliche Erkrankungen mit einem akuten Behandlungsbedarf finden sich je in Abhängigkeit von der psychiatrischen Erstdiagnose bei 40 % bis 60 % aller Patienten. Dabei ist es zunächst einmal von nachgeordneter Bedeutung, ob die psychische Problematik und die körperliche Erkrankung in einem ätiologischen Zusammenhang miteinander stehen. Vorrangig ist, daß die psychologisch-psychotherapeutische Behandlung und die somatomedizinische Behandlung eng aufeinander abgestimmt und aufeinander bezogen sind: Also im besten Sinne eine verhaltensmedizinische Behandlung darstellen. Es ist kaum vorstellbar, daß sich solche verhaltensmedizinischen Strategien in einem sektoralen ambulanten Versorgungsbereich (ärztliche medizinische Praxis, psychologische Praxis) konsequent umsetzen lassen.

Patienten mit komorbiden Organerkrankungen bei Angstneurotischen Störungen als Primärdiagnose sind nach unseren differentiellen Analysen auch tatsächlich kranker (hinsichtlich des objektivierbaren Krankheitsverhaltens) als Patienten ohne eine solche komorbide Organerkrankung. Sie sind bei der Aufnahme in die psychosomatische Klinik häufiger krank geschrieben, die bis zur Aufnahme bestehende ununterbrochne Arbeitsunfähigkeit beträgt durchschnittlich 47 Wochen, der Anteil der Rentenverfahren ist deutlich höher, die Anamnesedauer (Beginn der Erkrankung bis zur jetzigen stationären Aufnahme) ist erheblich länger und die Anzahl der stationären Behandlungen im Akutkrankenhaus und sogar die Anzahl psychotherapeutischer Vorbehandlungen ist größer als in der Vergleichsgruppe der angstneurotischen Patienten ohne ein aktuelles körperliches Behandlungsleiden.

Die insgesamt hohe Wiederherstellungsquote der Arbeitsfähigkeit von über 80 % der stationär behandelten Patienten mit der vorab beschriebenen komorbiden Problematik ist ausgesprochen hoch; sie erlaubt gleichzeitig ein klares positives Votum für die verhaltensmedizinische Behandlungskonzeption.

Noch eindeutiger als die Routinedaten erlauben, beschreiben systematische Komorbiditätsanalysen die Mehrfacherkrankungen der stationären Klientel. Bis zu 85 % der Patienten, vor allem mit somatoformen Störungen, mit Panikstörungen und mit affektiven Störungen weisen mindestens zwei DSM-Diagnosen auf, 45 % der Patienten mit einer Affektiven Störung, drei DSM-Diagnosen und 15 % der Patienten mit Panikstörungen sogar vier DSM-Diagnosen. Berücksichtigt man gleichzeitig, um welche Art der komorbiden Erkrankungen es sich dabei handelt, wird bereits in diesem gruppenstatistischen Analyseschritt deutlich, welch kompetente und zugleich fein dosierte Behandlungsstrategien für erfolgversprechende Behandlungsansätze erforderlich sind.

Die zuletzt referierte Komorbiditätsstudie 2 weist noch einmal auf drei Besonderheiten der Ergebnisse hin:

(1) Bei 29 von 30 untersuchten Patienten wurde die phobische Symptomatik als „ current„ -Diagnose eingestuft.

(2) Bei nur 2 Patienten ergab sich ein monosymptomatisches Störungsbild (Panikstörung mit Agoraphobie) ohne weitere psychiatrische Diagnosen. Dies ist ein ganz eindeutiges Zeichen für den vorstationären Selektions- und Ent-

scheidungsprozeß, dem zufolge polymorbide Panikstörungen klare Indikationen für die stationäre verhaltensmedizinische Behandlung darstellen.

(3) Die Geschlechtsunterschiede hinsichtlich der Anzahl der festgestellten psychiatrischen Erkrankungen und hinsichtlich der Störungen in einzelnen Störungsgruppen weisen männliche Patienten mit Panikstörungen als deutlich komorbider aus als es die Frauen sind. Verantwortlich hierfür sind vor allem substanzeninduzierte Mißbrauchs- bzw. Abhängigkeitsprobleme und eine wesentlich häufiger diagnostizierte Hypochondrie bei den Männern.

Für eine weitgehende (bzw. weitergehende) Versachlichung der Indikationsstellung für stationäre und ambulante verhaltenstherapeutische (oder besser: verhaltensmedizinische) Behandlungen im Bereich der Psychosomatik ist zu hoffen, Komorbiditätsanalysen von Patienten aus ausschließlich ambulanten Behandlungen vorliegen zu haben.

Literatur

Fischer, J.U. & Zielke, M. (1991). Prävalenz von Schlafstörungen bei Patienten mit neurotischen und psychosomatischen Störungen. Praxis der Klinischen Verhaltensmedizin und Rehabilitation, 15, 189-197.

Pitz, W. (1991). Komorbidität und soziale Anpassung bei Patienten mit funktionellen kardiovaskulärem Syndrom. Unveröff. Diplomarbeit, Univ. Koblenz/Landau.

Wittchen, H.U., Saß, H., Zaudig, M. & Koehler, K. (1989). Diagnostisches und statistisches Manual psychischer Störungen DSM III-R, Beltz, Weinheim.

Wittchen, H.U., Zaudig, M., Schramm, E., Sprengler, P., Mombour, W., Klug, J. & Horn, R. (1990). SKID. Strukturiertes Klinisches Interview für DSM III-R. Beltz, Weinheim.

Stationäre verhaltensmedizinische Behandlung von Angst- und Panikstörungen

Josef Schwickerath, Rolf Keller, Peter Follert

Verhaltensmedizinische Grundlagen zur Behandlung von Angst- und Panikstörungen werden anhand eines neuen Konzeptes aus der Gruppentherapie von Angststörungen der Klinik Berus vorgestellt. Es handelt sich um die neu konzipierte *Angstbewältigungsgruppe*, die aus einem psychoedukativen Informations- und einem prozeßorientierten Übungsteil besteht. Dazu werden einige Daten zu Angststörungen in der Klinik Berus und Ergebnisse einer Patientenbefragung berichtet.

1. Einleitung

Verhaltenstherapeutische Angstbehandlung - besser die Konfrontationstherapie - hat einen berühmten Vorläufer: *J.W. von Goethe* litt unter Panikanfällen und Phobien. Was hat er zu deren Bewältigung getan?

"JWG": Selbstheilung eines Agoraphobikers
In einem Werk mit dem bemerkenswerten *Titel „ Dichtung und Wahrheit"* beschreibt ein prominenter Agoraphobiker seine Selbstheilung. Die angewandte Methode kann als früher Vorläufer der heutzutage in der Verhaltenstherapie so wichtigen Konfrontationstherapie angesehen werden.

"Ein starker Schall war mir zuwider, krankhafte Gegenstände erregten mir Ekel und Abscheu. Besonders aber ängstigte mich ein Schwindel, der mich jedesmal befiel, wenn ich von einer Höhe herunterblickte. Allen diesen Mängeln suchte ich abzuhelfen, und zwar, weil ich keine Zeit verlieren wollte, auf eine etwas heftige Weise. Abends beim Zapfenstreich ging ich neben der Menge Trommeln her, deren gewaltsame Wirbel und Schläge das Herz im Busen hätten zersprengen mögen. Ich erstieg ganz allein den höchsten Gipfel des Münsterturms und saß in dem sogenannten Hals, unter dem Knopf oder der Krone, wie man's nennt, wohl eine Viertelstunde lang, bis ich es wagte, wieder heraus in die freie Luft zu treten, wo man auf einer Platte, die kaum eine Elle ins Gevierte haben wird, ohne sich sonderlich anhalten zu können, stehend das unendliche Land vor sich sieht, indessen die nächsten Umgebungen und Zieraten die Kirche und alles, worauf und worüber man steht, verbergen. Es ist völlig, als wenn man sich auf einer Montgolfiere in die Luft erhoben sähe. Derglei-

chen Angst und Qual wiederholte ich so oft, bis der Eindruck mir ganz gleichgültig ward, und ich habe nachher bei Bergreisen und geologischen Studien, bei großen Bauten, wo ich mit den Zimmerleuten um die Wette über die freilegenden Balken und über die Gesimse des Gebäudes herlief, ja in Rom, wo man eben dergleiche Wagstücke ausüben muß, um bedeutende Kunstwerke näher zu sehen, von jenen Vorübungen großen Vorteil gezogen."
(zitiert nach Margraf & Schneider 1996, Bd. 2, S.19)

Wieviel Menschen damals unter Angst und Panikattacken litten, wissen wir nicht - heute geben Schneider & Margraf (1998) eine Lebenszeitprävalenz bei Panik von 2,4 % und bei Agoraphobie von 5,7 % an.

Die Weltgesundheitsorganisation WHO unterscheidet in ihrem Klassifikationssystem ICD10 bei den Angststörungen die phobischen Störungen und sonstige Angststörungen, worunter auch die Panikstörung gerechnet wird (Abb. 1, Dilling u.a. 1993).

Panikstörungen sind dabei durch wiederkehrende schwere Angstattacken gekennzeichnet, die sich nicht auf eine spezifische Situation oder besondere Umstände beschränken und deshalb auch nicht vorhersehbar sind. Typisch ist der plötzliche Beginn mit Herzklopfen, Brustschmerz, Erstickungsgefühlen, Schwindel etc.

Übersicht ICD-10 Überblick Angststörungen

F40 **phobische Störung**

F40.0		Agoraphobie
	00	ohne Panikstörung
	01	mit Panikstörung
F40.1		soziale Phobien
F40.2		spezifische (isolierte) Phobien
F40.8		sonstige phobische Störungen
F40.9		nicht näher bezeichnete phobische Störung

F41 **andere Angststörungen**

F41.0	Panikstörung (episodisch paroxysmale Angst)
F41.1	generalisierte Angststörung
F41.2	Angst und depressive Störung, gemischt
F41.3	andere gemischte Angststörungen
F41.8	andere näher bezeichnete Angststörungen
F41.9	nicht näher bezeichnete

Abb. 1: Übersicht ICD-10 Überblick Angststörungen

Bei der *Agoraphobie* steht das Vermeidungsverhalten der Patienten im Vordergrund. Es werden dabei nicht nur große Plätze, sondern auch Menschenmengen oder eine Reihe öffentlicher Orte vermieden.

Je nachdem ob gleichzeitig zu der Agoraphobie auch eine Panikstörung vorliegt, wird die Diagnose „Agoraphobie ohne Panikstörung (F40.00)" oder „Agoraphobie mit Panikstörung (40.01)" gestellt.

Einen Überblick über Panik und Agoraphobie geben Markgraf und Schneider (1990, 1996).

Die *Sozialphobie* bezieht sich auf soziale Situationen wie z.b. öffentliches Auftreten oder Sprechen vor Menschen z.b. mit der Angst vor Blamage (Juster u.a. 1996).

Bei der *spezifischen Phobie* steht die Angst vor bestimmten Situationen oder Objekten im Vordergrund, z. B. geschlossene Räume, bestimmte Tiere etc (Öst 1996).

2. Angststörungen in der Klinik Berus

2.1. Vorbemerkung

Angststörungen sind seit Beginn in der Klinik Berus im Jahre 1986 ein wesentlicher Indikationsschwerpunkt im Rahmen der stationären verhaltensmedizinischen Behandlung. Betrachtet man den Zeitraum 1986-1996 betrug der Anteil der Hauptbehandlungsdiagnose *Angststörung* (ICD-9: 300.0 und 300.2) 17,7 % (Klinik Berus, 1997), für den Zeitraum von 1997 bis 1998 21,4 %.

Für die Jahre 1997-98 zeigen sich bei den Angststörungen folgende ausgewählte Merkmale:

Von insgesamt 387 behandelten Patienten mit einer Angsterkrankung haben 72,6% (N = 281) eine weitere behandlungsbedürftige Diagnose, z.B. chronischer Tinnitus (Abb. 2). Zur Dauer der jeweiligen Angsterkrankung seit Erstmanifestation zeigt sich ein Durchschnitt von knapp 6 Jahren (Abb. 3).

2.2. Das Therapiekonzept

Kernpunkt der Behandlung - und somit auch der Angstbehandlung in der Klinik Berus - ist die Einzeltherapie durch die **Bezugstherapeuten** mit Erstellung einer **individuellen Verhaltens- und Bedingungsanalyse, Therapiezielplanung,** Durchführung von **Angstbewältigungsübungen** und Bearbeitung der die Angststörung aufrechterhaltenden **Hintergrundproblematik.** im jeweiligen Einzelfall. Darüber hinaus findet eine differenzierte Gruppentherapie statt, die in der Anfangsphase eher durch ein psychoedukatives Vorgehen gekennzeichnet ist, d.h. bei der Angstbehandlung werden zu Beginn des stationären Aufenthaltes neben einer allgemeinen Einführungs- und Orientierungsgruppe für neu angekommene Patienten sowie der *Angstinformationsgruppe* auch meist ein Muskelentspannungstraining nach Jacobson und eine Ausdauersportgruppe als weitgehend

159

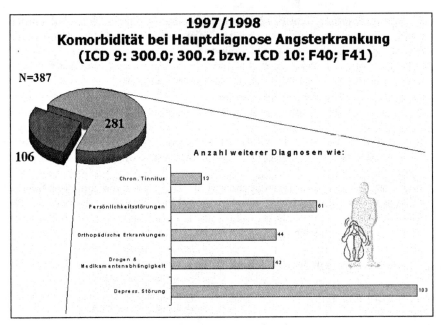

Abb. 2: Komorbidität bei Hauptdiagnose Angsterkrankung

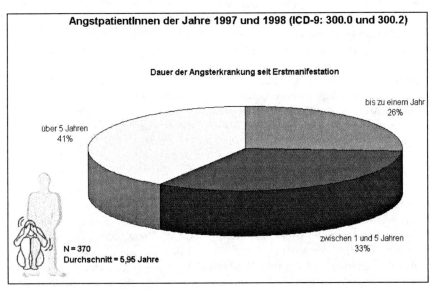

Abb. 3: Dauer seit Erstmanifestation der Angsterkrankung bei Aufnahme

160

standardisierte Gruppen angeboten. Im weiteren Behandlungsverlauf steigen in der Regel die interaktionellen Anforderungen an die Patienten mit dem Übergang in eher prozeß-orientierte bzw. interaktive Gruppen. Zentraler Baustein der Angstbehandlung ist hier die weiter unten beschriebene *Angstübungsgruppe*, deren Teilnahme bei Patienten mit Ängsten *und* Vermeidungsverhalten indiziert ist, wie bei Agoraphobie, Sozialphobie und spezifischen Phobien. Patienten, die vorrangig soziale Ängste in Verbindung mit Defiziten in der sozialen Kompetenz haben, nehmen an anderen *interaktionellen* Gruppenangeboten teil. Die geringsten Anforderungen stellt hier die *Startgruppe* für soziales Lernen an die Patienten, eine „Einsteigergruppe" zum Abbau sehr starker Hemmungen, zum Aufbau von Gruppenfähigkeit und zur Vorbereitung auf andere gruppentherapeutische Angebote. Einen deutlich höheren Schwierigkeitsgrad hat die *Selbstsicherheitsgruppe*, in der durch Rollenspiele selbstsicheres Verhalten eingeübt und soziale Ängste abgebaut werden können (vgl. Ullrich de Muynck & Ullrich, 1982; Schneider, 1994) sowie die interaktionelle *Problemlösegruppe* (vgl. Grawe et al., 1980; Zielke, 1994). Als körperorientierte Therapieangebote für körperbezogene Ängste haben sich ein regelmäßiges Ergometertraining, die Teilnahme an einer Ausdauersportgruppe sowie ggf. an einer atemtherapeutischen Gruppe und einer Körpererfahrungsgruppe bewährt. In solchen Angeboten soll einerseits das Vertrauen in die eigene körperliche Leistungsfähigkeit wieder aufgebaut werden, andererseits wird dabei auch die spannungsreduzierende Funktion gezielter körperlicher Bewegung vermittelt. Begleitende Behandlungsangebote für alle Angstformen sind das Entspannungstraining, eine auf die individuelle Belastbarkeit abgestimmte Bewegungstherapie sowie ggf. physiotherapeutische Behandlung. Ggf. kommen bei Komorbidität (z.B. mit Depression) auch Behandlungsbausteine anderer Störungsbilder zur Anwendung (z.B. *Depressionsbewältigungsgruppe*). Dies erfordert jedoch in der Regel eine Verlängerung der stationären Behandlung.

Zur Komorbidität ist anzumerken, daß die Hauptstörung - diejenige Erkrankung unter der die Patienten am meisten leiden - meist auch Hauptansatzpunkt ist.

Aufgrund der Verkürzung der Aufenthaltsdauer, eines höheren Erwartungsdrucks vieler PatientInnen, durch gestiegene Kosten und den Druck von Seiten der Arbeitgeber, ergab sich in der Klinik Berus die Notwendigkeit, das gruppentherapeutische Angebot weiterzuentwickeln.

Grundlegende Idee dabei war, die Vorteile psychoedukativer Gruppenkonzepte wie z.B. störungsspezifische Informationsbausteine mit primär prozeßorientierten, auf die individuelle Problematik abgestimmten Vorgehensweisen (Reizkonfrontation etc.) zu kombinieren. Ausgereift ist dieses Konzept im Rahmen eines Qualitätszirkels zur Gruppentherapie seit 1997. Eine ausführliche Darstellung hierzu siehe Keller, Schwickerath & Follert (1999).

Im folgenden wird zunächst das neue Konzept der *Angstbewältigungsgruppe* (Abb. 4) nach inhaltlichen und methodischen Gesichtspunkten dargestellt, danach werden einige Ergebnisse einer Befragung von Patienten und Bezugstherapeuten berichtet.

Angstbewältigungsgruppe

1. Teil Angstinformationsgruppe	2. Teil Angstübungsgruppe

• psychoedukativ
• Großgruppe
  (Teilnehmerzahl unbegrenzt)
• Informationsvermittlung bei
  interaktionellem Vortragsstil
• Leitung: 1 Therapeut,
  1 Co-Therapeut
• Dauer: 2 Wochen
  (4 Sitzungen)
	• prozeßorientiert
	• Kleingruppen
	  (max. 2 x 4 Patienten)
	• Konfrontationsübungen unter
	  therapeutischer Anleitung
	• Leitung: 2 Therapeuten,
	  1 Co-Therapeut
	• Dauer: min. 2 Wochen
	  (3 Termine)

Abb. 4: Gruppenkonzept Angstbewältigungsgruppe

2.2.1 Der 1. Teil der Angstbewältigungsgruppe: die Angstinformationsgruppe

Im ersten Teil des neuen Gruppenkonzepts, der *Angstinformationsgruppe*, werden zunächst bei psychoedukativem Vorgehen analog zu Margraf & Schneider (1990) Informationen über grundlegende Zusammenhänge bei der Entstehung und Aufrechterhaltung von Angststörungen sowie entsprechende Angstbewältigungsstrategien vermittelt. Die Informationsvermittlung findet bei einem interaktionellen Vortragsstil, bei dem auf konkrete Anliegen und Beispiele aus der Gruppe Bezug genommen wird, unter Zuhilfenahme verschiedener Medien statt (Overheadfolien, Flipchart, schriftliches Informationsmaterial).

Der Informationsteil besteht aus einem Zyklus von **4 Sitzungen**, wobei zwischen Panikanfällen und körperbezogenen Ängsten (Sitzung 1 und 2) sowie Phobien mit Meideverhalten (d.h. Agoraphobie, Sozialphobie und anderen spezifischen isolierten Phobien mit Meideverhalten wie Prüfungsangst, Höhenangst, Claustrophobie, Tierphobie etc., Sitzung 3 und 4) unterschieden wird (zur diagnostischen Abgrenzung von Angststörungen siehe z.B. Schneider & Margraf, 1990).

Beispielhaft seien einige Aspekte bzw. Inhalte der Angstinformationsgruppe anhand von didaktisch hilfreichen Cartoons (Wittchen, 1997) zu folgenden Themen dargestellt: Angst als Vorbereitung auf Kampf und Flucht (Abb. 5), Äußerungsformen der Angst (Abb. 6) und Angst und zugrundeliegende Belastungen (Abb. 7).

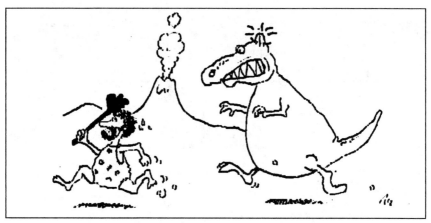

Abb. 5: Angst ist sinnvoll und notwendig (aus Wittchen 1997)

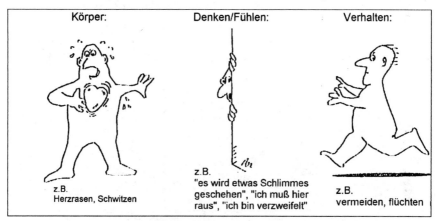

Abb. 6: Angst hat immer 3 Anteile (aus Wittchen 1997)

In Anlehnung und Modifikation des Teufelskreismodells (Margraf & Schneider, 1990; Schneider & Margraf, 1998) werden in der 1. und 3. Sitzung Erscheinungsbild und Erklärungsansätze für die entsprechende Angstform erörtert (Abb. 8). Vor dem Hintergrund eines übergeordneten S-O-R-K-C-Schemas (vgl. Kanfer et al. 1996) werden jeweils die symptomatischen Angst-Reaktionen (R), gegliedert nach den vier Ebenen „kognitive", „emotionale", „motorische" und „somatische" Reaktionen, im Zusammenhang mit möglichen situativen psychischen bzw. somatischen Auslösern (S), langfristig prädisponierenden psychischen bzw. somatischen Organismusvariablen (O) und negativen bzw. positiven Konsequenzen (C) dargestellt. Besonderes Gewicht wird hierbei auf die Vermittlung eines psychophysiologischen Streßmodells (vgl. Margraf & Schneider 1990,1996) und die Erklärung funktioneller Körperreaktionen gelegt. Im Sinne

163

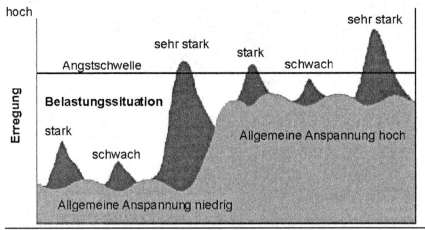

Abb. 7: Angstschwelle bei erhöhter Grundanspannung (aus Wittchen 1997)

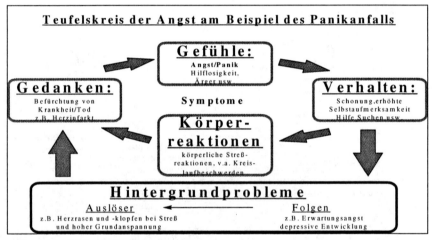

Abb. 8: Teufelskreis der Angst

„entängstigender" kognitiver Umstrukturierung wird damit ein plausibles Erklärungsmodell für zunächst nicht nachvollziehbare und angstauslösende Körperreaktionen geboten (vgl. „Energiebereitstellungsreaktionen" bei Anspannung, Leidig 1994; Lieb & v. Pein, 1996).

Im Anschluß daran werden jeweils für die genannte Angstform entsprechende Behandlungsmethoden und Selbsthilfestrategien als mögliche Auswege aus dem Teufelskreis der Angst erörtert (Abb. 9). In Bezug auf situationsungebundene Panikanfälle und körperbezogene Ängste ohne Meideverhalten lernen die Patienten als situative Angstbewältigungsstrategien neben kognitiven Techniken (v.a.

164

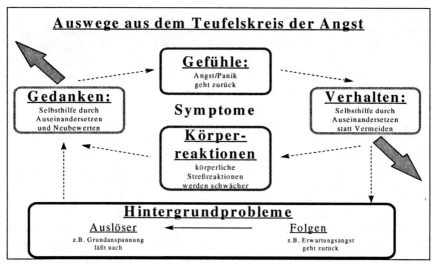

Auswege aus dem Teufelskreis der Angst

Gefühle:
Angst/Panik
geht zurück

Gedanken:
Selbsthilfe durch
Auseinandersetzen
und Neubewerten

Symptome

Verhalten:
Selbsthilfe durch
Auseinandersetzen
statt Vermeiden

Körper-reaktionen
körperliche
Streßreaktionen
werden schwächer

Hintergrundprobleme

Auslöser ←——————— Folgen

z.B. Grundanspannung
läßt nach

z.B. Erwartungsangst
geht zurück

Abb. 9: Auswege aus dem Teufelskreis

kognitive Umstrukturierung, Erkennen und Ändern "logischer Fehler" sowie Entkatastrophisieren) auch spannungsreduzierende motorische Strategien kennen, wie Bauchatmung, gezielte körperliche Bewegung, Muskelentspannungsübungen und Verhaltensexperimente zur Erhöhung der Kontrolle über die Symptome. Dagegen können Patienten, deren Ängste in erster Linie durch Meideverhalten aufrechterhalten werden, lernen, wie sie mit Hilfe von gezielten Konfrontationsübungen *in sensu* oder *in vivo*, massiv vs. graduell, erfolgreich ihr Meideverhalten und somit ihre Ängste abbauen können (analog zu Fiegenbaum, 1990; Fiegenbaum & Tuschen, 1996; siehe auch Hautzinger, 1997). Die Teilnehmer sollen dabei motivierend darauf vorbereitet werden, die vermittelten Selbsthilfestrategien im weiteren Behandlungsverlauf unter Selbstbeobachtung und zunehmender Selbstkontrolle einzuüben.

Schließlich wird auf Selbsthilfestrategien zum langfristig vorbeugenden Abbau einer hohen Grundanspannung eingegangen (befriedigendere Lebensplanung mit regelmäßiger Entspannung und Freizeitausgleich im Alltag, Aufbau positiver Aktivitäten und Kontakte, Verbesserung der Abgrenzungsfähigkeit bei Überforderung usw.). In diesem Zusammenhang wird noch einmal der regelmäßige Einsatz der o.g. Strategien zur Spannungsreduktion besprochen sowie auf eine langfristig-vorbeugende Bearbeitung der spannungsaufbauenden Hintergrundprobleme im Rahmen anderer Therapieangebote verwiesen.

2.2.2. Der 2. Teil der Angstbewältigungsgruppe: die Angstübungsgruppe

Der 2. Teil des Gruppenkonzepts, die *Angstübungsgruppe*, soll den Patienten bei denen **Vermeidungsverhalten** ein entscheidender Faktor bei der Aufrechterhaltung der Angststörung ist die Möglichkeit zur Durchführung von **Konfronta-tionsübungen** *in sensu* **oder** *in vivo* **unter therapeutischer Anleitung** geben (im Überblick Hautzinger, 1997; Hand, 1989, 1993; Methews et al., 1988). Ein Vor-gehen in der Kleingruppe (d.h. bis zu maximal 4 Personen pro Therapeut) bietet dabei den Vorteil, daß sich die Teilnehmer miteinander austauschen und sich gegenseitig bei guter Gruppenkohäsion stützen können, voneinander am Modell lernen und sich gegenseitig durch ihre Übungserfolge motivieren können.

Der Zyklus der *Angstübungsgruppe* dauert 2 Wochen und ist eingeteilt in einen Vorbereitungstermin, eine Doppelsitzung zur Durchführung der Konfrontations-übungen und einen Termin zur Nachbesprechung. In dem Vorbereitungstermin werden noch einmal die wesentlichen Lerninhalte in Bezug auf die jeweilige Angstform und ihre angemessene Bewältigung vertieft und die konkrete Durch-führung der Konfrontationsübung, bezogen auf den individuellen Fall, in einzel-nen Schritten geplant. Den Therapeuten dienen dabei ein halbstrukturierter Leitfaden für Angstbewältigungsübungen, exemplarische Übungsinstruktionen und eine Liste von örtlichen Standardübungsmöglichkeiten als Anleitungshilfen. Mit den Patienten werden bei der konkreten Übungsplanung ggf. noch einmal die relevanten Handouts aus der *Angstinformationsgruppe* bezogen auf die per-sönliche Angstproblematik bearbeitet (z.B. Erstellung einer Angsthierarchie, Entscheidung für die Art der Konfrontation, Besprechen von Verhaltensregeln für die Übungssituation).

Die *Angstübungsgruppe* wird von 2 Therapeuten sowie einem Co-Therapeuten geleitet. Die Teilnehmerzahl ist begrenzt auf maximal 8 Patienten. Die Neuauf-nahme in die *Angstübungsgruppe* erfolgt jeweils zur Nachbesprechung der Übungen, da die neuen Gruppenmitglieder von der Auswertung profitieren und durch die Übungserfolge der anderen Teilnehmer zusätzlich motiviert werden können. Bei längerer Teilnahme an der Gruppe sollen die Übungen zunehmend unter Selbstkontrolle durchgeführt, jedoch noch in der Gruppe vor- und nachbe-sprochen werden. Für therapieerfahrenere Patienten können therapeutische Hausaufgaben hilfreich sein, die zwischen den therapeutisch geleiteten Grup-penterminen eigenverantwortlich im Rahmen einer Art Selbsthilfegruppe oder in Einzelübungen ohne therapeutische Begleitung umgesetzt werden. Wesentliche förderliche Bedingungen dürften dabei wiederum in erster Linie das gegenseitige Stützen und Motivieren bei guter Gruppenkohäsion, Lernen am Modell sowie der Austausch in der Gruppe sein.

Unter Zuhilfenahme der Gruppe können kognitive Strategien gewinnbringend eingesetzt werden, wenn vor der Durchführung der *in vivo*-Übungen starke Erwartungsängste bestehen oder die Konfrontation mit der angstauslösenden Situation *in vivo* im Rahmen der Gruppe nicht herstellbar ist (z.B. Angst beim Autofahren mit hoher Geschwindigkeit, Flugangst etc.). Hier kann auf die Tech-nik der **„kognitiven Umstrukturierung"** zurückgegriffen werden (z.B. Sammeln verschiedener Umdeutungsmöglichkeiten für persönlich streßreiche Situationen mit Hilfe der Gruppe unter Auflistung auf Flipchart). Auch das **„Entkatastrophi-sieren"** (vgl. Margraf & Schneider, 1990) kann als Mittel zur Realitätstestung eingesetzt werden (Testen der persönlichen angstauslösenden Hypothesen durch Hinterfragen der Ketten aus Katastrophengedanken mit konkretisierenden

Fragen aus der Gruppe wie z.B. „was könnte passieren, wovor Sie Angst haben, was wäre dann und wie würde das genau aussehen?"). Gerade bei diesen Vorgehensweisen kann der Einzelne von den unterschiedlichen Anregungen der anderen Gruppenmitglieder profitieren und seine katastrophisierende Sichtweise der Realität überprüfen bzw. ändern.

Bei der Durchführung von Konfrontationsübungen *in vivo* sollen die Gruppenleiter darauf achten, daß sich alle Patienten an ihre individuell erstellte Übungsplanung halten und weder im motorischen Verhalten noch kognitiv die Auseinandersetzung mit den angstauslösenden Situationsmerkmalen vermeiden. Die Therapeuten begleiten die Patienten bei Ihren Übungseinheiten, v.a. die „Vermeider" sollen solange therapeutisch begleitet werden, bis sie sich eigenständig gezielt mit der angstauslösenden Situation konfrontieren. Für Konfrontationsübungen bei Agoraphobie bietet sich beispielsweise eine Gruppenfahrt mit öffentlichen Verkehrsmitteln oder Privat-PKW in eine nahegelegene Stadt mit Aufsuchen von Kaufhäusern, stark belebten öffentlichen Plätzen oder Cafés an. Das Vorgehen kann als eine individuell abgestimmte Mischung aus graduellem und massiertem Vorgehen angesehen werden. Im Anschluß an die Konfrontationsübungen findet jeweils eine Sitzung zur Nachbesprechung der Übung statt (Abb. 10). Dabei sollen die Patienten lernen, welche Bedingungen und Reaktionen zum Erfolg oder Mißerfolg einer Übung beigetragen haben und worauf zukünftig bei der Durchführung weiterer Konfrontationsübungen zu achten ist. Ferner sollen bei der Auswertung der Übungen die persönlichen Attributionsmuster hinterfragt werden, da v.a. bei chronifizierten Angststörungen und in Verbindung mit einer depressiven Erkrankung die Gefahr besteht, die persönlichen Übungserfolge nicht entsprechend zu würdigen, was sich nachteilig auf die Veränderungsmotivation auswirken kann.

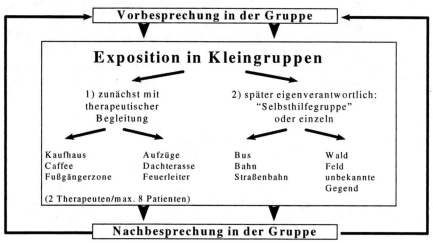

Abb. 10: Beispielhaftes Vorgehen bei der Exposition in Kleingruppe

2.3. Ergebnisse einer Befragung von Patienten und Bezugs-
therapeuten zur Gruppenteilnahme

Im folgenden sollen einige Ergebnisse dargestellt werden, die im Rahmen interner Qualitätssicherung aus einer Befragung der Patienten der Angstinformations- und Angstübungsgruppe sowie ihrer Bezugstherapeuten zur Gruppenteilnahme gewonnen wurden. Der Erhebungszeitraum bezieht sich auf die Zeitspanne zwischen Frühjahr 1997 und Frühjahr 1998. Zu einer ausführlichen Darstellung siehe Keller, Schwickerath & Follert (1999).

An der Befragung zur Angstinformationsgruppe nahmen 171 Patienten und 223 Bezugstherapeuten teil. Zur Angstübungsgruppe wurden 90 Patienten und 93 Bezugstherapeuten befragt. Als Meßinstrument wurde ein selbst entwickelter Fragebogen eingesetzt. Untersuchungszeitpunkt war jeweils unmittelbar nach Beendigung der Gruppenteilnahme. Im folgenden werden zunächst einige Ergebnisse in Bezug auf die Angstinformationsgruppe, dann die Einschätzungen hinsichtlich der Angstübungsgruppe dargestellt.

2.3.1. Ergebnisse zur Teilnahme an der Angstinformationsgruppe

71 % der Patienten waren ihrer Angabe nach mit der Angstinformationsgruppe insgesamt zufrieden oder sehr zufrieden, 19 % gaben eine neutrale Einschätzung ab und 9,1% waren unzufrieden bzw. sehr unzufrieden.

Eine deutlich positive Veränderung ergab sich erwartungsgemäß für das *Wissen* über Zusammenhänge bei Angst- und Angstbewältigung seit Teilnahme an der Angstinformationsgruppe: 73,7 % der Teilnehmer gaben an, ihr Wissen habe sich diesbezüglich seit Teilnahme an der Angstinformationsgruppe verbessert bzw. sehr verbessert, lediglich 22,8 % gaben keine Veränderung in ihrem Wissensstand an (weil sie z.B. schon entsprechende Vorkenntnisse aus ambulanter Verhaltenstherapie hatten), bei 3,0 % der Patienten wirkte sich die Gruppenteilnahme in Bezug auf den Wissensstand über Angst und Angstbewältigung der Selbsteinschätzung nach als negativ aus. Die Bezugstherapeuten schätzten 86,1% der Patienten in ihrem Wissensstand als positiv verändert ein, sahen bei 13,9 % keine Veränderung.

37,4 % der Patienten gaben an, daß sich ihre Angstproblematik bereits in dieser Zeit verbessert bzw. sehr verbessert habe. 55,0 % bemerkten keine Veränderung, 5,9 % gaben sogar eine Verschlechterung an, es sind hier Patienten zu vermuten, die die Auseinandersetzung mit der Thematik in dieser Weise bisher vermieden hatten. Die Bezugstherapeuten schätzten zu diesem Behandlungszeitpunkt das Befinden ihrer Patienten etwas positiver ein, sie nahmen bei 47,5% eine positive Veränderung der Angstproblematik wahr, sahen bei 50,7 % keine Veränderung und schätzten 1,8 % der Patienten als verschlechtert ein.

168

2.3.2. Ergebnisse zur Angstübungsgruppe

Bei der Angstübungsgruppe lag die Zufriedenheit der Patienten mit der Gruppe insgesamt höher als bei der Angstinformationsgruppe. Insgesamt gaben 84,5 % an, mit der Gruppenteilnahme zufrieden bzw. sehr zufrieden zu sein, 11,1 % schätzten die Gruppenteilnahme neutral ein, lediglich 2,2 % waren unzufrieden. Während die Angstinformationsgruppe hauptsächlich auf eine Verbesserung des Wissensstandes zu Angst- und Angstbewältigung abzielt, soll in der Angstübungsgruppe primär das Vermeidungs- und Schonverhalten abgebaut werden. 75,5 % der Patienten gaben an, ihr Vermeidungs- und Schonverhalten habe sich seit Gruppenteilnahme gebessert oder sehr gebessert, d.h. diese Patienten waren gegen Ende der Gruppenteilnahme in der Lage, angstauslösende Situationen wieder aufzusuchen. 21,1 % gaben diesbezüglich keine Veränderung an, bei 2,2 % hat der Selbsteinschätzung nach hier eine Verschlechterung vorgelegen. Dies entspricht etwa auch den Angaben der Bezugstherapeuten: 79,6 % sahen hier eine positive Veränderung im Vermeidungs- und Schonverhalten ihrer Patienten, 18,3 % gaben diesbezüglich keine Veränderung und 2,2 % eine Verschlechterung an.

Zur wahrgenommenen Veränderung der persönlichen Angstproblematik seit Teilnahme an der *Angstübungsgruppe* gaben 61,2 % der Teilnehmer an, ihre Angstproblematik habe sich seit Gruppenteilnahme gebessert oder sehr gebessert, 31,1 % sahen keine Veränderung, 6,7 % gaben eine Verschlechterung an. 72 % der Bezugstherapeuten schätzten die Patienten nach Teilnahme an der *Angstübungsgruppe* in ihrer Angstproblematik als gebessert oder sehr gebessert ein, in 24,7 % der Fälle wurde keine Veränderung wahrgenommen, bei 3,2 % eine Verschlechterung angegeben, insgesamt eine etwas positivere Einschätzung der Therapeuten.

Zieht man das von den Therapeuten eingeschätzte Behandlungsergebnis aus der *Basisdokumentation* der Klinik heran, so ergibt sich folgendes: für die Angstpatienten aus den Jahren 1997 und 1998 geben ihre Bezugstherapeuten an, daß sich 67% wesentlich und deutlich gebessert haben, bei 24% sehen sie eine leichte Verbesserung, der Rest ist unverändert oder verschlechtert. Die Verweildauer betrug im Durchschnitt 50 Tage.

Insgesamt sprechen die Ergebnisse von Selbst- und Fremdeinschätzung sowohl in Bezug auf die *Angstinformationsgruppe* als auch in Bezug auf die *Angstübungsgruppe* dafür, daß die Mehrheit der Patienten von den Gruppen deutlich profitiert und die wesentlichen Lernziele überwiegend erreicht werden. So zielt die *Angstinformationsgruppe* auf eine positive Veränderung des Wissensstandes über Angst und Angstbewältigung ab, was zumindest bei einem Teil der Patienten bereits in Verbindung mit dem entlastenden Austausch in der Gruppe und durch kognitive Umstrukturierung zu einer Reduktion der Angstproblematik führt.

Bei den Patienten und Patientinnen, deren Ängste durch Vermeidungsverhalten aufrechterhalten werden, zeigt sich eine deutliche Besserung der Angstsymptomatik nicht alleine durch Wissensvermittlung, sondern durch die Kombination von Wissensvermittlung *und* gezielter Konfrontation mit den angstauslösenden

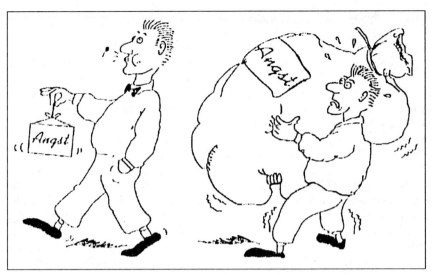

Abb. 11: „Leben mit der Angst" (aus Wittchen 1997)

Situationen, wie sie in der *Angstübungsgruppe* stattfindet. Einschränkend muß gesagt werden, daß die erfaßten Veränderungen nicht ohne weiteres nur der Teilnahme an der *Angstbewältigungsgruppe* zuzuschreiben sind, sondern auch auf die Wirkung von Einzeltherapie und weiterer Gruppentherapie sowie auf „unspezifische" Wirkfaktoren im Klinik-Setting (Wegfall der Alltagsbelastungen, Austausch mit Mitpatienten usw.) zurückzuführen sein können.

Literatur

Basisdokumentation Verhaltenstherapeutische Psychosomatik (1995). Fachausschuß Psychosomatik des AHG-Wissenschaftsrates (Hrsg.), Hilden.

Dilling, H., Mombour, W. & Schmidt, M.H. (Hrsg.) (1993). Internationale Klassifikation psychischer Störungen: ICD 10, Kapitel V (F) Klinisch diagnostische Leitlinien. WHO 2. Auflage. Bern: Huber.

Grawe, K., Dziewas, H. & Wedel, S. (1980). Interaktionelle Problemlösegruppen - ein verhaltenstherapeutisches Gruppenkonzept. In: K. Grawe (Hrsg.) Verhaltenstherapie in Gruppen (266-303). München: Urban & Schwarzenberg.

Fiegenbaum, W. (1990). Langzeiteffektivität von nicht graduierter versus graduierter massierter Konfrontation bei Agoraphobikern. In: W. Fiegenbaum & J.C. Brengelmann (Hrsg.) Angststörungen. Diagnose und Therapie (113-130). München: Gerhard Röttger Verlag.

Fiegenbaum, W. & Tuschen, B. (1996). Reizkonfrontation. In: J. Margraf (Hrsg.) Lehrbuch der Verhaltenstherapie, Band 1: Grundlagen - Diagnostik - Verfahren - Rahmenbedingungen (301-313). Berlin: Springer Verlag.

Hand, I. (1989). Verhaltenstherapie bei schweren Phobien und Panik - psychologische und medizinische Aspekte. In: I. Hand & H.-U. Wittchen (Hrsg.) Verhaltenstherapie in der Medizin (42-61). Berlin: Springer Verlag.

Hand, I. (1993). Expositionsbehandlung. In: M. Linden & M. Hautzinger (Hrsg.) Verhaltenstherapie (139-150). Berlin: Springer-Verlag.

Hautzinger, M. (1997). Exposition und Reizkonfrontation. In: Psychotherapeut, 42, 119-125.

Juster, H.R., Brown, E.J. & Heimberg, R.G. (1996). Sozialphobie. In: J. Margraf (Hrsg.) Lehrbuch der Verhaltenstherapie, Band 2: Störungen – Glossar (S. 43-59). Berlin: Springer Verlag.

Kanfer, F.H., Reinecker, H. & Schmelzer, D. (1996). Selbstmanagement-Therapie. Berlin: Springer-Verlag.

Keller, R., Schwickerath, J. & Follert, P. (1999). Ein neues Konzept der Angstbewältigungsgruppe – Erfahrungen mit einem Gruppenkonzept aus einem psychoedukativen Informations- und einem prozeßorientierten Übungsteil. Praxis Klinische Verhaltensmedizin und Rehabilitation, 46, 34-44.

Klinik Berus (Hrsg.) (1997). 10 Jahre 1986 - 1996. Saarbrücken: SDV Saarbrücker Druckerei und Verlag GmbH.

Leidig, S. (1994). Nur keine Panik! So lernen Sie, mit ihren Ängsten umzugehen. München: Wilhelm Heyne Verlag.

Lieb, H. & v. Pein, A. (1996). Der kranke Gesunde. Stuttgart: TRIAS - Georg Thieme Verlag.

Margraf, J. & Schneider, S. (1990). Panik. Angstanfälle und ihre Behandlung. Berlin: Springer Verlag.

Margraf, J. & Schneider, S. (1996). Paniksyndrom und Agoraphobie. In: J. Margraf (Hrsg.) Lehrbuch der Verhaltenstherapie, Band 2: Störungen - Glossar (1-27). Berlin: Springer Verlag.

Methews, A., Gelder, D. & Johnston, D. (1988). Agoraphobie. Eine Anleitung zur Durchführung einer Exposition in vivo unter Einsatz eines Selbsthilfemanuals. Berlin: Springer Verlag.

Öst, L.G. (1996). Spezifische Phobien. In: J. Margraf (Hrsg.) Lehrbuch der Verhaltenstherapie, Band 2: Störungen – Glossar (S. 29-42). Berlin: Springer Verlag.

Schneider, R. (1994). Selbstsicherheitstraining. In: M. Zielke & J. Sturm (Hrsg.) Handbuch stationäre Verhaltenstherapie (395-424). Weinheim: Beltz - Psychologie Verlags Union.

Schneider, S. & Margraf, J. (1990). Therapiebezogene Diagnostik der Angststörungen. In: W. Fiegenbaum & J.C. Brengelmann (Hrsg.) Angststörungen. Diagnose und Therapie (1-35). München: Gerhard Röttger Verlag.

Schneider, S. & Margraf, J. (1998). Agoraphobie und Panikstörung Bd.3 Fortschritte der Psychotherapie. Göttingen: Hogrefe.

Ullrich de Muynck, R. & Ullrich, R. (1982). Das Assertiveness-Trainings-Programm (ATP). Drei Bände. München: Pfeiffer.

Wittchen, H.-U. (1997). Wenn Angst krank macht. München: Mosaik Verlag.

Zielke, M. (1994). Förderung und Entwicklung interaktionellen Problemlöseverhaltens in Gruppen. In: M. Zielke & J. Sturm (Hrsg.) Handbuch stationäre Verhaltenstherapie (345-360). Weinheim: Beltz - Psychologie Verlags Union.

Verhaltensmedizinische Grundlagen zur Behandlung von Patienten mit Zwangsstörungen

Bernd Sobottka

Die Zwangsstörung ist eine häufig auftretende psychische Störung, deren wissenschaftliche Beachtung und gesellschaftliche Wahrnehmung in den letzten Jahren deutlich zugenommen hat. Für die davon betroffenen Menschen ist die Zwangsstörung ein schweres psychisches Leiden, daß ohne adäquate Behandlung einen chronischen Verlauf nimmt. Aus zahlreichen Forschungsarbeiten der jüngeren Vergangenheit resultieren effektive störungsspezifische Behandlungsstrategien. Mit Methoden der kognitiven Verhaltenstherapie werden dabei die besten Behandlungsergebnisse erzielt. Anhand ausgewählter Behandlungsschwerpunkte erfolgt eine Darstellung von Behandlungsmöglichkeiten aus verhaltensmedizinischer Perspektive.

1. Einleitung

Über viele Jahre hinweg galten Zwangsstörungen als heimliche Erkrankungen. Das hat sich mit Beginn der 90er Jahre grundlegend geändert. Sowohl im wissenschaftlichen Kontext als auch in der allgemeinen Öffentlichkeit finden das Krankheitsbild der Zwangsstörung und die davon betroffenen Patienten zunehmend Beachtung. Die Präsenz dieses Störungsbildes in den Medien hat gerade in den zurückliegenden zwei Jahren einen Stand erreicht, der die reale Erkrankungsquote in der Bevölkerung eher abbildet, als das in der weiter zurückliegenden Vergangenheit der Fall war. Somit läßt sich die ehemals heimliche psychische Erkrankung nunmehr fast als populäres Krankheitsbild betrachten.

Unterschiedliche Aspekte begründen, weshalb Zwangsstörungen in der Öffentlichkeit lange Zeit kaum bekannt waren. Zum einen wurden bei statistischen Erhebungen Zwangsstörungen oftmals im Zusammenhang mit anderen psychischen Störungen erfaßt und kaum als eigenständiges Krankheitsbild registriert. Zum anderen ist das Bemühen um Verheimlichung ein störungsspezifischer Aspekt der Zwangserkrankung.

Die Betroffenen selber leiden unter der Tatsache, daß sie Gedanken oder Handlungen ausführen, um deren Irrationalität sie wissen. Dennoch können sie diesem Drang nicht widerstehen, was als peinlich erlebt wird. Diese erlebte Peinlichkeit führt zu dem Phänomen, daß viele Betroffene trotz bestehenden Leidensdruckes ihre Zwangsgedanken und Zwangshandlungen geheimzuhalten versuchen. Sie vertrauen sich kaum jemandem an und suchen erst bei erheblichem Chronifizierungsgrad und dann oftmals fremdmotiviert, z.B. auf Druck der Familienangehörigen oder bei drohender Erwerbsunfähigkeit, nach professionellen Behandlungsmöglichkeiten. Unterschiedliche Studien belegen einen Zeitraum von über sieben Jahren nach Beginn der Störung, ehe eine zielführende Behandlung in Anspruch genommen wird.

Gelangen die Patienten nach dieser langen Zeit in die Praxis oder Klinik, geschieht das oftmals mit zusätzlichen anderen Symptomen. So sind Depressionen die häufigste Komplikation der Zwangsstörung. Hier ist die diagnostische Fachkompetenz des Behandlers notwendig, um den Verheimlichungsbemühungen der Patienten adäquat entgegenzuwirken und weiteren Chronifizierungsprozessen vorzubeugen. Das kann nur gelingen, wenn das eigenständige Krankheitsbild der Zwangsstörung erfaßt und der Patient einer kompetenten Behandlung zugeführt wird.

Lange galten Zwangsstörungen (insbesondere Zwangsgedanken) in der Psychotherapie als nicht oder kaum effektiv behandelbar. Auch pharmakologische Interventionen beschränkten sich bis in die jüngere Vergangenheit hinein auf die Behandlung von Sekundärsymptomen der Zwangsstörung. Erst eine Vielzahl jüngerer Studien aus den 80er und 90er Jahren belegt übereinstimmend die Wirksamkeit spezifischer Behandlungsmethoden. Heute bieten empirisch überprüfte verhaltenstherapeutische Verfahren den Zwangspatienten effektive Behandlungsmöglichkeiten. Auch die pharmakologische Forschung ist fortgeschritten, so daß aktuell bereits eine differentielle medikamentöse Beeinflussung von Zwangsphänomenen möglich ist. Dank interdisziplinärer und verhaltensmedizinischer Wissenschaften ist der Erkenntnisstand über Zwangsstörungen inzwischen so weit fortgeschritten, daß eine Zwangsstörung pathogenetisch verstehbar und mit einer beachtlichen Erfolgsquote behandelbar ist.

Neben der wissenschaftlichen Beachtung der Zwangsstörung hat sich auch die gesellschaftliche Wahrnehmung dieser psychischen Erkrankung erheblich erweitert. Hierzu hat eine erhöhte Präsenz der Gesamtthematik in den Medien beigetragen. Beispielsweise wurde die Frage „ Sind sie wirklich sauber?" (Zeitmagazin, Heft Nr. 19, 1998) gestellt oder aus der „ gnadenlosen Welt der Zwänge" (Stern, Heft Nr. 12, 1999) berichtet. Im Fernsehen wurde in zahlreichen Gesundheitssendungen über die Zwangsstörungen und deren Behandlungsmöglichkeiten berichtet. Am populärsten wurde in der US-Komödie „ Besser geht´s nicht" der breiten Öffentlichkeit ein Mensch mit einer Zwangsstörung vorgestellt. Dabei ist es dem Hauptdarsteller Jack Nicholson in dieser Hollywood-Inszenierung durchaus in einigen Sequenzen gelungen, auch leidvolle Aspekte eines zwangsgestörten Menschen authentisch darzustellen.

2. Beschreibung der Zwangsstörungen

2.1 Erscheinungsformen

Zwanghafte Verhaltensgewohnheiten sind bei den meisten Menschen zu beobachten und bis zu einem gewissen Ausprägungsgrad äußerst hilfreich bei der

Bewältigung von Alltagserfordernissen. Beispielsweise ist ein ritualisierter abendlicher Griff zum Wecker durchaus sinnvoll, um auch am nächsten Tag wieder zur gewohnten Zeit mit dem stereotypen Ablauf des Zähneputzens beginnen zu können. Ein solches Vorgehen nach fester Ordnung kann helfen, Notwendigkeiten des Alltags mit minimalem Aufwand zu bewältigen.

Genau dieser Effekt ist bei Zwangskranken nicht mehr zu beobachten. Bei ihnen ist das Ausmaß ritualisierten Verhaltens derart exzessiv, daß sie es selber als Belastung erleben und in ihrem Lebensvollzug erheblich beeinträchtigt sind. Ihr Verhalten mutet skurril an und erscheint so bizarr, daß es für Außenstehende kaum verstehbar ist. Menschen mit Zwangsstörungen leiden nicht nur unter diesem Verhalten, sondern versuchen zumindest anfänglich, dem inneren Drang bestimmte Handlungen auszuführen oder bestimmte Denkinhalte zu aktualisieren entgegenzuwirken. Sie wissen dabei um die Sinnlosigkeit des Ausmaßes ihrer Handlungen und Gedanken, können diese jedoch unter anderem wegen befürchteter negativer Konsequenzen nicht reduzieren oder unterlassen, was oftmals ein Hilflosigkeitserleben mit Depressivität induziert.

Patienten mit Zwangsstörungen erleben sich in einem hohen Maß verantwortlich für Geschehnisse in ihrer Umwelt. Beim Unterlassen beispielsweise einer Zwangshandlung werden katastrophale negative Konsequenzen befürchtet, die der Betroffene bei einem Eintreten seinem Verantwortungsbereich zuschreiben müßte. Das würde in seiner subjektiven Erwartung unaushaltbare Schuldgefühle zur Folge haben. Ein weiteres typisches Merkmal für Patienten mit Zwangsstörungen ist deren erlebte Unsicherheit, die sich in Form von Zweifeln und Entscheidungsunsicherheiten äußert.

2.1.1 Zwangsgedanken

Im Grundsatz sind aus phänomenologischer, nosologischer und therapeutischer Perspektive Zwangsgedanken von Zwangshandlungen zu unterscheiden. Zwangsgedanken sind Bewußtseinsinhalte (z.B. Vorstellungen, Bilder), die gegen den Willen des Betroffenen mehr oder weniger impulsiv Aufmerksamkeit im Denkprozeß erlangen. Dabei versuchen Zwangskranke ihre Gedanken zu kontrollieren oder zu neutralisieren, was ihnen nicht gelingt. Die Gedanken fließen ins Bewußtsein und die vergeblichen kognitiven Kontroll- und Neutralisierungsbemühungen tragen dazu bei, daß die Bewertungen der ungewollten Gedanken noch negativer werden. Ein Kontrollverlust bezüglich befürchteten eigenen Verhaltens tritt jedoch bei Patienten, die vorwiegend unter Zwangsgedanken leiden, nicht ein. Im Gegensatz zu einer Gedankenkontrolle gelingt ihnen eine Verhaltenskontrolle meist recht erfolgreich.

So befürchtet beispielsweise eine Mutter, ihr Kleinkind verletzen oder töten zu können und ist in qualvoller Weise mit sich ständig wiederholenden Gedanken daran konfrontiert. In ihrer Vorstellung sind diesbezüglich insbesondere scharfe Messer eine besondere Gefahr. Sie ist intensiv bemüht, nicht mehr mit dem Kind alleine zu sein sowie die Nähe von scharfen Gegenständen zu vermeiden. Dieses Verhalten wird eingesetzt, um eine befürchtete Realisierung der Inhalte ihrer Zwangsgedanken nahezu unmöglich zu machen.

Wie auch in diesem Beispiel kreisen solche Gedanken häufig um Befürchtungen, gegen soziale, religiöse oder sexuelle Normen zu verstoßen und eine Schuld auf sich zu laden. Zwangsgedanken treten ohne Handlungszwänge in Stichproben stationär behandelter Patienten selten auf (Reinecker et al., 1994). Etwa 12% der Patienten mit einer Zwangsstörung leiden ausschließlich unter Zwangsgedanken.

Das zwanghafte Grübeln als seltene Untergruppe der Zwangsgedanken besteht in einem Aneinanderreihen von Gedanken. Ein konkreter Zwangsgedanke initiiert diese Gedankenketten, die dann um einen bestimmten Inhalt kreisen, ohne das die Betroffenen zu einem Ende ihrer Überlegungen kommen.

2.1.2 Zwangshandlungen

Zwangshandlungen zeichnen sich durch ein exzessives und ritualisiertes Verhalten aus, zu dessen Ausführung sich die Betroffenen nach einem subjektiven Regelwerk gezwungen sehen. Solches Verhalten kann aus konkreten Handlungen wie z.B. Händewaschen oder Duschen bestehen und wie bei einem solchen Waschzwang der vermeintlichen Verhinderung einer befürchteten Infektion dienen. Ebenso gehören gedachte Handlungen (z.B. Zählen oder bestimmte Wörter denken bzw. leise sprechen) als kognitive Rituale zu den Zwangshandlungen. Auch das Kontrollieren und Vergewissern bei Kontrollzwängen dient wie die anderen zuvor genannten Handlungen dazu, ein erlebtes Unwohlsein zu reduzieren und eine befürchtete Katastrophe (z.B. Abbrennen des Hauses bei evtl. nicht abgeschaltetem Herd) abzuwenden.

Kontroll- und Waschzwänge sind die häufigsten Zwänge. Sie treten isoliert oder auch miteinander verflochten auf. Weniger häufig zu finden sind Ordnungszwänge, Wiederholungszwänge oder zwanghaftes Horten. Bei Ordnungszwängen werden zumeist Teile des persönlichen Besitzes (z.B. Kleidung, Schreibtisch) vom Zwangskranken mit einer als beruhigend erlebten Ordnungsstruktur belegt. Zur Realisierung dieser Struktur werden subjektive Ordnungsaspekte wie Faltenfreiheit oder symmetrische bzw. rechtwinklige Ablage von Gegenständen in möglichst proportionalen Abständen bis zur Perfektion angestrebt und entsprechendes Zwangsverhalten ausgeführt. Bei Wiederholungszwängen werden solange Handlungen wiederholt, bis eine mit der Ausgangshandlung in Verbindung gebrachte Befürchtung minimiert ist. Das zwanghafte Horten hat wenig mit der Sammelleidenschaft mancher Menschen zu tun. Ein Motiv für zwanghaftes Horten ist zumeist die Angst vor Verlust von Dingen oder Informationen denen eine erhebliche Bedeutung zuerkannt wird.

Eine Patientin sammelt beispielsweise Autonummern von Fahrzeugen, die ihre Aufmerksamkeit finden und notiert sich diese mit Datum, Uhrzeit und Beobachtungsort. Bald generalisiert die ursprüngliche Selektion und es wird ein Diktiergerät zur Aufzeichnung der vielen Autonummern benutzt, die bei jedem Verlassen des Hauses registriert werden müssen. Zuhause erfolgt später das mühsame

Aufschreiben und Archivieren der Informationen. Als Archiv dient der Keller, der damit für andere Zwecke nicht mehr nutzbar ist.

Eine seltene Sonderform der Zwangsstörung ist die primäre zwanghafte Langsamkeit. Dabei werden Alltagshandlungen in extrem kontrollierter Form so langsam ausgeführt, daß sie dem Betrachter wie in einer Zeitlupensequenz erscheinen. Insbesondere Verhalten das der Körperhygiene (z.B. Zähneputzen, Rasieren) gilt, wird exakt durchdacht und in viele kleine Handlungseinheiten unterteilt. Die eigentliche Handlungsdurchführung geschieht bei intensivster Wahrnehmungsfokussierung auf die einzelnen Handlungseinheiten, dauert sehr lange und dient einer angestrebten fehlerfreien Gründlichkeit.

Obwohl bei Zwangsstörungen die Kontroll- und Waschzwänge am häufigsten diagnostiziert werden, sind Kombinationen aus Zwangsgedanken und Zwangshandlungen bei chronischen Krankheitsverläufen eher die Regel als die Ausnahme. Ebenso sind bei den meisten Zwangspatienten unterschiedliche Zwangsgedanken bzw. unterschiedliche Zwangshandlungen vorzufinden. In den diagnostischen Kriterien der aktuellen internationalen Klassifikationssysteme psychischer Störungen (ICD-10, DSM-IV) sind diese Überschneidungsbereiche in Begriffen wie „vorwiegend Zwangshandlungen" wiederzufinden.

2.2 Diagnostik

In der aktuellen Version des renommierten Klassifikationssystems der Amerikanischen Psychiatrischen Vereinigung (APA), dem DSM-IV, werden die Zwangsstörungen unter den Angststörungen kategorisiert. Diese Zuordnung ist nicht unumstritten. Zwangspatienten beschreiben beispielsweise den emotionalen Zustand, der sie zur Handlungsausführung drängt nicht als Angst, sondern eher als Unsicherheit, Unruhe, Aufgeregtheit oder Angespanntheit. Dieser Zustand wird als äußerst aversiv erlebt, geht wie bei Angstpatienten auch mit entsprechenden vegetativen Korrelaten einher und kann durchaus zu einer Panikattacke führen, ohne daß die meisten Zwangskranken ihn jedoch als Angstzustand bewerten. Sie beschreiben allenfalls eine diffuse Furcht vor der Nichteinhaltung eigener Standards mit den dann daraus resultierenden möglichen Katastrophen insbesondere bezogen auf die Zuschreibung eigener Verantwortlichkeit. In diesem Zusammenhang ist bemerkenswert, daß Anxiolytika keine signifikanten Effekte bei Zwangsstörungen haben. Zwangsstörungen sind üblicherweise im Verlauf chronischer, haben größere Beeinträchtigungen beim Betroffenen zur Folge und sind bei größerer Rückfallgefahr auch wesentlich schwerer zu behandeln als Angststörungen. Wie später noch ausgeführt werden wird, besteht eine enge Verbindung zur Depression, was darauf hindeutet, daß Zwangsstörungen eher zwischen den Angststörungen und den affektiven Störungen einzuordnen wären (Lakatos & Reinecker, 1999).

Von der Diskussion um die Subsummierung der Zwangsstörungen unter die Angststörungen ist die kategoriale Eindeutigkeit der diagnostischen Kriterien in den Klassifikationssystemen der Weltgesundheitsorganisation (WHO) mit der ICD-10 und der APA mit dem DSM-IV kaum betroffen. In der ICD-10 ist die eindeutige Diagnose einer Zwangsstörung zu stellen, wenn wenigstens zwei Wochen lang an den meisten Tagen quälende und die Alltagsaktivitäten beeinträchtigende Zwangsgedanken und/oder Zwangshandlungen nachweisbar sind. Zudem müssen die Zwangssymptome die in Tabelle 1 dargestellten Merkmale aufweisen.

Zusätzlich ist eine Differenzierung in vorwiegend auftretende Zwangsgedanken und/oder Zwangshandlungen möglich. Diese in Tabelle 2 aufgeführte Unterscheidung ist erforderlich, da bei den einzelnen Störungsbildern unterschiedliche therapeutische Interventionen notwendig sind.

Auch im DSM-IV werden die Zwangsgedanken von den Zwangshandlungen unterschieden. Anhand des Kriteriums A erfolgt eine entsprechende Einteilung in Abhängigkeit von der vorwiegenden Symptomatik. Zur Diagnose einer Zwangsstörung gehören noch vier weitere in Tabelle 3 dargestellte Kriterien (Kriterium B, C, D und E), bei denen dann nicht mehr nach Handlungen oder Gedanken unterschieden wird.

Von großer therapeutischer und prognostischer Relevanz ist die im DSM-IV mögliche Zusatzkodierung: „Mit Wenig Einsicht". Es gibt Zwangskranke, die das aufgeführte Kriterium B nur mit Einschränkungen erfüllen. Diese Patienten sind der Meinung, daß ihre Befürchtungen realistisch sind. Dabei haben sie nicht

Tab. 1: Diagnostische Leitlinien der Zwangsstörung nach ICD-10

1. Die Zwangssymptome müssen als eigene Gedanken oder Impulse für den Patienten erkennbar sein.
2. Wenigstens einem Gedanken oder einer Handlung muß noch, wenn auch erfolglos, Widerstand geleistet werden, selbst wenn sich der Patient gegen andere nicht länger wehrt.
3. Der Gedanke oder die Handlungsausführung dürfen nicht an sich angenehm sein (einfache Erleichterung von Spannung und Angst wird nicht als angenehm in diesem Sinne betrachtet).
4. Die Gedanken, Vorstellungen oder Impulse müssen sich in unangenehmer Weise wiederholen.

Tab. 2: Untergliederung der Zwangsstörung nach ICD-10

F42.0 vorwiegend Zwangsgedanken oder Grübelzwang
F42.1 vorwiegend Zwangshandlungen (Zwangsrituale)
F42.2 Zwangsgedanken und –handlungen, gemischt
F42.8 andere Zwangsstörungen
F42.9 nicht näher bezeichnete Zwangsstörung

177

Tab. 3: Diagnostische Kriterien der Zwangsstörung nach DSM-IV

B)	Zu irgendeinem Zeitpunkt im Verlauf der Störung hat die Person erkannt, daß die Zwangsgedanken oder Zwangshandlungen übertrieben oder unbegründet sind. Beachte: Dies muß bei Kindern nicht der Fall sein.
C)	Die Zwangsgedanken oder Zwangshandlungen verursachen erhebliche Belastung, sind zeitaufwendig (benötigen mehr als eine Stunde pro Tag) oder beeinträchtigen deutlich die normale Tagesroutine der Person, ihre beruflichen (oder schulischen) Funktionen oder die üblichen Aktivitäten und Beziehungen.
D)	Falls eine andere Achse I-Störung vorliegt, so ist der Inhalt der Zwangsgedanken oder Zwangshandlungen nicht auf diese beschränkt (z.B. starkes Beschäftigtsein mit Essen bei vorliegen einer Eßstörung, ...).
E)	Das Störungsbild geht nicht auf die direkte körperliche Wirkung einer Substanz (z.B. Droge, Medikament) oder eines medizinischen Krankheitsfaktors zurück.

oder nur eingeschränkt die Einsicht in die Sinnlosigkeit ihres Verhaltens. Es wird bei diesen Patienten vom Vorhandensein überwertiger Ideen gesprochen, was die oben genannte Zusatzkodierung mit später noch ausgeführten Konsequenzen für den therapeutischen Prozeß begründet.

Zusammenfassend sind die wichtigsten Kriterien für das Vorliegen einer Zwangsstörung dann erfüllt, wenn die Betroffenen wegen beschriebener Handlungen bzw. Gedanken in ihrem Lebensvollzug deutlich beeinträchtigt sind, sie diese als überwiegend sinnlos oder ich-dyston erleben und ihnen mindestens anfänglich Widerstand entgegen bringen.

2.3 Epidemiologie

Bei mindestens 20% der Zwangskranken liegt der Beginn der Störung bereits im Kindesalter. Bis zum Alter von 30 Jahren ist es bei 75% und bis zum Alter von 40 Jahren bei 95% der Patienten zum Ausbruch der Störung gekommen. Nach dem 50. Lebensjahr ist ein Störungsbeginn sehr selten. Das Durchschnittsalter beim Beginn einer Zwangsstörung liegt bei etwa 22 Jahren. Insgesamt ist ein schleichender Beginn mit geringer Spontanremissionsrate bei oftmals chronischem Krankheitsverlauf beschreibbar.

Wie bereits eingangs erwähnt, wurde die Auftretenshäufigkeit von Zwangsstörungen aus unterschiedlichen Gründen lange unterschätzt. In den Vergangenheit wurden Prävalenzraten mehrfach nach oben korrigiert. Neuere epidemiologische Studien berichten übereinstimmend 6-Monats- oder 1-Jahresprävalenzraten zwischen 1-2% (z.B. Rasmussen & Eisen, 1992). Lebenszeitprävalenzraten werden zwischen 2-3% angegeben. Damit ist die Zwangsstörung die vierthäufigste psychische Störung und tritt deutlich häufiger als beispielsweise eine Schizophrenie auf. Eine größere Auftretenshäufigkeit besteht lediglich bei Phobien,

Depressionen und Abhängigkeitserkrankungen. Die genannten Prävalenzraten zeigen sich in unterschiedlichen Ländern, so daß von einer kulturübergreifenden Verbreitung dieses Störungsbildes auszugehen ist.

Unter einer Zwangsstörung leiden Frauen etwa gleich häufig wie Männer. Bei einer differenzierteren Betrachtung fällt auf, daß Waschzwänge deutlich häufiger bei Frauen und Zwangsgedanken eher bei Männern auftreten. Kontrollzwänge treten etwas häufiger bei Männern auf. Da im Jugendalter 75% der Zwangspatienten Jungen sind, verwundert es nicht, daß Männer beim Beginn einer Zwangsstörung im Durchschnitt 5 Jahre jünger sind als Frauen.

2.4 Komorbidität

Bei Betrachtung der Zwangsstörungen wird immer auch die Heterogenität ihrer Erscheinungsformen deutlich. Hinzu kommt, daß eine Vielzahl von Zwangspatienten weitere psychopathologische Zustandsbilder aufweist und somit eine monosymptomatische Zwangsstörung in klinischen Populationen eher selten anzutreffen ist. Damit kommt einer differentialdiagnostischen Betrachtungsweise und der Beachtung von etwaigen Komorbiditäten eine elementare Bedeutung zu. Wie die psychotherapeutische Ergebnisforschung zeigt, wirken sich bestimmte Komorbiditäten ungünstig auf den Therapieverlauf sowie das Therapieergebnis aus (vgl. Csef, 1998; Reinecker, 1996).

Die Erfassung von etwaigen Komorbiditäten dient nicht nur der Erfassung von Therapieverlaufsprädiktoren, sondern hilft den Gesamtbehandlungsplan zu differenzieren. So können beispielsweise bei vorliegenden Komorbiditäten Modifikationen eines zunächst angestrebten störungsspezifischen Behandlungsansatzes notwendig sein und Kombinationsbehandlungen erforderlich machen.

Komorbiditäten bestehen insbesondere mit Depressionen, Phobien und Persönlichkeitsstörungen. Auch auf das Vorliegen von Zwangsphänomenen bei Schizophrenie soll in Kürze eingegangen werden. Daneben sind noch eine Reihe von Störungen zu nennen, die spezifische Ähnlichkeiten zu Zwangsstörungen aufweisen und von einigen Forschern unter dem Begriff der Störungen des Zwangsspektrums zusammengefaßt werden. Auf eine Darstellung von Zwängen, die im Rahmen neurologischer Erkrankungen (z.B. Epilepsie) auftreten können, wird im folgenden verzichtet.

2.4.1 Zwangsstörungen und Depressionen

In fast allen Komorbiditätsuntersuchungen (z.B. Rasmussen & Eisen 1988; Winkelmann et al., 1994) erweisen sich Depressionen als die häufigste Komplikation von Zwangsstörungen. Über 30% der untersuchten Zwangspatienten erfüllen die Kriterien für das Vorliegen dieser affektiven Störung. Für die anzuwendenden Behandlungsverfahren und die Prognose des Krankheitsverlaufes ist es von entscheidender Bedeutung, in welcher Reihenfolge sich die Störungsbilder entwickelt haben.

Zwangssymptome, die im Rahmen einer bestehenden Major Depression auftreten, remittieren in der Regel bei erfolgreicher Depressionsbewältigung. Sie bedürfen somit keiner störungsspezifischen Behandlung. Die Depression hingegen, die im Rahmen oder als Folge eines ungünstigen und langjährigen Verlaufes einer Zwangsstörung auftritt, ist häufig von erheblicher Relevanz bei der Behandlung der primären Zwangsstörung. Sie kann im Therapieverlauf zu massiven motivationalen Beeinträchtigungen führen und die gezielte konfrontative Symptombehandlung behindern. Demzufolge ist bei einer Zwangsstörung mit bestehender Depression die Integration antidepressiver Behandlungsstrategien in den Gesamttherapieplan notwendig.

2.4.2 Zwangs- und Angststörungen

Trotz der eingangs erwähnten Kritik an der Kategorisierung der Zwangsstörungen unter den Angststörungen im DSM-IV, gibt es nicht nur eine hohe Komorbidität dieser Störungsbilder (in oben aufgeführten Komorbiditätsuntersuchungen von über 20%), sondern auch viele Gemeinsamkeiten zwischen Ängsten und Zwängen. Wegen dieser Gemeinsamkeiten, die vor allem bezüglich phänomenologischer Aspekte und der Wirksamkeit konfrontativer Behandlungsverfahren bestehen, wurden Angst- und Zwangsstörungen beispielsweise von Marks (1987) gemeinsam betrachtet und ausdifferenziert.

Die Abgrenzung zwischen Ängsten und Zwängen ist in manchen Krankheitsverläufen äußerst schwierig. Deutliche Unterschiede bestehen jedoch meistens hinsichtlich der geäußerten Befürchtungen. Bei Phobikern sind üblicherweise konkrete Ängste an konkrete angstauslösende Stimuli geknüpft. Bei Zwangspatienten sind die Stimuli weniger konkret definierbar und die Befürchtungen beziehen sich kaum direkt auf die Stimuli, sondern vielmehr auf die damit assoziierten negativen Konsequenzen. Zusätzlich läßt sich, wie bereits in Abschnitt 2.2 beschrieben, die Qualität der durch die Befürchtungen hervorgerufenen Emotionen unterscheiden. Das Angsterleben von Phobikern ist somit anders, als das der Zwangspatienten.

2.4.3 Zwangs- und Persönlichkeitsstörungen

Ebenfalls hohe Komorbiditätsraten sind mit dem gesamten Spektrum der Persönlichkeitsstörungen festzustellen. Bei zusammenfassender Betrachtung mehrerer Studien gehen Lakatos & Reinecker (1999) davon aus, daß etwa 50% der behandlungssuchenden Zwangserkrankten gleichzeitig eine Persönlichkeitsstörung aufweisen. Wie Ecker & Dehmlow (1994) an einer großen Stichprobe von Zwangspatienten nachweisen konnten, bestehen die häufigsten Komorbiditäten mit den Cluster C-Persönlichkeitsstörungen nach dem DSM-IV. Dabei kommen die selbstunsicheren und dependenten Persönlichkeitsstörungen noch öfter vor als die zwanghafte Persönlichkeitsstörung. Auch dies ist ein Beleg dafür, daß das

Vorliegen einer zwanghaften Persönlichkeitsstörung keinesfalls, wie früher postuliert, eine Voraussetzung für die Entwicklung einer Zwangsstörung ist. Differentialdiagnostisch lassen sich nicht nur quantitative sondern vor allem auch qualitative Unterscheidungen zwischen einer zwanghaften Persönlichkeitsstörung und einer Zwangsstörung ausmachen. Im Gegensatz zu einer Zwangsstörung wird eine zwanghafte Persönlichkeitsstörung als ich-synton erlebt, d.h. der Betroffene ist der Ansicht, daß sein Verhalten und seine Einstellungen zu ihm gehören und prinzipiell richtig sind. Selbst wenn es bei einem Patienten mit ausschließlich zwanghafter Persönlichkeitsstörung in Ansätzen Zwangshandlungen oder -gedanken gibt, besteht nicht die Einsicht in die Sinnlosigkeit des Verhaltens oder der Gedanken. Diesen vermeintlichen Zwangssymptomen wird kein Widerstand entgegengesetzt und der Patient leidet nicht darunter.

2.4.4 Zwangsstörungen und Schizophrenie

Ritualisierte Verhaltensweisen wie stereotype Körperbewegungen oder Horten von Gegenständen die im Rahmen von Schizophrenien auftreten, ähneln häufig denen bei Zwangsstörungen, ohne das dann vom Vorliegen einer Zwangsstörung ausgegangen werden kann (Reinecker, 1994). Rituale bei Schizophrenien sind nicht in dem Ausmaß funktional wie bei Zwangsstörungen, werden üblicherweise als ich-synton erlebt und die Betroffenen bringen ihnen in der Regel keinen Widerstand entgegen.

Die differentialdiagnostische Abgrenzung erfolgt an dieser Stelle trotz in der Häufigkeit kaum beachtenswerter Komorbiditäten, da in klinischen Kreisen immer noch die Hypothese besteht, daß Zwangspatienten sich mit ihren Ritualen vor psychotischen Entgleisungen schützen. Diese Hypothese kann empirisch nicht gestützt werden. Die Wahrscheinlichkeit eines Zwangspatienten später an einer Schizophrenie zu erkranken ist nicht höher als in der Allgemeinbevölkerung.

2.4.5 Zwangsstörungen und Störungen des Zwangsspektrums

Über die aufgeführten Komorbiditäten hinausgehend, gibt es eine Reihe von weiteren Überlappungen mit Störungsbildern aus dem Bereich der sogenannten psychosomatischen Erkrankungen. Ein Vorhandensein ritualisierter Verhaltensweisen oder die zwanghafte Beschäftigung mit bestimmten Gedanken bei beispielsweise Eßstörungen (Anorexie und Bulimie), somatoformen Störungen (Dysmorphophobie, Hypochondrie), Störungen der Impulskontrolle (Trichotillomanie, pathologisches Spielen) oder Tic-Störungen lassen Forscher wie Hollander (1993) bei diesen Störungsbildern von Störungen des Zwangsspektrums sprechen. Neurobiologische Befunde weisen auf Gemeinsamkeiten dieser Störungen mit Zwangsstörungen hin.

2.5 Ätiologie

Wie bei anderen psychischen Störungen ist auch bei Zwangsstörungen von einer multifaktoriellen Genese auszugehen. Schon die Heterogenität der Zwangsphänomene weist darauf hin, daß die Ätiologie einer Zwangsstörung nicht mit einem einheitlichen Ätiologiemodell zu erklären ist und wahrscheinlich auch perspektivisch nicht erklärt werden kann. Die existierenden Erklärungsmodelle für die Entstehung von Zwangsstörungen sollten nicht als konkurrierende und umfassende Ätiologiemodelle verstanden werden, sondern als sich ergänzende und aufeinander aufbauende Modelle, die zur Verbesserung der Erkenntnis über die Ätiologie von Zwangsstörungen beitragen. In Anlehnung an Reinekker (1994) werden im folgenden die Erklärungsmodelle benannt, die auch die Grundlage für bisher empirisch überprüfte, erfolgreiche Behandlungsmethoden bilden. Dabei stehen die lerntheoretisch-kognitiven Konzepte vor dem Hintergrund ihrer hohen therapeutischen Relevanz im Zentrum der Betrachtung.

2.5.1 Behaviorales Modell

Dieses Modell wurde mit Hilfe der klassischen Lerntheorien entwickelt und in grundlegender Form bereits 1947 von Mowrer als Zwei-Faktoren-Modell konzeptualisiert. Das ursprüngliche Zwei-Faktoren-Modell diente der lerntheoretischen Erklärung der Entstehung von Phobien und wurde später auf die Zwangsstörungen übertragen. Die beiden aufeinanderfolgenden Lernprozesse oder Faktoren in diesem Modell sind die klassische Konditionierung und die operante Konditionierung.

Mit dem ersten Faktor, der klassischen Konditionierung, kann erklärt werden, wie nach Durchleben eines aversiven Ereignisses mit entsprechenden physiologischen und emotionalen Reaktionen ein ursprünglich neutraler Stimulus zu einem späteren Zeitpunkt in der Lage ist, ebensolche Reaktionen hervorzurufen. Weil also beispielsweise während eines traumatischen Ereignisses ein bestimmter Geruch wahrgenommen wurde, kann eine assoziative Koppelung zwischen dem Geruch und dem Ereignis erfolgen, so daß später der Geruch alleine ähnliche aversive Reaktionen auslösen kann wie das damals traumatische Ereignis.

Mit dem zweiten Faktor, der operanten Konditionierung, erfolgt ein Vermeidungslernen, mit dem die Entwicklung von Zwangsritualen lerntheoretisch verstehbar wird. Die Ausführung von beispielsweise Wasch- und Reinigungsverhalten kann das aversive Erleben bei entsprechender Geruchswahrnehmung reduzieren. Da dieses Wasch- und Reinigungsverhalten wiederholt kurzfristig eine Linderung des aversiven Erlebens zur Folge hat, wirken Konditionierungsprozesse mittels negativer Verstärkung. Das Wasch- und Reinigungsverhalten hat sich quasi als Möglichkeit zur Verringerung eines unangenehmen physiologischen und emotionalen Zustandes bewährt und wird in zunehmend ritualisierter Form eingesetzt. In der Entwicklung einer Zwangsstörung werden solche Rituale auch prophylaktisch eingesetzt, um die gefürchtete Geruchsempfindung mit entsprechenden Reaktionen im Vorfeld zu vermeiden.

Die Bedeutung der Zwei-Faktoren-Theorie besteht vor allem in der damit verbundenen Möglichkeit, die Aufrechterhaltung und Chronifizierung von Zwangsverhalten als konditioniertes Vermeidungsverhalten zu verstehen. Damit war dieses Erklärungsmodell auch Grundlage für die Entwicklung einer zentralen verhaltenstherapeutischen Methode zur symptomspezifischen Behandlung von Zwangspatienten, der Exposition mit Reaktionsverhinderung.

Die konkreten Entstehungsbedingungen von Zwangsstörungen lassen sich mit dem Modell zwar erklären, in der klinischen Realität jedoch sind bei Zwangspatienten nur in Ausnahmefällen konkrete aversive Ereignisse zu rekonstruieren, die den beschriebenen Prozeß einer klassischen Konditionierung initiiert haben könnten. Auch eine Erklärung der Aufrechterhaltung von Zwangsgedanken ist mit diesem Modell nicht möglich, zumal die Zwangsgedanken nicht wie Zwangshandlungen ein unangenehmes Erleben kurzfristig reduzieren sondern im Gegenteil erhöhen. Somit werden die Zwangsgedanken nicht mittels negativer Verstärkung ausgeformt.

2.5.2 Kognitiv-behaviorales Modell

Ausgangspunkt des kognitv-behavioralen Modells mit der Möglichkeit einer zusätzlichen Erklärung von Zwangsgedanken ist das Vorhandensein von aufdringlichen oder einschießenden Gedanken (Intrusionen). Solche Intrusionen können positiven oder negativen Inhaltes sein und kommen bei den meisten Menschen vor. Sie lassen sich als Gedanken beschreiben, die sich einem aufdrängen und die als nutzlos und unangenehm beurteilt werden. Bei Streßerleben werden aufdringliche Gedanken häufiger, so daß der Gedanke einer Mutter, das nächtliche Schreien des Säuglings mit dem Kopfkissen zu dämpfen und das Kind dabei zu töten, zunächst nicht ungewöhnlich ist. Er kann jedoch dann zum Zwangsgedanken werden, wenn er von der Mutter als extrem bedeutsam angesehen und für unzulässig gehalten wird. Der Unterschied zwischen einer üblichen Intrusion und einer zwanghaften Kognition liegt also in der Bewertung eines derartigen Gedankens. Aufdringliche Gedanken erhalten ihre Bedeutung erst im Prozeß der Informationsselektion und vor allem der Informationsbewertung. In diesem Prozeß, der bei Zwangspatienten bestimmten Gedanken eine unheilvolle Bedeutung zumißt, liegt der Schlüssel zum Verständnis der Zwangsstörung. Bei Zwangspatienten wird dieser Prozeß beeinflußt von dysfunktionalen Überzeugungen die dazu führen, daß ein aufdringlicher Gedanke eine besondere Beachtung findet und als äußerst negativ bewertet wird. Solche dysfunktionalen Überzeugungen oder Beliefs bestehen bei Zwangspatienten bevorzugt über Schuld und Wertlosigkeit.

Nach Salkovskis (1989a) werden Intrusionen dann zu Zwangsgedanken, wenn sie vor dem Hintergrund der dysfunktionalen Überzeugungen und entsprechenden Bewertungsprozessen für nicht zulässig gehalten werden. Dabei sind zwei inadäquate Bewertungsprozesse bei den meisten Zwangspatienten von entscheidender Relevanz:

- Die Überschätzung der Wahrscheinlichkeit des Eintretens eines negativen Ereignisses und somit die Wahrnehmung von Bedrohung.
- Die Überschätzung der persönlichen Verantwortung für eine antizipierte Katastrophe.

Gerade das inflationär erlebte Verantwortungsgefühl der Zwangspatienten (Rachman, 1993) trägt dazu bei, daß bei entsprechenden Gedanken eine emotional unangenehme Reaktion (Erregung, Unruhe, Angst) erlebt wird, die wiederum einen Handlungsbedarf nach sich zieht. Zur Abwendung der nicht zulässigen Gedanken und der damit assoziierten Gefahr werden sogenannte Neutralisierungsversuche unternommen. Das können kognitive Rituale als „Gegengedanken" ebenso wie konkrete Handlungszwänge sein. Bemerkenswert dabei ist, daß die Unruhe oder Angst zwar damit kurzfristig reduziert wird, langfristig jedoch ein paradoxer Effekt einsetzt. Der Prozeß des versuchten Neutralisierens, mit dessen Hilfe der Patient verhindern möchte, einen ihn beunruhigenden und angstinduzierenden Gedanken denken zu müssen, wird als Hinweisreiz für die Relevanz des Gedankens und die Berechtigung der dysfunktionalen Annahmen wahrgenommen. Somit erlangen die beunruhigenden Gedanken eine noch größere Bedeutung, was zur Aufrechterhaltung und Chronifizierung der Zwangshandlungen und -gedanken beiträgt. Bei Zwangsgedanken setzt darüber hinaus ein vergleichbar paradoxer Effekt bezüglich vergeblicher kognitiver Kontrollbemühungen ein. Ein mißlungener Versuch einen Gedanken zu unterdrücken oder zu kontrollieren ist ein weiterer Hinweis für die Bedeutsamkeit des Gedankens. Die einzelnen Schritte bei der Entstehung von Zwangsgedanken sind in Anlehnung an Lakatos & Reinecker (1999) und Rachman (1998) der Abbildung 1 zu entnehmen.

2.5.3 Neurobiologische Theorien

Eine Übersicht über neurobiologische Faktoren, die bei der Entwicklung von Zwangsstörungen eine Rolle spielen könnten, ist bei Hohagen (1998) zu finden. Ausgangspunkt für die meisten neurobiologischen Theorien sind neurologische Normabweichungen, die sich bei der Untersuchung von Zwangspatienten mittels Cranialer-Computer-Tomographie (CCT) und insbesondere Positronen-Emissions-Tomographie (PET) ergeben. Diese Befunde rechtfertigen die Annahme, daß neurophysiologische Parameter die Genese der Zwangsstörungen beeinflussen. Dabei scheinen Teile des Frontalhirns, der Basalganglien und des limbischen Systems bei der Manifestation von Zwängen involviert zu sein. Somit ergibt sich die Hypothese, daß eine Zwangsstörung auch eine Störung der funktionellen Interaktion zwischen Frontalhirn, Basalganglien und limbischem System ist. Nachgewiesen ist eine vermehrte Glukoseutilisation als Ausdruck einer Überaktivität dieser Regelkreise. Interessanterweise konnten PET-Untersuchungen zeigen, daß erfolgreiche Verhaltenstherapie eine Normalisierung des erhöhten Glukoseumsatzes und der neuronalen Überaktivität bewirken kann (Schwartz et al., 1996). Diese Befunde sind ein Beleg für die Interaktion von

Aufeinanderfolgende Schritte	Beispiele
1. Die Häufigkeit aufdringlicher Gedanken wird durch Streß erhöht.	„Ich könnte mein Kind töten."
2. Den Gedanken wird eine unheilvolle Bedeutung beigemessen.	„Diese Gedanken sagen etwas über mich aus; so etwas darf ich nicht denken; ich bin gefährlich."
3. Es kommt zur Stimulusgeneralisierung, wodurch die Gelegenheiten zur Auslösung der Zwangsgedanken häufiger werden.	Kopfkissen, scharfe Gegenstände etc. werden zu Bedrohungssignalen, bei deren Anblick ein Zwangsgedanke ausgelöst wird.
4. Die Auslöser werden vermieden und/oder neutralisiert.	Vermeidung des Kontaktes mit Messern, Scheren, Kopfkissen, schweren Decken etc.; Neutralisationsversuch durch Gegengedanken: „Ich liebe mein Kind."
5. Die Fehlinterpretation der Gedanken bleibt unverändert oder wird sogar verstärkt.	„Die Tatsache, daß ich beim Anblick meines Kindes so etwas denke, beweist, daß ich nicht normal sondern gefährlich bin."
6. Trotz der Vermeidung der Auslöser sind die Zwangsgedanken permanent da.	„Wenn ich ständig daran denke, obwohl ich es nicht will, heißt das, ich habe keine Kontrolle über mich. Ich könnte dem Kind vielleicht tatsächlich etwas tun."

Abb. 1: Schritte bei der Entstehung von Zwangsgedanken

psychologischen und neurobiologischen Prozessen. Insgesamt gibt es eine zunehmende Anzahl von Hinweisen, daß bei den pathologischen kognitiven Prozessen der Zwangspatienten zentrale Funktionsstörungen von Bedeutung sind (z.B. Murphy et al., 1999).

Unterstützung erfahren die neurobiologischen Theorien durch die in pharmakologischen Studien nachgewiesene selektive Ansprache der Zwangssymptome auf Serotoninwiederaufnahmehemmer. Dieses selektive Ansprechen ist als Hinweis auf eine gestörte serotonerge Neurotransmission bei Zwangspatienten zu werten.

3. Therapie der Zwangsstörungen

3.1 Verhaltenstherapie

Seit Mitte der 60er Jahre haben sich die Behandlungsmöglichkeiten für Zwangspatienten erheblich verbessert. Nachdem in den Jahrzehnten zuvor eine chronifizierte Zwangserkrankung als nahezu unbehandelbar galt, konnte jetzt eine verhaltenstherapeutische Behandlungstechnik entwickelt werden, deren Effektivität in zahlreichen gut kontrollierten Therapiestudien eindeutig nachgewiesen wurde. Überraschend hohe Besserungsraten von über 50%, die sich bei über 70% der Patienten auch nach Therapieende aufrechterhalten ließen (vgl. Hand, 1992), konnten mit der Technik der Exposition mit Reaktionsverhinderung erzielt werden. Damit war erstmals ein gut strukturierter, empirisch erprobter und erfolgversprechender Behandlungsansatz zur Behandlung von Zwangspatienten gefunden.

Zwischenzeitlich sind eine große Anzahl von Therapievergleichsstudien hinzugekommen, die in der Mehrzahl die besten Therapieergebnisse für die Verhaltenstherapie mit der zuvor genannten Technik aufweisen. In diesen Studien sind die weniger zufriedenstellenden Behandlungsergebnisse bei solchen Zwangspatienten zu beobachten, die ausschließlich unter Zwangsgedanken leiden oder zusätzlich zur Zwangsstörung ein schweres depressives Syndrom aufweisen. Auffällig ist weiterhin, daß knapp 15% der Patienten die Behandlungstechnik der Exposition mit Reaktionsverhinderung verweigern oder abbrechen.

Vor dem Hintergrund dieser Befundlage erfuhr die Technik der Exposition mit Reaktionsverhinderung in den letzten Jahren in der Verhaltenstherapie zahlreiche Erweiterungen, die auf die kognitiven Besonderheiten der Zwangsstörung fokussieren. Lakatos (1997) konnte spezifische kognitive Techniken evaluieren und kam in ihrer Therapievergleichsstudie zu dem Ergebnis, daß eine Kombination der behavioralen Expositionsbehandlung mit kognitiven Techniken eine Verbesserung der Behandlungseffektivität zu Folge hat. Das gilt in besonderem Ausmaß für die Behandlung von Patienten mit ausschließlich Zwangsgedanken oder gleichzeitig depressiver Symptomatik. Auch die Rate der Patienten, die eine Exposition und Reaktionsverhinderung verweigern oder abbrechen, läßt sich mit der Hinzunahme kognitiver Elemente verringern. Nach dem aktuellen Stand der Forschung ist somit die kognitive Verhaltenstherapie die effektivste Behandlungsmethode bei Zwangsstörungen.

Kognitv-verhaltenstherapeutische Behandlungsmethoden und deren konkrete Einsatzmöglichkeiten in einer Verhaltenstherapie bei Zwangsstörungen sind in dem Therapiemanual von Lakatos & Reinecker (1999) ausführlich dargestellt. In den folgenden Ausführungen werden in Anlehnung an das siebenstufige Prozeßmodell des Selbstmanagement-Ansatzes von Kanfer (1996) Schwerpunkte aus den einzelnen Phasen eines kognitiv-verhaltenstherapeutischen Behandlungsprozesses bei Zwangsstörungen benannt. In der Darstellung werden Schwerpunkte beschrieben, ohne dabei auf einen einheitlichen Therapieverlauf, den es nicht geben kann, zu verweisen. Wie eingangs beschrieben, sind bei den Zwangsstörungen heterogene Störungsbilder vorzufinden, die zudem noch durch die vorgestellten Komorbiditäten kompliziert werden und sich auf der Grundlage individueller Lerngeschichten und spezifischer funktionaler Zusammenhänge entwickeln. So können die dargestellten Behandlungsschwerpunkte nur einen Rahmen bilden, der einer einzelfallbezogenen Ausgestaltung und Erweiterung bedarf.

3.1.1 Schaffung günstiger Ausgangsbedingungen durch Beziehungsaufbau

Von übergeordneter Bedeutung bei der Schaffung günstiger Ausgangsbedingungen ist die Entwicklung einer kooperativen Arbeitsbeziehung zwischen Patient und Therapeut. Zwangspatienten die sich in eine psychotherapeutische Behandlung begeben, haben einen langen Leidensweg und nicht selten auch schon erfolglose psychotherapeutische Behandlungsversuche hinter sich. Sie sind von Zweifeln geplagt, ob ihre Entscheidung den Therapeuten aufzusuchen richtig war, ob nicht ein anderer Therapeut, ein anderes Setting, ein anderer Zeitpunkt etc. günstiger wären. Zudem besteht bei den Patienten anfänglich oftmals der Konflikt, einerseits aus externen Gründen (z.B. Familie oder Arbeitgeber) eine Therapie machen zu müssen, andererseits sich damit aber in die vermeintliche Gefahr zu begeben, bisher geheimgehaltene Aspekte der Zwangsstörung preiszugeben. Schließlich könnte ja eine psychotherapeutische Behandlung das ohnehin extrem komplizierte Leben noch komplizierter machen und die verbliebenen letzten Sicherheiten auch noch gefährden. Zusammengefaßt begegnen Zwangspatienten ihren Therapeuten in der Anfangsphase einer Therapie sehr häufig mit Mißtrauen, Angst, Unsicherheit und Zweifel.

Bei diesen schwierigen Ausgangsbedingungen ist es wichtig, daß der Zwangspatient von Beginn an das Interesse und die auf den Zwang bezogene Sachkompetenz des Therapeuten erfährt (Hoffmann, 1998). Durch gezieltes Nachfragen kann der Therapeut sich ein Verständnis des Zwangssystems verschaffen. Das Verständnis ist zum einen für die weitere Therapieplanung notwendig, zum anderen wird dem Zwangspatienten damit die Vertrautheit des Therapeuten mit Zwangsproblemen demonstriert. Auch wenn das Zwangsverhalten skurril, bizarr und absurd anmutet, folgt es doch logischen Gesetzmäßigkeiten, die es mit dem Patienten herauszuarbeiten gilt. Hat der Therapeut diese Gesetzmäßigkeiten erkannt, kann er den Patienten auch auf mögliche Zwangshandlungen oder Zwangsgedanken hinweisen, die er vielleicht noch nicht verbalisiert hat. Zudem können aus der Logik des Zwangssystems heraus Aussagen über zukünftige Zwangsphänomene getroffen werden. Durch sachkundiges Nachfragen des Therapeuten, durch ergänzendes Hinweisen auf mögliche Abläufe der Zwangsrituale und durch Explizieren vorherzusehender zwangsbedingter Reaktionen wird der Patient ein Verständnis der Zwangsstörung beim Therapeuten feststellen. Das kann dazu beitragen Mißtrauen zu reduzieren und ist für einen vertrauensvollen Beziehungsaufbau unerläßlich.

Im weiteren Verlauf der Therapie kann dann die gemeinsame Erkundung des Zwangssystems mit zunächst noch stärkerer Anleitung des Therapeuten fortschreiten. Dabei ist auch zeitweise ein wohlwollender Druck des Therapeuten notwendig, um dem Patienten zu ermöglichen, Gedanken zu konkretisieren und zu Ende zu denken. Ohne diesen kompetenten Druck würden sich die Zwangspatienten manche Dinge nicht zutrauen und weiter mit endlosen Diskussionen oder anderen Vermeidungsstrategie etwaige Einstellungs- und Verhaltensänderungen verhindern. Ein wohlwollender Druck entsteht bereits dann, wenn der Therapeut dem zögernden, unsicheren und in seiner Haltung ambivalenten Patienten gegenüber ein klares, eindeutiges und möglichst widerspruchsfreies Interaktionsverhalten zeigt. Dazu gehört auch die Kompetenz des Therapeuten, dem Patienten in seinem Zwangssystem jederzeit Verständnis entgegenzubringen, ohne dabei auf die kompromißlose Ablehnung des Zwangssystems zu verzichten. Beides sollte dem Patienten im Interaktionsverhalten durchaus in anleitender Form demonstriert werden.

Ist ein gegenseitiges Vertrauen aufgebaut, besteht die Gefahr, daß der Patient sich in eine Abhängigkeit begibt, es zu Rückversicherungen beim Therapeuten kommt und letztinstanzliche Entscheidungen vom Therapeuten erwartet werden. Auch bei diesen Versuchen einer Delegation von Verantwortung sollte der Therapeut auf das genannte Interaktionsverhalten zurückgreifen. Erst wenn der Patient im therapeutischen Prozeß das Gefühl von Selbstwirksamkeit steigern kann, in der Lage ist, Alternativen zum Zwangsverhalten auszuprobieren und risikofreudiger Emotionen sich selber sowie anderen gegenüber zu erleben, kann die therapeutische Führung gelockert und langsam durch eine therapeutische Begleitung auf dem weiteren Weg des Patienten ersetzt werden.

3.1.2 Aufbau von Änderungsmotivation

Die meisten Zwangspatienten kommen mit einer ambivalenten Motivationslage in eine ambulante oder stationäre psychotherapeutische Behandlung. Sie sind sich unsicher, was sie eigentlich in der Therapie wollen. Klar ist unter Umständen nur, daß eine Notwendigkeit besteht, die Zwänge zu reduzieren. Möglicherweise ist der zeitliche und emotionale Aufwand zur Ausführung der Zwänge zu hoch und das soziale Umfeld (z.B. Familie, Arbeitgeber) hat Konsequenzen, die der Betroffene nicht erleben möchte, angekündigt. Beeinträchtigt wird die motivationale Ausgangslage häufig noch durch ein Hoffnungslosigkeitserleben vor dem Hintergrund zahlreicher erfolgloser Selbstheilungs- und nicht selten auch therapeutischer Behandlungsversuche.

Beim Aufbau einer Änderungsmotivation ist es zunächst wichtig, die Erwartungen und Ziele des Patienten in ersten Ansätzen zu klären. Die Aufgabe des Therapeuten dabei ist, die Erwartungen des Patienten auf ein realistisches Maß zu nivellieren, ohne dabei Hoffnungen und somit Motivation des Patienten zu zerstören oder unrealistische Hoffnungen und Erwartungen zu wecken. Es sollte zur Formulierung vorläufiger und gemeinsam erarbeiteter Zielvorstellungen kommen, die es nachvollziehbar auf der Verhaltensebene zu präzisieren gilt. Werden diese vorläufigen Ziele schriftlich fixiert, können später Fortschritte daran gemessen werden, was zu einem kontinuierlichen Prozeß der Steigerung von Selbstwirksamkeit beiträgt.

Aus der zuvor beschriebenen Unsicherheit und dem krankheitsimmanenten Zweifeln heraus wollen die meisten Zwangspatienten schon am Behandlungsbeginn sehr genau wissen, wie die Therapie abläuft. Auch um die Behandlungsmotivation zu erhöhen, kann schon zu einem frühen Zeitpunkt der allgemeine Ablauf einer Therapie skizziert werden. Hierbei sollte betont werden, daß jeder Therapieplan auf jeden Patienten ganz individuell zugeschnitten ist. Um diese Individualität zu gewährleisten, ist ein ausführlicher Kennlernprozeß notwendig, an dessen Ende ein Therapieplan konkretisiert werden kann. Dem Patienten sollte vermittelt werden, daß dann die Möglichkeit besteht, gemeinsam mit dem Therapeuten zu überlegen, welche Therapieschritte gegangen werden sollten und welche vielleicht auch nicht. Dem anfänglichen Aufbau einer Änderungsmotivation ist es dienlich, dem Patienten ein Behandlungsangebot zu formulieren, daß ihm zunächst einen großen Raum für die erlebte Besonderheit und Einzigartigkeit seiner Zwangsstörung und damit eines Teiles seiner Identität läßt.

3.1.3 Erarbeitung einer Verhaltensanalyse

Um einen Patienten mit einer Zwangsstörung effektiv behandeln zu können, ist zunächst eine umfangreiche Datensammlung, die letztendlich in eine Verhaltensanalyse mündet, notwendig. Nur auf der Grundlage eines komplexen Datenpools kann eine Zwangsstörung im Detail verstanden werden und es zu störungsspezifischen Interventionen kommen. Gerade das spezifische Verfahren der Exposition mit Reaktionsverhinderung erfordert ein differenziertes verhaltensanalytisches Verständnis der Symptomatik. Die Erfassung der dazu notwendigen Informationen erfolgt in den ersten therapeutischen Sitzungen und ist häufig zeitintensiver als bei anderen Störungsbildern.

Dabei werden die meisten Informationen zur Erfassung und zum Verständnis des Störungsbildes mit dem klinischen Interview ermittelt. Ebenfalls im direkten Kontakt mit dem Patienten können über Verhaltensbeobachtungen weitere wichtige Aspekte zum Verständnis der Störung erfaßt werden. Ein Aufsuchen des Patienten in seinem Zimmer während einer stationären Behandlung oder ein Kontakt zum Patienten in dessen häuslicher Umgebung im Rahmen einer ambulanten Behandlung geben aus der Verhaltensbeobachtung weitere zusätzliche Informationen, die über die Gesprächsinhalte weit hinausgehen. Manches Zwangs- oder Vermeidungsverhalten wird von Zwangspatienten nicht mehr als solches wahrgenommen, durch direkte Beobachtung dem Therapeuten jedoch ersichtlich.

Die Familienangehörigen von Zwangspatienten sind zumeist mit in die Zwangssymptomatik eingebunden. Daher ist es sinnvoll, auch hier möglichst konkrete Informationen einzuholen. Während eines frühzeitigen Paar- oder Familiengespräches oder des zuvor genannten Besuches im häuslichen Umfeld läßt sich der interaktionelle und funktionale Kontext, in dem die Zwangsstörung aufrechterhalten wird, nicht selten direkt nachvollziehen, was für den weiteren therapeutischen Prozeß von immenser Bedeutung sein kann.

Neben dem klinischen Interview gibt es Möglichkeiten über strukturierte Interviews und Fragebögen systematisch Merkmale der Störung zu erfassen. Aktuell stehen folgende Instrumente, die auch für Veränderungsmessungen nutzbar sind, zur Verfügung:

- Hamburger Zwangsinventar (HZI)
- Maudsley Obsessional-Compulsive Inventory (MOC)
- Leyton Obsessional-Compulsive Inventory (LOI)
- Yale-Brown Obsessive Compulsive Scale (Y-BOCS)

Der HZI (Zaworka et al., 1983) liegt auch in einer Kurzform (Kleptsch et al., 1992) vor. Die anderen drei Instrumente sind im Anhang des Therapiemanuals von Lakatos & Reinecker (1999) in übersetzter Form zu finden. Das in der Forschung gegenwärtig am häufigsten genutzte Instrument ist die Y-BOCS. Für therapeutische Zwecke sind die anderen Verfahren, die mit geringerem Zeitaufwand einsetzbar sind, durchaus aussagekräftig. Neben begrenzten quantitativen Auswertungsmöglichkeiten ist dabei insbesondere die qualitative Auswertung, unter Umständen unter Betrachtung einzelne Items, von hoher klinische Relevanz.

Eine weitere Möglichkeit Informationen zu gewinnen besteht in dem Einsatz von Selbstbeobachtungsprotokollen. Mit dem Patienten sollte bei Verwendung solcher Protokolle im Vorfeld geklärt werden, in welchem Zeitraum die systematische Selbstbeobachtung erfolgt, welche Aspekte beobachtet werden sollen und in welcher Form die Protokollierung erfolgt. Auch zur Vorbereitung der Verhaltensanalyse kann es sinnvoll sein den Patienten zu instruieren, im Detail die Auslöser (z.B. Gedanken, konkrete Situationen) für Zwangsverhalten sowie die Reaktion des Zwangsverhalten selber während eines ganzen Tages zu protokollieren. Eine Differenzierung der Reaktion auf der kognitiven, emotionalen, körperlichen und motorischen Verhaltensebene sollte dabei erfolgen. Unabhängig davon wie die konkrete Vereinbarung zur Selbstbeobachtung aussieht, es resultiert daraus in jedem Fall ein Informationsgewinn. Zudem wird der Aufbau einer Arbeitsorientierung gefördert und auch der zukünftige Einsatz von Selbstbeobachtungsinstrumenten, die insgesamt zum Ausbau der Kompetenz zum Selbstmanagement beitragen, erleichtert.

Kernstück der problembezogenen Informationserfassung ist die Verhaltensanalyse. In ihr werden die auf den zuvor skizzierten Wegen generierten Daten zusammengefaßt und aufeinander bezogen. Die Erstellung der komplexen Verhaltensanalyse wie sie z.B. von Kanfer (1996) strukturiert wurde, kann gemeinsam mit dem Patienten vorgenommen werden. Die systematische Erarbeitung der wesentlichen Variablen der Verhaltensanalyse kann unmittelbar dazu beitragen, daß der Zwangspatient den Ablauf von der Auslösung eines Zwangsrituals bis zu dessen Ende erstmals konsequent betrachtet und auch in seinen unterschiedlichen Dimensionen versteht. Eine Betrachtung der Konsequenzen des Zwangsverhaltens wird dem Betroffenen ermöglichen zu verstehen, wie automatisiert sich die Zwangsstörung über die eingangs beschriebenen lerntheoretischen Mechanismen entwickelt hat.

Auf das Erstellen einer Verhaltensanalyse kann an dieser Stelle nicht in weiterer Ausführlichkeit eingegangen werden. Hierzu wird auf die oben angeführte Literatur verwiesen. Betont werden soll an dieser Stelle lediglich, daß es von elementarer Bedeutung ist, in der situativen Verhaltensanalyse auf der Mikroebene die einzelnen Verhaltenssequenzen zu erfassen und zu verstehen, um später mit entsprechenden störungsspezifischen Methoden die Symptomatik auch verändern zu können. Der funktionalen Einordnung der Zwangssymptome kommt keine geringere Bedeutung zu. Erst unter einer verhaltensanalytischen Gesamtbetrachtung und der Erstellung eines funktionalen Bedingungsmodells mit all seinen typischen und höchstindividuellen Aspekten, ist es dem Patienten möglich, mit der Erarbeitung eines Ätiologiemodells für die Zwangsstörung zu beginnen. Die Entwicklung des Ätiologiemodells schreitet während der gesamten Therapie voran und ist dann gelungen, wenn der Patient sich nicht nur die Frage beantworten kann, wie konkret die Zwangssymptomatik abläuft, sondern wenn er in der Lage ist, differenziert mindestens Hypothesen zu erläutern, weshalb gerade er in seinem Leben eine Zwangsstörung entwickelt hat und es ihm bisher nicht gelungen ist, dieses Störverhalten zu verändern.

3.1.4 Formulierung von Therapiezielen

Nach Herstellung einer günstigen Therapeut-Patient-Beziehung, bei Vorhandensein einer Veränderungsmotivation und beginnender Entwicklung eines Ätiologiemodells kann konkretisiert werden, welche Ziele erreicht werden können und sollen. Dazu können eingangs dokumentierte Erwartungen und vorläufige Therapieziele aufgegriffen werden. In einem Prozeß der Zielanalyse versuchen Therapeut und Patient sich gemeinsam auf realistische Ziele zu einigen, die im Rahmen der gegebenen Bedingungen realistischerweise erreichbar sind. Es erfolgt eine Einteilung in kurz-, mittel- und langfristige Therapieziele. Dabei sollte mit dem Patienten kritisch reflektiert werden, was für mögliche negative Konsequenzen die Erreichung bestimmten Ziele hätte. Ein Rückgriff auf die zuvor erarbeitete Verhaltensanalyse bietet sich an dieser Stelle an. Die Bewußtmachung dieser Konsequenzen hat unter Umständen eine Modifikation der bisherigen Ziele zur Folge. Therapieziele sollten in möglichst konkreter Form und möglichst bezogen auf beobachtbares Verhalten dokumentiert werden, um deren Erreichung im weiteren Therapieverlauf und zum Therapieende bewerten zu können.

3.1.5 Planung, Auswahl und Durchführung spezieller Methoden

Als konkrete Behandlungstechnik ist die Exposition mit Reaktionsverhinderung das zentrale Element in der Therapie von Zwangsstörungen. Um die volle Wirksamkeit dieser Technik zur Entfaltung zu bringen, ist eine Ergänzung von kognitiven Techniken erforderlich, die in der Phase der kognitiven Vorbereitung der störungsspezifischen Exposition eingesetzt werden, aber auch den gesamten Therapieprozeß begleiten. Eine praxisnahe Vorstellung kognitiver Techniken und

Interventionsmöglichkeiten in der Behandlung von Zwangspatienten erfolgt bei Hofmann & Hoffmann (1998) sowie Lakatos & Reinecker (1999). Diese kognitiven Techniken sind notwendig, um die der Zwangsstörung zugrundeliegenden dysfunktionalen Überzeugungen, an erster Stelle ist hier die pathologische Überschätzung der persönlichen Verantwortung zu nennen, verändern zu können. Auch die Überschätzung der Wahrscheinlichkeit des Eintretens eines negativen Ereignisses mit den entsprechenden Katastrophenbefürchtungen ist nicht allein durch die Technik der Exposition mit Reaktionsverhinderung zu verändern, da das Eintreten von Befürchtungen (z.B. sich mit BSE zu infizieren) nicht in der unmittelbaren Verhaltensübung wiederlegt werden kann. Ein weiterer genereller kognitiver Veränderungsprozeß sollte darin bestehen, die Aufmerksamkeit und Problemdefinition des Patienten von dem Inhalt solcher Befürchtungen wegzuführen. Wenn der Patient dauerhaft an vermeintlich objektiven Gefährlichkeitsüberzeugungen haftet und sogenannte überwertige Ideen vorhanden sind, ist die Prognose für den Erfolg der eingangs genannten Behandlungstechnik ungünstig. Ziel sollte es somit sein, mit dem Patienten an der Überzeugung zu arbeiten, daß nicht die Inhalte der Befürchtungen das Problem darstellen, sondern die aufdringlichen Gedanken, die dann das weitere Problemverhalten auslösen.

Bevor es zur unmittelbaren Ausführung der störungsspezifischen Behandlung kommt, wird in der Phase der kognitiven Vorbereitung mit dem Patienten ein Erklärungsmodell der Zwangssymptomatik erarbeitet. Unterschiedliche Möglichkeiten solcher Erklärungsmodelle sind z.B. bei Lakatos & Reinecker (1999), Reinecker (1994) und Salkovskis & Kirk (1996) dargestellt. Aus der Erarbeitung eines solchen Erklärungsmodells resultieren häufig schon Veränderungsideen beim Patienten. Das sollte gefördert werden und in die Entwicklung eines Veränderungsmodells münden. Der Prozeß der Entwicklung des Erklärungs- und Veränderungsmodells als Vorbereitung auf die störungsspezifische Behandlung ist als Kernstück der gesamten Therapie anzusehen und erfordert hohe therapeutische Kompetenz. An dieser Stelle entscheidet sich, ob die Motivation zur Durchführung der Exposition und Reaktionsverhinderung ausreicht. Dabei ist unbedingt darauf zu achten, daß der Patient sich frei für oder gegen diese Behandlungstechnik entscheidet. Nur bei einer aktiven Befürwortung der genannten Behandlungstechnik, die zuvor aus dem Erklärungs- und Veränderungsmodell abgeleitet wurde, besteht eine Indikation zur Durchführung und eine entsprechend günstige Prognose zur Veränderung der Gesamtsymptomatik. Wenn der Patient sich dafür entschieden hat, werden die praktischen Übungsmöglichkeiten vorbereitet und auch der Schwierigkeitsgrad der entsprechenden Übung festgelegt.

Die Technik, das Wirkprinzip und die Durchführung der Exposition mit Reaktionsverhinderung kann an dieser Stelle nur in sehr allgemeiner Form geschehen. Differenzierte Ausführungen befinden sich unter anderem in der zuvor genannten Literatur sowie bei Ambühl (1998). Die Technik orientiert sich an zwei Grundprinzipien.

Das erste, die Exposition, besteht in der unmittelbaren Konfrontation mit den auslösenden Stimuli (z.B. Türklinke, Lichtschalter, Messer, Kopfkissen). Dabei begibt sich der Therapeut mit dem Patienten in genau solche Situationen, die der Zwangspatient üblicherweise vermeiden würde, oder in denen er bei nicht gelungener Vermeidung seine Zwangsrituale zeigt. Eine weitere Aufgabe des Therapeuten während der Exposition besteht in der Verstärkung und Ermutigung des Patienten. Da manche Zwangspatienten für bestimmtes Verhalten (z.B. Anfassen der Türklinke oder Abschalten einer Kaffeemaschine) keine Norm mehr ausmachen können, kann es sinnvoll sein, wenn der Therapeut als Modell fungiert und sogar korrigierend in Übungen eingreift. Während der gesamten Expositionsphase ist es wichtig, daß der Patient mit seiner Aufmerksamkeit in der konkreten Situation bleibt und sich nicht ablenkt. Auch darauf zu achten ist Aufgabe des Therapeuten.

Das zweite Grundprinzip, die Reaktionsverhinderung, besteht darin, daß der Patient während der Expositionsphase und auch danach die Zwangsrituale nicht ausführt und auf jegliches Vermeidungsverhalten verzichtet. Die Aufgabe des Therapeuten besteht in der Anleitung des Patienten, seine Aufmerksamkeit auf die Stimuli auszurichten, die sein Unbehagen auslösen und dabei die Konfrontation nicht zu vermeiden. Wichtig ist darauf zu achten, daß die Reaktionsverhinderung nicht mit dem Ende der Verhaltensübung abgeschlossen ist. Es sollte konkret vereinbart werden, wie sie nach einer erfolgreichen Verhaltensübung weitergeführt werden kann. Da häufig auch nach erfolgreichen Übungen negative Emotionen auftreten, sollte der Therapeut den Patienten beim Zulassen und der Bewältigung dieser Emotionen unterstützen. Entscheidend für den Erfolg der gesamten störungsspezifischen Technik ist ein Verweilen des Patienten in der aversiven Situation bis sein Unbehagen merklich abgenommen hat und somit ein Habituationseffekt eingesetzt hat.

Als Wirkungsprinzip der Exposition mit Reaktionsverhinderung ist dieser Habituationseffekt hervorzuheben, also der Rückgang des psychophysiologisch und emotional aversiven Zustandes ohne Ausführung eines Zwangsrituals. Zudem kommt es zu Wahrnehmungsveränderungen und Umbewertungen der Problemsituation und eigener Handlungskompetenzen. Gleichzeitig wird ein neues Verhaltensmuster aufgebaut. Der Patient stellt sich seinen Katastrophenbefürchtungen, ohne diese mit Zwangsritualen kurzfristig zu minimieren.

Unter Beachtung einiger Besonderheiten ist eine Exposition mit Reaktionsverhinderung auch bei ausschließlichen Zwangsgedanken möglich. Dazu müssen die Patienten in der Lage sein, zwischen den aufdringlichen Zwangsgedanken (die die aversiven Gefühle erzeugen) und den Neuralisierungsgedanken (die die aversiven Gefühle reduzieren sollen) unterscheiden zu können. Das wichtigste Prinzip einer Behandlung der Zwangsgedanken mit der aufgeführten Technik besteht darin, die aufdringlichen Gedanken zu provozieren, ohne dann mit Neutralisierungsgedanken zu reagieren. Letzteres ist äußerst schwierig zu realisieren, da kognitives Neutralisieren willentlich kaum zu beeinflussen ist. Eine Möglichkeit besteht in der konstanten Exposition mit aufdringlichen Gedanken über das Abspielen von Kassettenaufnahmen, so daß die Patienten bei der Stimulusflut nicht dazu kommen, mit Neutralisierungsversuchen ihren Zustand zu verändern. Gelingt dies, sind wiederum die genannten Effekte zu erwarten.

3.1.6 Überprüfung therapeutischer Fortschritte

Eine Überprüfung der therapeutischen Fortschritte sollte während des therapeutischen Prozesses mehrfach erfolgen. Der Patient ist während der Behandlung heftigen affektiven Schwankungen ausgesetzt und hat in seiner Tendenz zu zweifeln Schwierigkeiten, therapeutische Fortschritte wahrzunehmen und angemessen zu würdigen. Unter Bezugnahme auf die in der Zielanalyse konkret auf der Verhaltensebene beschriebenen Ziele besteht jedoch die Möglichkeit, die Therapiefortschritte zu objektivieren. Dabei können z.B. mit Hilfe von Zielerreichungsskalen Therapiefortschritte dokumentiert werden. Bei einer Zielerreichung erfolgt zunächst eine systematische positive Verstärkung durch den Therapeuten, die im Therapieprozeß dann eine Weiterentwicklung zur Selbstverstärkung erfahren sollte. Wird ein Ziel nicht erreicht, wird gemeinsam mit dem Patienten nach möglichen Hintergründen dafür gesucht. Wird das Ziel weiterhin verfolgt, kann beispielsweise eine Modifikation der speziellen Behandlungstechniken unter Umständen eine Zielerreichung möglich machen.

3.1.7 Stabilisierung der Therapieerfolge und Therapiebeendigung

Im gesamten Therapieprozeß erfolgt eine Stabilisierung der jeweiligen Therapiefortschritte. Der Patient wird immer wieder dazu ermutigt, eine möglichst aktive Rolle einzunehmen und alle bisher aufgeführten Therapiephasen mit zunehmender Selbständigkeit auszufüllen. Dazu ist es notwendig, den gesamten Therapieprozeß transparent zu gestalten. D.h. auch, diesen Prozeß aus einer Metaperspektive in seinen einzelnen Phasen immer wieder mit dem Patienten zu betrachten und dabei einzelne Behandlungsschritte zu bewerten.
Zur Übernahme von Selbständigkeit gehört die eigenmotivierte Durchführung von Verhaltensübungen in der häuslichen Umgebung genauso wie die Beschäftigung mit Selbsthilfeliteratur (z.B. Baer, 1993; Hoffmann, 1990; Hoffmann, 1994; Schmidt et al., 1996; Schwartz, 1997). Über die Deutsche Gesellschaft Zwangserkrankungen e.V. (DGZ) mit Sitz in Osnabrück gibt es vielfältige Möglichkeiten für Zwangskranke, sich Informationen zukommen zulassen. Auch Informationen über Möglichkeiten der Teilnahme an einer Selbsthilfegruppe im Umfeld des Wohnortes sind dort erhältlich. Eine empirische Studie von Münchau et al. (1996) belegt den Nutzen von Selbsthilfegruppen unter Expertenanleitung und beschreibt einen möglichen Aufbau einer solchen Selbsthilfegruppe.
Unter Berücksichtigung der besonderen Bedeutung der Therapeut-Patient-Beziehung in der Behandlung von Zwangsstörungen ist davon auszugehen, daß die Ablösung des Patienten vom Therapeuten zu den schwierigen therapeutischen Aufgaben beim Abschluß der Therapie gehört. Diese Ablösung sollte langfristig vorbereitet sein. Im ambulanten Bereich bietet sich zum Ende der Therapie eine Streckung der Zeitintervalle zwischen den einzelnen Sitzungen an. Auch das Angebot telefonischer Kurzkontakte kann dem Patienten helfen, sich von der Therapie und der Beziehung zum Therapeuten zu entfernen. Gleichzei-

tig besteht damit die Möglichkeit, den Patienten zu motivieren sich an die vereinbarten Ziele zu erinnern, diese anzustreben und zu erreichen.

3.2 Medikamentöse Therapie

In einer Vielzahl systematisch kontrollierter Studien konnte nachgewiesen werden, daß die Gabe von Serotoninwiederaufnahmehemmern Zwangssymptome signifikant reduziert. Diese Reduktion der Zwangssymptome ist jedoch an die dauerhafte Einnahme eines Serotoninwiederaufnahmehemmers gebunden und betrifft nur einen Teil der Zwangssymptome. Nach Absetzen kommt es bei ca. 80-90% der Patienten zum Wiederauftreten der Symptomatik, so daß die alleinige medikamentöse Behandlung keinen befriedigenden Behandlungserfolg bei Zwangsstörungen in Aussicht stellt. Demzufolge wurden auch eine Reihe von Studien zur Überprüfung der Wirksamkeit von Kombinationsbehandlungen durchgeführt. Hohagen (1998) kommt vor dem Hintergrund seiner placebokontrollierten Multicenterstudie und unter Berücksichtigung weiterer kontrollierter Studien der letzten Jahre zusammenfassend zu dem Ergebnis, daß eine Kombination von Pharmakotherapie (Gabe von Serotoninwiederaufnahmehemmern) und Verhaltenstherapie lediglich bei Patienten mit überwiegend Zwangsgedanken und bei Zwangspatienten mit stark ausgeprägter Depression der alleinigen Verhaltenstherapie überlegen ist.

Literatur

Ambühl, H. (1998). Verhaltenstherapie bei Zwangsstörungen. In: H. Ambühl (Hrsg.) Psychotherapie der Zwangsstörungen (S. 50-61). Stuttgart: Thieme.

Baer, L. (1993). Alles unter Kontrolle: Zwangsgedanken und Zwangshandlungen überwinden. Bern: Huber.

Csef, H. (1998). Zur Komorbidität von Zwangsstörungen und den daraus resultierenden Konsequenzen für die Therapie. In: H. Ambühl (Hrsg.) Psychotherapie der Zwangsstörungen (S. 136-145). Stuttgart: Thieme.

Dilling, H., Mombour, W. & Schmidt, M.H. (1993). Internationale Klassifikation psychischer Störungen. ICD-10 Kapitel V (F). Klinisch-diagnostische Leitlinien. Bern: Huber.

Ecker, W. & Dehmlow, A. (1994). Der Einfluß von Persönlichkeitsstörungen auf die Behandlung von Zwängen. Praxis der Klinischen Verhaltensmedizin und Rehabilitation, 25, 23-31.

Hand, I. (1992). Verhaltenstherapie der Zwangsstörungen: Therapieverfahren und Ergebnisse. In: I. Hand, W.K. Goodman & U. Evers (Hrsg.) Zwangsstörungen: Neue Forschungsergebnisse. Berlin: Springer.

Hoffmann, N. (1990). Wenn Zwänge das Leben einengen. Mannheim: PAL-Verlag.

Hoffmann, N. (1994). Seele im Korsett. Freiburg: Herder.

Hoffmann, N. (1998). Therapeut-Patient-Beziehung bei Menschen mit Zwangsstörungen. In: H. Ambühl (Hrsg.) Psychotherapie der Zwangsstörungen (S. 158-164). Stuttgart: Thieme.

Hofmann, B. & Hoffmann, N. (1998). Kognitive Therapie bei Zwangsstörungen. In: H. Ambühl (Hrsg.) Psychotherapie der Zwangsstörungen (S. 62-95). Stuttgart: Thieme.

Hohagen, F. (1998). Kombination von Psychotherapie und Pharmakotherapie bei der Zwangsstörung. In: H. Ambühl (Hrsg.) Psychotherapie der Zwangsstörungen (S. 127-135). Stuttgart: Thieme.

Hollander, E. (Hrsg.) (1993). Obsessive-compulsive related disorders. Washington: American Psychiatric Press.

Kanfer, F., Reinecker, H. & Schmelzer, D. (1996). Selbstmanagement-Therapie. Berlin: Springer.

Klepsch, R., Zaworka, W., Hand, I., Lünenschloß, K. & Jauernig, G. (1992). Das Hamburger Zwangsinventar – Kurzform. Weinheim: Beltz.

Lakatos, A. (1997). Kognitiv-behaviorale Therapie für Zwangsstörungen. Eine Therapievergleichsstudie. Regensburg: Roderer.

Lakatos, A. & Reinecker, H. (1999). Kognitive Verhaltenstherapie bei Zwangsstörungen. Göttingen: Hogrefe.

Marks, I.M. (1987). Fears, Phobias and Rituals. Panic, Anxiety and their Disorders. New York: Oxford University Press.

Mowrer, O.H. (1947). On the dual nature of learning: A reinterpretation of conditioning and problem-solving. Havard Educational Review, 17, 102-148.

Münchau, N., Hand, I., Schaible, R., Lotz, C. & Weiss, A. (1996). Aufbau von Selbsthilfegruppen für Zwangskranke unter verhaltenstherapeutischer Expertenanleitung: Empirische Ergebnisse. Verhaltenstherapie, 6, 143-160.

Murphy, R., Leplow, B. & Nutzinger, D.O. (1999). Konditional-assioziatives Lernen bei Zwangs- und Phobiepatienten unter Verwendung individuell bedrohungsrelevanter Stimuli. Verhaltenstherapie, 9 (suppl 1), 52.

Rachman, S. (1993). Obsessions, responsibility and guilt. Behavior Research and Therapy, 31, 149-154.

Rachman, S. (1998). A cognitive theory of obsessions: elaborations. Behavior Research and Therapy, 36, 385-401.

Rasmussen, S.A. & Eisen, J.L. (1988). Clinical and epidemiologic findings of significance to neuropharmacologic trials in OCD. Psychopharmacologic Bulletin, 24, 466-470.

Rasmussen, S.A. & Eisen, J.L. (1992). The Epidemiology and Differential Diagnosis of Obsessive Compulsive Disorder. The Journal of Clinical Psychiatry, 53,4-10.

Reinecker, H.S. (1994). Zwänge. Diagnose, Theorien und Behandlung. Bern: Huber.

Reinecker, H., Zaudig, M., Erlbeck, R., Gockeler, I., Hauke, D. & Klein, S. (1994). Langzeiteffekte bei der Behandlung von Zwangsstörungen. Lengerich: Pabst-Verlag.

Reinecker, H. (1996). Erfolg und Mißerfolg bei der Behandlung von Zwangsstörungen. In: H. Bents, R. Frank & E.-R. Rey (Hrsg.) Erfolg und Mißerfolg in der Psychotherapie (S. 80-96). Regensburg: Roderer.

Salkovskis, P.M. (1989a). Obsessions and compulsions. In: J. Scott, J.M.G. Williams & A.T. Beck (Eds.) Cognitive therapy: A clinical casebook. London: Croom Helm.

Salkovskis, P.M. & Kirk, J. (1996). Zwangssyndrome. In: J. Margraf (Hrsg.) Lehrbuch der Verhaltenstherapie, Bd. 2 (S. 61-85). Berlin: Springer.

Schmidt, U., Crombach, G. & Reinecker, H. (1996). Der Weg aus der Zwangserkrankung. Bericht einer Betroffenen für ihre Leidensgefährten. Göttingen: Vandenhoek & Ruprecht.

Schwartz, J. (1997). Zwangshandlungen und wie man sich davon befreit. Frankfurt: Wolfgang Krüger Verlag.

Schwartz, J.M., Stoessel, P.W. & Baxter, L.R. (1996). Systematic changes in cerebral glucose metabolic rate after succesful behavior modification treatment of obsessive-compulsive disorder. Archives of General Psychiatry, 53, 109-113.

Saß, H., Wittchen, H.-U., Zaudig, M. & Houben, I. (Dt. Bearb.) (1998). Diagnostische Kriterien des Diagnostischen und Statistischen Manuals Psychischer Störungen DSM-IV. Göttingen: Hogrefe.

Winkelmann, G., Rasche, H. & Hohagen, F. (1994). Zwangsstörungen: Komorbidität und Implikationen für die Behandlung. Praxis der Klinischen Verhaltensmedizin und Rehabilitation, 25, 32-40.

Zaworka, W., Hand, I., Lünenschloß, K. & Jauernig, G. (1983). Das Hamburger Zwangsinventar. Weinheim: Beltz.

Posttraumatische Belastungsstörungen

Stationäre verhaltensmedizinische Behandlung von posttraumatischen Belastungsstörungen (PTBS)

Rolf Keller, Heiko Riedel

An der Klinik Berus wurde 1999 nach gründlicher Bedarfsanalyse bei seit langem bereits vorhandener fachlicher Kompetenz eine neue Schwerpunktabteilung für die Behandlung von posttraumatischen Belastungsstörungen (PTBS) aufgebaut. Dieses Behandlungskonzept für stationäre verhaltensmedizinische Behandlung von PTBS hat sich nach einjähriger Erprobungszeit gut bewährt und ist ein wesentlicher Bestandteil des Behandlungsangebotes der Klinik Berus geworden. Der vorliegende Artikel stellt nach einer kurzen Einführung zum Begriff der PTBS und zur störungsspezifischen Diagnostik das stationäre Behandlungskonzept für PTBS an der Klinik Berus dar. Dabei wird auf die gängigen theoretischen Konzepte und wissenschaftlich erprobten Behandlungsansätze zu PTBS Bezug genommen. Mit der Traumagruppe als themenzentriertes Angebot für nicht sexuell traumatisierte Patientinnen und Patienten, der Frauengruppe für Patientinnen mit PTBS nach sexuellem Missbrauch und Gewalterfahrungen sowie der Körpererfahrungsgruppe für sexuell traumatisierte Frauen werden drei traumaspezifische Behandlungsangebote dargestellt, die in interdisziplinärer Qualitätszirkelarbeit entwickelt wurden und erfolgreich eingesetzt werden. Im Anschluss daran werden erste Ergebnisse mit der Umsetzung des Behandlungskonzepts berichtet.

1. Vorbemerkung

An der Klinik Berus wurde 1999 nach gründlicher Bedarfsanalyse bei seit langem bereits vorhandener fachlicher Kompetenz eine neue Schwerpunktabteilung für die Behandlung von posttraumatischen Belastungsstörungen (PTBS) aufgebaut. Die Notwendigkeit dazu ergab sich zum einen aus der ständig gestiegenen Nachfrage nach einem solchen Behandlungsangebot, zum anderen stellten wir fest, dass wir mit dem bis dato bestehenden Behandlungssetting Betroffene mit einer PTBS nicht mehr ausreichend gerecht werden konnten. So wurde z. B. immer öfter bei Patientinnen und Patienten, die mit der Zuweisungsdiagnose einer Angst- oder depressiven Störung, einer Somatisierungs- oder Borderline-Persönlichkeitsstörung in unsere Klinik kamen, im weiteren Behandlungsverlauf eine PTBS oder zumindest eine gravierende, die Symptomatik wesentlich beeinflussende Traumatisierung festgestellt. Die erlebten Traumata erstreckten sich dabei über das gesamte Spektrum posttraumatischer Belastungsstörungen, von sexueller Trauamtisierung, vorwiegend bei Frauen, bis hin zu nicht-sexuellen Traumata wie nach Überfällen, Verkehrsunfällen oder anderen schwer belastenden Erlebnissen mit Todesbedrohung bzw. ernsthafter Bedrohung von sich oder anderen Personen. Hieraus ergab sich die Notwendigkeit, diesen Patientengruppen ein spezifisches, auf die Traumasymptomatik zugeschnittenes Behandlungsangebot bereitzustellen.

Kritisch ist anzumerken, dass die Diskussion über sexuellen Missbrauch sowie über die Begriffe des „Traumas" und der „Traumatherapie" in den letzten Jahren zunehmend in Mode gekommen ist und dies Risiken einer unreflektierten und voreiligen Diagnosevergabe und somit inadäquaten Behandlung in sich birgt (siehe auch die Diskussion um die „false-memory-Bewegung", Fischer und Riedesser, 1998, S. 262). Dementsprechend sind wir einerseits zurückhaltend und vorsichtig bei der Vergabe der Diagnose einer PTBS, halten es andererseits aber für sehr wichtig, daß dieses lange vernachlässigte Gebiet enttabuisiert wird und für die Betroffenen in größerem Umfang ein adäquates Behandlungsangebot zur Verfügung gestellt wird

Das Behandlungskonzept für PTBS an der Klinik Berus wurde in interdisziplinärer Qualitätszirkelarbeit unter Mitwirkung von psychologischen und ärztlichen Mitarbeiterinnen und Mitarbeitern, Co-Therapeutinnen, Sport-, Ergo- und Soziotherapeutinnen bzw. –therapeuten entwickelt. Das Konzept stellt somit einen multimodalen, integrativen Ansatz dar, der zwar primär verhaltenstherapeutisch ist, aber viele Anregungen und Bausteine aus anderen Therapieschulen enthält (u.a. körpertherapeutische, gestalttherapeutische, sytemische Elemente).

Inzwischen hat sich das Behandlunskonzept für PTBS an der Klinik Berus erfolgreich bewährt und ist mit der entsprechenden Schwerpunktabteilung ein wesentlicher Bestandteil des Behandlungsangebotes an unserer Klinik geworden.

Der vorliegende Beitrag stellt nach einer kurzen Einführung zum Begriff der PTBS und zur störungsspezifischen Diagnostik das stationäre Behandlungskonzept für PTBS an der Klinik Berus dar. Im Anschluss daran werden erste Erfahrungen mit der Umsetzung berichtet.

2. Zum Begriff der posttraumatischen Belastungsstörung (PTBS)

2.1. Symptomatik und Diagnosekriterien

Zu den charakteristischen Symptomen der PTBS gehören nach Foa & Rothbaum (1996; S. 108):
- Konzentrations- und Gedächtnisschwierigkeiten,
- Unfähigkeit, sich zu entspannen,
- Schlafstörungen,
- Schreckhaftigkeit,
- Erregbarkeit,
- Angst,
- Depression und
- v. a. psychische Erstarrung.

In Situationen, die dem ursprünglichen Trauma ähneln, verschlimmert sich die Symptomatik, weshalb solche Situationen in der Folge meist vermieden werden. Fünf Hauptkriterien kennzeichnen nach Maercker (1997) die PTBS:

Tab. 1: Fünf Hauptkriterien der posttraumatischen Belastungsstörung (Maercker, 1997, S. 4).

Fünf Hauptkriterien der posttraumatischen Belastungsstörung	
Symptom-Gruppen	Erlebnis eines Traumas, Intrusionen (=unwillkürliche und belastende Erinnerungen an das Trauma), Vermeidungsverhalten und allgemeiner emotionaler Taubheitszustand, anhaltendes physiologisches Hyperarousal (= Übererregung), die Symptome dauern länger als einen Monat.

Die Abbildung 1 gibt die Diagnosekriterien der PTBS nach dem DSM-IV (309.81) in verkürzter Form wieder, wobei die Kriterien für Kinder weggelassen wurden (vgl. Saß et al., 1998, S. 189 ff.).

Analog beschreibt das ICD-10 (F.43.1) die PTBS (Dilling et al., 1993, S. 169 ff.). In beiden Klassifikationssystemen wird die PTBS mit ihrer längeren Dauer von der akuten Belastungsreaktion (DSM-IV 308.3, Saß et al., 1998; ICD-10 F43.0, Dilling et al., 1993) abgegrenzt, die unmittelbar nach dem belastenden Ereignis einsetzt und bereits nach kurzer Zeit wieder abklingt. Das ICD-10 spricht hierbei von einem Symptomrückgang innerhalb weniger Stunden oder Tage (Dilling et al., 1993, S. 168 ff.), während das DSM-IV eine maximal 4-wöchige Dauer annimmt (Saß et al., 1998, S. 191 ff.).

Nach ICD-10 stellt sich eine PTBS typischer weise innerhalb der ersten 6 Monate nach einem traumatischen Erlebnis ein; jedoch kann die Diagnose auch dann gestellt werden, wenn der zeitliche Abstand zwischen dem Ereignis und dem Beginn der Störung mehr als 6 Monate beträgt, vorausgesetzt, die klinischen Merkmale sind typisch (Dilling et al., 1993, S. 170). Das DSM-IV spricht in diesem Fall von einem verzögerten Beginn (Saß et al., 1998, S. 191, vgl. auch Fischer und Riedesser, 1998, S. 45). Eine chronifizierte Form der PTBS wird bei einer Dauer von mehr als 3 Monaten angenommen (Saß et al., 1998, ebenda). Abzugrenzen ist eine chronifizierte PTBS von einer andauernden Persönlichkeitsänderung nach Extrembelastung (ICD-10 F62.0, Dilling et al., 1993). Dabei folgt die andauernde Persönlichkeitsänderung der Erfahrung von extremer Belastung und die tiefgreifenden Auswirkungen auf die Persönlichkeit sind nicht durch die Vulnerabilität der betreffenden Person allein zu erklären (z. B. nach Aufenthalt in einem Konzentrationslager oder nach langandauernder Gefangenschaft mit drohender Todesgefahr). Eine PTBS kann, muss aber nicht einer solchen Persönlichkeitsänderung vorausgehen (Dilling et al., 1993, S. 234 ff.).

Diagnosekriterien von PTBS

nach DSM IV

Traumatisches Ereignis*

mit Todesbedrohung oder ernsthafter Verletzung von sich oder anderen

* für Diagnose notwendig

Symptomgruppe: Erinnerungsdruck*

Intrusionen
belastende Träume/Alpträume
Nachhallerlebnisse
Belastung durch Auslöser
physiologische Reaktionen bei Erinnerung

* für Diagnose 1 Symptom notwendig

Symptomgruppe: Vermeidung/emotionale Taubheit*

Gedanken- und Gefühlsvermeidung
Aktivitäts- oder Situationsvermeidung
(Teil-) Amnesien (Erinnerungslücken)
Interessenverminderung
Entfremdungsgefühl
eingeschränktes emotionales Erleben
eingeschränkte Zukunftsperspektiven

* für Diagnose 3 Symptome notwendig

Symptomgruppe: chronische Übererregung*

Ein- und Durchschlafstörungen
erhöhte Reizbarkeit
Konzentrationsschwierigkeiten
Über-Wachsamkeit
übermäßige Schreckreaktion

* für Diagnose 2 Symptome notwendig

Dauer der Beeinträchtigung: länger als 1 Monat

Belastungen oder Beeinträchtigungen sind bedeutsam

Abb. 1: Diagnosekriterien von PTBS nach DSM-IV

2.2. Epidemiologie

Die bisher vorliegenden epidemiologischen Daten stammen hauptsächlich aus den USA und verwenden DSM-Kriterien, so dass noch untersucht werden muss, ob sich die Zahlen in anderen Ländern und mit den ICD-10 Kriterien replizieren lassen (Ehlers, 1999, S. 6).

Die Prävealenzraten für PTBS nach traumatischen Ereignissen werden zwischen 8% bis 13% für Männer angegeben und zwischen 20% bis 30% für Frauen (Ehlers, 1999, S. 7 ff.). Kessler et al. (1995) schätzen die Lebenszeitprävalenz für PTBS auf 8%. Bei Frauen liegen die Zahlen mit 10% bzw. 12% gegenüber Männern mit 5% bzw. 6% doppelt so hoch (Ehlers, 1999, S. 8). Zum einen erlebten Frauen in der Untersuchung von Kessler et al. (1995) mehr schwerwiegende traumatische Ereignisse (z. B. Vergewaltigung, Kindesmisshandlung), zum anderen entwickeln Frauen generell mit höherer Wahrscheinlichkeit eine PTBS nach einem traumatischen Ereignis (vgl. Ehlers, 1999, ebenda).

Maercker (1997, S. 6) unterscheidet kurzdauernde traumatische Ereignisse („Typ-I-Traumen") von längerdauernden, wiederholten Traumen („Typ-II-Traumen"):

Tab. 2: Kurzdauernde traumatische Ereignisse („Typ-I-Traumen") und längerdauernde, wiederholte Traumen („Typ-II-Traumen").

Kurzdauernde traumatische Ereignisse (Typ-I-Traumen)
• Naturkatastrophen,
• Unfälle,
• technische Katastrophen,
• kriminelle Gewalttaten wie Überfälle, Schusswechsel.

Längerdauernde, wiederholte Traumen (Typ-II-Traumen)
• Geiselhaft,
• mehrfache Folter,
• Kriegsgefangenschaft,
• KZ-Haft,
• wiederholte sexuelle oder körperliche Gewalt in Form von Kindesmissbrauch, Kindesmisshandlung sowie wiederholten Vergewaltigungen.

Diese Unterscheidung hat auch Implikationen für die Behandlung in sofern, als wiederholte bzw. sequentielle Traumen in der Regel eine längere Phase der Stabilsierung vor ihrer Bearbeitung voraussetzen und methodisch in einigen Punkten anders vorgegangen wird (z. B. zur Behandlung erwachsener Opfer sexuellen Kindesmissbrauchs siehe Wenninger 1997; zu Folteropfern und Opfern politischer Gewalt siehe Gurris und Wenk-Ansohn, 1997; vgl. auch Hofmann, 1999).

Eine groß angelegte kontrollierte Untersuchung zur Auftretenshäufigkeit von verschiedenen Traumen und von PTBS nahmen in den USA Kessler et al. (1995) vor. Tab. 3 gibt die Häufigkeiten von verschiedenen Traumen und von PTBS in einer repräsentativen amerikanischen Stichprobe (Frauen und Männer gemittelt, nach Kessler et al., 1995, in Maercker, 1997, S. 21) wieder. Die Angaben zur Häufigkeit verschiedener Traumen und PTBS bezogen auf den deutschsprachigen Raum, entsprechen diesen Ergebnissen zwar tendenziell, weichen jedoch in einigen Punkten etwas davon ab. Dies dürfte damit zu erklären sein, dass hierzulande Naturkatastrophen seltener sind und auch ein anderes Waffengesetz herrscht (Maercker, 1997).

Tab. 3: Art des Traumas und Häufigkeit von PTBS (Studie aus den USA, Kessler et al., 1995, in Maercker, 1997, S. 21).

Art des Traumas und Häufigkeit von PTBS Studie aus den USA (Kessler et al., 1995, in Maercker, 1997, S. 21)		
Art des Traumas	Häufigkeit des Traumas (%)	Störungshäufigkeit (Lebenszeit-inzidenz) nach Trauma (%)
Vergewaltigung	5,5	55,5
Sexuelle Belästigung	7,5	19,3
Krieg	3,2	38,8
Waffengewaltandrohung	12,9	17,2
Körperliche Gewalt	9,0	11,5
Unfälle	19,4	7,6
Zeuge (von Unfällen, Gewalt)	25,0	7,0
Feuer/Naturkatastrophen	17,1	4,5
Misshandlung in der Kindheit	4,0	35,4
Vernachlässigung in der Kindheit	2,7	21,8
Andere lebensbedrohliche Situationen	11,9	7,4
Andere Traumen	2,5	23,5
Irgendein Trauma	60,0	14,2

Aus den Ergebnissen in Tab. 3 wird deutlich, dass v. a. Personen, die eine Verletzung ihrer intimen Grenzen oder seelische bzw. körperliche Gewalt oder Waffengewaltandrohung (letztere insbesondere im Krieg) erfahren haben, ein höheres Risiko für eine PTBS haben als Personen, die Opfer oder Zeuge von Unfällen, technischen oder Naturkatastrophen geworden sind. Das Risiko für eine PTBS nach Traumatisierung steigt auch, wenn jemand wiederholt oder sequentiell traumatisiert wurde (Vogelgesang, 1996; vgl. Punkt 2.4). Rothbaum et al.

(1992, in Foa und Rothbaum, 1996, S. 107) fanden bei 47% der Opfer sexueller Angriffe und 22% der Opfer nicht sexueller Bedrohungen Merkmale von PTBS 3 Monate nach diesen Erlebnissen. 38% der Männer und 17,5% der Frauen, die den Vietnam-Krieg erlebt hatten, wiesen in einer Studie von Kulka et al. (1990, in Foa und Rothbaum, 1996, ebenda) zeitweilig eine PTBS auf. Hohe PTBS-Raten wurden auch für Folteropfer (Maercker & Schützwohl, 1997, in Ehlers, 1999, S. 7), bei Überlebenden des Holocaust (Kuch & Cox, 1992, in Ehlers, 1999, ebenda) oder bei Kriegsgefangenen gefunden (Engdahl et al., 1997, in Ehlers, 1999, ebenda). Ein detaillierter Überblick zur Epidemologie bei verschiedenen Traumaformen findet sich auch bei Saigh (1995).

2.3. Komorbidität

Nach Vogelgesang (1996) werden komorbide Störungen bei PTBS mit bis zu 77% sehr häufig diagnostiziert, wobei an erster Stelle ebenfalls Depressionen und Angststörungen stehen. Andere Autoren geben ein hohes Ausmaß an Komorbidität bei PTBS an (Maercker, 1997; Ehlers, 1999). In der zitierten Studie von Kessler et al. (1995) lagen bei 88% der Männer und 78% der Frauen komorbide psychische Störungen im Zusammenhang mit PTBS vor. Nach Maercker, 1997, S. 23) kommen folgende komorbide Störungen bei PTBS am häufigsten vor:

- Angststörungen,
- Depressionen,
- Suizidalität,
- Medikamenten-, Alkohol- und Drogenmissbrauch oder –sucht,
- Somatisierungsstörungen,
- Herz-Kreislauf-Erkrankungen.

Aber auch Essstörungen (51%), Persönlichkeitsstörungen (11%) und dissoziative Störungen (13%) wurden als komorbide Störungen bei PTBS neben den o. g. Diagnosen gefunden (Boos et al., 1999). Zusätzlich hebt Hofmann (1999) noch auf Borderline-Persönlichkeitsstörungen und selbstverletzendes Verhalten als häufige Begleiterscheinungen von PTBS ab. Nicht selten stellt sich auch im Klinikalltag im weiteren Behandlungsverlauf heraus, dass Patientinnen und Patienten, die mit den Einweisungsdiagnosen einer Depression oder Angststörung, somatoformen Störung oder Borderline-Persönlichkeitsstörung in die stationäre Behandlung kommen, unter einer zugrundeliegenden PTBS leiden. In der Regel handelt es sich dabei um sekundäre Störungen als Folgen der Traumatisierung. Im Falle von Komorbidität wird in der Regel eine längere Behandlungsdauer mit zusätzlichen Therapiemassnahmen in Bezug auf die Begleitsymptomatik der PTBS notwendig (vgl. Behandlungsplanung, Punkt 4.3).

2.4. Verlauf und Prognose

Nach einem traumatischen Erlebnis kann eine PTBS in jedem Lebensalter auftreten, sowohl in der Kindheit als auch im hohen Lebensalter (Maercker, 1997). Üblicherweise treten die PTBS-Symptome innerhalb der ersten Monate nach der Traumatisierung auf (Saß et al., 1998; Dillmann et al., 1993), während es in den ersten Stunden oder Wochen nach einem traumatischen Ereignis häufig zu einem Schockzustand oder einer akuten Belastungsreaktion kommt (Maercker, 1997; Fischer und Riedesser, 1998).

In der Studie von Kessler et al. (1995) fanden sich folgende Verlaufsformen: Ein Drittel der Betroffenen war nach 12 Monaten wieder beschwerdefrei, insgesamt die Hälfte der Betroffenen war nach 4 Jahren störungsfrei, 10 Jahre nach dem Trauma lag noch bei etwa einem Drittel eine PTBS vor. Von den Personen, die irgendeine Form der Therapie erhielten, waren ca. 50% nach 3 Jahren symptomfrei (vgl. auch Maercker, 1997).

Nach Ehlers (1999) remittieren im ersten Jahr nach dem traumatischen Erlebnis ca. 50% der Fälle ohne Behandlung. In einigen Fällen kommt es auch nach symptomfreien Monaten oder Jahren zu einer verzögerten PTBS (Saß et al., 1998; Fischer und Riedesser, 1998; Maercker, 1997). Eine Verstärkung der Symptomatik kann im Zusammenhang mit kritischen Lebensereignissen oder Rollenwechseln in der Biographie auftreten (Maercker, 1997).

Das Risiko für einen chronischen Verlauf der PTBS ist umso höher, je schwerer die anfänglichen Symptome sind (Ehlers et al., 1998, in Ehlers, 1999, S. 10). Weiterhin werden folgende Risikofaktoren für eine PTBS diskutiert, die sich auch auf den Verlauf auswirken könnten: Alter zum Zeitpunkt der Traumatisierung (z. B. Jugend, hohes Lebensalter), frühere belastende Erfahrungen (z. B. in der Kindheit, Kriegserlebnisse), frühere psychiatrische Störungen sowie niedrige sozioökonomische Schichtzugehörigkeit (vgl. Green, 1994, in Maercker, 1997, S. 37). Allerdings sind hier weitere, v. a. prospektive Studien notwendig.

Die Erfolgsquoten bei adäquater Behandlung, insbesondere bei Traumatherapie, sind als gut bis sehr gut anzusehen. Entscheidend dürfte hierbei sein, wie frühzeitig ein PTBS-Betroffener einer adäquaten Traumatherapie zugeführt wird. So berichten Foa und Rothbaum von der Wirksamkeit von Konfrontationsverfahren (Foa und Rothbaum, 1996; vgl. auch Rothbaum und Foa, 1995). Maercker (1999) zitiert neuere Untersuchungen mit guten Ergebnissen kognitiv-verhaltenstherapeutischer Behandlung von PTBS. Die schriftliche Auseinandersetzung mit den traumatischen Ereignissen brachte mittlere Effektstärken, wobei dieser Ansatz in seiner Effektivität allerdings hinter den komplexeren kognitiv-verhaltenstherapeutischen Verfahren zurückbleibt (Maercker, 1999). Boos et al. (1999) berichten von der Wirksamkeit einer stationären Traumabewältigungsgruppe mit kognitiv-verhaltenstherapeutischem Vorgehen und Konfrontationsübungen. Eine zunehmende Anzahl gut kontrollierter Studien belegt die Wirksamkeit von EMDR (Shapiro, 1998; Hofmann, 1999, Eschenröder, 1997). Hier wurden Erfolgsquoten bis zu 90% gefunden. Allerdings scheinen die Ergebisse im wesentlichen auch vom Ausbildungsstand und der Erfahrung der Therapeuten abzuhängen (vgl. Hofmann, 1999). Insgesamt müsen u. E. jedoch weitere Untersuchungen zeigen, in wieweit Patientenvariablen (wie Schwere oder Komplexität des Traumas, Behandlungsmotivation, o. g. Risikofaktoren oder bereits vorhandene Copingstrategien etc.) und Therapeutenvariablen (Ausbildungsstand, Erfahrung im Umgang mit der Methode, Interaktionsverhalten in der therapeutischen Beziehung) neben der Art der verwendeten Therapiemethode (verhaltenstherapeutische Konfrontationsverfahren, kognitv-verhaltenstherapeutische Verfahren, EMDR usw.) oder dem Setting (ambulante versus stationäre Therapie) einen Einfluss auf das Behandlungsergebnis haben.

3. Diagnostik bei PTBS

Ein Überblick über diagnostische Verfahren bei PTBS findet sich bei Litz et al. (1995), Schützwohl (1997), Fischer und Riedesser (1998) oder Ehlers (1999) und Hofmann (1999).

Strukturierte Klinische Interviews

Gängige strukturierte Interviews für eine sichere PTBS-Diagnosestellung sind in erster Linie:
- SKID-PTSD: Strukturiertes Klinisches Interview für DSM-IV (Spitzer et al., 1990; in deutscher Übersetzung Wittchen et al., 1990),
- DIPS: Diagnostisches Interview bei Psychischen Störungen nach ICD-10 (Margraf et al., 1994)
- M-CIDI: Münchner Composite International Diagnostic Interview (Wittchen et al., 1996, in Schützwohl, 1997, S. 77).

Fragebögen

Folgende Fragebögen zur Erfassung der PTBS-Symptomatik und der daraus resultierenden subjektiven Belastung können zur Hilfe bei der Diagnosestellung sowie zur Verlaufskontrolle eingesetzt werden:
- IES: Impact of Event-Scale (Horowitz et al., 1975, in Hofmann, 1999, S. 40). Dieses Test ist der international weitaus geläufigste und fragt in 15 Items nach Symptomen der Vermeidung/Betäubung und Intrusion. In neueren Untersuchungen wird jedoch zunehmend die revidierte Version der IES eingesetzt (vgl. unten).
- IES-R: Impact of Event-Scale-Revised (Weiss und Marmar, 1996, in Hofmann, 1999, ebenda). Diese revidierte und erweiterte Version der IES enthält zusätzlich 7 Items zur Erfassung posttraumatischer Übererregung. Errechnet werden kann das Ausmaß der Belastung durch Summenwerte für die einzelnen Skalen auf Grundlage der 4-stufigen Items, die sich auf die Häufigkeit erlebter Symptome beziehen (überhaupt nicht – selten – manchmal – oft). Die deutsche Übersetzung (Maercker und Schützwohl, 1998) wurde an politisch

Inhaftierten und Kriminalitätsopfern erfolgreich überprüft. Mit Fokus auf die letzten 7 Tage vor Ausfüllen des Fragebogens eignet sich dieses Instrument zur Veränderungsmessung der PTBS-Symptomatik im Verlauf.

- PDS: Posttraumatic Stress Diagnostic Scale (Foa et al., 1997, in Ehlers, 1999, S. 12). Steil und Ehlers haben diesen Fragebogen, der sich am DSM-IV orientiert, in die deutsche Sprache übersetzt (in Vorbereitung). Auch dieses Instrument eignet sich zur Erfassung der Symptomatik und des Schweregrades einer PTBS, indem die 4-stufigen Items nach der Häufigkeit erlebter Symptome fragen (Auswertung durch Summenwerte für die einzelnen Skalen). Zusätzlich wird in der ausführlichen Version (PDS-d-1) noch die Art der erlebten Traumata erhoben. Dieser Fragebogen ist ebenfalls geeignet für Veränderungsmessung (bezogen auf die letzten 4 Wochen vor der Messung, in veränderter Form auch bezogen auf den Zeitraum der letzten 7 Tage vor Ausfüllen des Fragebogens; PDS-d-1 ausführliche Fassung mit Fragen nach Traumaart, PTBS-Symptomatik und subjektiver Belastung, PDS-d-2 als verkürzte Version zur Wiederholungsmessung, ausschließlich mit Fragen zur PTBS-Symptomatik und der resultierenden Belastung).

Begleitdiagnostik im Hinblick auf komorbide Störungen

Neben den genannten traumaspezifischen Fragebögen ist häufig der Einsatz weiterer diagnostischer Verfahren zur Erfassung der komorbiden Symptomatik sinnvoll. Nach Fischer und Riedesser (1998) und Ehlers (1999) bieten sich hierzu u. a. folgende Fragebögen an:

- SCL-90-R: Symptom Checklist-Revised (Derogatis et al., 1973). Eine deutsche Übersetzung existiert von Franke (1995). Die SCL-90-R besteht aus 9 Skalen: Somatisierung, Zwanghaftigkeit, Unsicherheit im Sozialkontakt, Depressivität, Ängstlichkeit, Aggressivität / Feindseligkeit, phobische Angst, paranoides Denken und Psychotizismus sowie 7 Zusatzitems (z. B. „Schlechter Appetit"). Die 5-stufigen Items reichen von „überhaupt nicht" bis hin zu „sehr stark". Bezugszeitraum sind jeweils die letzten 7 Tage. Es lassen sich für die einzelnen Skalen Summenwerte und insgesamt globale Kennwerte errechnen (siehe Kurzbeschreibung bei Biefang et al., 1999, S. 219 ff.). Nach Fischer und Riedesser (1999, S. 176) ist dieses Verfahren für das Traumaspektrum geeignet, da es Skalen für Depression und Angst enthält sowie einige Items für psychotisches Erleben, die im Zusammenhang mit Traumatisierung auch als dissoziative Reaktion auf Traumata interpretiert werden können.
- BDI: Beck-Depression-Inventory (Beck & Steer, 1967, in Fischer und Riedesser, 1998, S. 357). Dieser klassische Fragebogen zur Depressionsdiagnostik liegt in deutscher Übersetzung von Hautzinger et al. (1995) vor. Das BDI erfasst die Schwere der depressiven Symptomatik und besteht aus 21 Gruppen mit jeweils 4 Aussagen. In einfachen Sätzen werden die depressiven Symptome in aufsteigender Schwere und mit zunehmender Beeinträchtigung von 0 (nicht vorhanden) bis 3 (starke Ausprägung) beschrieben. Bezugszeitraum ist die letzte Woche vor Ausfüllen des Fragebogens, der damit auch für die

Veränderungsmessung geeignet ist. Die Auswertung erfolgt durch Bildung von Summenwerten. 11 bis 17 Punkte entsprechen einer milden bis mäßigen Ausprägung der depressiven Symptome, Werte über 18 Punkte gelten als klinisch bedeutsam (Kurzbeschreibung bei Biefang et al., 1999, S. 223 ff.).

- PSCL: Psychosomatische Symptom Checkliste (Originalversion von Attanasio et al., 1984; deutsche Übersetzung von Maaß, 1985). Für 17 körperliche Symptome werden Einschätzungen zur Häufigkeit von 4 (tritt täglich auf) bis hin zu 0 (tritt nicht auf) und Intensität von 4 (extrem) bis hin zu 0 (keine Beeinträchtigungen) abgegeben. Die Produkte der Häufigkeiten und Intensitäten werden summiert und bilden den Gesamtscore (siehe auch Zilke, 1993a).
- DES: Dissociative Experience Scale (Bernstein und Putnam, 1986, in Hofmann, 1999, S. 78). Eine deutsche Übersetzung und erweiterte Fassung existiert von Freyberger et al. (1996, in Hofmann, 1999, ebenda): FDS (Fragebogen für dissoziative Erlebnisse). Nach Hofmann (1999) ist dieses Instrument der beste Suchtest zur Erfassung aktiver dissoziativer Symptomatik, sollte aber zur Diagnosestellung einer dissoziativen Störung um ein entsprechendes diagnostisches Interview ergänzt werden.

In der Klinik Berus werden für die PTBS-Diagnostik das DIPS zur Diagnosestellung nach ICD-10 sowie routinemäßig die IES-R und die PDS eingesetzt, im Hinblick auf die komorbide Symptomatik kommen die SCL-90-R, das BDI und die PSCL zum Einsatz. Kritisch bleibt noch anzumerken, dass diagnostische Verfahren zu PTBS im Klinikalltag im Hinblick auf die damit unter Umständen verbundene emotionale Belastung, insbesondere bei schwer traumatisierten Patientinnen und Patienten, behutsam einzusetzen sind und für den Fall dadurch verstärkt ausgelöster Intrusionen eine von vornherein einzuplanende therapeutische Stützung sinnvoll sein kann.

4. Das verhaltensmedizinische Behandlungskonzept für PTBS an der Klinik Berus

Die stationäre Traumabehandlung an der Klinik Berus orientiert sich an dem 3-Phasen-Modell, wie es sich in fast allen neueren Ansätzen der Traumabehandlung wieder findet und unten näher erläutert wird (vgl. Reddemann und Sachsse, 1997; Sachsse und Reddemann, 1997; Hofmann, 1999):

- Stabilisierungsphase,
- Konfrontationsphase,
- Integrationsphase.

Abbildung 2 gibt den verhaltensmedizinischen Ansatz nach dem 3-Phasenmodell wieder.

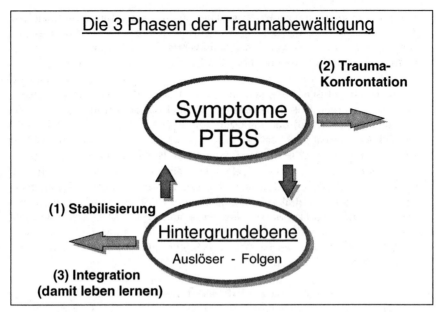

Abb. 2: Die 3 Phasen der Traumabewältigung

4.1 Das Phasenmodell der Traumabehandlung

I. Stabilisierungsphase

In der ersten Behandlungsphase ist es zunächst das Hauptziel, dass sich die Betroffenen körperlich, psychisch und sozial so weit stabilisieren, dass sie den Klinikalltag bewältigen und eine gezielte Konfrontation mit den belastenden Erinnerungen ertragen können. Die in dieser Phase vorgenommenen Behandlungsmaßnahmen sind dem langfristigen Vorbeugen auf der Hintergrundebene zuzuordnen, ohne dass dabei die Symptomatik gezielt angesprochen wird und eine Auseinandersetzung mit den traumatischen Erlebnissen stattfindet.

Teilziele in der Stabilisierungsphase sind:
- Förderung von Sicherheit und Vertrauen
- Aufbau von Strategien zur Spannungsreduktion bzw. Erlernen von Distanzierungstechniken
- Vermittlung von Informationen über PTBS und Behandlungsmöglichkeiten

Grundlegende Voraussetzung für eine erfolgreiche Traumatherapie ist der Aufbau von Sicherheit und Vertrauen in einer tragfähigen therapeutischen Beziehung bzw. in einem geschützten Kontext. PTBS-Betroffene sind in ihrem Vertrauen durch die traumatischen Erfahrungen meist sehr erschüttert, in der Folge somit häufig sehr misstrauisch und haben nach erlebter Hilflosigkeit oft ein sehr hohes Kontrollbedürfnis. Gerade bei PTBS-Patienten sollte dem in der therapeutischen Beziehung Rechnung getragen werden, indem z.B. eine Stop-Regel eingeführt wird oder im Gruppensetting weitere schützende Kommunikationsregeln mit der Gruppe vorab vereinbart werden. Bei Opfern von Gewalterfahrungen sollte ein aktuell noch bestehender Täterkontakt umgehend unterbrochen werden (vgl. Vogelgesang et al., 1998).

Als Voraussetzung für eine Traumakonfrontation sollten die PTBS-Betroffenen in der Stabilisierungsphase effektive Strategien zur Spannungsreduktion bzw. Distanzierungstechniken (Reddemann und Sachsse, 1997; Hoffmann 1999) einüben und beherrschen. Unserem Verständnis nach kann der Begriff „Distanzierungstechniken" dabei über die Begriffsdefinition von Sachsse und Reddemann (1997) hinausgehen, die darunter lediglich imaginative Techniken verstehen wie „Der sichere innere Ort" (Sachsse und Reddemann, 1997) oder die „Lichtstromtechnik" (Hofmann, 1999). Unserer Erfahrung nach können auch u. a. gezielte körperliche Bewegung, ablenkende Aktivitätsplanung oder der Einsatz von Entspannungstechniken zur Distanzierung von traumatischen Erinnerungen wirkungsvoll eingesetzt werden (Abb. 3).

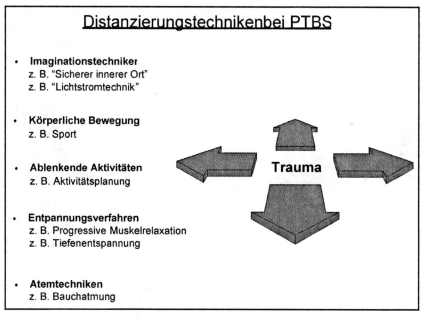

Abb. 3: Distanzierungstechniken bei PTBS.

Die Vermittlung von Informationen über Zusammenhänge bei der Entstehung und Aufrechterhaltung der PTBS sowie entsprechende Behandlungsmöglichkeiten ist als ein wesentlicher psychoedukativer Baustein der Stabilisierungsphase anzusehen. In der Regel sind die Betroffenen durch die PTBS-Symptomatik sehr beunruhigt und fühlen sich beim Fehlen effektiver Bewältigungsstrategien dem-gegenüber hilflos ausgeliefert. Die resultierende Verunsicherung kann bis zur Angst „verrückt zu werden" reichen. Informationen über PTBS und Behandlungsmöglichkeiten ermöglichen eine erste wichtige Einordnung der Symptomatik und damit eine kognitive Umstrukturierung.

II. Konfrontationsphase

In der zweiten Behandlungsphase ist es zum einen das Hauptziel, sich mit den posttraumatischen Reaktionsmustern, ihren Auslösern und Konsequenzen gezielt auseinanderzusetzen, diese zu erkennen und neu bewerten zu lernen. Zum anderen sollen die traumatischen Erinnerungen, die, meist fragmentiert abgespeichert, vom Gehirn bei blockierten Informationsverarbeitungsprozessen bislang nicht integriert werden konnten, durchgearbeitet und als integriertes Material neu abgespeichert werden (Hypothese der blockierten Informationsverarbeitung nach Shapiro, siehe Shapiro, 1998; Hofmann, 1999). Hier bietet sich das Bild einer zersprungenen Vase an, die wieder als Ganzes zusammengesetzt werden soll und damit zwar nicht wieder in den ursprünglichen heilen Zustand zurückversetzt, jedoch wieder als Ganzes handhabbar wird. Schließlich wird, lerntheoretisch gesehen, bei Konfrontation auch eine Habituation angestrebt, wodurch das Trauma und seine Folgen erträglich werden (vgl. Foa und Rothbaum, 1996).

Teilziele für die Konfrontationsphase sind:
- Gezielte Auseinandersetzung mit den posttraumatischen Reaktionsmustern, Auslösern und Folgen des Traumas
- Gezielte Vorbereitung auf die Konfrontation mit den traumatischen Erinnerungen
- Durchführung der Konfrontation
- Erneute Distanzierung und Nachbearbeitung der Konfrontation

Eine gezielte Auseinandersetzung mit den posttraumatischen Reaktionsmustern (Gedanken, Gefühle, Körperreaktionen und motorisches Verhalten), den spezifischen Auslösern (traumatisches Ereignis und diesem ähnelnde spätere Situationsmerkmale) sowie kurz- und langfristigen Folgen des Traumas erfolgt auf der Grundlage eines S-O-R-K-C-Schemas (vgl. Kanfer et al., 1991).
Anhand eines plausiblen Erklärungsmodells werden die Patienten gezielt auf die Konfrontation mit den traumatischen Erinnerungen vorbereitet. Zur Erklärung der sich immer wieder, plötzlich und fragmentiert, aufdrängenden traumatischen Erinnerungen wird auf das neurophysiologische Erklärungsmodell der blockierten Informationsverarbeitung im Gehirn zurückgegriffen (vgl. Shapiro, 1998; Hofmann, 1999). Beim heutigen Forschungsstand neurophysiologischer Untersuchungen zu PTBS wird davon ausgegangen, dass bei andauerndem Stress im Rahmen einer PTBS nach einem traumatischen Erlebnis die Informationsweiterleitung zwischen Amygdala und Hippocampus blockiert ist. Beide sind Teile des

214

für die Gefühlswahrnehmung und -verarbeitung wichtigen Limbischen Systems. In der Amygdala werden, vereinfacht ausgedrückt, die „Wichtigkeit" einer Information bewertet und in einer sehr schnellen Kopplung auch Angst, Flucht und Kampfbereitstellungen mobilisiert, während im Hippocampus, dem „Archiv des Gehirns", wichtige „Sachinformationen" ohne große Affekte zur Verfügung gestellt werden (Hofmann, 1999, S. 5). Das Frontalhirn erfüllt wichtige Funktionen der Integration verschiedener Informationen sowie die Planung zukünftiger Handlungen (Hofmann, 1999, ebenda). Bei der Blockade der Informationsverarbeitung wird u.a. bestimmten Neurotransmittern eine Bedeutung zugeschrieben wie z. B. dem Adrenalin und Noradrenalin, Cortisol und CRH, endogenen Opiaten oder Neurohormonen des dopaminergen und serotonergen Systems (Hofmann, 1999, S.6). Einen aktuellen Überblick über psychobiologische Aspekte der PTBS geben Ehlert et al. (1999). Die Autoren berichten von Untersuchungsergebnissen zu Neurotransmitterabweichungen einerseits und morphologischen Veränderungen bzw. Veränderungen der Hirnaktivität nach Stimulation bei PTBS-Betroffenen andererseits. Diskutiert wird die Annahme, dass wiederholter Stress im Rahmen einer PTBS zu neuronalem Zelluntergang führt, der sich anatomisch in einer hippocampalen Atrophie und neurophysiologisch in verringerten Lern – und Gedächtnisleistungen widerspiegeln kann (Mc Ewen, 1998, in: Ehlert et al., 1999, S. 775). Infolge eines Traumas können der neurophysiologischen Modellvorstellung nach emotionale Gedächtnisinhalte aus der Amygdala nicht mit Informationen zu zeitlicher und räumlicher Struktur aus dem Hippocampus integriert werden und sind in der rechten Hemisphäre in fragmentierter Form gespeichert (Hofmann, 1999). Auf diese Weise werden, v. a. im Schlaf und im entspannten Wachzustand beim Wegfallen der kognitiven Kontrolle durch den frontalen Cortex, immer wieder fragmentarisch einzelne Bilder oder andere Eindrücke des traumatischen Ereignisses in den „Arbeitsspeicher" (frontaler Cortex) „hochgeladen", ohne dass ein zusammenhängender Film über das Trauma entsteht, der entsprechend bearbeitet und neu abgespeichert werden könnte. Der unvollständige Informationsfluss, u.a. auch zum Broca-Areal in der linken Hemisphäre, könnte auch erklären, warum PTBS-Betroffene nach einem traumatischen Ereignis zunächst oft längere Zeit „sprachlos" sind und sich über ihre traumatischen Bilder oder anderen Sinnes- und Gefühlseindrücke nicht mitteilen können (Hofmann, 1999). Ergänzen lässt sich dieses neurophysiologische Modell gut durch lerntheoretische Modellannahmen, wonach analog zur Erklärung von Angststörungen (vgl. Margraf und Schneider 1990 und 1996) kognitives und motorisches Meideverhalten eine Habituation verhindert und zur Aufrechterhaltung der PTBS beiträgt. Dieser lerntheoretische Ansatz wird z. B. von Foa und Rothbaum (1996) vertreten. Ein drittes Erklärungsmodell zur Aufrechterhaltung von PTBS bezieht sich auf dysfunktionale Kognitionsmuster im Zusammenhang mit der Bewertung der traumatischen Ereignisse (siehe Steil, 1996; Ehlers, 1999). Fehlt zugleich noch ein entsprechendes soziales Stützsystem und haben es die Betroffenen nicht gelernt, sich über ihre Probleme und Gefühle mitzuteilen, wird die Bewältigung der PTBS zusätzlich erschwert (vgl. Marcker, 1997).

Die Traumakonfrontation wird mit bestimmten Konfrontationstechniken durchgeführt (Abb. 4). Nach dem neurophysiologischen Erklärungsmodell ist es das Ziel bei der Traumakonfrontation, die Informationsverarbeitung zwischen Amygdala, Hippocampus und frontalem Cortex zu fördern, bestehende Informationsblockaden aufzuheben und ein Integrieren fragmentierter Gedächtnisinhalte zu ermöglichen. Dies soll beispielsweise durch bilaterale Stimulation der Hemisphären mit EMDR erreicht werden (Eye Movement Desensitization and Reprocessing, Shapiro, 1998; Hofmann, 1999; Eschenröder, 1997). Eine Habituation durch Abbau von Meideverhalten bei gezielter Auseinandersetzung mit den belastenden Erlebnissen soll durch in-sensu- bzw. in-vivo-Konfrontation nach lerntheoretischen Modellannahmen ermöglicht werden. Beispielsweise kann dabei das wiederholte Aufschreiben und Durchlesen eines Traumaberichtes hilfreich sein (Foa und Rothbaum, 1996). Diese Methode hat sich aber als alleinige Technik nicht so wirkungsvoll erwiesen (Maercker, 1999) und wird an der Klinik Berus daher im Rahmen des Gesamtbehandlungsprogramms eingesetzt. Sachsse und Reddemann (1997) beschreiben die imaginative Bildschirmtechnik, mit deren Hilfe die Betroffenen zusammen mit den Therapeuten den Film des traumatischen Ereignisses gedanklich rekonstruieren und dabei steuernd eingreifen können (analog der Videotechnik Ein- und Ausblenden, Bildverkleinerung, Pausen, schneller Vorlauf usw.). Schließlich haben sich kognitive Ansätze mit Änderung dysfunktionaler Kognitionsmuster bzw. kognitiver Umstrukturierung bei der PTBS-Behandlung als wirksam erwiesen (Maercker, 1999). Zusätzlich wurden an der Klinik Berus auch mit dem Malen von Bildern im Rahmen eines

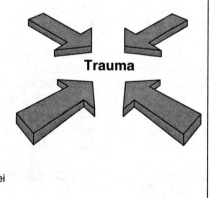

Konfrontationstechniken bei PTBS

- **Strukturiertes therapeutisches Gespräch**
  (S-O-R-K-C-Schema)

- **Wiederholtes Aufschreiben und Durchlesen belastender Erinnerungen**
  (z.B. Tagebuch, Brief)

- **Bildschirm-Technik**
  ("Screen-Technik")

- **Gestalttherapeutische Techniken**
  (z.B. Malen)

- **EMDR**
  Eye Movement Desensitization and Reprocessing (Desensibilsierung bei Augenbewegungen)

Trauma

Abb. 4: Konfrontationstechniken bei PTBS.

gestalttherapeutischen Ansatzes gute Erfahrungen bei der Traumatherapie gemacht.

Zur psychischen Stabilisierung spielen vor und nach einer Konfrontationsübung die o. g. Distanzierungstechniken eine wesentliche Rolle. Auch das Nachbesprechen der Konfrontationserfahrung und das Angebot stützender co-therapeutischer Gespräche nach einer Konfrontationssitzung haben sich im klinischen Alltag als wichtig erwiesen.

III. Integrationsphase

Hauptziele der Integrationsphase sind, sich weiter zu stabilisieren und mit dem Trauma und seinen Folgen leben zu lernen, statt „nur zu überleben". Die Behandlungsmaßnahmen dieser Phase sind nach der symptomorientierten Therapie in der vorausgegangenen Phase wieder den langfristig vorbeugenden Maßnahmen auf der Hintergrundebene zuzuordnen.

Teilziele für die Integrationsphase sind:
- Akzeptanz des Traumas und seiner Folgen
- Aufbau neuer langfristiger Zukunftsperspektiven
- Bewältigung zukünftiger Krisensituationen bzw. Rückfallprophylaxe
- Einleitung adäquater Nachsorge

Der Behandlungssschwerpunkt liegt in der Integrationsphase auf der Akzeptanz des Traumas als nicht mehr rückgängig zu machende „Narben", die in die persönliche Entwicklung zu integrieren sind (Hofmann, 1999). Hier kann die Methapher der „Steinpalme" nach einer Legende aus der Sahara herangezogen werden, wonach ein alter Mann von einer Palme erzählt, die als kleiner Baum unter einem schweren Stein auf ihrer Krone erdrückt zu werden drohte, schließlich aber daran wuchs, ein großer, starker Baum mit festen Wurzeln wurde und heute denselben Stein, der immer noch in auf ihrer Krone ruht, ohne Schwierigkeiten tragen kann (Partisch, 1995). Von zentraler Bedeutung ist auch die Auseinandersetzung mit den Folgen der traumatischen Ereignisse wie Tod von Angehörigen oder Freunden bei einem Unfall (Hofmann, 1999). Hier kann z. B. Trauerarbeit notwendig werden.

Ein weiteres Ziel ist es, wieder neue langfristige Zukunftsperspektiven aufzubauen, da den Betroffenen nach einem Trauma durch die vergangenen Ereignisse häufig der Blick nach vorne verstellt sein kann. Dazu wird in der Klinik Berus eine Imaginationsübung eingesetzt, wie das Leben in 10 Jahren aussehen soll und wie man dahin kommt.

Zur Bewältigung zukünftiger Krisensituationen bzw. zur Rückfallprophylaxe kann mit den Patienten gemeinsam ein Krisen- oder Rückfallbewältigungsplan erstellt werden. Dies beinhaltet die Reflektion zukünftiger Risiken und Gefahrensituationen und die mentale Vorbereitung darauf (z. B. für Mitarbeiter von Rettungsdiensten bei erhöhtem Risiko für weitere traumatische Erlebnisse). Außerdem werden beim Erstellen eines Rückfallbewältigungsplans noch einmal alle bisher wirksamen Selbsthilfestrategien zum Umgang mit der PTBS zusammengetragen. Schließlich werden, falls notwendig, adäquate Nachsorgemaßnahmen eingeleitet wie Vermittlung ambulanter Traumatherapie oder Anbindung an einen berufsbegleitenden sozialen Dienst zum Wiedereinstieg in den Arbeitsalltag. Abb. 5 stellt die wesentlichen Maßnahmen der Integrationsphase dar.

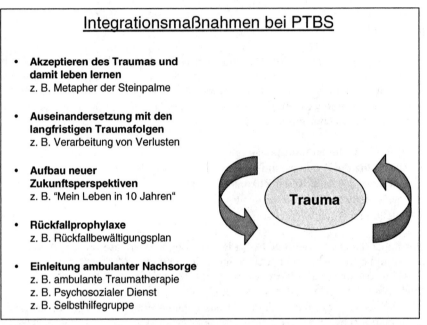

Abb. 5: Integrationsmaßnahmen bei PTBS.

4.2 Gestaltung der therapeutischen Beziehung

Neben allgemeinen Empfehlungen zur Gestaltung der therapeutischen Beziehung (z. B. Kanfer et al., 1991) sind bei der Behandlung von Patientinnen und Patienten mit PTBS einige Besonderheiten im Hinblick auf die therapeutische Beziehung zu beachten (Zilke, 1994; Maercker 1997; Fischer und Riedesser, 1998).
Das Erleben eines Traumas ist in der Regel von massiver Hilflosigkeit und Angst gekennzeichnet. So werden im Zuge der PTBS häufig alle Situationen angstbesetzt erlebt und vermieden, die mit tatsächlichem oder erwartetem Kontrollverlust verbunden sind. Dementsprechend ist in der therapeutischen Beziehung mit PTBS-Betroffenen darauf zu achten, dass die Patientinnen und Patienten ein hohes Mass an Sicherheit und Selbstkontrolle im Therapieprozess haben. Gerade bei chronifiziertem Verlauf ist bereits zu Therapiebeginn die Reduktion von

Hoffnungslosigkeit und Hilflosigkeit von entscheidender Bedeutung. Opfer sexueller oder ziviler Gewalt haben meist schwere Grenzverletzungen erlebt oder sich in ihren Grenzen massiv bedroht gefühlt. Dies zieht in der Regel Misstrauen und eine starke Angst vor erneuten Grenzverletzungen nach sich (vgl. Fischer und Riedesser, 1998). Dem muss bei der Gestaltung der therapeutischen Beziehung durch klare Grenzen sowie transparentes und strukturiertes Vorgehen Rechnung getragen werden. Hier empfehlen sich Interventionsstrategien wie das Vereinbaren einer Stop-Regel, wenn die Gesprächsinhalte zu belastend werden, oder der strukturierte und regelmäßige Austausch gegenseitiger Rückmeldungen zur therapeutischen Beziehung.

Die Betreuung einer sexuell traumatisierten Patientin durch einen männlichen Therapeuten muss nicht von vornherein ausgeschlossen werden, jedoch empfiehlt es sich, die Geschlechts- und Täter-Opfer-Rollen-Problematik (in diesem Fall v. a. nach sexuellem Missbrauch durch Männer) zu thematisieren und die Patientin zu fragen, ob sie sich auf eine therapeutische Beziehung mit einem männlichen Therapeuten einlassen kann. Auch sollte es vor dem Hintergrund der erlebten Täter-Opfer-Problematik vermieden werden, die Patientin zu bestimmten Handlungen wie z. B. einer Traumakonfrontation zu drängen (vgl. Fischer und Riedesser, 1998). In solchen Fällen kann es auch hilfreich sein, eine weibliche Co-Therapeutin verstärkt in die Therapie miteinzubeziehen, um die therapeutische Beziehung offener zu gestalten und der Patientin ggf. ein „Alter Ego" zur Verfügung zu stellen.

Der Aufbau eines effektiven Selbstverstärkungssystems kann durch gemeinsames und transparentes Vereinbaren überprüfbarer Therapieziele gefördert werden, wobei die Therapieerfolge auf das eigene Bemühen der Patienten zurückgeführt werden sollten (internale Erfolgsattribution, siehe auch Maercker, 1997). Im Hinblick auf den Faktor „Hoffnung" und die Therapiemotivation spielt adäquate Aufklärung über den voraussichtlichen Therapieverlauf bzw. den zu erwartenden Verlauf der PTBS-Symptomatik eine wesentliche Rolle. Hierzu kann auf das Modell des „Trauma-U" (Hofmann, 1999, S. 89) zurückgegriffen werden. Danach fällt die Befindlichkeitskurve bei Vorbereitung und Durchführung der Traumakonfrontation zunächst erst einmal ab und steigt erst im weiteren Therapieverlauf mit zunehmender Verarbeitung der belastenden Inhalte wieder an. Eine frühzeitige Information über diesen Verlauf kann einer falschen Erwartungshaltung und Misserfolgserlebnissen auf Seiten der Betroffenen vorbeugen.

Im Gruppensetting sollte dem Aufbau der instrumentellen Gruppenbedingungen (Yalom, 1996; Grawe et al., 1980; Fiedler, 1996) verstärkt Beachtung geschenkt werden. Kohäsion, Offenheit und Vertrauen sowie eine kooperative Arbeitshaltung können durch die Einführung entsprechender Gruppenregeln (Schweigepflicht gegenüber Außenstehenden, Stop-Regel usw.) oder eines Gruppenvertrages (Vogelgesang et al., 1998) gefördert werden. Bei der Durchführung traumaspezifischer Gruppen ist ebenso wie in der Einzeltherapie mit Traumapatienten ein klares, strukturiertes Vorgehen, verbunden mit einem begrenzten Eingehen auf die individuellen Probleme und Bedürfnisse günstig. Dadurch wird einerseits eine Atmosphäre von Sicherheit, Vertrauen und Offenheit sowie gegenseitiger Unterstützung aufgebaut, andererseits wird durch das Setzen von Grenzen und durch psychoedukative Anteile den Teilnehmern eine haltgebende Orientierung bei der Auseinandersetzung mit den belastenden Themen gegeben und dem entgegengewirkt, dass die Betroffenen bei ausschließlich interaktionell-prozessorientiertem Vorgehen in eine grenzenlose Auseinandersetzung mit ihren Traumata abrutschen. Schließlich ist es Aufgabe der Gruppenleiter, die Gruppenteilnehmer mit Fingerspitzengefühl wechselweise zur gezielten Auseinandersetzung mit den belastenden Themen anzuhalten und dysfunktionales Meideverhalten dabei zu verhindern, andererseits den Patienten zu helfen, sich wieder von den belastenden Inhalten zu distanzieren, um die Stabilität des Einzelnen, aber auch die der gesamten Gruppe zu gewährleisten. Diese Punkte wurden bei der Konzeption der traumaspezifischen Gruppenangebote an der Klinik Berus berücksichtigt.

4.3 Therapieplanung

Die Therapieplanung für PTBS an der Klinik Berus orientiert sich an dem oben beschriebenen 3-Phasen-Modell der Traumabehandlung mit den jeweiligen Haupt- und Teilzielen der einzelnen Phasen. Dabei wird zunächst nach eingehender Diagnostik auf Grundlage der Verhaltensanalyse ein gemeinsames Bedingungs- bzw. Erklärungsmodell erarbeitet, aus dem die Therapieziele individuell abgeleitet und mit den Patienten gemeinsam vereinbart werden. Wesentlicher und integrierender Bestandteil der gesamten Behandlung ist die Einzeltherapie mit der jeweiligen Bezugstherapeutin bzw. dem jeweiligen Bezugstherapeuten. Zusätzlich kann eine co-therapeutische Betreuung sinnvoll und notwendig sein (z.B. beim Einüben von Distanzierungstechniken oder bei Einbeziehung einer Co-Therapeutin in die Einzelgespräche). Im Rahmen der Einzeltherapie wird auch die Teilnahme an gruppentherapeutischen Angeboten gesteuert. Diese erfolgt in Abhängigkeit der differenziellen Indikation, d.h. je nach Notwendigkeit, Motivation, Gruppenfähigkeit, emotionaler Belastbarkeit bzw. körperlicher und psychischer Stabilität sowie möglicher Verweildauer im Rahmen der Kostenzusage.

Abb. 6 verdeutlicht die wesentlichen Therapiebausteine im Behandlungskonzept für PTBS an der Klinik Berus. Für PTBS wie auch für die anderen Hauptstörungsbilder der Klinik wurde jeweils ein störungsspezifisches Therapieplanungskonzept ausgearbeitet, das den Bezugstherapeutinnen als Hilfe bei der inhaltlichen und organisatorischen Therapieplanung dient. In Behandlungsprogrammen, den sogenannten „Therapiestraßen", werden die einzelnen Behandlungsangebote mit ihrer jeweiligen Indikation bzw. den dazugehörigen übergeordneten Therapiezielen aufgelistet. Dabei ist die zeitliche Organisationsstruktur des Behandlungsangebotes („Zeitschiene") auf das inhaltliche Behandlungsprogramm abgestimmt. Anzumerken ist noch, dass die hier aufgeführten Therapieangebote dem KTL der BfA entsprechen (Katalog therapeutischer Leistungen, Bundesversicherungsanstalt für Angestellte, Landesversicherungsanstalten im Verband Deutscher Rentenversicherungsträger, 2000).

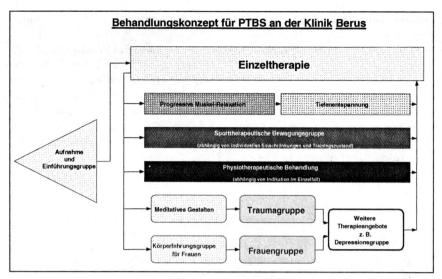

Abb. 6: Behandlungskonzept für PTBS an der Klinik Berus.

Im Behandlungskonzept für PTBS werden die traumaspezifischen Behandlungs-angebote unterschieden in Angebote für Patientinnen und Patienten mit nicht-sexueller Traumatisierung einerseits sowie Behandlungsangebote für sexuell traumatisierte Frauen andererseits. Dem Therapieplanungskonzept nach sollen traumatisierte Patientinnen und Patienten nach Möglichkeit an einer der beiden themenzentrierten Gruppen für PTBS teilnehmen: Traumagruppe für nicht sexu-ell traumatisierte Patientinnen und Patienten sowie Frauengruppe für sexuell traumatisierte Frauen. Diese beiden themenzentrierten Gruppen enthalten glei-chermaßen psychoedukative Anteile mit Informationsvermittlung und interaktio-nell- bzw. prozeßorientierte Elemente mit gegenseitigem Austausch, Übungen und weiterem Aufbau von Bewältigungsstrategien. Da die Teilnahme an der Trauma- bzw. Frauengruppe zunächst meist als belastend erlebt wird, werden die Patientinnen und Patienten in Vorbereitung darauf während der Stabilisie-rungsphase neben der Einzelpsychotherapie durch euthyme, d.h. ressourcenori-entierte Behandlungsangebote wie Meditatives Gestalten in der Ergotherapie, musiktherapeutisches Projekt oder speziell für sexuell traumatisierte Frauen, die Körpererfahrungsgruppe für Frauen gestützt. Parallel dazu dient die Teilnahme an einem Entspannungstraining (in der Regel zunächst Progressive Muskelrelaxa-tion nach Jacobson) ebenso wie die Teilnahme an einer Sportgruppe dem Ab-bau der hohen Grundanspannung und der vegetativen Stabilisierung. Im weite-ren Behandlungsverlauf können andere themenzentrierte Gruppen wie z.B. Angstbewältigungsgruppe oder Depressionsgruppe zur Behandlung komorbider Störungen die Teilnahme an den traumaspezifischen Gruppen ergänzen. Will oder kann eine Patientin bzw. ein Patient z.B. wegen fehlender Gruppenfähig-keit oder unzureichender Belastbarkeit nicht an einem geeigneten Gruppenangebot teilnehmen, werden die entsprechenden Themen in der Einzeltherapie bearbeitet.

In Abb. 7 wird ein Beispiel für eine Therapieplanung bei einer Patientin mit PTBS nach sequentiellen Mißbrauchs- und Gewalterfahrungen beschrieben, wobei es sich hier um einen besonders schweren und komplexen Fall handelt und Komorbidität mit einer rezidivierenden depressiven Störung sowie einer Essstörung vorlag. Im vorliegenden Beispiel ergab sich somit eine vierte Behandlungsphase mit weiteren Behandlungsmaßnahmen in Bezug auf die Begleitsymptomatik der depressiven Störung und der Essstörung (aus Gründen der Übersichtlichkeit wird darauf nicht näher eingegangen).

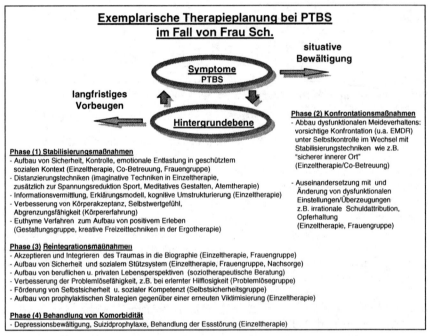

Abb. 7: Exemplarische Therapieplanung bei PTBS im Fall von Frau Sch..

Ein kritischer Faktor bei der Therapieplanung ist häufig die Begrenzung der Kostenzusage durch die Kostenträger, da bei Chronifizierung der Störung (insbesondere bei Frauen mit sequentiellen sexuellen Mißbrauchs- und Gewalterfahrungen) oder Komorbidität einer PTBS mit einer anderen behandlungsbedürftigen Störung die vom Kostenträger zur Verfügung gestellte Verweildauer trotz Verlängerungsanträgen häufig nicht ausreicht. Aus diesen Gründen und weil etliche Patientinnen mit chronifizierten und schweren Formen der PTBS bei längerer Traumatherapie wiederholt Stabilisierungsphasen brauchen, kann eine Intervallbehandlung sinnvoll sein, d.h. ein Wechsel zwischen wiederholter stationärer und ambulanter Therapie.

222

4.4 Die Traumagruppe

Die Traumagruppe als störungsspezifisches Angebot für Patientinnen und Patienten mit nicht-sexueller Traumatisierung ist eine halboffene Gruppe mit psychoedukativen und interaktionell- bzw. prozeßorientierten Elementen gleichermaßen. Den theoretischen Hintergrund bilden kognitiv-verhaltenstherapeutische Ansätze zu PTBS (z. B. Steil et al., 1997; Foa & Rothbaum, 1996), der grundlegende Überblick zur Psychotraumatologie von Fischer und Riedesser (1998), neurophysiologische Ansätze zu PTBS (Hofmann, 1999, Ehlert et al. 1999) sowie Annahmen zu PTBS-spezifischen Informationsverarbeitungsprozessen im Gehirn (Shapiro, 1998; Hofmann, 1999). Durch Bezugnahme auf das 3-Phasenmodell der Traumatherapie und Maßnahmen zur Stabilisierung, Konfrontationsvorbereitung sowie Integration (vgl. Sachsse und Reddemann, 1997, Hofmann, 1999) unterscheidet sich das Konzept der Traumagruppe an der Klinik Berus von der kognitiv-orientierten stationären Gruppe der „Traumabewältigung", wie sie von Boos et al. (1999) beschrieben wird, und geht darüber hinaus.

Ziele der Taumagruppe sind:
- Aufbau von Sicherheit und Vertrauen
- Förderung von gegenseitigem Austausch über die Traumaproblematik und damit verbundener emotionaler Entlastung bzw. kognitiver Umstrukturierung
- Informationsvermittlung zu PTBS und Behandlungsmöglichkeiten
- Vermittlung und Einüben von Distanzierungstechniken
- Änderung dysfunktionaler Kognitionsmuster im Zusammenhang mit den traumatischen Erlebnissen (kognitive Umstrukturierung)
- Vorbereitung auf die Traumakonfrontation
- Förderung von Modelllernen im Umgang mit den traumatischen Erlebnissen
- Förderung der Akzeptanz der traumatischen Erlebnisse
- Aufbau neuer Zukunftsperspektiven bei Integration der traumatischen Erlebnisse
- Erarbeitung eines Krisen- bzw. Rückfallbewältigungsplanes.

Das Gruppenkonzept besteht aus einem Zyklus von 8 Sitzungen zu je 90 Minuten, die einerseits aufeinander aufbauen, andererseits durch Informationseinheiten zur ersten bzw. fünften Sitzung die Aufnahme neuer Teilnehmer ermöglicht. Die Gruppe wird von zwei Therapeuten geleitet und ist für acht Teilnehmer konzipiert. Die Abfolge der Themen orientiert sich im 3-Phasen-Modell der Traumatherapie und wird in Abb. 8 wiedergegeben.
Der Einstieg in die Gruppe wird in der 1. Sitzung durch eine Informationseinheit zum Thema „PTBS und Behandlungsmöglichkeiten" erleichtert. Hier wird eine erste Entlastung durch Wissensvermittlung, Hoffnungsinduktion und kognitive Umstrukturierung angestrebt. Neben dem 3-Phasen-Modell der Traumatherapie ist der Teufelskreis der PTBS (Abb. 9) der grundlegende Bezugsrahmen für die einzelnen Bausteine der Traumagruppe. Dieses Teufelskreismodell lehnt sich an das Modell zur Bedeutung von Kognitionen bei der Aufrechterhaltung posttraumatischer Symptomatik von Steil et al. (1997, S. 128 und S. 131) an. Im Grup-

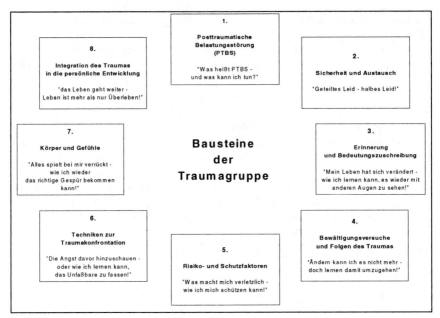

Abb. 8: Bausteine der Traumagruppe.

penverlauf wird auf die einzelnen Elemente des Teufelskreises eingegangen, im Anschluss daran werden zu jedem dieser Elemente Auswege aus dem Teufelskreis besprochen und zu der individuellen Problematik der Teilnehmer mit konkreten Beispielen für Selbsthilfestrategien in Bezug gesetzt (Abb. 10).

In der 2. Sitzung haben die Teilnehmer die Möglichkeit, unter Zugrundelegung eines strukturierten Leitfadens kurz und strukturiert über ihr Trauma zu berichten (bei mehreren erlebten Traumata können die Betroffenen ein ihnen besonders relevantes Ereignis auswählen). Dadurch soll der Austausch gefördert und nach dem Motto „geteiltes Leid – halbes Leid" eine weitere Entlastung erreicht werden. Nach einer vorübergehenden Zunahme der emotionalen Belastung wird dieser angestrebte Effekt von den Teilnehmern meist auch berichtet.

In der 3. Sitzung geht es um das Erkennen und Ändern dysfunktionaler Kognitionen im Zusammenhang mit den traumatischen Erlebnissen. Hier werden belastende Emotionen (z.B. Schuldgefühle von Überlebenden eines Unfalles, bei dem Menschen starben) mit individuellen Kognitionsmustern (z.B. internale Ursachenattribution bei negativen Ereignissen) in Verbindung gebracht und hinterfragt. Als hilfreich erweist sich nach Gruppendiskussion im Sinne eines sokratischen Dialogs hierbei auch eine schriftliche Übung mit einer Mehrspaltentechnik zur kognitiven Umstrukturierung der dysfunktionalen Gedanken.

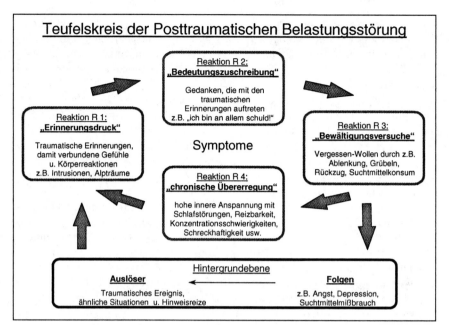

Abb. 9: Teufelskreis der PTBS.

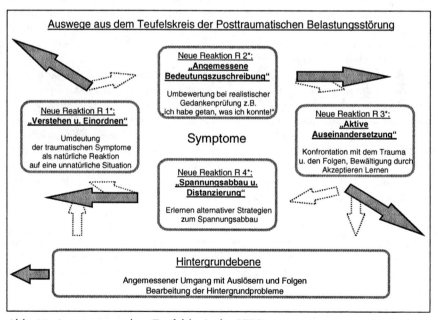

Abb. 10: Auswege aus dem Teufelskreis der PTBS.

225

In der 4. Gruppensitzung werden Distanzierungstechniken vermittelt (vgl. oben). Dabei werden individuell vorhandene Ressourcen herausgearbeitet und modellhaft diskutiert. Nach jeder Sitzung werden die Patienten aufgefordert, im Rahmen therapeutischer Hausaufgaben verschiedene Techniken auszuprobieren und einzuüben.

Nach 14-tägigem Zyklus ist in der 5. Sitzung wiederum die Neuaufnahme von Teilnehmern möglich. Nach Wiederholung des Teufelskreismodells der PTBS (siehe Abb. 9 und 10) werden Risiko- und Schutzfaktoren im Hinblick auf die Traumatisierung bzw. die Gefahr einer erneuten Retraumatisierung besprochen (z.B. soziales Stützsystem und effektive Bewältigungsstile im Umgang mit belastenden Ereignissen versus Streßbelastung in Familie oder Beruf oder fehlendes Verständnis in der Umwelt für die traumatische Reaktion).

In der 6. Sitzung werden zur Vorbereitung auf eine Traumakonfrontation das Konfrontationsrational sowie verschiedene Konfrontationstechniken (vgl. oben) vorgestellt. Exemplarisch wird an einem neutralen Beispiel die „Bildschirmtechnik" (Sachsse und Reddemann, 1997) demonstriert. Weiterhin erhalten die Patienten in Anlehnung an das Vorgehen von Foa & Rothbaum (1996), das für unsere Zwecklichkeit modifiziert wurde, für therapeutische Hausaufgaben einen Leitfaden zur schriftlichen Auseinandersetzung mit den traumatischen Erlebnissen, wobei die Konfrontationsübungen in der Einzeltherapie individuell vorbereitet, durchgeführt und nachbesprochen werden.

In der 7. Gruppensitzung werden physiologische Reaktionen, die im Zusammenhang mit traumatischen Erinnerungen, dementsprechend verstärkt bei Konfrontationsübungen, auftreten können, anhand eines psychosomatischen Streßmodells erklärt. Ein Streßexperiment mit der gesamten Gruppe („Heißer Stuhl") veranschaulicht die Zusammenhänge zwischen Kognitionen, Emotionen, motorischem Verhalten und Körperreaktionen.

Den Abschluß des Gruppenzyklus bildet die 8. Sitzung mit dem Thema der Integration des Traumas in die persönliche Entwicklung. Während die Sitzungen 1 bis 4 vorwiegend auf die Stabilisierungsphase abzielen und in den Sitzungen 6 und 7 auf die Traumakonfrontation vorbereitet wird, werden in den Sitzungen 5 und 8 langfristig vorbeugende Maßnahmen in Bezug auf die Integrationsphase besprochen und eingeübt. Neben dem Ziel der Akzeptanz des Traumas und seiner Folgen geht es in der achten Sitzung darum, einen Rückfallbewältigungsplan zu erarbeiten und langfristige Zukunftsperspektiven zu entwickeln. Wiederum dienen entsprechende Leitfäden der Umsetzung im Rahmen therapeutischer Hausaufgaben. Den Abschluß bildet eine ressourcenorientierte Übung mit dem Malen eines Tempels, der mit dem zukünftigen Lebensmotto beschriftet wird und dessen Säulen, auf die der Betreffende in seinem Leben zukünftig bauen will, im weiteren Verlauf der Therapie konkret herausgearbeitet werden sollen. Diese tragenden Säulen beziehen sich auf die Bereiche Beruf, finanzielle Sicherheit, befriedigende Wohnsituation, Partnerschaft und Familie, Kontakte sowie Freizeitaktivitäten.

Ergebnisse einer Patientenbefragung mit einem selbst entwickelten Fragebogen zur Traumagruppe werden in Kapitel 5 dargestellt.

4.5 Behandlungsangebote für sexuell traumatisierte Frauen

4.5.1 Die Frauengruppe

Die Frauengruppe als themenzentrierte Gruppe für sexuell traumatisierte Frauen ist mit einigen Abweichungen analog zur Traumagruppe konzipiert. Um eine Stigmatisierung zu vermeiden, wurde die Bezeichnung „Frauengruppe" gewählt. Das theoretische Konzept orientiert sich teilweise an bereits erprobten verhaltenstherapeutischen Gruppenkonzepten für Frauen mit sexuellen Missbrauchserfahrungen (vgl. Ecker et al., 1984; Vogelgesang et al., 1998), geht in anderen Punkten aber über diese Konzepte hinaus (v. a. in Bezug auf die PTBS-Thematik). Theoretischer Hintergrund sind beispielsweise Arbeiten von Wenninger (1997) zur Behandlung erwachsener Opfer sexuellen Missbrauchs oder der umfassende Überblick zu Forschung, Beratung und Therapie bei sexuellem Mißbrauch von Amann & Wipplinger (Hrsg.) (1998). Das Frauengruppenkonzept umfasst ebenfalls 8 Sitzungen zu je 90 Minuten. Im Unterschied zur halboffenen Traumagruppe handelt es sich hier um eine geschlossenen Gruppe, da unseren Erfahrungen nach gerade Patientinnen mit sexuellen Missbrauchs- und Gewalterfahrungen in der Regel sehr misstrauisch sind, ein sehr hohes Kontrollbedürfnis und Schwierigkeiten haben, sich in Gruppensituationen zu öffnen. Indem während des Gruppenzyklus keine Neuaufnahme stattfindet, soll der Aufbau einer sicheren, geschützten und vertrauensvollen Atmosphäre gefördert werden. Die Gruppe wird geleitet von zwei Therapeutinnen (Diplom-Psychologinnen oder Ärztinnen) und ist ebenfalls konzipiert für 8 Patientinnen. Unter Einbeziehung psychoedukativer Anteile der Informationsvermittlung wird schwerpunktmäßig interaktionell- bzw. prozessorientiert vorgegangen.

Hauptziele der Frauengruppe sind:
* Aufbau von Sicherheit und Vertrauen
* Enttabuisierung des sexuellen Missbrauchs
* Informationsvermittlung zu PTBS und Behandlungsmöglichkeiten
* Vermittlung und Einüben von Distanzierungstechniken
* Vorbereitung auf Traumakonfrontation
* Förderung von Wahrnehmung und Ausdruck eigener Gefühle und Bedüfnisse
* Aufbau von Selbstkontrolle und Förderung der Abgrenzungsfähigkeit
* Änderung dysfunktionaler Kognitionsmuster im Zusammenhang mit belastenden Emotionen wie Hilflosigkeits- oder Schuldgefühlen, Angst oder Aggressionen als Folgen der traumatischen Erlebnisse
* Aufbau eines positiveren Selbstkonzepts in der Rolle als Frau
* Vermittlung von Selbsthilfestrategien zu Schutz vor erneuter Viktimisierung

Tab. 4 gibt einen Überblick über die Sitzungsthemen der Frauengruppe.
Nach den bisherigen Erfahrungen mit schriftlichen und mündlichen Rückmeldungen der Teilnehmerinnen hat sich auch dieses Gruppenkonzept sehr gut bewährt. Die Patientinnen fühlen sich hier in der Regel gut aufgehoben, verstanden und gestützt. Durch gegenseitigen Austausch und wechselseitiges Modell-

Tab. 4: Zyklus der Frauengruppe

Sitzung	Titel	Themen
1.	Beziehungsaufbau	• Kennenlernen • Überblick über das Gruppenkonzept • Gruppenregeln • Theoretische Einführung
2.	Strukturierte Vorstellung des Missbrauchs	• Gruppenvertrag • Tabu des sexuellen Missbrauchs • Strukturierter Bericht des Missbrauchs
3.	Scham und Schuldgefühle	• Bearbeitung von Schuldgefühlen und dysfunktionalen Einstellungen • Genussschwierigkeiten
4.	Überlebensstrategien	• Missbrauchsbedingte Verhaltensweisen: Funktion und Alternativen • Übung: Grenzen setzen
5.	Günstiger Umgang mit sich selbst	• Selbstwahrnehmung und Selbstakzeptanz • Übungen: Collage und Körperübung
6.	Günstiger Umgang mit anderen	• Verhalten im Umgang mit anderen: Funktion und Alternativen • Übung: Bedeutung von Gefühlen
7.	Ressourcen	• Stärkung eigener Ressourcen • Übung: soziales Atom
8.	Ausklang	• Weitere Stabilisierung • Nachsorgemöglichkeiten • Reflektion • Verabschiedung

lernen werden Kompetenzen vermittelt und die Frauen ermutigt, sich im Rahmen der Einzeltherapie weiter mit ihren traumatischen Erlebnissen auseinanderzusetzen.

4.5.2 Die Körpererfahrungsgruppe für Frauen

Die Körpererfahrungsgruppe für Frauen ist ein weiteres traumaspezifisches Behandlungsangebot für sexuell traumatisierte Frauen. Auch diese Gruppe erhielt ihre neutrale Bezeichnung, um eine Stigmatisierung zu vermeiden. Bereits in anderem Zusammenhang wurde die Bedeutung von Körperwahrnehmung im Rahmen der stationären verhaltenstherapeutischen Behandlung von Herzphobien oder Essstörungen dargestellt (Klöffer und Krell, 1994). Dementsprechend hat sich an der Klinik Berus seit Jahren das Konzept der allgemeinen Körperfahrungsgruppe gut bewährt. Bei der Konzeption der Körpererfahrungsgruppe für Frauen war der Grundgedanke, für sexuell traumatisierte Frauen ein spezifisches Behandlungsangebot zur Stabilisierung in der Therapieanfangsphase zur Verfügung zu stellen. Wie bei der Trauma- und Frauengruppe wurde auch dieses Gruppenkonzept in interdisziplinärer Qualitätszirkelarbeit entwickelt, ist jedoch dem Bereich der Sport- und Bewegungstherapie zugeordnet. Die Gruppe ist ebenfalls konzipiert für 8 Teilnehmerinnen und wird von einer Sport- und Bewegungstherapeutin sowie einer Co-Therapeutin geleitet. Wie bei der Frauengruppe handelt es um ein geschlossenes Gruppenangebot, wobei der Zyklus 6 Sitzungen à 90 Minuten umfasst. In der Therapieplanung wird die Körpererfahrungsgruppe für Frauen mit ihrem ausschließlich ressourcenorientierten Vorgehen in der Stabilisierungsphase der Teilnahme an der themenzentrierten und emotional meist belastenderen Frauengruppe vorgeschaltet.

Tab. 5 stellt die Sitzungsthemen der Körperfahrungsgruppe für Frauen im Überblick dar.

Insgesamt gibt es auch zu dieser Gruppe sehr gute Rückmeldungen. Die Teilnehmerinnen geben zum einen an, inhaltlich sehr profitiert zu haben (z. B. bei der Körperwahrnehmung und -akzeptanz, der Auseinandersetzung mit ihren eigenen Gefühlen und Bedürfnissen oder im Hinblick auf die stärkere Beachtung ihrer Grenzen). Zum anderen trägt die Gruppe wesentlich zur psychischen Stabilisierung bei, fördert die Behandlungsmotivation und schafft eine günstige Gruppenkohäsion für die nachfolgende Frauengruppe, in der sich meist dieselben Teilnehmerinnen wieder finden.

4.6 Weitere Therapieangebote

In Abhängigkeit der differenziellen Indikation können weitere Therapieangebote notwendig und sinnvoll sein:

• Themenzentrierte Gruppen zur Behandlung von Komorbidität mit anderen Störungsbildern wie Angstbewältigungsgruppe, Depressionsgruppe, Essstörungsgruppe, Schmerzgruppe,
• Interaktionelle Gruppen wie interaktionelle Problemlösegruppe, Selbstsicherheitstraining oder Projektgruppe,
• Euthyme und entspannungsorientierte Gruppen wie Progressive Muskelrelaxation nach Jacobson, Tiefenentspannung, Musiktherapeutisches Projekt, Genussgruppe, ergotherapeutische Aktivgruppe oder Tai Chi,
• Sport- und bewegungstherapeutische Angebote wie Atemtherapie, Ausdauersport oder Einführung an den Fitnessgeräten,
• Angebote zur sozialmedizinischen Begutachtung und beruflichen Rehabilitation wie Arbeitstherapie, interne oder externe Belastungserprobung,
• Soziotherapeutische Beratung.

Ein umfassender Überblick über stationäre Verhaltenstherapie, wo solche oder ähnliche Behandlungskonzepte beschrieben sind, findet sich bei Zilke und Sturm (1994). Verhaltenstherapeutische Gruppenkonzepte werden weiterhin bei Fiedler (1995, 1996) oder Margraf (1996) dargestellt.

Tab. 5: Zyklus der Körpererfahrungsgruppe für Frauen.

Sitzung	Titel	Themen
1.	„Einführung: Meine Räume"	• Thematische Einführung und Beziehungsaufbau • Erfahrung des Raumes und des eigenen Befindens in diesem Raum • Erfahrung des Bedürfnisses nach Bewegungsspielraum und Abgrenzung
2.	Schutzräume und Grenzen	• Körperwahrnehmungsübung mit Seidentüchern zur Erfahrung der eigenen Körpergrenzen • „Siedeln": Übung zur Gestaltung eines eigenen Platzes im Raum mit unterschiedlichen Materialien unter den Aspekten Sicherheit / Schutz und Wohlfühlen • Übung: Bauen eines Schutzraumes
3.	„Grenzen und Schutz"	• Übung zur Wahrnehmung des Bedürfnisses nach Nähe und Distanz • Übung zur Förderung der Abgrenzungsfähigkeit • Imaginationsübung mit Bewegung zur Wahrnehmung des eigenen Schutzraumes
4.	„Selbst- versus fremdbestimmtes Handeln"	• Übungen zur Wahrnehmung des Unterschiedes zwischen Kontrolle einerseits und Loslassen andererseits • Übungen zur Reflektion des Bedürfnisses nach selbst- versus fremdbestimmtem Handeln
5.	„Vertiefung: selbst- versus fremdbestimmtes Handeln"	• Übungen zur Vertiefung des o. g. Themas, erstmals mit Körperkontakt zwischen den Frauen • Thematisierung des Körperkontakts
6.	„Weiblichkeit"	• Körperwahrnehmungsübungen zur Förderung des Bewusstseins für den eigenen weiblichen Körper • Aufbau von Ressourcen und positivem Erleben

5. Erste Ergebnisse zur Behandlung von PTBS an der Klinik Berus

5.1 Untersuchungsdesign und Messinstrumente

Das Untersuchungsdesign zur Evaluation des Behandlungsprogramms für PTBS an der Klinik Berus ist in Tab. 6 dargestellt. Den Patientinnen und Patienten werden zu 5 Messzeitpunkten Fragebögen vorgelegt: bei Aufnahme (T1), nach Diagnosestellung einer PTBS (T2), nach Beendigung der Teilnahme an der Trauma- oder Frauengruppe (T3), bei Entlassung (T4) und ein Jahr nach Entlassung aus der stationären Behandlung (T5). Die Bezugstherapeutinnen und –therapeuten werden zu T3 und T4 befragt. Zur Absicherung der Diagnosestellung einer PTBS nach ICD-10 dient das DIPS (Diagnostisches Interview bei Psychischen Störungen, Margraf et al., 1994).

Messinstrumente

Zur Evaluation des Behandlungsprogramms für PTBS an der Klinik Berus werden folgende Messinstrumente eingesetzt:

Patientenfragebögen zur PTBS-Symptomatik und damit verbundener Belastung (Kurzbeschreibung siehe Punkt 3):

- IES-R (Impact of Event-Skala-Revised, Weiss und Marmar, 1996, in: Hofmann, 1999, S. 40; deutsche Übersetzung von Maercker und Schützwohl, 1998).
- PDS (Posttraumatic Stress Diagnostic Scale, Foa et al., 1997, in: Ehlers, 1999, S. 12; deutsche Übersetzung von Steil und Ehlers, in Vorbereitung). Unter Rücksprache mit Frau Steil wurde aus Gründen der Veränderungsmessung der Zeitraum der letzten 7 Tage vor Ausfüllen des Fragebogens zugrundegelegt. Bei Diagnosestellung (d. h. meist zu Beginn des stationären Aufenthaltes) wurde die Version PDS-d-1 zur zusätzlichen Erfassung der Art der erlebten Traumata vorgelegt, bei Entlassung sollen die Patienten die kürzere Version PDS-d-2 ausfüllen.

Patienten- und Therapeutenfragebögen zur Rückmeldung über die Teilnahme an der Trauma- bzw. Frauengruppe

- PFTG (Patientenfragebogen Traumagruppe) und PFFG (Patientinnenfragebogen Frauengruppe): diese Fragebögen wurden an der Klinik Berus selbst entwickelt und enthalten 9 Items zur Bewertung der Teilnahme an der Traumagruppe bzw. Frauengruppe. Die 5-stufigen Items beziehen sich auf die Bereiche: Zufriedenheit mit der Gruppe insgesamt, Bewertung der Vorgehensweise in der Gruppe (Arbeitsatmosphäre, Gruppenleitung usw.), Veränderung

Tab. 6: Untersuchungsdesign zur Evaluation des Behandlungsprogramms für PTBS an der Klinik Berus.

Evaluations-kategorie	Mess-instrument	Messzeitpunkte				
		T1 Aufnahme	T2 Diagnose-Stellung	T3 Beendigung TZ-Gruppe	T4 Entlas-sung	T5 1-Jahres-Katamnese
Basis-Evaluation	Bado**				X	
	Entlassungs-fragebogen*				X	
	SCL-90-R*	X			X	X
	BDI*	X			X	X
	PSCL*	X			X	
	VEV-R*				X	
Beziehungs-Evaluation	HAQ-S Mod. (modifi-ziert)*	X				
Spezielle PTSB-Evaluation	IES-R*		X		X	X
	PDS* Version PDS-d-1 Version PDS-d-2		PDS-d-1 X		PDS-d-2 X	X
	PFTG* / PFFG* Patienten-fragebogen zur Trauma-/ Frauen-gruppe			X		
	TFTG** / TFFG** Therapeu-tenfragebo-gen zur Trau-ma-/Frauen-gruppe			X		
	TFTB** Therapeu-tenfragebo-gen zur Traumabe-handlung insgesamt				X	

* Patienten-Angabe; ** Therapeuten-Angabe

232

von Traumaproblematik, persönlicher Belastung, Wissen über Traumaentstehung und –bewältigung, Möglichkeiten zur Traumabewältigung.

- TFTG (Therapeutenfragebogen Traumagruppe) und TFFG (Therapeutenfragebogen Frauengruppe): Auch diese Fragebögen wurden in analoger Form entwickelt, enthalten 6 ebenfalls 5-stufige Items zu folgenden Bereichen: Bewertung der Gruppenteilnahme der Patienten im Hinblick auf die eigene therapeutische Arbeit (zusätzliche Belastung oder Hilfestellung für die Einzeltherapie), Veränderung von Traumaproblematik, persönlicher Belastung, Wissen über Traumaentstehung und –bewältigung, Möglichkeiten der Patienten zur Traumabewältigung.

Therapeutenfragebögen zur Traumabehandlung insgesamt

- TFTB (Therapeutenfragebogen zur Traumabehandlung): Dieser ebenfalls selbst entwickelte Kurz-fragebogen wird von den Bezugstherapeuten zum Entlasszeitpunkt ausgefüllt und zielt mit 4 Items auf folgende Bereiche ab: Zufriedenheit der Patienten mit der Traumabehandlung insgesamt aus Sicht der Bezugstherapeuten, geschätzter Anteil von Komorbidität, Behandlungsschwerpunkt (Stabilisierung und Konfrontation) sowie Konfrontationstechniken.

Patientenfragebogen im Rahmen der Basisevaluation (für alle stationär behandelten Patienten)

- SCL-90-R (Symptom Checklist-Revised, Derogatis et al., 1973; deutsche Übersetzung von Franke, 1995; Kurzbeschreibung siehe Punkt 3).
- BDI (Beck-Depression-Inventory, Beck & Steer, 1967, in Fischer und Riedesser, 1998, S. 357; deutsche Übersetzung von Hautzinger et al., 1995; Kurzbeschreibung siehe Punkt 3).
- PSCL (Psychosomatic Symptom Checklist, Attanasio et al., 1984; deutsche Übersetzung von Maaß, 1985; Kurzbeschreibung siehe Punkt 3).
- VEV-R (Veränderungsfragebogen des Erlebens und Verhaltens, Zielke und Kopf-Mehnert, 1978; revidierte Version). Der VEV bzw. der VEV-R erfasst einen bipolaren Veränderungsfaktor des Erlebens und Verhaltens mit den Polen Entspannung / Gelassenheit / Optimismus und Spannung / Unsicherheit / Pessimismus in bezug auf unterschiedliche Situationen: allgemeine Erlebensweise, Verhalten in sozialen Situationen, Verhalten und Erleben in Leistungssituationen. Der Fragebogen eignet sich zur Überprüfung der Wirksamkeit therapeutischer Maßnahmen. Im Unterschied zur ursprünglichen Version, in der eine Aussage mit einer 7-stufigen Skala (von +3 bis –3) bewertet werden sollte, werden im VEV-R beide Pole einer Aussage formuliert und anhand der ebenfalls 7-stufigen Skala (vom Wert 3 für eine Aussage über 0 [keine Änderung] bis zum Wert 3 für die entgegengerichtete Aussage) zur Einschätzung der eingetretenen Veränderung vorgegeben. Darüber hinaus wurden im VEV-

R einige Items verändert, hinzugefügt oder weggelassen. Die Auswertung erfolgt mit Hilfe eines Itemscores von 1 bis 7 und Bildung eines Gesamtwertes durch Aufsummieren der 42 Itemscores für die einzelnen Aussagen (die Orientierung der Items wird dabei berücksichtigt). Es liegen Normwerte für signifikante Veränderungen vor.

- Entlassungsfragebogen: Der Entlassungsfragebogen der Klinik Berus wird den Patienten am Ende der stationären Behandlung vorgelegt und erfasst in 81 5-stufigen Items folgende Bereiche: Beurteilung von Veränderungen, Behandlungserfolg insgesamt, Beurteilung von Klinikbereichen, Therapiemaßnahmen, Serviceleistungen und Erfahrungen mit dem Therapiekonzept und dem Therapieprogramm.

Therapeutenfragebogen zur Basisdokumentation der gesamten Behandlung

- Bado (Basisdokumentation in der stationären Psychosomatik, Zielke, 1993b). Die Bado wird zu Behandlungsende von den Bezugstherapeuten ausgefüllt und enthält neben soziodemographischen Variablen der Patienten u. a. Angaben zu wichtigen Problembereichen, zur Diagnose, zu Art und Häufigkeit durchgeführter Behandlungsmaßnahmen, entsprechend dem KTL der BfA (Katalog therapeutischer Leistungen, Bundesversicherungsanstalt für Angestellte, Landesversicherungsanstalten im Verband Deutscher Rentenversicherungsträger, 2000), zum Behandlungsergebnis bzw. zur sozialmedizinischen Beurteilung der Arbeitsfähigkeit und Leistungsfähigkeit und zu empfohlenen Nachsorgemaßnahmen.

Im folgenden werden exemplarisch erste Ergebnisse der Evaluation des Behandlungskonzepts für PTBS an der Klinik Berus dargestellt. Dabei wurden die oben beschriebenen Fragebögen bisher erst zum Teil ausgewertet und die Daten beziehen sich bislang lediglich auf den Zeitraum der stationären Behandlung. Die weitere Auswertung (u. a. auch zur 1-Jahres-Katamnese) wird zu einem späteren Zeitpunkt vorgenommen. Durch z. T. unvollständige Angaben ergeben sich in den Detailauswertungen leichte Schwankungen in bezug auf die Stichprobengröße. Wegen der geringen Stichprobengröße und der noch unvollständigen Auswertung können diese Daten auch nur unter Vorbehalt als erste Trends angesehen werden. Eine Überprüfung dieser Ergebnisse und weitere Auswertung der Daten muss zeigen, ob sich die gefundenen Trends bestätigen.

5.2 Struktur der Stichprobe

Stichprobengröße und PTBS-Diagnose

In die Auswertung wurden insgesamt 1019 Personen einbezogen, die zwischen dem 1. September 1999 und dem 8. August 2000 zur stationären Behandlung in der Klinik Berus aufgenommen wurden. Die Diagnosen wurden nach ICD-10

(Dilling et al., 1993) gestellt. Zur Hilfestellung bei der Diagnosestellung diente das DIPS als strukturiertes Klinisches Interview (Margraf et al., 1994). Der Anteil von Patientinnen und Patienten mit der Diagnose einer PTBS betrug 6,1% (N $_{PTBS}$ = 62). Bezogen auf die ersten 4 Diagnosestellen wurde in ca. 2/3 der Fälle die PTBS-Diagnose als Hauptbehandlungsdiagnose an 1. Stelle, in knapp 1/4 als 2. Diagnose und in rund 5% der Fälle an 3. Stelle vergeben. An 4. Stelle tauchte die PTBS-Diagnose nicht mehr auf (Tab. 7).

Tab. 7: Häufigkeit der PTBS-Diagnose bezogen auf die ersten vier Diagnosestellen.

Stelle der PTBS-Diagnose	Anzahl	Prozent
1. Diagnose	42	67,0%
2. Diagnose	15	24,0%
3. Diagnose	3	4,8%
4. Diagnose	0	0,0%
Summe der PTBS-Diagnosen	62	100,0%

Der Anteil der PTBS-Stichprobe von N (PTBS) = 62 an der Gesamtstichprobe von N (gesamt) = 1119 betrug 6,1%

Geschlecht und Lebensalter

In der Gesamtstichprobe waren 580 Frauen und 439 Männer vertreten. In der PTBS-Stichrobe betrug der Anteil der Frauen 69,4%, der der Männer 30,6%. Dies deckt sich mit den Angaben aus der Literatur, wonach PTBS bei Frauen etwa doppelt so häufig vorkommt wie bei Männern (vgl. Ehlers, 1999; siehe auch Punkt 2.2). Hinsichtlich des Geschlechtsverteilung unterschied sich die PTBS-Stichprobe von N $_{PTBS}$ = 62 signifikant von der Gesamtstichprobe ohne PTBS, N $_{nicht PTBS}$ = 957 (p = 027, Fischers exakter Test, einseitig), obwohl auch hier Frauen häufiger vertreten waren als Männer (Tab. 8).
Das Durchschnittsalter in der PTBS-Stichprobe betrug 42 Jahre.

Komorbidität

Die Komorbidität bei PTBS, bezogen auf die ersten 4 Behandlungsdiagnosen, wird in Abb. 11 wieder gegeben. Knapp 2/5 der PTBS-Betroffenen litten demnach zugleich auch unter einer depressiven Störung, rund 1/3 hatte neben der PTBS eine Angststörung. Diese Angaben stehen in Einklang mit anderen Befunden, wonach depressive und Angststörungen unter den komorbiden psychischen Störungen bei PTBS die größte Rolle spielen (siehe Punkt 2.3). Auch Patientinnen und Patienten mit einer Essstörung sind in der PTBS-Stichprobe mit

235

Tab. 8: Patientinnen / Patietnen mit und ohne PTBS: Geschlecht

	männlich		weiblich	
	Anzahl	Prozent	Anzahl	Prozent
PTBS-Stichprobe N (PTBS) = 62	19	30,6%	43	69,4%
Gesamtstichprobe ohne PTBS N (nicht PTBS) = 957	420	43,9%	537	56,1%

Bezogen auf die Geschlechtsverteilung bestand ein signifikanter Unterschied zwischen der PTBS-Stichprobe von N (PTBS) = 62 und der Gesamtstichprobe ohne PTBS von N (nicht PTBS) = 957, p = .027 (Fishers exakter Test, einseitig).

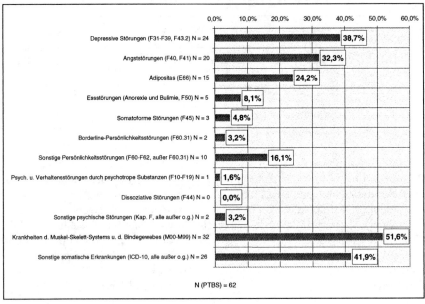

Abb. 11: Komorbidität bei PTBS (1. bis 4. Diagnose).

einem Anteil von knapp 1/3 stark vertreten (Adipositas 24,2%, Anorexie und Bulimie 8,1%). Auffällig ist auch eine Häufung von Persönlichkeitsstörungen (insgesamt nahezu 1/5 der PTBS-Stichprobe), wobei in 3,2% der Fälle eine Borderline-Persönlichkeitsstörung und in 16,1% andere Persönlichkeitsstörungen diagnostiziert wurden. Somatoforme Störungen lagen als Diagnose lediglich in 4,8% der Fälle als komorbide Störung vor, jedoch spielten funktionelle Störungen (20,0%) und Schmerz (12,9%) als komorbide Störungsbereiche bei PTBS eine Rolle, obwohl sich dies nicht explizit in der Diagnose einer somatoformen Störung ausdrückte. Hingegen wurde bei mehr als der Hälfte der PTBS-Betroffenen eine orthopädische Erkrankung festgestellt, hinter der sich funktionelle Störungen (z. B. als unspezifische Rückenbeschwerden) oder Schmerz verbergen können (Krankheiten des Muskel-Skelett-Systems und des Bindegewebes 51,6%). Insgesamt werden somit die Angaben anderer Arbeiten bestätigt, wonach PTBS in der Regel mit einer hohen Komorbidität einhergeht (vgl. Punkt 2.3).

Art der Traumatisierung

Die Art der traumatischen Erfahrungen konnte aus messtechnischen Gründen nur für eine relativ kleine Teilstichprobe ab Mai 2000 erhoben werden. Danach handelte es sich bei den ausschlaggebenden Traumata von 20 Teilnehmerinnen der Frauengruppe und 20 Teilnehmern der Traumagruppe in ca. 2/3 der Fälle um sexuellen Missbrauch bzw. sexuelle Gewalterfahrungen, wobei davon überwiegend Frauen betroffen waren (N = 23). Im restlichen Drittel befanden sich zum großen Teil Opfer von Überfällen bzw. weiteren Gewalterfahrungen, Unfällen und Personen, die im Rahmen ihrer beruflichen Tätigkeit (Rettungsdienst, Militär, Bankangestellte) Traumatisierungen erlitten, aber auch Folteropfer oder Personen, die den Verlust von nahestehenden Menschen erlebt hatten, waren unter den PTBS-Betroffenen (Tab. 9).

Tab. 9: Art der traumatischen Erlebnisse in einer PTBS-Teilstichprobe.

Art des Traumas	Häufigkeit des Traumas	Prozent
Sexueller Missbrauch oder Vergewaltigung	25	62,5%
Krieg	1	2,5%
Waffengewaltandrohung	1	2,5%
Körperliche Gewalt	2	5,0%
Unfälle	1	2,5%
Zeuge (von Unfällen, Gewalt)	2	5,0%
Misshandlung in der Kindheit	2	5,0%
Vernachlässigung in der Kindheit	1	2,5%
Erleben von Todesfällen nahestehender Personen	3	7,5%
Politische Folter	2	5,0%

Die Tabelle gibt für 20 Teilnehmerinnen der Frauengruppe und 20 Teilnehmer der Traumagruppe die vorrangige Traumasymptomatik im jeweiligen Fall wieder. Es wurde nicht erfasst, ob eine Polytraumatisierung, wiederholte oder sequentielle Traumatisierung vorlag.

237

Die durchschnittliche Verweildauer für die Gesamtstichprobe (N_{gesamt} = 1008) lag bei 47 Tagen (Abb. 12). Dem gegenüber wurden Patientinnen und Patienten mit PTBS in der Klinik Berus im Durchschnitt deutlich länger stationär behandelt (66 Tage für N_{PTBS} = 60). Während rund 2/3 der Gesamtstichprobe nach 7 Wochen entlassen wurden, beendete der vergleichbare Anteil von Patientinnen und Patienten mit einer PTBS-Diagnose erst nach ca. 10 bis 11 Wochen die stationäre Behandlung. Zwischen der PTBS-Stichprobe von N_{PTBS} = 60 und der Gesamtstichprobe von N_{gesamt} = 1008 bestand hinsichtlich der Verweildauer ein hoch signifikanter Unterschied von p = .000 (Chi-Quadrat nach Pearson). Eine Erklärung für die lange Verweildauer bei PTBS könnte zum einen in dem hohen Prozentsatz komorbider Störungen liegen, die eine entsprechend längere Behandlung erfordern. Zum anderen setzt eine adäquate Traumatherapie, wie bereits erwähnt, gerade bei schwerer und chronifizierter PTBS eine längere Stabilisierungsphase voraus, bevor eine Traumakonfrontation vorgenommen werden kann. Auch sollte danach noch einmal eine längere Phase der Integration bzw. erneuten Stabilisierung die Entlassung aus der stationären Behandlung vorbereiten. Dies verdeutlicht die bereits angesprochenen Probleme bei der Behandlungsplanung, wenn nur eine z. B. auf 6 Wochen begrenzte Kostenzusage erteilt wurde (vgl. Punkt 4.3).

5.3 Behandlungsergebnisse aus Sicht der Bezugstherapeuten

Im folgenden werden Behandlungsergebnisse aus Sicht der jeweiligen Bezugstherapeuten, erhoben mit der Basisdokumentation (vgl. oben), dargestellt.

Zustand bei Entlassung bezogen auf die Hauptsymptomatik

47,5% der PTBS-Stichprobe wurden von den Bezugstherapeuten bei Entlassung bezogen auf die Hauptsymptomatik als deutlich gebessert eingeschätzt, eine wesentliche Besserung wurde sogar für 8,2% angegeben (Tab. 10). Leicht gebessert verließen 29,5% die Klinik, unverändert blieb die Hauptsymptomatik nach Ansicht der jeweiligen Bezugstherapeuten in 14,8% der Fälle. Eine Verschlechterung wurde in keinem Fall angeben. Dabei unterschied sich die PTBS-Stichprobe von N_{PTBS} = 61 nicht signifikant von der Gesamtstichprobe ohne PTBS ($N_{nicht\,PTBS}$ = 933; Chi-Quadrat nach Pearson, p = .776).

Zustand bei Entlassung bezogen auf die Gesamteinschätzung der Veränderungen

Ein leicht abweichendes, aber in seiner Tendenz entsprechendes, Bild ergibt sich für den Zustand bei Entlassung bezogen auf die Gesamteinschätzung der Veränderungen aus Sicht der Bezugstherapeuten (Abb. 13). Dieses Ergebnis ist aussagekräftiger, da es außer Acht lässt, an welcher Stelle die PTBS-Diagnose vergeben wurde. In knapp der Häfte aller Fälle mit PTBS schätzten die Bezugs-

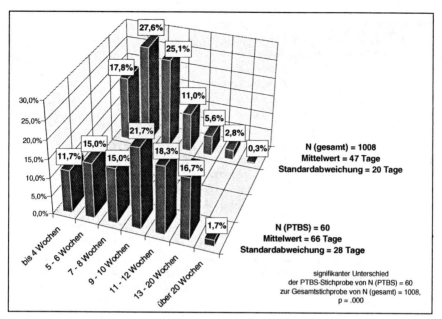

N (gesamt) = 1008
Mittelwert = 47 Tage
Standardabweichung = 20 Tage

N (PTBS) = 60
Mittelwert = 66 Tage
Standardabweichung = 28 Tage

signifikanter Unterschied
der PTBS-Stichprobe von N (PTBS) = 60
zur Gesamtstichprobe von N (gesamt) = 1008,
p = .000

Abb. 12: PTBS-Stichprobe und Gesamtstichprobe: Verweildauer bei PTBS.

Tab. 10: Patientinnen / Patienten mit PTBS-Diagnose: Zustand bei Entlassung bezogen auf die Hauptsymptomatik aus Sicht der Bezugstherapeuten.

Item	Anzahl	Prozent
Wesentlich gebessert	5	8,2%
Deutlich gebessert	29	47,5%
Leicht gebessert	18	29,5%
Unverändert	9	14,8%
Leicht verschlechtert	0	0,0%
Deutlich verschlechtert	0	0,0%
Wesentlich verschlechtert	0	0,0%
Keine Angabe	0	0,0%

Hinsichtlich des Zustands bei Entlassung bezogen auf die Hauptsymptomatik aus Sicht der Bezugstherapeuten bestand kein signifikanter Unterschied zwischen der PTBS-Stichprobe von N (PTBS) = 62 und der Gesamtstichprobe ohne PTBS von N (nicht PTBS) = 933, p = . 776, Chi-Quadrat nach Pearson.

therapeuten den Zustand ihrer Patienten bei Entlassung insgesamt als deutlich oder wesentlich gebessert ein, bei über 2/5 zudem immerhin noch als leicht gebessert. Bei lediglich rund 10% wurde keine Veränderung zum Entlasszeitpunkt wahrgenommen. Eine Verschlechterung wurde auch hier nicht angege-

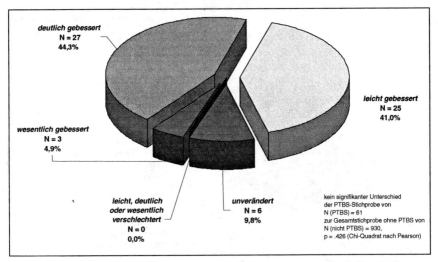

deutlich gebessert
N = 27
44,3%

leicht gebessert
N = 25
41,0%

wesentlich gebessert
N = 3
4,9%

leicht, deutlich oder wesentlich verschlechtert
N = 0
0,0%

unverändert
N = 6
9,8%

kein signifikanter Unterschied der PTBS-Stichprobe von N (PTBS) = 61 zur Gesamtstichprobe ohne PTBS von N (nicht PTBS) = 930, p = .426 (Chi-Quadrat nach Pearson)

Abb. 13: Patientinnen / Patienten mit PTBS-Diagnose: Zustand bei Entlassung bezogen auf die Gesamteinschätzung der Veränderungen aus Sicht der Bezugstherapeuten.

ben. Somit lag aus Sicht der Bezugstherapeuten in knapp 90% ein positives Behandlungsergebnis vor. Auch in diesem Ergebnis unterscheidet sich die PTBS-Stichprobe von N_{PTBS} = 61 nicht signifikant von dem der Gesamtstichprobe ohne PTBS ($N_{nicht\ PTBS}$ = 930; Chi-Quadrat nach Pearson, p = .426).

Prognose bei Entlassung

In der PTBS-Stichprobe wurde die Prognose bei Entlassung in etwas mehr als 2/3 der Fälle als günstig beurteilt, bei etwas mehr als 1/5 als zweifelhaft und bei 6,5% als ungünstig (Tab. 11). Dabei ergab sich kein signifikanter Unterschied zwischen der PTBS-Stichprobe von N_{PTBS} = 61 und der Gesamtstichprobe ohne PTBS von $N_{nicht\ PTBS}$ = 932, p. = 473, Chi-Quadrat nach Pearson.

Arbeitsfähigkeit bei Entlassung

Abb. 14 gibt die Arbeitsfähigkeit bei Entlassung für die PTBS-Stichprobe von N_{PTBS} = 61 (links) im Vergleich zur Gesamtstichprobe ohne PTBS von $N_{nicht\ PTBS}$ = 929 (rechts) an. Während lediglich etwas mehr als die Häfte der Patienten mit PTBS arbeitsfähig entlassen wurde, waren dies in der Gesamtstichprobe ohne PTBS mehr als 2/3. Dabei ist der Unterschied zwischen den beiden Stichproben signifikant (p = .034; Chi-Quadrat nach Pearson). Das kann darauf hindeuten, dass es

Tab. 11: Patientinnen / Patienten mit PTBS-Diagnose: Prognose bei Entlassung aus Sicht der Bezugstherapeuten.

Item	Anzahl	Prozent
Günstig	42	68,9%
Zweifelhaft	14	23,0%
Ungünstig	4	6,5%
Keine Aussage möglich	1	1,6%

Hinsichtlich der Prognose bei Entlassung aus Sicht der Bezugstherapeuten unterschied sich die PTBS-Stichprobe von N (PTBS) = 61 nicht sigifikant von der Gesamtstichpobe ohne PTBS von N (nicht PTBS) = 932, p = .473, Chi-Quadrat nach Pearson.

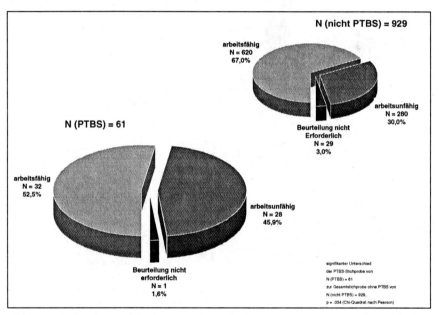

Abb. 14: Patientinnen / Patienten mit und ohne PTBS-Diagnose: Arbeitsfähigkeit bei Entlassung aus Sicht der Bezugstherapeuten.

sich bei der PTBS-Stichprobe um ein stärker belastetes Klientel handelt und die Patienten trotz Besserung häufiger arbeitsunfähig zur ambulanten Nachsorge entlassen wurden als in der Gesamtstichprobe ohne PTBS.

Ähnlich verhält es sich bei dem zeitlichen Umfang der Leistungsfähigkeit (Abb. 15). Während es in der Gesamtstichprobe ohne PTBS rund 11% mehr waren, die vollschichtig leistungsfähig entlassen wurden, betrug der Anteil dieser Patienten in der PTBS-Stichprobe nur 77%. Dementsprechend waren hier auch deutlich mehr Patienten in ihrer Leistungsfähigkeit erheblich eingeschränkt als in der Gesamtstichprobe ohne PTBS, was einem signifikanten Unterschied zwischen der PTBS-Stichprobe von N_{PTBS} = 61 zur Gesamtstichprobe ohne PTBS von $N_{nicht\ PTBS}$ = 897 entspricht (p = .051, Chi-Quadrat nach Pearson).

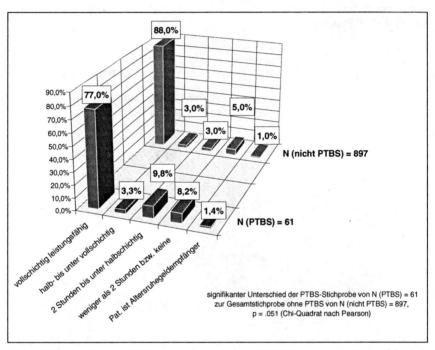

Abb. 15: Patientinnen / Patienten mit und ohne PTBS-Diagnose: Leistungsfähigkeit bezogen auf den zeitlichen Umfang aus Sicht der Bezugstherapeuten.

Gründe für die Einschränkung der Leistungsfähigkeit bei Entlassung

Hinsichtlich der Gründe für die Einschränkung der Leistungsfähigkeit aus Sicht der Bezugstherapeuten (Abb. 16) unterschied sich die PTBS-Stichprobe von N_{PTBS} = 62 dagegen nicht signifikant von der Gesamtstichprobe ohne PTBS von $N_{nicht\ PTBS}$ = 957 (p = .662, Chi-Quadrat nach Pearson). In 20 Fällen wurden PTBS-Patienten mit Leistungseinschränkungen entlassen. Davon lagen bei 40% körperliche Einschränkungen und ebenfalls bei 40% psychische Einschränkungen

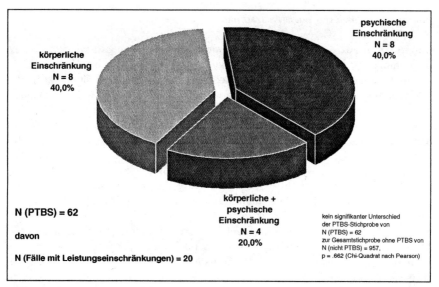

körperliche
Einschränkung
N = 8
40,0%

psychische
Einschränkung
N = 8
40,0%

N (PTBS) = 62

davon

N (Fälle mit Leistungseinschränkungen) = 20

körperliche +
psychische
Einschränkung
N = 4
20,0%

kein signifikanter Unterschied
der PTBS-Stichprobe von
N (PTBS) = 62
zur Gesamtstichprobe ohne PTBS von
N (nicht PTBS) = 957,
p = .662 (Chi-Quadrat nach Pearson)

Abb. 16: Patientinnen und Patienten mit PTBS: Gründe für die Einschränkung der Leistungsfähigkeit aus Sicht der Bezugstherapeuten.

vor. In 20% der Fälle wurden PTBS-Patienten mit gleichzeitig vorhandenen körperlichen und psychischen Einschränkungen der Leistungsfähigkeit entlassen.
Diese Ergebnisse könnten so interpretiert werden, dass Patientinnen und Patienten mit PTBS von den Bezugstherapeuten als stärker belastet und trotz Besserung bei Entlassung im Vergleich mit den übrigen Patienten der Gesamtstichprobe bei Entlassung noch als stärker eingeschränkt angesehen werden. Da in diesen Fällen im Hinblick auf die PTBS in der Regel eine ambulante Traumatherapie empfohlen und diesbezüglich noch nicht sofort von langfristigen Leistungseinschränkungen durch die PTBS ausgegangen wird, unterscheidet sich die PTBS-Stichprobe nicht signifikant von der Gesamtstichprobe ohne PTBS hinsichtlich der Gründe für Leistungseinschränkungen.

5.4 Ergebnisse zur Traumagruppe

Im folgenden werden Ergebnisse zur Traumagruppe dargestellt. Die Auswertung bezieht sich auf 22 Patientinnen und Patienten, die an der Gruppe teilgenommen haben und deren Bezugstherapeuten dazu parallel ihre Beurteilung abgegeben haben. Weitere 6 Teilnehmer, deren Daten unvollständig vorlagen, wurden nicht berücksichtigt. Die Patienten wurden mit dem oben beschriebenen, selbst entwickelten Patientenfragebogen zur Traumagruppe (PFTG) befragt, die Bezugstherapeuten füllten den entsprechenden, ebenfalls selbst entwickelten Therapeutenfragebogen zur Traumagruppe (TFTG) aus (vgl. oben).

Tab. 12 gibt Art und Häufigkeit der traumatischen Ereignisse wieder, die 22 Teilnehmer der Traumagruppe erlebt hatten. Bemerkenswert ist die hohe Zahl traumatischer Ereignisse (53 traumatische Erlebnisse bei 22 Teilnehmern). Polytraumatisierungen, d. h. mehrere Traumaarten, lagen in 7 Fällen vor. Wiederholte Traumatisierung in bezug auf eine Traumaart wurde ebenfalls in 7 Fällen angegeben, wobei es sich in 3 Fällen um jahrelange sequentielle Traumatisierungen handelte (v. a. bezogen auf Gewalterfahrungen und sexuellen Missbrauch). In den letztgenannten Fällen wurde die Häufigkeit wegen Fehlens genauerer Angaben mit dem Wert 1 gezählt. Gewalterfahrung, sexuelle Traumatisierung, Unfallopfer und Tod, Verlust oder Verletzung naher Angehöriger wurde am häufigsten genannt. Obwohl sexuell traumatisierte Frauen in der Klinik Berus in erster Linie an der Frauengruppe und nicht an der Traumagruppe teilnehmen, ist der Anteil von Patientinnen mit sexuellen Missbrauchs- oder Vergewaltigungserfahrungen in der Traumagruppe noch beachtlich hoch (im letzten ½ Jahr nahmen nur 2 Männer mit sexueller Traumatisierung an der Traumagruppe teil). Insgesamt wird die durchaus heterogene Gruppenzusammensetzung deutlich,

Tab. 12: Art und Häufigkeit der von den Gruppenteilnehmern erlebten Traumata.

Art des traumatischen Ereignisses	Häufigkeit (bez. auf alle Fälle)	Prozent
Gewalterfahrung / -androhung	12	22,6%
Unfallopfer	7	13,2%
Zeuge von Unfall, Gewalt usw.	2	3,8%
Sexueller Missbrauch	7	13,2%
Vergewaltigung	1	1,9%
Feuer	2	3,8%
Naturkatastrophe (z. B. Erdbeben)	4	7,5%
Krieg	2	3,8%
Folter, Geiselhaft	1	1,9%
Tod, Verlust, Verletzung naher Angehöriger	7	13,2%
Sonstige traumatische Erlebnisse	8	15,1%
Summe	53	100%

Die Tabelle gibt für 22 Teilnehmer der Traumagruppe Art und Häufigkeit der erlebten Traumata wieder. In 3 Fällen wurde, v. a. bezogen auf Gewalterfahrungen und sexuellen Missbrauch, eine jahrelange sequentielle Traumatisierung angegeben, wobei die Häufigkeit der belastenden Erlebnisse über den Wert 1 hinaus nicht erfasst wurde. Darüber hinaus wurde in 4 Fällen bezogen auf eine jeweilige Traumaart wiederholtes bzw. mehrmaliges Erleben angegeben.

die aber von den Teilnehmern in mündlicher Rückmeldung positiv, weil das eigene Trauma relativierend, bewertet wurde.

Bewertung der Gruppenteilnahme insgesamt

Abb. 17 gibt die Zufriedenheit der Patienten mit der Teilnahme an der Traumagruppe wieder. Ca. 95% äußerten sich *zufrieden* oder *sehr zufrieden* in bezug auf die Gruppenteilnahme insgesamt. Lediglich knapp 5% gaben an, *weder – noch* mit der Gruppenteilnahme zufrieden zu sein. *Unzufrieden* oder *sehr unzufrieden* war keiner der Teilnehmer. Dieses Ergebnis spricht für eine sehr hohe Akzeptanz dieses Gruppenangebotes und deckt sich mit den mündlichen Rückmeldungen, wonach sich die meisten Teilnehmer in dieser störungsspezifischen Gruppe sehr gut aufgehoben fühlten.

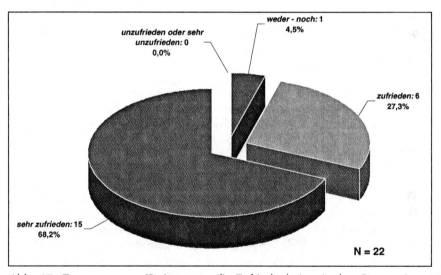

Abb. 17: *Traumagruppe (Patientenurteil): Zufriedenheit mit der Gruppe insgesamt.*

Abb. 18 verdeutlicht, wie die Bezugstherapeuten die Gruppenteilnahme ihrer Patienten im Hinblick auf ihre eigene therapeutische Arbeit erlebten. Als *hilfreich* oder *sehr hilfreich* empfanden demnach ca. 91% die Gruppenteilnahme ihrer Patienten. 9% beurteilten sie als *weder hilfreich noch belastend*. Keiner der Bezugstherapeuten gab an, die Gruppenteilnahme seiner Patienten im Hinblick auf die eigene therapeutische Arbeit als *belastend* oder *sehr belastend* erlebt zu haben. Dieses Ergebnis ist angesichts der ursprünglichen Skepsis der Behandler gegenüber einer solchen Traumagruppe sehr erfreulich. Die unter den Bezugstherapeuten anfänglich verbreitete Befürchtung, die Teilnahme der Patienten an

245

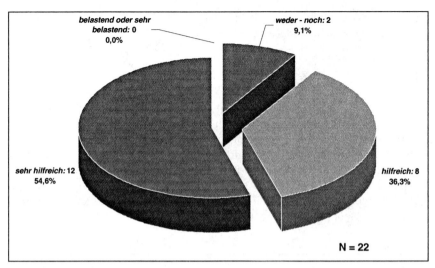

Abb. 18: Traumagruppe (Therapeutenurteil): Gruppenteilnahme des Patienten
Belastung oder Hilfe für die eigene therapeutische Arbeit.

der Traumagruppe könne sich negativ auf deren Stabilisierung auswirken und
damit einen besonders hohen therapeutischen Aufwand in der Einzeltherapie
notwendig machen, hat sich somit nicht bestätigt.

Wissen über Trauma und Traumabewältigung

Alle Gruppenteilnehmer gaben an, dass sich ihr Wissen über Trauma und Traumabewältigung seit Gruppenteilnahme *verbessert* (41%) oder *sehr verbessert*
(59%) habe (Abb. 19). Die Bezugstherapeuten beurteilten diesen Wissenszuwachs ähnlich, wenn auch in der Tendenz etwas gemäßigter. Jeweils die Hälfte
gab an, dass sich das entsprechende Wissen ihrer Patienten seit Teilnahme an
der Traumagruppe *verbessert* bzw. *sehr verbessert* habe. Diese Daten sprechen
dafür, dass eines der Hauptziele der Traumagruppe, die Wissensvermittlung zu
Trauma und Traumabewältigung durch psychoedukative Informationsbausteine,
in hohem Maße erreicht wurde.

Möglichkeiten zur Traumabewältigung

Auch hier gaben insgesamt ca. 91% der Teilnehmer an, dass sich ihre Möglichkeiten zur Traumabewältigung seit Teilnahme an der Traumagruppe *verbessert*
oder *sehr verbessert* hätten (Abb. 20). Rund 9% sahen ihre Kompetenz zur
Traumabewältigung *weder verbessert noch verschlechtert*. Keiner der Teilnehmer
gab ein negatives Urteil ab (*verschlechtert* oder *sehr verschlechtert*). Wiederum
bewerteten die Bezugstherapeuten das Ergebnis mit etwas mehr Zurückhaltung

246

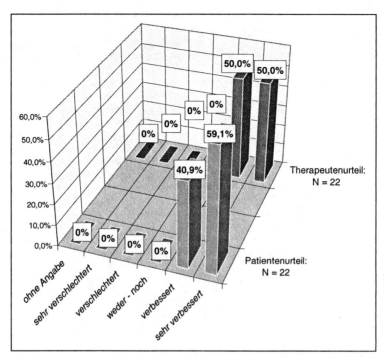

Abb. 19: Traumagruppe (Patienten- und Therapeutenurteil): Veränderung im Wissen über Trauma und Traumabewältigung seit Teilnahme an der Traumagruppe.

ähnlich. Rund 86% sahen die Möglichkeiten ihrer Patienten im Hinblick auf Traumabewältigung seit der Gruppenteilnahme als *verbessert* oder *sehr verbessert* an, knapp 14% urteilten mit *weder verbessert noch verschlechtert*. Negative Bewertungen wurden auch hier wieder nicht abgegeben. Einschränkend ist anzumerken, dass diese Ergebnisse zwar für einen positiven Beitrag der Traumagruppe zur erhöhten Traumabewältigungskompetenz sprechen, aber die Effekte nicht ohne weiteres auf die Gruppenteilnahme allein zurückgeführt werden können, da auch andere spezifische Effekte (z. B. der Einzeltherapie) oder unspezifische Effekte (z. B. der Austausch mit Mitpatienten außerhalb der Gruppe) zu einer Verbesserung beigetragen haben könnten.

Traumaproblematik und mit dem Trauma verbundene persönliche Belastung

Erwartungsgemäß fielen die Ergebnisse zur Veränderung der Traumaproblematik seit Gruppenteilnahme (d. h. zum Auftreten von Symptomen der PTBS) weniger deutlich aus (Abb. 21). Erstaunlicherweise gaben aber immerhin noch 77% der Gruppenteilnehmer an, dass sich ihre Traumaproblematik seit Gruppenteilnahme *verbessert* oder *sehr verbessert* habe. Rund 18% gaben diesbezüglich keine wesentliche Veränderung an, knapp 5% sahen eine erhebliche Verschlechte-

247

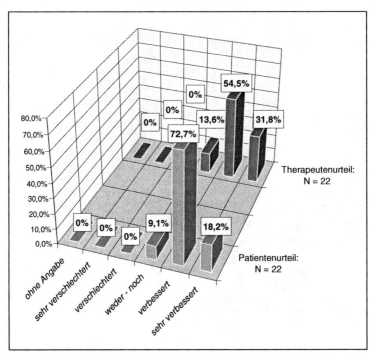

Abb. 20: Traumagruppe (Patienten- und Therapeutenurteil): Veränderung der Möglichkeiten zur Traumabewältigung der Patienten seit Teilnahme an der Traumagruppe.

rung. 68% der Bezugstherapeuten bewerteten die Traumaproblematik ihrer Patienten nach der Teilname an der Traumagruppe als *gebessert* oder *sehr gebessert*. Ca. 32% hielten sie für *weder gebessert noch verschlechtert*. Die Ergebnisse zeigen, dass das Wissen über Trauma und Traumabewältigung alleine oft noch nicht ausreicht, mit den traumatischen Erlebnissen effektiv umzugehen und die posttraumatische Symptomatik zufriedenstellend zu reduzieren (z. B. bei kognitiver Umstrukturierung oder emotionaler Entlastung). In einigen Fällen führte die Auseinandersetzung mit dem Thema Trauma offensichtlich zunächst zu einer erheblichen Verschlechterung. Nach dem Modell des „Trauma-U" (Hofmann, 1999) ist dieser Verlauf allerdings weitaus häufiger zu erwarten und muss nicht zwangsläufig bedeuten, dass die Therapie am Ende nicht doch hilfreich sein kann.

Die persönliche Belastung durch die traumatischen Erlebnisse ließ nach Angaben der Gruppenteilnehmer in 77% der Fälle deutlich oder sehr deutlich nach (Abb. 22). Wiederum 18% gaben an, dass sich ihre persönliche Belastung seit Teilnahme an der Traumagruppe *weder verbessert noch verschlechtert* habe. Rund 5% sahen auch hier wieder eine erhebliche Verschlechterung. Die Bezugstherapeuten beurteilten dieses Item positiver. Rund 86% hielten die persönliche Belastung ihrer Patienten nach der Gruppenteilnahme für *gebessert* oder *sehr gebes-*

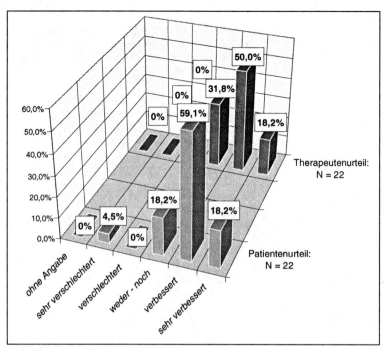

Abb. 21: Traumagruppe (Patienten- und Therapeutenurteil): Veränderung der Traumaproblematik der Patienten seit Gruppenteilnahme.

sert. 9% beurteilten sie als *weder gebessert noch verschlechtert*. 5% gaben eine Verschlechterung an. Möglicherweise verringert die Erkenntnis, dass es effektive Möglichkeiten zur Traumabehandlung gibt (Hoffnungsinduktion), verbunden mit kognitiver Umstrukturierung, den Leidensdruck, obgleich dies von den Gruppenteilnehmern offensichtlich zurückhaltender beurteilt wird.

6. Schlussbemerkungen

Vor dem Hintergrund des Forschungsstandes und der klinischen Erfahrung mit der Behandlung von PTBS können für Patientinnen und Patienten, die unter diesem Störungsbild leiden, inzwischen effektive Behandlungskonzepte zur Verfügung gestellt werden (Maercker, 1997 und 1999; Fischer und Riedesser, 1998; Ehlers, 1999). Neben einzeltherapeutischem Vorgehen werden dabei auch in zunehmendem Maße störungsspezifische Gruppenkonzepte zur Behandlung von PTBS-Betroffenen entwickelt (z. B. Boos et al., 1999).

Der vorliegende Beitrag beschreibt ein neues verhaltensmedizinisches Behandlungskonzept für PTBS, das an der Klinik Berus im Rahmen interdisziplinärer Qualitätszirkelarbeit entwickelt wurde und nach 1-jähriger Erprobungszeit den ersten Trends nach gute bis sehr gute Ergebnisse liefert (vgl. Punkt 5). Stellvertre-

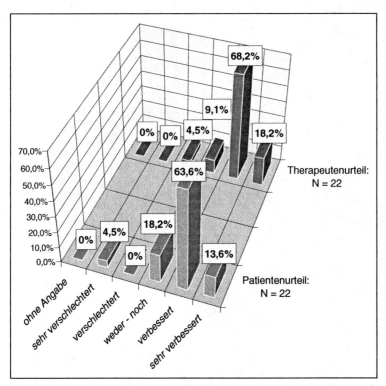

Abb. 22: Traumagruppe (Patienten- und Therapeutenurteil): Veränderung der mit dem Trauma verbundenen persönlichen Belastung der Patienten seit Gruppen-teilnahme.

tend für die 3 neuen traumaspezifischen Gruppenangebote an der Klinik Berus wurde auf die Traumagruppe näher eingegangen, die zusätzlich zur Einzelthera-pie einen wesentlichen Behandlungsbaustein bei der stationären Traumatherapie darstellt. Tab. 13 gibt abschließend eine Liste angenommener Wirkfaktoren von effektiver Traumatherapie in der Gruppe wieder, die auf Grundlage der mündli-chen Rückmeldungen der Teilnehmer der Traumagruppe zusammengestellt wurden.

Inhaltliche Bausteine mit psychoedukativer Informationsvermittlung zu PTBS und Behandlungsmöglichkeiten spielen eine wesentliche Rolle im Hinblick auf kogni-tive Umstrukturierung und Aufbau effektiver Bewältigungsstrategien. Weiterhin scheinen Kontextvariablen wie die instrumentellen Gruppenbedingungen (vgl. Yalom, 1996; Grawe et al., 1983; Fiedler, 1996) und das stützende Verhalten der Gruppenleiter beim Aufbau einer geschützten, vertrauensvollen Atmosphäre gerade bei traumatisierten Patienten von hoher Bedeutung für den Behand-lungserfolg zu sein. Günstig dürfte demnach nicht nur ein Wechsel zwischen psychoedukativen und interaktionell-prozessorierntierten Anteilen im inhaltlichen Gruppenkonzept sein, sondern auch ein Gruppenleiterverhalten mit Strukturie-

Tab. 13: Angenommene Wirkfaktoren der Traumabehandlung in der Gruppe nach mündlicher Rückmeldung der Teilnehmer der Traumagruppe.

- Fachkompetente professionelle Hilfe

- Austausch und emotionale Entlastung in geschützter, vertrauensvoller Atmosphäre

- Gezielte und strukturierte Auseinandersetzung mit den traumatischen Erlebnissen und ihren Folgen

- Relativierung der eigenen Erfahrungen (Universalität des Leidens (vgl. Yalom, 1996))

- Modelllernen v. a. im Hinblick auf erfolgreichen Umgang mit dem Trauma und seinen Folgen

- Information über PTBS und Behandlungs - möglichkeiten

- Verstehen und Einordnen der belastenden Erfahrungen auf Grundlage eines plausiblen Erklärungsmodells (kogn. Umstrukturierung, vgl. Kohärenzsinn , Maercker, 1997)

- Gemeinsames Erarbeiten präventiver Strategien im Hinblick auf zukünftige Krisensituationen (Kontrollüberzeugung)

ren und Begrenzen einerseits sowie ein Eingehen auf die Betroffenen und Gewähren von Freiraum zum gegenseitigen Austausch andererseits. Im stationären Setting sollte bei der Traumabehandlung zusätzlich zur Einzeltherapie nach Möglichkeit deswegen eine Traumabehandlung in der Gruppe stattfinden, da der Gruppenrahmen mit gegenseitigem Modelllernen, dem Aufbau eines größeren sozialen Stützsystems und vielfältigen Anregungen bei Rekonstruktion des Traumas aus unterschiedlichen Perspektiven die Behandlundmotovation, gezielte Auseinandersetzung mit dem belastenden Thema und kognitive Umstrukturierung fördert. Die eigentliche Traumakonfrontation sollte dabei in der Einzeltherapie stattfinden, um die Gruppenmitglieder nicht unnötig zu belasten und ausreichend Zeit zur Verfügung zu stellen. Für die meisten Gruppenteilnehmer überwiegt entgegen anfänglicher Bedenken der Bezugstherapeuten offensichtlich die mit den Gruppenprozessen verbundene emotionale Entlastung gegenüber der mit der Auseinandersetzung mit dem Trauma einhergehenden Belastung. Zukünftige Untersuchungen müssen zeigen, welche Setting- und Methodenvariablen neben Patienten- und Therapeutenvariablen die Wirksamkeit stationärer Traumatherapie gewährleisten.

251

Literatur

Amann, G. & Wipplinger, R. (Hrsg.) (1998). Sexueller Mißbrauch. Überblick zu Forschung, Beratung und Therapie. Ein Handbuch. Tübingen: dgvt-Verlag.

Attanasio, V., Andrasik, F., Blanchard, E.B. & Arena, J.G. (1984). Psychometric Properties of the SUNYA Revision of the Psychosomatic Symptom Checklist. Journal of Behavioral Medicine, Vol. 7, No. 2, 247-257.

Biefang, S., Potthoff, P. & Schliehe, F. (1999). Assessmentverfahren für die Rehabilitation. Göttingen: Hogrefe-Verlag.

Boos, A., Schleifling-Hirschbil, I. & Rüddel, H. (1999). Therapie-Evaluation einer stationären Gruppe „Traumabewältigung" innerhalb der psychosomatischen Behandlung und Rehabilitation von Patientinnen mit chronischer PTB. Verhaltenstherapie, 9/4, 200-210.

Bundesversicherungsanstalt für Angestellte, Landesversicherungsanstalten im Verband Deutscher Rentenversicherungsträger (2000). KTL - Klassifikation therapeutischer Leistungen in der stationären medizinischen Rehabilitation. Berlin: Ruksaldruck.

Dilling, H., Mombour, W. & Schmidt, M.H. (Hrsg.) (1993). Internationale Klassifikation psychischer Störungen: ICD-10, Kapitel V (F); klinisch-diagnostische Leitlinien / Weltgesundheitsorganisation. Bern: Huber.

Ecker, D., Graf, B., Mempel, S., Scheidt, B. & Tempel-Griebe, H. (1994). Diagnostische Aspekte und gruppentherapeutische Erfahrungen bei der Behandlung sexuell mißbrauchter und vergewaltigter Frauen. In: M. Zielke & J. Sturm (Hrsg.) Handbuch stationäre Verhaltenstherapie (S. 763-773). Weinheim: Beltz - Psychologie Verlags Union.

Ehlers, A. (1999). Posttraumatische Belastungsstörung. Göttingen: Hogrefe-Verlag.

Ehlert, U., Wagner, D., Heinrichs, M. & Heim, Ch. (1999). Psychobiologische Aspekte der Posttraumatischen Belastungsstörung. Nervenarzt, 70, 773-779.

Eschenröder, Ch.T. (Hrsg.) (1997). EMDR: Eine neue Methode zur Verarbeitung traumatischer Erinnerungen. Tübingen: dgvt-Verlag.

Fiedler, P. (1995). Psychoedukative Verhaltenstherapie in Gruppen - Eine systematische, stichwortorientierte Übersicht über zugängliche Konzepte und Therapiemanuale. In: Verhaltensmodifikation und Verhaltensmedizin, 16. Jg. 1, 35-53.

Fiedler, P. (1996). Psychoedukative Verhaltenstherapie in und mit Gruppen. Weinheim: PVU.

Fischer, G. & Riedesser, P. (1998). Lehrbuch der Psychotraumatologie. München: Ernst Reinhardt, GmbH & Co, Verlag.

Foa, E.B. & Rothbaum, B.O. (1996). Posttraumatische Belastungsstörungen. In: J. Margraf (Hrsg.) Lehrbuch der Verhaltenstherapie. Band 2. Störungen – Glossar (S. 107-120). Berlin: Springer-Verlag.

Franke, G.H. (1995). Die Symptom-Checkliste nach Derogatis. Manual. Göttingen: Hogrefe.

Grawe, K., Dziewas, H. & Wedel, S. (1980). Interaktionelle Problemlösegruppen - ein verhaltenstherapeutisches Gruppenkonzept. In: K. Grawe (Hrsg.) Verhaltenstherapie in Gruppen (S. 266-303). München: Urban & Schwarzenberg.

Gurris, N.F. & Wenk-Ansohn, M. (1997). Folteropfer und Opfer politischer Gewalt. In: A. Maercker (Hrsg.) Therapie der posttraumatischen Belastungsstörungen (S. 275-308). Berlin: Springer-Verlag.

Hautzinger, M., Bailer, M., Worall, H. & Keller, F. (1995). Beck-Depressions-Inventar (BDI). Bern: Verlag Hans Huber.

Hofmann, A. (1999). EMDR in der Therapie psychotraumatischer Belastungssyndrome. Stuttgart: Georg Thieme Verlag.

Kanfer, F.H., Reinecker, H. & Schmelzer, D. (1991). Selbstmanagement-Therapie. Berlin: Springer-Verlag.

Kessler, R.C., Sonnega, A., Bromet, E., Hughes, M. & Nelson, C.B. (1995). Posttraumatic stress disorder in the National Comorbidity Survey. Archives of General Psychiatry, 52, 1048-1060.

Klöffer, U. & Krell, W. (1994). Körperwahrnehmung. In: M. Zielke & J. Sturm (Hrsg.) Handbuch stationäre Verhaltenstherapie (S. 912-923). Weinheim: Beltz - Psychologie Verlags Union.

Litz, B.T., Penk, W.E., Gerardi, R.J. & Keane, T.M. (1995). Diagnostik der Posttraumatischen Belastungsstörung. In: Ph.A. Saigh (Hrsg.) Posttraumatische Belastungsstörung: Diagnose und Behandlung psychischer Störungen bei Opfern von Gewalttaten und Katastrophen (S. 64-101). Bern: Verlag Hans Huber.

Maercker, A. (1997). Erscheinungsbild, Erklärungsansätze und Therapieforschung. In: A. Maercker (Hrsg.) Therapie der posttraumatischen Belastungsstörungen (S. 3-49). Berlin: Springer-Verlag.

Maercker, A. (1999). Posttraumatische Belastungsstörung: Stand und Perspektiven des Wissens über effektive Therapien. Verhaltenstherapie, 9, 182-185.

Maercker, A. & Schützwohl, M. (1998). Die Erfassung von psychischen Belastungsfolgen: Impact of Event-Skala-R(eviedierte Version). Dresden: Technische Universität, Fachrichtung Psychologie.

Margraf, J. (Hrsg.) (1996). Lehrbuch der Verhaltenstherapie. Band 2. Störungen – Glossar. Berlin: Springer-Verlag.

Margraf, J. & Schneider, S. (1990). Panik. Angstanfälle und ihre Behandlung. Berlin: Springer-Verlag.

Margraf, J. & Schneider, S. (1996). Paniksyndrom und Agoraphobie. In: J. Margraf (Hrsg.) Lehrbuch der Verhaltenstherapie, Band 2: Störungen - Glossar (S. 1-27). Berlin: Springer-Verlag.

Margraf, J., Schneider, S. & Ehlers, A. (1994). Diagnostisches Interview bei Psychischen Störungen: DIPS. Berlin: Springer.

Partisch, P. (1995). Die Steinpalme. Eine Erzählung nach einer Legende aus der Sahara. Bad Segeberg: Verlag partisch & röhling.

Reddemann, L. & Sachsse, U. (1997). Stabilisierung. In: Persönlichkeitsstörungen. Theorie und Therapie, 3/97, 113-147.

Rothbaum, B.O. & Foa, E.B. (1995). Kognitiv-behaviorale Behandlung der Posttraumatischen Belastungsstörung. In: Ph.A. Saigh (Hrsg.), Posttraumatische Belastungsstörung: Diagnose und Behandlung psychischer Störungen bei Opfern von Gewalttaten und Katastrophen (S. 102-129). Bern: Verlag Hans Huber.

Sachsse, U. & Reddemann, L. (1997). Traumazentrierte Psychotherapie mit Imaginationen. Fundamenta Psychiatrica, 11, 169-178.

Saigh, Ph.A. (1995). Historisches, gegenwärtige Nosologie und Epidemiologie. In: Ph.A. Saigh (Hrsg.) Posttraumatische Belastungsstörung: Diagnose und Behandlung psychischer Störungen bei Opfern von Gewalttaten und Katastrophen (S. 11-38). Bern: Verlag Hans Huber.

Saß, H., Wittchen, H.-U., Zaudig, M. & Houben, I. (1998). Diagnostische Kriterien des Diagnostischen und Statistischen Mauals Psychischer Störungen DSM-IV. Deutsche Bearbeitung. Göttingen: Hogrefe, Verl. für Psychologie.

Schützwohl, M. (1997). Diagnostik und Differentialdiagnostik. In: A. Maercker (Hrsg.) Therapie der posttraumatischen Belastungsstörungen (S. 75-101). Berlin: Springer-Verlag.

Shapiro, F. (1998). EMDR, Grundlagen und Praxis. Paderborn: Junfermann-Verlag.

Steil, R. & Ehlers, A. (in Vorbereitung). Deutsche Übersetzung der Posttraumatic Stress Diagnostic Scale: PDS. Universität Jena.

Steil, R., Ehlers, A. & Clark, D.M. (1997). Kognitive Aspekte bei der Behandlung der posttraumatischen Belastungsstörung. In: A. Maercker (Hrsg.) Therapie der posttraumatischen Belastungsstörungen (S. 123-143). Berlin: Springer-Verlag.

Vogelgesang, M. (1996). Verhaltenstherapie der Posttraumatischen Belastungsstörung. Psychotherapeut, 41, 254-263.

Vogelgesang, M., Eymann, Ch. & Engel, E. (1998). Modell einer kognitiv-behavioral orientierten Kurzzeittherapiegruppe für stationäre Patientinnen mit sexuellen Mißbrauchserfahrungen. Verhaltenstherapie und Verhaltensmedizin, 19/4, 475-489.

Wenninger, K. (1997). Behandlung erwachsener Opfer sexuellen Kindesmißbrauchs. In: A. Maercker (Hrsg.) Therapie der posttraumatischen Belastungsstörungen (S. 229-250). Berlin: Springer-Verlag.

Wittchen, H.U., Wunderlich, V., Gruschnitz, S. & Zaudig, M. (1990). SKID-I Strukturiertes klinisches Interview für DSM-IV, Achse-I: Psychische Störungen. Göttingen: Hogrefe.

Yalom, I.D. (1996). Theorie und Praxis der Gruppenpsychotherapie. Ein Lehrbuch. München: J. Pfeiffer Verlag.

Zielke, M. (1993a). Wirksamkeit stationärer Verhaltenstherapie. Weinheim: Psychologie Verlags Union.

Zielke, M. (1993b). Basisdokumentation in der stationären Psychosomatik. Praxis Klinische Verhaltensmedizin und Rehabilitation, 24, 218-226.

Zielke, M. (1994). Sexueller Missbrauch: Das stille Leiden als besondere Herausforderung an Selbsthilfegruppen, Psychotherapeuten und Ärzte. In: M. Zielke & J. Sturm (Hrsg.) Handbuch Stationäre Verhaltenstherapie (S. 754-762). Weinheim: Beltz – Psychologie Verlags Union.

Zielke, M. & Kopf-Mehnert, C. (1978). Veränderungsfragebogen des Erlebens und Verhaltens. Weinheim: Beltz Verlag.

Zielke, M. & Sturm, J (Hrsg.) (1994). Handbuch Stationäre Verhaltenstherapie. Weinheim: Psychologie Verlags Union.

Ein verhaltensmedizinisches Interventionskonzept für sexuell traumatisierte Patientinnen

Monika Vogelgesang, Eugenie Engel

Sexueller Mißbrauch ist ein zwar verstecktes, jedoch ubiquitäres Phänomen. Insbesondere in den Vorgeschichten psychisch gestörter Personen werden sexuelle Viktimisationen in direkter Korrelation zur Schwere der psychischen Auffälligkeit gefunden. Obwohl es nach sexuellen Gewalterfahrungen und Grenzüberschreitungen weder spezifische noch obligatorische Folgesymptome beziehungsweise Störungen gibt, können doch typische Konstellationen psychischer Symptome bei vielen Opfern sexueller Gewalt beobachtet werden. Hiervon ausgehend können basale therapeutische Themenkomplexe und Therapieziele abgeleitet werden: Aufbau von Vertrauen und Hoffnung, Verbesserung zwischenmenschlich-interaktiver Fertigkeiten, Verminderung der sozialen Isolation, Verbesserung des Selbstwertgefühles, Abbau von Schuld- und Schamgefühlen sowie passiv-depressiver oder auto- bzw. fremdaggressiver Verhaltensmuster, Stärkung der emotionalen Regulation, der Impulskontrolle und der Entspannungsfähigkeit, Abbau bzw. Modifikation dysfunktionaler Schemata und Aufbau kognitiver Strukturen, die eine sinnhafte Einordnung der schmerzlichen traumakorrelierten Erfahrung ermöglichen sowie nicht zuletzt handlungsorientiertes Problemlösen. Zum Erreichen dieser Ziele bieten sich insbesondere Vorgehensweisen aus der modernen Verhaltenstherapie an, die allerdings auf die spezifischen Störungsmuster der sexuell traumatisierten Patientinnen zugeschnitten sein müssen. Im folgenden wird als Beispiel eines klinisch langjährig bewährten verhaltensmedizinischen Therapieprogramms für sexuell traumatisierte Patientinnen die Münchwieser Therapiegruppe für Patientinnen mit sexuellen Mißbrauchserfahrungen ausführlicher dargestellt. Es handelt sich um ein strukturiertes, kognitiv-behaviorales Gruppentherapiemodell. Die Gruppe läuft geschlossen über zehn Doppelstunden. Im Verlauf eines Jahres nahmen 44 Patientinnen an dem Programm teil. Über die Erfahrungen mit der Umsetzung dieses Therapieprogramms und über Ergebnisse zur Effektivität wird berichtet. Im Vordergrund stehen eine Stärkung der Ressourcen und Selbstkontrollfähigkeit, eine kognitive Umstrukturierung bezüglich der Traumafolgen als aktive Copingstrategien, eine Verhaltensmodifikation sowie die Bearbeitung von mißbrauchsbedingten Schuldgefühlen. Ein Großteil der Betroffenen kann zu einer poststationären weiterführenden Therapie motiviert werden. Auf spezifische verhaltenstherapeutische Vorgehensweisen, die mit sexuell traumatisierten Patientinnen im Einzelsetting durchgeführt werden, kann in diesem Zusammenhang aus Zeitgründen nicht eingegangen werden, viele dargestellten Interventionen sind jedoch in Abwandlung auch im Einzelsetting möglich.

1. Einleitung

Entgegen früherer Annahmen (Kinsey, 1953) belegen heute eine Vielzahl von Untersuchungen (z.B. Badgely, 1984; Deighton & McPeck, 1995; Finklhor & Dziuba-Leathermann, 1994), daß sexueller Mißbrauch von Kindern und Jugendlichen sowie sexuelle Gewalt gegenüber Erwachsenen häufig und ubiquitär verübt werden. Diese Traumatisierungen führen in vielen Fällen zu längerfristigen Folgestörungen, deren adäquate Psychotherapie eine spezifische Mitberücksichtigung der zugrundeliegenden Traumatisierung erforderlich macht.

2. Epidemiologische Daten

Finkelhor & Dziuba-Leathermann (1994) berichten unter der Berücksichtigung entsprechender Daten aus 20 Ländern, daß 7 bis 36 % der Frauen und 3 bis 29 % der Männer eine Geschichte sexuellen Mißbrauchs beziehungsweise sexueller Gewalterfahrungen haben. Dabei liegt der Anteil der Frauen jeweils einteinhalb bis dreifach über der Anzahl der betroffenen Männer.

Kirschner et al (1993) fanden in Übereinstimmung mit anderen Autoren westlicher Industrienationen (z.B. Badgley, 1984; Deighton & McPeck, 1985), daß bis zu 25 % der Frauen und bis zu 15 % der Männer vor dem 18. Lebensjahr sexuell mißbraucht wurden. Bei 64 % wurden die entsprechenden Handlungen vor dem 12. Lebensjahr verübt. Frauen berichteten im Gegensatz zu den betroffenen Männern in der überwiegenden Mehrzahl über innerfamiliäre sexuelle Viktimisationen. In der Regel ist ein Mißbrauch von Kindern und Jugendlichen nicht auf ein einmaliges Ereignis beschränkt, sondern er kommt fortgesetzt vor mit einer durchschnittlichen Dauer von vier Jahren. Die Täter sind bei beiden Geschlechtern überwiegend, jedoch nicht ausschließlich männlich.

Beachtenswert ist ferner, daß sexuelle Viktimisierung häufig zusammen mit anderen traumatisierenden Formen des Mißbrauchs, wie zum Beispiel physischer und psychischer Gewaltanwendung sowie Vernachlässigung von Schutzbefohlenen vorkommt (Dutton, 1992).

Bei der Vergewaltigung erwachsener Frauen gehen Foa et al (1993) von einer Prävalenz zwischen 5 und 22 % aus. Die Delikte werden meist durch bekannte Personen aus dem nahen Umfeld der Betroffenen und seltener durch Fremde verübt. Bei all den gegebenen Zahlen ist zu bedenken, daß die Opfer von sexuellen Traumatisierungen die Taten aus Furcht und Schamgefühlen weit häufiger verschweigen, als darüber zu berichten. Dies trifft in ganz besonderem Ausmaß für die erwachsenen Männer zu, deren sexuelles und soziales Rollenverständnis in besonderem Maße inkompatibel mit einer Viktimisation ist (Oelemann, 1996). Dementsprechend gibt es nur wenige epidemiologische Daten über diesen Bereich. Wykert (1982) berichtet darüber, daß 6 % der Vergewaltigungsopfer in einem kalifornischen Zentrum zur Behandlung sexueller Traumata männlich waren.

3. Folgestörungen nach sexueller Viktimisation

Ob und welche Folgeschäden nach sexuellen Grenzüberschreitungen und Gewaltanwendungen bei Kindern und Jugendlichen vorkommen, hängt neben den individuellen dispositionellen Faktoren und Copingmechanismen von dem jeweiligen Alter der Betroffen, von den Umständen der Tat, von der Beziehung des Opfers zum Täter, von dem Ausmaß der ausgeübten Gewalt, von dem Verhalten der sonstigen nahen Bezugspersonen und dem allgemeinen Kontext ab (Downs, 1993).

Bei 2/3 der sexuell mißbrauchten Kinder treten nach der Traumatisierung Ängstlichkeit, phobische Störungen, Alpträume, sich aufdrängende Gedanken und Erinnerungen bezüglich der Tat, zwanghafte Wiederholungshandlungen und weitere Verhaltensauffälligkeiten auf, wobei hiervon am spezifischsten sexualisierte Handlungen sind. Weiterhin fallen eine affektive Einengung und Entwicklungsdefizite auf (Harvey & Hermann, 1992). Bei einem Drittel der Betroffenen bilden sich diese Auffälligkeiten während der zwei folgenden Jahre nach Beendigung der Viktimisation nicht zurück. Bis zu einem Viertel der Kinder zeigt in der Folgezeit eher eine Zunahme der Störungssymptomatik.

Finkelhor & Dziuba-Leathermann (1994) berichten, daß viktimisierte Kinder ein etwa vierfach erhöhtes Risiko haben, während ihres Lebens eine psychiatrische Störung zu entwickeln. Ein Substanzmißbrauch entsteht bei ihnen mit dreimal erhöhter Wahrscheinlichkeit als bei der Allgemeinbevölkerung. Hieraus ergibt sich, daß ein großer Anteil der erwachsenen PsychiatriepatientInnen eine Geschichte früherer sexueller Viktimisation hat. Hermann (1994) geht hierbei von 40 bis 70 % aus. Unter Bezugnahme auf die empirische Traumaforschung erläutert Sachsse (1997), daß ausgehend von der Allgemeinbevölkerung mit zunehmender Schwere der klinischen Störung die Prävalenz der nachgewiesenen sexuellen Mißbrauchserfahrungen des untersuchten Klientels ansteige. Meichenbaum (1994) gibt an, daß etwa 70 % der PatientInnen mit der Diagnose einer Borderline-Persönlichkeitsstörung in der Vorgeschichte sexuell mißbraucht wurden.

80 % der betroffenen Frauen entwickelt nach einer Vergewaltigung eine posttraumatische Belastungsstörung (Breslau et al, 1991).

Bolen (1993) nennt als Hauptbeschwerden sexuell mißbrauchter Frauen: Depressionen, Suizidalität, Panikattacken, sexuelle Funktionsstörungen, Schlaf- und Eßstörungen sowie Substanzmißbrauch.

Briere & Runtz (1993) beschreiben als Folgen kindlicher sexueller Traumatisierungen bei Erwachsenen eine veränderte Emotionalität mit Depressivität und Überängstlichkeit, weiterhin eine Störung zwischenmenschlicher Beziehungen mit Mißtrauen, Kontrollbedürfnis oder auch Dependenz sowie Vermeidungsverhalten und Dissoziation. Weiterhin fällt bei den Betroffenen eine Neigung zu impulsiven und spannungsreduzierenden Aktivitäten, wie zum Beispiel Substanzmißbrauch, Überessen, promiskuöse Sexualität und selbstverletzendem Verhalten (siehe auch Sachsse, 1996) auf; Petry (1996) erwähnt die überzufällig hohe Rate von sexuellem Mißbrauch in der Vorgeschichte von pathologischen Glücksspielerinnen.

Übereinstimmend wird auch über die sich in den verschiedensten Bereichen manifestierenden, äußerst destruktiven Auswirkungen der sexuellen Traumatisierungen bezüglich des Selbstwertgefühles sowie über existentielle Schuld- und Schamgefühle bei den Opfern berichtet (Briere & Runtz, 1993; Downs, 1993; Gelinas, 1985).

Das Risiko einer - in diesen Fällen erneuten - sexuellen Viktimisierung ist für Mißbrauchsopfer doppelt so hoch wie für die Allgemeinbevölkerung (Hermann, 1992).

Schließlich darf nicht unerwähnt bleiben, daß mindestens ein Drittel der in ihrer Kindheit sexuell mißbrauchten Personen als Eltern selbst ein vernachlässigendes und mißbrauchendes Verhalten zeigen (Oliver, 1993). Dementsprechend haben die Täter sexueller Gewaltdelikte eine überzufällig hohe Rate an sexuellen Viktimisationen in ihrer Vorgeschichte (Kirschner et al, 1993).

Unter den genannten Auffälligkeiten, die in unterschiedlichen Gewichtungen und wechselnder Konfiguration gehäuft nach sexuellen Traumatisierungen auftreten, gibt es keine abgrenzbare spezifische Störung, die ausschließlich als sexuelle Viktimisationsfolge einzuordnen wäre. Unter den in den derzeit gültigen Klassifikationssystemen beschriebenen Diagnosen haben lediglich die posttraumatische Belastungsstörung (APA, 1994; WHO, 1993) sowie die andauernde Persönlichkeitsänderung nach Extrembelastungen (WHO, 1993) eine gravierende Traumatisierung zur Vorbedingung, wobei hier das Trauma nicht sexueller Natur sein muß.

Die Hauptsymptome der posttraumatischen Belastungsstörung bestehen aus einem sich aufdrängenden Wiedererleben des Traumas in verschiedenster Form, einem Vermeidungsverhalten bezüglich traumarelevanter Stimuli sowie einem erhöhten Arousal, das vor der Traumatisierung nicht bestand.

Die als irreversibel eingestuften Persönlichkeitsänderungen nach Extrembelastungen, wie sie das ICD 10 (WHO, 1993) für die Opfer lange anhaltender Traumatisierungen - die jedoch nicht zwingend durch vorsätzliche menschliche Gewalteinwirkung verursacht sein müssen - beschreibt, werden durch folgende Symptomkomplexe charakterisiert: Eine feindlich-mißtrauische Weltsicht, sozialer Rückzug, Gefühle der Leere und Hoffnungslosigkeit sowie Nervosität wie bei einer ständigen Bedrohung und Entfremdung.

In Übereinstimmung mit z.B. Hermann (1992) heben Van der Kolk et al (1993, nach Meichenbaum 1994) hervor, daß die vorliegenden Diagnoseentitäten einen spezifischen Symptomkomplex nicht völlig abdecken, der bei einigen Personen mit Vorgeschichten langanhaltender, schwerer interpersoneller Viktimisierung wie zum Beispiel nach Folter, Konzentrationslager, Haft und wiederholter sexueller Traumatisierung zu beobachten ist. Folgende Symptome werden als typisch für diese Art der Traumatisierung beschrieben, die altersabhängig als um so gravierender auftritt, je früher der Mißbrauch war: Beeinträchtigung der Affekt- und Impulsregulation, Dissoziation und Amnesie, Somatisierung, Störungen in der Eigen- und Fremdwahrnehmung - unter Umständen auch bezüglich des Täters -, Störungen im zwischenmenschlichen Bereich sowie Beeinträchtigung der Bedeutungsgebung existentieller Belange. Diese Störung wurde von Van der Kolk (1993, nach Meichenbaum 1994) extreme Streßstörung (Disorder of extreme Stress) benannt. Es laufen Feldstudien zur Überprüfung dieser vorge-schlagenen Diagnoseeinheit. Derzeit wird die Störung unter der Rubrik der der posttraumatischen Belastungsstörung assoziierten Störungen eingeordnet.

4. Therapeutische Themenschwerpunkte

Ohne damit unbedingt die gesamte Breite einer spezifischen Diagnoseentität abzudecken ergeben sich aus den dargestellten Folgesymptomen basale The-menkomplexe, die der Therapie sexuell viktimisierter PatientInnen gemeinsam sind.

Aufbau von Vertrauen und Hoffnung, Verbesserung zwischenmenschlich-interaktiver Fertigkeiten, Verminderung der sozialen Isolation, Verbesserung des Selbstwertgefühles, Abbau von Schuld- und Schamgefühlen sowie passiv-depressiver oder auto- bzw. fremdaggressiver Verhaltensmuster, Stärkung der emotionalen Regulation, der Impulskontrolle und der Entspannungsfähigkeit, Abbau bzw. Modifikation dysfunktionaler Schemata und Aufbau kognitiver Strukturen, die eine sinnhafte Einordnung der schmerzlichen traumakorrelierten Erfahrung ermöglichen sowie nicht zuletzt handlungsorientiertes Problemlösen.

Zum Erreichen dieser Ziele bieten sich insbesondere Vorgehensweisen aus der modernen Verhaltenstherapie an, die allerdings auf die spezifischen Störungs-muster der sexuell traumatisierten Patientinnen und Patienten zugeschnitten sein müssen.

5. Was spricht für ein Gruppensetting

In der Literatur besteht eine breite Übereinkunft darüber, daß das Gruppenset-ting zum Erreichen dieser Ziele besonders gut geeignet ist (Carver et al, 1989; Hazzard et al, 1993; Kreidler & Carlson, 1991; McArthur, 1990; Ridley, 1993; Urbancic, 1989; Winick & Levine, 1992).

DeYoung & Corbin (1994) geben bei der Diskussion des adäquaten Settings zu bedenken, daß die Einzeltherapie manche PatientInnen mit Inzesterfahrungen an Elemente des Opfer-Täter-Szenarios erinnern könnte: Es besteht in beiden Fällen eine enge, auf Vertrauen beruhende Beziehung mit einem Abhängigkeitsgefälle zu Ungunsten der Betroffenen, die Interaktionen finden unter Ausschluß der Öffentlichkeit statt; hierbei kann es vorkommen, daß die PatientInnen die Schweigepflicht des Therapeuten beziehungsweise der Therapeutin mit dem durch den Täter auferlegten Schweigegebot konfundieren. Gerade bei familiä-rem Inzest haben die Betroffenen die Erfahrung gemacht, daß Vertrauen und Macht ausgenutzt werden und häufig auch, daß Zuneigung und Fürsorge einer Bezugsperson an Ausbeutung gekoppelt wurden. All dies kann dazu führen, daß die Betroffenen, insbesondere zu Beginn der Therapie der sexuellen Traumafol-gen im Einzelsetting durch Irritationen, die durch die obigen Analogien zu der Inzestsituation hervorgerufen werden, sowohl emotional als auch kognitiv zu blockiert sind, um adäquat mitarbeiten zu können. Hinzu kommt, daß vorangegangene Versuche, das Schweigen bezüglich des sexuellen Mißbrauches zu brechen und sich bei anderen wichtigen Bezugspersonen (zum Beispiel der Mutter etc.) Unterstützung zu holen oftmals desaströs scheiterten und mit Ungläubigkeit, Vorwürfen oder „Totschweigen" beantwortet wurden.

Dem steht gegenüber, daß die TeilnehmerInnen einer Gruppe sexuell viktimisierter PatientInnen auf einer gleichgewichtigen Interaktionsebene dazu ermutigt werden können, sich durch das Berichten ihrer meist geheimgehaltenen und tabuisierten traumatischen Vorgeschichte von ihrem bedrückenden Geheimnis zu erleichtern, ohne daß sie deshalb mit Zurückweisungen, Vorwürfen und Ungläubigkeit rechnen müssen. Eine vorsichtige und kontrollierte, nicht retraumatisierende narrative Wiedergabe der individuellen Geschichte der Grenzüberschreitungen beziehungsweise der Gewalt ermöglicht eine sinnvolle und sprachlich codierte Integration der zuvor immer wieder abgewehrten und meist nur bruchstückhaft und nicht sprachlich repräsentiert vorliegenden Erinnerungen (Meichenbaum, 1994). In diesem Zusammenhang erwähnt Meichenbaum die Notwendigkeit der Erarbeitung einer „konstruktiven narrativen Perspektive", d.h. eines funktionalen Sinnzusammenhanges sowohl bezüglich der Traumatisierung als auch ihrer Folgen. Darüber hinaus entsteht bei den Betroffenen durch das Mit-Teilen der jeweiligen Vorgeschichte ein isolationsreduzierendes Wir-Gefühl (Winick et al, 1992), das im folgenden weiter vertieft wird durch die gemeinsame Untersuchung vorliegender Beschwerden, Leiden und Auffälligkeiten bezüglich ihrer Bedingtheit durch das Trauma (DenHerder & Redner, 1991).

Die Ursprungsfamilie bot keiner der von Inzest Betroffenen ausreichende Unterstützung und emotionalen Halt. Häufig war sie durch eine Atmosphäre der allgemeinen Gewalt, durch Heimlichkeiten und kognitive Fehlsichten sowie durch Substanzabhängigkeiten geprägt. Eine Gruppe von Mitbetroffenen kann hingegen als rekonstruktive „Ersatzfamilie" (Hazzard et al, 1993) fungieren, in der die durch die Traumatisierung von ihrer Umwelt entfremdete Person Unterstützung, Geborgenheit und Vertrauenswürdigkeit erfahren kann, ohne daß sie hierbei erneute Grenzverletzungen befürchten muß.

Meichenbaum (1994) beschreibt, daß ein Lernen am Modell am erfolgversprechendsten ist, wenn die Modellperson ähnliche Probleme wie die Betroffene hat, diese jedoch durch adäquate Copingstrategien zu bewältigen gelernt hat. Durch das beobachtbare oder berichtete Bewältigungsverhalten fortgeschrittenerer MitpatientInnen kann die betroffene Person Hoffnung auch für sich schöpfen und Anleitungen zu positiven Verhaltensänderungen bekommen.

Eine depressive Weltsicht und Hoffnungslosigkeit bezüglich der eigenen Situation führen bei vielen viktimisierten Frauen zu Passivität und zu einem resignativen Rückzugsverhalten (Kreidler & Hassan, 1992). Dem steht gegenüber, daß die Gruppe sich sozial aktivierend auf ihre Mitglieder auswirkt. Erwünschte Verhaltensänderungen werden hier positiv konnotiert und wirken nicht zuletzt auch deshalb verstärkend, weil die eigene Modellwirkung gegenüber anderen für die Betroffene direkt erfahrbar ist.

Schließlich bildet die Gruppe einen idealen Rahmen zur Diskussion, Einübung und Evaluation von Problemlösestrategien (Kreidler & Hassan, 1992), welche bei den Betroffenen häufig defizitär sind.

Im folgenden soll als Beispiel eines klinisch langjährig bewährten verhaltensmedizinischen Therapieprogramms für sexuell traumatisierte Patientinnen die Münchwieser Kurzzeittherapiegruppe für Patientinnen mit sexuellen Mißbrauchserfahrungen ausführlicher dargestellt werden.

6. Zum Kliniksetting

Die Psychosomatische Fachklinik Münchwies behandelt PsychotherapiepatientInnen aus dem gesamten Formenkreis psychischer Störungen mit Ausnahme akuter Psychosen. Bei zwei Drittel der Betroffenen liegt eine Substanzabhängigkeit vor. Die therapeutischen Vorgehensweisen der Klinik verbinden Elemente der Milieutherapie mit einem kognitiv-verhaltenstherapeutischen Grundkonzept und begleitenden körperorientierten Vorgehensweisen. Zentral ist hierbei, daß die PatientInnen in den diagnostisch heterogen zusammengesetzten gemischtgeschlechtlichen Wohngruppen Gemeinschaften bilden, die den Alltag teilen und grundlegende Therapieangebote, wie zum Beispiel die tägliche Basistherapiegruppe sowie die Ergo- und Bewegungstherapie gemeinsam durchführen (Jahrreiss, 1993).

Über die Wohngruppentherapie hinausgehend werden zur spezifischen Behandlung besonderer Störungsbereiche ein- bis zweimal pro Woche indikationsgeleitete Gruppen durchgeführt.

In diesem Rahmen wird seit elf Jahren durchgängig eine Gruppe für sexuell traumatisierte Frauen angeboten. Limitierungen ergeben sich durch die stationären Verweildauern sowie auch durch die Schwere der Krankheitsbilder der Patientinnen, die häufig mehrere psychische Diagnosen aufweisen.

7. Gruppenbeschreibung

7.1 Zuteilung

Allen Patientinnen, die über eine sexuelle Traumatisierung berichten und die dies auch ausdrücklich zum Gruppenbehandlungsgegenstand machen wollen, wird behutsam angeboten, die beschriebene Gruppe zu besuchen. Eine Gruppe, die ebenso ausschließlich auf sexuell viktimisierte Männer zugeschnitten ist, konnte aufgrund der geringen Zahl der Betroffenen, die eine solche Erfahrung offenmacht, bislang in der Klinik Münchwies nicht durchgeführt werden. Allerdings wird die Problematik sexueller Gewalt- und Grenzüberschreitungen im Rahmen einer männerspezifischen Gruppe (Kagerer, 1996) immer wieder thematisiert und je nach Gruppenzusammensetzung vorrangig bearbeitet.

7.2 Gruppenaufbau

Die Gruppe geht geschlossen über acht Wochen und setzt sich aus zehn Sitzungen von jeweils 90 bis 100 Minuten zusammen.

Die Gruppenleitung erfolgt durch eine verhaltenstherapeutisch ausgebildete Ärztin und eine Diplom-Psychologin, ebenfalls mit Verhaltenstherapieausbildung. Nach Ansicht der Patientinnen wäre ein gemischtgeschlechtliches TherapeutInnenteam zu stark angstbesetzt.

Die Mindestzahl der Teilnehmerinnen liegt bei sechs, die maximale Gruppengröße bei zwölf Patientinnen. Durchschnittlich wird die Gruppe von acht Frauen besucht.

Meist handelt es sich bei den Traumen um fortgesetzten sexuellen Mißbrauch in der Kindheit und/oder der Adoleszenz, relativ häufig gefolgt von Vergewaltigungen im Erwachsenenalter. Patientinnen, die ausschließlich als Erwachsene sexuell traumatisiert wurden, werden der beschriebenen Gruppe sehr selten zugeteilt.

7.3 Gruppenkonzeption

Nach Beutler und Hill (1992) gibt es keinen Beweis dafür, daß Interventionen, die primär die traumatische Geschichte fokussieren, erfolgreicher bei der Behandlung traumatisierter PatientInnen sind, als therapeutische Vorgehensweisen, die sich hauptsächlich auf das „Hier und Jetzt" beziehen.

Der Therapieschwerpunkt der dargestellten Gruppe liegt nicht auf einem emotional dichten detaillierten Wiedererleben des Traumas mit dem Ziel einer Katharsis. Hierzu erscheint das vorliegende Klientel zu stark beeinträchtigt und die zur Verfügung stehende Zeit zu knapp, so daß eine Retraumatisierung in den meisten Fällen zu befürchten wäre.

Es wird allerdings, wie von Carver et al. (1989) empfohlen, ein zeitlich limitiertes und kontrolliertes Berichten wesentlicher Mißbrauchsmerkmale gleich zu Therapiebeginn iniziiert. Auch Lebowitz, Harvey und Herman (1993) sowie Roth und Newman (1993) betonen die Wichtigkeit, bei der Wiedergabe des sexuellen Traumas darauf zu achten, daß die Betroffenen in vollem Umfang die Kontrolle hierüber behalten können. Der Traumabericht dient als Grundlage zur Etablierung eines Wir-Gefühls, zur Darlegung der nötigen Informationen, zum Durchbrechen des vom Täter auferlegten Schweigegebotes und des traumabezogenen Vermeidungsverhaltens sowie letztendlich zum Abbau der Scham über die Tat (Bradshaw, 1993). Darüber hinausgehend wird durch die vorsichtige narrative Wiedergabe die kognitiv-emotionale Bearbeitung des Traumas erleichtert (Meichenbaum, 1994).

Die Therapie zielt auf ein Reframing der Traumafolgen als Stärken im Sinne von Überlebensstrategien (Bass & Davis, 1995). Diese werden auf ihre Funktionalität und Gültigkeit im Hier und Jetzt überprüft. Es folgt eine abwägende Entscheidungsfindung, welche Verhaltensweisen und Kognitionen beibehalten und welche abgelegt werden sollen. In Form eines Problemlösetrainings (D´Zurilla & Goldfried, 1971; D´Zurilla, 1986) werden alternative Verhaltensweisen erarbeitet und nach einer Erprobung gegebenenfalls modifiziert. Die Arbeit mit kreativen Medien bietet unter Bezugnahme auf den eigenen Körper eine Grundlage zur nicht primär sprachlichen Bearbeitung von elementaren Problembereichen. Den Frauen, die an einer begleitenden Literatur interessiert sind, wird das Buch „Trotz allem" von E. Bass und L. Davis (1995) empfohlen mit der einschränkenden Bemerkung, zu überprüfen, wieviel jede einzelne Teilnehmerin davon lesen kann, ohne hierdurch überlastet zu werden. In Hausaufgabenform werden durchgängig therapiebegleitend stützende und euthyme Verhaltensweisen etabliert, die mindestens 10 Minuten täglich durchgeführt werden sollen. Rollenspiele, Familien- oder Partnerskulpturen und körpertherapeutische Elemente werden je nach den Gegebenheiten in die Therapie mit eingeflochten.

Darüber hinausgehend besuchen die Patientinnen die Gruppe „Körperwahrnehmung für Frauen" zur Gewährleistung einer adäquaten Körpertherapie parallel zum dargestellten Programm.

7.4 Darstellung des Therapieprogramms

7.4.1 I. Themenkomplex

Hier stehen die Informationsvermittlungen, der Abschluß eines Therapievertrages sowie der Aufbau der instrumentellen Gruppenbedingungen im Mittelpunkt. Ziele sind die Herabsetzung der Erwartungsangst, die Stärkung von Vertrauen und der Aufbau einer Gruppenkohäsion. Die erste Gruppensitzung wird als noch unverbindliche Informationsgruppe definiert, und es werden die inhaltlichen Schwerpunkte und die Rahmenbedingungen der Gruppe erläutert. Es wird angekündigt, daß es für den Gruppenverlauf notwendig ist, daß in der nächsten Sitzung jede Frau, die sich zur Gruppenteilnahme entscheidet, kurz über wesentliche Elemente ihre Gewalterfahrung berichtet. Besonders hervorgehoben wird die Freiwilligkeit der Gruppenteilnahme. Unter Berücksichtigung der gegebenen Informationen hat jede Frau nun eine Woche Zeit, sich für oder gegen die Teilnahme zu entscheiden. Es wird betont, daß negative Entscheidungen nicht begründet zu werden brauchen und respektiert werden als Zeichen der Verantwortungsübernahme für die eigenen Belange der betreffenden Patientin. Im Anschluß daran wird der Gruppenteilnahmevertrag angekündigt und vorgelesen, welcher die Teilnehmerinnen zur Mitarbeit, zur Schweigepflicht sowie zum Verzicht auf ernsthafte selbstschädigende Handlungen verpflichtet.

Neben der Entscheidungsfindung bezüglich der zukünftigen Gruppenteilnahme wird die Hausaufgabe etabliert, daß die Patientinnen planen sollen, nach der folgenden Sitzung etwas Angenehmes für sich zu tun, z.B. schwimmen zu gehen, sich etwas Schönes einzukaufen oder ähnliches.

Bis auf ganz wenige Ausnahmen entscheiden sich in der Regel die Frauen, die an der ersten Sitzung teilgenommen haben, für eine verpflichtende weitere Gruppentherapieteilnahme und zu Beginn der folgenden Sitzung erfolgt nun der Therapievertragsabschluß, der die Teilnehmerin zur Mitarbeit, zur Schweige-

pflicht sowie zum Verzicht auf ernsthafte selbstschädigende Handlungen verpflichtet.

7.4.2 II. Themenkomplex - Strukturierter Bericht über die individuellen Geschichten sexueller Mißbrauchserfahrungen

Ziele sind hierbei Informationsvermittlung, die Reduktion des mißbrauchsbedingten Vermeidungsverhaltens, das Durchbrechen des vom Täter auferlegten
Schweigegebotes, die Erfahrung, daß andere Ähnliches erlebt haben sowie der
eigenen Glaubwürdigkeit, der Beginn der Erstellung eines Narrativs bezüglich
des Mißbrauchs, die Reduktion von Schamgefühlen sowie der Aufbau von Kontrolle bezüglich der mißbrauchsbedingten Erinnerungen.
Als Vorbereitung dient neben der erwähnten Informationsvermittlung über das
geplante Vorgehen der Aufbau positiver Schutzimaginationen, wie z.B. die Vorstellungen eines sicheren Ortes oder einer Helferfigur sowie die Einübung
euthymer Verhaltensweisen z.B. in Form von Aromabädern.
Zur Durchführung: Mit einer zeitlichen Limitierung von etwa 10 Minuten soll
folgendes angegeben werden: Alter, Familienstand und Beruf der Patientin, ihr
Alter zu der Zeit des sexuellen Mißbrauchs, die Art der wesentlichen verübten
Handlungen, Angaben zur Person des Täters und zu einer eventuell immer noch
vorliegenden Bedrohung, ferner sollen auch Aussagen dazu gemacht werden,
ob die Patientin direkt oder irgendwann später einmal versucht hat, einer dritten
Person die sexuellen Grenzüberschreitungen mitzuteilen und wie diese hierauf
reagiert hat. In einer nachbesprechenden Diskussion werden Unterschiede zu
eventuellen früheren Versuchen, über den sexuellen Mißbrauch zu reden, mit
besonderer Betonung der im Gruppenverband zu findenden Glaubwürdigkeit
und der eingesetzten Kontrollmechanismen erörtert. Schließlich werden individuelle Maßnahmen zur Entlastung der einzelnen Gruppenmitglieder besprochen.
Das kurze Berichten über den sexuellen Mißbrauch ist meist stark angstbesetzt.
Vorbereitung, Limitierung des Berichts sowie nachfolgende Besprechung verhindern jedoch nicht auffangbare Dekompensationen. Die meisten Patientinnen
fühlen sich nach dem Bericht erleichtert, daß das mißbrauchsbezogene Vermeidungsverhalten durchbrochen werden konnte, ohne daß hierdurch eine der
häufig befürchteten Katastrophen eingetreten wäre. Ein sich durch die folgenden Gruppensitzungen fortsetzender Prozeß des kontrollierten Gesprächs
über den Mißbrauch und dessen Folgen wird eingeleitet.

7.4.3 III. Themenkomplex: Bearbeitung der Schuldproblematik

Ziele sind hier die Verminderung von depressiven Selbstschuldzuweisungen
bezüglich des sexuellen Mißbrauchs sowie daraus resultierender Selbstbestra-
fungen, weiterhin eine Verbesserung der Genußfähigkeit sowie der eigenen
Wertschätzung.

Zur Vorbereitung dient die Etablierung von individuellen „Gutgeh-Zeiten", in denen in Hausaufgabenform euthyme Maßnahmen durchgeführt werden sollen.

Durchführung: Diskussion, was die Betroffenen gegebenenfalls daran hindert, es sich gutgehen zu lassen. Herausarbeitung diesbezüglicher übergeordneter Einstellungen, wie zum Beispiel „Ich verdiene es nicht, eine angenehme Zeit zu verbringen" etc. und grundlegender negativer Schemata wie zum Beispiel „Ich bin dreckig und verdorben". In Form einer Plananalyse werden die Gründe der kindlichen Verantwortungsübernahme für die Tat analysiert und zum Beispiel als Mechanismen zur Reduktion der ansonsten uneingeschränkten Hilflosigkeit eingestuft. Schließlich werden die negativen Konsequenzen der Schuldgefühle, wie zum Beispiel Depressivität und mangelnder Selbstschutz herausgearbeitet. Im Sinne einer kognitiven Umstrukturierung werden die Patientinnen dazu angeleitet, aus der Erwachsenenperspektive - eventuell unterstützt durch imaginative Verfahren - die Schuldfrage bei sich sowie bei den Mitpatientinnen neu zu beantworten.

Die Thematik ist stark schambesetzt, deshalb wird ihr mit Vermeidungstendenzen begegnet. Daß den Betroffenen die eigene Schuldzuschreibung bezüglich des sexuellen Mißbrauchs von den Mitpatientinnen immer gespiegelt bekommen, diese jedoch nie geteilt wird, führt zu einer konstruktiven Verunsicherung und auch zu einer Neugier, sich schließlich doch auf die Thematik einzulassen.

7.4.4 IV. Themenkomplex: Überlebensstrategien

Hier sollen Verhaltensweisen, die auf den Mißbrauch zurückzuführen sind, in Stärken im Sinne von aktiv eingesetzten Überlebensstrategien umattribuiert werden.

Zur Durchführung: Nach vorbereitenden Hausaufgaben werden an der Tafel individuelle Verhaltensweisen gesammelt, die als Überlebensstrategien Versuche darstellten, den sexuellen Mißbrauch zu bewältigen. Im folgenden werden diese Strategien nach dysfunktionalen bzw. funktionalen Aspekten kategorisiert, d.h. die Patientinnen stellen sich die Frage, welche der Verhaltensweisen zum gegebenen Zeitpunkt überwiegend vorteilhaft bzw. eher nachteilig sind. Schließlich werden die noch präsenten Überlebensstrategien hierarchisiert.

Während dieses Teils des Therapieprogrammes findet sich stets eine sehr lebhafte, kreativ analytische Beteiligung der Patientinnen und eine große Erleichterung, eine Erklärung für bislang unerklärliche Verhaltensweisen gefunden zu haben. Das kognitiv umstrukturierende Konzept der Überlebensstrategien findet insgesamt eine sehr gute Akzeptanz.

7.4.5 V. Themenkomplex: Verhaltensänderung

Ziele sind hier der Abbau bzw. die Modifikation dysfunktionaler Verhaltensweisen, die auf den Mißbrauch zurückzuführen sind.

Zur Durchführung: Nach einer Einführung in die Thematik, z.B. durch eine Imaginationsübung, wird der Prozeß einer individuellen Entscheidungsfindung eingeleitet, welche der identifizierten Überlebensstrategien eher Problemverhaltensweisen darstellen, die die Betroffenen aufgeben bzw. modifizieren wollen. Das weitere Vorgehen erfolgt in Form eines Problemlösetrainings nach D´Zurilla. Erprobungen des modifizierten Verhaltens können im Klinikalltag sehr gut stattfinden, im Anschluß daran erfolgen ggf. Veränderungen der Verhaltensplanung, notwendig ist häufig auch die Erarbeitung von Störvariablen. Vertraute, als positiv und kraftspendend bewertete Überlebensstrategien werden als Gegengewicht zu den zu modifizierenden Problemverhaltensweisen explizit gewürdigt, sie sollen in Hausaufgabenform weiterhin bewußt gepflegt und installiert werden. Dies ist notwendig zur Ressourcenstärkung und kann Verunsicherungen kompensieren, die häufig durch die Bemühungen um neues Verhalten hervorgerufen werden.

Die Akzeptanz dieses Therapieelementes ist gut, da jede Frau als Mißbrauchsfolge Problemverhaltensweisen hat, unter denen sie leidet und die sie verändern möchte. Die Verhaltensmodifikation erfolgt meist nicht reibungslos und selten kommt es in der kurzen Zeit zu einer Automatisierung des erwünschten Verhaltens. Erlebt wird jedoch in kleinen Schritten meist die prinzipielle Veränderbarkeit von störenden Verhaltensweisen.

7.4.6 VI. Themenkomplex: Körperarbeit mit kreativen Medien

Ziel ist hier ein freundschaftlicher Umgang mit dem eigenen Körper, unabhängig von mißbrauchsrelevanten, ästhetischen oder leistungsbezogenen Beurteilungskriterien.

Zur Durchführung: Es wird ein individuelles Körperbild gezeichnet, hierbei werden die positiven, die negativen bzw. die als neutral gewerteten Regionen mit unterschiedlichen Farben markiert, es schließt sich eine gemeinsame Diskussion der verschiedenen Bilder an. In anschließenden Hausaufgaben soll nun bewußt ein freundschaftlicher Umgang mit den als positiv eingestuften Körperregionen eingeübt werden, z.B. durch ein tägliches Fußbad, durch Eincremen der Hände oder ähnliches, verbunden sollen diese Handlungen mit positiv wertschätzenden Kognitionen bezüglich der gegebenen Körperregionen werden. Die als positiv eingestuften Areale sollen im folgenden in sehr kleinen Schritten langsam, jedoch kontinuierlich ausgeweitet werden.

Die meisten Patientinnen lassen sich über die Strategie des Zeichnens schneller auf die ansonsten eher abgewehrte Körperarbeit ein. Die Zeichnung vermittelt einen sehr guten Eindruck des vorliegenden Körperbildes. Die Hausaufgaben benötigen der mehrmaligen Ermutigung. Die Zielannäherung erfolgt in sehr kleinen Schritten und benötigt eine weit über die Dauer des dargestellten Programmes bemessene Zeit, kann jedoch durch diese Übung recht gut eingeleitet werden.

7.4.7 VII. Themenkomplex: Ambulante Gruppenangebote

Hierdurch soll die Entscheidung gefördert werden, bezüglich des sexuellen Mißbrauchs eine weiterführende Therapie und bzw. oder eine Selbsthilfegruppe zu
besuchen.
Zur Durchführung: Selbstbetroffene Frauen von der regionalen ambulanten
Notrufgruppe besuchen die Patientinnen, und es kommt durch persönliche
Erfahrungsberichte zu einer sehr anschaulichen Informationsvermittlung über
spezifische Selbsthilfegruppen sowie über professionelle Therapiemöglichkeiten.
Die Vor- bzw. Nachführung der Durchführung weitergehender mißbrauchsspezi-
fischer Therapiemaßnahmen wird lebhaft diskutiert, Denkanstöße können ver-
mittelt werden und die Angstschwelle bezüglich ambulanter weiterführender
Maßnahmen kann deutlich reduziert werden.

7.4.8 VIII. Themenkomplex: Bilanzierung, Abschied, Auffrischsitzungen

Ziele dieser letzten Therapieelemente sind die Analyse eines weiteren individuellen Therapiebedarfes bezüglich der Störungen, die auf den Mißbrauch zurückzuführen sind, die Verabschiedung der Gruppenmitglieder, eine Informationsvermittlung über Booster-Sitzungen sowie die Organisation der gegenseitigen
poststationären Unterstützung der Betroffenen.
Zur Durchführung: Die Patientin werden zur Bilanzierung aufgefordert.
Was wurde erreicht? Welche Problembereiche bestehen individuell noch? Welche Verhaltensweisen möchte die Betroffene zukünftig bei sich verändern? Was
sollen die Therapeutinnen zukünftig anders machen? Die Beantwortung dieser
Fragen wird gemeinsam diskutiert.
Um den Betroffenen die Möglichkeit einer poststationären gegenseitigen Unterstützung zu geben, wird der Austausch der Adressen der Gruppenteilnehmerinnen angeregt.
Es erfolgt eine Informationsvermittlung über das nächste „Ehemaligentreffen",
das einmal im Jahr als Wochenendveranstaltung der Klinik für alle ehemaligen
PatientInnen stattfindet. In diesem Rahmen wird unter anderen Veranstaltungen
auch eine zweistündige „Auffrischsitzung" für alle Patientinnen, die die beschriebene Gruppe besucht haben, angeboten. Die Möglichkeit eines Wieder-
sehens vermindert die Trauer bezüglich des bevorstehenden Abschiedes von
den Mitpatientinnen und Therapeutinnen, sie verdeutlicht, daß die Therapeutin
auch zukünftig für die Patientin prinzipiell ansprechbar sein wird und dient darüber hinausgehend als anstrebbares zeitliches Etappenziel, anläßlich dessen im
Austausch über die zwischenzeitlichen ambulanten Erfahrungen eine erneute
Bilanzierung vorgenommen werden kann.
Es folgt die Verabschiedung der einzelnen Teilnehmerinnen mit einer individuellen Würdigung des bislang Erreichten.
Die Patientinnen bedauern in der Regel, daß die Gruppe schon zu Ende ist, die
meisten haben eine ambulante Therapie und/oder den Besuch einer Selbsthilfe-

gruppe geplant, um mit dieser Hilfe eine weitere Bearbeitung der Mißbrauchsproblematik durchführen zu können.

Zu den Booster-Sitzungen einmal jährlich kommen sehr viele ehemalige Gruppenteilnehmerinnen, manche von ihnen über viele Jahre in Folge. Diese fungieren als positives Modell für „therapiejüngere" Patientinnen. Die Auffrischsitzungen reaktualisieren das zuvor während der Gruppentherapie Erarbeitete und motivieren zur Fortsetzung der weiterführenden Therapieteilnahme.

Soviel zur Darstellung des Therapieprogramms.

8. Diskussion

Die therapeutische Arbeit mit sexuell mißbrauchten Patientinnen kann phasenweise sehr belastend sein. Es besteht die Gefahr einer Überidentifikation ebenso wie die einer abwehrenden Distanzierung (Mc Kegney, 1993). Ein ausreichender Rückhalt im KollegInnenteam und eine adäquate Supervision und Selbsterfahrung sind deshalb für die Therapeutinnen unabdingbar.

Bewährt hat sich eine empathisch stützende Grundhaltung, die aktivierend und Hoffnung vermittelnd ist, ohne die Betroffene um jeden Preis „retten" zu wollen. Eine geglückte therapeutische Beziehung unterstützt die Patientin in der Revision ihrer bisherigen negativen Weltsicht und dem Aufbau funktionaler Schemata.

Im Rahmen der gegebenen zeitlichen und störungsbedingten Limitierungen wurde die dargestellte Interventionsgruppe in Anpassung an das diesbezügliche Feedback der Betroffenen entwickelt und ausgestaltet. Hierbei wurden die kognitiv umstrukturierenden und euthymen Elemente im Laufe der Zeit stärker betont als zu Beginn.

Nachdem zu Anfang aufgrund ungenügender Limitierungen manche Patientinnen bei der Wiedergabe ihrer Mißbrauchsgeschichte von retraumatisierenden Erinnerungen überflutet wurden, andere Frauen hingegen gar nichts über ihre Mißbrauchsgeschichten berichteten, hat sich die dargestellte Vorgehensweise bewährt, die mit einer knappen zeitlichen Limitierung, die strukturierte Angabe von wesentlichen Fakten bezüglich des sexuellen Mißbrauchs verpflichtend in die Eingangsphase der Gruppe stellt, so daß diese als Grundlage für die weitere Arbeit dienen kann.

Die Gruppe ist eingewoben in das differenzierte Behandlungsnetz einer intensiven stationären Psychotherapie. Deshalb kann sie sich auf essentielle mißbrauchsrelevante und in einer Gruppentherapie bearbeitbare Bereiche in einer knappen zeitlichen Limitierung beschränken. In der begleitenden Einzeltherapie können unter anderem eine intensivere Durcharbeitung der Traumaerfahrung sowie sich auf das Trauma beziehende Konfrontations- und Imaginationsübungen (z.B. Rettungsphantasien) durchgeführt werden.

Was kann eine Gruppe wie die dargestellte in dem gegebenen zeitlichen und strukturellen Rahmen bei den betroffenen meist schwer- und mehrfachgestörten Patientinnen realistischerweise bewirken und welche negativen Folgen des sexuellen Mißbrauchs bleiben eventuell weiter bestehen?

Generell vermittelt das beschriebene therapeutische Vorgehen ein Gefühl der Kontrollierbarkeit von zuvor als unkontrollierbar Geglaubtem; die kognitiv-behavioral begründete „vernunftorientierte" Herangehensweise nimmt einen großen Teil des beängstigend Verwirrenden und Chaotischen der gedanklich in der Vorgeschichte abgewehrten Mißbrauchsthematik.

Gefühle der Entfremdung, Einsamkeit und eines destruktiven Mißtrauens vermindern sich meist generalisiert auch über die Gruppe hinausgehend. Fast alle Frauen können ihr weibliches Selbstwertgefühl und ihre Beziehung zu anderen Frauen wesentlich verbessern und beginnen, sich nicht nur mit ihrem weiblichen Geschlecht auszusöhnen, sondern es auch als Ressource und Stärke zu betrachten.

Die überwältigenden Schamgefühle der betroffenen Frauen verschwinden in der Regel nicht völlig, sie werden jedoch meist deutlich geringer; damit geht eine Hebung des Selbstwertgefühles einher, das auch von einem „Wir-Bewußtsein" als Überlebende unterstützt wird.

So gut wie alle Frauen können kognitive Schemata erarbeiten, durch welche sich die Folgen des Mißbrauchs sinnvoll einordnen lassen. Aus vormaligen schwachen Opfern werden in der Folge gestärkte Überlebende.

Externe Kontrollüberzeugungen sowie sonstige depressive Muster vermindern sich in der Regel.

In der dargestellten Gruppe lernen die Patientinnen kontrolliert und strukturiert sich mit affektiv stark belastenden Themen auseinanderzusetzen, ohne sich von ihnen überfluten zu lassen. Von dieser Erfahrung ausgehend, können auch auf das Trauma zurückzuführende Vermeidungsverhaltensweisen wirksam reduziert werden.

Die Patientinnen lernen in Ansätzen, daß sie das Recht haben, gut mit sich umzugehen, Schuldgefühle bezüglich der Tat werden erschüttert und reduziert, kommen jedoch im Verlauf der Gruppe meist nicht völlig zum Verschwinden, so daß sie in Krisenzeiten wieder aufleben können.

Die negative Einstellung zum eigenen Körper kann meist zumindest ansatzweise relativiert werden und bislang unreflektierte positive Aspekte des Körpers werden gefunden und bewußt gepflegt.

Problematisch bleibt häufig die Sexualität. Die Patientinnen bekommen durch die Gruppe Unterstützung, auch hier Grenzen zu setzen, um eine Retraumatisierung durch nur erduldete sexuelle Kontakte zu verhindern. Bestehen bleibt allerdings in vielen Fällen eine sexuelle Aversion beziehungsweise manchmal auch eine Bindung der Sexualität an Mißbrauchsszenarios.

Alpträume, Dissoziationen, Flash-Backs und damit einhergehend schwere Störungen der Impuls- und Affektkontrolle sowie selbstdestruktive Verhaltensweisen verringern sich (gegebenenfalls nach zwischenzeitlichem Aufleben) meist deutlich, bleiben jedoch auch häufig zu Therapieende phasenweise noch problematisch und müssen in der Regel Gegenstand der begleitenden und in den meisten Fällen folgenden weiterführenden Einzeltherapie sein, zu der die Gruppe den Großteil der Betroffenen motivieren kann.

Viele Frauen geben am Ende die Rückmeldung, daß diese Gruppe für sie das wichtigste Element der stationären Therapie gewesen sei.

9. Zur Effektivität

Als repräsentativ auch bezüglich der Folgejahre sei hier die Untersuchung von 1997 genannt. Von den 44 Patientinnen, die 1997 an dem Programm teilgenommen hatten, wurden 2,27 % der Frauen zu Behandlungsende von ihren TherapeutInnen als wesentlich gebessert eingeschätzt, 52,27 % als deutlich gebessert, 43,18 % als leicht gebessert und 2,27 % als verschlechtert. 88,7 % der Betroffenen stuften die Gruppe als *sehr effektiv* bezüglich einer Reduktion ihrer auf den Mißbrauch zurückzuführenden Problematik ein, 6,8 % betrachteten sie als *effektiv*, 4,5 % berichteten über keine Reduktion der Mißbrauchsfolgen.

Zur Messung der Effektivität dieses Programms wäre selbstverständlich aus methodischen Überlegungen ein Vergleich mit einer randomisierten Patientinnengruppe, die nicht am Programm teilnimmt, sinnvoll. Aus ethischen Gründen verbietet sich jedoch ein derartiger Vergleich.

Ein Wartegruppenvergleich ist aufgrund der häufigen Deckung der allgemeinstationären Therapie mit der dargestellten Gruppendauer nicht möglich. Patientinnen, die sich gegen die Gruppenteilnahme entscheiden, sind nicht als Vergleichsgruppe verwertbar, da sie sich in wesentlichen, vermutlich die Effektivität mitbestimmenden Charakteristika von den Teilnehmerinnen des Gruppenprogramms unterscheiden.

Literatur

American Psychiatric Association. (1994). Diagnostic and Statistical Manual of Mental Disorders, Fourth Edition (DMS-IV) Washington DC:APA.

McArthur, M. (1990). Reality therapy with rape victims. Archives of Psychiatric Nursing, 4, 360-365.

Badgely, R. (1984). Report on the Committee on sexual offences against children and youth. Government of Canada: Ottawa.

Bass, E. & Davis, L. (1995). Trotz allem (6. Auflage). Berlin: Orlanda Frauenverlag.

Beutler, L.E. & Hill, C.C. (1992). Process and outcome research in the treatment of adult victims of childhood sexual abuse: Methodological issues. Journal of Consulting and Clinical Psychology, 60, 204-212.

Bolen, J.D. (1993). The impact of sexual abuse on women´s health. Psychiatric Annals, 23, 446-453.

Bradshaw, J. (1993). Wenn Scham krank macht. Berlin: Knaur.

Breslau, N., Davis, G.C., Andereski, P. & Peterson, E. (1991). Traumatic events and posttraumatic stress disorder in an urban population of young adults. Archives of General Psychiatry, 48, 216-222.

Carver, C., Stalker, C., Stewart, E. & Abraham, B. (1989). The impact of group therapy for adult survivors of childhood sexual abuse. Canadian Journal of Psychiatry, 34, 753-758.

Deighton, J. & McPeck, P. (1985). Group treatment: Adult victims of childhood sexual abuse. Social Casework: The Journal of Contemporay Social Work, 66, 211-216.

DenHerder, D. & Redner, L. (1991). The treatment of childhood sexual trauma in chronically mentally ill adults. Health And Social Work, 16, 50-57.

Downs, W. (1993). Developmental considerations for the effects of childhood sexual abuse. Journal of Interpersonal Violence, 8, 331-345.

Dutton, M.A. (1992). Empowering and healing the battered woman: A model for assessment and intervention. Springer: New York.

D´Zurilla, T. & Goldfried, M. (1971). Problem solving and behavior modification. Journal of Abnormal Psychology, 78, 107-126.

D´Zurilla, T. (1986). Problem-solving theory. A social competence approach to clinical intervention. New York: Springer.

Finkelhor, D. & Dzuiba-Leatherman, J. (1994). Victimization of children. American Psychologist, 3, 173-183.

Foa, E.B., Rothbaum, B.O. & Steketee, G.S. (1993). Treatment of rape victims. Journal of Interpersonal Violence 8, 256-276.

Gelinas, D. (1983). The persisting negative effects of incest. Psychiatry, 46, 312-332.

Harvey, M.R. & Herman, J.L. (1992). The trauma of sexual victimization. PTSD Research Quarterly, 3, 1-7.

Hazzard, J., Rogers, J. & Angert, L. (1993). Factors affecting group therapy outcome for adult sexual abuse survivors. International Journal of Group Psychotherapy, 43, 453-468.

Herman, J. & Schatzow, E. (1984). Timelimited group therapy for women with a history of incest. International Journal of Group Psychotherapy, 34, 605-616.

Jahrreiss, R. (1993). Das Konzept der Psychosomatischen Fachklinik Münchwies. St. Ingbert: Westpfälzische Verlagsdruckerei.

Mc Kegney, C. (1993). Surviving survivors - Coping with patients who have been victimised. Primary care, 2, 481-494.

Kinsey, A. (1953). Sexual behavior in the human female. Saunders: Philadelphia.

Kreidler, M. & Hassan, M. (1992). Use of an interactional model with survivors of incest. Issues in Mental Health Nursing, 13, 149-158.

Lebowitz, L., Harvey, M. & Herman, J. (1993). A stage-by-dimension-model of recovery from sexual trauma. Journal of Interpersonal violence, 8, 378-391.

Meichenbaum, D. (1994). A clinical handbook/ practical therapist manual for assessing and treating adults with posttraumatic stress disorder. Institute Press: Waterloo.

Oliver, J.E. (1993). Intergenerational transmission of child abuse: Rates, research and clinical inplications. American Journal of Psychiatry, 150, 1315-1324.

Petry, J. (1996). Glücksspielsucht. Weinheim: Belz.

Resick, R. & Schnicke, M. (1992). Cognitice processing therapy for sexual assault victims. Journal of Consulting and Clinical Psychology, 60, 748-756.

Ridley, P. (1993). Kaufman´s theory of shame and identity in treating childhood sexual abuse. Journal of Psychosocial Nursing, 31, 13-17.

Roth, S. & Newman, E. (1993). The process of coping with incest for adult survivors. Journal of Interpersonal Violence, 8, 363-377.

Sachsse, U. (1996). Patienten: Opfer oder Täter? In: K. Bell & K. Höhfeld (Hrsg.) Aggression und seelische Krankheit (S. 259-269). Psychosozial-Verlag, Gießen.

Urbancic, J. (1989). Resolving incest experiences through inpatient group therapy. Journal of Psychosocial Nursing, 27, 5-10.

Van der Kolk, B.A., Roth, S., Pelcovitz, D. & Mandel, F.A. (1993). Complex post traumatic stress disorder. Results from the DSM IV field trial of PTSD. Unpublished manuscript. Harvard Medical School.

Winick, C., Levine, A. & Stone, W. (1992). An incest survivors therapy group. Journal of Substance Abuse Treatment 9, 311-318.

Winick, C. & Levine, A. (1992). Marathon therapy: Treating rape survivors in a therapeutic community. Journal of Psychoactive Drugs, 24, 49-56.

World Health Organisation. (1993). Internationale Klassifikation psychischer Störungen, ICD 10, Huber: Bern.

Wykert, J. (1982). Increase seen in rape of males in California. Psychiatric News, 17 (4).

de Young, M. & Corbin, B. (1994). Helping early adolescents tell: A guided exercise for trauma-focused sexual abuse treatment groups. Child Welfare League of America, 73, 141-154.

Eßstörungen

Stationäre verhaltenstherapeutische Behandlung von Anorexie und Bulimie

Ernst-Jürgen Borgart, Rolf Meermann

Die Häufigkeit von Eßstörungen hat in den letzten 20 Jahren deutlich zugenommen mit einem gleichzeitig erheblich frühzeitigerem Erkrankungsbeginn. Es werden verschiedene Erklärungsmodelle für Eßstörungen beschrieben und ätiologische Aspekte zur Anorexia nervosa und zur Bulimia nervosa aus einer kognitiv-verhaltenstherapeutischen Perspektive dargestellt. Das stationäre Behandlungsprogramm für beide Erkrankungsbilder wird detailliert erläutert und abschließend erfolgt eine Übersicht zur Wirksamkeit stationärer Verhaltenstherapie bei Eßstörungen.

1. Zur Bedeutung von Eßstörungen

Anorexia nervosa und Bulimia nervosa sind relativ „neue Störungsbilder" und Erkrankungen, die zunehmend häufiger auftreten.

Anorexia nervosa existiert als Diagnose erst seit Anfang dieses Jahrhunderts und ist erst seit ca. fünfzehn Jahren einer breiteren Öffentlichkeit bekannt. Etwa ein bis drei Prozent der Frauen in Adoleszenz und jungem Erwachsenenalter, d.h. zwischen 15. und 25. Lebensjahr, sind von Anorexie betroffen. In einzelnen Risikogruppen liegt die Häufigkeit deutlich höher, z.B. 7% bei Ballettschülerinnen.

Bulimia nervosa existiert als Diagnose erst seit Anfang der achtziger Jahre. Die Prävalenz liegt bei etwa 4,5% der 18- bis 25-jährigen Frauen.

Von Eßstörungen sind fast nur Frauen betroffen. Der Anteil der Männer bei Eßstörungen liegt bei etwa 1 bis 5%.

Epidemiologische Daten zeigen, daß die Häufigkeit von Eßstörungen in den letzten Jahrzehnten deutlich gestiegen ist. Es gibt auch Beobachtungen, z. B. aus Kinder- und Jugendpsychiatrischen Abteilungen, daß die Patientinnen immer jünger werden. Dieser frühere Erkrankungsbeginn hängt sicher auch damit zusammen, daß die Pubertät zunehmend früher einsetzt. Eßstörungen stellen auch einen zunehmenden Teil der chronischen Erkrankungen dar und spielen im Rahmen der medizinischen Rehabilitation eine zunehmend größere Rolle. Allein in unserer Klinik haben wir in den letzten dreizehn Jahren über 1.000 eßgestörte Patientinnen behandelt, wobei der prozentuale Anteil an der Gesamtpopulation unserer Patienten stetig gestiegen ist.

2. Krankheitsbilder und diagnostische Kriterien von Anorexia nervosa und Bulimia nervosa

Anorexia nervosa

Im klinischen Erscheinungsbild einer Patientin mit Anorexia nervosa ist neben dem kachektischem Gesamtzustand besonders das subjektive Erleben der Patientin, vor allem die verzerrte Einstellung zu ihrem Körpergewicht und ihrer äußeren Erscheinungsform, dominierend. Trotz vorhandenen Untergewichtes fühlen sie sich immer noch zu dick (Körperschemastörung). Häufig verdecken die Patientinnen ihre Körperumrisse in weiten Kleidern. Im Untersuchungsgespräch werden oftmals somatische Ursachen für das Untergewicht angedeutet, das Problem des Eßverhaltens wird eher bagatellisiert. Auf ein mögliches Therapieziel „Gewichtszunahme" angesprochen, zeigen sich oft Widerstände, die bis zum Therapieabbruch führen können.

Klinisch erscheint die Magersucht zumindest in zwei Formen: einerseits als rein diäthaltende (restriktive) Anorexia nervosa, andererseits als Störungsbild mit Erbrechen und/oder Laxantienabusus (bulimische Anorexia nervosa). Fremdanamnestische Angaben in bezug auf das Eßverhalten sind insbesondere bei jüngeren Patientinnen, die noch im häuslichen Umfeld wohnen, hilfreich. Insgesamt stellt die klinische Diagnose der Anorexia nervosa kein allzu großes Problem dar. In Tabelle 1. finden sich die diagnostischen Kriterien der Anorexia nervosa nach ICD-10.

Differentialdiagnostisch muß die Anorexia nervosa von möglichen somatischen Ursachen für Unterernährung und Untergewicht abgegrenzt werden. Aus psychiatrischer Sicht sind differentialdiagnostisch neben Depressionen vor allem schizophrene Patientinnen abzugrenzen, die aufgrund von Wahnvorstellungen nicht mehr essen. Weitere Differentialdiagnosen sind Zwangsstörungen und psychogenes Erbrechen.

Bulimia nervosa

Die Bulimia nervosa ist gekennzeichnet durch wiederholte Episoden von „Freßanfällen", die als Folge eines regelmäßig auftretenden Kontrollverlustes über das Eßverhalten entstehen. Während dieses Kontrollverlustes kommt es zu teilweise massiven Eßanfällen mit exzessiver Zuführung von meist sehr kalorienreicher und leicht verdaulicher Nahrung. Die Aufnahme von mehr als 10.000 Kalorien ist dabei durchaus möglich. Um einer Gewichtszunahme durch diese Eßanfälle gegenzusteuern, greift die betroffene Patientin regelmäßig zu verschiedenen Maßnahmen. Am häufigsten sind selbstinduziertes, aber manchmal auch automatisiertes Erbrechen zu beobachten, zusätzlich aber auch die Einnahme von Appetitzüglern, Laxantien oder Diuretika sowie Diäthalten. Häufig berichten Patientinnen, daß ihr emotionaler Zustand vor einem solchen Eßanfall eine besondere Form der inneren Angst, Angespanntheit oder Unzufriedenheit darstellt. Zusätzlich können Eßanfälle hervorgerufen werden durch: Hungergefühle, das

Tab. 1: ICD-10 Diagnosekriterien der Anorexia nervosa (F50.0)

1. Tatsächliches Körpergewicht mindestens 15% unter dem erwarteten (entweder durch Gewichtsverlust oder nie erreichtes Gewicht) oder Quetelets-Index von 17.5 oder weniger. Bei Patienten in der Vorpubertät kann die erwartete Gewichtszunahme während der Wachstumsperiode ausbleiben.

2. Der Gewichtsverlust ist selbst herbeigeführt durch:
    a) Vermeidung von hochkalorischen Speisen; sowie eine oder mehrere der folgenden Verhaltensweisen;
    b) selbst induziertes Erbrechen;
    c) selbst induziertes Abführen;
    d) übertriebene körperliche Aktivitäten:
    e) Gebrauch von Appetitzüglern oder Diuretika.

3. Körperschema-Störung in Form einer spezifischen psychischen Störung: die Angst, zu dick zu werden, besteht als eine tiefverwurzelte überwertige Idee; die Betroffenen legen eine sehr niedrige Gewichtsschwelle für sich selbst fest.

4. Eine endokrine Störung auf der Hypothalamus-Hyphophysen-Gonaden-Achse. Sie manifestiert sich bei Frauen als Amenorrhoe und bei Männern als Libido- und Potenzverlust. (Eine Ausnahme ist das Persistieren vaginaler Blutungen bei anorektischen Frauen mit einer Hormonsubstitutionsbehandlung zur Kontrazeption.) Erhöhte Wachstumshormon- und Kortisolspiegel, Änderungen des peripheren Metabolismus von Schilddrüsenhormonen und Störungen der Insulinsekretion können gleichfalls vorliegen.

5. Bei Beginn der Erkrankung vor der Pubertät ist die Abfolge der pubertären Entwicklungsschritte verzögert oder gehemmt (Wachstumsstopp; fehlende Brustentwicklung und primäre Amenorrhoe bei Mädchen; bei Knaben bleiben die Genitalien kindlich). Nach Remission wird die Pubertätsentwicklung häufig normal abgeschlossen, die Menarche tritt aber verspätet ein.

F50.00 Anorexie ohne aktive Maßnahmen zur Gewichtsabnahme (Erbrechen, Abführen etc.)

Dazugehörige Begriffe:
- *asketische Form der Anorexie*
- *passive Form der Anorexie*
- *restriktive Form der Anorexie*

F50.01 Anorexie mit aktiven Maßnahmen zur Gewichtsabnahme (Erbrechen, Abführen etc. u. U. in Verbindung mit Heißhungerattacken)

Dazugehörige Begriffe:
- *aktive Form der Anorexie*
- *bulimische Form der Anorexie*

Quetelets-Index: $W / (H \cdot H)$
(W=Körpergewicht in Kilogramm, H=Körpergröße in Metern, ab dem 16. Lebensjahr)

Gefühl, dem Bedürfnis nach verbotener Nahrung nachgegeben zu haben, aber auch durch Gefühlszustände wie Angst, Depressionen, Wut, Enttäuschung oder Einsamkeit. Die Eßanfälle können dabei der Kompensation unangenehmer Gefühlszustände dienen, können aber auch in Folge unstrukturierter Zeiteinteilung und Langeweile auftreten. Tabelle 2 zeigt die Kriterien für Bulimia nervosa im ICD-10.

Die Eßanfälle führen bei den Patientinnen häufig zu einem Gefühl des Vollgestopftseins, des Aufgequollenseins und dem Gefühl eines allgemeinen Unbehagens. Häufig kommt es nach solchen Eß-Brech-Anfällen zu ausgeprägten depressiven Verstimmungszuständen. Auch zeichnen sich Patientinnen mit Bulimia nervosa durch eine verzerrte Einstellung gegenüber Essen und Ernährung und durch eine alles beherrschende Angst vor dem Dickwerden aus. Aus diesem Grund kontrollieren sie häufig ihr Gewicht auf der Waage, oftmals direkt nach erfolgten Gewichtsregulierungsmaßnahmen wie Erbrechen. Auch Bulimia nervosa-Patientinnen unterliegen einer falschen Wahrnehmung hinsichtlich ihres Körpers, sie fühlen sich häufig zu dick (Körperschemastörung). Sie neigen häufig dazu, ihre Krankheit über Jahre hinweg zu verheimlichen. Diese Heimlichkeit kann sogar in sehr engen sozialen Systemen wie Familie oder Ehe durchgehalten werden. Ein nicht zu unterschätzendes Problem der Bulimia nervosa sind die oft gravierenden sozialen und finanziellen Folgen der Freßattacken. Nicht wenige Patientinnen mit Bulimia nervosa haben große finanzielle Probleme und Verschuldungen.

Sowohl Anorexia nervosa als auch Bulimia nervosa sind durch das soziokulturelle Schlankheitsideal beeinflußt. Die verlorene Kompetenz, mit dem eigenen Körper und Gewicht realistisch umzugehen, führt bei vielen Patientinnen

Tab. 2 : ICD-10 Diagnosekriterien der Bulimia nervosa (F50.2)

1. Eine andauernde Beschäftigung mit Essen, eine unwiderstehliche Gier nach Nahrungsmitteln; die Patientin erliegt Eßattacken, bei denen große Mengen Nahrung in sehr kurzer Zeit konsumiert werden.

2. Die Patientin versucht, dem dickmachenden Effekt der Nahrung durch verschiedene Verhaltensweisen entgegenzusteuern: selbstinduziertes Erbrechen, Mißbrauch von Abführmitteln, zeitweilige Hungerperioden, Gebrauch von Appetitzüglern, Schilddrüsenpräparaten oder Diuretika. Wenn die Bulimie bei Diabetikerinnnen auftritt, kann es zu einer Vernachlässigung der Insulinbehandlung kommen.

3. Eine der wesentlichen psychopathologischen Auffälligkeiten besteht in der krankhaften Furcht davor, dick zu werden; die Patientin setzt sich eine scharf definierte Gewichtsgrenze, deutlich unter dem prämorbiden, vom Arzt als optimal oder gesund betrachteten Gewicht. Häufig läßt sich in der Vorgeschichte mit einem Intervall von einigen Monaten bis zu mehreren Jahren eine Episode einer Anorexia nervosa nachweisen. Die frühere Episode kann voll ausgeprägt gewesen sein, oder war eine verdeckte Form mit mäßigem Gewichtsverlust oder einer vorübergehenden Amenorrhoe.

dazu, daß eine Anorexia nervosa nach einiger Zeit in eine Bulimia nervosa wechseln kann. Dies ist eine Entwicklung, die auf die engen Zusammenhänge der verschiedenen Eßstörungen deutlich hinweist. Letzteres spricht für ein dynamisch-dimensionales Bild der Eß- und Gewichtsstörungen. Tabelle 3 zeigt abschließend wesentliche Kennzeichen der Krankheitsbilder Anorexia und Bulimia nervosa.

Tab. 3: Vergleich der Krankheitsbilder Anorexia nervosa und Bulimia nervosa (aus Vandereycken, Norré, Meermann 1996)

	Anorexia nervosa	Bulimia nervosa	beide Symptome
Epidemiologie	90-95% weiblich, etwas jünger, ca. 1-3% aller Mädchen vor der Hochschulreife zeigen (prä-)klinische Symptome	mehr als 80% weiblich, etwas älter, 5-13% der Hochschulbesucherinnen zeigen (prä-)klinische Symptome	nimmt mit höherem sozioökonomischen Status zu
Krankheitsverlauf	häufige Umwandlung in chronische Bulimia nervosa	selten Umwandlung in eine chronische Anorexia nervosa	
Gewicht	unter 80% des Idealgewichts	Gewicht in oder um den Normbereich	
menstruelle Perioden	fehlen	unregelmäßig oder fehlen	
Verhalten	Angst vor dem Dickwerden durch erwarteten Kontrollverlust beim Essen, mehr zwanghaft, sind sich weniger der psychologischen Gestörtheit bewußt	Angst vor dem Dickwerden durch tatsächlichen Kontrollverlust beim Essen, mehr hysterisch, sind sich der psychologischen Gestörtheit stärker bewußt	Besessenheit von Nahrung, Gewicht und Körperfülle, oft dysphorisch und schuldbeladen, oft gesellschaftlich isoliert

3. Körperliche und psychische Probleme bei Eßstörungen

Eßstörungen zeichnen sich durch eine Reihe von körperlichen Folgeerscheinungen aus, die insbesondere bei längerer Erkrankungsdauer extrem und lebensbedrohlich werden können. Die körperlichen Beeinträchtigungen treten sowohl als Folge des Hungerns als auch des Erbrechens und Abführmittelmißbrauchs auf. In Tabelle 4 sind die wichtigsten körperlichen Folgeerscheinungen bei Eßstörungen im Einzelnen aufgeführt.

Neben den körperlichen Folgeerscheinungen findet man bei Eßstörungen eine Reihe von psychischen Problemen, die sowohl als Vorläuferproblem, Begleiterscheinung oder Nachfolgeproblem eine Rolle spielen können.

Tab. 4: Körperliche Folgeerscheinungen bei Eßstörungen

Körperliche Folgen desHungerns	Körperliche Folgen von Erbrechen / Abführmittelmißbrauch
Untergewicht	Stoffwechselstörungen
Auszehrung	Herzrhythmusstörungen
Verlangsamung des Herzschlags	Muskelkrämpfe
Herzrhythmusstörungen	Schläfrigkeitsgefühle
Kreislaufstörungen und niedriger Blutdruck	Austrocknung
	Haarausfall
Ausbleiben der Regel	Epilepsie (Fallsucht)
trockene Haut	Nierenschäden
Störungen des Blutbildes	Durchfall, Blähungen
Stoffwechselstörungen	Zahnschäden
Schädigung der Niere	
Durchfall, Blähungen	
Zahnschäden	
Lanugobehaarung	

Häufig gehen Eßstörungen, insbesondere Bulimie, mit Depressionen einher. Depressive Verstimmungen treten zumeist als Folge der Eßstörung auf, jedoch kann in manchen Fällen auch vorher bereits eine depressive Störung bestanden haben, wobei sich die Eßstörung als dysfunktionaler Bewältigungsversuch für Stimmungstiefs kennzeichnen läßt.

Häufig findet man bei Eßstörungen, insbesondere bei Eßattacken, Alkoholmißbrauch, was von einigen Autoren als Beleg dafür angesehen wird, daß die Eßstörung selbst eine Sucht sei. Eine plausiblere Erklärung besteht jedoch darin, daß es sich bei beiden Störungsbildern um einen Ausdruck mangelnder Selbstkontrolle handelt. Die mangelnde Impulskontrolle von eßgestörten Patientinnen zeigt sich auch oft in devianten Verhaltensweisen wie Stehlen (von Nahrungsmitteln oder Geld), Selbstverletzungstendenzen wie Ritzen mit scharfen Gegenständen und plötzlichen Wutausbrüchen.

Eßstörungen gehen häufig mit Persönlichkeitsstörungen einher, wobei hier in erster Linie zwanghafte Persönlichkeitsstörungen und Bordeline-Störungen zu finden sind. In vielen Fällen (man schätzt ca. 25%) liegen Traumatisierungen durch Gewalt oder sexuellen Mißbrauch vor. Diese traumatisierenden Erfahrungen können sowohl ursächliche Faktoren der Eßstörung als auch der Persönlichkeitsstörung darstellen.

4. Das dimensionale Modell der Eß- und Gewichtsstörungen

Das Spektrum der Eß- und Gewichtsstörungen umfaßt die Anorexia nervosa, die Bulimia nervosa und die Adipositas. Diese drei Störungen bilden ein Kontinuum, auf dem sich insgesamt 5 Unterformen von Eßstörungen unterscheiden lassen.

Das in Abbildung 1 gezeigte Dysorexia-/Dysponderosis-Kontinuum stellt einen Versuch dar, Eß-/Gewichtsstörungen auf eine dynamische und dimensionale Art und Weise zu beschreiben. Insbesondere bietet dieses Modell die Möglichkeit der Berücksichtigung von Veränderungen im klinischen Erscheinungsbild der Eßstörungen bei ein und derselben Patientin. Dabei wird das zugrundeliegende seelische Problem als gestörtes Eßverhalten bezeichnet (unregelmäßiger Appetit, Hunger und/oder Sättigung) und die Störung der Dimension „Dysorexia" (Anorexia oder Nahrungsmittelabstinenz versus Hyperorexia oder Überessen) zugeordnet. Wenn man die Krankheit als Ausfall oder Störung der Gewichtsregulation ansieht, erscheint es passender, von Dysponderosis (Streben nach Dünnsein oder Magersucht versus Fettleibigkeit oder Adipositas) zu sprechen.

Auf dem einen Ende des Kontinuums findet sich das klassische Bild der restriktiven Anorexia nervosa (I), die Patientin nimmt ständig ab und möchte nicht zunehmen. Die Untergruppe der bulimischen Anorexia nervosa (II) leitet über zur Bulimia nervosa (III). Am anderen Ende des Kontinuums finden sich die mehr oder weniger stabilen psychosomatischen Fettleibigen (V). Zwischen den Patientinnen mit Bulimia nervosa und den Adipösen findet sich noch eine Gruppe zwanghaft zum Überessen neigender Patienten, die nur durch ständige gedankliche Beschäftigung mit Nahrung und Kalorien ihr Normgewicht halten können.

5. Erklärungsmodelle für Eßstörungen

Zum Verständnis der Eßstörung haben in den letzten Jahrzehnten verschiedene theoretische Richtungen ihren Beitrag geleistet. Es gibt lerntheoretische, psychodynamische, systemtheoretische, soziokulturelle und biologische Modelle (s. Vandereycken & Meermann, 2000).

Biologische Erklärungen

Eßstörungen wurden häufig als Folge einer hormonellen Störung, insbesondere der Sexualhormone, betrachtet. Mittlerweile ist aber bekannt, daß die Hormon-

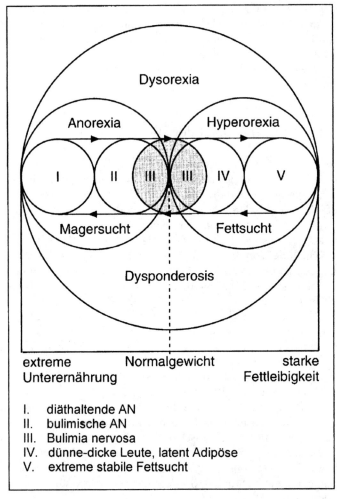

Abb. 1: *Das Dysorexia-Dysponderosis Kontinuum (aus Meermann und Vanderey-cken 1987)*

störungen die Folge der unausgewogenen Ernährung bzw. des Untergewichts darstellen.

Es gibt jedoch eine Reihe von physischen Faktoren, die als aufrechterhaltende Faktoren der Eßstörung eine Rolle spielen. Bei Anorexie kommt es relativ früh zu einer Verlangsamung der Magenentleerung, was dazu führt, daß der Magen schnell voll zu sein scheint und beim Weiteressen oft Übelkeit und Brechreiz entstehen. Bei Bulimie kommt es oft zu einer Störung des Hunger- und Sätti-gungsgefühls in der Weise, daß das Gefühl, satt zu sein, erst nach einer größeren Nahrungsmenge entsteht.

Psychologische Erklärungen

Das Angstmodell bezieht sich darauf, daß bei Eßstörungen die Angst davor, dick zu sein oder zuzunehmen, im Vordergrund steht. Dies läßt sich als Gewichtsphobie beschreiben, wobei das Hungern, das Erbrechen oder der Abführmittelmißbrauch als Vermeidungsverhalten zu kennzeichnen sind.

Bei Eßstörungen bestehen oft Parallelen zur Zwangsstörung in dem Sinne, daß das Hungern bzw. Essen oft in ganz genau festgelegter, ritualisierter Handlung erfolgt. Diese Parallelen haben dazu geführt, daß Eßstörungen mit zu den Zwangs-Spektrum-Störungen gezählt werden.

Das Depressionsmodell geht davon aus, daß Eßstörungen, insbesondere Bulimie, eine Variante der Depression darstellen. Hierfür spricht, daß Antidepressiva in vielen Fällen hilfreich sind. Viele Befunde sprechen jedoch dafür, daß depressive Verstimmungen eher Folge des Gewichtsverlustes darstellen. So wirken auch Antidepressiva nur kurzfristig und die medikamentöse Wirkung ist auch unabhängig vom Vorliegen depressiver Symptome.

Das Suchtmodell geht davon aus, daß es sich bei Eßstörungen um eine Suchtproblematik handelt. Insbesondere bulimische Patientinnen erscheinen bei verzögertem Eßanfall wie unter Entzugssymptomen zu leiden und der Eßanfall wird oft als „Kick" erlebt. Eine plausiblere Erklärung ist jedoch die, daß es sich in beiden Fällen um einen Ausdruck mangelnder Impulskontrolle handelt.

Ein ähnliches Modell besagt, daß es sich bei dem Eßanfall um eine konditionierte Reaktion handelt. Eßanfälle lassen sich als automatisierte Reaktion bei bestimmten diskriminativen Stimuli kennzeichnen. Wie bei einem Suchtmodell würde dies für die Therapie bedeuten, daß es hauptsächlich um den Aufbau der Selbstkontrolle geht.

Das Traumamodell geht davon aus, daß Eßanfälle als dissoziative Phänomene anzusehen sind, die zur Bewältigung traumatisierender Erfahrungen dienen. Im Sinne eines Vermeidungs- bzw. Fluchtverhaltens werden schmerzhafte Erfahrungen aus dem Bewußtsein ausgeblendet. Für dieses Modell spricht, daß ca. 25% der eßgestörten Patientinnen traumatisierende Erfahrungen gemacht haben.

Das entwicklungstheoretische Modell geht davon aus, daß die Angst vor dem Erwachsenwerden eine zentrale Rolle spielt, und das Nicht-Essen bzw. die Eßanfälle eine Form der Bewältigung darstellen.

Die kognitive Lerntheorie geht davon aus, das Eßstörungen als Folge bestimmter irrationaler Vorstellungen zur Ernährung, Figur und Gewicht anzusehen sind. Als weitere dysfunktionale Einstellungen spielen oft Perfektionismus, ein negatives Selbstbild und Alles-oder-Nichts-Denken eine Rolle. Ein zentrales Muster dysfunktionaler Einstellungen besteht darin, daß eßgestörte Patientinnen zumeist ihre Selbstbewertung von ihrem Gewicht und ihrer Figur abhängig machen.

Familientheoretische Modelle gehen davon aus, daß Eßstörungen als Ausdruck ungelöster Konflikte oder unangemessener Kommunikation innerhalb der Familie anzusehen sind. Untersuchungen zeigen, daß es keine typischen Merkmale von Eßgestörten-Familien gibt, jedoch gibt es bestimmte Risikofaktoren, unter denen das Auftreten einer Eßstörung wahrscheinlicher ist. Hierzu gehören das Auftreten einer Eßstörung, Depression oder Suchtproblematik bei einem Elternteil, Konflikte zwischen den Eltern, Leistungsdenken, enge Beziehung zu einem Elternteil bei gleichzeitiger Distanz zu dem anderen sowie Mangel an offener Kommunikation.

Soziokulturelle Interpretation

Soziokulturelle Erklärungsversuche beziehen sich darauf, daß Eßstörungen fast ausschließlich in westlichen Überflußgesellschaften vorkommen und zumeist nur Frauen betroffen sind. Als wichtige Erklärungsfaktoren wird der gesellschaftliche Druck auf Frauen, attraktiv zu sein, die Gleichsetzung von Schlanksein mit Schönheit, Gesundheit und Erfolg sowie die Modellvorgaben in Zeitschriften, Fernsehen und anderen Medien angesehen.

6. Zur Ätiologie von Anorexia nervosa aus kognitiv-verhaltenstherapeutischer Sicht

Im folgenden soll das kognitiv-verhaltenstherapeutische Modell der Entstehung und Aufrechterhaltung von Anorexia nervosa vorgestellt werden. Aus kognitiv-verhaltenstherapeutischer Sichtweise läßt sich die Entstehung der Anorexia nervosa hauptsächlich durch drei klinisch relevante Verhaltensweisen erklären: kognitive Defizite, Störungen der Körperwahrnehmung und falsch gelernte Problemlösestrategien.

Kognitive Defizite

Bei vielen magersüchtigen Patientinnen finden sich charakteristische kognitive Schemata: dichotomes Argumentieren, abergläubisches Denken oder eine Tendenz zur Personalisierung.
Derzeit läßt sich über die Ursachen solch kognitiver Beeinträchtigungen und Verzerrungen nur spekulieren: etwa Verzerrungen als Sekundäreffekte der Auszehrung, eine bewußtseinsferne psychologische Abwehr, bewußte Negierungen oder eine Kombination all dieser Mechanismen. Festzustellen ist sicherlich, daß Unterernährung zu einer Bewußtseinseinengung der total in sich selbst vertieften Patientinnen führt, die nur noch über Essen und ihr Gewicht grübeln. Tabelle 5 (nach Garner und Bemis 1982) listet einige typische anorektische Kognitionen auf.

Störungen der Körperwahrnehmung

Eßgestörte Patientinnen haben eine starke Tendenz, ihre eigenen Körperdimensionen zu überschätzen und unrealistisch wahrzunehmen. Eine ganze Reihe psychologisch-psychopathologischer Charakteristika und Prädiktorvariablen wie

284

Tab 5: Anorektische Kognitionen (nach Garner und Bemis 1982)

Selektive Abstraktion, oder das Begründen einer Überzeugung mit einzelnen Indizien, während widersprüchliche und glaubwürdigere Beweise ignoriert werden.
Beispiele:
„Ich kann mich einfach nicht beherrschen. Als ich gestern in einem Restaurant zu Abend aß, habe ich alles gegessen, was mir serviert wurde, obwohl ich mir schon vorher vorgenommen hatte, vorsichtig zu sein. Ich bin so schwach".
„Für mich ist die Nahrungsaufnahme die einzige Möglichkeit, mich unter Kontrolle zu haben".
„Wenn ich dünn bin, bin ich etwas Besonderes".

Übergeneralisierung, oder das Aufstellen einer Regel auf der Basis nur einer einzigen Begebenheit und die Übertragung dieser Regel auf andere, unähnliche Situationen.
Beispiele:
„Als ich noch Kohlenhydrate gegessen habe, war ich dick; deshalb muß ich jetzt kohlenhydratreiche Kost vermeiden, um nicht fett zu werden".
„Früher hatte ich Normalgewicht; und ich war nicht glücklich. Also weiß ich, daß ich mich auch nicht besser fühlen werde, wenn ich zunehme".

Übertreibung, oder die Überschätzung der Wichtigkeit von unerwünschten Konsequenzen. Die Stimuli werden mit einer tieferen Bedeutung belegt, die sich bei einer objektiven Analyse nicht bestätigen läßt.
Beispiele:
„Fünf Pfund zuzunehmen, gäbe mir den Rest".
„Ich könnte es nicht aushalten, wenn sich jemand über meinen Gewichtszuwachs äußern würde".
„Ich habe zwei Pfund zugenommen, also kann ich keine Shorts mehr tragen".

Dichotomes oder Alles-oder-Nichts-Denken, oder Denken in extremen und absoluten Begriffen. Geschehnisse können nur schwarz oder weiß, richtig oder falsch, gut oder schlecht sein.
Bespiele:
„Wenn ich mich nicht total in der Gewalt habe, verliere ich jegliche Kontrolle über mich. Wenn ich diesen Aspekt meines Lebens nicht meistern kann, verliere ich alles".
„Wenn ich ein Pfund zunehme, dann kann ich nicht aufhören und nehme hundert Pfund zu".
„Wenn ich meinen Tagesablauf nicht plane, verläuft alles chaotisch, und ich erreiche nichts".

Personalifizierung und Selbst-Referenz, oder die egozentrische Interpretation von unpersönlichen Ereignissen oder die Überbewertung von die Person betreffenden Ereignissen.
Beispiele:
„Als ich vorbeiging, lachten und tuschelten zwei Leute. Sie haben wahrscheinlich gesagt, wie unattraktiv ich doch aussähe. Ich habe nämlich drei Pfund zugenommen...".
„Es ist mir peinlich, wenn mir andere Leute beim Essen zuschauen".
„Wenn ich jemand sehe, die Übergewicht hat, mach ich mir Sorgen, daß ich einmal so sein werde, wie sie".

Abergläubisches Denken, oder der Glaube an eine Ursache-Wirkung-Beziehung zwischen absolut unabhängigen Ereignissen
Beispiele:
„Ich kann mich an Nichts erfreuen, weil man es mir wegnehmen wird."
„Wenn ich eine Süßigkeit esse, so wird sie sofort in Bauchspeck umgewandelt".

Hyperaktivität, Krankheitsverleugnung, psychosexuelle Unreife, frühere ergebnislose Krankenhausbehandlung, Krankheitsdauer etc. korrelieren positiv mit dem Ausmaß der Überschätzungstendenz. Deutlich sind auch ausgeprägte Störungen in der interozeptiven Körperwahrnehmung, etwa im Bereich Hunger- und Sättigungswahrnehmung oder Geschmackswahrnehmung.

Die falsche Problemlösestrategie

Die Zeit der Pubertät ist für viele Jugendliche eine Zeit seelischer Instabilität, Angst und Unsicherheit. In dieser Phase ist körperliche Attraktivität für die heranwachsenden Mädchen ein wichtiger Aspekt der Selbstfindung. Gleichzeitig findet sich in der Öffentlichkeit eine starke Propagierung schlanker Modeideale, die eine wichtige Moderatorfunktion in der Auseinandersetzung mit dem eigenen Körper besitzen. Übertriebene Schlankheit kann zusätzlich sexuelle Triebimpulse, die als widersprüchlich erlebt werden, steuern, indem man sie vergeistigt oder durch Hungern die körperliche Reifung verzögert. Neben diesem Aspekt der körperlichen und seelischen Entwicklung und Selbstfindung ist die Pubertät aber auch eine Zeit schwieriger sozialer und familiärer Anpassungen mit Auseinandersetzungen in vielen sozialen Feldern. In dieser widersprüchlich und konflikthaft erlebten Zeit kann eine starke Fixierung auf Schlankheitsnormen, etwa durch strenges Diäthalten, dadurch positiv verstärkt werden, daß einerseits ein höheres Maß an Attraktivität erreicht wird. Andererseits kann die Gewichtsreduktion dadurch negativ verstärkt werden, daß die Auszehrung und körperliche Schwäche eine Möglichkeit bietet, aus sozialen oder zwischengeschlechtlichen Konfliktsituationen flüchten zu können. Zusätzlich erhält die Patientin Macht und Kontrolle über ihre Familie und das soziale System, in dem sie lebt. Diese angenehm empfundenen Konsequenzen bekräftigen selbstkontrolliertes Hungern.

Hungern entwickelt sich zu einer vielfältig verstärkten Verhaltensweise, die den Patientinnen die Vermeidung angstauslösender Reize ermöglicht, wie etwa eine Auseinandersetzung mit bevorstehenden kritischen Lebensereignissen wie Auszug, Berufsfindung, Partnerwahl. Oder es verhindert die Auseinandersetzung mit der eigenen Sexualität und Körperlichkeit. Der demonstrative Prozeß des Hungerns und der daraus resultierende reduzierte Allgemeinzustand führen im sozialen Umfeld der Patientinnen irgendwann entweder zu positiver Aufmerksamkeit im Sinne von Sorge oder Fürsorglichkeit oder aber zu Verhaltensweisen wie Verärgerung und Zorn wichtiger Bezugspersonen. Damit gewinnt dieser Prozeß des Hungerns im Interaktionsverhalten der Patientinnen eine Rolle als breit einsetzbare Verhaltensstrategie zum Ausüben von Kontrolle und Macht.

Im weiteren Fortschreiten der Erkrankung werden zudem alle Nahrungsmittel, die Kalorien enthalten, aber auch gemeinsame Essenssituationen mit oben beschriebenen Bezugspersonen, zu aversiven Reizen, die zu einer Abwärtsspirale von Hungern und Gewichtsverlust führen.

Im Erleben der Patientinnen führt der Prozeß des Hungerns mit all seinen Konsequenzen zu einem Dilemma: Das Verhalten wird in seinen Konsequenzen einerseits als positiv erlebt, gleichzeitig sind die eintretenden körperlichen und geistigen Schäden nicht zu übersehen. Die durch dieses Dilemma ausgelösten kognitiven Dissonanzen werden möglicherweise dadurch aufgelöst, daß Normen für Wohlergehen und Aussehen umdefiniert werden in eine neue und nur subjektiv gültige Sichtweise, mit der Folge der beschriebenen Körperwahrnehmungsstörungen.

Eine Zusammenfassung über funktionale Abhängigkeiten bei der Entstehung und Aufrechterhaltung von Magersucht liefert das Modell von Slade (1982), das in Abbildung 2 dargestellt wird.

7. Zur Ätiologie der Bulimia nervosa

Zur Ätiologie der Bulimia nervosa hat sich noch kein einheitliches Erklärungsmodell letztendlich durchgesetzt. Es gibt eine ganze Reihe von Erklärungsansätzen, wobei die verwendeten Modelle häufig eher beschreibenden Charakter haben (s. Vanderlinden et al., 1992).

So gibt es zum Beispiel einen engen Zusammenhang zwischen der Bulimia nervosa und dem komorbiden Auftreten von Depressionen, wobei noch nicht eindeutig geklärt ist, ob die Bulimia nervosa als Auslöser für eine depressive Störung gilt, oder die Bulimie ein Symptom im Rahmen einer Depression darstellt.

Die übermäßige Nahrungsaufnahme von hochkalorischen Stoffen im Rahmen einer Bulimie kann möglicherweise auch als eine spezielle Form der Suchterkrankung betrachtet werden, da eine ganze Reihe von klassischen Suchtkriterien erfüllt sind wie etwa:

- Kontrollverlust
- Einsatz des Suchtmittels in der Bewältigung von Streß oder Unlustgefühlen
- Tendenz zur Geheimhaltung
- Fortdauern der Sucht trotz mannigfacher aversiver Konsequenzen.

Auf kognitiver Ebene finden sich bei Bulimia nervosa Patientinnen häufig dysfunktionale Gedanken über Nahrung, Diäten und Gewichtskontrolle sowie Fehlwahrnehmungen beim Körpergefühl und inadäquate Bewältigungsfertigkeiten für die Lösung von Problemen. Die wichtigste Dysfunktion besteht dabei in der Zwangsvorstellung, schlank sein zu müssen, was häufig zu falschen Lebensstrategien im Umgang mit Nahrung, Körper und Gewicht führt. Zusätzlich finden sich Gedanken in der Richtung, daß Nahrungsaufnahme ohne Erbrechen in jedem Fall zu einer Gewichtszunahme führe, eine Kalorie eiweißreicher Nahrung nicht mit einer Kalorie „Süßigkeiten" gleichzusetzen sei oder das Körpergewicht unbedingt stabil bleiben müsse und nicht schwanken dürfe.

Das gesamte Denken von Bulimia nervosa-Patientinnen ist durch ausgeprägten Perfektionismus und dichotomes Denken charakterisiert: Entweder ich lebe Diät oder ich werfe alle Regeln über Bord und „fresse". Viele Anforderungen im beruflichen oder privaten Leben können wegen der überhöhten Ansprüche der Patientinnen an sich selbst unter realistischen Voraussetzungen niemals erreicht werden. Somit leiden die Patientinnen häufig an Versagensgefühlen, die wieder-

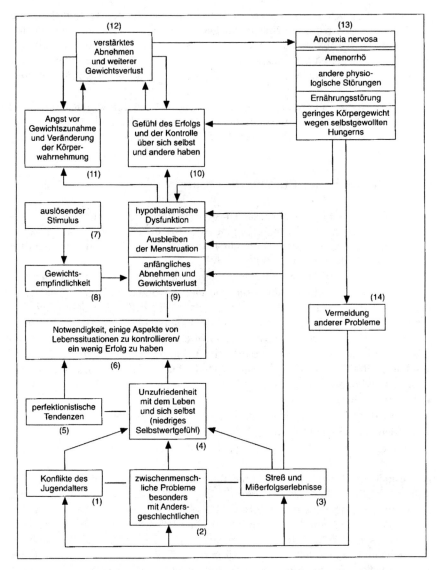

Abb. 2: Funktionale Analyse der Anorexia nervosa (nach Slade 1982)

um mit übermäßiger Nahrungszufuhr als Bewältigungsmechanismus gelindert werden sollen.

Eine weitere Beobachtung ist, daß bulimische Patientinnen häufig während ihres Eß-Brechanfalls über Dissoziationserlebnisse berichten. So bieten sich hier Vermutungen an, daß die Freßanfälle und das Erbrechen für eine gewisse Zeit gleichsam zu einer Persönlichkeitsveränderung führen können oder es zu einer Amnesie kommt.

Fairburn (1983) versucht, Entstehung und Aufrechterhaltung einer Bulimia nervosa in einem kognitiven Verhaltensmodell darzustellen, das die wichtigsten Aspekte der kognitiv-verhaltenstherapeutischen Sichtweise zusammenfaßt. (s. Abb. 3)

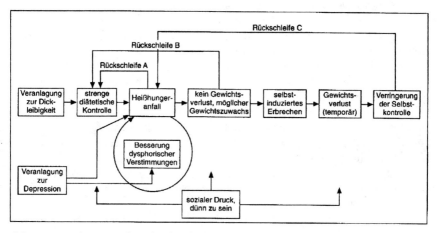

Abb. 3: Entstehung und Aufrechterhaltung einer Bulimia nervosa – Ein kognitives Verhaltens-Modell (nach Fairburn 1983)

8. Aspekte ambulanter Verhaltenstherapie bei Anorexia nervosa und Bulimia nervosa

Grundsätzlich erscheinen ambulante Behandlungsversuche bei Patientinnen mit Eßstörungen aus verschiedenen Gründen immer indiziert. So gilt es, die Autonomie der Patientin und den sozialen Bezug zur Ursprungsfamilie oder zum Partner möglichst zu wahren. Prognostisch günstig sind ambulante Therapieversuche bei jungen Patientinnen mit guter familiärer Integration und bisher eher kurzer Krankheitsdauer. In anderen Fällen schafft die ambulante Therapie erst die notwendige Krankheitseinsicht und Therapiemotivation für eine stationäre Behandlung. Gute Erfahrungen wurden bei der Behandlung von Anorexia nervosa mit ambulanter Gruppentherapie gemacht, deren Vorteile wie folgt zusammengefaßt werden können:

- Eine ambulante Gruppe ist ein nicht zu unterschätzendes diagnostisches Instrument, da aufgrund der Interaktion der Patientinnen untereinander häufig Informationen gewonnen werden, die im reinen Einzelgespräch nur schwer zu erhalten sind.
- Die Gruppe kann eine gute Vorbereitung für eine stationäre Behandlung darstellen. Vor allem bei einer Gruppenzusammensetzung mit unterschiedlich

„erfahrenen" Patientinnen (etwa mit stationären Aufenthalten) können Aspekte des Modellernens eine wichtige Rolle spielen.

- Andererseits kann eine Gruppe auch nach einem stationären Behandlungsversuch noch weiterführende Unterstützung bieten und der Verfestigung erreichter Therapieerfolge dienen.
- In Langzeitverläufen kann eine Gruppe auch eine regelmäßige Wiederauffrischungsmöglichkeit für ehemalige Patientinnen darstellen, die längere Zeit nicht mehr in Behandlung sind.

Es muß an dieser Stelle aber ausdrücklich betont werden, daß bei allen vorteilhaften Möglichkeiten, die eine ambulante Therapie bietet, Gewichtszunahme, Gewichtsstabilisierung und Erreichen eines prämorbiden oder dem Alter und der Körpergröße entsprechenden Mindestgewichts auch im ambulanten Rahmen immer erklärtes Behandlungsziel sein muß!

Auch bei der Bulimia nervosa scheint die ambulante Gruppentherapie zunächst die Methode der Wahl. Dabei können im Rahmen einer verhaltenstherapeutisch orientierten Gruppentherapie folgende spezifisch verhaltenstherapeutische Strategien vermittelt werden:

- Selbstbeobachtung durch Tagebuchführung zur Analyse der auslösenden und aufrechterhaltenden Bedingungen der Eßstörung sowie zur Auflistung erfolgreicher Selbstkontrolltechniken
- Regelmäßige öffentliche Überprüfung von abgesprochenen Therapiezielen (Goal Attainment Scaling)
- Erlernen von Selbstkontrolltechniken zur Reduzierung von Freßattacken und selbstinduziertem Erbrechen (Beispiele siehe Tabelle 6)
- Hilfestellung bei der Veränderung krankheitsrelevanter Kognitionen.

Tab. 6: Beispiele möglicher Selbstkontrollregeln

- Mahlzeiten nur an einem festen Ort, vorzugsweise im Beisein anderer einnehmen.
- Vorübergehende Entfernung aller Nahrungsreize und anschließend schrittweise Wiedereinführung derselben.
- Entwickeln und Einüben möglicher Verhaltensalternativen für den Fall des Verlangens nach einem Eßanfall (z.B. soziale Kontakte, Spaziergang machen, Musik hören, Entspannungstraining durchführen).
- Entfernen „diätassoziierter" Reize aus der Umgebung wie Waagen, Diätbücher und Kalorientabellen.
- Erarbeitung von Möglichkeiten zum Hinauszögern eines Eßanfalls, d.h. eine Verlängerung des Intervalls zwischen Anfall und Erbrechen.

9. Ein stationäres verhaltenstherapeutisches Behandlungsprogramm bei Anorexia nervosa und Bulimia nervosa

Im Gesamtverlauf einer Eßstörung wird sich in den meisten Fällen eine stationäre Behandlung allerdings nicht vermeiden lassen. Entscheidungshilfen für eine stationäre Einweisung aus Sicht der Patientin und der Familie sowie Entscheidungshilfen aus ärztlicher Perspektive gibt Tabelle 7.

Im folgenden wollen wir ein spezielles verhaltenstherapeutisches Therapieprogramm für Eßstörungen vorstellen (s. Meermann & Vandereycken, 1987), das seit 13 Jahren in der Psychosomatischen Fachklinik Bad Pyrmont durchgeführt wird.

Vorgespräch

Bei Eßstörungen wird mit der Patientin in jedem Fall ein Vorgespräch durchgeführt, in dem es darum geht, sich vor der Behandlung noch einmal ein Bild der Eßstörung zu machen, die Erwartungen und Vorstellungen der Patientin abzuklären, sie über die Modalitäten der Eßgestörten-Behandlung zu informieren und abzuklären, inwieweit die Erwartungen der Patientin mit unserem Behandlungskonzept übereinstimmen. Ziel ist dabei vor allem, die Motivation und Indikationsstellung für unser spezielles Eßgestörtenprogramm noch einmal abzuklären, mögliche Fehlzuweisungen und damit Therapieabbrüche zu verhindern und die Patientin zu einem möglichst frühen Zeitpunkt auf die Behandlung vorzubereiten. Hierzu geben wir der Patientin Informationsmaterial mit, lassen sie durch eine derzeit eßgestörte Patientin durch das Haus führen und vereinbaren mit ihr Hausaufgaben wie die Erstellung eines ausführlichen Eßprotokolls über zwei Wochen und die schriftliche Fixierung ihrer Therapieziele.

Bei der Exploration der Eßstörung geht es darum, sich ein möglichst konkretes Bild des Ausmaßes zu verschaffen. Hierzu sind einige Punkte wichtig, die in Tabelle 8 aufgeführt sind.

Therapieziele

Im Rahmen einer stationären Verhaltenstherapie bei Anorexie und Bulimie lassen sich einige Standard-Therapieziele formulieren, die für alle Patientinnen zutreffen. Hierbei geht es vor allem um die Veränderung des Eßverhaltens, die Gewichtszunahme sowie die Veränderung der Körperschema-Störung.

Die Wiederherstellung des prämorbiden Gewichts oder eines Mindestzielgewichts stellt eine notwendige Voraussetzung für jede psychotherapeutische Arbeit mit einer eßgestörten Patientin dar. Wir halten es für einen gravierenden Kunstfehler, Psychotherapie mit Patientinnen zu beginnen, die stark untergewichtig oder kachektisch sind, ohne daß im Gesamtbehandlungsrahmen für eine adäquate Gewichtsrestitution Sorge getragen wird. Operante Verstärkungsprogramme (Gewichtszunahmeprogramme) stellen dabei eine rasche und humane

Tab. 7: Indikationen für eine stationäre Einweisung, 1.bezogen auf die Patientin und ihre Familie (nach Anyan und Schowalter), 2. nach medizinischen, psychosozialen und psychotherapeutischen Kriterien (nach Hodas et al 1982 und Pierloot et al. 1982)

1.a Patienteneinschätzung
- Die körperliche Verfassung der Patientin
- Der Negativismus der Patientin in Bezug darauf, ein Problem zu haben und deshalb Hilfe zu benötigen
- Die Meinung der Patientin dazu, an welchem Ort sie in der Lage wäre, gesund zu werden, ob zu Hause oder im Krankenhaus

1.b Familieneinschätzung
- Die Existenz von Eheproblemen und ihre Schwere
- Die Erkenntnis der Eltern, daß eine Behandlung notwendig ist, sowie ihre Fähigkeit, sich zur Unterstützung dieser Behandlung miteinander zu verbünden
- Das Ausmaß des Ärgers oder der Angst der Eltern über die körperliche oder emotionale Verfassung der Patientin

2.a Medizinische Kriterien
Eine lebensbedrohliche Situation oder eine starke Verschlechterung der Gesundheit der Patientin macht eine Einweisung notwendig oder sogar unumgänglich:
- starker akuter oder nicht nachlassender extremer Gewichtsverlust (z.B. 30% oder mehr unter dem statistischen Normalgewicht);
- Veränderung der wichtigen Lebenszeichen (orthostatische Hypotonie, Bradykardie, Hypothermie) und Fehlen der Urin-Ketonkörper
- Elektrolytanomalien, besonders Hypokaliämie (oft durch Laxativ/Diuretika-Mißbrauch oder wiederholtes Erbrechen verursacht);
- Bei stark kachektischen Patientinnen zusätzliches Auftreten einer Infektion.
Eine ausgeprägte suizidale Tendenz oder Suizidversuche (meist bei „Anfallsessern") und psychotische Reaktionen können auch als medizinische Kriterien betrachtet werden.

2.b Psychosoziale Kriterien
Die Einweisung in ein Krankenhaus ist der einzige Weg aus dem sich ständig verschlimmernden Teufelskreis, in dem die Patientin gefangen ist, z.B. ausgeprägte Familienstörungen (mit starker Verleugnung oder Unfähigkeit, an einer ambulanten Therapie teilzunehmen), oder aus einer Situation normaler sozialer Isolation (mit Unfähigkeit zu lernen oder zu arbeiten). Diese Situationen können zugleich Ursache und Konsequenz des anorektischen Verhaltens sein, und beinhalten ein hohes Risiko für die Entstehung einer chronischen Erkrankung.

2.c. Psychotherapeutische Kriterien
In ihrer negativen Ausprägung betreffen diese Kriterien zum Beispiel das Versagen vorhergehender Behandlungsversuche (besonders bei Patientinnen mit schlechteren Prognosen, d. h. bei längerer Krankheitsdauer, spätem Krankheitsbeginn, bei Auftreten von Eßanfällen, Erbrechen oder Abführen) und bei Motivationsmangel oder totaler Verweigerung (von Seiten der Patientin und/oder ihrer Familie), an einer ambulanten Behandlung mitzuwirken. Die Einweisung in eine auf solche Fälle spezialisierte Umgebung kann auch positive Indikationen haben, da sie ein besonderes psychotherapeutisches Klima bietet, das beachtliche Veränderungen hervorrufen kann, die zu bewirken es sonst eine ganze Zeit gedauert hätte, d.h. Einweisung als Katalysator für einen Veränderungsprozeß.

Tab. 8: Checkliste für das Vorgespräch mit eßgestörten Patientinnen

1.	*Ausführliche Gewichtsanamnese:* Aktuelles Gewicht und Körpergröße, biographisches Maximal- und Minimalgewicht, Gewichtsschwankungen, prämorbides Gewicht, Wunschgewicht der Patientin
2.	*Exploration des Eßverhaltens:* Wie sieht im Tages- und Wochenverlauf das Ernährungsverhalten der Patientin aus? Verfolgt sie spezielle Diäten? Wie ist die Nahrung zusammengesetzt? Dauer der einzelnen Mahlzeiten? Gibt es sogenannte „verbotene" Nahrungsmittel?
3.	*Gewichtsregulierende Maßnahmen:* Gab oder gibt es im Rahmen der Eßstörung Erbrechen, falls ja: automatisch oder selbstinduziert? Steht dies im Zusammenhang mit Eßanfällen? Einnahme von Laxantien, Diuretika, Appetithemmern, Süßstoff?
4.	*Medikamente:* Welche Medikamente nimmt die Patientin ein, insbesondere Abführmittel, Appetitzügler, Diuretika?
5.	*Suchtmittelanamnese:* Nahm oder nimmt die Patientin Alkohol, Nikotin, Drogen?
6.	*Genese der Störung:* Wann und unter welchen Voraussetzungen begann die Eßstörung, wie war damals die biographische Situation, welche auslösenden Bedingungen gab es für das Problemverhalten in der sozialen Umwelt? Gab es auffällige Wechsel in der Symptomatik, vor allem Wechsel zwischen Anorexia nervosa, Bulimia nervosa, übergewichtigen Phasen?
7.	*Vorbehandlungen:* Gab es stationäre oder ambulante Vorbehandlungen, was wurde dort erarbeitet und erreicht? Welche Bewältigungsmöglichkeiten hat die Patientin sonst noch für sich entdeckt, etwa Selbsthilfegruppen oder Lektüre störungsbezogener Literatur?
8.	*Suizidalität:* Gab oder gibt es Selbstmordgedanken oder -versuche, gibt es zusätzlich zur Suizidalität oder unabhängig davon selbstschädigendes Verhalten, anderweitige Impulsdurchbrüche?
9.	*Therapieziele:* Welche Therapieziele hat die Patientin: in Bezug auf ihr Gewicht oder in Bezug auf ihre sonstige Lebenssituation?

Tab. 9: Standard-Therapieziele bei bulimischer Anorexie

- Stabilisierung des Eßverhaltens unter Einhaltung von drei Haupt- und zwei Zwischenmahlzeiten

- Gewichtszunahme bis zum vereinbarten Mindestzielgewicht (BMI 20)

- Reduktion von Eßanfällen und Erbrechen bis hin zum vollständigen Verzicht

- Schrittweise Einbeziehung der angstbesetzten, kalorienreichen und fetthaltigen Lebensmittel in die tägliche Ernährung

- Verbesserung der Körperakzeptanz parallel zur Gewichtszunahme durch Videokonfrontation, Spiegel- und Massageübungen

Behandlungsmaßnahme dar, um Patientinnen bei der Erreichung eines prämorbiden Gewichtsniveaus oder eines neu zu definierenden Zielgewichtes zu unterstützen. Dabei sollte darauf geachtet werden, daß die Wiederherstellung des normalen Körpergewichtes schrittweise und gleichmäßig vor sich geht.
Neben den Standard-Therapiezielen lassen sich eine Reihe weiterer Therapieziele formulieren, die sich auf die Veränderung der aufrechterhaltenden Bedingungen der Eßstörung beziehen. Diese Ziele sind patientenspezifisch, abhängig von der individuellen Verhaltensanalyse, jedoch gibt es einige typische Therapieziele, die sich in der Regel bei fast allen Patientinnen finden lassen. In Tabelle 10 sind eine Reihe von Veränderungszielen aufgeführt, die sich typischerweise bei Eßstörungen finden lassen.

Tab. 10: Zusätzliche Ziele, abhängig von individueller Verhaltensanalyse

- Kognitive Umstrukturierung der perfektionistischen Leistungsansprüche

- Förderung von Gefühlswahrnehmung und -ausdruck

- Aufbau sozialer Kompetenzen, insbesondere hinsichtlich der Äußerung eigener Wünsche und Bedürfnisse

- Bearbeitung der familiären und partnerschaftlichen Konfliktkonstellation

Tabelle 11 faßt wichtige verhaltenstherapeutische Elemente unseres stationären Behandlungsprogramms von Eßstörungen zusammen. Die einzelnen Bausteine werden im folgenden kurz vorgestellt.

Tab. 11: Elemente stationärer Verhaltenstherapie bei Anorexia nervosa und Bulimia nervosa

Behandlungselemente	Ziel
1. Einzelgespräche	Individuelle Verhaltensanalyse
2. Eßgestörten-Problemlösegruppe (PLG)	Informationen, Strategien erarbeiten, interaktionell und klärungsorientiert
3. Psychomotorische Therapie	Therapie der Körperschemastörung, verbesserte Körperwahrnehmung
4. Goal-attainment-scaling (GAS)	Individuelle Problemlösungen erarbeiten, Verhaltenserprobung
5. Training sozialer Fertigkeiten	Erhöhung der sozialen Kompetenz
6. Operantes Gewichtsprogramm	Normalisierung von Eßverhalten und Körpergewicht
7. Familien- und Partnergespräch Angehörigengruppe	Erarbeitung von Problemlösungen im sozialkommunikativen Bereich
8. Häusliche und berufliche Belastungserprobung	Realitätstestung der neu gewonnenen Fertigkeiten
9. Kochgruppe	Planung und Zubereitung von Mahlzeiten
10. Progressive Muskelrelaxation nach Jacobson	Körperliche Entspannung
11. Imaginative Tiefenentspannung/Trancearbeit	Körperliche Entspannung, verbesserte Körper- und Gefühlswahrnehmung

Einzeltherapie

Die einzeltherapeutischen Sitzungen finden in der Regel 1-2x pro Woche mit je 50 Minuten Dauer mit dem Bezugstherapeuten statt. Wie bei anderen Störungsbildern auch, werden im Rahmen einzeltherapeutischer Sitzungen eine ausführliche Verhaltensanalyse erstellt und individuelle Therapieziele in dem oben beschriebenen Sinne erarbeitet. Zusätzlich werden Erfahrungen aus verschiedenen therapeutischen Gruppen reflektiert. Aufbauend darauf werden dem Behandlungsverlauf entsprechende konkrete Verhaltensaufgaben festgelegt. Wesentlicher Bestandteil der Einzeltherapie ist die Besprechung detaillierter Eßprotokolle (s. Tab. 12), die die Patientinnen während der gesamten Therapie zur Realitätsprüfung des Eßverhaltens und zur Unterstützung und Stabilisierung der Gewichtszunahme führen. Weiteres Ziel der Eßprotokolle ist das Training der Patientinnen in der Fähigkeit zur Verhaltensanalyse ihrer eigenen Problematik. Weiterer wichtiger Aspekt der Einzelgespräche sind die Auseinandersetzung mit Leidensdruck, Veränderungsbereitschaft und Therapiemotivation. Wichtig ist auch, den Patienten ihre Eigenverantwortung zu geben, vor allem bezüglich des Selbstkontrollprogramms zur Gewichtszunahme. Dieses ist insbesondere wichtig, damit die Patientinnen die eventuellen Einschränkungen nicht als Strafe erleben, sondern als notwendige Hilfestellung zum Aufbau stärkerer Selbstkontrolle.

Tab. 12: Eßprotokoll

Datum/ Uhrzeit	Nahrungs- art/Nah- rungs- menge	Heißhunger		Erbrechen		Situation	Gedanken/ Gefühle	
		+	-	+	-		vorher	nachher

Gruppentherapie für Eßgestörte

Die indikative Gruppe für Eßstörungen findet 2x pro Woche mit je 90 Minuten und 1x pro Woche mit 60 Minuten statt. Die indikative Eßgestörtengruppe zeichnet sich dadurch aus, daß sie hinsichtlich des Störungsbildes eine homogene Gruppe darstellt und daß die teilnehmenden Patientinnen einen erheblichen Teil ihrer Therapiezeit mit Mitpatientinnen gleicher Problematik verbringen. Vorteil der homogenen Gruppenzusammensetzung ist die Tatsache, daß von der Bearbeitung eines individuellen Problembereiches häufig auch einige andere Gruppenmitglieder profitieren können (Modellernen). Die Patientinnen fühlen sich in einer Gruppe gleichbetroffener Patientinnen häufig schneller angenommen und zeigen mehr Offenheit bezüglich ihrer Symptomatik. Nicht zu unterschätzen ist auch der Effekt, daß die Patientinnen innerhalb einer solchen Gruppe den sonst vorhandenen Sonderstatus in ihrem „normalen" sozialen Umfeld verlieren. Einer der wöchentlichen Gruppentermine steht unter der Überschrift „Essen und Gewicht" und dient der Reflektion des wöchentlichen Wiegetermins. Außerdem stellt eine solche indikative Gruppe für eßgestörte Patientinnen ein reichhaltiges Übungsfeld für soziale Interaktionen dar, ein Bereich, in dem viele Patientinnen deutliche Defizite aufweisen. Darüber hinaus stellt die Rückmeldung der Mitpatientinnen zu den vorgestellten Themen, aber auch zum berichteten Eßverhalten und Gewicht sowie zu dem Verhalten in der Gruppe und zu konkreten Veränderungsschritten eine wichtige Förderung von Therapiemotivation und Veränderungsbereitschaft dar.

Psychomotorische Therapie

Die psychomotorische Therapie findet 2x pro Woche mit je 45 Minuten Dauer statt. Im Rahmen der psychomotorischen Therapie können die Patientinnen neue Erfahrungen im Umgang mit dem eigenen Körper gewinnen, Akzeptanz für Veränderungen des Körpers entwickeln, leistungsbetonte, selbstschädigende Lebensgewohnheiten abbauen und soziale Kompetenzen in einer Gruppe aufbauen (Meermann 1991). In diesem Rahmen wird von jeder Patientin bei Therapiebeginn eine Videoaufnahme in Badekleidung gemacht, bei der die Patientin von allen Seiten in Großaufnahme aufgenommen wird. Ein zweites Videoband wird nach Erreichen des Mindestzielgewichtes oder, falls keine Gewichtszunahme erforderlich ist, gegen Therapieende aufgenommen. Die Videoaufnahmen werden jeweils im Rahmen der psychomotorischen Therapie mit der gesamten Gruppe angesehen, wobei zunächst die jeweilige Patientin ihre Wahrnehmung des Körpers und damit verbundene Gefühle äußert. Anschließend erhält sie von den anderen Gruppenmitgliedern Rückmeldungen über die Wahrnehmung ihres Körpers und auch bezüglich ihrer geäußerten Selbsteinschätzung. Ziel dieser Rückmeldung ist die Realitätsüberprüfung der jeweiligen eigenen Einschätzung und die Förderung einer realistischen Körperwahrnehmung.

Training sozialer Fertigkeiten

Das Training sozialer Fertigkeiten oder Selbstsicherheitstraining findet in der Regel 2x pro Woche mit je 90 Minuten Dauer statt. Hierbei handelt es sich um eine Gruppe mit dem Ziel, soziale Fertigkeiten in folgenden Bereichen aufzubauen oder zu verfeinern:
• Kontakte knüpfen
• Wünsche und Forderungen stellen
• Nein-sagen-können
• positive und negative Gefühle äußern
• Kritik geben und annehmen

Wichtiger Bestandteil in allen Gruppen, in denen neues Verhalten aufgebaut werden soll, sind Rollenspiele mit Videofeedback. Patientinnen spielen als kri-

297

tisch oder schwierig erlebte Situationen durch. Anschließend erhalten sie von der Gruppe und den Therapeuten positive Verstärkung für ihr Verhalten sowie Veränderungsvorschläge, die dann in weiteren Rollenspielen umgesetzt werden können. Somit wird das Verhaltensrepertoire der Patientinnen erweitert und sie bekommen alternative Konfliktbewältigungsmöglichkeiten an die Hand, die insbesondere in ihrem sozialen Umfeld zum Tragen kommen. Ziel dieser Gruppe ist dabei nicht primär eine vergrößerte Durchsetzungsfähigkeit, sondern das adäquate Verhalten in sozialen Interaktionen, d.h. zum Beispiel eigene Rechte zu vertreten ohne die Rechte anderer zu verletzen.

Operantes Gewichtszunahmeprogramm

Mit den Patientinnen werden allgemeine Konsequenzen bei nicht eingehaltenen Therapiezielen bezüglich des Gewichtes abgesprochen. Grundsätzlich hat es sich bewährt, daß die Patientinnen zuerst selbstkontrolliert ihr Eßverhalten zu stabilisieren versuchen. Erst wenn sie nicht in der Lage sein sollten, das Eßverhalten und die Gewichtszunahme selbstkontrolliert zu steuern, wird durch die jeweiligen Behandler die Kontrolle über die Tages- und Wochenstruktur der Patientin übernommen. Dabei wird grundsätzlich nach folgenden Prinzipien verfahren: Die wöchentliche Gewichtszunahme muß mindestens 700 g betragen, sollte jedoch nicht höher als 3 kg pro Woche sein. Nahrungsmittel werden nicht auf den Zimmern gehortet. Sofern entsprechende Bedingungen nicht eingehalten werden, treten bestimmte (und im Vorfeld mit der Patientin besprochene!) Konsequenzen in Kraft. Eine detaillierte Beschreibung eines operanten Gewichtszunahmeprogramms findet sich in Meermann, Borgart & Okon (2000).

Familien- und Partnergespräch, Angehörigengruppe

Grundsätzlich hat es sich bewährt, während der Therapie mindestens ein Familien- oder Partnergespräch zu führen, in dem die Patientin die Möglichkeit hat, eigene Wünsche und Vorstellungen an die Familie und den Partner in geschützter Atmosphäre zu äußern (Meermann und Zelmanski 1994). Die Themen eines solchen Gespräches werden von der Patientin sinnvollerweise vorher im Rahmen einer Einzelsitzung festgelegt. Zusätzlich hat es sich als günstig erwiesen, auch den Angehörigen ein offenes Angebot zu unterbreiten, sich mit anderen Betroffenen auszutauschen, Meinung und Einstellung zum Thema Eßstörung zu hinterfragen sowie sich mit eigenen Gefühlen auseinanderzusetzen. Angehörigen-Treffen finden 1x pro Monat an einem Sonntag statt. Themen eines solchen Gespräches sind etwa die Schuldgefühle von Eltern, Unverständnis bezüglich der Symptomatik oder Ängste und Unsicherheiten im Hinblick auf den Umgang mit der Patientin nach der Therapie. Um auch für die Angehörigen eine geschützte Atmosphäre zu bieten, sind die Patientinnen bei den Angehörigentreffen nicht dabei. Selbstverständlich werden alle Aspekte der Schweigepflicht beachtet.

Häusliche und berufliche Belastungserprobungen

Gegen Ende der stationären Behandlung geht es darum, die erreichten Therapieveränderungen auch auf das reale Umfeld der Patientin zu übertragen. Im Rahmen häuslicher Belastungserprobungen werden die Patientinnen für ein oder mehrere Tage nach Hause beurlaubt, um zu überprüfen, ob sie ihr Eßverhalten und ihr Gewicht auch unter realen häuslichen Belastungsbedingungen stabil halten können und die in der Therapie erlernten Verhaltensänderungen, z. B. bezüglich sozialer Fertigkeiten, auch umsetzen können. Hierzu werden mit der Patientin vorher konkrete Selbstbeobachtungs- und Verhaltensaufgaben besprochen, die sie im häuslichen Umfeld umsetzen soll.

Im Rahmen der Sozialanamnese und Arbeitsplatzanalyse von eßgestörten Patientinnen wird häufig deutlich, daß es für eine längerfristige Stabiliesierung des Therapieerfolges auch notwendig ist, eine berufliche Reintegration vorzubereiten. Hier bieten sich Realitätstestungen in einem Umfeld an, das reale Belastungen bereitstellt. Verhaltenstherapeutisch handelt es sich in diesem Fall um Expositionen. Generell können solche Maßnahmen vorübergehende Beurlaubungen ins häusliche oder private Umfeld beinhalten, es können Probearbeitsverhältnisse in fremden Betrieben sein oder aber auch vorübergehendes Arbeiten in der Klinik. Erst eine solche Belastungserprobung ermöglicht den Patientinnen unter realen Bedingungen eine kritische Überprüfung der Therapiefortschritte sowie eine Bearbeitung noch vorhandener Verhaltensdefizite bei eventuellen Mißerfolgen.

Indikative Kochgruppe

Die Kochgruppe für eßgestörte Patientinnen findet 1x pro Woche statt, wobei abwechselnd Mittag- und Abendessen einbezogen wird. In einer selbstverantwortlich gestalteten Kochgruppe haben Patientinnen die Möglichkeit, wieder zu lernen, Mahlzeiten selbständig zu planen, die benötigten Mengen festzulegen und in der Stadt selbständig einzukaufen sowie die zubereiteten Mahlzeiten dann in einer Gemeinschaft zu sich zu nehmen. Die Lernziele dieser indikativen Kochgruppe sind vielfältig:

- Selbständige Planung einer Mahlzeit und Festlegung der adäquaten Mengen
- Selbstständiges Einkaufen in der Stadt und Umgang mit entsprechenden Versuchungssituationen
- Bevorratung der Lebensmittel in teameigenen Schränken in der Lehrküche
- Adäquate Zubereitung der Mahlzeiten
- Gemeinsame Mahlzeiteneinnahme mit anderen und selbständige Entscheidung über die Portionen

Die Kochgruppe wird z.T. unterstützt durch Co-Therapeuten und die Diätassistentin. Auf Wunsch der Patientinnen wird auch das Essen gemeinsam mit Co-Therapeuten oder Bezugstherapeuten eingenommen.

Progressive Muskelentspannung nach Jacobson

Das Entspannungstraining findet 2x pro Woche mit je 25 Minuten Dauer statt. Mit der Progressiven Muskelentspannung nach Jacobson soll eine unspezifische Bewältigungsstrategie erlernt werden, die vor allem in belastenden Situationen zur Reduzierung von Anspannung und innerer Unruhe eingesetzt werden kann. Andererseits bietet sich durch das Entspannungstraining auch die Möglichkeit, eine weitere Form veränderter Körperwahrnehmung zu erreichen.

Imaginative Tiefenentspannung

Die Imaginative Tiefenentspannung stellt eine Alternative zur Progressiven Muskelrelaxation dar und findet 2x pro Woche mit je 25 Minuten Dauer statt. Vanderlinden und Vandereycken (1995) haben sehr gute Erfahrungen mit der Integration hypnotischer Techniken in die verhaltenstherapeutische Behandlung von Eßstörungen gemacht. Dabei spielt insbesondere die Überlegung eine Rolle, daß Patientinnen mit Eßstörungen erhöhte Suggestibilitätswerte zeigen sowie stärkere Dissoziationserfahrungen machen können. Ziel dieser Techniken ist eine verbesserte Entspannungsfähigkeit, ein besserer Zugang zu Emotionen und eine veränderte Körperwahrnehmung. Bewährt haben sich vor allem indirekte Induktionen und Formulierungen, die den Patientinnen viel Raum lassen zur selbständigen Steuerung ihrer Tranceerfahrungen.

Ehemaligentreffen

Einmal pro Jahr findet ein Ehemaligentreffen statt, zu dem alle eßgestörten Patientinnen eingeladen werden, die in unserer Klinik behandelt wurden. Überwiegend kommen hierzu Patientinnen aus den letzten zwei bis drei Jahren, jedoch gibt es auch einige Patientinnen, die noch nach sechs oder acht Jahren zum Ehemaligentreffen kommen. Nach einem gemeinsamen kalten Büffet werden Kleingruppen gebildet, in denen sich die ehemaligen Patientinnen mit derzeit stationären Patientinnen unter Moderation eines Therapeuten austauschen können. Für die stationären Patientinnen geht es darum, sich mit der Realität nach der Entlassung aus dem beschützenden Rahmen der Klinik zu konfrontieren. Hierzu dienen die Berichte der Ehemaligen über den weiteren Verlauf der Symptomatik unter häuslichen Realbedingungen, die Schwierigkeiten bei der ambulanten Weiterbetreuung und ähnliches. Für die Klinik stellt das Ehemaligentreffen auch eine eher unsystematische Erfolgskontrolle dar und dient dazu, aus den Erfahrungen der Patientinnen Verbesserungen für das stationäre Therapiekonzept abzuleiten.

10. Wirksamkeit von Verhaltenstherapie bei Anorexie und Bulimie

Im deutschsprachigen Raum gibt es kaum kontrollierte Therapievergleichsstudien zur Behandlung von Anorexia nervosa und Bulimia nervosa. In einer Analyse von Kupper-Horster et al. (1997) wurden 7 empirische Studien aus dem Jahre 1984 bis 1991 miteinander verglichen, wobei es sich zumeist um Evaluationen klinischer Therapieprogramme handelte und nicht um kontrollierte Therapiestudien mit Kontroll- oder Vergleichsgruppen. Die theroretische Konzeption der Therapieansätze war in fünf Fällen verhaltenstherapeutisch, in zwei Fällen analytisch und in einem Fall systemisch orientiert. Für den Vergleich der Studien legen die Autoren als Erfolgsmaß die Diagnosekriterien des DSM-IV zugrunde. Trotz einiger methodischer Mängel der vergleichenden Analyse lassen sich einige Tendenzen aufzeigen. Die Autoren kommen zu der Schlußfolgerung, daß bei Anorexia nervosa ein stationäres verhaltenstherapeutisches Behandlungsprogramm besonders günstig ist. Bulimische Patientinnen können besonders wirksam in ambulanter Verhaltenstherapie behandelt werden, wobei die psychoanalytische stationäre Therapie ebenfalls positive Effekte bei Bulimie bewirkte.
Kupper-Horster et al. (1997) verglichen auch mehrere Katamnesestudien unterschiedlicher theoretischer Behandlungskonzeptionen. Untersuchungszeiträume umfaßten 1,5 – 2,5 Jahre, 3 - 4 Jahre und 8 – 12 Jahre. Die Autoren kommen in ihrer Zusammenschau zu der Einschätzung, daß sowohl Anorexie als auch Bulimie im Verlauf kurzfristig eher geringfügige Veränderungen der Symptomatik zeigen. Deutliche positive Entwicklungen seien zumeist erst nach 5 Jahren bei Bulimia nervosa und 10 Jahren bei Anorexia nervosa zu verzeichnen. Unklar bleibt allerdings, ob in den Katamnesestudien kontrolliert wurde, ob zwischenzeitlich weitere Behandlungen stattgefunden haben und ob sich die Effekte überhaupt noch auf die Therapiemaßnahme zurückführen lassen.
In einer eigenen Studie (Borgart & Meermann, 2000) haben wir die Behandlungserfolge bei Anorexie und Bulimie anhand der Therapie-Erfolgseinschätzungen der Patientinnen und Therapeuten überprüft. Zur Untersuchung haben wir aus den von uns bisher behandelten über 1000 Patientinnen mit Eßstörungen eine Teilstichprobe von N=228 Patientinnen zugrunde gelegt. Die Stichprobe bestand aus N=107 Patienten mit Anorexie und N=121 Patienten mit Bulimie, die im Zeitraum zwischen 08/96 und 01/99 in der Psychosomatischen Fachklinik Bad Pyrmont stationär behandelt wurden. Die durchschnittliche Behandlungsdauer lag für Anorexie bei 101 Tagen, für Bulimie bei 80 Tagen. Die durchschnittliche Erkrankungsdauer betrug 8,4 Jahre. Der Gesamttherapieerfolg ist sowohl aus Patienten- als auch aus Therapeutensicht sehr hoch. 95% der Patientinnen sind mehr oder weniger zufrieden mit dem Therapieerfolg und auch 88% der Therapeuten sehen eine mehr oder weniger deutliche Besserung. Die Häufigkeitsverteilungen der beiden Skalen zeigen jedoch, daß die Patientinnen offensichtlich positiver gestimmt sind (s. Abb. 4), während die Therapeuten etwas kritischer sind (s. Abb. 5).

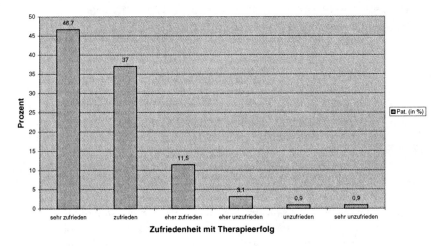

Abb. 4: Therapieerfolg aus Sicht der Patienten

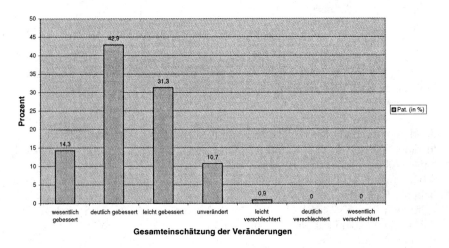

Abb. 5: Therapieerfolg aus Sicht der Therapeuten

Dieser Unterschied zeigt sich deutlich bei der Einschätzung der Veränderung der Symptomatik durch Patienten und Therapeuten. Hierbei handelt es sich um eine 7 Punkte Skala, die direkt vergleichbar ist. Es ergibt sich ein signifikanter Unterschied in dem Sinne, daß die Patienteneinschätzung deutlich positiver ist. Die Unterschiede in den einzelnen Einschätzungen zeigen sich in Abb. 6.

Diese Unterschiede lassen sich zum Teil dadurch erklären, daß die Therapieerfolgseinschätzungen der Therapeuten offensichtlich mehr von der Dauer der Behandlung beeinflußt werden. Bei kürzeren Behandlungszeiten sind die Er-

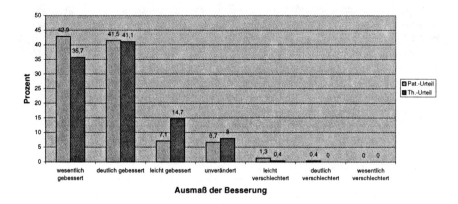

Abb. 6: Veränderung der Symptomatik aus Patienten- und Therapeutensicht

Erfolgseinschätzungen der Therapeuten deutlich geringer als die der Patientinnen, wobei offen bleibt, welche Einschätzungen realistischer sind.

Aus Therapieforschungsstudien läßt sich noch sagen, daß bei Anorexie insbesondere operante verhaltenstherapeutische Methoden zur Gewichtszunahme erfolgreich sind, während Medikamente eher wenig wirksam sind. Bei Bulimie ist die Wirksamkeit kognitiver Verhaltenstherapie gut belegt und Medikamente sind bei einem Teil der Patientinnen zumindest kurzfristig wirksam.

Bei Katamnesestudien läßt sich als Trend feststellen, daß bei ca. 60% der Patientinnen eine vollständige Heilung oder zumindest ein günstiger Verlauf zu erzielen ist, jedoch 1/3 der Störungen einen chronischen Verlauf nimmt. Die Sterblichkeitsquote liegt bei 5 – 10%, davon die Hälfte durch Suizid. Bei der Analyse prognostischer Faktoren konnte gezeigt werden, daß die günstigste Prognose bei Patientinnen unter 18 Jahren, mit Anorexie vom restriktiven Typus und einer Erkrankungsdauer von weniger als 1 Jahr besteht. Dies spricht dafür, Eßstörungen möglichst rechtzeitig und früh zu behandeln, z. B. in Form von Akut-Psychosomatik, und nicht so lange zu warten, bis sich eine Chronifizierung eingestellt hat.

Literatur

Anyan, W.R. & Schowalter, J.E. (1983). A comprehensive approach to anorexia nervosa. Journal of the American Academy of Child Psychiatry, 22, 122-127.

Borgart, E.-J. & Meermann, R. (2000). Anorexia nervosa und Bulimia nervosa: Einflußfaktoren auf Therapieerfolgseinschätzungen von Patienten und Therapeuten. Poster präsentiert auf der 51. Arbeitstagung des deutschen Kollegiums für psychsomatische Medizin, 1-4. März 2000 in Hannover.

Fairburn, C.G. (1983). The place of a cognitive behavioral approach in the management of bulimia. In: P.L. Darby, P.E. Garfinkel, D.M. Garner & D.V. Coscina (Eds.) Anorexia Nervosa: Recent Developments in Research. New York: Liss.

303

Garner, D.M. & Bemis, K.M. (1982). A cognitive-behavioral approach to anorexia nervosa. Cognitive Therapy and Research, 6, 123-150.

Hodas, G., Liebmann, R. & Collins, M.J. (1982). Pediatric hospitalization in the treatment of anorexia nervosa. In: H.T. Harbin (Ed.) The Psychiatric Hospital and the Family (S. 131-141). Jamaica (N.Y): Spectrum Publications.

Kupper-Horster, C., Kupper, S. & Engel, K. (1997). Empirische Forschung zur Klinik der Eßstörungen: Magersucht und Bulimie. In: P.L. Jannsen, W. Senf & R. Meermann (Hrsg.) Klinik der Eßstörungen. Stuttgart: Fischer Verlag.

Meermann, R. (1991). Body-image-Störungen bei Anorexia und Bulimia nervosa und ihre Relevanz für die Therapie. In: C. Jacobi & T. Paul (Hrsg.) Bulimia und Anorexia nervosa (S. 69-85). Heidelberg: Springer.

Meermann, R., Borgart, E.-J. & Okon, E. (2000). Eßstörungen. In: A. Batra, R. Wasmann & G. Buchkremer (Hrsg.) Verhaltenstherapie. Grundlagen – Methoden - Anwendungsgebiete (S. 314-329). Stuttgart: Georg Thieme Verlag.

Meermann, R. & Vandereycken, W. (1987). Therapie der Magersucht und Bulimia nervosa. Ein klinischer Leitfaden für den Praktiker. Berlin: De Gruyter.

Meermann, R. & Zelmanski, S. (1994). Theorie und Praxis der Selbsthilfearbeit bei Eßstörungen. Regensburg: Roederer.

Pierloot, R., Vandereycken, W. & Verhaest, S. (1982). An inpatient treatment program for anorexia nervosa patients. Acta Psychiatrica Scandinavica, 66, 1-8.

Slade, P. D. (1982). Toward a funtional analysis of Anorexia nervosa and bulimia nervosa. British journal of clinical psychology, 21, 167-179.

Vandereycken, W. & Meermann, R. (2000). Magersucht und Bulimie. Ein Ratgeber für Betroffene und ihre Angehörigen. Bern: Huber.

Vandereycken, W., Norré, J. & Meermann, R. (1996). Bulimia nervosa: Diagnostik und Behandlung. In: R. Meermann & W. Vandereycken (Hrsg.) Verhaltenstherapeutische Psychosomatik (2. Aufl.; S. 257-290). Stuttgart/New York: Schattauer.

Vanderlinden, J., Norré, J., Vandereycken, W. & Meermann, R. (1992). Die Behandlung der Bulimia nervosa. Eine praktische Anleitung. Suttgart/New York: Schattauer.

Vanderlinden, J. & Vandereycken, W. (1995). Hypnose bei der Behandlung von Anorexie und Bulimie. München: Quintessenz Medizin Verlag.

Persönlichkeitsstörungen

Komorbidität mit Borderline-Persönlichkeitsstörung - Konsequenzen für verhaltensmedizinische Behandlungsstrategien bei Patientinnen und Patienten mit Essstörungen oder affektiven Störungen

Ulrich Schweiger, Valerija Sipos

Borderline-Persönlichkeitsstörungen spielen im vergleich zur ambulanten Psychotherapie in der stationären verhaltenstherapeutischen Behandlung auch zahlenmäßig eine besondere Rolle. Nach der Beschreibung therapierelevanter Charakteristika dieser Patientengruppe werden spezielle Probleme in der Rehabilitation dargestellt und therapeutische Strategien auf der Basis der dialektisch-behavioralen Verhaltenstherapie erörtert.

1. Einführung

Im Bereich der ambulanten psychotherapeutischen und verhaltensmedizinischen Krankenversorgung gibt es eine große Zahl von Patientinnen und Patienten, die ausschließlich an einer Störung leiden. Meistens handelt es sich dabei um abgegrenzte Episoden mit Leitsymptomen wie beispielsweise Angst, depressiver Stimmung, gestörtem Essverhalten, Schlafstörungen oder Schmerzzuständen bei ansonsten guter psychosozialer Funktionsfähigkeit.

Im stationären Bereich und insbesondere auch in verhaltensmedizinischen Fachkliniken kommt aber eine große Zahl von Patientinnen und Patienten zur Aufnahme, deren Krankheitsbild durch eine hohe Chronizität und ausgeprägte Komorbidität gekennzeichnet ist. Besonders häufig ist die Verbindung einer akuten Achse-I-Störung, beispielsweise einer depressiven Störung oder einer Essstörung und einer Achse-II-Störung, meist einer Persönlichkeitsstörung.

Der Begriff der Persönlichkeitsstörung beschreibt ein überdauerndes Muster von innerem ‚Erleben und Verhalten, das wesentlich von den Erwartungen der soziokulturellen Umgebung abweicht. Dieses Verhaltensmuster manifestiert sich auf verschiedenen Bereichen. Die Art, sich selbst, andere Menschen und Ereignisse wahrzunehmen und zu bewerten, die Variationsbreite, Intensität, Stabilität und Angemessenheit von emotionalen Reaktionen, die Gestaltung zwischenmenschlicher Beziehungen und die Impulskontrolle sind verändert. Von einer Persönlichkeitsstörung sprechen wir, wenn diese Verhaltensmuster unflexibel sind, weite Bereiche der persönlichen und sozialen Situation betreffen, seit der Adoleszenz bestehen und langzeitig stabil sind und in klinisch bedeutsamer Weise zu Leiden und Beeinträchtigungen in sozialen, beruflichen und anderen Funktionsbereichen führen.

Das Konzept der Persönlichkeitsstörungen hat zunächst in der Verhaltenstherapie und Verhaltensmedizin nur eine geringe Akzeptanz gefunden. Beispielsweise wird im "Lehrbuch der Verhaltenstherapie" (Margraf, 1996) den Persönlichkeitsstörungen kein einziges der 62 Kapitel gewidmet. Tatsächlich ist bei Verwendung standardisierter Diagnosesysteme die Reliabilität, mit der sich Achse-II-Störungen diagnostizieren lassen, erheblich geringer als die Reliabilität von Achse-I-Diagnosen. Auch ist die Validität der Abgrenzung zwischen psychischen Akutkrankheiten (Achse-I) und Persönlichkeitsstörungen (Achse-II) problematisch. Die meisten Menschen neigen dazu, eigene Einstellungen und Verhaltensweisen retrospektiv als stabil zu schildern, während bisherige prospektive Studien eher eine hohe situative Variabilität vermuten lassen. Beispielsweise können Persönlichkeitsstörungsdiagnosen, die während einer depressiven Episode gestellt werden, nach Remission der Depression teilweise nicht aufrechterhalten werden. Trotz dieser Schwächen wird der heuristische Wert des Konzeptes Persönlichkeitsstörungen zunehmend geschätzt. So sind aus der Verhaltenstherapie konkrete und zum Teil bereits wissenschaftlich evaluierte Therapiekonzepte zur Behandlung von Persönlichkeitsstörungen hervorgegangen (Beck & Freeman, 1990; Linehan, 1993, 1994; Linehan, Armstrong; Suarez und Mitarbeiter, 1991).

Im folgenden soll gezielt auf die Gruppe der Patientinnen und Patienten mit Komorbidität einer Borderline-Persönlichkeitsstörung (BPS) eingegangen werden, da diese Gruppe in verhaltensmedizinischen Fachkliniken groß ist und eine besondere Herausforderung darstellt.

2. Die Borderline-Persönlichkeitsstörung (BPS)

2.1. Klinische Charakteristika

Bei Patientinnen und Patienten mit BPS besteht eine emotionale Dysregulation mit ausgeprägten Stimmungsschwankungen zwischen depressiven, dysphorischen, wütenden und euphorischen Zuständen. In Abgrenzung zu bipolaren Erkrankungen oder schweren depressiven Störungen erfolgen diese Stimmungsschwankungen im Bereich von Minuten bis Stunden. Es besteht eine ausgeprägte Reaktivität gegenüber negativen und positiven Stimuli und große Probleme, Emotionen, insbesondere Wut, zu kontrollieren. Die differentialdiagnostische Abgrenzung der affektiven Symptomatik der BPS von schweren depressiven Episoden erfolgt aufgrund der zeitlichen Charakteristika mit einem durchgängigen und typischerweise über Wochen anhaltenden Verstimmungszustand bei Depression. Bei depressiven Episoden ist die Begleitsymptomatik wie Interesseverlust, Schlafstörungen und Appetitverlust erheblich stärker ausgeprägt. Selbstverständlich können bei bestimmten Patienten sowohl eine affektive Erkrankung wie eine BPS diagnostiziert werden.

Patientinnen und Patienten mit BPS haben eine instabile und meist negative Sicht der eigenen Person. Sie neigen dazu, sich selbst, eigene Gedanken, Emotionen und Handlungsweisen in extremer Weise abzuwerten. Sie verwenden in der Selbstbeurteilung extrem hohe Standards. Bei Nichterfüllen dieser Erwartungen kommt es zu ausgeprägter Scham und Selbsthass. Gleichzeitig besteht eine Neigung, Gefühle von Scham, Schuld, Trauer und Angst überzukontrollieren und zu verbergen. Das instabile Selbstbild begünstigt rasche Wechsel in den Lebenszielen, der Lebensplanung und den verfolgten Wertvorstellungen.

Bei vielen Patientinnen und Patienten mit BPS besteht eine Dauerkrise, d.h. ein Muster von häufigen belastenden negativen Lebensereignissen. Das erhöhte Risiko für diese negativen Lebensereignisse resultiert meist aus einem ungünstigen Lebensumfeld sowie aus einer dysfunktionalen Lebensführung, bei der Vorhaben nicht konsequent weitergeführt werden, interpersonelle Probleme entweder passiv ertragen werden oder zu Kontaktabbrüchen führen und bei der Risikoverhalten zu Unfällen und materiellen Verlusten führen.

Patientinnen und Patienten hinterlassen an guten Tagen aufgrund ihrer dann vorhandenen Kontaktfähigkeit, ihrer emotionalen Ausdrucksfähigkeit, ihrer Fähigkeit zu intensiven zwischenmenschlichen Beziehungen, ihres Mutes und ihrer Aktivität häufig den Eindruck einer guten sozialen Kompetenz. Tatsächlich können sie diese Fähigkeiten nur schlecht über verschiedene Stimmungen hinweg generalisieren und es besteht eine mangelnde Kompetenz, Lebensprobleme aktiv zu lösen (Scheinbare Kompetenz).

Dysfunktionale Lösungsversuche bestehen häufig in verzweifelten Versuchen, die Zuwendung von Partnern, Eltern, Freunden und Therapeuten, zu erzwingen und Verlassenwerden zu verhindern. Die Angst, verlassen zu werden, führt häufig dazu, dass diese Patientinnen und Patienten in schwer akzeptablen Partnerschaftsbeziehungen und Familiensituationen ausharren. Andererseits kommt es bei den Patientinnen und Patienten zu plötzlichen Kontaktabbrüchen, ohne dass für das Gegenüber der Anlass zu erkennen ist. Die Verhaltensweisen führen dazu, dass Beziehungen instabil verlaufen und aufgrund der hohen Emotionalität als extrem belastend erlebt werden.

Patientinnen und Patienten mit BPS leiden an ausgeprägten inneren Spannungen. Gleichzeitig wird Spannungsreduktion durch impulsives und real oder potentiell selbstschädigendes Verhalten gesucht. Charakteristische Verhaltensweisen sind: schnelles Fahren von Autos und Motorrädern, Risikosportarten (z.B. Gleitschirmfliegen), kriminelles Verhalten (z.B. Ladendiebstähle), Essanfälle, Substanzmissbrauch, wirtschaftliches Risikoverhalten (Spielen oder Spekulationen), sexuelles und partnerschaftliches Risikoverhalten (z.B. ungeschützter Sexualverkehr mit Unbekannten, Wahl gewalttätiger Partner).

Ein häufig gewähltes Mittel der Spannungsreduktion sind Selbstverletzungen, beispielsweise durch Schneiden mit Rasierklingen oder Glasscherben an den Unterarmen, Bauch oder Beinen oder durch selbst zugefügte Brandverletzungen mit Zigaretten. Patientinnen und Patienten mit BPS schildern charakteristischerweise, dass sie bei diesen Selbstverletzungen erst mit erheblicher Verzögerung Schmerzen wahrnehmen, und dass sich innerhalb von Minuten eine als sehr belohnend erlebte Spannungsreduktion einstellt. Es ist teilweise schwierig, dieses

Verhalten von Selbstmordversuchen mit der Absicht der Selbsttötung abzugrenzen, da bei manchen Patientinnen und Patienten beide Verhaltensweisen beobachtet werden können. Hospitalisierung nach Selbstverletzung in geschlossenen psychiatrischen Abteilungen ist manchmal unvermeidbar, setzt aber (aufgrund der hiervon ausgehenden operanten Verstärkung des Verhaltens) bei manchen Patientinnen und Patienten einen Teufelskreis immer häufigerer Selbstverletzungen in Gang.

Ein weiteres klinisches Phänomen sind dissoziative Zustände mit qualitativen, tranceähnlichen Bewusstseinsveränderungen. Diese dissoziativen Zustände dienen zum einen der Spannungsreduktion beziehungsweise zum Schutz vor negativen Erlebnissen oder Erinnerungen. Zum anderen können dissoziative Zustände, vor allem wenn sie lange anhalten, sehr quälend und unangenehm sein und werden von einigen Patientinnen und Patienten dann durch Selbstverletzungen beendet. Die qualitative Veränderungen des Erlebens in den dissoziativen Zuständen, psychomotorische Veränderungen und ausgeprägtes Misstrauen machen gelegentlich eine differentialdiagnostische Abgrenzung zu psychotischen und substanzinduzierten Syndromen erforderlich.

2.2. Diagnostische Kriterien

Die Diagnose der Borderline-Persönlichkeitsstörung wird meist nach DSM-IV gestellt (American Psychiatric Association, 1996). Die entsprechenden Kriterien finden sich in Tabelle 1. ICD-10 unterscheidet eine emotional instabile Persönlichkeitsstörung, impulsiver Typus (F60.30) und eine emotional instabile Persönlichkeitsstörung, Borderline Typus (F60.31) ohne eine genaue Operationalisierung vorzunehmen.

2.3. Epidemiologische Daten und Komorbidität

Die Lebenszeitprävalenz der BPS in der Allgemeinbevölkerung wird auf 1 bis 2 % geschätzt. Die BPS wird bei Frauen häufiger diagnostiziert, so dass etwa 70 % der Behandlungsfälle Frauen sind. Da die genannten Formen impulsiven Verhaltens kulturell unterschiedlich akzeptiert, beziehungsweise als krankhaft etikettiert werden, kann es sein, dass diese Geschlechtsverteilung nicht die wahre Prävalenz repräsentiert. In bestimmten klinischen Populationen ist die Prävalenz von BPS erheblich. Bei Patientinnen und Patienten mit einer dysthymen Störung, einer chronischen, aber leichtgradigen Form einer depressiven Störung, leiden etwa 60 % an einer Persönlichkeitsstörung, davon mehr als ein Drittel an einer BPS (Pepper, Klein, Anderson und Mitarbeiter, 1995). 24 % der Patientinnen mit Bulimia nervosa haben eine Lebenszeitdiagnose von BPS, weitere 35 % zeigen wesentliche Symptome der BPS, erfüllen aber nicht vollständig die Kriterien (Braun, Sunday, & Halmi, 1994). Bei Anorexia nervosa bestehen bei 24 % derartige subsyndromale Formen der BPS, während vollständige Krankheitsbilder seltener sind.

Tab. 1: Diagnostische Kriterien der Borderline-Persönlichkeitsstörung (DSM-IV 301.83)

Ein tiefgreifendes Muster von Instabilität in zwischenmenschlichen Beziehungen im Selbstbild und in den Affekten sowie von deutlicher Impulsivität. Der Beginn liegt im frühen Erwachsenenalter und manifestiert sich in den verschiedenen Lebensbereichen. Mindestens 5 der folgenden Kriterien müssen erfüllt sein:

1. Verzweifeltes Bemühen, tatsächliches oder vermutetes Verlassenwerden zu vermeiden.
2. Ein Muster instabiler, aber intensiver zwischenmenschlicher Beziehungen, das durch einen Wechsel zwischen den Extremen der Idealisierung und Entwertung gekennzeichnet ist.
3. Identitätsstörung: ausgeprägte und andauernde Instabilität des Selbstbildes oder der Selbstwahrnehmung.
4. Impulsivität in mindestens zwei potentiell selbstschädigenden Bereichen (Geldausgaben, Sexualität, Substanzmissbrauch, rücksichtsloses Fahren, Essanfälle).
5. Wiederholte suizidale Handlungen, Selbstmordandeutungen oder Selbstmorddrohungen oder Selbstverletzungsverhalten.
6. Affektive Instabilität infolge einer ausgeprägten Reaktivität der Stimmung (z.B. hochgradige episodische Dysphorie, Reizbarkeit oder Angst, wobei diese Verstimmungen gewöhnlich einige Stunden und nur selten mehr als einige Tage andauern).
7. Chronische Gefühle von Leere.
8. Unangemessene, heftige Wut oder Schwierigkeiten, die Wut zu kontrollieren (z.B. häufige Wutausbrüche, andauernde Wut, wiederholte körperliche Auseinandersetzungen).
9. Vorübergehende, durch Belastungen ausgelöste paranoide Vorstellungen oder schwere dissoziative Symptome.

Wenn umgekehrt Gruppen von Patientinnen und Patienten mit BPS untersucht werden, dann findet sich bei der Mehrheit eine Lebenszeitkomorbidität von affektiven Störungen, Substanzmissbrauch, Angststörungen und Essstörungen, nur selten aber eine Komorbidität mit psychotischen Störungen (Tabelle 2).

2.4. Ätiologie und Pathomechanismen

Die Ätiologie der BPS ist unbekannt. Hypothetisch wird häufig von einer Wechselwirkung zwischen einer biologischen Disposition zu emotionaler Instabilität, traumatisierenden Erfahrungen und ungünstigen Sozialisationsbedingungen ausgegangen.

Tab. 2: **Achse-I-Komorbidität bei Borderline-Persönlichkeitsstörung**
(SCID-Interview an 379 Patientinnen und Patienten (Zanarini, Frankenburg, Dubo und Mitarbeiter, 1998))

Lebenszeitprävalenz	
Affektive Störungen	83 %
Substanzmissbrauch/abhängigkeit	64 %
Psychotische Störungen	1 %
Angststörungen	88 %
Somatoforme Störungen	10 %
Essstörungen	53 %

Wichtige aufrechterhaltende Pathomechanismen werden in dysfunktionalen Denk- und Bewertungsschemata gesehen (Tabelle 3), die vor allem durch negative Grundannahmen über die eigene Person, die Welt und die Zukunft und durch ausgeprägtes dichotomes Denken, selektive Abstraktion, emotionale Beweisführung, absolute Forderungen und niedrige Frustrationstoleranz charakterisiert sind und in enger Beziehung zu den Schwierigkeiten der Verhaltens- und Emotionsregulation stehen. Weiterhin bestehen erhebliche Defizite in Problemlösefähigkeiten, sozialer Kompetenz, Fähigkeit zu Entspannung und innerer Achtsamkeit. Die dysfunktionalen Bewältigungsstrategien der Patientinnen und Patienten führen zu einem Symptomstress, der im Sinne eines Teufelskreises die Aufrechterhaltung der Störung erheblich begünstigt.

2.5. Spezielle Probleme in der Rehabilitation

Patientinnen und Patienten mit BPS stellen eine Herausforderung an das therapeutische Team in psychiatrischen und psychotherapeutischen Fachkliniken dar. Es sind Besonderheiten in der Beziehungsgestaltung zu beachten. Therapeuten und Kotherapeuten müssen erlernen auf Gefühlsausbrüche bis hin zu Beleidigungen oder Liebeserklärungen, impulsives Handeln, rasche Kontaktabbrüche professionell zu reagieren. Das therapeutische Team benötigt deshalb zusätzliche Ausbildung und Supervision.
Die Diagnose BPS ist nur bei einem Teil der Patientinnen und Patienten im Vorfeld gestellt worden, so dass sie auf ein nicht ausreichend vorbereitetes therapeutisches Setting treffen. Der Behandlungsverlauf wird durch die Komorbidität komplizierter und verlängert. Alle diese Faktoren erhöhen das Risiko von Fehlschlägen in der Behandlung.

Tab. 3: Typische kognitiv-emotionale Schemata bei Borderline-Persönlichkeits-störung

---

- Die Welt ist gefährlich und feindselig.
- Das Leben ist leer und sinnlos.
- Ich bin machtlos und verletzlich.
- Ich werde immer allein sein.
- Meine Begeisterung für Menschen schlägt oft in Enttäuschung um.
- Ich kann andere Menschen nur lieben oder hassen.
- Dinge, Situationen oder Verhaltensweisen sind entweder gut oder schlecht, richtig oder falsch.
- Ich weiss oft selbst nicht, wer ich bin.
- Wenn ich mich traurig oder unausgeglichen fühle, hilft es, mich in gefährliche Situationen zu begeben.
- Wenn ich mich schlecht fühle, fordere ich das Schicksal heraus.
- Manchmal kann ich Situationen nur mit Alkohol oder Drogen bewältigen.
- Meine Stimmung hängt mehr von meiner Umgebung als von mir selbst ab.
- Der Gedanke, mich umbringen zu können, hilft mir in schwierigen Situationen.
- Manchmal ist Selbstverletzung die einzige Möglichkeit, Spannung los zu werden.

2.6. Therapeutische Strategien

Der am besten evaluierte Behandlungsansatz bei BPS ist die dialektisch-behaviorale Therapie nach Marsha Linehan (Linehan, 1993, 1994), zu der auch ein Therapiemanual in deutscher Sprache vorliegt. Dieser Therapieansatz integriert klassische verhaltenstherapeutische Methoden wie Informationsvermittlung, Bedingungsanalyse, kognitive Umstrukturierung, soziales Kompetenztraining, Problemlösetraining, Entspannungsverfahren, Kontraktmanagent mit einem speziell auf die Bedürfnisse von Patientinnen und Patienten mit BPS abgestimmten Emotionskontrolltraining und Achtsamkeitstraining. Es wird empfohlen, eine bestimmte Hierarchie von Therapiezielen zu beachten (Tabelle 4). Der Ansatz wird von einem ausdifferenzierten Krankheitswissen getragen. Er versucht eine Synthese zwischen Veränderungsstrategien und Akzeptanz und Validierung der Verhaltens- und Erlebnisweisen der Patientinnen und Patienten zu finden.

Das von Marsha Linehan vorgelegte Manual beschreibt eine intensive ambulante Therapie mit einer Kombination von Einzel- und Gruppentherapie. Eine Evaluation von stationären Behandlungsprogrammen mit dialektisch-behavioraler Therapie für Patientinnen und Patienten mit BPS findet zur Zeit an den psychiatrischen Universitätskliniken in Freiburg und Lübeck statt.

Eine etablierte psychopharmakologische Behandlung der BPS existiert nicht. Positive Erfahrungen werden vom Einsatz von Serotoninwiederaufnahmehem-

Tab. 4: Hierarchie der Therapieziele in der Dialektisch-Behavioralen Therapie der Borderline-Persönlichkeitsstörung
Phase 1 und 2

- Zielvereinbarungen und Einbindung in das Therapieprogramm
- Verminderung des suizidalen und selbstverletzenden Verhaltens
- Verminderung therapiegefährdender Verhaltensweisen
- Verminderung von Verhaltensweisen, die Lebensqualität herabsetzen
- Aufbau von Verhaltensfertigkeiten (Interpersonelle Kompetenz, Emotions-kontrolle, Stressbewältigung, Selbstmanagement)

mern wie beispielsweise Fluoxetin und von Substanzen zur Phasenprophylaxe wie Carbamazepin oder Valproinsäure berichtet.

Wichtig ist es, in der Behandlung eine Balance zwischen der Behandlung der BPS und der häufig gleichzeitig vorliegenden Achse-I-Störung zu finden. Bei schweren depressiven Episoden wird im Regelfall der Versuch einer psycho-pharmakologischen antidepressiven Behandlung unternommen. Das Konzept von Marsha Linehan beinhaltet bereits viele Elemente einer kognitiv-verhaltenstherapeutischen Therapie bei Depression. Zusätzlich werden Maß-nahmen zum Aktivitätsaufbau in das Behandlungskonzept integriert. Komorbide Essstörungen dagegen werden durch das Linehan Konzept kaum erfasst. Hier verwenden wir zusätzlich Therapieelemente wie gemeinsames Essen mit thera-peutischer Begleitung, Führen von Essprotokollen, Lehrküche und eine indikati-onsbezogene Gruppe.

Literatur

American Psychiatric Association (1996). Diagnostisches und Statistisches Manual Psychischer Störungen DSM-IV (Deutsche Bearbeitung). Göttingen: Hogrefe.

Beck, A.T. & Freeman, A. (1990). Cognitive therapy of personality disorders. NewY-ork: Guilford.

Braun, D. L., Sunday, S. R. & Halmi, K. A. (1994). Psychiatric comorbidity in patients with eating disorders. Psychological Medicine, 24, 859-67.

Linehan, M.M. (1993) Cognitive-behavioral treatment of borderline personality disor-der. New York: Guilford.

Linehan, M.M. (1994). Dialektische Verhaltenstherapie bei Borderline-Persön-lichkeitsstörungen In: M. Zielke & J. Sturm (Hrsg.) Handbuch Stationäre Verhal-tenstherapie (S. 796-804). Weinheim: Psychologie Verlags Union.

Linehan, M. M., Armstrong, H. E., Suarez, A, Allmon, D. & Heard, H. L. (1991). Cog-nitive-behavioral treatment of chronically parasuicidal borderline patients. Ar-chives of General Psychiatry, 48, 1060-4.

Margraf, J. (1996). Lehrbuch der Verhaltenstherapie. Berlin: Springer Verlag.

Pepper, C. M., Klein, D. N., Anderson, R. L., Riso, L. P., Quimette, P. C. & Lizardi, H. (1995). DSM-III-R axis II comorbidity in dysthymia and major depression. American Journal of Psychiatry, 152, 239-47.

Zanarini, M. C., Frankenburg, F. R., Dubo, E. D., Sickel, A. E., Trikha, A., Levin, A. & Reynolds, V. (1998). Axis I comorbidity of borderline personality disorder. American Journal of Psychiatry, 155, 1733-9.

Ein psychoedukativ- und kompetenzorientiertes Gruppentherapieprogramm für Patienten mit Persönlichkeitsstörungen[1]

Bernt Schmitz, Annette Handke-Raubach

Am Beispiel eines psychoedukativ- und kompetenzorientierten Gruppentherapieprogramms wird ein psychoedukativer Behandlungsansatz für Patienten mit dysfunktionalen Persönlichkeitsstilen und Persönlichkeitsstörungen beschrieben, der auf einem dimensionalen Modell der Persönlichkeitstile basiert. Der psychoedukative Behandlungsansatz integriert wesentliche Aspekte der vorliegenden kognitiv-verhaltenstherapeutischen Behandlungskonzepte und berücksichtigt dabei die besonderen Problemstellungen bei Patienten mit Persönlichkeitsstörungen durch eine stärkere Ressourcenorientierung und Informierung des Patienten.
Wir haben an anderer Stelle (Fydrich et al., 1996a und b, Schmitz et al., 1996b) aus inhaltlichen und methodischen Gründen vorgeschlagen, das stigmatisierende Konzept der kategorialen Diagnostik von Persönlichkeitsstörungen durch eine dimensionale Erfassung von Persönlichkeitseigenarten zu ersetzen. Mit dem vorliegenden Gruppenkonzept auf der Basis des dimensionalen Modells der Persönlichkeitstile greifen wir unseren Vorschlag auf und geben ein Beispiel für die therapeutischen Praxis.

1. Einleitung

In der kognitiven Verhaltenstherapie gehört die Aufklärung und Informierung des Patienten über seine spezifischen Probleme und Störungen, deren Diagnose, Ätiologie, Behandlung und Prognose zu einem integralen Bestandteil des therapeutischen Vorgehens. Patienten sollten in einer angemessenen Sprache erfahren, was ihre Therapeuten aus Sicht der Forschung und klinischen Erfahrung über ihre Beschwerden und Probleme sowie deren Ursachen und Behandlungsmöglichkeiten wissen. Psychoedukative Maßnahmen und Informationsmaterialien finden sich seit Mitte der 80er Jahre in fast allen Therapiemanualen zu psychischen oder psychosomatischen Störungen (vgl. Fiedler, 1996) wie auch zu den Persönlichkeitsstörungen (z.B. Linehan, 1993a; Young, 1990).
Psychoedukative Maßnahmen werden damit begründet, daß mit einer angemessenen Aufklärung des Patienten die Zufriedenheit mit der Therapie und das

---

[1] Der Artikel ist erstmals erschienen in Praxis der Klinischen Verhaltensmedizin und Rehabilitation, 1999. Abdruck mit Genehmigung des Verlags.

Vertrauen in die Behandlung wachse. Akzeptierbare Information begünstige die aktive und eigenverantwortliche Mitarbeit des Patienten und wirke für sich bereits hochgradig therapeutisch (vgl. Fiedler, 1997).

Angesichts der oft zu beobachtenden ungünstigen Behandlungsverläufe bei Patienten mit Persönlichkeitsstörungen sind psychoedukative Maßnahmen aus unserer Sicht für diese Patientengruppe besonders indiziert. So berichten zahlreiche Studien an Patienten mit depressiven Störungen, Angst- und Zwangsstörungen, Eßstörungen oder Substanzmißbrauch bzw. -abhängigkeit, daß Patienten mit zusätzlichen Persönlichkeitsstörungen häufiger die Behandlung abbrechen oder ein ungünstigeres Behandlungsergebnis erzielen, als Patienten ohne zusätzliche Persönlichkeitsstörungen (Schmitz et al., 1996b). Als Gründe für den ungünstigeren Behandlungserfolg von Patienten mit zusätzlichen Persönlichkeitsstörungen werden nicht nur die komplexen Probleme und Beschwerden der Patienten diskutiert, sondern auch die häufig zu beobachtenden Interaktions-, Motivations- und Complianceprobleme im Behandlungsverlauf. Patienten mit Persönlichkeitsstörungen gelten vor allem deshalb als schwer zu behandeln, weil sie das eigene Verhalten als "zu sich gehörig" (ichsynton) erleben und nicht als "ichfremde" (ichdystone) Symtomatik, die sie gerne wieder los wären. Die Patienten sehen die Schwierigkeiten im Umgang mit anderen Menschen und Problemen oft unabhängig vom eigenen Verhalten (sie sehen sich als Opfer anderer oder des Systems), haben wenig Einsicht in die Unangemessenheit ihrer Überzeugungen und Verhaltensweisen und suchen eine Therapie oft erst wegen der Folgeprobleme (z.B.Depressionen) oder auf Drängen der Umwelt auf.

Mit dem im folgenden vorgestellten psychoedukativen Behandlungsansatz gehen wir davon aus, daß sich die Therapieverläufe von Patienten mit Persönlichkeitsstörungen grundsätzlich günstiger gestalten lassen, wenn Therapeuten im Rahmen einer umfassenden Eingangsdiagnostik auch die Diagnose einer Persönlichkeitsstörung überprüfen und ein "angemessenes" konzeptuelles und sprachliches Handwerkszeug zur Verfügung haben, um die Probleme offen und transparent mit ihren Patienten zu thematisieren und in die therapeutischen Überlegungen einzubeziehen. Im Rahmen einer von Therapeut und Patient gemeinsam erarbeiteten funktionalen Bedingungsanalyse kann der Einfluß persönlichkeitsspezifischer Einstellungs- und Verhaltensmuster auf symptomatische Störungen und andere Problembereiche (z.B. Beziehungsgestaltung) dann frühzeitig in der Therapie zur Sprache kommen. Dies sollte allen Beteiligten nicht nur ein angemesseneres Verständnis der Probleme des Patienten und ihrer Zusammenhänge ermöglichen, sondern auch einen konstruktiveren Umgang mit den aufkommenden Schwierigkeiten in der Zusammenarbeit und Beziehungsgestaltung sowie die Entwicklung angemessener und realistischer Therapieziele und insgesamt einen günstigeren Verlauf der Behandlungsmaßnahme bewirken.

2. Die stigmatisierende Sprache und Defizitorientierung des Persönlichkeitsstörungskonzepts

Die klinische Erfahrung zeigt, daß die konkrete therapeutische Arbeit mit Patienten mit Persönlichkeitsstörungen nicht nur durch die besonderen Probleme der Patienten erschwert wird, sondern auch durch das Persönlichkeitsstörungskonzept selbst und seine Sprache. Trotz der Fortschritte in der Diagnostik und Behandlung von Persönlichkeitsstörungen sind viele Probleme weiterhin ungelöst (vgl. Fiedler, 1995; Fydrich et al., 1996b; Schmitz et al., 1996b). Hierzu gehören nicht nur die ungenügende Validität der Diagnosen, die hohen inneren Komorbiditäten zwischen einzelnen Persönlichkeitsstörungen, die unklare Abgrenzung zu klinischen Syndromen oder die Konfundierung von Persönlichkeitsstörungen und klinischen Syndromen, sondern auch die weiterhin stigmatisierende Sprache und die einseitig psychopathologisierende und defizitorientierte Sichtweise des Persönlichkeitsstörungskonzepts.

Als besonders kritischen Gesichtspunkt sehen wir das unbeirrte Festhalten am überholten Begriff der Persönlichkeitsstörungen, der eine psychopathologisch eingeengte Sicht des Menschen und seines Erlebens und Verhaltens nahelegt und der von den Betroffenen kaum weniger diskriminierend erlebt wird, als seine sprachlichen Vorgänger "abnorme Persönlichkeit" oder "Psychopathie" und ebenso mit persönlicher Minderwertigkeit, Unreife oder Charakterschwäche gleichgesetzt wird. Tölle (1990) fragt in diesem Zusammenhang zu Recht: "Wer möchte schon seine Persönlichkeit alleine unter den Aspekt einer Störung gestellt sehen ?"(S. 9) und Jaspers (1976) formuliert so beeindruckend, daß er mehrfach zitiert wird: "Menschlich aber bedeutet die Klassifikation und Festlegung des Wesens eines Menschen eine Erledigung, die bei näherer Besinnung beleidigend ist und die Kommunikation abbricht" (zit. nach Tölle 1990, S. 9). Die psychiatrischen Kategorien mögen der Kommunikation zwischen Fachkollegen dienen, "als Einladung zur neugierigen Selbsterfahrung, als Ausgangspunkt für persönliche Entwicklung und für vertieftes zwischenmenschliches Verstehen taugen sie nicht" (Schulz von Thun 1989, S. 60). Hinter der "Ich-Syntonie" der Persönlichkeitsstörungen verbirgt sich u.U. auch der Widerstand von Patienten gegenüber einer therapeutischen Sprache und Sichtweise, die Persönlichkeit eines Menschen "allein unter dem Aspekt einer Störung" zu betrachten, oft verbunden mit einer einseitigen Schuldzuweisung für die auftretenden Probleme an die Betroffenen.

Die Sprache des Persönlichkeitsstörungskonzepts und die durch das Konzept nahegelegte einseitige Psychopathologisierung und Defizitorientierung wirkt sich bei vielen Patienten ungünstig auf die Motivation und Mitarbeit aus und stößt auch bei vielen Therapeuten auf Ablehnung.

Die ablehnende Haltung von Therapeuten führt oft dazu, daß Persönlichkeitsstörungen diagnostisch nicht abgeklärt werden und daß Therapeuten erst dann das Vorliegen einer Persönlichkeitsstörung bei ihren Patienten vermuten, wenn es zu erheblichen Problemen in der therapeutischen Beziehung und Zusammenarbeit kommt. Zu diesem Zeitpunkt ist auf Grund der starken negativen Gefühle aller Beteiligten und der vorausgegangenen konflikthaften und kränkenden Beziehungserfahrungen das Vertrauensverhältnis zwischen Patient und Therapeut oft so beeinträchtigt, daß eine weitere konstruktive Zusammenarbeit nicht mehr möglich scheint. Therapeuten fühlen sich in dieser Phase oft ausgenutzt, enttäuscht oder verärgert und möchten am liebsten nichts mehr mit ihrem Patienten zu tun haben. Unter Umständen legt sich der Ärger, wenn der Therapeut in der Supervision einen Schritt zurückgeht, das Verhalten des Patienten weniger persönlich nimmt, die interpersonelle Strategie des Patienten im biographischen Kontext verstehen lernt und mit einem ausgewogenen Verhältnis von Einfühlung und Abgrenzung darauf zu reagieren vermag. Ein Perspektivenwechsel, die Verarbeitung anderer Aspekte der Informationen oder neue Informationen aus der Biographie des Patienten erlauben dann im günstigen Falle eine ganz neue Art des Verstehens und Herangehens.

Angesichts der beschriebenen Probleme des Persönlichkeitsstörungskonzepts überrascht es nicht, daß Therapeuten sich scheuen, ihre Patienten über die Diagnose einer Persönlichkeitsstörung und ihre Bedeutung aufzuklären. Die mangelnde Informierung und Aufklärung der Patienten steht aber nicht nur im Widerspruch zu einem Grundrecht des Patienten nach Aufklärung, sondern schadet auch der Wirksamkeit therapeutischer Maßnahmen.

3. Das dimensionale Konzept der Persönlichkeitsstile als Grundlage des psychoedukativen Behandlungsansatzes

Im Folgenden wird ein psychoedukativer Behandlungsansatz für Patienten mit dysfunktionalen Persönlichkeitsstilen und Persönlichkeitsstörungen vorgestellt, der im Rahmen der stationären verhaltenstherapeutischen Psychosomatik entwickelt wurde und der die besonderen Problemstellungen von Patienten mit Persönlichkeitsstörungen durch eine stärkere Ressourcenorientierung und Informierung des Patienten berücksichtigt.

Der psychoedukative Behandlungsansatz orientiert sich an der dimensionalen Sichtweise und ressourcenorientierten Sprache von Oldham und Morris (1992). Die Autoren haben mit lebendiger und wertschätzender Sprache eine Publikation für Laien vorgelegt, die, basierend auf dem dimensionalen Konzept der Persönlichkeitsstile, über das Thema informiert. Hinzugefügt werden sollte, daß dieses Buch (trotz der oft großzügigen Verallgemeinerungen) nicht nur ein gelungener Text für Laien ist, sondern auch für Therapeuten vielfältige Anregungen gibt, Kenntnisse und Wissensbestände der psychiatrischen und klinisch-psychologischen Forschung in eine Sprache übersetzt, mit der sich Patienten verstanden und nicht stigmatisiert fühlen und die motiviert und anregt. Ausgehend von den normalen, anpassungsfähigen Persönlichkeitsstilen mit großer Variationsbreite werden dysfunktionale Persönlichkeitsstile und Persönlichkeitsstörungen als deren Extreme aufgefaßt, als "Übertreibungen" der jeweiligen Persönlichkeitsstile (des Guten zuviel), die in unterschiedlichen Anteilen in jedem Menschen als unverzichtbare Qualitäten vorhanden sind (vgl. Kuhl & Kazen, 1997; Oldham & Morris, 1992). Im Einzelnen handelt es sich um folgende 13 Stile, die in Anlehnung an die im DSM-III-R (APA, 1987) beschriebenen Persönlichkeitsstörungen (PS) von Oldham und Morris entwickelt wurden (in Klammern die jeweilige Persönlichkeitsstörung als Extremausprägung des Stils): gewissenhaft (zwanghafte PS), selbstbewußt (Narzißtische PS), dramatisch (histrionische PS), wachsam (paranoide PS), sprunghaft (Borderline-PS), anhänglich (dependente PS), ungesellig (schizoide PS), lässig (passiv-aggressive PS), sensibel (selbstunsichere PS), exzentrisch (schizotypische PS), abenteuerlich (antisoziale PS), aufopfernd (selbstschädigende PS) und aggressiv (sadistische PS).

Das dimensionale Konzept der Persönlichkeitsstile ermöglicht gleichermaßen einen ressourcenorientierten als auch einen problemorientierten therapeutischen Zugang, indem jeder Persönlichkeitsstil in seinen Stärken und in seinen Risiken/Schwächen erarbeitet wird und der Patient die Erfahrung macht, daß sein oftmals seltsam und befremdlich wirkendes Verhalten als subjektiv sinnhafte Anpassungs- und Überlebensstrategie in spezifischen Sozialisationskontexten verstanden wird. Die Ressourcenorientierung bildet sich auch in einer lebendigen und wertschätzenden Sprache ab, die eher Neugier und Mitarbeit des Patienten sowie seine Bereitschaft zur Selbstoffenbarung und Reflexion eigener Einstellungen und Verhaltensweisen fördert, als eine einseitige Defizitorientierung.

Das dimensionale Konzept der Persönlichkeitsstile stellt einen Kompromiß zwischen psychiatrischer Sichtweise und Erfahrung (typologische Einteilung der Stile) und der dimensionalen Sichtweise der differentiellen Psychologie dar. Dem kategorialen Konzept der psychiatrischen Diagnostik steht die psychologische Tradition der differentiellen Psychologie gegenüber, die im Bereich der Diagnostik von Persönlichkeitseigenschaften meist einem dimensionalen Modell folgt. Das bedeutet, daß bei Personen von einem Kontinuum von Eigenschaften, Einstellungen und Verhaltensweisen ausgegangen wird, nicht aber von qualitativen "Sprüngen", oder einer Unterscheidung von "gestört" versus "nicht gestört". Es gibt eine Vielzahl von Forschungsarbeiten, die sich dem Unterschied zwischen der dimensionalen und kategorialen Persönlichkeitsdiagnostik widmen (vgl. Saß et al., 1996) und die deren Vor- und Nachteile aufzeigen. Persönlichkeitsdimensionen werden in den psychologischen Modellen in der Regel auf der Basis empirisch auffindbarer Zusammenhangsmuster definiert (z.B. Catell, 1965; Eysenck, 1967; Fahrenberg et al., 1989; McCrae & Costa, 1987). Die Nachteile dieser korrelationsstatistischen Ansätze für die klinische Praxis sind u.a., daß die gewonnenen Zusammenhangsdimensionen sehr abstrakte Konstrukte darstellen, wenig Bezug zur klinischen und Alltags-Sprache haben und unter Umständen Verhaltensmerkmale zusammenfassen, die aus klinischer Sicht als unterscheidbare Phänomene behandelt werden (vgl. Kuhl & Kazen, 1997).

Nachdem zuerst von Oldham und Morris (1992) der Entwurf eines Fragebogens zur Erfassung von Persönlichkeitsstilen in Anlehnung an die, im DSM-III-R beschriebenen Persönlichkeitsstörungen vorgelegt wurde, publizierten in jüngster Zeit Kuhl und Kazen (1997) mit vergleichbarer Absicht erste Daten zu einem empirisch konstruierten Fragebogen (PSSI, Persönlichkeitsstil- und Störungs-Inventar), der sich am DSM-IV (APA, 1994) orientiert. Mit dem PSSI liegt damit jetzt ein wissenschaftlich konstruiertes Selbstbeurteilungsinstrument vor, das die relative Ausprägung von 13 Persönlichkeitsstilen quantifiziert und das für jeden

Probanden die Erstellung und Auswertung eines Persönlichkeitsstil-Profils ermöglicht. Auch wenn manche Menschen einen Stil in auffälliger "Reinkultur" verkörpern, sind es eher bestimmte Kombinationen oder Mischungen von Stilen, die für einen bestimmten Menschen in bestimmten Situationen typisch sind und die seine Einzigartigkeit belegen.

4. Ein psychoedukativ- und kompetenzorientiertes Gruppentherapieprogramm[2]

Der psychoedukative Behandlungsansatz wurde zuerst als Vortragsreihe konzipiert und erprobt (vgl. Schmitz, 1999) und wird derzeit in einer modifizierten und manualisierten Form als Gruppentherapieprogramm (Schmitz et al., im Druck) in der stationären verhaltenstherapeutischen Psychosomatik und Suchttherapie durchgeführt und wissenschaftlich evaluiert (vgl. Schmitz et al., 1999). Die Maßnahme wird als zusätzlicher Therapiebaustein in einem stationären verhaltenstherapeutischen Behandlungssetting für Patienten angeboten, die neben ihren symtomatischen Störungen dysfunktionale Persönlichkeitsstile und Persönlichkeitsstörungen aufweisen, die in einem aufrechterhaltenden Zusammenhang zur Symtomatik und zu den weiteren Problembereichen stehen. Wir haben an anderer Stelle anhand von Falldarstellungen und Erläuterungen zu den Therapiebausteinen unser Behandlungskonzept für Patienten mit Persönlichkeitsstörungen ausführlich beschrieben (Limbacher & Schmitz, 1996), das jetzt ergänzt wird um das neue Behandlungsangebot.

Das psychoedukative Behandlungsangebot verfolgt die Zielsetzung, frühzeitig im Therapieprozeß den Patienten für eine Auseinandersetzung mit dem eigenen Persönlichkeits- und Kommunikationsstil, seiner Entwicklung und seinen Auswirkungen anzuregen. Im Vordergrund steht deshalb die Aufklärung, Informierung und Motivierung des Patienten.

Das Gruppenprogramm wurde vorerst speziell für Patienten mit Persönlichkeitsstilen und Persönlichkeitsstörungen aus dem ängstlichen und emotional instabilen Cluster nach DSM-IV entwickelt, d.h. für Patienten mit selbstunsicherer, dependenter, zwanghafter, histrionischer, narzißtischer und Borderline-Persönlichkeitsstörung (bzw. entsprechendem Persönlichkeitsstil). Diese sechs Persönlichkeitsstörungen sind nach den vorliegenden Ergebnissen (vgl. Fydrich et al., 1996a) die in der stationären verhaltenstherapeutischen Psychosomatik und Suchttherapie die am häufigsten diagnostizierten Persönlichkeitsstörungen.

Das Gruppenprogramm wurde so konzipiert, daß für jeden der sechs Persönlichkeitsstile zwei eineinhalbstündige Sitzungen zur Verfügung stehen. Zu jedem Persönlichkeitsstil gibt es einen ersten psychoedukativen Teil, in dem die rele-

---

[2] Das Gruppenpsychotherapieprogramm in der Therapie von Persönlichkeitsstörungen wird gegenwärtig, außer im Indikationsgebiet Psychosomatik, im Indikationsgebiet Sucht evaluiert und katamnestisch untersucht. Dies geschieht im Rahmen eines gemeinsamen Forschungsprojekts der Fachkliniken Bad Dürkheim (Psychosomatik) und Münchwies (Sucht) im rehabilitationswissenschaftlichen Forschungsverbund Freiburg/Bad Säckingen, gefördert von BMBF und VDR.

vanten Informationen gemeinsam mit den Patienten erarbeitet werden und einen kompetenzorientierten Übungsteil, in dem durch Übungen zu zentralen Problembereichen des jeweiligen Persönlichkeitsstils individuelle Kompetenzen gefördert werden sollen.

Im Einzelnen werden für jeden Persönlichkeitsstil folgende **psychoedukativen** Themenbereiche behandelt:

4. 1. Die charakteristischen Merkmale des Persönlichkeitsstils mit seinen Stärken und Risiken/Schwächen

Anhand anschaulicher Beispiele und Falldarstellungen werden die Merkmale des jeweiligen Stils und seine Stärken und Risiken/Schwächen herausgearbeitet. Dabei wird das charakteristische Muster des Denkens, Fühlens und Verhaltens in verschiedenen Schlüsselbereichen des Lebens erläutert: Selbstbild, Beziehungen, Arbeit, Gefühle, Selbstbeherrschung und Vorstellungen von der realen Welt (vgl. Oldham & Morris, 1992)

Im Blickpunkt steht der jeweilige Persönlichkeitsstil und die typische Art zu reagieren und sich mit anderen Menschen in Beziehung zu setzen. Dabei offenbaren sich die Stärken des Persönlichkeitsstils (z.B. pflichtbewußte Sorge, Hingabe und Leistung beim gewissenhaften Stil), aber auch seine Risiken oder Schwächen (z.B. geringe Flexibilität, andere Arbeitsstile zu respektieren; geringe Fähigkeiten zum Abschalten oder Entspannen beim gewissenhaften Stil), zu deren Überwindung es von Person zu Person ganz unterschiedlicher Anregungen bedarf.

4. 2. Klärung individueller Einstellungen und Verhaltenweisen

Im Rahmen einer Paarübung beantworten die Patienten - zunächst jeder für sich - einen Kurzfragebogen zur Erfassung von Einstellungen und Verhaltensweisen des jeweiligen Persönlichkeitsstils (ausgewählte Items des PSSI, Kuhl & Kazen, 1997). Im anschließenden Paargespräch berichten sich die Patienten gegenseitig ihre Selbst- und Fremdeinschätzungen und überprüfen diese durch gegenseitiges Befragen nach konkreten Erfahrungen und Beispielen.

4. 3. Wenn der Persönlichkeitsstil zum Problem wird

Darstellung und Analyse typischer Problemsituationen. Das Gruppenprogramm soll helfen, die eigenen Verhaltensweisen wahrzunehmen, in welchen Situationen sie zum Problem werden, woher sie kommen, wofür sie gut sind und welche Folgen sie haben. Am konkreten Beispiel und anhand von narrativen oder vorbereiteter szenischer Darstellungen (Rollenspiele, nonverbale Übungen) werden typische Problemsituationen für jeden Persönlichkeitsstil dargestellt und in Form modellhafter Darstellungen von Verhaltensanalysen und kognitiv-interpersonellen Teufelskreisen ausgewertet (als Beispiele siehe Abb. 1 u. 2).

Ausgehend von den normalen, anpassungsfähigen Persönlichkeitsstilen mit großer Variationsbreite werden dysfunktionale Stile (dysfunktionale Persönlichkeitsstile und Persönlichkeitsstörungen) als deren extreme Ausprägung aufgefaßt, als "Übertreibungen" der jeweiligen Persönlichkeitsstile, die in unterschiedlichen Anteilen in jedem Menschen vorhanden sind. Diese dysfunktionalen Stile sind durch geringe Flexibilität und Anpassungsfähigkeit sowie mangelnde Streßbewältigungsfähigkeiten gekennzeichnet (Millon, 1981). Obwohl wir lieber auf den Begriff der Persönlichkeitsstörung gänzlich verzichten würden und ihn auch für die Diagnostik durch den Begriff des Persönlichkeitsstils austauschen würden, führen wir ihn unter den gegebenen Verhältnissen zur Informierung der Patienten als Fachbegriff ein, der zum professionellen Gebrauch bestimmt ist. Im sprachlichen Umgang werden Bezeichnungen wie "überentwickelte" oder "unflexible" Persönlichkeitsstile vorgezogen. Es wird angenommen, daß dysfunktionale Stile in milderer Art universelle Umgangsformen sind: Es wird also nicht von einer dichotomen Abgrenzung von "normal" und "gestört" ausgegangen, sondern es werden fließende Übergänge angenommen. Die Quantität des Persönlichkeitsstils in einem Kontinuum schafft Probleme im Leben, nicht seine Qualität (vgl. Oldham & Morris, 1992).

Der Einfluß grundlegender Überzeugungen auf das Verhalten in konkreten Situationen. Für jeden Persönlichkeitsstil werden dysfunktionale grundlegende Überzeugungen herausgearbeitet, die das Verhalten in konkreten Situationen prägen. Aus schematheoretischer oder kognitiv-verhaltenstherapeutischer Sicht werden dysfunktionale Persönlichkeitsstile und Persönlichkeitsstörungen vorrangig als Beziehungsstörungen verstanden und es wird davon ausgegangen, daß die dysfunktionalen Schemata des Patienten eine zentrale Rolle bei Persönlichkeitsstörungen spielen. Schemata sind äußerst stabile und durchgängige kognitiv-affektive Muster, die sich in der Kindheit entwickeln und über ein Leben lang erweitert werden. Die aktiven Schemata regeln die Informationsaufnahme, die Integration von Erfahrungen in unsere persönliche Welt und bestimmen unsere Gefühle, unser Alltagsverhalten sowie die Art und Weise, wie wir das Verhalten anderer wahrnehmen und wie wir generell mit Menschen und Aufgaben umgehen (vgl. Beck et al., 1990; Young, 1990).

Der Einfluß von Erfahrungen aus Kindheit und Jugendzeit für die Entwicklung des Persönlichkeitsstils. Die Einstellungen, Wahrnehmungen und Verhaltensweisen des Patienten sind nicht aus sich heraus entstanden, sondern Ergebnis der Interaktion mit signifikanten Bezugspersonen. Für jeden Persönlichkeitsstil werden prototypische Entwicklungskontexte und Beziehungserfahrungen erarbeitet, die die Entwicklung dysfunktionaler Schemata/Überzeugungen und Stile begünstigen (siehe Abb. 1).

Das frühkindliche Beziehungsumfeld prägt wesentlich die Kategorien, mit denen das Individuum seine Welt von individuellen Bedeutungen konstruiert. Der kognitiv-verhaltenstherapeutische Erklärungsansatz hebt die chronisch ungünstigen

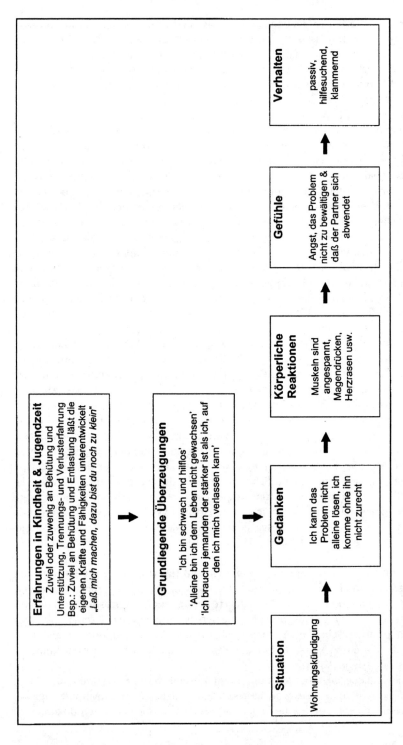

Abb. 1: **Wenn der anhängliche Stil zum Problem wird**: *Der Einfluß grundlegender Überzeugungen auf das Verhalten in konkreten Situationen (im Druck Schmitz et al., 1999)*

und häufig traumatischen Sozialisationsbedingungen bei Individuen mit Persönlichkeitsstörungen hervor und betont die Rolle früher Beziehungserfahrungen für die Entwicklung der Kernschemata und Problembereiche. Um z.B. ein positives Selbstwertgefühl zu entwickeln, brauchen Kinder die Liebe und den Respekt der Eltern und Geschwister sowie die Anerkennung Gleichaltriger. Wenn Kinder nicht genug Respekt, Liebe und Anerkennung erhalten und stattdessen übermäßig kritisiert oder bestraft werden, sind sie vulnerabel für die Schemata der Wertlosigkeit: Unzulänglichkeit/nicht liebenswert sein, soziale Unerwünschtheit, Inkompetenz/Versagen, Schuld/Strafe oder Scham/Verlegenheit. Das Verhalten der Betroffenen wird als eine, aus der individuellen Lerngeschichte nachvollziehbare und subjektiv sinnhafte, im weiteren Lebenslauf aber untaugliche Anpassungs- und Überlebensstrategie zum Schutz der eigenen zwischenmenschlichen Verletztbarkeit aufgefaßt. Beck und Mitarbeiter (1993) sprechen von interpersonellen Strategien, z.B. besteht die interpersonelle Strategie von Menschen mit selbstunsicherer Persönlichkeitsstörung darin, Situationen, in denen sie bewertet werden könnten, zu vermeiden. Die Zusammenhänge zwischen den aktuellen interpersonellen Bedürfnissen, Einstellungen und Verhaltensweisen und der eigenen Lern- und Entwicklungsgeschichte sind den Betroffenen meistens nicht bewußt. Eine wichtige Aufgabe der Therapie besteht darin, dem Patienten dabei zu helfen, diese Zusammenhänge wahrzunehmen und ihm damit ein Erklärungsmodell für sein Verhalten zu bieten. Dies löst zwar noch nicht die Schwierigkeiten, entlastet aber und macht sie verständlich und nachvollziehbar. Ziel ist ebenfalls, zu akzeptieren, daß die Probleme nur durch einen selbst vermindert werden können, auch wenn sie durch andere "verschuldet" worden sind (vgl. Linehan, 1993).

Beziehungsgestaltung und Aufrechterhaltung des Persönlichkeitsstils. Welchen Einfluß haben die dysfunktionale Stile eines Menschen in seiner persönlichen und beruflichen Beziehungsgestaltung, welche Reaktionen bewirken sie und welche Rückwirkungen hat dies für den Betroffenen? Die individualpsychologische Betrachtung der Entwicklung dysfunktionaler Stile wird durch durch eine systemische Analyse prototypischer Beziehungserfahrungen ergänzt. Am Modell der "Teufelskreise" (vgl. Schulz von Thun, 1989) werden für jeden Stil prototypische Beziehungserfahrungen dargestellt bzw. erarbeitet, die wesentlich zur Aufrechterhaltung dysfunktionaler Stile beitragen. Die Patienten werden in die Erarbeitung dieser Teufelskreise miteinbezogen und haben z.B. die Aufgabe, typische Beziehungsabläufe (z.B. klammerndes Verhalten bei abhängigem/dependentem Stil, kontrollierendes und bestimmendes Verhalten bei gewissenhaftem/zwanghaftem Stil) szenisch und "ohne Worte" darzustellen. Ziel ist, die Beziehungsgestaltung aus der Distanz einer Vogelperspektive zu betrachten und die eigene Mitverantwortung für die bestehenden zwischenmenschlichen Schwierigkeiten wahrzunehmen.

Der Einfluß des Persönlichkeitsstils auf die Entwicklung psychischer und psychosomatischer Störungen. Für jeden Persönlichkeitsstil wird an Beispielen aufgezeigt, wie sich symptomatische Störungen vor dem Hintergrund dysfunk-

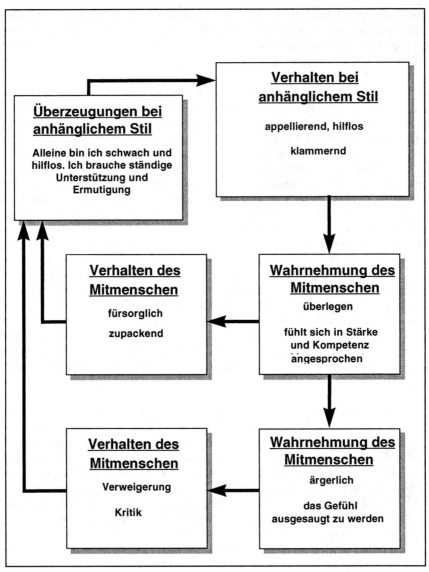

Abb. 2: **Teufelskreise bei anhänglichem Stil**: Welche Reaktionen löst der anhängliche Stil einer Person bei anderen aus und welche Rückwirkungen hat dies für den Betroffenen? (Schmitz et al., im Druck)

Stile entwickeln können und die Patienten werden aufgefordert, über eigene Erfahrungen zu berichten.
Aus klinischer Sicht sehen wir die Entwicklung symptomatischer Störungen bei Patienten mit dysfunktionalen Stilen oft vor dem Hintergrund zunehmender

tionaler interpersoneller Anforderungen, Belastungen und Konflikte der Betroffenen in der jeweiligen Lebenssituation und einem Mangel an grundlegenden psychosozialen Kompetenzen. Im Krankheitsverlauf gewinnt die symptomatische Störung dann meist eine Eigendynamik (z.B. Teufelskreis bei Angststörungen) und eine spezifische intrapsychische und interpersonelle Funktionalität im Sinne eines unangemessenen Bewältigungsversuchs des Patienten. (z.B. Schutz des fragilen Selbstbildes, Spannungsreduktion, Zuwendung) So können sich z.B. bei Patienten mit narzißtischer Persönlichkeit depressive Störungen entwickeln als Folge der Enttäuschung grandioser Erwartungen. Somatoforme Störungen ermöglichen über einen sozial anerkannten Weg den klassischen sekundären Krankheitsgewinn durch Aufmerksamkeit und Zuwendung und sind eine annehmbare Erklärung dafür, das in der Realität nicht erreicht wurde, was auf Grund grandioser Erwartungen möglich gewesen wäre. Eine Überempfindlichkeit gegenüber der Einschätzung durch andere kann sich als soziale Phobie manifestieren und uneingestandene Spannungen auf Grund dieser Überempfindlichkeit können mit Alkohol oder Medikamenten abgebaut werden.

4.4. Anregungen für die persönliche Entwicklung und Beziehungsgestaltung

Richtungen der Persönlichkeitsentwicklung. Als Starthilfe für den Patienten und für die Einzeltherapie werden für jeden Persönlichkeitsstil Anregungen gegeben, um neue Perspektiven, Erfahrungen und Kompetenzen zu fördern. Anhand des Modells der Werte- und Entwicklungsquadrate (vgl. Schulz von Thun, 1989) werden für jeden Persönlichkeitsstil Entwicklungsrichtungen aufgezeigt. Mit dem Werte- und Entwicklungsquadrat ist die Annahme verbunden, daß in den Persönlichkeitsstilen bestimmte für das Zusammenleben der Menschen unverzichtbare Qualitäten verwirklicht sind, die zur Belastung werden, wenn sie nicht durch die entsprechenden Gegenqualitäten ausbalanciert sind. So kann Akzeptanz ohne Konfrontation zu konfliktscheuer Harmonisierung führen, während Konfrontation ohne akzeptierende Haltung zu Entwertung führt.
Machen sie das Beste aus ihrem Stil. Für jeden Persönlichkeitsstil werden spezifische Übungen beschrieben, die neue Erfahrungen und Kompetenzen im Denken, Erleben und Verhalten ermöglichen.
Im **kompetenzorientierten Übungsteil** werden ausgewählte Übungen und Rollenspiele durchgeführt (Motto: "Ohne Übung kein Meister"). Die thematischen Schwerpunkte des kompetenzorientierten Übungsteils sind: Gelassenheit und Genußfähigkeit (gewissenhafter Stil bzw. zwanghafte Persönlichkeitsstörung), Wahrnehmungsschulung und Konfliktfähigkeit (dramatischer Stil bzw. histrionische Persönlichkeitsstörung), selbstverantwortliches Verhalten und Ausdruck von Gefühlen, Wünschen und Bedürfnissen (anhänglicher Stil bzw. dependente Persönlichkeitsstörung), Einfühlungsvermögen und Umgang mit Kritik (selbstbewußter Stil bzw. narzißtische Persönlicheitsstörung), selbstsicheres Verhalten und Durchsetzung eigener Rechte (sensibler Stil bzw. selbstunsichere Persön-

lichkeitsstörung) sowie Achtsamkeit und Umgang mit Gefühlen (sprunghafter Stil bzw. Borderline-Persönlichkeitsstörung).

4.5. Besonderheiten und Zielsetzungen des Gruppentherapieprogramms

Die Inhalte des Gruppenprogramms wurden in Anlehnung an die Arbeiten von Beck und Mitarbeitern (1990), Benjamin (1993, 1996), Linehan (1993a und b, 1996), Oldham und Morris (1992), Riemann (1989), Schulz von Thun (1989), Turkat (1990) und Young (1990) entwickelt. Im Gruppenprogramm arbeiten wir mit kognitiven, erlebnis- und verhaltensorientierten Methoden (z.B. Sokratischer Dialog, Disput irrationaler Einstellungen, Phantasieübungen, szenischen Darstellungen und Rollenspielen, Hausaufgaben etc.) ergänzt durch vielfältige Wahrnehmungs- und Kommunikationsübungen und durch Methoden der Unterrichtsdidaktik (Lesematerial, Informationsvermittlung im Gruppengespräch, Kurzreferate, Kleingruppenarbeit, Fallbeispiele etc.).
Im Unterschied zu Behandlungs- und Gruppenkonzepten für Patienten mit spezifischen Persönlichkeitsstörungen basiert das Konzept auf einer heterogenen Gruppenzusammensetzung und es werden verschiedene Persönlichkeitsstile bzw. Persönlichkeitsstörungen bearbeitet. Für dieses Vorgehen sprechen nicht nur die hohen inneren Komorbiditäten bei Persönlichkeitsstörungen (vgl. Fydrich et al., 1996a). Als Vorteil sehen wir auch an, daß die Patienten nicht nur etwas über die Persönlichkeitsstile erfahren, die sie direkt betreffen, sondern daß sie auch mit anderen Stilen konfrontiert werden, in die es gilt sich hineinzuversetzen und Verständnis zu entwickeln für unterschiedliche interpersonelle Bedürfnisse, Einstellungen und Verhaltensweisen. Patienten mit Persönlichkeitsstörungen erleben die Welt oft nur aus der eigenen egozentrischen Perspektive (Liotti, 1992), sie haben dann nur geringe Fähigkeiten der Perspektivenübernahme, d.h. sie können sich nur wenig in das Erleben anderer hineinversetzen oder den Standpunkt oder Blickwinkel eines anderen einnehmen. So verstehen wir die Gruppe unter diesem Aspekt als ein Übungsfeld zur Förderung von Fähigkeiten der Perspektivenübernahme. Die Verschiedenheit der Gruppenteilnehmer kann sich im kompetenzorientierten Übungsteil dann besonders günstig auswirken, wenn die positiven Seiten oder Stärken der einzelnen Stile in einem ausgewogenen Verhältnis (z.B. von Einfühlung und Abgrenzung) situationsgerecht in den konkreten Übungen und Rollenspielen zum Ausdruck kommen. Dies fördert auch ein positives Gruppenklima und die gegenseitige Wertschätzung und Toleranz.
Die Zielsetzungen des Gruppenprogramms sind sowohl verstehens- als auch veränderungsorientiert, d.h. es geht nicht nur darum, sich selbst und andere Menschen besser zu verstehen und damit die Selbstakzeptanz, Menschenkenntnis und Toleranz zu fördern, sondern auch darum, Anregungen für die Förderung psychosozialer Fertigkeiten zu geben und diese zu üben.
Im Einzelnen stehen folgende Zielsetzungen im Vordergrund des Gruppenprogramms:

1. Die Förderung von Selbstwahrnehmung und Verständnis für das eigene Verhalten im Rahmen einer Auseinandersetzung mit dem eigenen Persönlichkeits- und Kommunikationsstil, seiner Entwicklung und seinen Auswirkungen auf sich selbst und andere Menschen. Die Patienten erfahren etwas über Persönlichkeitsstile, die sie selbst betreffen.

2. Die Förderung von Menschenkenntnis, Verständnis und Toleranz für das Verhalten anderer. Die Patienten erfahren etwas über Persönlichkeits- und Kommunikationsstile, die sie selbst weniger betreffen, unter Umständen aber Personen, mit denen sie privat oder beruflich zu tun haben.

3. Die Förderung psychosozialer Kompetenzen im Sinne einer "Verfügbarkeit und Anwendung von kognitiven. emotionalen und motorischen Verhaltensweisen, die in sozialen Situationen zu einem langfristig günstigen Verhältnis von positiven und negativen Konsequenzen führen" (Hinsch & Pfingsten 1983, S. 6).

Die Besonderheiten des Gruppenprogramms liegen in seiner Themenbreite, seiner Transparenz und vorgegebenen Struktur, in der Vielfalt der therapeutischen Methoden und Vorgehensweisen wie auch in den vorbereiteten Arbeitsmaterialien und Hausaufgaben, die eine kontinuierliche Arbeit gewährleisten (vgl. Schmitz et al., 1991). Die übersichtliche und für jeden Persönlichkeitsstil identische Struktur des Programms trägt zur Entängstigung bei und gibt durch seinen psychoedukativen Charakter besonders mißtrauischen, sozial ängstlichen oder affektiv instabilen Patienten Halt und einen Orientierungsrahmen mit mäßigem Anspruch an Nähe und Beziehungsintensität. Die Themen bedrängen weniger und machen eher neugierig, weil sie überschaubar sind und wechseln. Durch unterschiedliche Vorgehensweisen wird ein anregender und lebendiger Zugang ermöglicht, und Informationen erzeugen weniger Abwehr und Widerstand, wenn sie sachlich berichtet werden und die Gruppe der Adressat ist und weniger der Einzelne in der direkten Konfrontation. Die therapeutischen Interventionen sollten durch einfühlendes Verstehen und Anteilnahme geleitet sein, die Gruppenatmosphäre sollte unterstützend und nicht bedrohlich wirken. Darüberhinaus bemühen wir uns durch die Vergabe von Hausaufgaben in Kleingruppenarbeit, die aktive Mitarbeit der Patienten und die Kontaktaufnahme untereinander direkt zu fördern. Psychoedukation verstehen wir als "lebendigen Lernprozeß" der gemeinsamen und kreativen Erarbeitung relevanter Informationen und nicht als einseitige Kommunikation in einer asymetrischen Beziehungsgestaltung.

Psychoedukative Behandlungsangebote, wie das vorliegende Gruppenprogramm, schaffen Transparenz für den Patienten in der Therapie und lassen ihm die Freiheit, zu entscheiden, inwieweit er sich mit den erarbeiteten Informationen auch im persönlichen Bezug auseinandersetzen möchte oder nicht. Ressourcenorientierung, Transparenz und Entscheidungsfreiheit scheinen uns als Wirkfaktoren von besonderer Bedeutung für die Klärung und Entwicklung von Behandlungsmotivation bei Patienten mit "ich-syntonen" Störungen. Als Nachteile des psychoedukativen Gruppenkonzepts erleben wir oft die Beschränkungen, die mit dem strukturierten Vorgehen verbunden sind. Es mangelt insbesondere immer wieder an Zeit, um auf einzelne Patienten näher einzugehen. Sind wir selbst auch Bezugstherapeuten der Patienten, so können wir in der Einzeltherapie einzelne Themen aufgreifen und mit dem Patienten gemeinsam vertiefen. Haben die Patienten andere Bezugstherapeuten, so ist ein ständiger Informationsfluß zwischen uns als Gruppentherapeuten und den jeweiligen Bezugstherapeuten gefordert, der im Rahmen der komplexen Angebots- und Organisationsstruktur der Klinik nicht immer aufrechtzuerhalten ist.

Literatur

American Psychiatric Association (1987). Diagnostic and Statistical Manual of Mental Disorders. 3rd ed.. Washington DC: American Psychiatric Association.

American Psychiatric Association (1994). Diagnostic and Statistical Manual of Mental Disorders. 4th. ed.. Washinton DC: American Psychiatric Association.

Beck, A.T., Freeman, A. et al. (1990). Cognitive therapy of personality disorders. New York: Guilford Press. deutsch: Beck, A. T., Freeman, A. et al. (1993). Kognitive Therapie der Persönlichkeitsstörungen. Weinheim: Psychologie Verlags Union.

Benjamin, L.S. (1993). Interpersonal Diagnosis and Treatment of Personality Disorders. New York: Guilford Press.

Benjamin, L.S. (1996). Ein interpersoneller Behandlungsansatz für Persönlichkeitsstörungen. In: B. Schmitz, T. Fydrich & K. Limbacher (Hrsg.) Persönlichkeitsstörungen: Diagnostik und Psychotherapie (S. 136- 148). Weinheim: Psychologie Verlags Union.

Cattell, R.B. (1965). The scientific analysis of personality. Baltimore: Penguin.

Eysenck, H.J. (1967). The biological basis of personality. London: Thomas.

Fahrenberg, J., Hampel, R. & Selg, H. (1989). Das Freiburger Persönlichkeitsinventar. Göttingen: Hogrefe.

Fiedler, P. (1995). Persönlichkeitsstörungen. 2. Aufl. Weinheim: Psychologie Verlags Union.

Fiedler, P. (1996). Verhaltenstherapie in und mit Gruppen. Weinheim: Psychologie Verlags Union.

Fiedler, P. (1997). Die Zukunft der Verhaltenstherapie lag immer schon ziemlich genau in der Mitte, zwischen Phänomen- und Störungsorientierung. Verhaltenstherapie und Verhaltensmedizin, 18, 229 - 251.

Fydrich, T., Schmitz, B., Dietrich, G., Heinicke, S. & König, G. (1996a). Prävalenz und Komorbidität bei Persönlichkeitsstörungen. In: B. Schmitz, T. Fydrich & K. Limbacher (Hrsg.) Persönlichkeitsstörungen: Diagnostik und Psychotherapie (S. 56-90). Weinheim: Psychologie Verlags Union.

Fydrich, T., Schmitz, B., Hennch, C. & Bodem, M. (1996b). Zuverlässigkeit und Gültigkeit diagnostischer Verfahren zur Erfassung von Persönlichkeitsstörungen. In: B. Schmitz, T. Fydrich & K. Limbacher (Hrsg.) Persönlichkeitsstörungen: Diagnostik und Psychotherapie (S. 91-116). Weinheim: Psychologie Verlags Union.

Grawe, K., Donati, R. & Bernauer, F. (1994). Psychotherapie im Wandel. Von der Konfession zur Profession. Göttingen: Hogrefe.

Hinsch, R. & Pfingsten, U. (1983). Gruppentraining sozialer Kompetenz. Weinheim: Psychologie Verlags Union.

Kuhl, J. & Kazen, M. (1997). Persönlichkeits-Stil und Störungs-Inventar. Göttingen: Hogrefe.

Limbacher K. & Schmitz, B. (1996). Stationäre Verhaltenstherapie bei Persönlichkeitsstörungen. In: B. Schmitz, T. Fydrich & K. Limbacher (Hrsg.) Persönlichkeitsstörungen: Diagnostik und Psychotherapie (S. 278-317). Weinheim: Psychologie Verlags Union.

Linehan, M.M. (1989). Dialektische Verhaltenstherapie bei Borderline-Persönlichkeitsstörungen. In: B. Schmitz & K. Limbacher (Hrsg.) Praxis der Klinischen Verhaltensmedizin und Rehabilitation, Themenheft 8, 220-227.

Linehan, M.M. (1993a). Cognitiv-Behavioral Treatment of Borderline Personality Disorder. New York: Guilford Press. deutsch: Linehan, M.M. (1996a). Dialektisch-behaviorale Therapie der Borderline-Persönlichkeitsstörung. München: CIP-Medien.

Linehan, M.M. (1993b). Skills Training Manual for Treating Borderline Personality Disorder. New York: Guilford Press. deutsch: Linehan, M.M. (1996b). Trainingsmanual zur dialektisch-behavioralen Therapie der Borderline-Persönlichkeitsstörung. München: CIP-Medien.

Linehan, M.M. (1996). Grundlagen der dialektischen Verhaltenstherapie bei Borderline-Persönlichkeitsstörungen. In: B. Schmitz, T. Fydrich & K. Limbacher (Hrsg.) Persönlichkeitsstörungen: Diagnostik und Psychotherapie bei Persönlichkeitsstörungen (S. 179-199). Weinheim: Psychologie Verlags Union.

Liotti, G. (1992). Egocentrism and the cognitive psychotherapy of personality disorders. J. Cogn. Psychoth., 6, 43-58.

McCrae, R.R. & Costa, P.T. (1987). Validation of the five-factor model of personality across instruments and observers. J. Personality and Social Psychology, 52, 81-90.

Millon, T.H. (1981). Disorders of Personality: DSM-III, Axis II. New York: John Wiley.

Oldham, J.B. & Morris, L.B. (1992). Ihr Persönlichkeitsportrait. Hamburg: Kabel.

Riemann, F. (1989). Grundformen der Angst. Basel: Reinhardt.

Saß, H., Houben, I., Herpertz, S. & Steinmeyer, E. M. (1996). Kategorialer versus dimensionaler Ansatz in der Diagnostik von Persönlicheitsstörungen. In: B. Schmitz, T. Fydrich & K. Limbacher (Hrsg.) Persönlichkeitsstörungen: Diagnostik und Psychotherapie (S. 42). Weinheim: Psychologie Verlags Union.

Schmitz, B. (1996). Verhaltenstherapie bei Persönlichkeitsstörungen. In: W. Senf & M. Broda (Hrsg.) Praxis der Psychotherapie (S. 318-333). Stuttgart - New York: Thieme.

Schmitz, B. (1999). Kognitive Verhaltenstherapie bei Patienten mit Persönlichkeitsstörungen: Behandlungsansätze und Psychoedukation. In: H. Saß (Hrsg.) Therapie der Persönlichkeitsstörungen (S. 25-47). Stuttgart - New York: Thieme.

Schmitz, B., Ecker, D. & Hofmann, C. (1991). Stationäre Gruppentherapie bei Patientinnen mit Anorexia und Bulimia nervosa. Verhaltenstherapie und psychosoziale Praxis, 23, 19-37.

Schmitz, B., Fydrich, T. & Limbacher, K. (1996a). Diagnostik und Psychotherapie bei Persönlichkeitsstörungen: Eine Einführung. In: B. Schmitz, T. Fydrich & K. Limbacher (Hrsg.) Persönlichkeitsstörungen: Diagnostik und Psychotherapie (S. 1-26). Weinheim: Psychologie Verlags Union.

Schmitz, B., Fydrich, T., Schifferer, E., Obermeier, S. & Teufel, E. (1996b). Der Einfluß von Persönlichkeitsstörungen auf den Behandlungserfolg bei psychischen und psychosomatischen Störungen. In: B. Schmitz, T. Fydrich & K. Limbacher (Hrsg.)

Persönlichkeitsstörungen: Diagnostik und Psychotherapie (S. 318-343). Weinheim: Psychologie Verlags Union.

Schmitz, B., Schuhler, P., Handke, A. & Jung K. (im Druck). Kognitive Verhaltenstherapie bei Persönlichkeitsstörungen und unflexiblen Persönlichkeitsbildern. Lengerich: Pabst.

Schulz v. Thun, F. (1989). Miteinander reden 2. Stile, Werte und Persönlichkeitsentwicklung. Hamburg: Rowohlt.

Tölle, R. (1990). Persönlichkeitsstörungen: Problematik und diagnostische Bedeutung. In: P.L. Janssen (Hrsg.) Psychoanalytische Therapie der Borderlinstörungen (S. 7-16). Berlin: Springer.

Turkat, I.D. (1990). The Personality Disorders: A Psychological Approach to Clinical Management. New York: Pergamon Press. deutsch: Turkat, I.D. (1996). Die Persönlichkeitsstörungen. Bern: Huber.

Young, J. E. (1990). Cognitiv Therapy for Personality Disorders: A Schema-focused Approach. Sarasota: Professional Resource Exchange.

Suchtprobleme und Abhängigkeitserkrankungen

Patienten mit Suchtmittelproblemen in der stationären psychosomatischen Behandlung: Prävalenz und Behandlungsverläufe

Manfred Zielke, Andreas Dehmlow, Klaus Limbacher, Winfried Carls

Nur selten oder nur punktuell wird in den psychotherapeutischen Behandlungskonzepten psychosomatischer Erkrankungen auf Problemstellungen der Komorbidität z.B. von Angststörungen, von depressiven Erkrankungen oder von Eßstörungen in Verbindung mit stoffgebundenen Suchtproblemen hingewiesen. Die Gründe dafür sind äußerst vielfältig. Die nicht selten angeführte mangelnde Wirksamkeit zur Veränderung solcher Problemkonstellationen kann es jedoch nicht sein. Die Untersuchung spezieller Bausteine im Rahmen eines stationären Gesamtbehandlungsplans führt, wie Schuhler und Jahrreiss 1996 zeigen konnten, zu nachhaltigen Veränderungen in der Verwendung von Suchtmitteln als Bewältigungsstrategie bei körperlichen oder psychologischen Problemstellungen. Zuverlässige Hinweise über die Häufigkeit von Suchtproblemen bei Patienten, die wegen psychosomatischer Erkrankungen stationär behandelt werden, findet man jedoch nur, wenn die psychologischen und ärztlichen Behandler eine weitreichende diagnostische Sensibilität zu diesem Problembereich entwickelt haben.

Auf dem Hintergrund einer Analyse von Sucht- und Abhängigkeitsproblemen in der Psychosomatik wurde eine Untersuchung an 2 699 Behandlungsverläufen aus zwei psychosomatischen Kliniken (Fachklinik Bad Dürkheim, Klinik Berus) des Behandlungsjahrgangs 1998 durchgeführt.

Bei 18,6% der Patienten wurde ein Suchtmittelgebrauch als Behandlungsdiagnose oder als spezieller Problembereich von den Therapeuten angegeben. In diesem Beitrag werden die Besonderheiten dieser Patientengruppe (N=500) im Vergleich zur Klientel ohne Suchtmittel dargestellt.

1. Problemstellung

Nahezu alle psychosomatischen Fachkliniken mit einer konzeptionell entwickelten Schwerpunktbildung in der Behandlung psychosomatischer Erkrankungen (Neurosen, funktionelle Störungen, "klassische" psychosomatische Erkrankungen, psychische Probleme nach schwerwiegenden körperlichen Eingriffen) haben Sucht- und Abhängigkeitserkrankungen in ihren Kontraindikationslisten aufgeführt. Auf dem Hintergrund der jeweiligen therapeutischen Grundpositio-

335

nen zum Behandlungssetting ist dieser Sachverhalte durchaus nachvollziehbar und richtig. Insbesondere die Unterschiede in der Gestaltung der sozialen Kontrollsysteme der Patienten untereinander lassen diese Kontraindikationsstellungen sinnvoll erscheinen. Die individuellen Handlungs- und Bewegungsspielräume in der Suchtbehandlung sind recht eng gefaßt, wenn etwa alle therapeutischen Aktivitäten in einer "Bezugsgruppe" stattfinden, deren Mitglieder auch außerhalb der Therapie eine Lebensgemeinschaft bilden und in der ebenfalls alle disziplinarischen Vorgänge bearbeitet werden oder aber Patienten nur in der festgelegten Gruppe – und nicht allein – das Klinikgelände verlassen dürfen.

Psychosomatische Behandlungskonzepte räumen ihren Patienten in der Regel einen sehr viel größeren Bewegungsspielraum ein, bei dem häufig neben der Teilnahme an der Therapie lediglich die Einhaltung der nächtlichen Ruhezeiten kontrolliert wird. Diese therapeutisch-konzeptionelle Freizügigkeit ist dadurch begründet, daß die problematischen Verhaltensmuster sehr vielfältig und differenziert zu sehen sind und demzufolge die therapeutischen Handlungsregeln für das Basiskonzept nicht derart uniformiert werden können – und dies auch nicht wünschenswert ist -.

Lediglich bei Problemstellungen mit suchtbezogenen Verhaltensmustern (z.B. Anorexia und Bulimia nervosa, bei pathologischem Spielverhalten) ist es in bestimmten Phasen der Behandlung notwendig, mit dem Patienten ein Kontrollsystem zu vereinbaren, das ihm seine suchtspezifische Verhaltenskette zu unterbrechen hilft. Solche strengen Regularien, die auch für Suchterkrankungen sinnvoll und notwendig sind, auf die Behandlungskonzepte der Behandlung von z.B. Depressionen, Ängsten, funktionellen Störungen, Asthma bronchiale, Morbus Crohn oder Torticollis spasmodicus zu übertragen, entbehrt jeder therapeutischen Rechtfertigung. Psychosomatische Behandlungsstrategien erfordern denn auch eine offene Struktur, die genügend Freiraum für individuelle Verhaltensmuster und Lösungsstrategien zur Verfügung stellt. Bei gegebener Kontraindikation für Sucht- und Abhängigkeitserkrankungen werden von den psychosomatischen Behandlungseinrichtungen Vorselektionsprozesse organisiert und durchgeführt (Kontraindikationsstellung nach Aktenlage, durch ein ambulantes Vorgespräch oder einholen ergänzender Informationen durch den Einweiser). Trotz dieser Selektionsbemühungen kommt es jedoch immer wieder vor, daß entweder Patienten z.B. unter psychosomatischen Tarndiagnosen (z.B. Gastritis, die sich als alkoholbedingte Gastritis herausstellt oder Unruhe- und Erschöpfungszustände als Folgesymptomatik einer Alkoholabhängigkeit) aufgenommen werden oder Entscheidungsträger in Übereinstimmung mit den Betroffenen ein Interesse daran haben, die Sucht oder Abhängigkeit in ihrer Bedeutung für die Krankheitsentwicklung und für den Behandlungsschwerpunkt herunterzuspielen ("Sekundäre Abhängigkeit").

Sicher müssen wir davon ausgehen, daß dieser Sachstand ein prinzipiell nicht lösbaren Problem darstellt, zumal es häufig vom Patienten und seinem Umfeld eher akzeptiert wird, in eine psychosomatische als in eine Suchtklinik zu gehen. Eine zuletzt von uns durchgeführte systematische Untersuchung zur Häufigkeit von Suchtmittelproblemen in der Psychosomatik stammt aus dem Jahr 1990 (Zielke und Lieb, 1990) und bezog sich auf einen Erhebungszeitraum von Ende

1986 bis Anfang 1988 unter Berücksichtigung aller in diesem Zeitraum in der Psychosomatischen Fachklinik Bad Dürkheim behandelten 1.740 Patienten. Mit der vorliegenden Arbeit wollen wir nach einem Zeitraum von 10 Jahren überprüfen, ob sich die damaligen Häufigkeitsverteilungen von Suchtmittelproblemen inzwischen verändert haben und wie die aktuellen Behandlungsverläufe und Behandlungsergebnisse einzuschätzen sind.

Im Einzelnen wird untersucht,

- in welchem Umfang Patienten mit Suchtmittelproblemen in der psychosomatischen Klinik anzutreffen sind.
- welche sozialmedizinischen Besonderheiten es bei dieser Patientengruppe gibt
- ob spezielle sozialmedizinischen Problemkonstellationen vorliegen und
- wie die Behandlungsverläufe und Krankheitsprognosen sich von Patienten ohne Suchtmittelprobleme unterscheiden.

Grundlage der Auswertungen sind die Behandlungsverläufe von Patienten, die im Jahr 1998 in der Psychosomatischen Fachklinik Bad Dürkheim und der Klinik Berus, einem Zentrum für Psychosomatik und Verhaltensmedizin im Saarland behandelt wurden und von denen vollständige Dokumentationsdaten in den routinemäßig durchgeführten Basisdokumentationen (Zielke, 1994) vorlagen. Die gesamte Untersuchungsstichprobe umfaßt somit 2.699 Patienten.

2. Ergebnisse

2.1. Stichprobenzusammensetzung

Die Informationen über das Vorliegen einer Abhängigkeit oder eines Suchtproblems entstammen der Diagnose im Entlassungsbericht auf der Basis ICD 10 und den Angaben in der Basisdokumentation über spezielle Problembereiche. Wie aus Tabelle 1 ersichtlich ist, wird bei 8,9% aller Patienten eine Suchtmitteldiagnose (Mißbrauch oder Abhängigkeit) angegeben, bei 8,8% finden sich Angaben über einen Suchtmittelgebrauch bei den Problembereichen und bei 6,9 % haben die Behandler sowohl eine entsprechende Diagnose vergeben und einen Suchtmittelgebrauch bei den Problembereichen kodiert. Faßt man diese Sub-

Tab. 1: Stichprobenzusammensetzung

	Anzahl		Prozent	
keine Suchtmittelproblematik	2199		81,5%	
Suchtmittelgebrauch in Diagnose	77	$\Sigma = 500$	2,9%	$\Sigma = 18,6\,\%$
Suchtmittelgebrauch als Problembereich	237		8,8%	
Suchtmittelgebrauch in Diagnose + Problembereich	186		6,9%	

gruppen zusammen, ergibt sich ein Anteil von 18,6% der Patienten, bei denen nach Einschätzung der stationären Bezugstherapeuten eine Suchtmittelproblematik vorliegt. Im Vergleich zu den korrespondierenden Daten von vor 10 Jahren (damals lag der Anteil insgesamt bei 11%) hat die Problemkonstellation von Suchtmittelproblemen (SMP) in der Psychosomatik deutlich zugenommen.

2.2. Suchtmittelprobleme bei einzelnen psychosomatischen Erkrankungen

Im nächsten Auswertungsschritt wurde untersucht, bei welchen Erstbehandlungsdiagnosen in welchem Umfang Suchtmittelprobleme angegeben werden. In der Übersicht in Tabelle 2 wird in der linken Spalte die von den Behandlern angegebenen Erstdiagnosen (es können maximal 10 Behandlungsdiagnosen kodiert werden) aufgeführt. Daneben finden sich die Häufigkeitsangaben (absolut und in Prozent) der Patienten ohne Suchtmittelproblemen (Nein) und mit einem Suchtmittelproblem (Ja). Die Zeilensummen entsprechen der Gesamtzahl der Patienten mit der jeweiligen Erstdiagnose.

Tab. 2: Erstdiagnosen ICD 10 nach der Rangfolge

| | Suchtmittelproblem | | | | Gesamt | |
| | nein | | ja | | | |
Diagnose ICD 10	Anzahl	Prozent	Anzahl	Prozent	Anzahl	Prozent
F4 Neurot.,Belastungs- u. somatoforme Störungen	1114	82,6%	235	17,4%	1349	100,0%
F3 Affektive Störungen	556	80,6%	134	19,4%	690	100,0%
F5 Verhaltensauffälligkeiten m körperlichen St u Faktoren	107	75,4%	35	24,6%	142	100,0%
F6 Persönlichkeits- und Verhaltensstörungen	98	73,7%	35	26,3%	133	100,0%
H9 Krankh. des Ohres iv	110	98,2%	2	1,8%	112	100,0%
G4 Episodische und paroxysmale Krankh. des Nervensystems	51	70,8%	21	29,2%	72	100,0%
E6 Adipositas und sonst. Überernährung	37	86,0%	6	14,0%	43	100,0%
F9 Verhaltens- u. emotionale St: Beginn Kindheit/Jugend	15	78,9%	4	21,1%	19	100,0%
F2 Schizophrenie, schizotypische u. wahnhafte Strg.	15	83,3%	3	16,7%	18	100,0%
F1 Psychische u. verhaltensst d psychotrope Substanzen			11	100,0%	11	100,0%
F0 Organische einschl symptomat psychische St.	4	80,0%	1	20,0%	5	100,0%
G2 Extrapyramidale Krankh. und Bewegungsstörungen	2	40,0%	3	60,0%	5	100,0%
Gesamt		81,3%	496	18,7%	2650	100,0%

Zur Orientierung sei noch einmal darauf hingewiesen, daß über alle Diagnosen hinweg bei 18.6% der Patienten ein Suchtmittelproblem angegeben wurde. Die Häufigkeitsangaben von Suchtmittelproblemen von 17,4% bei neurotischen Belastungsstörungen und somatoformen Störungen (F4) und von 19,4% bei affektiven Störungen (F3) entsprechen den durchschnittlichen Stichprobenerwartungen.

Deutlich erhöhte Prävalenzen von Suchtmittelproblemen zeigen sich bei Patienten, die unter Verhaltensauffälligkeiten mit körperlichen Störungen und Faktoren (F5) leiden (24,6%) und bei Patienten mit Persönlichkeitsstörungen (F6), bei denen 26,3% Suchtmittelprobleme haben. Der deutlich erhöhte Anteil von 29,2% Suchtmittelproblemen bei Patienten mit episodischen und paroxysmalen Krankheiten des Nervensystems (G4) dürfte aus der Korrespondenz alkoholbedingter Neuropathien und Suchtmittelproblemen resultieren. Die weiteren Fall- und Problemkombinationen im unteren Teil von Tabelle 2 sind wegen der eher geringen Fallhäufigkeiten nur sehr zurückhaltend zu interpretieren.

Unter Beachtung aller von den Behandlern angegebenen Nebendiagnosen (Tab. 3) bestätigen sich die vorab dargestellten Prävalenzraten bei ausschließlicher Betrachtung der Erstdiagnosen. Patienten, die unter eine F4- und/oder F6-Störung leiden, haben häufiger als durchschnittlich erwartet Suchtmittelprobleme. Danach kann man davon ausgehen, daß bei knapp einem Drittel (29,6%) aller Patienten mit einer neurotischen Belastungsstörung und somatoformen

Tab. 3: Nebendiagnosen ICD 10 (Mehrfachantworten) sortiert nach der Rangfolge

| | Suchtmittelproblem | | | |
| | nein | | ja | |
Diagnose ICD 10	Fälle	Prozent	Fälle	Prozent
F4 Neurot., Belastungs- u. somatoforme Störungen	601	36,3%	138	29,6%
F6 Persönlichkeits- und Verhaltensstörungen	308	18,6%	104	22,3%
M5 Sonst. Krankh. der Wirbelsäule und des Rückens	331	20,0%	80	17,2%
F3 Affektive Störungen	265	16,0%	69	14,8%
E6 Adipositas und sonst. Überernährung	229	13,8%	52	11,2%
F1 Psychische u. verhaltensst d psychotrope Substanzen			281	60,3%
G4 Episodische und paroxysmale Krankh. des Nervensystems	170	10,3%	51	10,9%
I1 Hypertonie	174	10,5%	31	6,7%
F5 Verhaltensauffälligkeiten m körperlichen St u. Faktoren	119	7,2%	67	14,4%
H9 Krankh. des Ohres iv	148	8,9%	15	3,2%
M4 Deformitäten der Wirbelsäule und des Rückens	89	5,4%	23	4,9%
M1 Arthropathien II	74	4,5%	15	3,2%
E7 Stoffwechselstörungen I	60	3,6%	24	5,2%
E0 Krankh. der Schilddrüse	67	4,1%	15	3,2%
J4 Chronische Krankh. der unteren Atemwege	39	2,4%	14	3,0%
E1 Diabetes mellitus (...)	36	2,2%	7	1,5%

Störung auch behandlungsrelevante Suchtmittelprobleme vorliegen. Der Anteil von 22,3% Suchtmittelproblemen bei Patienten mit Persönlichkeitsstörungen (F6) als Nebendiagnose resultiert im Vergleich zur Erstdiagnosenhäufigkeit von 26,3% vor allem daraus, daß Persönlichkeitsstörungen eher selten als Nebendiagnose angegeben werden (sollten).

Der hohe Anteil von 60,3% Suchtmittelproblemen als Ergänzung und Spezifizierung zu der Behandlungsdiagnose *psychische Störungen und Verhaltensstörungen durch psychotrope Subranzen (F1)* bestätigt lediglich die diagnostische Konsistenz bei der Diagnosenfindung und Diagnosenfestlegung.

2.3. Comorbidität und Suchtmittelprobleme

Das gemeinsame Auftreten von Suchtmittelproblemen und anderen psychischen, bzw. psychosomatischen Erkrankungen kann bereits mit einiger Berechtigung als Comorbidität bezeichnet werden. Zur Analyse höhergradiger Formen der Comorbidität haben wir untersucht, ob sich Zusammenhänge zwischen der fallbezogenen Häufigkeit von Behandlungsdiagnosen und Suchtmittelproblemen finden lassen.

Tab. 4: Comorbidität, Anzahl der Diagnosen

	Suchtmittelproblem				Gesamt	
	nein		ja			
Anzahl Diagnosen	Anzahl	Zeilen-%	Anzahl	Zeilen-%	Anzahl	Prozent
1	511	93,9%	33	6,1%	544	100,0%
2	730	84,3%	136	15,7%	866	100,0%
3	451	76,6%	138	23,4%	589	100,0%
4 und mehr	507	72,4%	193	27,6%	700	100,0%
Gesamt	2199	81,5%	500	18,5%	2699	100,0%
	Suchtmittelproblem				Gesamt	
	nein		ja			
Anzahl Diagnosen	Anzahl	Spalten-%	Anzahl	Spalten-%	Anzahl	Spalten-prozent
1	511	23,2%	33	6,6%	544	20,2%
2	730	33,2%	136	27,2%	866	32,1%
3	451	20,5%	138	27,6%	589	21,8%
4 und mehr	507	23,1%	193	38,6%	700	25,9%
Gesamt	2199	100,0%	500	100,0%	2699	100,0%

Zur Beantwortung dieser Frage haben wir ausgewertet, wie viele Patienten eine, zwei usw. Behandlungsdiagnosen erhalten haben und wie hoch der korrespondierende Anteil von Suchtmittelproblemen dabei ist.

Aus dem oberen Teil von Tabelle 4 geht hervor, daß bei Patienten mit lediglich *einer Behandlungsdiagnose* in 6,1% der Fälle Suchtmittelprobleme angegeben werden (Zeilenprozentwerte). Mit zunehmender Anzahl der Behandlungsdiagnosen nimmt die Häufigkeit von Suchtmittelproblemen stetig zu. Bei Patienten mit hochcomorbiden Erkrankungen (4 und mehr Behandlungsdiagnosen) steigt der Anteil von korrespondierenden Suchtmittelproblemen auf 27,6%. Damit tritt dieser Problembereich um ein Vierfaches häufiger in Erscheinung als wenn (nur) eine Behandlungsdiagnose vorliegt.

Der untere Teil von Tabelle 4 ist berechnet aus den Spaltenprozentwerten. Die Spalten sind so zu lesen, daß von allen Patienten 20,2% *eine Behandlungsdiagnose* erhalten haben, 32,1% der Patienten leiden unter *zwei* einander unterscheidbaren Erkrankungen bei 21,8% finden sich *drei Erkrankungen* und bei 25,9% werden *vier* oder *mehr Erkrankungsdiagnosen* angegeben.

Von allen Patienten mit Suchtmittelproblemen erhalten nur 6,6% eine Behandlungsdiagnose. Diese Kombination ist im Vergleich zur Gesamtverteilung in der Untersuchungsstichprobe deutlich unterrepräsentiert. Deutlich überrepräsentiert ist die Kombination aus Patienten mit Suchtmittelproblemen und 4 und mehr Behandlungsdiagnosen (vorletzte Zeile in Tabelle 4). 38,6% aller Patienten mit Suchtmittelproblemen leiden unter 4 und mehr behandlungsrelevanten Erkrankungen. Wenn kein Suchtmittelproblem beschrieben wird, sinkt der Anteil von Mehrfacherkrankungen (4 oder mehr Behandlungsdiagnosen) auf 23,1%.

Mit zunehmender Comorbidität (gewertet als Anzahl behandlungsrelevanter Erkrankungen) nimmt die Häufigkeit der Suchtmittelprobleme kontinuierlich zu. Dabei ist die Frage nach einem möglichen Ursache-Folgen-Zusamenhang zunächst nur theoretischer Natur, da sowohl denkbar ist, daß mit einer Komplizierung des Krankheitsbildes vermehrt Suchtmittelprobleme auftreten können, als auch daß eine Zunahme an Suchtmittelproblemen andere Krankheiten zur Folge haben können.

2.4. Soziodemographische Besonderheiten bei Patienten mit Suchtmittelproblemen

Die *geschlechtspezfischen Unterschiede* in Bezug auf die Häufigkeit von Suchtmittelproblemen fallen geringer aus als erwartet. Zwar ist die Prävalenz von suchtspezifischen Problembereichen mit 22,1% bei den Männern um etwa 6% höher als bei den Frauen (16,4%); auf der Grundlage der Auswertungen von 1990 hatten wir größere Unterschiede erwartet. Deutlich unterschiedlich sind hingegen die verwendeten Suchtmittel: Bei den Männern stehen Alkoholprobleme im Vordergrund während bei den Frauen eher ein Mißbrauch von Barbituraten zu verzeichnen ist.

Die größten Häufigkeiten von Suchtmittelproblemen finden sich mit 23,2% in der *jüngsten Altersgruppe* der bis 20-Jährigen. Mit zunehmendem Alter werden kontinuierlich weniger Probleme mit Suchtmitteln angegeben. Die durchgeführte Varianzanalyse ergibt einen hochsignifikanten Alterseffekt. Eingedenk der geringen Fallhäufigkeiten in der Gruppe der über 60jährigen Patienten muß man trotzdem konstatieren, daß Suchtmittelprobleme in dieser Altersgruppe mit 8,2% nur etwa halb so häufig vorkommen als in der Gesamtstichprobe (18,5%). Diese

Tab. 5: Altersverteilung

| | Suchtmittelproblem | | | | Gesamt | |
| | nein | | ja | | | |
	Anzahl	Prozent	Anzahl	Prozent	Anzahl	Prozent
bis 20 Jahre	76	76,8%	23	23,2%	99	100,0%
21-30 Jahre	349	80,4%	85	19,6%	434	100,0%
31-40 Jahre	602	79,5%	155	20,5%	757	100,0%
41-50 Jahre	645	81,9%	143	18,1%	788	100,0%
51- 60 Jahre	480	84,4%	89	15,6%	569	100,0%
60 Jahre und älter	45	91,8%	4	8,2%	49	100,0%
Gesamt	2199	81,5%	500	18,5%	2699	100,0%
Mittelwert (Jahre)	41,22	39,48	40,90			
Standard-abweichung	12,22	11,08	12,03			
ANOVA-Tabelle		Quadrat-summe	df	Mittel der Quadrate	F	Signifi-kanz
Zwischen den Gruppen (Kombiniert)		1231,315	1	1231,315	8,528	,004
Innerhalb der Gruppen		389426,869	2697	144,393		
Insgesamt		390658,184	2698			

Tab. 6: Familienstand

| | Suchtmittelproblem | | | | Gesamt | |
| | nein | | ja | | | |
	Anzahl	Prozent	Anzahl	Prozent	Anzahl	Prozent
ledig	639	77,5%	186	22,5%	825	100,0%
verheiratet	1180	85,3%	204	14,7%	1384	100,0%
geschieden	297	76,3%	92	23,7%	389	100,0%
verwitwet	69	81,2%	16	18,8%	85	100,0%
Gesamt	2185	81,4%	498	18,6%	2683	100,0%

Altersspezifität von Suchtmittelproblemen findet ihren Niederschlag bei den ermittelten Zusammenhängen mit dem *Familienstand* der Patienten.

Da davon ausgegangen werden kann, daß die jüngeren Patienten eher ledig sind, resultiert ein höherer Prozentsatz an Suchtmittelproblemen bei den ledigen Patienten (22,5%). Noch höhere Prävalenzraten ergeben sich mit 23,7% bei den Geschiedenen. Die geringsten Problemkonstellationen mit Suchtmitteln werden bei den verheirateten Patienten beobachtet.

Um die Rolle der Partnersituation unabhängig von dem formalen Ehestand zu untersuchen, haben wir einen Vergleich hinsichtlich unsicherer bzw. stabiler Partnerschaften durchgeführt. Die Ergebnisse sind in Tabelle 7 zusammengefaßt. Leben Patienten in einer unsicheren partnerschaftlichen Situation, geht dies

342

Tab. 7: Partnersituation

| | Suchtmittelproblem | | | | Gesamt | |
| | nein | | ja | | | |
	Anzahl	Prozent	Anzahl	Prozent	Anzahl	Prozent
unsichere Partnerschaft	670	76,7%	204	23,3%	874	100,0%
stabile Partnerschaft	1511	83,8%	293	16,2%	1804	100,0%
Gesamt	2181	81,4%	497	18,6%	2678	100,0%

Tab. 8: Letzter beruflicher Status

| | Suchtmittelproblem | | | | Gesamt | |
| | nein | | ja | | | |
	Anzahl	Prozent	Anzahl	Prozent	Anzahl	Prozent
Arbeiter	387	17,7%	92	18,4%	479	17,8%
Facharbeiter, Lernberuf	468	21,4%	99	19,8%	567	21,1%
einfacher/mittlerer Angst./Beamter	882	40,4%	200	40,1%	1082	40,3%
höherer Angestellter/ Beamter	152	7,0%	32	6,4%	184.	6,9%
Selbständig, freiberufl. tätig	70	3,2%	16	3,2%	86	3,2%
Lehrling, Umschüler	70	3,2%	22	4,4%	92	3,4%
Schüler, Student	77	3,5%	20	4,0%	97	3,6%
Hausfrau, Hausmann	65	3,0%	10	2,0%	75	2,8%
sonstiges	14	,6%	8	1,6%	22	,8%
Gesamt	2185	100,0%	499	100,0%	2684	100,0%

einher mit einem deutlich höheren Anteil von Suchtmittelproblemen, der mit 23,3% um 7,1 Prozentpunkte höher liegt als in einer stabilen Partnerschaft (16,2%).

Tabelle 8 enthält Vergleiche zum letzten beruflichen Status und Suchtmittelproblemen. Die errechneten Spaltenprozente geben an, wie viele der Patienten mit/bzw. ohne Suchtmittelproblemen dem jeweiligen beruflichen Status (linke Spalte) zuzuordnen sind. Die Prozentverteilung in der rechten Spalte zeigt die Verteilung der beruflichen Statuszuordnungen in der Gesamtklientel.

Die korrespondieren relativen Häufigkeiten in allen Statusgruppierungen sind nahezu identisch. So stellen z.B. Arbeiter ohne Suchtmittelprobleme 17,7% der Patienten, von den Patienten mit Suchtmittelproblemen sind 18,4% Arbeiter. Ähnliche, fast deckungsgleiche Häufigkeiten finden sich auch in den anderen Untergruppen. Damit kann ziemlich eindeutig ausgeschlossen werden, daß spezifische Berufsgruppenbereiche bei Patienten mit psychosomatischen Erkrankungen ein erhöhtes Suchtmittelrisiko aufweisen.

Kaum anders gestalten sich die Verhältnisse unter der Berücksichtigung der derzeitigen Berufsausübung. In nahezu allen Beschäftigungskategorien ergeben sich identische Verteilungen. Eine tendenzielle Ausnahme bilden arbeitslose

Tab. 9: Derzeitige Berufsausübung

| | Suchtmittelproblem | | | | Gesamt | |
| | nein | | ja | | | |
	Anzahl	Prozent	Anzahl	Prozent	Anzahl	Prozent
Vollzeitbeschäftigung	1033	47,2%	234	46,9%	1267	47,1%
Teilzeitbeschäftigung	318	14,5%	50	10,0%	368	13,7%
arbeitslos	501	22,9%	130	26,1%	631	23,5%
Rentner/Pensionär	82	3,7%	25	5,0%	107	4,0%
in Ausbildung	69	3,2%	14	2,8%	83	3,1%
ABM/Umschulung	11	,5%	2	,4%	13	,5%
Hausfrau, Hausmann	124	5,7%	26	5,2%	150	5,6%
Kombinationen	3	,1%	1	,2%	4	,1%
Sonstiges	48	2,2%	17	3,4%	65	2,4%
Gesamt	2189	100,0%	499	100,0%	2688	100,0%

Patienten. Die Patienten mit Suchtmittelproblemen sind mit 26,1% bei den Arbeitslosen deutlich überrepräsentiert. Allerdings hätten wir angesichts der zweifellos vorhandenen Belastungen infolge von Arbeitslosigkeit hier größere Unterschiede erwartet. Der Anteil der arbeitslosen Patienten insgesamt, beträgt mit 23,5% mehr als das Doppelte der Arbeitslosenquote im Untersuchungsjahr 1990.

2.5. Sozialmedizinische Problemkonstellationen

Der in unserem Gesundheitssystem formalisierte Umgang mit verschiedenen Erkrankungsbildern und die dabei stattfindende Krankheitssozialisation hat nach unserer Einschätzung einen erheblichen Einfluß auf die Entwicklung des Krankheitsverhaltens des Patienten und auf seine Krankheitskonzepte. Wenn man nur mal einen Baustein aus dieser Vermittlungskette herausgreift, können sich daraus Anhaltspunkte entwickeln lassen, die bestätigen, daß die Auseinandersetzung mit Sucht- und Abhängigkeitsproblemen bereits im Vorfeld stationärer Behandlung völlig verschieden organisiert ist.

Die Vermittlung der Patienten für eine Suchtklinik erfolgt überwiegend durch Suchtberatungsstellen sowie durch Gesundheitsämter, Sozialdienste und Krankenhäuser (nach Entgiftung). Die hierbei im Vorfeld durchgeführten Maßnahmen führen in der Regel dazu, daß der Patient seine Abhängigkeit weitgehend akzeptiert hat und akzeptieren mußte, um weiter vermittelt zu werden. Vergleicht man diese Vermittlungswege zu einer psychosomatischen Klinik, erfolgt die Vermittlung in der Mehrzahl durch den niedergelassenen Arzt oder den Leistungsträger und selten durch ein Krankenhaus.

Die Gefahr ist hierbei natürlich unübersehbar, daß die Auseinandersetzung mit den Suchtmittelproblemen nicht schon durch die Organisation der Behandlungsvermittlung vorgegeben ist, sondern häufig erstmalig während des Klinikaufenthaltes geleistet werden muß (z.B. Konsultation einer Suchtberatungsstelle, Teilnahme an Selbsthilfegruppen, Selbstdefinition als Abhängigkeit), was teilweise auf den Widerstand des Patienten trifft.

Der dabei praktizierte Instanzenweg mit der Erstellung eines entsprechenden Sozialberichts sorgt dafür, daß das Abhängigkeitsproblem an vorderer Stelle in das Problembewußtsein des Patienten gerückt wird. Bei den Suchtmittelproblem (SMP) -Patienten einer psychosomatischen Klinik erfolgt diese Abwicklung in der Regel ohne offensive Diskussion mit dem Patienten über seinen Abusus oder seine Abhängigkeit, er kann seine Suchtmittelprobleme wesentlich nachrangiger thematisieren bzw. diese Themen gänzlich aussparen, ohne daß der medizinische Dienst und ambulante Vorbehandler dies explizit mitbekommen.

Bei speziellen Problemkonstellationen und Diagnosen im Vorfeld des gutachterlichen Verfahrens führen die untersuchten psychosomatischen Kliniken ambulante Vorgespräche durch, um das Krankheitsbild unter verhaltensmedizinischer Perspektive zu präzisieren, um Patienten auf spezielle Behandlungsbedingungen vorzubereiten und um eine eventuell notwendige weiterführende diagnostische Vorfeldabklärung zu veranlassen.

Nach den durchgeführten Auswertungen, bei welchen Patienten ambulante Vorgespräche veranlaßt werden, (Tabelle 10), gibt es deutliche Hinweise darauf, daß die Indikation zu einer vorstationären ambulanten Abklärung offensichtlich vor allem bei einem Verdacht auf Suchtmittelprobleme gestellt wird.

Insgesamt wird bei 18,3% aller Patienten ein Vorgespräch durchgeführt; das sind im Untersuchungszeitraum 494 Patienten. Der Anteil der Patienten ohne Suchtmittelprobleme nach Einschätzung der Therapeuten im Behandlungsver-

Tab. 10: Vorgespräch

			Suchtmittelproblem		Gesamt
			nein	ja	
Vorgespräch	nein	Anzahl	1829	376	2205
		Erwartete Anzahl	1796,5	408,5	2205,0
		% von Suchtmittelproblem	83,2%	75,2%	81,7%
	ja	Anzahl	370	124	494
		Erwartete Anzahl	402,5	91,5	494,0
		% von Suchtmittelproblem	16,8%	24,8%	18,3%
Gesamt		Anzahl	2199	500	2699
		Erwartete Anzahl	2199,0	500,0	2699,0
		% von Suchtmittelproblem	100,0%	100,0%	100,0%

Sifgnifikanzprüfung	Wert	df	Asymptotische Signifikanz (2-seitig)	Exakte Signifikanz (2-seitig)	Exakte Signifikanz (1-seitig)
Chi-Quadrat nach Pearson	17,323	1	,000		
Kontinuitätskorrektur	16,794	1	,000		
Likelihood-Quotient	16,301	1	,000		
Exakter Test nach Fisher				,000	,000
Zusammenhang linear-mit-linear	17,317	1	,000		
Anzahl der gültigen Fälle	2699				

lauf, die an einer ambulanten Untersuchung teilgenommen haben, ist mit 16,8% deutlich niedriger als bei denjenigen Patienten mit einem späterhin identifizierten Suchtmittelproblem, von denen 24,8 % an einem Vorgespräch teilgenommen haben. Die mittels dem Chi-Quadrat-Test nach Pearson durchgeführte Prüfung dieser Unterschiede ist hoch signifikant. Offensichtlich gelingt es den Kliniken in hohem Maße, aus den Anmeldungs- und Einweisungsunterlagen potentielle Suchtmittelprobleme zu identifizieren, um daraus bereits in der Vorphase der stationären Behandlung den therapeutischen Umgang mit dem jeweiligen Suchtmittelprobleme zu thematisieren.

Tab. 11: Dauer seit Erstmanifestation

	Suchtmittelproblem				Gesamt	
	nein		ja			
	Anzahl	Prozent	Anzahl	Prozent	Anzahl	Prozent
BIS ZU 1 JAHR	532	85,0%	94	15,0%	626	100,0%
BIS ZU 2 JAHREN	411	87,6%	58	12,4%	469	100,0%
BIS ZU 3 JAHREN	198	79,8%	50	20,2%	248	100,0%
BIS ZU 4 JAHREN	172	85,6%	29	14,4%	201	100,0%
BIS ZU 5 JAHREN	144	78,7%	39	21,3%	183	100,0%
BIS ZU 8 JAHREN	232	81,1%	54	18,9%	286	100,0%
BIS ZU 11 JAHREN	181	76,7%	55	23,3%	236	100,0%
UEBER 11 JAHRE	328	73,1%	121	26,9%	449	100,0%
Gesamt	2198	81,5%	500	18,5%	2698	100,0%
Mittelwert (Jahre)	5,92		7,79		6,27	
Standardabweichung	6,61		7,60		6,84	

ANOVA-Tabelle	Quadrat-summe	df	Mittel der Quadrate	F	Signifikanz
Zwischen den Gruppen (Kombiniert)	1417,337	1	1417,337	30,618	,000
Innerhalb der Gruppen	124800,380	2696	46,291		
Insgesamt	126217,717	2697			

Aus zahlreichen Arbeiten der letzten Jahre ist bekannt, daß wir es bei der Mehrzahl psychosomatischer Erkrankungen mit durchschnittlichen Anamnesedauern von 7 bis 10 Jahren zu tun haben. In der nachfolgenden Tabelle 11 haben wir die jeweiligen Anamnesedauern seit Erstmanifestation ausgewertet, differenziert nach Patienten mit und ohne Suchtmittelproblemen im Behandlungsverlauf. Wie aus dieser Tabelle hervorgeht, steigt der Anteil der Patienten mit Suchtmittelproblemen mit zunehmender Dauer seit Erstmanifestation von 12% bis 15% bei den kurzen Anamnesedauern von 1 bis 2 Jahren auf 26,9% bei Patienten, die bereits mehr als 11 Jahre unter der Erkrankung leiden, die in der aktuellen Behandlung im Vordergrund steht. Dieser Trend erwies sich in der durchgeführten Varianzanalyse als hoch signifikant.

Offensichtlich verdichtet sich mit zunehmender Erkrankungsdauer und entsprechend erfolglosen Bewältigungsprozessen das Risiko eines Suchtmittelmißbrauchs oder gar einer Suchtmittelabhängigkeit ganz erheblich. Auf dieser Datenbasis dauert es bei den Patienten mit Suchtmittelproblemen im Mittel knapp 2 Jahre länger, bis sie in eine fachpsychotherapeutische Behandlung gelangen.

Tab. 12: Vorbehandlungen

| | Suchtmittelproblem | | | | Gesamt | |
| | nein | | Ja | | | |
	Anzahl	Prozent	Anzahl	Prozent	Anzahl	Prozent
Ambulante psychoth. Vorbehandlungen (insgesamt)						
keine	931	42,3%	185	37,0%	1116	41,3%
bis zu 5 Stunden	187	8,5%	47	9,4%	234	8,7%
6 bis 25 Stunden	568	25,8%	135	27,0%	703	26,0%
mehr als 25 Stunden	513	23,3%	133	26,6%	646	23,9%
Ambulant vorbehandelt		**47,7%**		**63,0%**		58,7%
Gesamt	2199	100,0%	500	100,0%	2699	100,0%
Anzahl stationärer somatomediz. Vorbehandlungen						
KEINE	1675	76,2%	339	67,8%	2014	74,6%
EINE	300	13,6%	80	16,0%	380	14,1%
ZWEI	94	4,3%	33	6,6%	127	4,7%
DREI BIS FÜNF	93	4,2%	29	5,8%	122	4,5%
6 UND MEHR VORBEHANDLUNGEN	37	1,7%	19	3,8%	56	2,1%
Somatomediz.vorbehandelt		**23,8%**		**32,3%**		25,4%
Gesamt	2199	100,0%	500	100,0%	2699	100,0%
Anzahl stationärer psychotherap.Vorbehandlungen						
KEINE	1579	71,8%	321	64,2%	1900	70,4%
EINE	398	18,1%	95	19,0%	493	18,3%
ZWEI	116	5,3%	34	6,8%	150	5,6%
DREI BIS FÜNF	89	4,0%	45	9,0%	134	5,0%
6 UND MEHR VORBEHANDLUNGEN	17	,8%	5	1,0%	22	,8%
Stat. psychotherapeutisch vorbehandelt		**28,2%**		**35,8%**		29,6%
Gesamt	2199	100,0%	500	100,0%	2699	100,0%
Anzahl ambulante psychotherap. Vorbehandler						
KEINE	935	42,5%	183	36,6%	1118	41,4%
EINE	995	45,2%	235	47,0%	1230	45,6%
ZWEI	173	7,9%	52	10,4%	225	8,3%
DREI BIS FÜNF	62	2,8%	23	4,6%	85	3,1%
6 UND MEHR VORBEHANDLER	34	1,5%	7	1,4%	41	1,5%
Amb. psychotherapeutische Vorbehandler		**57,5%**		**63,4%**		58,6%
Gesamt	2199	100,0%	500	100,0%	2699	100,0%

Wir nehmen an, daß im Verlauf (offensichtlich) erfolgloser Bewältigungsprozesse sich eine zunehmende Verwendung von Suchtmitteln als weitere Bewältigungsmaßnahmen entwickelt, die insgesamt als Ergebnis einem frühzeitigen Versuch zuwiderläuft, fachpsychotherapeutische Hilfen in Anspruch zu nehmen.

Wenn man sich einmal den Umfang an therapeutischen Bemühungen von der stationären medizinischen Rehabilitation etwas differenzierter betrachtet, zeigt sich, daß Patienten mit Suchtmittelproblemen offensichtlich intensivere Behandlungsbemühungen in Angriff nehmen als diejenigen Patienten ohne eine solche Problemkonstellation. Tabelle 12 enthält sämtliche psychotherapeutischen ambulanten und stationären Vorbehandlungen sowie die Anzahl somatomedizinischer Vorbehandlungen. 63% der Patienten mit Suchtmittelproblemen haben in der Krankheitsvorgeschichte bereits ambulante psychotherapeutische Vorerfahrungen, hingegen lediglich 47,7% der Patienten ohne Suchtmittelprobleme; auch die Anzahl der somatomedizinischen Akutkrankenhausaufenthalte ist mit 32,3% in der ersten Gruppe deutlich höher.

Mindestens eine stationäre psychotherapeutische Vorbehandlung haben 35,8% der Patienten mit Suchtmittelproblemen aufzuweisen, hingegen "nur" 28,2% der nicht suchtmittelbelasteten Patienten.

Auch die Auszählung der Anzahl psychotherapeutischer Vorbehandler im unteren Teil von Tabelle 12 zeigt, daß Patienten mit Suchtmittelproblemen eine größere Anzahl von Psychotherapeuten konsultiert haben als dies in der Vergleichsgruppe der Fall ist. Diese Ergebnisse weisen ganz eindeutig darauf hin, daß Patienten mit Suchtmittelproblemen intensivere und umfangreichere Behandlungsbemühungen unternehmen, als in der Vergleichsgruppe ohne Suchtmittelprobleme. Es darf dabei jedoch nicht übersehen werden, daß eben diese Patientengruppe eine um 2 Jahre längere Krankheitsdauer seit der Erstmanifestation des Behandlungsleidens aufzuweisen hat, die für einen gewissen "Vorsprung" bei den Behandlungsbemühungen verantwortlich gemacht werden kann.

2.6. Behandlungsverläufe und Krankheitsprognosen

Im letzten Teil dieser Arbeit werden wir die Behandlungsverläufe, die Veränderungseinschätzungen und die Krankheitsprognosen untersuchen. Von besonderer Bedeutung wird dabei sein, ob es im Zusammenhang mit den Suchtmittelproblemen stärkere Irritationen in den Behandlungsverläufen gegeben hat.

In Tabelle 13 sind die jeweiligen Entlassungarten nach Angaben der Behandler zusammengestellt. Reguläre und planmäßige Entlassungen kommen bei 86,2% der Patienten ohne Suchtmittelprobleme vor, während Patienten mit identifizierten Suchtmittelproblemen nur zu 81,2% regulär entlassen werden. Mit 18,8% unplanmäßigen Entlassungen ist der Anteil bei Patienten mit Suchtmittelproblemen um 5% höher als in der entsprechenden Vergleichsgruppe (13,8% irreguläre Entlassungen).

Der größte zahlenmäßige Unterschied zeigt sich bei den Entlassungen "mit ärztlichem Einverständnis" (8,7% : 11,0%) und in der Zusammenfassung der Kategorien "vorzeitige Entlassung gegen ärztlichen Rat" und "disziplinarische

Tab. 13: Entlassungsform

| | Suchtmittelproblem | | | | Gesamt | |
| | nein | | ja | | | |
	Anzahl	Prozent	Anzahl	Prozent	Anzahl	Prozent
reguläre Entlassung	1895	86,2%	406	81,2%	2301	85,3%
vorzeitig auf ärztl. Veranlassung	32	1,5%	6	1,2%	38	1,4%
vorzeitig m. ärztl. Einverständnis	192	8,7%	55	11,0%	247	9,2%
vorzeitig gegen ärztl. Rat	62	2,8%	19	3,8%	81	3,0%
diziplinarisch	6	,3%	10	2,0%	16	,6%
verlegt	12	,5%	4	,8%	16	,6%
Gesamt	2199	100,0%	500	100,0%	2699	100,0%

Entlassung" (3,1% ohne : 5,8% mit Suchtmittelproblemen). Dabei muß allerdings bedacht werden, daß die Kategorie ""Entlassung mit ärztlichem Einverständnis" sowohl eine vorzeitige erfolgreiche Beendigung der Therapie beinhalten kann, als auch eine vorzeitige Beendigung mit einer beiderseitigen Einschätzung, daß eine konstruktive Fortsetzung der Behandlung zum gegenwärtigen Zeitpunkt nicht zu erwarten ist.

Im Vergleich zu den Auswertungen von 1990 (Lieb und Zielke, 1990) hat sich die Quote irregulärer Behandlungsbeendigungen in der hier vorgestellten Auswertung deutlich verringert. Damals lag der Anteil irregulärer Entlassungen bei Patienten mit Suchtmittelproblemen bei 27% und bei Patienten ohne Suchtmittelprobleme bei 19%. Geht man einmal von einer konstanten Zuverlässigkeit der Beurteilungen aus, hat sich die Abbruchquote bei Patienten mit Suchtmittelproblemen um etwa 8% und bei Patienten ohne eine solche Problemkonstellation um etwa 5% verringert.

Wegen der deutlich höheren Abbruchquote in der 1990er Auswertung resultierten in den Verlaufsanalysen kürzere Behandlungsdauern bei Patienten mit Suchtmittelproblemen. Wie die Auswertung in Tabelle 14 zeigt, haben sich diese Unterschiede bei den Behandlungsdauern komplett ausgeglichen. Bei 46,78 Tagen (ohne) und 48,27 tagen mit Suchtmittelproblemen ergab sich kein statistisch signifikanter Unterschied in der Behandlungsdauer. Zwar werden innerhalb der ersten 4 Wochen mit 14,6% mehr Patienten mit Suchtmittelproblemen entlassen (gegenüber 13,0% in der Vergleichsgruppe); gleichzeitig ist jedoch die Quote der Patienten mit einer Behandlungsdauer von mehr als 10 Wochen bei den Patienten mit Suchtmittelproblemen mit 10,6 % ebenfalls höher als bei Patienten ohne Suchtmittelproblemen, bei denen diese Quote lediglich 6,9% beträgt.

Es gibt in der Gruppe mit Suchtmittelproblemen sowohl einen höheren Anteil längerer Behandlungsdauern mit einer Tendenz zu insgesamt geringfügig längerer Behandlungsdauer als in der entsprechenden Vergleichsgruppe.

Offensichtlich sind die Behandler bei einer bestimmten Teilgruppe von Patienten mit Suchtmittelproblemen besser in der Lage, diese Patienten in einem Behandlungsbündnis zu halten.

Tab. 14: Verweildauer

| | Suchtmittelproblem | | | | Gesamt | |
| | nein | | ja | | | |
	Anzahl	Prozent	Anzahl	Prozent	Anzahl	Prozent
bis 1 Woche	47	2,1%	12	2,4%	59	2,2%
2-3 Wochen	104	4,7%	25	5,0%	129	4,8%
4 Wochen	136	6,2%	36	7,2%	172	6,4%
5 Wochen	280	12,7%	58	11,6%	338	12,5%
6 Wochen	673	30,6%	120	24,0%	793	29,4%
7 Wochen	216	9,8%	57	11,4%	273	10,1%
8 Wochen	347	15,8%	83	16,6%	430	15,9%
9 Wochen	98	4,5%	22	4,4%	120	4,4%
10 Wochen	143	6,5%	34	6,8%	177	6,6%
11-12 Wochen	100	4,5%	31	6,2%	131	4,9%
13-14 Wochen	26	1,2%	15	3,0%	41	1,5%
15-20 Wochen	25	1,1%	7	1,4%	32	1,2%
über 24 Wochen	2	,1%			2	,1%
unbekannt	2	,1%			2	,1%
Gesamt	2199	100,0%	500	100,0%	2699	100,0%
Mittelwert (Tage)	46,78		48,27		47,06	
Standardabweichung	18,62		19,99		18,88	

ANOVA-Tabelle	Quadratsumme	df	Mittel der Quadrate	F	Signifikanz
Zwischen den Gruppen (Kombiniert)	901,221	1	901,221	2,529	,112
Innerhalb der Gruppen	961062,646	2697	356,345		
Insgesamt	961963,867	2698			

Es wird angenommen, daß die bisher referierten Aspekte hinsichtlich der Unterschiede zwischen den untersuchten Gruppen von Patienten einen Einfluß haben auf die Veränderungseinschätzungen der Behandler und auf die Krankheitsprognosen.

Von den arbeitsunfähig aufgenommenen Patienten werden in der Patientengruppe mit Suchtmittelproblemen 58,3% am Ende der Behandlung als wieder arbeitsfähig beurteilt und in der Vergleichsgruppe sind es 54,1%. Entsprechend umgekehrt sind die Anteile der weiterhin Arbeitsunfähigen verteilt (45,3% : 40,7%; siehe Tabelle 15). Damit ist die Wiederherstellungsquote hinsichtlich der Arbeitsfähigkeit bei den Patienten mit Suchtmittelproblemen deutlich höher.

Die Veränderungseinschätzungen der stationären Behandler beziehen sich zum einen auf die Hauptsymptomatik (Tabelle 16) und auf die Gesamtveränderungen (Tabelle 17).

Faßt man in bezug auf die Hauptsymptomatik die Besserungsquoten (leicht, deutlich, wesentlich) zusammen, ergibt sich bei den Patienten ohne Suchtmittelprobleme ein Prozentsatz von 86,3% und in der Gruppe mit Suchtmittelproblemen eine Quote von 85,8%. Deutliche Unterschiede ergeben sich in den Ver-

Tab. 15: AU bei Aufnahme: Arbeitsfähigkeitsänderungen

| | Suchtmittelproblem | | | | Gesamt | |
| | nein | | ja | | | |
	Anzahl	Prozent	Anzahl	Prozent	Anzahl	Prozent
wieder arbeitsfähig	500	54,1%	126	58,3%	626	54,9%
weiterhin arbeitsunfähig	419	45,3%	88	40,7%	507	44,4%
Beurteilung nicht erforderlich	6	,6%	2	,9%	8	,7%
Gesamt	925	100,0%	216	100,0%	1141	100,0%

Tab. 16: Zustand bei Entlassung: Hauptsymptomatik

| | Suchtmittelproblem | | | | Gesamt | |
| | nein | | ja | | | |
	Anzahl	Prozent	Anzahl	Prozent	Anzahl	Prozent
wesentlich gebessert	196	8,9%	51	10,2%	247	9,2%
deutlich gebessert	888	40,5%	178	35,6%	1066	39,6%
leicht gebessert	810	36,9%	200	40,0%	1010	37,5%
unverändert	271	12,4%	67	13,4%	338	12,6%
leicht verschlechtert	16	,7%	2	,4%	18	,7%
deutlich verschlechtert	7	,3%	1	,2%	8	,3%
kein Behandlungsfall	5	,2%	1	,2%	6	,2%
Gesamt	2193	100,0%	500	100,0%	2693	100,0%

Tab. 17: Zustand bei Entlassung: Gesamteinschätzung

| | Suchtmittelproblem | | | | Gesamt | |
| | nein | | ja | | | |
	Anzahl	Prozent	Anzahl	Prozent	Anzahl	Prozent
wesentlich gebessert	152	6,9%	48	9,6%	200	7,4%
deutlich gebessert	774	35,3%	158	31,6%	932	34,6%
leicht gebessert	938	42,8%	211	42,2%	1149	42,7%
unverändert	310	14,1%	82	16,4%	392	14,6%
leicht verschlechtert	8	,4%			8	,3%
deutlich verschlechtert	5	,2%			5	,2%
kein Behandlungsfall	5	,2%	1	,2%	6	,2%
Gesamt	2192	100,0%	500	100,0%	2692	100,0%

teilungen "leicht gebessert" und "deutlich gebessert". Die "unverändert"-Quoten sind identisch.

Hinsichtlich der Gesamteinschätzung (Tabelle 17) zeigen sich diese Unterschiede nicht. Die extremen Besserungsangaben (wesentlich bzw. deutlich gebessert) sind mit 42,2% (ohne) und 41,2% bei Patienten mit Suchtmittelproblemen nahezu deckungsgleich. Auch die Quoten der als unverändert beurteilten Patienten unterscheiden sich kaum.

Tab. 18: Prognose

| | Suchtmittelproblem | | | | Gesamt | |
| | nein | | ja | | | |
	Anzahl	Prozent	Anzahl	Prozent	Anzahl	Prozent
günstig	1156	52,7%	207	41,4%	1363	50,6%
zweifelhaft	803	36,6%	219	43,8%	1022	38,0%
ungünstig	195	8,9%	65	13,0%	260	9,7%
keine Aussage möglich	39	1,8%	9	1,8%	48	1,8%
Gesamt	2193	100,0%	500	100,0%	2693	100,0%

Die langfristige Krankheitsprognose wird von den Behandlern bei einem Vorliegen von Suchtmittelproblemen weniger günstig (41,4% : 52,7%) und eher zweifelhaft (43,8% : 36,6%) angesehen. Auch der Anteil der explizit ungünstigen Prognosen ist bei Patienten mit Suchtmittelproblemen höher als in der Vergleichsgruppe (13,0% : 8,9%).

Diese Einschätzung, die der Behandler vornimmt, ist das Ergebnis eines komplexen Erfahrungs- und Interaktionsprozesses, an dem die Therapeuten mit ihren psychosomatischen Behandlungskonzepten, die Patienten mit ihren Suchtproblemen sowie der institutionelle Kontext, in dem diese beiden stehen, beteiligt sind. Zu den Wirkfaktoren dieser Interaktionen gehören im Wesentlichen:

- Die Sensibilität aller am therapeutischen Prozeß Beteiligten für Suchtprobleme und deren explizit oder implizit verwandten Kriterien für die Unterscheidung zwischen Abusus und Abhängigkeit
- die therapeutischen Möglichkeiten für die Behandlung von Suchtproblemen in einem psychosomatischen Kontext
- die Bereitschaft eines Patienten, seinem Suchtproblem auch das notwendige Maß an Aufmerksamkeit zukommen zu lassen sowie der Einfluß seines sozialen Umfeldes auf diese Bereitschaft

3. Zusammenfassende Bewertung

Da in der bundesrepublikanischen Gesundheitsszene vor oder im Zusammenhang mit Sachdiskussionen immer gleich Zuständigkeits- oder Kompetenzdebatten geführt werden, wer was wo behandeln darf und wer was wo nicht darf, gäbe es gute Gründe für eine therapeutische Einrichtung, sich der empirischen Analyse solcher Daten zu entziehen, die Auskunft über ihren Umgang mit einem definitiv schwierigen Klientel geben.

Moderne, zukunftsorientierte Kliniken und Behandlungskonzepte zeichnen sich gerade in der heutigen Zeit aus durch eine weitestgehende Transparenz dessen, was sie tun und welche Ergebnisse ihre Arbeit hat.

Insgesamt gelangen wir bei unserer Untersuchung über Sucht- und Abhängigkeitsprobleme bei psychosomatischen Erkrankungen in einer psychosomatischen Institution zu folgenden Schlußfolgerungen:

1. Trotz offizieller Kontraindikation und darauf abgestimmter Selektionsprozesse kommt ein relativ hoher Anteil von Patienten mit Suchtproblemen in eine psychosomatische Einrichtung
2. Die vorliegenden Daten weisen auf einen hohen Prozentsatz solcher Patienten hin, die sowohl Sucht- wie auch psychosomatisch/neurotische Probleme haben.
3. Die vor 10 Jahren noch als schwierig klassifizierten Behandlungsverläufe bei Patienten mit Suchtmittelproblemen stellen sich in dem von uns untersuchten Auswertungsjahrgang 1998 als wesentlich günstiger dar. Man kann fast schon einer Nivellierung der Behandlungsverläufe sprechen.
4. Die sozialmedizinische Daten dieser Patienten weisen darauf hin, daß Patienten mit Suchtmittelproblemen eher jung sind, unsichere Partnersituationen aufweisen, aber gleichzeitig bereits Krankheitsanamnesen von durchschnittlich 8 Jahren haben. Die Comorbiditätsanalysen haben in der Regel multimorbide Krankheitsbilder ergeben.
5. Die Behandlungsverläufe sind insgesamt weniger sprunghaft und die Behandlungsdauern haben sich im Vergleich zu dem sonstigen Klientel angeglichen.
6. Psychosomatische Kliniken verfügen offensichtlich über vielfältige Strategien im Umgang mit Patienten mit Suchtmittelproblemen. Hierzu haben sich die sorgfältigen evaluativen Studien von Schuhler und Jahrreis (1996) beigetragen.
7. Für psychosomatische Therapeuten ergibt sich demnach die Aufgabe, ein differenziertes Inventar solcher Strategien zu entwickeln, die sowohl Selektionsprozesse wie Kombinationen von suchttherapeutischen mit psychosomatischen Ansätzen enthalten. Zu den Bestandteilen eines solchen therapeutischen Spektrums gehören die Sensibilisierung für die vielfältigen Ausdrucksformen von Suchtproblemen, die Entwicklung adäquater Kombinationsmodelle sowie die Explikation von Kriterien dafür, wann diese im gegebenen Kontext an ihre Grenzen stoßen. Das Erkennen und Akzeptieren der eigenen Grenzen im Umgang mit Abhängigkeitsproblemen ist also selbst Teil einer psychosomatischen Behandlungskompetenz.

Literatur

Lieb, H. & Zielke M. (1990). Sucht und Abhängigkeitsprobleme bei psychosomatischen Erkrankungen. Praxis der klinischen Verhaltensmedizin und Rehabilitation, 10, 81-92.

Schuhler, P. & Jahrreis, R. (1996). Die Münchwies-Studie: Alkohol- und Medikamentenmißbrauch psychosomatisch Kranker – Evaluation der stationären Behandlung und Katamnese. Bonn: Westkreuz.

Zielke, M. (1994). Basisdokumentation in der stationären Psychosomatik. In: M. Zielke & J. Sturm (Hrsg.) Handbuch stationäre Verhaltenstherapie (S. 995-1007). Weinheim: Psychologie Verlags Union.

Psychosomatik und Sucht unter einem Dach?

Bernd Sobottka, Hugo von Keyserlingk

In der Klinik Schweriner See werden seit dem 01.10.1994 Patienten in den Indikationsbereichen Psychosomatik und Sucht behandelt. Bei der Betrachtung der Patienten mit psychosomatischen Primärdiagnosen und primären Abhängigkeitsdiagnosen sind Gemeinsamkeiten und Unterschiede erkennbar. Dabei ergeben sich je nach Perspektive des Betrachters unterschiedliche Wahrnehmungen und auch Bewertungen. Diese werden aus Sicht der Verwaltung, der Patienten und der Therapeuten dargestellt. Resümierend wird aus therapeutischer Perspektive die Relevanz der Behandlung von Psychosomatik- und Suchtpatienten in einer Klinik, insbesondere unter Würdigung vorhandener Komorbiditäten, diskutiert.

1. Einleitung

Liegen bei einem Patienten mehrere Erkrankungen vor, gilt dies bekanntermaßen als erschwerende Bedingung für den Therapieverlauf und als einschränkender prognostischer Faktor bei der Vorhersage des gesamten Therapieerfolges. Bei Komorbiditäten aus den diagnostischen Kategorien F1 und F3-F6 der ICD-10 (Dilling et al., 1993), also den Störungen durch psychotrope Substanzen und den sogenannten psychosomatischen Krankheitsbildern, besteht bereits im Vorfeld der stationären Behandlung oftmals das Problem einer eindeutigen Indikationsstellung zur Entwöhnungsbehandlung (Suchtrehabilitation) oder psychosomatischen Rehabilitation.

Spätestens seit der Veröffentlichung epidemiologischer Daten (Broda et al., 1994) von über 11000 Patienten aus vier psychosomatischen Kliniken (Bad Dürkheim, Bad Pyrmont, Berus, Münchwies) ist bekannt, daß bis zu 25% der Patienten, die sich mit psychosomatischen Erkrankungen in entsprechend fachspezifischer stationärer Behandlung befinden, diagnoserelevante Probleme mit psychotropen Substanzen aufweisen. In Suchtkliniken treten bei bis zu 20% der alkoholabhängigen Patienten psychosomatische Störungen auf (Küfner, 1990; Missel & Braukmann, 1990). Solches „Mischklientel" (Lieb et al., 1994) ist somit in psychosomatischen aber auch in Suchtkliniken in beachtenswerter Größenordnung vorzufinden. In der Münchwies-Studie (Schuhler & Jahrreiss, 1996) konnte für die Gruppe der Patienten mit psychosomatischen Erkrankungen und zusätzlichem Mißbrauch von psychotropen Substanzen die Effektivität von störungsspezifischen Behandlungsansätzen unter Hinzunahme eines suchtmittelspezifischen Therapieschwerpunktes nachgewiesen werden.

Bei einer phänomenologischen Betrachtung der Patienten mit psychosomatischen Primärdiagnosen und primären Abhängigkeitsdiagnosen sind Gemeinsamkeiten und Unterschiede beschreibbar. Die Perspektive des Betrachters mit dessen lerngeschichtlichem Hintergrund hat unterschiedliche Wahrnehmungen zur Folge. Damit einhergehende Bewertungen unterliegen individuellen und berufsspezifischen Denkschemata. Im folgenden werden aus den Perspektiven der Verwaltung, der Patienten und der Therapeuten Wahrnehmungen und Bewertungen bezogen auf Gemeinsamkeiten und Unterschiede der beiden Patientengruppen und Indikationsbereiche pointiert beschrieben. Von besonderer Bedeutung ist dabei die Betrachtung der oben genannten Patientengruppe mit Mehrfacherkrankungen. Dieses Mischklientel ist mit dem Bewilligungsbescheid des Kosten- oder Leistungsträgers einer mehr oder weniger eindeutigen Indikationsstellung entsprechend der Abteilung für Psychosomatik oder einer Abteilung für Abhängigkeitserkrankungen der Klinik Schweriner See zugeordnet. Aus therapeutischer Sicht bedürfen diese Patienten, wie die folgende Fallvorstellung veranschaulicht, einer expliziten Wahrnehmung und auch spezifischen Behandlung.

2. Fallvorstellung, Teil 1

Herr P. litt nach eigenen Angaben seit seinem Arbeitsunfall, er ist Versicherungsfachmann und war nach einem auswärtigen Kundenkontakt vor seinem PKW ausgerutscht und auf das Steißbein gefallen, unter Schmerzen und Taubheitsgefühlen in den Beinen. Nach dem Unfall intensivierte sich die Symptomatik langsam, so daß nach ca. 9 Monaten Arbeitsunfähigkeit resultierte. Kontakte zu insgesamt 18 unterschiedlichen Ärzten ergaben eine unklare Befundlage. Die umfangreichste Diagnostik wurde in der Neurologie einer Nervenklinik durchgeführt. Dort wurde mit dem Hinweis auf entsprechend auffällige Laborparameter eine Polyneuropathie unklarer Genese (am ehesten alkoholtoxisch bedingt) diagnostiziert.
Nach Aufforderung der Krankenkasse stellte Herr P. mit Hilfe seiner Nervenärztin, die die Diagnose bestätigte, einen Antrag auf medizinische Rehabilitation. Der Rentenversicherungsträger entsprach diesem Antrag, bewilligte jedoch eine Entwöhnungsbehandlung, was Herrn P. mißfiel. Er legte Widerspruch gegen den Bewilligungsbescheid ein und argumentierte, daß er nicht alkoholabhängig sei, sondern wahrscheinlich unter einer psychosomatischen Erkrankung leide, weshalb er in die Orthopädie oder Psychosomatik gehöre. Mehrere Telefonate mit unterschiedlichen Kontaktpersonen beim Leistungsträger nutzte Herr P., um seine Hoffnung zu nähren, daß dem Widerspruch stattgegeben werde. Bevor der Leistungsträger den Widerspruch bearbeitete, teilte Herr P. der Klinik mit, daß er eine Entwöhnungsbehandlung nicht antrete, der vorliegende Bewilligungsbescheid aufgrund seines Widerspruches geändert werde und nunmehr für die Psychosomatik gelte. Vor dem Hintergrund dieser Information wurde aus der Leistungszusage für eine Entwöhnungsbehandlung klinikintern eine vorläufige Leistungszusage für eine Rehabilitation in der Abteilung für Psychosomatik.

Die unklare Vorbefundlage veranlaßte die Verantwortlichen in der Abteilung für Psychosomatik ein ambulantes Vorgespräch mit dem Patienten zu führen, um die Indikationsstellung und Behandlungsmotivation zu überprüfen. Im Vorgespräch (über 2 Jahre nach dem Arbeitsunfall, 1,5 Jahre nach Beginn der Arbeitsunfähigkeit) war ein erheblicher Leidensdruck des Patienten bezüglich der Polyneuropathie feststellbar. Diese hinderte Herrn P. am Autofahren und war somit Grundlage der Arbeitsunfähigkeit. Weiter bestand als Korrelat einer affektiven Störung Leidensdruck bezüglich Rückzugsverhalten, Minderwertigkeitserleben und verminderter Problemlösekompetenz. Alkoholkonsum wurde bagatellisiert. Er habe wohl früher nach dem Sport, vielleicht auch damals zu regelmäßig, Bier getrunken, was möglicherweise die Polyneuropathie mitbedingt habe, sei aber nicht alkoholabhängig. Das werde auch dadurch deutlich, daß er den Alkoholkonsum kontrollieren könne und auch die Laborwerte inzwischen nahezu normal seien. Er wolle jetzt so schnell wie möglich in der Abteilung für Psychosomatik aufgenommen werden, um die Gesamtsymptomatik zu bessern und wieder arbeiten zu können. Dort wolle er alles mitmachen, damit es ihm wieder besser gehe.

3. Patientenpopulation und Diagnosen

In dem zurückliegenden Zeitraum von fünf Jahren wurden seit Klinikeröffnung in den beiden Indikationsbereichen Psychosomatik und Sucht jeweils deutlich über 2000 Patienten behandelt. Im Jahr 1998 wurden 458 Patienten in der Abteilung für Psychosomatik und 603 in den beiden Abteilungen für Abhängigkeitserkrankungen nach erfolgter stationärer Therapie entlassen (v. Keyserlingk et al., 1999). Die Verteilung der Primärdiagnosen der Patienten mit psychosomatischen Erkrankungen ist der Abbildung 1 zu entnehmen. Dabei sind die acht häufigsten und somit insgesamt 424 Primärdiagnosen (92,6%) abgebildet. Lediglich Diagnosen die im Behandlungsjahr 1998 in geringem Umfang gestellt wurden (n<7) sind nicht aufgeführt.
Die Verteilung der Primärdiagnosen in den Abteilungen für Abhängigkeitserkrankungen ist homogener. Hier wurde bei 568 Patienten (94,2%) eine Alkoholabhängigkeit diagnostiziert. Medikamentenabhängigkeit lag bei 21 Patienten (3,5%) vor. Sonstige Diagnosen kamen als Erstdiagnose lediglich mit einem Anteil von 2,4% vor.

4. Betrachterperspektiven

Die unten aufgeführten Betrachterperspektiven wurden mittels qualitativer Befragungen in der Klinik Schweriner See erfaßt. Dabei wurden vom jeweiligen Betrachter solche subjektiven Erfahrungen erfragt, die sich nach Weidemann (1987) auf den Dimensionen Realitätsbezug, Zeitdimension, Gewißheit und Strukturierungsgrad abbilden lassen. Konkret gaben die Befragten Beschreibungen aus der Erinnerung sowie Erfahrungswissen bezüglich auffallender Gemein-

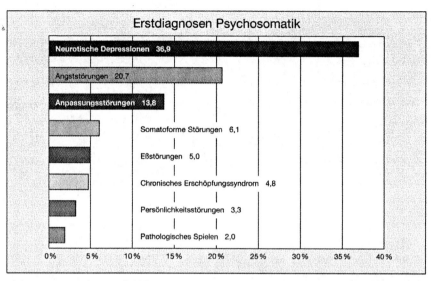

Abb. 1: Die acht am häufigsten genannten psychiatrischen Erstdiagnosen (N = 458)

samkeiten und Unterschiede bei der Wahrnehmung von Patienten mit psychosomatischen Primärdiagnosen und primären Abhängigkeitsdiagnosen frei assoziiert wieder. Die erfragten subjektiven Erfahrungen der Betrachter werden im folgenden zusammengefaßt beschrieben.

4.1 Verwaltung

Wie in Abbildung 2 dargestellt, fallen aus Sicht der Verwaltung bei der Betrachtung von Patienten mit psychosomatischen Erkrankungen (verkürzt: Psychosomatik) und Abhängigkeitserkrankungen (verkürzt: Sucht) eine Reihe von Unterschieden auf. Zunächst liegt der Pflegesatz im Bereich der Psychosomatik über dem der Sucht. Damit in Zusammenhang stehend, ist der Therapeutenschlüssel unterschiedlich. In der Psychosomatik werden die 12 Patienten einer therapeutischen Wohngruppe von zwei Bezugstherapeuten (Arzt und Psychologe) behandelt, in der Sucht steht ein Bezugstherapeut (Arzt oder Psychologe) für die Behandlung der 12 Patienten einer Wohngruppe zur Verfügung. Für die Unterbringung der Patienten in der Psychosomatik werden überwiegend Einzelzimmer bereitgestellt, während in der Sucht ausschließlich Doppelzimmer zur Verfügung stehen. Weitere Unterschiede bestehen darin, daß für die Sucht eine Aufnahmestation mit entsprechendem Personal, gesonderten Räumlichkeiten und aufwendiger medizinisch-technischer Ausstattung betrieben wird, während die Patienten der Psychosomatik ohne Aufnahmestation direkt in den Wohnbereich aufgenommen werden.

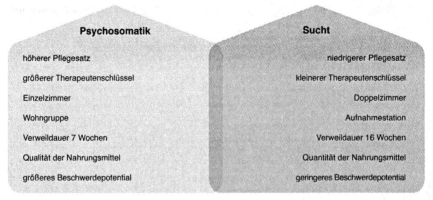

Psychosomatik	Sucht
höherer Pflegesatz	niedrigerer Pflegesatz
größerer Therapeutenschlüssel	kleinerer Therapeutenschlüssel
Einzelzimmer	Doppelzimmer
Wohngruppe	Aufnahmestation
Verweildauer 7 Wochen	Verweildauer 16 Wochen
Qualität der Nahrungsmittel	Quantität der Nahrungsmittel
größeres Beschwerdepotential	geringeres Beschwerdepotential

Abb. 2: Perspektive Verwaltung

Bei unterschiedlichen durchschnittlichen Verweildauern (Psychosomatik 7 Wochen, Sucht 16 Wochen) ist der Verwaltungsaufwand bei gleicher Abteilungsgröße aufgrund der höheren Fluktuation in der Abteilung für Psychosomatik höher zu bemessen als in einer Abteilung für Abhängigkeitserkrankungen. Den geführten Interviews war zu entnehmen, daß bezüglich der Verpflegung die Patienten der Sucht eher einen Hauptaugenmerk auf die Quantität der Nahrungsmittel legen, die Patienten der Psychosomatik eher auf Qualitätsaspekte achten. Weiter nimmt die Verwaltung war, daß das Beschwerdepotential von Patienten mit psychosomatischen Erkrankungen größer ist, als von Patienten mit Abhängigkeitserkrankungen.

4.2 Patienten

Insbesondere zu Beginn einer Therapie wird von den Patienten die unterschiedliche Hausordnung wahrgenommen. Die Patienten auf der Aufnahmestation unterliegen in den ersten drei Behandlungswochen Ausgangsbeschränkungen und einer Kontaktsperre zu Familienangehörigen. In der Psychosomatik gibt es diese in der „Hausordnung Sucht" definierten Einschränkungen lediglich in Ausnahmefällen bei mit dem Bezugstherapeuten getroffenen individuellen Vereinbarungen. Ebenso werden in der Psychosomatik Atemalkoholkontrollen einzelfallbezogen durchgeführt. In der Sucht erfolgen die Atemalkoholkontrollen zusätzlich routinemäßig nach therapeutischen Heimfahrten sowie in Form von Zufallsstichproben gemeinsam mit der gesamten Gruppe.

Bestehende Vorurteile finden sich in den unterschiedlichen Bezeichnungen für die Patienten der jeweils anderen Abteilung. So sind in der Psychosomatik bei der Bezeichnung von Suchtpatienten Begriffe wie „Suchties" oder „Alkoholiker" gebräuchlich. In der Sucht wird von „Somies" oder weniger häufig von „Verrückten" bei der Bezeichnung von Psychosomatikpatienten gesprochen.

Die Freizeitangebote der Klinik tragen ebenso wie die abteilungsübergreifend durchgeführten indikativen Gruppenbehandlungen dazu bei, bestehende Vorurteile abzubauen und zum Beispiel ein Verständnis für gemeinsame Problembereiche und Bewältigungsmöglichkeiten aufzubauen.

Weiter wird aus der Patientenperspektive die unterschiedliche Geschlechterverteilung in Psychosomatik und Sucht wahrgenommen. Während in der Sucht überwiegend Männer behandelt werden (Frauenanteil 25%), sind es in der Psychosomatik überwiegend Frauen (Männeranteil 29%). Wie Abbildung 3 zu entnehmen ist, ergeben sich vor dem Hintergrund dieser Geschlechterverteilung abteilungsübergreifend auch Paarbeziehungen (Pairings). Diese gefährden aus der nachfolgend aufgezeigten therapeutischen Sicht häufig einen erfolgreichen Psychotherapieverlauf, das gemeinsame Verständnis von Sucht und Psychosomatik wird jedoch gefördert.

Psychosomatik		Sucht
Hausordnung Psychosomatik		Hausordnung Sucht
Atemalkoholkontrolle (einzeln)	individuelle Vereinbarungen	Atemalkoholkontrollen (Gruppe)
„Somies", „Verrückte"	indikative Gruppen Freizeit	„Suchties", „Alkoholiker"
höherer Frauenanteil	Pairings	höherer Männeranteil

Abb. 3: Perspektive Patienten

4.3 Therapeuten

Aus therapeutischer Perspektive sind bei der Betrachtung von Sucht und Psychosomatik zunächst unterschiedliche Primärdiagnosen offensichtlich. Bei differenzierterer Wahrnehmung und Hinzunahme von Nebendiagnosen wird, wie in Abbildung 4 dargestellt, eine „Schnittmenge" der beiden betrachteten Populationen deutlich. Das bereits eingangs erwähnte Mischklientel weist Komorbiditäten aus den Bereichen Psychosomatik und Sucht auf.

Die stationäre Psychotherapie in der Psychosomatik unterscheidet sich von der Entwöhnungsbehandlung in der Sucht. Dabei liegen trotz eines hohen Ausmaßes an therapeutischen Gemeinsamkeiten im Rahmen des integrativ verhaltenstherapeutischen Gesamtkonzeptes der Klinik zum Teil unterschiedliche, historisch gewachsene paradigmatische Grundannahmen (Lieb, 1990) zugrunde. So nehmen Therapeuten aus der Psychosomatik zum Beispiel das Krankheitsverhalten eines ihrer Patienten als Symptom oder dysfunktionales Verhalten wahr. Diese Wahrnehmung impliziert die Einstellung, daß die Symptomatik grundsätzlich kontrollierbar ist. Therapeuten aus der Sucht sprechen beim pathologischen

Verhalten ihres Patienten von einem Rückfall oder von süchtigem Verhalten. Das hingegen impliziert eher die Einstellung, daß das Krankheitsverhalten (Suchtmittelgebrauch) im Sinne eines „kontrollierten Trinkens" kaum steuerbar ist. In beiden Indikationsbereichen läßt sich das gezeigte pathologische Verhalten oftmals als Verhaltensexzess beschreiben.

Die therapeutischen Wohngruppen in der Psychosomatik sind bezogen auf die vorliegenden Diagnosen der Patienten überwiegend heterogen, in der Sucht eher homogen, zusammengesetzt. In der Psychosomatik werden mehr Einzeltherapien durchgeführt, in der Sucht mehr Gruppentherapien. Darüber hinaus werden bei Patienten aus Sucht und Psychosomatik bei entsprechender Indikation zusätzliche Einzelgespräche mit dem Bezugstherapeuten durchgeführt. Gemeinsame Problemfelder und spezifisches Krankheitsverhalten werden in den abteilungsübergreifenden indikativen und störungsspezifischen Gruppentherapien behandelt.

Relevante therapeutische Inhalte sind bei Patienten der Psychosomatik häufig deren Schonverhalten und vermehrte Selbstbeobachtung. Bei Patienten der Sucht ist häufig deren selbstüberforderndes, in der Selbstbeobachtung defizitäres Verhalten therapierelevant. Gemeinsames Ziel beider Patientengruppen in den genannten Behandlungsangeboten ist das Erlernen eines realitätsangemessenen Verhaltens.

Bei den somatomedizinischen Behandlungen fällt auf, daß die Patienten der Sucht deutlich mehr somatische Krankheitskorrelate aufweisen, während die Krankheitskorrelate der Patienten in der Psychosomatik eher als somatoform zu bezeichnen sind. Bei vorliegendem Medikamentenmißbrauch fällt auf, daß die Patienten der Psychosomatik dabei häufig auf ärztlich verordnete Medikamente zurückgreifen, die Patienten der Sucht die Medikamente nicht selten auf dem „grauen Markt" beziehen. Liegt ein Medikamentenmißbrauch oder eine Medikamentenabhängigkeit vor, wird in der Sucht die psychotrope Substanz in den ersten Behandlungswochen auf der Aufnahmestation abgesetzt. In der Psychosomatik erfolgt ein eher ausschleichendes Absetzen. Gemeinsam ist beiden Indikationsbereichen, daß die ärztliche Versorgung unter Einbeziehung möglicher psychogenetischer Determinanten bei beklagter somatischer Symptomatik realisiert wird.

Auch aus therapeutischer Perspektive sind die unterschiedlichen Behandlungszeiten relevant. Bei durchschnittlich 7-wöchiger Behandlungsdauer in der Psychosomatik ist für die Therapeuten der tägliche Dokumentationsaufwand einschließlich Fertigstellung des Entlassungsbriefes höher als in der Sucht bei durchschnittlich 16-wöchiger Behandlungsdauer. Therapeuten aus beiden Indikationsbereichen haben jedoch die Möglichkeit, bei entsprechender Indikation von den durchschnittlichen Behandlungszeiten abzuweichen. Im Rahmen der Flexibilisierung von Behandlungsangeboten besteht in der Sucht die Möglichkeit, Kurzzeittherapien durchzuführen oder die stationäre Behandlung vorzeitig zu beenden und in eine tagesklinische Behandlung überzugehen. In der Psychosomatik können individualisierte Behandlungszeiten bei entsprechender Begründung und nach Absprache mit den Kosten- und Leistungsträgern durchgeführt werden.

Psychosomatik	Komorbidität	Sucht
psychosomatische Erkrankungen	Komorbidität	Abhängigkeitserkrankungen
Psychotherapie heterogene Gruppen häufiger Einzeltherapien Gruppentherapien	indikative und störungsspezifische Gruppentherapien	Entwöhnungsbehandlung homogene Gruppen Einzeltherapien häufiger Gruppentherapien
Symptomverhalten dysfunktionales Verhalten	Verhaltens- exzess	Rückfall süchtiges Verhalten
Schonverhalten vermehrte Selbstbeobachtung	realitätsangemessenes Verhalten	selbstüberforderndes Verhalten
somatoforme Krankheitskorrelate ärztlich verordnete Medikamente ausschleichendes Absetzen	ärztliche Versorgung	somatische Krankheitskorrelate „grauer Medikamentenmarkt" schnelles Absetzen
Verweildauer 7 Wochen	Verlängerungen Kurzzeittherapien	Verweildauer 16 Wochen

Abb. 4: Perspektive Therapeuten

5. Komorbiditäten in der Psychosomatik

An dieser Stelle soll das bereits mehrfach erwähnte Mischklientel anhand der Daten aus der Psychosomatik näher betrachtet werden. Von den 1998 entlassenen 458 Patienten ist bei 197 (43,0%) lediglich eine psychiatrische Diagnose gestellt worden. Somit liegt eine Komorbidität bei über der Hälfte der behandelten Patienten vor. 261 Patienten (57,0%) haben eine psychiatrische Zweitdiagnose erhalten. Bei 116 Patienten (25,3%) ist zusätzlich eine psychiatrische Drittdiagnose gestellt worden.

Wird die Population der 261 Patienten mit psychiatrischen Nebendiagnosen zugrunde gelegt, so ist bemerkenswert, daß bei 107 Patienten (41,0%) ein Mißbrauch oder eine Abhängigkeit von psychotropen Substanzen diagnostiziert worden ist.

Bezogen auf die Gesamtpopulation aller Patienten der Abteilung für Psychosomatik im Behandlungsjahr 1998 sind bei 113 Patienten (24,7%) eine oder mehrere substanzinduzierte Störungen diagnostiziert worden. Eingeschlossen sind dabei die 6 Patienten, bei denen als Primärdiagnose eine Substanzabhängigkeit diagnostiziert worden ist und die mindestens vorübergehend in der Psychosomatik behandelt worden sind.

Insgesamt sind 377 Zweit- bzw. Drittdiagnosen gestellt worden. In Abbildung 5 sind die sieben häufigsten psychiatrischen Nebendiagnosen dargestellt. Die Abbildung erfaßt 86,9% aller psychiatrischen Zweit- bzw. Drittdiagnosen der 1998 entlassenen Patienten. Ihr ist zu entnehmen, daß 82 Nebendiagnosen (21,8%) den Mißbrauch psychotroper Substanzen benennen. Wie in Abbildung 6 aufzeigt, ist die größte Untergruppe innerhalb dieser Diagnosekategorie die des Alkoholmißbrauches mit 56 Diagnosestellungen (68,3%).

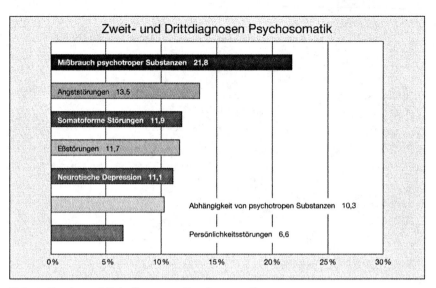

Abb. 5: Zweit- und Drittdiagnosen Psychosomatik

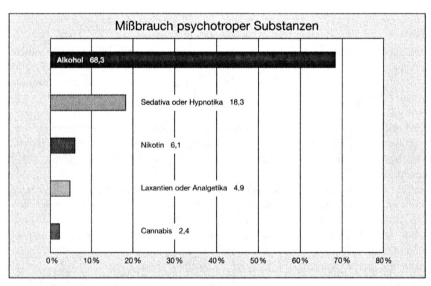

Abb. 6: Mißbrauch psychotroper Substanzen

Abhängigkeit von psychotropen Substanzen liegt bei 39 Nebendiagnosen (10,3%) vor. Dabei ist eine Alkoholabhängigkeit in einer Häufigkeit von 22 (56,4%) diagnostiziert worden. Eine Abhängigkeit von Sedativa oder Hypnotika ist in einem Anteil von 23,1%, die Abhängigkeit von multiplen Substanzen in einem Anteil von 20,5% festgestellt worden.

Zusammenfassend betrachtet beschreiben von den 377 Zweit- bzw. Drittdiagnosen 121 (32,1%) einen Mißbrauch oder eine Abhängigkeit von psychotropen Substanzen.

6. Fallvorstellung, Teil 2

Im Verlauf des ambulanten Vorgespräches, an dem auch zeitbegrenzt die Ehefrau des Patienten teilnahm, wurden diagnostische Kriterien deutlich, die die Diagnose einer primären Abhängigkeitserkrankung nahelegten, obwohl Herr P. weiterhin krankheitsimmanent den offensichtlichen Verlust der Kontrolle über das Suchtmittel Alkohol verleugnete. Zwischenzeitlich ergab ein Rückruf beim Leistungsträger, daß dem Widerspruch von Herrn P. nicht stattgegeben wurde, der Bewilligungsbescheid für eine Entwöhnungsbehandlung weiterhin bestand.
Zum Ende des Vorgespräches konnte mit Herrn P. auf folgender Grundlage ein Konsens hergestellt werden: Auch wenn er es jetzt über einige Wochen geschafft habe weitgehend abstinent zu leben, habe er doch vor nicht allzu langer Zeit ein Alkoholproblem gehabt, daß er möglicherweise unterschätzen würde, daß mit sehr großer Wahrscheinlichkeit auch für seine Polyneuropathie verantwortlich sei. Das würde durchaus eine Entwöhnungsbehandlung rechtfertigen. Er könne während der 16-wöchigen Behandlung seine zuvor genannten Probleme und die von ihm wahrscheinlich unterschätzte Alkoholproblematik ausführlich bearbeiten und damit zukünftigen Schwierigkeiten vorbeugen. Zudem könne er systematisch an der Verbesserung seiner Polyneuropathie arbeiten, was erfahrungsgemäß einen längeren Zeitraum beanspruche und in einer 16-Wochen-Behandlung eher möglich sei. Seine berechtigten Anliegen bezüglich verbesserter Problemlösefähigkeit und positiven Veränderungen seines Rückzugsverhaltens und Minderwertigkeitserlebens könne er in der Abteilung für Abhängigkeitserkrankungen und in den abteilungsübergreifenden Behandlungsgruppen, in denen sich Patienten aus der Psychosomatik und Sucht befänden, bearbeiten.
Nach einer Bedenkzeit von einer Woche meldete sich Herr P. zum vereinbarten Zeitpunkt und willigte in das skizzierte Prozedere ein. Die Aufnahme wurde später vereinbarungsgemäß realisiert. Die bei Aufnahme erhobenen Laborparameter waren keinesfalls mehr normalisiert, entsprachen jedoch den jetzt angegebenen Trinkmengen des Patienten.

7. Diskussion

Neben den erkennbaren Unterschieden in der Betrachtung von Patienten mit psychosomatischen Primärdiagnosen und primären Abhängigkeitsdiagnosen sind insbesondere aus therapeutischer Perspektive vielfältige Gemeinsamkeiten zu erkennen. Das betrifft in besonderem Ausmaß Patienten mit Mehrfacherkrankungen aus den aufgeführten Diagnosegruppen. Auch die Daten aus der Klinik Schweriner See weisen darauf hin, daß dieses Mischklientel in bemerkenswerter

Größenordnung in den genannten Indikationsbereichen der stationären medizinischen Rehabilitation vorhanden ist.

Die Realität in der medizinischen Rehabilitation bildet trotz vorhandener und möglicher Gemeinsamkeiten überwiegend eine institutionelle Trennung der beiden Indikationsbereiche ab. Unterschiedliche Versorgungssysteme und Behandlungsparadigmen sowie gelegentlich zu beobachtende Vorurteile bezüglich des jeweils anderen Indikationsbereiches befördern in einer Sucht- oder psychosomatischen Klinik eher eine Spezialisierung im strikt abgetrennten eigenen Indikationsbereich. Einer effektiven Behandlung der beschriebenen Patienten mit Mehrfacherkrankungen ist diese Separation in der Therapie (Lieb, 1989) nicht dienlich. Vielmehr sollte im Umgang mit diesem Mischklientel spezifische diagnostische Fachkompetenz ebenso wie spezifische Behandlungskompetenz für beide Störungsgruppen vorhanden sein.

In Kliniken mit den Indikationsbereichen Psychosomatik und Sucht können diese Kompetenzen unter einem Dach als quasi institutionelle Gemeinsamkeit vorliegen. Gelingt es in einer solchen Klinik trotz der aufgezeigten Unterschiede bei der Betrachtung von Sucht und Psychosomatik, die jeweilige Wirksamkeit der spezifischen Kompetenzen aus der Entwöhnungsbehandlung und psychosomatischen Rehabilitation anzuerkennen und zu achten, so kann die Rehabilitation in den beiden Indikationsbereichen unter einem Dach gelingen. Für die Patienten mit Mehrfachdiagnosen bietet die Behandlung von Sucht und Psychosomatik in einer Klinik bei Integration der genannten Kompetenzen erhebliche Vorteile und somit ein stationäres Behandlungssetting erster Wahl.

Bis zum ambulanten Vorgespräch in der Klinik befand sich Herr P. im Stadium der fehlenden oder eingeschränkten Problembewußtheit („precontemplation"; Prochaska et al., 1992). In eine Suchtklinik wäre er zu diesem Zeitpunkt nicht gegangen. Hätte er es geschafft, eine Bewilligung für eine psychosomatische Rehabilitation zu erhalten, hätte er wahrscheinlich während der stationären Behandlung abstinent leben können. Eine explizite Behandlung der Alkoholabhängigkeit wäre jedoch nicht erfolgt. Somit war zum Zeitpunkt des Vorgespräches die Behandlung in einer Suchtklinik nicht möglich und die Behandlung in einer psychosomatischen Klinik nicht erfolgversprechend. Für Herrn P. bot sich schon im Vorfeld einer stationären Behandlung die Möglichkeit, über das Vorhandensein beider Indikationsbereiche unter einem Dach einen adäquaten Behandlungsansatz zu finden und somit sein Problemverhalten einer möglichen Veränderung zuzuführen.

Literatur

Broda, M., Braukmann, W., Dehmlow, A., Kosarz, P., Schuhler, P., Siegfried, J. & Zielke, M. (1994). Epidemiologische Daten zur Beschreibung des Klientels Psychosomatischer Kliniken – Eine Auswertung von 10 Jahren Basisdokumentation. In: Fachausschuß Psychosomatik (Ed.) Verhaltensmedizin heute. Basisdokumentation Psychosomatik. Schriftenreihe des Wissenschaftsrates der AHG:

Dilling, H., Mombour, W. & Schmidt, M.H. (1993). Internationale Klassifikation psychischer Störungen. ICD-10 Kapitel V (F). Klinisch-diagnostische Leitlinien. Bern: Huber.

v. Keyserlingk, H., Sobottka, B., Schleede, S. & Schmidt, F. (1999). Jahresbericht 1998. Lübstorf: Eigendruck.

Küfner, H. (1990). Zur Häufigkeit psychosomatischer Störungen bei Alkohol- und Drogenabhängigen: Ergebnisse aus empirischen Untersuchungen. Praxis der Klinischen Verhaltensmedizin und Rehabilitation, 10, 93-98.

Lieb, H. (1989). Was der Patient vereint, soll der Therapeut nicht trennen. Praxis der Klinischen Verhaltensmedizin und Rehabilitation, 6, 98-106.

Lieb, H. (1990). Was ist Heilung: Zu den paradigmatischen Grundannahmen von Sucht und Psychosomatik. Praxis der Klinischen Verhaltensmedizin und Rehabilitation, 10, 74-80.

Lieb, H., Zielke, M. & Jäger, I. (1994). Patienten mit Suchtproblemen in einer psychosomatischen Klinik: Daten – Probleme – Lösungen. In: M. Zielke & J. Sturm (Hrsg.) Handbuch Stationäre Verhaltenstherapie (S. 805-815). Weinheim: Psychologie Verlags Union.

Missel, P. & Braukmann, W. (1990). Psychosomatik in der Sucht: Abhängigkeitskranke mit psychosomatischen Störungen in einem stationären Entwöhnungsprogramm. Praxis der Klinischen Verhaltensmedizin und Rehabilitation, 10, 106-112.

Prochaska, J.O., DiClemente, C.C. & Norcross, J.C. (1992). In search of how people change. Applications to addictive behaviors. American Psychologist, 47, 1002-1114.

Schuhler, P. & Jahrreiss, R. (1996). Die Münchwies-Studie. Berlin/Bonn: Westkreuz.

Weidemann, P.H. (1987). Entscheidungskriterien für die Auswahl qualitativer Interviewstrategien. Forschungsbericht Nr. 1/1987. Berlin: Technische Universität Berlin.

Rückfälle und Rückfallprophylaxe in der stationären Behandlung der Alkoholabhängigkeit

Claudia Quinten

Rückfälle im Bereich des Alkoholismus sind qualitativ zu differenzierende heterogene Prozesse, deren gemeinsames Merkmal Regel- und Grenzverletzungen im Zusammenhang mit Selbstkontrollproblemen sind. Rückfälle sind nicht als Behandlungsfehler sondern als sinnvolle und normale Handlungen in einem Entwicklungs- und Veränderungsprozess zu sehen. Eine gezielte Analyse der individuellen und systemischen Funktionalität eines Rückfalls ist für die Feinabstimmung der weiteren Interventionsplanung unumgänglich.
Es werden dreizehn Module beschrieben, die diagnostische und interventionsstrategische Aspekte des Rückfalls und der Rückfallprävention umfassen.

1. Sucht- und Rückfallverläufe

Die chronische Alkoholabhängigkeit ist eine somato-psychosoziale Erkrankung mit gravierenden Folgeschäden auf der psychischen, somatischen und sozialen Ebene, die sowohl zur Progredienz als auch zum Rezidiv neigt.

Eine Behandlungsbedürftigkeit ist in hohem Maße gegeben. Die Idealvorstellung einer einmaligen Therapiemaßnahme mit langfristigem Erfolg im Sinne des Abstinenzkriteriums ist jedoch nicht haltbar. In der traditionellen Suchtkrankenbehandlung herrschte lange Zeit die Auffassung, daß lebenslange Abstinenz das favorisierte Ziel und den Regelfall einer erfolgreichen Behandlung darstelle. Demgegenüber stehen zahlreiche Untersuchungen, die belegen, daß nach dem Abschluß einer umfassenden Therapiemaßnahme in einem Zeitraum von ein bis zwei Jahren mehr als die Hälfte der Behandelten vorübergehend oder dauerhaft rückfällig wird.

Ein Rückfall ist dabei definiert als die Wiederaufnahme des Suchtmittelkonsums nach einer gelungenen Abstinenzetablierung.

In der groß angelegten Studie von Küfner et al. (1988) betrug die Rückfallquote von stationär behandelten Alkoholabhängigen in vier Jahren 54 %. Miller und Hester (1980) eruierten in 500 amerikanischen Therapiestudien sogar eine Rückfallquote von etwa 75 % im ersten Jahr nach der Behandlung.

Eine aktuelle katamnestische Untersuchung der Kliniken Daun-Thommener Höhe von 536 Patienten des Entlaßjahrgangs 1996 ergab eine Abstinenzquote von 61,4 %, wobei 49,3 % in dem Jahr nach Behandlungsbeendigung total abstinent waren und 12,1 % sich nach einem oder mehreren kurzfristigen Rückfällen wieder stabilisiert hatten (Fachklinik Thommener Höhe, 1998).

Neben Wirksamkeitsnachweisen differenzieren solche Katamnesen auch Aspekte des Rückfallverhaltens. Exemplarisch sollen hierzu die Ergebnisse einer klinikübergreifenden Rückfallstudie von fünf großen Suchtfachkliniken unter der Trägerschaft der AHG (Allgemeine Hospitalgesellschaft AG) dargestellt werden (Schneider et al., 1998).

Einbezogen waren 3.028 Patienten (Behandlungszeitraum 01.05.1995 bis 31.03.1996), die ausgewerteten Daten beziehen sich auf 2.188 Antworter (72,3 % Rücklauf).

Das Durchschnittsalter der Patienten betrug 43,4 Jahre, Männer überwogen mit 71,9 %. Die Erwerbslosenquote lag zu Behandlungsbeginn bei 23,4 %. 96,8 % der Patienten wurden nach ICD 9 als alkoholabhängig diagnostiziert, bei 3,2 % handelte es sich um eine Mehrfachabhängigkeit. 26,6 % der Patienten wurden als Wiederholer (d. h. mindestens eine Entwöhnungsbehandlung im Vorfeld) ausgewiesen.

1.1. Die Abstinenzquote

Tab. 1: Abstinenzstatus (Die Abstinenzquote betrug bei den Antwortern 74,4 %)

Abstinenzstatus	Anzahl	
	absolut	Prozent
Abstinent	1.424	65,1 %
abstinent nach Rückfall	204	9.3 %
rückfällig	560	25,6 %

1.2. Zeitpunkt der Rückfälligkeit

Die Rückfallwahrscheinlichkeit ist in den ersten acht bis zwölf Wochen nach Therapiebeendigung am höchsten, mehr als zwei Drittel der Rückfälle ereignen sich im ersten halben Jahr.

Der Übergang von dem strukturierten/suchtmittelfreien Behandlungssetting in den Alltag mit all seinen Anforderungs- und Belastungssituationen stellt eine vulnerable Phase dar bezüglich der Bereitschaft und Fähigkeit zur Abstinenzaufrechterhaltung.

1.3. Art des Rückfalls

Hier wird unterschieden zwischen einem kurzfristigen Rückfall („Lapse") und einem schweren Rückfall („Relapse"- Rückkehr zur altgewohnten Trinkmenge).

20,3 % der Patienten haben einmal kurzfristig getrunken, 41,3 % mehrmals kurzfristig, d. h. ca. 60 % konnten nach dem oder den Rückfällen wieder zu

Prozent

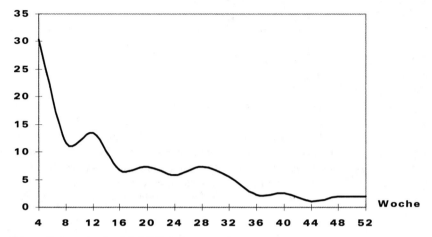

Abb. 1: Zeitpunkt der Rückfälligkeit

ihrem Abstinenzstatus zurückkehren. 20 % der Patienten beschrieben den Versuch, kontrolliert trinken zu wollen, mit allmählicher Dosissteigerung und 16 % waren mit Trinkbeginn wieder auf ihrem alten Konsumniveau. Die Zahlen verdeutlichen, daß Rückfall nicht gleich Rückfall ist und daß die Wiederaufnahme des Suchtmittelkonsums nicht automatisch „zum Absturz führt".

1.4. Rückfallursachen

In der Analyse der Funktionalität des Suchtmittelkonsums überwiegen die Erwartungshaltungen, Mißstimmungen und Befindlichkeitsstörungen zu regulieren (34 %) und Belastungssituationen zu bewältigen (26 %). Die Veränderungen des körperlichen Befindens (9 %), das Unterdrücken von Entzugserscheinungen (8 %) oder das Lindern von Schmerzen (5 %) scheinen weniger bedeutsam zu sein. Die hohe Besetzung der Restkategorie („Sonstige Gründe" 18 %) läßt mit Blick auf andere Rückfallstudien vermuten, daß sich hier auch positive Trinkmotive, soziale Trinkaufforderungen oder Versuche des kontrollierten Trinkens subsummieren (z. B. Marlatt, 1985).

Nach Körkel & Lauer (1995) erweisen sich die Risikosituationen „Unangenehme Gefühlszustände", „Konfliktsituationen" und „Soziale Trinkaufforderungen" in bezug auf die Abstinenzgefährdung als besonders bedeutsam und müssen deshalb in der Rückfallprophylaxe einen angemessenen Platz finden.

Die vorgestellten Daten zum Rückfallverlauf verdeutlichen, daß Rückfälle hinsichtlich Dauer, Intensität und auslösenden Bedingungen bzw. subjektiv empfundenen Handlungsmotiven stark differieren.

368

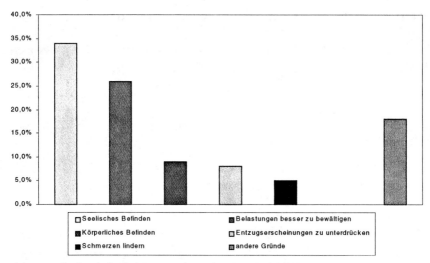

Abb. 2: Subjektiv empfundene Anlässe für die Rückfälligkeit

Insbesondere die Ergebnisse aus Langzeitstudien bzw. „Kumulativaufzeichnungen" süchtigen Verhaltens weisen darauf hin, daß der Suchtverlauf über eine größere Zeitspanne verfolgt werden muß und zahlreiche Rückfälle umfassen kann. Das Pendeln zwischen Trinken und Abstinenz ist also eher die Regel als die Ausnahme (Vaillant, 1989).

Klinisch-praktische Erfahrungen zeigen, daß die Entwicklung von Krankheitsakzeptanz - verbunden mit dem Abstinenzziel - von Patienten oft sehr ambivalent erlebt wird und durch Versuche des kontrollierten Trinkens oder eine Verlagerung auf andere Suchtmittel in Frage gestellt wird. Bei klarer Abhängigkeitsakzeptanz und Abstinenzbereitschaft können jedoch auch zentrale Basiskompetenzen für ein abstinentes Selbstmanagement fehlen.

Diese Aspekte müssen in einem fundierten Theorie- und Interventionsmodell verankert sein. Im Sinne eines Paradigmenwechsels ist es zu begrüßen, daß der Rückfall nicht mehr als beklagenswertes Scheitern des Individuums oder seiner Behandlung oder seiner Therapeuten gehandelt wird, sondern als Krankheitsrezidiv auch eine entsprechende Rezidivprophylaxe für sich beanspruchen darf (Bühringer, 1996).

Körkel (1991) betont, daß Rückfälle als sinnhafte Handlungen eines Entwicklungs- und Veränderungsprozesses zu verstehen sind: Zum Beispiel als Widerstand gegen eine zu schnelle oder angstauslösende Veränderung, als Selbstheilungsversuch, als aktiver Gestaltungs- und Bewältigungsversuch in einer schwierigen Anforderungssituation. Eine gezielte Analyse der individuellen oder systemischen Funktionalität eines Rückfalls wirkt sich damit förderlich auf die Feinabstimmung der weiteren Interventionsplanung aus.

2. Grundlagen der Abhängigkeits- und Rückfallbehandlung

Im Zuge der Akzeptanz des Rückfalls als Regelphänomen wurden Modellvorstellungen des Behandlungsprozesses entwickelt, die der Tatsache Rechnung tragen, daß die Abhängigkeitstherapie in der Regel nicht gradlinig oder linear verläuft, sondern eher einem „Vor und Zurück", einem Aussteigen und Wiedereinsteigen entspricht.

Beispielhaft wird das Drehtür-Modell des Veränderungsprozesses bei Abhängigkeiten von Prochaska & Di Clemente (1982) skizziert.

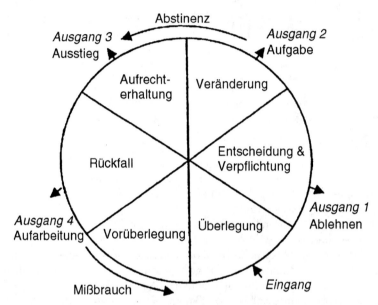

Abb. 3: Drehtürmodell des Veränderungsprozesses bei Abhängigkeiten (nach Prochaska & Di Clemente, 1982)

Eine Problemwahrnehmung kann zu Veränderungsabsichten und Handlungsentscheidungen führen, die entweder stabilisiert, weiterentwickelt und aufrechterhalten oder wieder revidiert werden. In jeder Phase des Veränderungsprozesses ist ein Ausstieg möglich.

Ein theoretisches Rückfallmodell, das sich in der klinischen Praxis wirksam und handlungsleitend umsetzen läßt, ist das **Kognitiv-behaviorale Rückfallmodell** von Marlatt (1985). Es basiert auf den Annahmen der sozial-kognitiven Lerntheorie, die Alkohol-Trinken als ein erlerntes Verhalten postuliert, beeinflußt durch Personenmerkmale, durch Modell-Lernen, situative Stimuli, soziale Verstärkung und alkoholbezogene Erwartungshaltungen. Der Alkoholkonsum kann mißbräuchlich werden, wenn die Selbstwirksamkeits- und Ergebniserwartungen dazu tendieren, daß nur noch mittels Alkoholkonsum das gewünschte Ergebnis zu

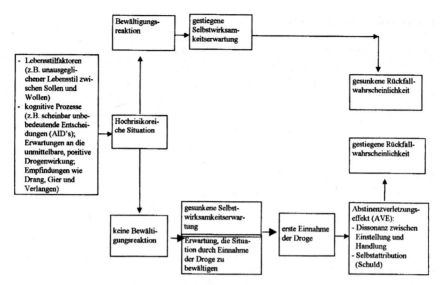

Abb. 4: Das kognitiv-behaviorale Rückfallmodell nach Marlatt (1985)

erzielen ist. Mittel- und langfristig kommt es zur Etablierung eines Erlebenszustandes und eines Lebensstils, der ohne Suchtmittel (scheinbar) nicht mehr zu realisieren ist (zitiert nach Arend, 1994).

Das kognitiv-behaviorale Rückfallmodell nach Marlatt geht als Grundbedingung von einem unausgeglichenen Lebensstil aus, bei dem Aspekte von Belastung und Entlastung, Last und Lust („Shoulds & Wants") im Ungleichgewicht stehen (Vulnerabilität), insbesondere dann, wenn das Suchtmittel bisher regulative Funktionen innehatte und nun in der Abstinenzphase keine angemessenen Regulationsmechanismen zur Verfügung stehen. Dann können kognitive Prozesse (wie z. B. Bagatellisierungs- und Verleugnungstendenzen, überhöhte Alkoholwirkungserwartungen etc.), das Erleben von Craving sowie das Auftreten individueller Gefährdungssituationen den Rückfall in gewohntes Trink- und damit vertrautes Bewältigungsverhalten begünstigen, wenn gleichzeitig Selbstwirksamkeitserwartungen bezüglich eigener Lösungsversuche ohne Suchtmittel ungenügend entwickelt oder stabilisiert sind. Nach Marlatt führt der erneute Konsum des Suchtmittels zum sogenannten Abstinenzverletzungseffekt („Ich schaffe es ja doch nicht..."), verbunden mit Versagens-, Schuld- und Schamgefühlen, die ein anhaltendes bzw. exzessives Trinken bedingen können. Aus dem episodischen Rückfall („Lapse") wird dann ein schwerer Rückfall („Relapse"). Anhand klinischer Erfahrungen läßt sich eine weitere Verarbeitungsmodalität beschreiben. Das erste, oft noch dosierte Trinken führt zu einer Bekräftigung der internalen Kontrollüberzeugung in dem Sinne, daß kontrolliertes Trinken möglich ist und damit weiter praktiziert wird mit der entsprechenden Ausweitung von Trinkmengen und -situationen bis zum schweren Rückfall.

371

Eine Erhöhung der Rückfallwahrscheinlichkeit tritt demnach ein bei

Instabiler Abstinenzmotivation
- durch geringe Selbstverpflichtung zur Abstinenz aufgrund einer ambivalenten oder fremdbestimmten Entscheidung
- durch eingeschränkte Vigilanz; sorgloser Umgang mit individuellen Risikosituationen
- durch den Wunsch, kontrolliert zu trinken
- durch positive Antizipation von Alkoholwirkung („Magisches Elixier")

Mangelnden Kompetenzen
- im Bewältigen von sozialem Druck oder Streß
- in der Regulation negativ erlebter Befindlichkeit (z. B. Ängste, Depressivität, Gehemmtheit etc.)
- in der Bewältigung kritischer Lebensereignisse
- in der Entwicklung und Aufrechterhaltung von Selbstwirksamkeitserwartungen
- im Umgang mit Alkoholverlangen (Craving)

Mangelnder sozialer Einbindung
(insbesondere Arbeitslosigkeit, Isolation, Trennungssitutionen)

Komorbidität
(insbesondere Angststörungen, Depressionen, Persönlichkeitsstörungen etc.)

Körperlichen Erkrankungen und Beeinträchtigungen im fortgeschrittenen Alter.
(siehe auch Konzept der Stationären Rückfallbehandlung, Fachklinik Thommener Höhe, 1997)

3. Therapeutische Interventionen zur Rückfallprävention

Da Rückfälle multikausal determiniert sind als Folge mangelnder Abstinenzzuversicht und unzureichender Bewältigungsstrategien in individuell relevanten Risikosituationen, ist zunächst einmal eine Rückfalldiagnostik zu erstellen, aus der entsprechende Interventionsstrategien abgeleitet werden.
Es folgen **13 Module zur Rückfalldiagnostik und -prävention**, die nicht zwingend in der vorgegebenen Reihenfolge zu berücksichtigen sind.

1. Abstinenz- und Veränderungsmotivation
In Anlehnung an das Modell der Veränderungsbereitschaft von Prochaska & DiClemente ist zu klären, in welcher Phase der Problemwahrnehmung sich der Patient befindet und welche Veränderungsziele er eigenverantwortlich anstreben will. Der Einsatz einer Pro- und Kontra-Entscheidungsmatrix für Fortsetzung des Alkoholkonsums bzw. Abstinenz greift den zugrunde liegenden Entscheidungskonflikt auf und differenziert zwischen kurz- und langfristigen Konsequen-

zen der jeweiligen Verhaltenswahl. Angestrebt wird eine Erhöhung der Selbstverpflichtung zur Abstinenz und ggfs. die Erstellung eines Therapievertrages.

2. Unausgewogener Lebensstil

In der Bearbeitung dieser Thematik kann mit der Metapher einer Waage operiert werden: Der Patient füllt eine Waagschale mit den subjektiv wahrgenommenen Pflichten und Belastungen, die zweite Waagschale mit den Aspekten, die er als positiv, entspannend, ressourcensteigernd in seinem Leben wahrnimmt. Eine Lebensstil-Beratung fokussiert im späteren Behandlungsverlauf Möglichkeiten einer Ausbalancierung.

3. Rückfall-Risikoprofil

Aufgrund zahlreicher Untersuchungen zu rückfallauslösenden Bedingungen haben sich im wesentlichen acht Kategorien von Versuchungssituationen herauskristallisiert: unangenehme Gefühle, Craving, körperliche Probleme, angenehme Gefühle, Wunsch nach kontrolliertem Trinken, soziale Trinkaufforderungen, soziale Konflikte und Geselligkeit (Marlatt, 1985; Annis, 1990). Die Erkennung/Benennung individueller Risikosituationen erfolgt über Fragebogen (z. B. Differentielles Inventar für Rückfallsituationen mit Suchtmitteln von Klein, 1988), über Anamnese/Fremdanamnese, Selbstbeobachtung oder Imaginationsübungen. Das Rückfallrisiko soll vom Patienten als situationsspezifisch, erkennbar und bewältigbar begriffen werden.

4. Mikroanalyse des letzten Rückfalls

Der letzte Rückfall wird anhand einer chronologischen Rekonstruktion des Rückfalltages mit den vorliegenden situativen und interaktionellen Anforderungen, den emotionalen, kognitiven und behavioralen Reaktionen des Patienten aufgeschlüsselt. In einem zweiten Schritt wird eruiert, welche Alkoholwirkungserwartungen und rückfallfördernden „kleinen" Entscheidungen (nach Marlatt „Apparently Irrelevant Decisions") dem Trinken vorausgingen. In einem dritten Schritt werden anhand der vorliegenden Tagesstruktur alternative Bewältigungsmöglichkeiten erarbeitet.

5. „Magisches Elixier"

Die kognitive Komponente der „magischen" Alkoholwirkungserwartung erhöht bei vorhandenem geringem Vertrauen in Selbstwert und Bewältigungspotential die Wahrscheinlichkeit eines erneuten Alkoholkonsums. Dabei sind offensichtlich das erstmalige Wiedertrinken und Rückfall emotional und kognitiv entkoppelt, insofern, als dem erneuten Trinken ein positiver/magischer Effekt zugeschrieben wird und eine Entwicklung eines negativ bewerteten schweren Rückfalls im Handlungsmoment ausgeschlossen wird. Die positiven Alkoholwirkungserwartungen sollen identifiziert und relativiert werden.

6. Craving

Patienten formulieren im Behandlungsverlauf häufig „eine absolute Sicherheit", kein Verlangen mehr nach Alkohol zu spüren. Es ist notwendig, auf die spätere

Wiederauftretenswahrscheinlichkeit hinzuweisen und kognitive Methoden beim Auftreten von Craving (z. B. Gedankenstop, Ablenkung, „Verlangen-Surfing") einzuüben.

7. Management alkoholbezogener Versuchungssituationen

Bestimmte Stimuli sind im Laufe des Substanzmißbrauchs zu konditionierten Auslösern für Craving oder subjektiv wahrgenommene Entzugserscheinungen geworden. Dies können z. B. Stimmungen, Musik, die bevorzugte Alkoholsorte, die Lieblingskneipe, etc. sein. Der Patient wird angeleitet, diese trinkassoziierten Stimuli oder Situationen zu erkennen, insbesondere in Phasen der erhöhten Vulnerabilität zu vermeiden oder durch Einsatz kognitiver Methoden umzubewerten.

8. Selbstwirksamkeitserwartungen

Das Erleben von Möglichkeiten der Handlungssteuerung und -kontrolle trägt entscheidend zu einem positiven Selbstwertgefühl und damit auch zur Rückfallprävention bei (Bandura, 1977). Kognitive Verzerrungen im Sinne von Katastrophisierungen, Übergeneralisierung von Mißerfolgen, dysfunktionalen Selbstbewertungen können durch Selbstbeobachtung, Anleitung zur Reattribuierung und Selbstverstärkung bearbeitet werden (Hautzinger, 1998). Aus der defensiven Haltung „Ich schaffe das nicht...„ soll eine offensivere Haltung im Sinne des „Ich werde es versuchen...", „Es wird schon klappen..." werden.

9. Ablehnungstraining

Da soziale Trinkaufforderungen einen häufigen Rückfallauslöser darstellen, ist die Stärkung der Ablehnungskompetenz notwendig. Im Rollenspiel werden antizipierte schwierige Situationen durchgespielt und das „Nein-Sagen" eingeübt.

10. Soziales Kompetenztraining

Zur Abstinenzstabilisierung genügt es nicht, nicht mehr zu trinken, sondern auch „Handwerkszeug" zu vermitteln, um mit verschiedenen Lebens- und Bewältigungsanforderungen adäquater und suchtmittelfrei umzugehen. Die Analyse der Funktionalität des Suchtmittelkonsums gibt wertvolle Hinweise über vorhandene Defizite im Bereich der sozialen Kompetenzen, z. B. mit Konflikten oder Streß nicht fertig werden, Ärger oder Kritik nicht ausdrücken können, nicht abschalten können, sich unsicher fühlen, Depressionen oder Angstzustände nicht bewältigen können, und vieles mehr. Ein soziales Kompetenztraining sollte je nach Analyse der jeweiligen Ressourcen und Defizite ein individuelles Trainingsprogramm vorsehen: Problem- oder Konfliktlösetraining, Ärger-Management, Streßbewältigung, Entspannungstraining, Depressions- oder Angstbewältigung, Bitte um Unterstützung, Gefühlswahrnehmung etc.

11. Graduierte Exposition

Die Identifizierung individueller Risikosituationen ermöglicht im Behandlungsverlauf, den Patienten auf die Bewältigung schwieriger Situationen kognitiv und verhaltenseinübend vorzubereiten, insbesondere unter Antizipierung von Versuchungssituationen (z. B. Teilnahme an einer familiären Geburtstagsfeier, Gespräch mit dem Vorgesetzten und den Arbeitskollegen, Klärung von Konfliktthemen mit dem Ehepartner etc.). Diese Übungssituationen können durchaus zu einem aktuellen Rückfall führen, dessen Analyse wiederum wertvolle Informationen zur weiteren Therapieplanung gibt (Quinten et al., 1998).

12. Abstinenzverletzungseffekt

In der Behandlung sollten Patienten darauf vorbereitet werden, daß etwa die Hälfte der Therapieabsolventen in den ersten sechs Monaten rückfällig wird. Die Differenzierung zwischen einmaligem/episodischem Rückfall und schwerem Rückfall soll dem häufig bestehenden Mythos entgegenwirken, daß eine kleine Menge Alkohol bereits zum totalen Kontrollverlust führt. Eine resignative Selbstattribution als hilfloser Versager begünstigt eine Rückkehr zum exzessiven Suchtmittelkonsum, während das Erneuern der Selbstverpflichtung zur Abstinenz und das Unterbinden weiteren Trinkverhaltens die Selbstkontrolle wieder herstellt.

13. Notfallplan

Ist ein Rückfall eingetreten, kann er adäquater bewältigt werden, wenn dem Patienten der notwendige und konkrete Handlungsplan („Cognitive Map") kognitiv zur Verfügung steht. Empfohlen wird das sofortige Unterbrechen und Verlassen der Situation, die Erneuerung der eigenen Abstinenzverpflichtung, die Analyse der Rückfallsituation und das Aufsuchen von Hilfe.

4. Fazit

Die verhaltenstherapeutische Rückfallbehandlung versteht sich als Hilfe zur Selbsthilfe. Bei der Behandlung von Depressionen oder Angststörungen gilt es seit langem als selbstverständlich, nach der Vermittlung von Basiskompetenzen und einer erfolgreich verlaufenen Behandlung nicht von einer Illusion zukünftiger Symptomfreiheit auszugehen, sondern auf die Rezidivwahrscheinlichkeit hinzuweisen und darauf vorzubereiten.

Im Gegensatz zu einem übertriebenen Therapieoptimismus fordert Frederick Kanfer (1991) in seinem Standardwerk zur Selbstmanagement-Therapie: „Denn im Gegensatz zu manchen populären Meinungen kann niemand automatisch erwarten, daß die mühsam erarbeiteten Therapie-Erfolge bereits so tief im Verhaltensrepertoire verankert sind, daß sie „von allein" weiter Bestand haben. Fortgesetzte Selbstregulation, Selbstbeobachtung, gezielte Umsetzung von Bewältigungsschritten, stetige Aufmerksamkeit für Warnsignale von Risikosituationen sowie der eigenständige Einsatz erworbener therapeutischer Methoden sind somit auch nach Therapieabschluß sinnvoll und notwendig, um wieder gänzlich in eigener Regie zurechtkommen zu können."

Literatur

Annis, H. M. (1990). Relapse to substance abuse: Empirical findings within a cognitive-social learning approach. Journal of Psychoactive Drugs, 22, 117-124.

Arend, H. (1994). Alkoholismus - Ambulante Therapie und Rückfallprophylaxe. Weinheim: Psychologie-Verlagsunion.

Bandura, A. (1977). Self-efficacy: Toward a unifying theory of behavioral change. Psychological Review, 84, 191-215

Bühringer, G. (1996). Schädlicher Gebrauch und Abhängigkeit von psychoaktiven Substanzen. In: J. Margraf (Hrsg.) Lehrbuch der Verhaltenstherapie, Band 2. Berlin: Springer-Verlag.

Fachklinik Thommener Höhe (Hrsg.) (1997). Stationäre Rückfallbehandlung. Unveröffentlichtes Konzept.

Fachklinik Thommener Höhe (Hrsg.) (1998). Jahresbericht 1997. Thommener Therapie-Texte, Band 10, Heft 2.

Hautzinger, M. (1998). Depression. Göttingen: Hogrefe-Verlag.

Kanfer, F. H., Reineker, H. & Schmelzer, D. (1991). Selbstmanagement-Therapie. Berlin: Springer-Verlag.

Klein, M. (1988). Differentielles Inventar für Rückfallsituationen mit Suchtmitteln. Trier.

Körkel, J. (Hrsg.). (1991). Praxis der Rückfallbehandlung. Wuppertal: Blaukreuz-Verlag.

Körkel, J. & Lauer, G. (1995). Rückfälle Alkoholabhängiger: Ein Überblick über neuere Forschungsergebnisse und -trends. In: J. Körkel, G. Lauer & R. Scheller (Hrsg.) Sucht und Rückfall. Stuttgart:: Enke-Verlag.

Küfner, H., Feuerlein, W. & Huber, M. (1988). Die stationäre Behandlung von Alkoholabhängigen: Ergebnisse der Vier-Jahreskatamnesen, mögliche Konsequenzen für Indikationsstellung und Behandlung. Suchtgefahren, 34, 157-272.

Marlatt, G. A. (1985). Cognitive factors in the relapse process. In: G.A. Marlatt & J. Gordon (Hrsg.) Relapse prevention (pp. 128-200). New York: Guilford Press

Miller, W. R. & Hester, R. K. (1980). Treating the problem drinker: Modern approaches. In: W.R. Miller (Hrsg.) The addictive behaviors: Treatment of alcoholism, drug abuse, smoking and obesity (pp. 11-141). New York: Pergamon-Press.

Prochaska, J. O. & Di Clemente, C. (1982). Transtheoretical therapy: Toward a more integrative model of change. Psychotherapy: Theory, Research and Practice, 19, 276-288.

Quinten, C., Rösch, W. & Zobel, M. (1998). Wenn der Störfall eintritt... Evaluationsstudie zum Rückfallverhalten während der stationären Entwöhnungsbehandlung. Praxis Klinische Verhaltensmedizin und Rehabilitation, 43, 74-85.

Schneider, B. et al. (1998). Analyse der Suchtmittelrückfälligkeit - gewonnen an den Ergebnissen einer klinikübergreifenden Ein-Jahreskatamnese. In: Fachverband Sucht e. V. (Hrsg.) Suchttherapie unter Kostendruck. Neuland: Geesthacht-Verlag.

Vaillant, G. E. (1989). Was können wir aus Langzeitstudien über Rückfall und Rückfallprophylaxe bei Drogen- und Alkoholabhängigen lernen? In: H. Watzl & R. Cohen (Hrsg.) Rückfall und Rückfallprophylaxe. Berlin: Springer-Verlag.

Zur Problematik suchtkranker Ärzte - eine Fallgeschichte

Hugo von Keyserlingk

Die Bedeutung von Abhängigkeitserkrankungen bei Ärzten wird in Deutschland nach wie vor unterschätzt. Programme zur Früherkennung und Behandlung suchtgefährdeter oder suchtkranker Mediziner fehlen in Deutschland weitgehend.

Es werden soziodemografische Daten von stationär behandelten suchtkranken Ärzten und eine typische Fallgeschichte eines suchtkranken Arztes dargestellt.

Die Behandlung erfolgte in der Klinik Schweriner See, einer Fachklinik für die Behandlung von psychosomatisch erkrankten und alkohol- bzw. medikamentenabhängigen Patienten. Die Patienten in dieser Klinik werden nach einem integrativ-verhaltenstherapeutischen Konzept behandelt.

1. Einleitung

Jede Klinik, die Abhängigkeitserkrankungen behandelt, kennt auch die Problematik mit suchtkranken Ärzten. Umso erstaunlicher ist es, dass bis auf die Untersuchungen von Mäulen (1990) in Deutschland weitgehend epidemiologische Untersuchungen über die Abhängigkeitserkrankungen dieser Berufsgruppe fehlen. Legt man eine 3%ige Prävalenzrate bei Alkoholabhängigen in Deutschland (Holz & Leune, 1999) zugrunde, so würde das bedeuten, dass es 9810 abhängigkeitskranke Ärzte gibt, die im Beruf stehen. Weltweit wird davon ausgegangen, dass 15% aller Ärzte suchtkrank sind (Schifferdecker et al. , 1996). In den Medien wird diese Problematik meistens unter mehr spektakulären Gesichtspunkten behandelt, wie zum Beispiel in diesem hier vorgestellten Fall. Spezielle Programme zur Früherkennung und Behandlung suchtgefährdeter oder suchtkranker Mediziner wie beispielsweise in Großbritannien (Joiner, 1995) fehlen weitgehend in Deutschland. Obwohl sich in den letzten Jahren die Bemühungen von engagierten Fachkollegen (Mäulen, 1996, 1999) gemeinsam mit den der Ärztekammern (Falk, 2000), der KV und den Versorgungswerken positiv ausgewirkt haben, bleibt die Darstellung dieses Themas brisant.

In den Jahren von 1983 bis 1999 wurden zunächst in der Klinik für Abhängigkeitserkrankungen der Nervenklinik Schwerin, dann ab 1994 in der Klinik Schweriner See in Lübstorf 53 Ärzte(10 suchtkranke Ärztinnen =19 % und 43 Ärzte=81 %) behandelt. Das Durchschnittsalter der alkoholkranken Ärzte war deutlich höher als der Altersdurchschnitt aller in der Klinik Schweriner See behandelten Abhängigkeitskranken (Altersgruppe 51-60 Jahre: Ärzte=45%, Patienten des Entlassjahrgangs 1998 der Klinik Schweriner See=13%, Keyserlingk et al., 1999). Fast alle standen zum Zeitpunkt des Behandlungsbeginns im Berufsleben. Hinsichtlich des Familienstandes unterschieden sich die Ärzte nur unwesentlich vom Durchschnitt der suchtkranken Patienten (40% verheiratet, 30% geschieden, 15% ledig, der Rest verwitwet oder getrennt lebend). Bei den Suchtmitteln dominierte eindeutig der Alkohol mit 90%, wobei aber 70% der Ärzte zusätzlich Medikamente missbrauchten. 10% waren ausschließlich medikamentenabhängig. Bis auf drei Kollegen, die bereits Erwerbsunfähigkeitsrente bezogen, war bei allen die Approbation bedroht und die Kassenzulassung bei den niedergelassenen Ärzten stand auf dem Spiel. 18% der behandelnden Ärzte war zum Zeitpunkt des Behandlungsbeginns in einer leitenden Position. Unter den Fachärzten dominierten eindeutig die Chirurgen und die Allgemeinärzte mit je 19%. Es folgten die Gruppen der HNO-Ärzte und Zahnärzte mit jeweils 11%. 10% waren Fachärzte für Psychiatrie und Neurologie.

Der im folgenden vorgestellte Fall soll anhand eines individuellen Behandlungsverlaufes das Typische der Abhängigkeitserkrankung unter besonderer Berücksichtigung von suchtkranken Ärzten darstellen und besonders deren psychotherapeutische Behandlung auf der Basis eines verhaltenstherapeutischen Konzeptes.

Die Klinik Schweriner See ist eine Fachklinik für die Behandlung von psychosomatisch erkrankten und alkohol- bzw. medikamentenabhängigen Patienten. Sie wurde am 1.10.1994 eröffnet und verfügt über 204 Behandlungsplätze in drei Abteilungen. In der Abteilung für Psychosomatik werden auf 60 Behandlungsplätzen überwiegend neurotische, funktionelle und psychosomatische Krankheitsbilder behandelt. In den beiden Abteilungen für Abhängigkeitserkrankungen stehen insgesamt 144 Behandlungsplätze für alkohol- bzw. medikamentenabhängige Patienten zur Verfügung. Die Patienten werden nach einem integrativ-verhaltenstherapeutischen Konzept behandelt, das durch enge Kooperation mit anderen Fachkliniken ständig überprüft und evaluiert wird. Bis zum Herbst 1999 wurden über 5000 Patienten behandelt.

2. Fallgeschichte

An einem Montag im Frühjahr des Jahres 1995 war die Schlagzeile in einer auflagestarken Boulevardzeitung: "Arzt war wegen Trunkenheit unfähig zur Behandlung ". Was war geschehen? Ein niedergelassener Chirurg hatte an einem Sonnabend Vormittag Bereitschaftsdienst. Gegen Mittag erschien ein Vater mit seiner 12jährigen Tochter. Diese hatte eine schon eingegipste Unterschenkelfraktur und klagte über Schmerzen. Der Chirurg soll aber wegen einer erheblichen Alkoholisierung nicht in der Lage gewesen sein die Patientin adäquat zu behandeln. Er soll geschwankt haben und eine lallende und schwerverständliche Aussprache gehabt haben. Der Vater war empört und wandte sich sowohl an die Presse als auch an das Sozialministerium des Landes Mecklenburg-Vorpommern. Der zuständige Referent des Ministeriums veranlasste eine Untersuchung durch den Amtsarzt. Dieser äußerte den Verdacht auf das Bestehen einer Suchterkrankung und empfahl aber zusätzlich dem Sozialministerium zur Sicherung der Diagnose eine fachkompetente Begutachtung des Chirurgen.

2.1 Begutachtung

Einige Wochen später erteilte das Sozialministerium den Begutachtungsauftrag mit folgender Fragestellung: "In dem Gutachten soll dazu Stellung genommen werden, ob Herr Dr. ... aus Krankheits-, Gebrechlichkeits- oder Suchtgründen unfähig oder ungeeignet ist, den ärztlichen Beruf weiter auszuüben".

2.1.1. Sozialer und beruflicher Hintergrund

Der zum Zeitpunkt der Begutachtung 56jährige Arzt stammte aus einer nervengesunden und nicht von Suchtkrankheiten belasteten Handwerkerfamilie. Er wuchs gemeinsam mit einer 10 Jahre jüngeren Schwester, zunächst in Berlin, später wegen der Bombenangriffe im 2. Weltkrieg in einer Kleinstadt am Rande des Spreewaldes auf. Seine Mutter wurde als resolute und temperamentvolle Frau, der Vater als ein pragmatisch vorgehender, technokratischer Mensch, der wohl fürsorglich war, aber wenig Zeit für seine Kinder hatte beschrieben. Die wichtigste Bezugsperson für den Arzt war seine Großmutter, zu der er eine besonders gute und enge Beziehung hatte. Insgesamt sei er sowohl von der Großmutter als auch von seinen Eltern verwöhnt worden.
Über den Abschluss der 8. Klasse der Volksschule, das Abitur am sorbischen Gymnasium in Cottbus und eine Gärtnerlehre führte sein Weg zum Medizinstudium. Sein weiterer Berufsweg war durch die Facharztausbildung zum Chirurgen, die Promotion, eine Tätigkeit als Schiffsarzt und eine Beschäftigung im Ausland (Angola) charakterisiert. Dann arbeitete er mehrere Jahre als Chirurg in einer Poliklinik. Nach der Wende ließ er sich in eigener Praxis nieder. Er war durch die Einrichtung der Praxis hoch verschuldet, aber da diese gut frequentiert wurde, hoffte er in einigen Jahren seine Schulden abtragen zu können.
Als 28jähriger hatte er eine mehrere Jahre jüngere Kosmetikerin geheiratet. Aus der Ehe gingen zwei Söhne hervor. 1987 ließ sich die Ehefrau scheiden, da sie einen wesentlich älteren Mann kennengelernt hatte und mit diesem zusammenleben wollte. Die Scheidung und die damit verbunden Auseinandersetzungen um den Besitz belasteten ihn sehr.

2.1.2 Eigenanamnese

Schwangerschaft, Geburt und frühkindliche Entwicklung verliefen normal. Besondere Krankheiten machte er nicht durch. Auffällig waren eine Reihe von schweren Traumata, die alle unter dem Einfluss von Alkohol geschehen waren.

Als 45jähriger erlitt er, nachdem er angeblich mit dem Kopf gegen eine Tür ge-
prallt sei, in Luanda (Angola) nach dem Konsum von 2-3 Gläser Whisky und
einem Bier eine rechtsseitige occipito-temporale Kalottenfraktur mit nachfolgendem fronto-temporalen Subduralhämatom, das in Berlin operativ ausgeräumt
werden musste. Die Nachbehandlung erfolgte in der Chirurgie und später in der
Nervenklinik seines Heimatortes. Die Diagnose im Entlassungsbericht vom
25.9.1986 lautete: Traumatische fronto-kortikale Hirnatrophie (Contrecoup-
Folge) mit organischem Psychosyndrom nach einem schweren Schädelhirntrau-
ma und Ausräumung eines subakuten Subduralhämatoms. Im Entlassungsbrief
hieß es wörtlich: "Ein auf Grund der sehr hohen GGT (15,9µmol/l) vermuteter
chronischer Alkoholabusus wurde vom Patienten negiert".
Fünf Jahre später erlitt er bei einem Verkehrsunfall unter Alkoholeinfluss (0,8
Promille) eine Tibiakopffraktur rechts, eine bimalleoläre Sprunggelenksfraktur
(osteosynthetische Versorgung) und eine Beckenfraktur.
Weitere fünf Jahre später kam es bei ihm nach einem Treppensturz im alkoholisierten Zustand zu einer occipitalen Kalottenfraktur rechts mit großer Platzwun-
de. Nach kurzer stationärer Behandlung verließt er das chirurgische Krankenhaus
gegen Revers.
Im gleichen Jahr verursachte er wiederum einen Verkehrsunfall mit anschließender Fahrerflucht unter einem Alkoholeinfluss von 2,54 Promille. Es entstand
geringer Sach- und Personenschaden.

2.1.3 Körperlicher und neurologischer Befund

Der 56jährige Arzt wirkte deutlich vorgealtert, sein Ernährungs- und Allgemeinzustand war reduziert. Es bestanden prätibiale Ödeme. Die Leber war um zwei
Zentimeter unter dem rechten Rippenbogen tastbar vergrößert. Vegetativ bestand eine Hyperhidrosis und ein Tremor der Finger. Neurologisch ließen sich
die Achillessehnenereflexe nicht auslösen. An beiden Unterschenkeln und Füßen
gab er Parästhesien in Form von Kribbeln und Brennen an. Sein Gang war unsicher, leicht ataktisch und es fiel eine uncharakteristische Fallneigung nach hinten
auf.

2.1.4 Psychischer Befund

Zum Begutachtungstermin erschien der Kollege überpünktlich. Der kleine, stuk-
kige Kollege gab sich sehr höflich, fast servil. Auffällig waren eine leichte Di-
stanzminderung und eine euphorische Stimmung. Er war deutlich aufgeregt,
aber nicht alkoholisiert, wie die Alcotest-Atemprüfung ergab.
Bereitwillig und umfassend beantwortete er die ihm gestellten Fragen, wobei
aber sehr schnell eine Verlangsamung in Psychomotorik, Sprache und Denken
erkennbar wurde. Im weiteren Verlauf des Gespräches wurde er immer unkon-
zentrierter und seine Merk- und Auffassungsfähigkeit erwiesen sich als erheblich
eingeschränkt. Es bestand kaum mehr ein Zweifel, dass der Kollege, wahrschein-

lich nach Selbstmedikation, unter der Wirkung von sedierenden Medikamenten stehen musste. Entsprechende Nachfragen wurden von ihm negativ beantwortet. Er begründete die schnelle Ermüdung und Unkonzentriertheit mit starker beruflicher Überlastung. Seine Stimmungslage wechselte im weiteren Verlauf der Exploration vom Euphorischen hin zu einer gedrückten Stimmung. Er wirkte jetzt antriebslos und erschöpft. Seine weitere Zukunft sah er als aussichtslos an. Eine akute Suizidgefahr bestand aber nicht.

Die an diesem Tag erhobenen Angaben zu seiner Alkoholanamnese waren vollkommen unergiebig. Er berichtete, dass er anlässlich seiner Konfirmation den ersten Alkohol getrunken hätte und dann später *"ab und an ein Gläschen Eierlikör"*. Seine Trinkmengen hätten nie einen halben Liter Bier überstiegen. Ein einziges Mal wäre er etwas stärker angetrunken gewesen als er anlässlich seines Polterabends im Jahre 1965 etwas mehr Wein getrunken hätte. Spontan erklärt er folgendes: *"Ich bin keineswegs alkoholabhängig. Ich brauche keinen Alkohol um fit zu sein. Ich muss aber zugeben, ich trinke gern ein Bierchen am Abend nach dem Dienst wie ein anderer eine Tasse Tee zu sich nimmt. Also, es kommt schon einmal vor, dass ich eine Büchse Bier trinke, kein Starkbier, sondern Lübzer Bier"*. Seine Erklärung warum er an dem Sonnabend unter Alkoholeinfluss Dienst gemacht hätte, wirkte wenig glaubhaft, wenn er schilderte, dass Fremde ihm offenbar in seinen Saft Alkohol gemischt hätten.

Die Labordaten bestätigen noch am gleichen Tage eine schwere Intoxikation mit Phenobarbital, Diazepam und Carbamazepin. GGT, ASAT, ALAT waren ebenso stark erhöht wie das MCV.

2.1.5 Diagnose

Die Einführung der neuen internationalen Klassifikation der WHO zur Erfassung psychischer Störungen (ICD-10) ermöglicht die Diagnostik nach operationalisierten Kriterien. Für ein Abhängigkeitssyndrom, in diesem Falle von Alkohol und Medikamenten werden folgende diagnostische Kriterien formuliert:

- ein eingeengtes Verhaltensrepertoire im Umgang mit der psychotropen Substanz,
- ein starkes inneres Verlangen (Craving) nach dem Konsum eines Suchtmittels,
- eine verminderte Kontrollfähigkeit, ein Substanzgebrauch mit dem Ziel der Linderung von Entzugssymptomen,
- ein körperliches Entzugssyndrom und eine Toleranzentwicklung,
- die fortschreitende Vernachlässigung anderer Interessen zugunsten des Suchtmittelkonsums sowie
- die Fortsetzung des Konsums trotz nachweislich schädlicher Folgen.

Wenn drei oder mehr der beschriebenen Kriterien im Verlauf der letzten 12 Monate aufgetreten sind kann die Diagnose einer Abhängigkeit nach ICD-10 gestellt werden.

Vergleicht man die diagnostischen Leitlinien mit der Befundkonstellation des ärztlichen Kollegen so zeigte sich, dass sein Verhaltenrepertoire im Umgang mit

Alkohol und Medikamenten stark eingeengt war. Er musste häufig bereits morgens oder während des Tages Alkohol konsumieren, um seine körperliche Leistungsfähigkeit aufrecht zu erhalten oder um aufkommende Entzugssymptome zu unterdrücken. Hatte er an einem Tag nicht getrunken, dann kreisten seine Gedanken schon lange vor der Beendigung der Arbeit in seiner Praxis um den erneuten Alkoholkonsum. Versuchte er über mehrere Tage zu abstinieren so entwickelten sich neben Schlafstörungen, unruhigen Träumen, starkem nächtlichen Schwitzen und morgendlichem Tremor sehr quälende Gedanken und Angstzustände, die er durch Selbstmedikation mit sedierenden Mitteln relativ erfolglos zu behandeln versuchte. Im Laufe der letzten Jahre hatte sich bei ihm eine starke Alkoholintoleranz entwickelt, das heißt schon bei dem Konsum geringer Alkoholmengen kam es bei ihm zu relativ starken Trunkenheitssymptomen. Trotz eindeutiger schädlicher Folgen im körperlichen (alkoholtoxische Leber- und Knochenmarksschädigung, beginnende Polyneuropathie) und sozialen Bereich (Ehescheidung, mehrfacher Entzug des Führerscheins) setzte er seinen Alkohol- und Medikamentenkonsum fort.

Es ließ sich bei dem Facharzt für Chirurgie eindeutig ein Abhängigkeitssyndrom von Alkohol und Medikamenten (ICD -10 F10.2, F13.2) diagnostizieren.

Das bedeutete, dass er zum Zeitpunkt der Erstellung des Gutachtens unfähig zur Ausübung der ärztlichen Tätigkeit war.

Der Kollege selbst stand der diagnostischen Einschätzung unsicher und ratlos gegenüber. Er meinte jetzt könne er sich nur noch einen Strick nehmen, da seine berufliche Existenz vernichtet sei. Er sah sich nicht als alkohol- und medikamentenabhängig an, stimmte aber trotzdem eher halbherzig weiteren Behandlungsmaßnahmen zu.

Das Sozialministerium ordnete nach Erhalt des Gutachtens das Ruhen der Approbation an und empfahl dem Kollegen eine Entgiftungs- und Entwöhnungsbehandlung durchzuführen. Nach erfolgter Therapie sollte noch einmal die Frage beantwortet werden ob er zur Ausübung seines Berufes fähig sei.

2.1.6 Zur Abwehr

Auffällig bei dem chirurgischen Kollegen in dieser Situation war, wie bei vielen anderen Alkoholabhängigen, dass er seine Erkrankung nicht wahr haben wollte, obwohl die Zahl und Ausprägung der Symptome, eindeutig die Diagnose einer Abhängigkeit bestätigte. Man bezeichnet dieses Phänomen als Abwehr. Abwehr verhindert nicht nur diagnostische Maßnahmen, sondern zögert die notwendige spezifische Behandlung lange hinaus. Bei diesem Patienten kam es 10 Jahre vor dieser Untersuchung bereits zu einer Konfrontation mit seiner Alkoholabhängigkeit in einer neurologischen Klinik ohne dass weitere Behandlungsmaßnahmen eingeleitet wurden. Solche Krisensituationen, wie ein Krankenhausaufenthalt sind gut geeignet zur Aufnahme eines therapeutischen Kontaktes. Allerdings kommt es hier sehr auf die positive Ausgestaltung der 'therapeutischen' Grundhaltung an, die von Empathie, nichtwertender Akzeptanz, Abgrenzung und Konsequenz getragen sein sollte. Die Abwehr der Patienten ist der Ausdruck massiver Ängste vor der Tatsache als alkoholabhängig angesehen zu werden und vor dem Image zu einer Personengruppe zu gehören, die als labil, willensschwach oder sogar asozial angesehen wird. Der Patient hat Angst vor Veränderung, vor dem Verlust seines Suchtmittels, das dann nicht mehr zu Problemlösung zur Verfügung stehen würde. Im Fall des als Chirurgen niedergelassenen Kollegen bestanden massive nicht unberechtigte existentielle Ängste. Er fürchtete die Approbation und die Kassenzulassung zu verlieren.

2.2 Behandlung

2.2.1 Entgiftungsbehandlung

Nach Abschluss der Untersuchungen für das Gutachten erhielt der Kollege eine Überweisung für die Institutsambulanz der Klinik für Abhängigkeitserkrankungen der zuständigen Nervenklinik und eine Liste mit den an seinem Ort tätigen Selbsthilfegruppen. Da er von sich aus abstinierte, entwickelte sich ein mittelstarkes Entzugssyndrom. In seinem während der stationären Entwöhnungsbehandlung verfassten Suchtbericht beschrieb er die Situation folgendermaßen: *"Den Alkohol hatte ich mir selbst verboten. Ich konnte kaum noch einschlafen und wenn, schlief ich nur stundenweise. Ich träumte schreckhaft, wachte schweißgebadet auf und ich hatte quälende Gewissensbisse. Morgens hatte ich einen starken Tremor und einen unsicheren Gang. Auch am Tage belästigte mich ein lästiges Schwitzen. Mich störte jeder Fussel auf dem Teppich und jede Fliege an der Wand. Nur widerwillig stellte ich mich bei einem suchterfahrenen Kollegen vor. Durch die medikamentöse Behandlung wurde ich zunehmend ruhiger, konnte wieder schlafen und essen. Hinsichtlich einer längeren stationären Behandlung wurde ich auch etwas einsichtiger".* Durch die Aufnahme in der Nervenklinik und entsprechende medikamentöse Behandlung mit Carbamazepin und Clomethiazol konnte ein drohendes Delirium tremens verhindert werden.
Während der Entgiftungsbehandlung wurde bereits ein Antrag zur Entwöhnungsbehandlung bei dem zuständigen Rentenversicherungsträger gestellt. Nach kurzer Zeit erhielt er die Bewilligung zur medizinischen Rehabilitation über den Zeitraum von zunächst drei Monaten.

2.2.2 Entwöhnungsheilbehandlung

Drei Monate nach der Begutachtung wurde der Arzt in der Klinik Schweriner See in Lübstorf aufgenommen. Vor welche Situation sah sich der Kollege bei Aufnahme in die Entwöhnungseinrichtung gestellt? Der vielbeschäftigte Chirurg in einer großen eigenen Praxis war jetzt in einer Situation, die für ihn vollkommen ungewohnt und neu war. Er wusste nicht im mindesten was mit einer solch langen psychotherapeutischen Behandlung auf ihn zukam. Er war unsicher, ängstlich und sah sich einer Vielzahl von strengen, ihm unverständlichen Regeln ausgesetzt.

Die ganze Zeit war er alkoholabstinent geblieben, übrigens zum erstenmal in seinem Leben. Er hatte stark an Gewicht zugenommen, trank sehr viel Tee und Kaffee und rauchte stark. Ein Phänomen, dass während der ersten Zeit der Abstinenz häufig beobachtet werden kann und das als Suchtverlagerung bezeichnet wird.

Nach wie vor war er der Überzeugung, eigentlich nicht abhängig zu sein. Er war der Meinung, dass diese Alkoholabstinenzzeit ausgereicht habe, um seine Tätigkeit als Chirurg wieder aufzunehmen. Allein der äußere Druck ließ ihn die Behandlung antreten. Das schwerwiegende Medikamentenproblem, das er nach wie vor hatte, ignorierte er.

Auf der Aufnahmestation erfolgte die umfassende körperliche, neurologische und psychiatrische Untersuchung und die Abklärung der Folge- und Begleiterkrankungen. Die anlässlich der Begutachtung festgestellten pathologischen Befunde einschließlich der Laborparameter hatten sich durch die Abstinenz schon weitgehend gebessert. Allerdings konnte im Urin ein sehr starkes Metabolitenmuster von phenazonanalogen Analgetika und Benzodiazepinen gefunden werden. Der Patient nahm an dem strukturierten Behandlungsprogramm der Aufnahmestation teil.

Inhalte der Gruppentherapie waren zunächst die Auseinandersetzung mit der Therapievereinbarung, mit dem Ablauf und Inhalt der anstehenden Therapie, insbesondere mit dem verhaltenstherapeutischen Konzept. Insgesamt geht es während der Aufnahmephase um die Eingewöhnung in das Kliniksetting, das Untereinanderkennenlernen, die Entwicklung von Vertrauen und um die Weiterführung der körperlichen und psychischen Rehabilitation.

Der Patient hielt sich anfangs sehr zurück, ergriff kaum spontan das Wort, versuchte aber sonst alle Anforderungen ordentlich zu erfüllen. Er konnte sich gut in die Aufnahmegruppe integrieren. Nach zehn Tagen wurde er in seine Wohngruppe verlegt. In der Wohngruppe (12 Patienten) hat jeder Patient seinen Bezugstherapeuten (Arzt oder Psychologe) als Ansprechpartner. Die gesamte Behandlungsplanung und Koordination für den Patienten obliegt dem zuständigen Bezugstherapeuten. Der Kontakt des Bezugstherapeuten bildet somit die zentrale Schaltstelle zwischen dem komplexen Behandlungsangebot der Klinik und der individuellen Problematik des Patienten. Eine vertrauensvolle, offene, wertschätzende und kooperative Beziehung zwischen Bezugstherapeut und Patient ist dabei eine elementare Voraussetzung für den angestrebten Therapieerfolg.

In Analogie zum Bezugstherapeutensystem bilden die Patienten einer therapeutischen Wohngruppe eine "Bezugsgruppe" für jeden Patienten. Mit diesen Patienten wird eine Standardgruppentherapie unter Anwendung eines verhaltenstherapeutischen Problemlöseschemas durchgeführt. Die Zielorientierung und systematische Focussierung auf das Problemlöseschema stellen den verhaltenstherapeutischen "Bezugsrahmen" dar, in dem sowohl die Klärungs- als auch Bewältigungsperspektive der Problematik des Patienten berücksichtigt werden.

In seiner Bezugsgruppe wurde der Patient zunehmend aktiver, er beteiligte sich spontan in den Gruppengesprächen, riskierte etwas und setzte sich kritisch mit seiner Suchproblematik auseinander. Im Austausch mit seinen Mitpatienten und seiner Bezugstherapeutin, einer sehr erfahrenen, konsequenten und warmherzigen Diplompsychologin, erarbeitete er sich die individuelle Analyse seiner Abhängigkeit. Offen und kritisch setzte er sich in seinem Suchtbericht mit der Entwicklung seiner Abhängigkeit auseinander:

"Mit 13 Jahren erster heimlicher Alkoholgenuss und Rausch. Auf der Schule mit 16 Jahren während der Bockbierzeit Genuss von 5 Gläsern Bockbier mit üblen Folgen wie schwankenden Gang, Übelkeit und Erbrechen. Während des Studiums Kneipenbummel und Trinken bis zu 20 Glas Bier. Bei Besuch von Mädchen Genuss von 1-2 Flaschen Dessertwein. Anlässlich kalter Witterungen beim Segeln auf der Ostsee in Ermanglung anderen Alkohols Genuss von verdünntem Primasprit. In der Pflichtassistenzeit bei Skatabenden (zweimal die Woche) 10 Pils und 6-10 Weinbrand. Während der Armeezeit fast täglicher Alkoholkonsum (15 Glas Bier und 15 Weinbrand und mehr) mit Kontrollverlust und gelegentlichen Filmrissen. Als Schiffsarzt allabendlicher Alkoholkonsum von 1-2 Flaschen Wein. 1987 täglicher Alkoholkonsum, reduzierte psychische und physische Leistungsfähigkeit und Rückgang der sexuellen Potenz. Ehescheidung. Mit der Niederlassung in eigener Praxis begann das schwerste Kapitel meines Lebens. Es bestand ein hoher finanzieller Druck durch die Aufnahme eines Kredites. Unkenntnisse in der Geschäftsbuchführung, der eigenen Finanzbuchhaltung und das völlig neue Abrechnungssystem ergaben eine zunehmende Verunsicherung. Wiederum Steigerung des Alkoholkonsums und zunehmende Unruhe, Schlaflosigkeit und nachlassende Konzentrationsfähigkeit am Tage. Ich kapselte mich immer weiter ab. Erneuter Führerscheinverlust und zunehmendes Nachlassen der Alkoholverträglichkeit. Schon zwei Gläser Bier und zwei Schnaps führten zum Kontrollverlust. Mir fiel auf, dass meine Arbeitsleistung in der Praxis und zu Hause stark abgenommen hatte, mein abendlicher Alkoholkonsum aber ständig weiter stieg. Nachts nahm ich Lepinal und am Tage besonders vor Besprechungen mit den Banken Tranquilizer ein."

Er gewann Verständnis für die funktionale Bedeutung, die der Alkohol und die Medikamente für ihn hatten. Er konnte seine Suchterkrankung auf emotionaler und rationaler Ebene akzeptieren und sah die Notwendigkeit bleibender Abstinenz ein.

Unter zunehmender Besserung der somatischen Schädigung ging die Steigerung der körperlichen Belastbarkeit mit einer Verbesserung der Körperwahrnehmung und Steigerung des Selbstwertgefühls einher. Die Sporttherapeuten schätzten sein Gesamtverhalten während der Sporttherapie wie folgt ein: *"Gut in die Gruppe integriert, sehr beliebt, humorvoll, mit viel Freude und Engagement dabei, einsatzbereit, aber nicht so sehr kämpferisch, sondern locker, sein Wort hat Gewicht, sehr teamfähig, manchmal unpünktlich".*

In der Ergotherapie entdeckte er viel Neues und konnte seine handwerklichen Fähigkeiten gut weiterentwickelten. Er nahm an der indikativen Gruppe Computertraining teil und verbesserte hier seine organisatorisch-technischen Fertigkeiten und schulte seine Konzentrationsfähigkeit.

Gemeinsam mit seiner Therapeutin konnte er sich in den Einzelgesprächen auch mit der Scheidungsgeschichte auseinandersetzen und dabei Strategien zu einer flexibleren Krisenbewältigung erwerben. Er reflektierte in seinen Wochenberichten und Tagebucheintragungen sehr gut seine Therapiefortschritte. Als besonders wichtig für ihn war die Tatsache, dass er erstmalig in seinem Leben unter Abstinenzbedingungen aus seiner gewohnten Umgebung der Isolierung und Vereinsamung herausgelöst war und die Gelegenheit hatte, sich auf sich selbst zu konzentrieren. Die positiven aber auch die kritischen Rückmeldungen seiner Mitpatienten stärkten sein Lebensgefühl und erhöhten sein Selbstbewusstsein. Zusätzlich günstig wirkte sich das Kennenlernen einer neuen Partnerin aus. Diese wurde mit mehreren Paargesprächen in die Therapie miteinbezogen.

Im ersten Familienseminar, das durch die Bezugstherapeutin im Gruppenzusammenhang organisiert wurde, nahm der Sohn des Patienten teil. Das Familienseminar dient der Information der Familienangehörigen über die Abhängigkeitserkrankung und der Offenlegung und Bearbeitung von co-abhängigen Verhaltensweisen. Die Angehörigen erfahren durch die Mitteilung anderer eine Entlastung und werden angeregt, an Angehörigengruppen am Wohnort teilzunehmen.

Der letzte Teil der Therapie dient der Sicherung der Abstinenz, der Realitätserprobung und der Reintegration in das soziale Umfeld. Im Rahmen der Rückfallprophylaxe werden individuelle Risiko- und Rückfallsituationen identifiziert und deren Bewältigung geübt. Der Kollege konnte die Kontaktaufnahme zu einer Selbsthilfegruppe an seinem Heimatort und die Vereinbarung zur ambulanten Nachbetreuung bei einem niedergelassenen nervenärztlichen Kollegen abschließen.

Nach 16wöchiger Therapie konnte der ärztliche Kollege arbeitsfähig in sehr gutem körperlich-neurologischem und psychischen Zustand nach Hause entlassen werden. Die Laborwerte hatten sich vollkommen normalisiert. Nach der sozialmedizinischen Leistungsbeurteilung war er in seinem Beruf als Arzt vollschichtig erwerbsfähig.

3. Wiedereingliederung in den Beruf

Das schwierigste Problem bei dem mit Erfolg behandelten Chirurgen war die Wiedereingliederung in den Beruf. Nach einer gutachterlichen Stellungnahme der Klinik war bei dem Kollegen durch das Sozialministerium das Ruhen der Approbation aufgehoben worden. Das bedeutete, dass er seine Tätigkeit als Chirurg wieder hätte aufnehmen können. Allerdings besagen die Vorschriften der Kassenärztlichen Vereinigung, dass ein Arzt vor Zulassung zur kassenärztlichen Tätigkeit bei einer diagnostizierten Abhängigkeitserkrankung 5 Jahre suchtmittelfrei sein muss. Erschwerend für den Kollegen war die Tatsache, dass er während seiner Tätigkeit bereits im alkoholisierten Zustand auffällig geworden war. Die Kassenärztliche Vereinigung des Landes Mecklenburg-Vorpommern entzog ihm nach der erfolgreich abgeschlossenen Therapie die Zulassung zur kassenärztlichen Tätigkeit. Der nachfolgende Kollege übernahm aber die Praxis nicht, so dass der Patient gezwungen war seine Geräte anderweitig zu verkaufen und die Mietverträge zu lösen. Alle Versuche der Klinik über die günstige Prognose und einen sehr engmaschigen Nachbehandlungsplan für den Kollegen, hatten gegenüber der Kassenärztlichen Vereinigung keinen Erfolg. Sie blieb bei ihrer Entscheidung. Der hochverschuldete 56jährige Kollege musste jetzt versuchen im Angestelltenverhältnis in seinem Beruf wieder Fuß zu fassen. Mit sehr viel Ausdauer, Zielstrebigkeit und Selbstvertrauen gelang es ihm zunächst über Urlaubsvertretungen, stundenweise Beschäftigung in die Vollbeschäftigung als Chirurg zu kommen. Er lebt mit seiner Partnerin zusammen und ist bis zum heutigen Tage abstinent geblieben.

4. Diskussion

Betrachtet man den Krankheitsverlauf des suchtkranken Kollegen so kann man feststellen, dass der Zeitraum der vom Beginn des schädlichen Gebrauches von Alkohol und Medikamenten bis zur Abhängigkeit und schließlich zu deren Behandlung verstrichen ist, außerordentlich lang ist. Er ist nicht nur bei diesem Kollegen, sondern überhaupt bei suchtkranken Ärzten wesentlich länger als bei anderen Abhängigkeitskranken. Dies hängt damit zusammen, dass es dem Arzt mit seinem immer noch sehr hohen Ansehen besser gelingt die Symptome seiner Erkrankung zu verschleiern. Er unternimmt höchste Anstrengungen um in seinem beruflichen Umfeld nicht aufzufallen, weil er weiß, dass Approbation und Kassenzulassung auf dem Spiel stehen können. Lebt derjenige allein, so fehlen zusätzliche Informationen aus dem familiären Umkreis, die häufig den Anlass für konkrete fachspezifische Behandlungsmaßnahmen bilden könnten. Sehr oft sind es erst die Beschwerden von Patienten über eine Alkoholfahne, eine verwaschene Sprache, Unpünktlichkeit oder sogar Fehlhandlungen, die Anlass zu einer offiziellen Untersuchung des Arztes geben, um eine Diagnose zu stellen. Welche Chancen für eine rechtzeitige Behandlung des suchtkranken Chirurgen in dem Fallbeispiel vertan wurden, zeigt dessen Traumaanamnese. 10 Jahre vor der Entwöhnungsbehandlung befand er sich zur Operation in einer neurochirurgischen, dann in einer neurologischen Klinik mit anschließender Begutachtung bei einem niedergelassenen Nervenarzt. Obwohl massive Befunde auf eine Alkoholabhängigkeit hinwiesen, kam es nicht zu einer konsequenten Diagnosestellung und schon gar nicht zu einer adäquaten Therapie der Suchterkrankung. Die gleiche Chance ergab sich noch einmal vor der Entwöhnungsbehandlung als der Kollege wochenlang in einer chirurgischen Klinik wegen mehrfacher Frakturen, die er sich bei einem Sturz im alkoholisierten Zustand zugezogen hatte, stationär behandelt wurde.

Für die Motivation zur Behandlung gilt das gleiche wie bei allen anderen suchtkranken Menschen. Es kommt darauf an einen konstruktiven Druck durch Angehörige und Vorgesetzte im Zusammenhang mit dem Aufzeigen adäquater Hilfsmöglichkeiten aufzubauen, umso die Behandlungsbereitschaft des Betroffenen zu erhöhen. Suchtkranke Ärzte brauchen Informationen über die Hilfsangebote und er muss wissen, dass die Ärztekammern, die KV'en und auch die Krankenhausverwaltungen daran interessiert sind den suchtkranken Ärzten vor berufsrechtlichen Sanktionen eine adäquate Hilfe zukommen zu lassen. Die Hilfe lohnt sich, da die von uns behandelten Ärzte, selbst bei schweren körperlichen

Folgekrankheiten sehr gute, überdurchschnittliche Behandlungserfolge aufwiesen.

Literatur

Bg (1996). "Ich will nicht unter der Brücke schlafen...". Medical Tribune, 29, 27-29.

Falk, A. (2000). Die Existenz steht auf dem Spiel. Deutsches Ärzteblatt, 97, 24-25.

Holz, A. & Leune, J. (1999). Zur Versorgung Suchtkranker in Deutschland. In: DHS (Hrsg.) Jahrbuch Sucht 2000 (S. 139-160). Geesthacht: Neuland-Verlagsgesellschaft.

Joiner, I.M. (1995). British doctor's and dentist's group will provide an intervention service. Brit. Med. J., 310, 1605-1606.

v. Keyserlingk, H., Schleede, S., Sobottka, B. & Schmidt, F. (1999). Jahresbericht 1998. Lübstorf: Eigendruck.

Leesemann, S. (1995). Berufsstress und hohe Drogenakzeptanz. Deutsches Ärzteblatt, 92, 3226-3229.

Mäulen, B. (1996).Die gesundheitliche Situation von Ärzten. Deutsches Ärzteblatt, 93, 1450-1452.

Mäulen, B., Gottschaldt, M. & Damm, K. (1995). Unterstützung durch die Ärztekammern. Deutsches Ärzteblatt, 92, 2329-2330.

Mäulen, B. (1999). Ärzte und Ärztinnen. In: W. Gölz (Hrsg.) Moderne Suchtmedizin, Medizinisches Fachpersonal (S.1-11).

Schifferdecker, M., Schmidt, R., Loevenich, A. & Krahl, A. (1996). Suchtverhalten bei Ärzten. Z. ärztl. Fortbild. (ZaeF), 295-300.

Kognitive Verhaltenstherapie bei Alkohol- und Medikamentenmißbrauch

Petra Schuhler, Horst Baumeister, Rosemarie Jahrreiss

Im Rahmen einer zweijährigen Evaluations- und Katamnesestudie, die den stationären Therapieerfolg psychosomatisch Kranker mit zusätzlichen Alkohol- und/oder Medikamentenproblemen untersuchte, wurde ein kognitiv-behaviorales Therapieprogramm überprüft. Die Ergebnisse der Forschungsarbeit belegten die Wirksamkeit des Programms und die Bedeutung, die die Einstellung des Suchtmittelabusus sowohl auf die günstige Entwicklung allgemein klinisch-psychologischer Problembereiche als auch auf die Wiederherstellung der Erwerbsfähigkeit hat. Das Programm wird in seinen Grundzügen vorgestellt, ebenso wie diagnostische Methoden zur differentialdiagnostischen Abgrenzung zwischen Mißbrauch und Abhängigkeit und ein Patientenbeurteilungsfragebogen. Abschließend werden Evaluations- und Katamneseergebnisse berichtet, auch die einer prozessorientierten Evaluation, die Determinanten des Therapieerfolgs erfaßt.

1. Einführung und Problemstellung

In der Bundesrepublik existiert zwar ein gut ausgebautes Behandlungs- und Nachsorgesystem für manifest Abhängige (Arend, 1994; Petry, 1996) - für die große Gruppe der Patienten[1], die „nur" Suchtmittelmißbrauch betreiben, lagen jedoch bislang kaum gezielte und überprüfte Therapieangebote vor. Aus dem Suchthilfesystem selbst heraus werden erst in jüngster Zeit Anstrengungen unternommen, Behandlungsangebote für Menschen mit "schädlichem Gebrauch von Alkohol oder Medikamenten", wie es in dem klinischen Glossar ICD-10 heißt, vorzulegen (Buschmann & Schneider, 2000; Körkel, 2000). Das vorliegende Programm wurde in der Psychosomatischen Fachklinik Münchwies entwickelt, die seit 1977 eine Suchtabteilung und eine psychosomatische Abteilung unter einem Dach vereint, und in der schon sehr früh (Jahrreiss, 1985) den Suchtmittelproblemen der Patienten der psychosomatischen Abteilung, bei denen keine manifeste Abhängigkeit bestand, Rechnung getragen wurde. Im Lauf der Jahre entstand ein Therapieprogramm für psychosomatisch Kranke, die Alkohol- oder Medikamentenmißbrauch betreiben, das in der ersten Phase noch sehr von suchttypischen Charakteristika der Behandlung geprägt wurde, das aber nach und nach von spezifischen, auf die Verzahnung zwischen psychi-

---

[1] Die weibliche Form ist immer miteingeschlossen

schem Problembereich und Suchtmittelmißbrauch zugeschnittenen Therapieelementen bestimmt wurde (Schuhler, 1998a; 1998b; 1999; Schuhler & Jahrreiss, 1994; Schuhler & Jahrreiss, 1996; Schuhler, Jahrreiss, Wagner, 1996; Schuhler & Martin, 1990; Schuhler & Baumeister, 1999). Der vorliegende Beitrag beschreibt die Grundzüge des aktuellen Programms und faßt die Evaluationsergebnisse eines zweijährigen, von der LVA Rheinland-Pfalz geförderten Forschungsprojekts (Schuhler & Jahrreiss, 1996), zusammen.

Das Spektrum der Alkohol- und Medikamentenprobleme reicht vom gelegentlichen Erleichterungstrinken oder iatrogen erzeugten Medikamentenabusus, wenn beispielsweise in Eigenregie ursprünglich ärztlich verordnete Analgetika-Kombinationspräparate steigend dosiert werden, bis hin zu der manifesten körperlichen Abhängigkeit. Dazwischen liegen Problemtrinken bzw. der Psychopharmakaabusus, bei dem der Alkohol bzw. das Medikament als Hilfe bei der Bewältigung des Alltags eingesetzt wird. Wie eine Studie des Gesundheitsministeriums über die Verordnungspraxis von Medikamenten mit Abhängigkeitspotential auswies, erhielt bereits 1992 jeder fünfzehnte Patient einer ärztlichen Praxis entsprechende suchtpotente Medikamente (Melchinger, Schnabel & Wyns, 1992). Besonders kritisch wurde die Verordnungsdauer beurteilt: Die Autoren kamen zu dem Schluß, daß suchtpotente Medikamente in der Regel nicht kurzfristig verordnet werden, sondern daß die Verordnung in eine Langzeitverordnung übergeht. Anders als beim Alkoholmißbrauch sind beim Medikamentenmißbrauch "Patientenkarrieren" festzustellen: Wie die Krankheitsverläufe zeigen, leiden Patienten, die Medikamentenmißbrauch betreiben, unter vielfältigen Symptomen, die meist leibnah erlebt werden, wie z.B. allgemeine Niedergeschlagenheit, rasche Ermüdbarkeit, nachlassende Leistungsfähigkeit, Schlafstörungen, Kopfschmerzen, Gliederschmerzen, Angespanntheit, Angstzustände und anderweitige somatoforme Störungen. Entsprechend den organmedizinischen Grundhaltungen wird diesen Symptomen über das Verordnungsverhalten des Arztes oder auch über die Selbstmedikation "zu Leibe" gerückt. Das Grundmuster organischer Determinierung fragt danach, was krank ist und nicht wer erkrankt ist, konsequenterweise liegt der Blick demnach auf dem Symptom und nicht auf dem Symptomträger. Daraus ergeben sich notwendigerweise Konsequenzen für die eingeleitete Therapie, d.h. die notwendige psychotherapeutische Behandlung wird häufig nicht vorgenommen oder unnötigerweise verschleppt. Da durch Medikamenteneinnahme der Leidensdruck gemildert oder möglicherweise vorübergehend aufgehoben wird, verwechselt auch der Betroffene Beschwerdefreiheit mit Gesundung. Damit wird der Erlebniszusammenhang zwischen innerem Erleben und körperlichen Beschwerden nicht mehr erkennbar. Somit chronifiziert erstens die zugrundeliegende Krankheit, zweitens wird durch Langzeitverordnung bzw. durch Langzeiteinnahme von suchtpotenten Psychopharmaka im Sinne der Selbstmedikation ein Medikamentenmißbrauch auch mit der Folge der Medikamentenabhängigkeit induziert. Selbstbehandlung im Sinne von Selbstmedikation durch freiverkäufliche, nicht rezeptpflichtige Arzneimittel durch sogenannte Wunschverschreibungen von Ärzten wird insbesondere von Personen angewandt, die unter Beschwerden leiden, denen sie noch keinen allzu großen ängstigenden Krankheitswert zumessen, wie z.B. Kopfschmerzen, Schlafstörungen, Unruhezustände oder Müdigkeit. Arzneimittel werden also nicht nur bei Krankheiten, sondern auch als Bewältigungsversuch für den Alltag im Sinne von "Doping-Mitteln" angewandt. Die Selbstmedikation nimmt auch weiterhin zu, da der gesellschaftspolitische Trend 'Hilfe zur Selbsthilfe' zunimmt und die pharmazeutische Industrie durch intensive Laienwerbung den Gebrauch als angenehm, risikolos, bequem, natürlich und selbstverständlich erscheinen läßt. Darüber hinaus wird ein Gebrauchswertversprechen suggeriert, das weit über den tatsächlichen Gebrauchsnutzen hinausgeht. Dadurch wird falsches Bewußtsein erzeugt, Konsumhaltung provoziert, der Weg zum Mißbrauch geebnet, wodurch sich die Chancen für Aufklärung und sinnvolles Handeln verringern.

Bei 'Suchtmittelmißbrauch' oder 'schädlichem Gebrauch' handelt es sich um eine eigenständige Störung, die weder weitgehend identisch ist mit 'Abhängigkeit' noch zwingend in eine Abhängigkeit übergehen muß. Die Sichtweise, daß Mißbrauch sich zur Abhängigkeit wie der 'Übergang von Gelb zu Grün' im Spektrum verhält (Vaillant, 1983, zitiert nach Schmidt, 1995), verweist auf den häufig schleichenden Übergang vom Mißbrauch in die manifeste Abhängigkeit. Tatsächlich ist es oft schwer, das Hinübergleiten von mißbräuchlichen Befindlichkeitsmanipulationen in abhängigkeitsrelevante Hilflosigkeit vorherzusagen. Dies heißt aber nicht, daß es unmöglich ist, Merkmale für Suchtmittelmißbrauch im Unterschied zur Abhängigkeit zu benennen. Eine heuristisch produktive Unterscheidung zwischen Mißbrauch und Abhängigkeit, die auch therapeutische Handlungsrelevanz hat, kann auf diesem Hintergrund folgendermaßen umrissen werden: Suchtmittel**mißbrauch** sollte als Bewältigungsstrategie angesehen werden, durch die der Patient sich selbst in kritischen Situationen Erleichterung und Hilfe verschaffen will, die in der Regel durch eine Persönlichkeitsproblematik mitbedingt werden. Als Indikator für **Mißbrauch** würde dann der fortgesetzte Einsatz des Suchtmittels zur Alltagsbewältigung gelten, durch den aber noch kein Abhängigkeitsmerkmal ersten Grades aufgetreten ist, zu denen Kontrollverlust, körperliche Abhängigkeitssymptome, psychische Abhängigkeitssymptome (Craving) und Abstinenzunfähigkeit zählen.

2. Differentialdiagnose 'Mißbrauch - Abhängigkeit'

Der wesentliche Ertrag einer differentiellen Diagnosestellung hinsichtlich 'Mißbrauch' und 'Abhängigkeit' liegt in der systematischen Ableitung unterschiedlicher Therapieziele: Beim Suchtmittelmißbrauch muß **nicht** die lebenslange Abstinenz verfolgt werden, sondern die Rückkehr zum Genußtrinken im geselligen Rahmen bzw. die Medikamenteneinnahme nach ärztlicher Verordnung, wenn der Patient über tragfähige alternative Bewältigungsstrategien zu verfügen gelernt hat, die an die Stelle der unangemessenen Selbstheilungsversuche mit Suchtmitteln treten können. Im Anamnesebogen der Fachklinik Münchwies sind die Unterscheidungsmerkmale für die Exploration im Gespräch mit den Patienten zusammengestellt.

Alkohol- und Medikamentenanamnese

Einnahme und Menge
Letzte Einnahme der Suchtmittel:
Einstiegsbedingungen (z.B. Gewohnheit, Geselligkeit, Probleme):
Verlauf (ab wann wurde die Einnahme des Suchtmittels problematisch, in welcher Weise und in welcher Menge wurde das Suchtmittel zuletzt eingenommen, situative Auslöser, Reaktionen der Umwelt):
Maximale Menge und durchschnittliche Menge des Suchtmittels:

Funktionalität
Welche Wirkung wurde ursprünglich angestrebt? Anregende Funktion, z.B. Leistungssteigerung; enthemmende Wirkung im sozialen Rahmen; depressionsmindernde Wirkung; angstlösende Wirkung; beruhigende und spannungslösende Wirkung; schmerzmildernde Wirkung; schlaffördernde Wirkung; Suchen nach rauschähnlichen Zuständen im Dienst einer Verdrängung belastender Erfahrungen, imagefördernde Funktion; Erlangen von mehr Selbstsicherheit; sozial integrierende Funktion?

Grenzbereich zur Abhängigkeit: Indikatoren
Konflikte mit dem Gesetz (dazu gehören auch Führerscheinverlust u.a.):
Konsequenzen im Arbeitsleben
Filmrisse
Abstinenzversuche

Indikatoren für Abhängigkeit
Kontrollverlust
Körperliche Entzugszeichen
Psychische Abhängigkeitssymptome (Craving)
Toleranzänderungen

Abb. 1: Anamnesebogen der Psychosomatischen Fachklinik Münchwies zum Alkohol- und Medikamentenkonsum psychosomatisch Kranker

Im Zuge der erwähnten Forschungsarbeit (Schuhler & Jahrreiss, 1996) wurde das 'Münchwieser Diagnoseinventar', ein Fragebogen, der die Differenzierung zwischen unauffälligem Konsum, Mißbrauch und Abhängigkeit erlaubt (Schuhler & Wagner, 1999), auf der Grundlage der Befragung von 219 Personen mit guten Item- und Skalenwerten, entwickelt.
Der Fragebogen umfaßt 18 Items, von denen 4 Items entscheidende Merkmale einer Abhängigkeit repräsentieren, nämlich in erster Linie körperliche Entzugszeichen und Kontrollverlust, aber auch Schuldgefühle wegen des Trinkens bzw. der Medikamenteneinnahme (Items 7, 9, 11 und 18). 5 Items fragen nach Merkmalen des kritischen Konsums von Alkohol, Schmerzmitteln oder Psycho-

Münchwieser Diagnoseinventar MDI

Auf den folgenden Seiten finden Sie Aussagen zum Umgang und zur Wirkung von Alkohol und Medikamenten. Bitte geben Sie nun an, wie häufig diese Verhaltens- bzw. Wirkungsweisen bei Ihnen *in den letzten 12 Monaten* auftraten.

Beispiel:
Wenn Sie im letzten Jahr überhaupt keinen Alkohol getrunken haben, setzen Sie bitte ein Kreuz in die Spalte „nie", wenn Sie regelmäßig mehrmals in der Woche Alkohol getrunken haben, machen Sie ein Kreuz in die Spalte „häufig". Das Kästchen, das Sie ankreuzen ersetzt also die Pünktchen im Satz.

	nie	selten	manch-mal	häufig
Im letzten Jahr habe ich ..... Alkohol getrunken				
Im letzten Jahr habe ich ..... Schmerzmittel genommen				
Im letzten Jahr habe ich ..... Psychopharmaka genommen				

Wenn im folgenden Text von Medikamenten die Rede ist, sind **n u r** **Psychopharmaka** (Beruhigungsmittel, angstlösende Mittel, Schlafmittel oder anregende Mittel) und **Schmerzmittel** mit Coffein oder Codein als Beimischung gemeint. Wählen Sie bitte bei jeder Frage die Antwortkategorie, die am besten auf Sie zutrifft. Bitte beantworten Sie alle Fragen. Wir versichern Ihnen, daß wir alle Angaben vertraulich behandeln.

	nie	selten	manch-mal	häufig
1. Um besser schlafen zu können, habe ich ..... Alkohol getrunken oder Medikamente (z.B. Beruhigungs- oder Schlafmittel) eingenommen.				
2. Nach einigen Gläsern Alkohol oder der Einnahme von einigen Medikamenten fühlte ich mich ..... in meinen Fähigkeiten gesteigert.				
3. Vor Einladungen habe ich ..... schnell etwas getrunken oder Medikamente eingenommen, um richtig in Stimmung zu kommen.				
4. Ich habe ..... Alkohol getrunken oder Medikamente eingenommen, damit mir alles weniger bedrückend erschien.				
5. Ich habe ..... Ausreden gebraucht, wenn ich Alkohol trank oder wenn ich Medikamente einnahm.				

Abb. 2: Fortsetzung

	nie	selten	manch-mal	häufig

6. Um mit anderen besser umgehen zu können, habe ich ..... Alkohol getrunken oder Medikamente eingenommen.

7. Es gab ..... Tage, an denen ich morgens Alkohol trank oder Medikamente einnahm.

8. Ich habe ..... Tricks gebraucht, um an Alkohol oder Medikamente heranzukommen.

9. Es kam ..... vor, daß ich mehr getrunken habe oder mehr Medikamente eingenommen habe, als ich eigentlich wollte.

10. Um meine Sorgen zu vergessen habe ich ..... Alkohol getrunken oder Medikamente eingenommen.

11. Es kam ..... vor, daß ich unruhig, zittrig oder nervös wurde, wenn die Wirkung des Alkohols oder der Medikamente nachließ.

12. Es kam ..... vor, daß ich daran gedacht habe, meinen Alkohol- oder Medikamentenkonsum aufzugeben.

13. Wenn ich Alkohol getrunken oder Medikamente eingenommen hatte, habe ich mich anderen gegenüber ... stärker gefühlt.

14. In Gesellschaft habe ich ..... heimlich zwischendurch Alkohol getrunken oder Medikamente eingenommen.

15. Ich habe mich ..... geärgert, wenn mich meine Familie oder meine Freunde auf meinen Alkohol- oder Medikamentenkonsum ansprachen.

16. Um mit Streß besser fertig werden zu können, habe ich ..... Alkohol getrunken oder Medikamente eingenommen.

17. Ich habe ..... Alkohol getrunken oder Medikamente eingenommen, um weniger ängstlich zu sein.

18. Ich hatte ..... ein schlechtes Gewissen, wenn ich Alkohol trank oder Medikamente einnahm.

Abb. 2: Münchwieser Diagnoseinventar - ein Fragebogen zur Differenzierung zwischen unauffälligem Konsum, Mißbrauch und Abhängigkeit

pharmaka: nach dem Gebrauch von Ausreden, dem Einsatz von Tricks, um an Alkohol und Medikamente heranzukommen, den Gedanken daran, den Alkohol- oder Medikamentenkonsum einzuschränken, nach heimlichem Trinken oder heimlicher Medikamenteneinnahme und nach dem Ärger über Familie und Freunde, die auf den Alkohol- bzw. Medikamentenkonsum ansprechen (Items 5, 8, 12, 14 und 15). 9 Items fragen nach dem mißbräuchlichen funktionalen Einsatz von Alkohol bzw. Medikamenten, d.h. nach ihrer Dienstfunktion, die sie für die Alltagsbewältigung eingenommen haben. Dabei wird nach spannungslösen- der und beruhigender Funktion gefragt, nach dem Abbau von sozialen Hem- mungen, der Abmilderung von Druck und Streß, der vorübergehenden Erhö- hung der sozialen Kompetenz und der Leistungssteigerung im beruflichen und sozialen Umfeld (Items 1, 2, 3, 4, 6, 10, 13, 16 und 17). Auf einer vierstufigen Antwortskala („nie", „selten", „manchmal" und „häufig") werden die Testper- sonen gebeten, die Häufigkeit der beschriebenen Verhaltens- und Erlebnswei- sen einzuschätzen. Den vier Antwortmöglichkeiten werden die Rohwerte 0 bis 3 zugeordnet, über alle Fragen wird durch Addition ein Gesamttestwert gebildet, der zwischen 0 und 54 liegen kann.

Setzt man den Cut-off-Punkt für einen stoffgebundenen Mißbrauch auf 5 Punkte und auf 20 Punkte für eine Alkohol- oder Medikamentenabhängigkeit, so läßt sich mit dem MDI die Mehrzahl der Patienten mit einer Abhängigkeitsdiagnose bzw. mit einem stoffgebundenen Mißbrauch zutreffend einordnen. Gleichzeitig zeigen sich aber auch Überschneidungsbereiche zwischen unauffälligen Konsu- menten, Alkohol- oder Medikamentenmißbrauchern bzw. -abhängigen.

Königsweg der diagnostischen Einordnung ist jedoch das persönliche Gespräch zwischen Arzt bzw. Therapeut und Patient, für das ein halbstrukturiertes Inter- view auf der Grundlage eines Handlungsregulationsmodells entwickelt wurde (Schuhler & Baumeister, 1999).

3. Das gruppentherapeutische Programm

Das Programm kann sowohl im stationären Rahmen, etwa als indikative Gruppe in einer psychosomatischen Fachklinik, als auch als ambulante Gruppe in einer psychotherapeutischen Praxis, einer Beratungsstelle oder im Betrieb (Psychologi- scher oder Medizinischer Dienst) durchgeführt werden. Die einzelnen Pro- gramminhalte und -methoden wurden zwar ursprünglich für die Arbeit in der Gruppe konzipiert, haben sich aber auch bei Einzelkontakten bewährt.

Leitende Gesichtspunkte bei der Programmentwicklung. Wird ein interaktives Streßmodell, das Person- und Umweltfaktoren integriert, wie beispielsweise das von Lazarus & Folkman (1984), dem Suchtmittelmißbrauch zugrundegelegt, so erscheint dieser als Bewältigungsstrategie, durch die der Patient sich selbst in kritischen Situationen Hilfe verschaffen will. Für den Patienten vollzieht sich dieser Prozeß schleichend und wird von ihm nicht bewußt als Bewältigungsstra- tegie registriert. Gesteuert wird diese Copingstrategie durch die kurzfristig her- beigeführte Entspannung und Milderung von Spannungszuständen, Angst oder körperlichen Beschwerden. Kennzeichnend für diesen Prozeß ist die Verarmung des aktiven und zupackenden Bewältigungsrepertoires. Die Bewußtmachung dieses Prozesses, der Aufbau von Einsicht in die Funktionalität des Suchtmittels in der Vergangenheit und die Erarbeitung alternativer, besserer Streßbewältigungsmöglichkeiten stehen im Fokus des therapeutischen Programms. Eine Schlüsselrolle spielen dabei die Problembereiche, die das multimorbide Beschwerdebild der Patienten mit Suchtmittelproblemen prägen. Dazu gehören häufig Störungen der Ich-Struktur, die sich in der Unfähigkeit zeigen, auf gewünschte Effekte des eigenen Handelns warten zu können sowie in einer allgemeinen Schwäche der Frustrationstoleranz und der Affektregulation (Block, Block & Keyes, 1988). Geringes Selbstvertrauen, eingeschränkte Belastbarkeit und langsames Erholungsvermögen von Streß und Druck prägen die Selbststeuerung, die zu der raschen und vermeintlich effektiven Entlastung durch Suchtmittel führt. Längsschnittstudien (vgl. Kellam, Brown, Rubin & Ensminger 1983) belegen darüber hinaus die Bedeutung, die Aggressivität und der ungünstige Umgang mit Konfliktsituationen für die Entwicklung eines problematischen Alkohol- und auch Drogenkonsums haben. Ein stabiles Selbstwertgefühl, Impulskontrolle und soziale Kompetenz erwiesen sich als die entscheidenden Aktivposten, die einer ungünstigen Entwicklung entgegenwirken können (Felsman & Vaillant 1987). Deshalb berücksichtigt das Therapieprogramm, das letztlich die Reduzierung des Suchtmittelmißbrauchs zum Ziel hat, auch die damit verknüpften zugrundeliegenden Problembereiche in der Persönlichkeitsorganisation.

Indikationsstellung. Vordringlich ist in allen Fällen eine indikationsgeleitete Zusammenstellung der Gruppe bzw. indikationsgeleitete Anwendung des Programms im Einzelfall. Das Programm ist **nicht** geeignet für suchtmittelabhängige Patienten. Deshalb muß auf eine sorgfältige Diagnosestellung geachtet werden. Ziel der diagnostischen Abklärung ist, 'Mißbrauch' in Abgrenzung zur 'Abhängigkeit' festzustellen. Wenn sich bei einem Patienten oder Klienten herausgestellt hat, daß Alkohol bzw. Medikamente zwar mißbräuchlich eingesetzt wurden, aber **keine** manifeste Abhängigkeit besteht, dann ist das Therapieprogramm die geeignete Behandlungsmethode.

Inhalte und Methoden

Die Schwerpunkte des Programms liegen auf folgenden Inhalten, Methoden und Techniken, die wesentlich von Becks kognitivem Ansatz der Suchttherapie (Beck et al., 1997) und von Meichenbaums Streßimpfungstraining (1991) inspiriert wurden. Im Zentrum steht die günstige Beeinflussung der inneren Steuerung in Streß- und Belastungssituationen. Diese setzt eine Identifikation und Modifikation von überdauernden inneren Einstellungen, die einen Substanzmißbrauch auslösen oder verstärken, voraus. Dazu gehören kognitive Grundüberzeugungen, die das Selbstbild einer Person prägen. Unangemessene Bewertungen als Denkgewohnheiten, die fest verwurzelt sind, werden modifiziert durch Techniken zur Überprüfung der Logik und Realitätsnähe der Bewertungen und durch Techniken zum Nutzen der Bewertungen (hedonistisches Kalkül).

Der affektiven Regulation kommt besonderer Stellenwert zu. Ziel ist die Veränderung negativer affektiver Zustände wie Ärger, Angst, Hoffnungslosigkeit, die häufig Auslöser des Suchtmittelkonsums sind bzw. deren Dämpfung durch das Suchtmittel, wodurch der Suchtmittelkonsum operant verstärkt wird.

Strategien der Streßbewältigung werden durch das Erlernen kognitiver und behavioraler Techniken vermittelt, die es dem Patienten erleichtern, den Suchtmittelkonsum zu reduzieren und nicht mehr funktional einzusetzen. Dazu gehört in erster Linie, alternative Formen der Streßbewältigung zu finden und individuelle Ressourcen zu fördern.

Im einzelnen werden folgende kognitive Techniken eingesetzt: Analyse der Vor- und Nachteile des Suchtmittelkonsums, Protokollierung der gedanklichen Steuerung, Imaginationstechniken und mentales Training, Veränderung der Aufmerksamkeitszentrierung, Gedankenstop dysfunktionaler Kognitionen und Bewältigungsphantasien als eine Form des mentalen Trainings, „Hausaufgaben", d.h. Anleitung zum systematischen Nach- oder Vorbereiten bestimmter therapeutischer Inhalte, Rückkoppelung und Auswertung.

Schließlich werden im Verhaltenstraining kognitive Problemlösefertigkeiten und sozial kompetentes Verhalten im Rollenspiel umgesetzt, um Situationen, die bislang mit Hilfe von Alkohol bzw. Medikamenten überstanden wurden, auf der Verhaltensebene günstiger bewältigen zu können. Übungen zum Realitätstransfer schließen sich an.

Aufbau. Das Therapieprogramm ist in inhaltliche und methodische Schwerpunkte gegliedert. Frühere schriftliche Versionen des gruppentherapeutischen Programms dokumentieren die Entwicklung von den Anfängen bis zur heutigen Form (Schuhler & Martin, 1990; Schuhler & Jahrreiss, 1994; Schuhler, 1998).

Die Übersicht in Abbildung 3 faßt den Aufbau der insgesamt zwölf Gruppenstunden zusammen.

In der Evaluationsstudie (Schuhler & Jahrreiss, 1996) bewährte sich der Beurteilungsbogen (s. Abb. 4) für Patienten, der direkt auf Verlauf und Ergebnis jeder Gruppenstunde bezogen werden kann.

Umgang mit Widerstand und Abwehr

Immer wieder während des therapeutischen Verlaufs, ob in der Gruppe oder im Einzelsetting, muß sich die Therapie auf ängstliche, aufgebrachte oder mißtrauische Patienten einstellen, denen nichts lieber wäre, als das Thema sofort wieder fallen zu lassen, um es nie wieder aufzugreifen - sobald es um Alkohol oder Medikamente geht.

Zum günstigen Umgang mit der Patientenhaltung hilft ein Blick auf die therapeutische Beziehung. Typischerweise werden beim Patienten Abwehr und Verleugnung, die sich meistens als Ärger und Ablehnung gegenüber dem Therapieangebot, aber auch gegenüber der Person der Therapeuten äußern, geweckt. Selte-

Programmaufbau

Einführungsstunde
Einführung in Ziele, Aufbau und Methoden des Programms
Paarinterview und Vorstellungsrunde:
Stellwandbild mit Erwartungen, Problemen und Ursachenzuschreibungen des
Suchtmittelmißbrauchs der Teilnehmer

Zweite Sitzung
Einführung in das bio-psycho-soziale Verstehensmodell mit erlebnisaktivieren-
den Übungen
Erläuterung der Arbeitsweise des vegetativen Nervensystems und der Art und
Weise, wie Alkohol und Medikamente eingreifen auf der Grundlage der Übun-
gen

Dritte Sitzung
Vegetative Fehlsteuerung und Regulation durch Alkohol oder Medikamente
Erlebnisaktivierende Übung „Wie wir das vegetative Nervensystem zum An-
springen bringen können"
Hausaufgaben: Alkohol und Medikamente auf dem Prüfstand „Mein persönlicher Leitfaden zum Durchleuchten meines Alkohol- bzw. Medikamentenkon-
sums"

Vierte Sitzung
Hausaufgaben besprechen
Soziale Stressoren und Entspannungsfaktoren mit erlebnisaktivierenden Paar-
übungen

Fünfte Sitzung
Innere Steuerung mit erlebnisaktivierender Übung „Mein peinlichstes Erlebnis"
Streßmodell und Entspannungsmodell
Imaginationsübungen zum Streßabbau

Sechste Sitzung
Verdeckte Sensibilisierung
Gelenkte Streßimagination und innere Dialoge
Rollenspiele

Siebte Sitzung
Verdeckte Verstärkung
Aufmerksamkeitslenkung
Rollenspiele

Achte Sitzung
Körperliche Schäden durch Alkohol bzw. Medikamente

Abb. 3: Fortsetzung

Problemtrinken und schädlicher Medikamentenkonsum im Gegensatz zur Abhängigkeit
Rollenspiele

Neunte Sitzung
Selbstabwertung und Alkohol bzw. Medikamente
Übung: Der Kopf ist rund, damit das Denken seine Richtung verändern kann

Zehnte Sitzung
Angst und Alkohol bzw. Medikamente
Rollenspiele

Elfte Sitzung
Soziale Kontaktregulation und der Einfluß der Suchtmittel
Rollenspiele

Zwölfte Sitzung
Rückblick und Ausblick mit erlebnisaktivierender Übung
Manöverkritik und Abschlußrunde

Abb. 3: Aufbau des Programms

ner, aber durchaus auch vertreten ist eine Art Überanpassung, aus der heraus manche Patienten dann kritiklos scheinbar alle therapeutischen Inhalte übernehmen. Wie kann nun die therapeutische Beziehung beeinflußt werden, um den Patienten dafür zu gewinnen, sich offen mit seinem Alkohol- oder Medikamentenkonsum auseinanderzusetzen? Dabei wird das übergeordnete Ziel verfolgt, das Vermögen des Patienten zu stärken, selbstkritisch seinen Suchtmittelkonsum zu beurteilen und die Entscheidung zu treffen, künftig ohne die chemischen Helfer schwierige Situationen zu bestehen.

Narrative in Form von Geschichten, Erzählungen oder Metaphern eigen sich nach unserer Erfahrung besonders, um Patienten dafür zu gewinnen, sich mit den bislang eingesetzten Streßbewältigungsstrategien unter Einsatz von Alkohol oder Medikamenten auseinanderzusetzen. Dabei kommen verschiedene emotional bedeutsame Prozesse in Gang, die Compliance und Änderungsmotivation wirksam beeinflussen. Folgendes Fallbeispiel illustriert das therapeutische Vorgehen.

Ein Patient, der als Dachdecker arbeitete, wagte sich seit einem Beinbruch nicht mehr aufs Dach. Gegen die Ängste hatte er Valium eingesetzt - und als seine Kollegen ihn davor warnten - beruhigte er sich mit Bier und konnte so recht und schlecht damit wieder aufs Dach. In einer Gruppenstunde haderte er wieder mit seinem Schicksal, daß ihn diese unerklärliche Angst überfällt, wenn er sich anschickt, aufs Dach zu klettern. Er verglich die jetzige schwierige Situation mit früher, als er als ausgesprochen einsatzfreudiger Handwerker galt. Folgende er-

Beurteilung der Gruppenstunde

Name:	Gruppe:

Nachfolgend werden Sie gebeten die heutige Gruppenstunde zu beurteilen. Durchkreuzen oder umkreisen Sie hierzu bitte die Antwort, die Ihrer Bewertung am besten entspricht.

1. Ich glaube, daß mir diese Gruppenstunde geholfen hat.

völlig richtig	eher richtig	keine Meinung	eher falsch	völlig falsch

2. Während der Stunde habe ich mich mit den anderen Gruppenteilnehmern verbunden gefühlt.

völlig richtig	eher richtig	keine Meinung	eher falsch	völlig falsch

3. In dieser Stunde sind mir manche Zusammenhänge zwischen meinem Alkohol- und/oder Medikamentenkonsum und meinen persönlichen Problemen deutlich geworden.

völlig richtig	eher richtig	keine Meinung	eher falsch	völlig falsch

4. Nach dieser Stunde setze ich größere Hoffnungen in die Zukunft.

völlig richtig	eher richtig	keine Meinung	eher falsch	völlig falsch

5. Heute habe ich neue Wege kennengelernt, um besser mit meinen Problemen umzugehen.

völlig richtig	eher richtig	keine Meinung	eher falsch	völlig falsch

6. Ich habe heute hilfreiche Ratschläge für mich erhalten.

völlig richtig	eher richtig	keine Meinung	eher falsch	völlig falsch

7. Die Probleme, die wir heute diskutiert haben, betrafen mich stark.

völlig richtig	eher richtig	keine Meinung	eher falsch	völlig falsch

8.   In dieser Stunde fiel es mir leicht mit den anderen über meine persönlichen Probleme zu reden.

völlig richtig	eher richtig	keine Meinung	eher falsch	völlig falsch

9.   Ich habe nach dieser Stunde mehr Vertrauen in mich und in meine Fähigkeiten.

völlig richtig	eher richtig	keine Meinung	eher falsch	völlig falsch

10.   Heute habe ich mehr Wissen über Alkohol- und Medikamente erworben.

völlig richtig	eher richtig	keine Meinung	eher falsch	völlig falsch

11.   In dieser Gruppenstunde habe ich mich wohl gefühlt.

völlig richtig	eher richtig	keine Meinung	eher falsch	völlig falsch

12.   In dieser Stunde sind mir Ursachen für meinen Alkohol- und/oder Medikamentenkonsum deutlich geworden.

völlig richtig	eher richtig	keine Meinung	eher falsch	völlig falsch

13.   In dieser Gruppenstunde habe ich etwas über die Zusammenhänge zwischen körperlichen Beschwerden und Alkohol- bzw. Medikamentenkonsum erfahren.

völlig richtig	eher richtig	keine Meinung	eher falsch	völlig falsch

14.   Nach dieser Gruppenstunde nehme ich mir vor, künftig anders mit Alkohol und/oder Medikamenten umzugehen.

völlig richtig	eher richtig	keine Meinung	eher falsch	völlig falsch

15.   Heute ist mir klar geworden, wie kritisch sich mein Alkohol- und/oder Medikamentenproblem schon entwickelt hatte.

völlig richtig	eher richtig	keine Meinung	eher falsch	völlig falsch

Abb. 4: Fragebogen zur Beurteilung der Gruppenstunde

klärende Intervention fiel auf keinen fruchtbaren Boden: "Nun, da waren wohl schon vor dem Beinbruch alle Kräfte angespannt. Sie haben immer das letzte von sich gefordert. Schließlich kam es zu einer Krise, in diesem Fall der Unfall mit dem Beinbruch und diese zusätzliche Belastung war dann nicht mehr zu verkraften. So ist es doch verständlich, daß Sie Alkohol und Medikamente eingesetzt haben, um sich in der schwierigen Situation zu helfen, schließlich beruhigen und dämpfen Alkohol und Medikamente ja tatsächlich." Auf diese ja nicht unvernünftige Einlassung reagierte der Patient damit, daß er auf seinen Arzt verwies, der ihm ursprünglich das Medikament verschrieben habe und dann meinte er aufbegehrend: "Ich muß doch meinem Arzt vertrauen können." Hier kam es zu einer ganz üblichen Reaktion des Patienten, die gewöhnlich als Fremdschuldzuschreibung bezeichnet wird, mit der Patienten von den eigenen Anteilen ablenken. Statt nun mit ihm zu argumentieren, führte der Therapeut das Narrativ ein mit:

"Das erinnert mich an einen anderen Patienten, der hier zur Therapie war. Er war Bauarbeiter und wenn Hohlblocksteine zu transportieren waren, von denen ja jeder weiß, daß sie sehr schwer sind und sich schlecht greifen lassen, wenn also zentnerweise Hohlblocksteine abgeladen werden mußten, eine Arbeit, die sich manchmal über Stunden hinzog, dann trank unser Mann morgens ziemlich schnell gleich drei Bier. Der Alkohol bewirkte, daß er auf die Handschuhe verzichten konnte, die zwar vor dem schweren, rissigen Stein geschützt hätten, mit denen man aber schlechter greifen konnte. Der Alkohol dämpfte das Empfindlichkeitsgefühl an den Händen und ließ ihn kleine Risse und Schrammen gar nicht spüren. Die Arbeit ging flott von der Hand. Jeder bewunderte ihn, wie zielsicher und unverdrossen er mit den schweren unhandlichen Steinen hantierte.
Er war nicht mehr darauf angewiesen, die Hohlblocksteine langsam zu tragen und dem anderen vorsichtig in die Hand zu geben, er konnte die Steine werfen, das ging dann zack, zack.
In die Sache kam richtig Schwung und die unangenehme Arbeit mit den Hohlblocksteinen war an weniger als einem Vormittag erledigt."

Hier handelt es sich nur um ein Geschichtenfragment, das aber dazu angetan ist, das faktische Wissen, daß Alkohol entspannt und dämpft, "in persönliches Wissen" umzuwandeln, indem die Phantasie der Patienten angeregt wird. Nach der kleinen Geschichte wurde unser Patient nachdenklich und meinte dann: "Das Bier wurde ja dann für ihn zu so einer Art Doping-Mittel. So war das bei mir auch."

Mit den expressiven Mitteln des Narrativs wird der emotionale Zugang zum Patienten erleichtert, was unerläßlich ist für die Motivierung, sich auf den therapeutischen Prozeß einzulassen und mit dem Therapeuten an einem Strang zu ziehen (Schuhler, 1999). Wegen ihrer Mehrdeutigkeit fordern Geschichten die Neugier heraus. Dadurch wird die Elaboration der eigenen Anteile und die Selbstexploration gefördert, ohne daß die Therapeuten als unangenehme Besserwisser oder Fragesteller erscheinen. In die Patient-Therapeut-Beziehung werden so durch die Narrative positive Elemente eingeführt. Der Kampf um die Macht rückt durch den spielerischen Zugang weiter weg. Dadurch wird ein angstfreier Umgang mit dem bedrohlichen Thema ermöglicht und das Bedeutungs- und Verständnisspektrum wird vergrößert. Und schließlich wird - erzählt man die Narrative in der Gruppe - die Gruppenkohäsion gefördert. Dies geschieht dadurch, daß die Gruppe die unterschiedlichen Reaktionen der Einzelnen auf die Geschichte registriert und Interesse gewinnt, sich einander zuzuwenden (Schuhler, 1999).

4. Evaluation und Katamnese

Die erwähnte Evaluations- und Katamnesestudie (Schuhler & Jahrreiss, 1996; Schuhler, Jahrreiss & Wagner, 1996) prüfte, ob ein beginnender oder bereits fortgeschrittener Suchtmittelmißbrauch durch die Teilnahme an dem Programm zum Stillstand gebracht und weiterer Progredienz vorgebeugt werden konnte. Außerdem wurde die Beeinflußbarkeit körperlicher und psychischer Beschwerden durch die Teilnahme an dem Therapieprogramm geprüft, ebenso wie die der sozialen Integration und der Erwerbsfähigkeit. Im Rahmen des zweijährigen Forschungsprojekts wurde die Patientengruppe eingehend untersucht, das speziell darauf abgestimmte Programm evaluiert und eine katamnestische Untersuchung durchgeführt.

Untersuchungsplan. Das Ziel der Studie war die Überprüfung der Programmeffektivität, die im Sinne einer differentiellen Evaluation erfolgte, nämlich als Überprüfung der innovativen Teile des Therapiekonzepts, also des indikativen gruppentherapeutischen Programms, als Überprüfung der Umsetzung des Therapiekonzeptes in die klinische Praxis (Treatment-Implementierung) und als Analyse von Determinanten des therapeutischen Erfolgs und Mißerfolgs. Diese Zielsetzungen erforderten einen experimentellen Versuchsplan mit Randomisierung und Kontrollgruppen, die in der klinischen Praxis schwer umzusetzen sind (Wottawa & Thierau, 1990). In der Studie wurde versucht, diesen Idealstandards zu entsprechen, ohne daß Patienteninteressen und deren Anspruch auf uneingeschränkte Diagnose und Therapie berührt wurden.
Von den 91 Projektpatienten erhielten 74 die Diagnose 'Alkoholmißbrauch', 12 Patienten betrieben Medikamentenmißbrauch und 5 Patienten Alkohol- und Medikamentenmißbrauch. Fast die Hälfte der befragten Patienten hatte nach eigenen Aussagen vor Klinikaufnahme unsystematisch psychotrope Medikamente, insbesondere Tranquilizer, Antidepressiva, periphere Kombinationsanalgetika und pflanzliche Beruhigungsmittel, Neuroleptika und Amphetamine eingenommen.
Ein Vergleich der Ergebnisse einer unbehandelten Kontrollgruppe drei Monate vor Klinikeintritt und bei Behandlungsbeginn hinsichtlich der suchtmittelbezogenen Untersuchungsmerkmale zeigte keine statistisch bedeutsamen Unterschiede: Weder bei der Einschätzung der Gefahren, die ein fortgesetzter Suchtmittelmißbrauch mit sich bringen könnte, noch bei der Beurteilung der Funktionalität des Suchtmittels, wie auch hinsichtlich der Selbsteinschätzung als Suchtmittelmißbraucher, ergaben sich in diesem Zeitraum signifikante Veränderungen.

Katamnestische Ergebnisse. Als Erfolgskriterium 1 Jahr nach Entlassung galt das Auslassen des Suchtmittels zur Problem- und Lebensbewältigung. Da nicht alle Patienten der Ausgangsstichprobe an der Katamnese teilnahmen, lassen sich zwei verschiedene Erfolgsquoten ermitteln. Einerseits kann sich die Erfolgsbeurteilung auf alle 91 Patienten beziehen, mit der Annahme, daß alle Nicht-Teilnehmer an der Katamnese ebenso als "nicht-erfolgreich" zu werten sind wie teilnehmende Patienten, denen das Auslassen des Suchtmittels nicht gelang. Nach dieser Berechnungsform waren 67 % (= 61 Patienten) als erfolgreich zu beurteilen, 33 % als nicht-erfolgreich (= 30 Patienten: davon 1 verstorben, 2 nicht auffindbar, 13 Verweigerer, 14 Patienten mit fortgesetztem Suchtmittelmiß-brauch). Geht man andererseits davon aus, daß die Gruppe der Katamneseteil-nehmer repräsentativ für die Gesamtstichprobe ist, ist es gerechtfertigt, daß auch nur die Teilnehmer in die Erfolgsbeurteilung eingehen. In diesem Fall konnten 81,3 % der Patienten (61 Patienten) als erfolgreich eingestuft werden, 18,7 % (14 Patienten) haben hingegen den Suchtmittelmißbrauch nicht eingestellt. Mit der ersten Berechnungsart wird der "wahre" Erfolgswert vermutlich unterschätzt, die zweite Berechnungsart überschätzt das Ergebnis.

Als weitere abhängige Variablen wurden in der Katamnese untersucht: Subjektiv empfundener körperlicher Beschwerdedruck, Depressivität, Lebenszufriedenheit und soziale Unterstützung. In allen Bereichen zeigten sich eindeutige Zusammenhänge zwischen eingestelltem Suchtmittelmißbrauch und günstigen Entwicklungen. Bei der Analyse der Daten zum Arbeitsunfähigkeitsgeschehen konnten die Leistungsdateien der jeweiligen Krankenkassen berücksichtigt werden. Die Veränderungsanalyse zeigte, daß die Zahl der Arbeitsunfähigkeitsfälle je Patient von 2,2 auf 1,5 ein Jahr vor und nach Klinikaufnahme signifikant zurückging. Bei den Arbeitsunfähigkeitstagen gab es einen hochsignifikanten Rückgang von 60,7 auf 18,4 Tage je Patient, die durchschnittliche Falldauer nahm von 28,2 Tagen auf 12,0 Tage ebenfalls deutlich ab.

Behandlungserfolg und Interaktionsverhalten in der Gruppe. Zur Beurteilung des Behandlungserfolgs bei Klinikentlassung (Schuhler, Jahrreiss & Wagner, 2000) wurden die Ergebnisse von vier verschiedenen Fragebögen herangezogen, nämlich der Allgemeinen Depressionsskala (Hautzinger & Bailer, 1993), des Gießener Beschwerdebogens zur Erfassung von körperlichen Beschwerden (Brähler & Scheer, 1983), außerdem ein Fragebogen zum subjektiven Suchtmit-telmißbrauchsverständnis (Schuhler & Martin, 1992) und ein Fragebogen zur Erfassung des Problembewußtseins (Petry, 1993) hinsichtlich des Suchtmittel-konsums.

Als „erfolgreich" wurde eine Behandlung dann definiert, wenn ein Patient, ge-messen an den Fragebogenergebnissen, in mindestens drei Problembereichen, die durch die Fragebogen untersucht wurden, einen Behandlungserfolg erzielen konnte. Als „weniger erfolgreich" wurde die Behandlung der Patienten dann beurteilt, wenn diese nur in zwei oder einem Fragebogen bzw. den durch sie abgebildeten Problembereichen eine günstige Entwicklung erreichen konnten. Als Kriterium für die Entscheidung, ob ein Erfolg erzielt wurde oder nicht, wurde eine bestimmte Zielmarke festgelegt. Diese entsprach den Mittelwerten der

Eichstichproben bzw. der Normalbevölkerung. In den suchtmittelbezogenen Fragebögen, für die keine Meßwerte der Normalpopulation vorlagen, wurde ein Meßwert bestimmt, der als Index für eine maximal günstige Entwicklung gelten konnte.

Um die Determinanten des Therapieerfolgs bzw. -mißerfolgs näher eingrenzen zu können, wurden Erfolg und Mißerfolg in Beziehung zu typischen Verlaufsmustern im therapeutischen Prozeß und zu Merkmalen der subjektiven Patientenurteile gesetzt (Schuhler, Jahrreiss & Wagner, 2000). Das Interaktionsverhalten der Patienten während des gruppentherapeutischen Prozesses wurde nach der Symlog-Methode von Bales (Bales & Cohen, 1982; Bales, 1999) in Relation gestellt zum Therapieerfolg. Die Bales'schen Kategorien zeichnen sich vor allem dadurch aus, daß die Perspektive beider Interaktionspartner berücksichtigt werden kann. Die Kategorien sind fast ausschließlich intersubjektiv formuliert und so konstruiert, daß der Interaktionsverlauf kontinuierlich und vollständig beschrieben werden kann. Das Interaktionsverhalten der Patienten und des Gruppentherapeuten wurden nach dieser Symlog-Methode von neutralen Beobachtern auf einer Adjektiv-Skala eingeschätzt, die grundlegende Dimensionen des Interaktionsverhaltens unterscheidet wie etwa Freundlichkeit vs Feindseligkeit, Dominanz vs Submission oder Aufgabenorientierung vs Gefühlsbestimmtheit.

Nach jeder Gruppenstunde wurde jeder Patient hinsichtlich seines Interaktionsverhaltens in der Gruppe und bezogen auf den Gruppentherapeuten beurteilt. Die Beobachterübereinstimmung zwischen zwei Beurteilern lag bei zufriedenstellenden 86 % für die einzelnen Interaktionskategorien (Platzübereinstimmung). Darüber hinaus wurden die Patienten gebeten, jede Gruppenstunde anhand des Fragebogens (s. Abb. 4) zu beurteilen.

Zum Entlassungszeitpunkt erreichten 57 % der 91 Patienten das Kriterium „erfolgreich". 43 % der Patienten wurden bei Behandlungsende als „weniger erfolgreich eingeschätzt", d.h. sie erreichten in zwei oder mehreren Problembereichen nicht die Werte der Normalpopulation bzw. den Wert der maximal günstigen Entwicklung.

Setzt man die Verläufe des Interaktionsverhaltens der Patienten über die Gruppenstunden hinweg in Beziehung zum Therapieerfolg bei Klinikentlassung, so ergibt sich folgendes Bild: Erfolgreiche Patienten entwickeln die Fähigkeit, Nicht-Übereinstimmung mit anderen zu zeigen, nachdem sie dies im frühen mittleren Gruppenabschnitt fast völlig einstellten. Sie sind in der Lage zu sagen „Nein, das sehe ich nicht so" oder „Das kann ich nicht akzeptieren". Insgesamt gelingt ihnen allmählich eine selbstabgrenzende, durchaus auch aggressiv getönte pointierte Haltung, die Nichtübereinstimmung mit anderen zeigt.

Wie die Verläufe zeigen, ist das ein durchaus prognostisch günstiges Zeichen, wenn Patienten ein solches Verhalten zeigen. Nach einem stetigen Absinken der Negativität bis zur fünften Gruppenstunde nimmt dieses aggressiv getönte Verhalten im weiteren Verlauf wieder stetig zu. Bei den weniger erfolgreichen Patienten ist eine nahezu entgegengesetzte Entwicklung zu verzeichnen. Erfolgreiche Patienten zeigen im Vergleich mit nicht so erfolgreichen Patienten weniger schwankende Rückzugstendenzen, etwa sich nur dann zu beteiligen, wenn man gefragt wird, die Gruppe nicht als Ganzes anzusprechen, als Antwort nur die nötigsten Informationen zu geben. Erfolgreiche Patienten bemühen sich darüber hinaus mehr um eine analytisch zergliedernde Problemlösung, sie können auch ernsthaft und überlegt eigene Überzeugungen und Vermutungen auf einer sachlichen Ebene anstellen. Die Analyse der Patientenurteile ergab, daß erfolgreiche Patienten schneller und ausgeprägter ein positives prospektives Bild von den eigenen Entwicklungsmöglichkeiten haben. Ihre Zukunftserwartungen sind optimistischer getönt. Bei erfolgreichen Patienten ist die subjektive Kontrollkompetenz ebenso wie die Veränderungsbereitschaft stärker ausgeprägt.

5. Diskussion

Die Ergebnisse zeigen, daß günstige Entwicklungen durch die stationäre Behandlung hinsichtlich des Suchtmittelkonsums durch spezifische, auf dem Problembereich "Alkohol- und Medikamentenmißbrauch" zugeschnittene therapeutische Interventionen zu erreichen sind. Dabei erwies sich das neue Programm, das sich vor allem auf den Widerstand der Patienten richtet und mit dem Prinzip der Gleichbetroffenheit der Patienten in einer Gruppe arbeitet, besonders geeignet, um eine erfolgreiche Rehabilitation des psychisch und/oder psychosomatisch gestörten Patienten, der zusätzlich Suchtmittelmißbrauch betrieben hat, zu erreichen. Die gezielte Problembearbeitung erscheint umso dringlicher, als sich in der Katamnese die durchschlagende Bedeutung der gelungenen Einstellung des Suchtmittelmißbrauchs - eben auch für den Rückgang der psychiatrischen und körperlichen Beschwerdebilder zeigte: Patienten, die darin Erfolg hatten, keinen Suchtmittelmißbrauch mehr zu betreiben, zeigten sich physisch wie psychisch weniger belastet, zufriedener mit ihrer Lebens- und der beruflichen Situation. Diese - subjektive - Einschätzung durch die Patientin hinsichtlich ihrer eigenen Befindlichkeit wird gestützt durch die Entwicklung des - objektiven - Arbeitsunfähigkeitsgeschehens.

Die Interaktionsanalyseergebnisse insgesamt zeigen, daß bei ähnlicher Ausgangslage hinsichtlich des Interaktionsverhaltens in den ersten Gruppenstunden sich die Interaktionsverläufe erfolgreicher und weniger erfolgreicher Patienten schnell auseinanderentwickeln: Die ersten sieben Gruppenstunden scheinen entscheidend zu sein für den weiteren Prozeß und den schließlichen Therapieerfolg. Rückschlüsse auf die Behandlungsmethoden und erforderliche Schwerpunktsetzungen liegen für uns in der Beachtung aggressiv-assertiver Impulse und auf dem Aufbau von Aktivität und Interesse, vor allem dann, wenn zunächst eine gewisse Unterordnungsbereitschaft bei den Patienten zu verzeichnen ist.

Die therapeutische Arbeit muß sich wesentlich auf subjektive Erwartungen an die Suchtmittelwirkung, das subjektiv empfundene Ausmaß von Streß in einer bestimmten Situation, die Einschätzung der Bewältigungsmöglichkeiten, die eigene Überzeugung, eine belastende Situation kontrollieren zu können, und die damit verknüpften Affekte richten. Und wenn nun Gedanken und Affekte eng verwoben sind mit Suchtmitteln, so daß Streßverarbeitung erst in Kombination mit Alkohol oder Medikamenten subjektiv zufriedenstellend gelingt, dann ist es nicht leicht, diese Verflechtung zwischen Mensch, Streß, Streßbewältigung und

Suchtmittel wieder aufzulösen - was aber die hauptsächliche therapeutische Zielsetzung sein muß, soll der Alkohol oder das Medikament als Streßhelfer zurückgedrängt werden. Wir stehen dabei vor dem Problem, festgefahrene, automatisiert ablaufende Einstellungen und Interaktionsmuster mit dem Suchtmittel zu erschüttern. Diskrepante Informationen und allmählich wachsende Überzeugungen müssen in das innere Denken und Fühlen einfließen, damit sich Verhalten einmal ändern kann und der Mensch ohne Alkohol und Medikamente seine Probleme lösen kann. Das Narrativ hat sich als besonders geeignet erwiesen, diese schwierige Zielsetzung zu erreichen, nämlich Patienten dazu zu gewinnen, sich mit den eigenen Selbstheilungsversuchen auseinanderzusetzen, um in der Phantasie, als imaginierte Generalprobe, ein erwünschtes neues Verhalten einzuüben, eine Verhaltenskette zu unterbrechen und Verhaltensalternativen zu entwickeln und schließlich Zugänge zur Entwicklung und eigenen Geschichte im Zusammenhang mit Alkohol und Medikamenten zu finden.

Die vorgestellten Methoden und Techniken wurden für die stationäre Behandlung psychosomatisch Kranker mit Alkohol bzw. Medikamentenmißbrauch entwickelt und im klinisch-stationären Setting erprobt. Das Programm hat sich mittlerweile auch im ambulanten psychotherapeutischen Setting, sowohl als Einzel- als auch als Gruppentherapie bewährt. Darüber hinaus wurden praxisfeldspezifische Abwandlungen des Programms erarbeitet für: Früherkennung und -beratung von Alkohol- und Medikamentenproblemen im Allgemeinkrankenhaus und in der Arztpraxis; Frühintervention bei Alkohol- und Medikamentenproblemen im Betrieb; das Mitarbeitergespräch als Führungsaufgabe; Alkohol- bzw. Medikamentenprobleme in der betrieblichen Sozialberatung: Beratung in der Gruppe und im Einzelgespräch; Alkohol- und Medikamentenprobleme bei Jugendlichen. Die einzelnen Vorgehensweisen sind bei Schuhler und Baumeister (1999) beschrieben.

Literatur

Arend, H. (1994). Alkoholismus - Ambulante Therapie und Rückfallprophylaxe. Weinheim: Psychologie Verlags Union.

Bales, R.F. (1999). Social interaction Systems. New Brunswick: Transaction.

Bales, R.F. & Cohen, S.P. (1982). Symlog. Stuttgart: Klett-Cotta.

Baumeister, H. (1998). Gruppeninterventionsprogramm für Patienten mit Medikamentenabhängigkeit. Münchwieser Hefte, Reihe Konzepte, 14.

Beck, A.T., Wright, D., Newman, C.F. & Liese, B.S. (1997). Kognitive Therapie der Sucht. Weinheim: Psychologie Verlags Union.

Block, J., Block, G. & Keyes, S. (1988) Longitudinally foretelling drug usage in adolescence: Early childhood personality and environment precursors. Child Development, 59, 336 - 355.

Brähler, E. & Scheer, H. (1983). Der Gießener Beschwerdebogen (GBB). Bern: Huber.

Buschmann, H. & Schneider B. (2000). Auf dem Weg zum Brunnen. Behandlungsprogramm für Patienten mit schädlichem Konsum. In Fachverband Sucht (Hrsg.): Indikationsstellung und Therapieplanung. Geesthacht: Neuland.

Felsman, I. K. & Vaillant, G. E. (1987). Resilient children as adults: A 40-year-study. In: E. H. Anthony & B. J. Cohler (Eds.) The invulnerable child. London: Guilford Press.

Hautzinger, M. & Bailer, M. (1993). Allgemeine Depressionsskala (ADS). Manual. Weinheim: Psychologie Verlags Union.

Jahrreiss, R. (1985). Gemeinsamkeiten und notwendige Unterschiede in den Behandlungskonzepten unserer Klinik bei Abhängigkeitskranken und bei Patienten mit psychischen und psychosomatischen Störungen. Münchwieser Hefte, 9 - 19.

Kellam, S. G., Brown, C. H., Rubin, B. R. & Ensminger, M. E. (1983). Paths Leading to teenage psychiatric symptoms and substance use: Developmental epidemiological studies in Woodlawn. In: S. B. Guze, F. G. Earls & G. E. Barrett (Eds.) Childhood Psychopathology and Development. New York: Raven.

Körkel, J. (2000). Ein ambulantes Gruppenprogramm zum verantwortungsbewußten Umgang mit Alkohol. Forumsreferat. 13. Heidelberger Kongress, Fachverband Sucht. Rehabilitation Suchtkranker - mehr als Psychotherapie.

Lazarus, R.S. & Folkman S. (1984). Stress, appraisal and coping. New York: Springer.

Meichenbaum, D. (1991). Intervention bei Streß. Bern: Huber.

Melchinger, H., Schnabel, R. & Wyns, B. (1992). Langzeitverordnete Medikamente mit Abhängigkeitspotential nach Indikationsgruppen. Schriftenreihe des Bundesministeriums für Gesundheit, Band 13.

Petry, J. (1996^3). Alkoholismustherapie. Weinheim: Psychologie Verlags Union.

Schuhler, P. (1998a). Abhängigkeitserkrankungen. Sucht. In: W. Senf & M. Broda (Hrsg.) Praxis der Psychotherapie (S. 358-364). Stuttgart: Thieme.

Schuhler, P. (1998b). Kurz- und Langzeiteffekte eines verhaltenstherapeutischen Gruppenprogramms auf die körperliche und psychische Symptomatik depressiver Patienten mit Alkohol- bzw. Medikamentenabusus. Verhaltenstherapie und Verhaltensmedizin, 19 (1), 92 - 107.

Schuhler, P. (1999). Narrative als kognitiv-verhaltenstherapeutische Intervention bei Alkohol- und Medikamentenmißbrauch. Münchwieser Hefte, 23, 27 - 46.

Schuhler, P. & Baumeister, H. (1999). Kognitive Verhaltenstherapie bei Alkohol- und Medikamentenmißbrauch. Weinheim: Psychologie Verlags Union.

Schuhler, P. & Jahrreiss, R. (1994). Interventionsprogramm für die Behandlung von Alkohol- und Medikamentenproblemen psychosomatisch Kranker. In: M. Zielke & J. Sturm (Hrsg.) Handbuch stationäre Verhaltenstherapie (S. 816 - 824). Weinheim: Psychologie Verlags Union.

Schuhler, P. & Jahrreiss, R. (1996). Alkohol- und Medikamentenmißbrauch psychosomatisch Kranker. Evaluation der stationären Behandlung und Katamnese: Projektbericht an die LVA Rheinland-Pfalz.

Schuhler, P. & Jahrreiss, R. (1996). Die Münchwies-Studie: Alkohol- und Medikamentenmißbrauch psychosomatisch Kranker. Evaluation der stationären Behandlung und Katamnese. Berlin: Westkreuz.

Schuhler, P., Jahrreiss, R. & Wagner, A. (1996). Koinzidenz von Sucht und psychosomatischer Auffälligkeit: Ergebnisse einer differentiellen Rehabilitation. Praxis der klinischen Verhaltensmedizin und Rehabilitation, 33, 6 - 22.

Schuhler, P., Jahrreiss, R. & Wagner, A. (2000). Intervention bei Alkohol- und Medikamentenmißbrauch: Behandlungserfolg und Gruppeninteraktionsprozesse. In: M. Bassler (Hrsg.) Wirkfaktoren von stationärer Psychotherapie (S. 195 - 215). Gießen: Psychosozial-Verlag.

Schuhler, P. & Martin, J. (1990). Interventionsprogramm bei Alkohol- und Medikamentenproblemen. Praxis der Klinischen Verhaltensmedizin und Rehabilitation, 10, 113 - 118.

Schuhler, P. & Martin, J. (1992). Fragebogen zum subjektiven Mißbrauchsverständnis (SMV) Psychosomatische Fachklinik Münchwies.

Schuhler, P. & Martin, J. (1992). Wissenstest zum Alkohol- und Medikamentenmißbrauch. Psychosomatische Fachklinik Münchwies.

Schuhler, P. & Wagner, A. (1999). Das Münchwieser Diagnose-Inventar. In: P. Schuhler, H. Baumeister: Kognitive Verhaltenstherapie bei Alkohol- und Medikamentenmißbrauch (S. 24 - 27). Weinheim: Psychologie Verlags Union.

Vaillant, G.E. (1983). The natural history of alcoholism. Cambridge: Harvard University Press.

Wottawa, H. & Thierau, H. (1990). Lehrbuch Evaluation. Bern: Huber.

Psychotische und nicht-psychotische Politoxikomane - ein sozialempidemiologischer und klinischer Vergleich

Frank Löhrer

Psychotische und nicht-psychotische Politoxikomane werden in dieser prostektiven Studie bezüglich ihrer sozialen Ausgangssituation, des Verlaufes ihrer Abhängigkeitserkrankung und des Ergebnisses ihrer rehabilitativen Behandlung in einem abstinenzorientierten Setting miteinander verglichen.

Die soziale und klinische Ausgangssituation der Stichproben zeigt sich als homogen. Patienten mit einer psychotischen Erkrankung weisen häufiger als nicht psychotische Patienten mangelnde partnerschaftliche Bindungen und Berentungssituationen auf. Bezüglich der Dauer, des Verlaufes und des präferiertern Substanzmusters in der Suchterkrankung ergeben sich bei den beiden Stichproben keine signifikanten Unterschieden. Dies spricht insbesondere gegen die Annahme einer Selbstmedikationshypothese und für die Annahme einer sozial getriggerten Abhängigkeit.

Die Rehabilitationsverläufe der beiden Cluster werden in einer prospektiven Studie miteinander verglichen. Dabei erweisen sich beide Cluster als mit hohem Prozentsatz erfolgreich behandelbar. Eine halb bis untervollschichtige Wiederherstellung der Arbeitsfähigkeit ist bei Psychosepatienten jedoch vergleichsweise hochfrequent zu treffen. Der Modus der Abhängigkeit und der Erfolg rehabilitativer Behandlungsbemühungen wird im wesentlichen nicht durch das Vorliegen einer zweiten Achse I –Erkrankung, sondern durch das Vorliegen oder Nichtvorliegen einer Persönlichkeitsstörung (Achse II-Erkrankung) bestimmt.

1. Einleitung

Komorbide Erkrankungen sind in der Medizin nicht Ausnahme sondern Regel. Die relativ dynamische aktuelle Entwicklung des psychiatrischen Fachgebietes erschwert allerdings sprach- und kulturübergreifende epidemiologische Beschreibungen. Das parallele Vorkommen von Abhängigkeitserkrankungen respektive pathologischem Substanzgebrauch und von endogen-psychotischen Erkrankungen ist so alt wie die Beschreibung der endogenen Psychose selbst. Bereits Esquirol (1772-1848) hat das Phänomen des Alkoholmißbrauchs bei "Irrsinnigen" diskutiert und (typisch für die Deutung psychischer Erkrankung in seiner Zeit) ein moralisches Entwicklungmodel der psychiatrischen Erkrankung entwickelt (Rodegra 1994). Auch bei dem Systematiker Eugen Bleuler wird dem komorbiden Phänomen Psychose und Sucht Raum geboten (Bleuler 1972). Psychiatrie war über lange Zeit hinweg in ihrer historischen Entwicklung eine Lehre der Abgrenzung und wurde aus ordnungspolitischer Sicht entwickelt. Die aktive Auseinandersetzung mit dem Krankheitsbild gelingt im psychiatrischen Kontext typischer Weise erst dann, wenn die Mitglieder der Gesellschaft ihre potentielle Betroffenheit erfahren und wahrnehmen. Hierzu Bettegay 1973: "Der psychisch Kranke kann nur dann als ein integrierender Bestandteil der menschlichen Gesellschaft gesehen werden, wenn jedermann darum weiß, daß die Grenzen zwischen gesund und krank fließend sind und in jedem Menschen konflikhaftes verborgen ist."

Die wachsende Integration psychotischer Patienten und das zunehmende Wissen von der klinischen Relevanz der Suchterkrankung führt zu einer öffentlich bewußteren Wahrnehmung des komorbiden Phänomens "Psychose und Sucht". Hierzu trägt einerseits auch die Mißbrauchskultur der aktuellen jungen Generation bei, die sich zunehmend halluzinogenen Drogen widmet (Abraham 1999, Thomasius 1998) andererseits auch die wachsende soziale Isolation des psychotischen Patienten (Löhrer 1999).

Die Klinik am Waldsee hat sich der rehabilitativen Behandlung von psychotischen Suchtpatienten in besonderer Weise gewidmet. In einer größeren prospektiven Studie haben wir 230 unserer Patienten auf epidemiologische Kenndaten, suchtmedizinische Verlaufkriterien und prognostische Ergebnisse hin untersucht. Das Instrument dieser Untersuchung ist monographisch veröffentlicht. Subcluster der Population wurden mit Zusatzinstrumenten wie dem IRAOS und einem eigens entwickelten Suchtfragebogen hin exploriert. Auch diese Instrumente sind inzwischen monographisch publiziert (Kaiser 1999). Über die Ergebnisse in a) sozialepidemiologischer, b) substanzspezifisch-suchtmedizinischer und c) rehabilitaionspsychiatrischer Sicht wird nachfolgend referiert.

2. Sozialepidemiologische Kenndaten

Epidemiologische suchtmedizinische Studien sind länderübergreifend nur bedingt durchführbar. Hierfür gibt es sowohl kulturspezifische wie krankheitsspezifische Ursachen. Krankheitsspezifisch ist, das die Abhängigkeitsdiagnose vom Indexpatienten erst spät angenommen wird. Die innerpsychischen Prozesse von Verleugnung, Verdrängung und nicht-wahrhaben-wollen, sind übliche und bekannte Phänomene des Widerstandes vom Abhängigkeitskranken (Weber 2000). Sie sind daher in einer prätherapeutischen Krankheitsphase fast regelhaft anzunehmen. Daher ist ein verläßliches Zahlenmaterial bei Feldbefragungen kaum zu erhalten. Klinisch und forensisch selektierte Patienten stellen bereits eine Negativauswahl dar und können nicht representativ für die Grundgesamtheit angenommen werden. Es gibt erhebliche Differenzen in Selbst- und Fremdbeurteilungssystemen. Eine verläßliche Fremdbeurteilung ist jedoch über ein großes Kollektiv kaum zu erhalten, zumindest unter den heutigen sozialen Gesichtspunkten der wenig Generationenfamilie und der häufigeren Singleexistenz.

Die Publikation epidemiologischer Daten über Gebrauch und Mißbrauch von Drogen ist häufig politisch motiviert und vorgegeben. Daher ist ein verläßlicher Überblick über Nutzungsfrequenz weniger klinisch, als vielmehr durch Rückschluß durch asservierte Drogenmengen möglich.

Kulturübergreifende Vergleiche sind suchtmedizinisch nur bedingt möglich. Permissive und abstinenzorientierte Kulturen beschreiben Phänomene wie Abhängigkeit und Rückfall unterschiedlich. Bezüglich der illegalisierten Suchtmittel ergeben sich zusätzlich marktabhängig erhebliche Differenzen. Auch ist ein „Drogenmarkt" immer von regionalen Besonderheiten wie Preisniveau, Zugriffsmenge und Lieferungsqualität abhängig. Zudem ist die „Drogenscene" zumindest in der Bundesrepublik Deutschland, von einer wachsenden Mobilität gekennzeichnet. Dies erschwert epidemiologische Aussagen über größere Kollektive.

Aussagen über die Häufigkeit des komorbiden Phänomens Psychose und Sucht müssen diese vorgenannten Einschränkungen über die epidemiologische Wertigkeit und Qualität von epidemiologischen Suchtstudien einschließen. Verglichen werden können daher über einen längeren Zeitraum nur solche Studien, die sich approximativ auf eine analoge Zugriffshäufigkeit und auf ein analoges Ausgangskollektiv beziehen. Es ist unzulässig oder unsinnig, eine Feldbefragung in der Innenstadt mit einem Kollektiv psychiatrisch Ersthospitalisierter zu vergleichen. Einen Überblick über zwei repräsentative epidemiologische Studien zum Alkoholkonsum unter deutschen Schizophrenen gibt Tabelle 1, einen Überblick über den Cannabiskonsum abhängiger Art bei schizophrenen Ersthospitalisierten in der Psychiatrie innerhalb der USA gibt Tabelle 2.

Tab. 1: Alkoholgebrauch bei Schizophrenen Klinikpatienten

Alkoholgebrauch unter deutschen Schizophrenen		
Studienautor und Jahr	Stichprobe	% Konsum
Huber et al. (1979)	n = 495	8,3 %
Soyka et al. (1992)	n = 447	34,6 %

Es wäre unzulässig, z.B. die Frage des Cannabis- oder Entaktogenkonsumes unter schizophrenen Ersthospitalisierten aus dem Jahre 1970 und 1999 miteinander vergleichen zu wollen. Dies deswegen, weil Cannabis und Entaktogene in ihrer Zugriffshäufigkeit und Zugriffsmöglichkeit auf Cannabis und Entaktogene vor Jahrzehnten um ein vielfaches geringer war als heute. Auch ist ein Vergleich zwischen den Gebrauchsgewohnheiten der Vereinigten Staaten von Amerika und der Bundesrepublik Deutschland nicht zulässig. Beispielhaft sei hier auf das Kokain eingegangen, welches in den USA ein deutlich häufigere Verbreitung auf der Straßenscene hat als in der Bundesrepublik.

Tab. 2: Prozentualer Cannabiskonsum (abhängiger Art) bei Schizophrenen

Abhängiger Cannabisgebrauch unter Schizophrenen der USA		
Studienautor und Jahr	Stichprobe	% Konsum
Cohen & Klein (1970)	n = 24	12,5 %
Barbee et al. (1989)	n = 35	35,8 %
Kim T. Mueser (1990)	n = 149	42,0 %

3. Methodik

Die Klinik am Waldsee wird bundesweit belegt. Belegungsschwerpunkt sind Rheinland-Pfalz und die bayrischen Landgebiete. Mit dem in monographischer Form publizierten Instrumentarium (Löhrer 1999) wurden sozialdemographische, suchtmedizinische und verlaufsspezifische Items zu allen Patienten (n=230) erhoben, die zwischen dem 1.8.97 und dem 1.11.98 entlassen wurden. In der Population der explorierten Patienten finden sich etwa hälftig Patienten mit einer Schizophrenieerkrankung und hälftig Patienten ohne eine F 2 Diagnose nach ICD 10.

3.1. Sozialdemographische Ausgangsfaktoren

Die Populationen der Patienten mit einer Komorbidität F 1 und F 2 („Psychose") und ohne eine F 2 Diagnose mit einer vorliegenden Politoxikomaniediagnose („Sucht") zeigen ein analoges Geschlechtsverhältnis.
In beiden Populationen (Sucht / Psychose) finden wir ein fast analoges Altersverhältnis. 50 % der explorierten Personen ist unter 25 Jahre alt. Damit zeigt die Klinik am Waldsee ein junges Patientenpotential. Lediglich in der Gruppe der über 35-jährigen Patienten weist die komorbide Patientengruppe eine leichte Steigerung bezüglich der non-komorbiden auf.
Wie für viele junge politoxikomane Patienten üblich ist die Mehrzahl unserer Patienten bei Aufnahme ledig.

Tab. 3: Geschlechtsverhältnis der behandelten Patienten in der Klinik Am Waldsee, n=230; alle zwischen dem 1.8.97 und dem 1.11.98 entlassenen Patienten, differenziert nach der Diagnosegruppe „F1/F2-Komorbide" („Psychose") und „F1-Erkrankte" („Sucht")

	Sucht		Psychose	
	Anzahl	%	Anzahl	%
männlich	86	78,2%	94	78,3%
weiblich	24	21,8%	26	21,7%

Tab. 4: Alterscluster der behandelten Patienten in der Klinik Am Waldsee, n=230; alle zwischen dem 1.8.97 und dem 1.11.98 entlassenen Patienten, differenziert nach der Diagnosegruppe „F1/F2-Komorbide" („Psychose") und „F1-Erkrankte" („Sucht")

	Sucht		Psychose	
Altersgruppe	Anzahl	%	Anzahl	%
bis 20 Jahre	22	20,0%	24	20,0%
21-25 Jahre	36	32,7%	41	34,2%
26-30 Jahre	30	27,3%	33	27,5%
31-35 Jahre	17	15,5%	13	10,8%
36-40 Jahre	3	2,7%	9	7,5%
41- Jahre u. älter	2	1,8%	0	0,0

Tab. 5: Familiensituation bei der Aufnahme der Patienten in der Klinik Am Waldsee, n=230; alle zwischen dem 1.8.97 und dem 1.11.98 entlassenen Patienten, differenziert nach der Diagnosegruppe „F1/F2-Komorbide" („Psychose") und „F1-Erkrankte" („Sucht")

	Sucht		Psychose	
	Anzahl	%	Anzahl	%
Ledig	97	88,2%	106	88,3%
verheiratet, zusammen-lebend	4	3,6%	2	1,7%
verheiratet, getrennt lebend	4	3,6%	5	4,2%
Geschieden	5	4,5%	7	5,8%

Tab. 6: Partnersituation bei der Aufnahme der Patienten in der Klinik Am Waldsee, n=230; alle zwischen dem 1.8.97 und dem 1.11.98 entlassenen Patienten, differenziert nach der Diagnosegruppe „F1/F2-Komorbide" („Psychose") und „F1-Erkrankte" („Sucht")

	Sucht		Psychose	
	Anzahl	%	Anzahl	%
kurzfristig kein Partner	23	20,9%	20	16,7%
dauerhaft kein Partner	49	44,5%	74	61,7%
wechselnde Partner	8	7,3%	6	5,0%
fester Partner	29	26,4%	19	15,8%
unbekannt	1	,9%	1	,8%

Nicht analog verhalten sich die Patientengruppen „Psychose" und „Sucht" bezüglich ihrer partnerschaftlichen Situation bei Aufnahme. In der non-komorbiden Patientengruppe zeigen mehr als 25 % der Betroffenen bei Aufnahme eine feste Partnerschaft. In der komorbiden Patientengruppe sind dies nur etwa 15 %. Die Unterschiede zwischen beiden Patientenclustern sind an diesem Punkt hoch signifikant.

Die Patientencluster unterscheiden sich bezüglich des Ausbildungsniveaus, das die Betroffenen vor Aufnahme erlangt haben, nicht signifikant voneinander. Etwa 20 % der Betroffenen hat keinen qualifizierenden Schulabschluß erwerben können. Mehr als die Hälfte der Betroffenen zeigt mit einem Hauptschulabschluß, Mittlerer Reife oder Fachschule ein formal ausreichendes Bildungsniveau zum Anstreben einer Lehrausbildung. Dieser formale Befund konstrastiert mit einer letztlich nicht standardisierbaren inhaltlichen Überprüfung des Bildungswissens. So sind nur etwa 10 % der Patienten in der Klinik am Waldsee dazu in der Lage, eine Dreisatzaufgabe zu rechnen.

Der überwiegende Teil der Patienten, die zur Behandlung anstehen, hat vor Aufnahme in die Klinik nicht mehr regelrecht gearbeitet. Nur ein minimaler An teil ist über längere Zeit hinweg in einer beruflichen oder beruflich adäquaten Weise tätig geworden. Insofern ist der Begriff der "Rehabilitation" für unser Patientengut kritisch zu hinterfragen. Faktisch ist eher von einer "Habilitation" auszugehen. Über 70 % der Betroffenen war vor der Aufnahme in einem Zustand der Arbeitslosigkeit oder der Umschulung und Ausbildung.

Tab. 7: Ausbildungsniveau (höchstes formales) bei den Patienten in der Klinik Am Waldsee, n=230; alle zwischen dem 1.8.97 und dem 1.11.98 entlassenen Patienten, differenziert nach der Diagnosegruppe „F1/F2-Komorbide" („Psychose") und „F1-Erkrankte" („Sucht")

	Sucht		Psychose	
	Anzahl	%	Anzahl	%
Sonderschule	10	9,1%	3	2,5%
Hauptschule ohne Abschluß	19	17,3%	18	15,0%
Hauptschule mit Abschluß	51	46,4%	59	49,2%
Mittlere Reife	19	17,3%	26	21,7%
Fachschule	2	1,8%	2	1,7%
Abitur ohne Studium	5	4,5%	7	5,8%
Studium ohne Abschluß	3	2,7%	4	3,3%
Studium mit Abschlu0	1	,9%		
Sonstige			1	,8%

Tab. 8: Zuletzt ausgeübter Beruf vor der Aufnahme bei den Patienten in der Klinik Am Waldsee, n=230; alle zwischen dem 1.8.97 und dem 1.11.98 entlassenen Patienten, differenziert nach der Diagnosegruppe „F1/F2-Komorbide" („Psychose") und „F1-Erkrankte" („Sucht")

	Sucht		Psychose	
	Anzahl	%	Anzahl	%
Vollzeitbeschäftigung (auch ABM)	10	9,1%	14	11,7%
Teilzeitbeschäftigung (auch ABM)	1	,9%	3	2,5%
Arbeitslos	77	70,0%	76	63,3%
Rentner/Pensionär	1	,9%	2	1,7%
in Ausbildung	6	5,5%	10	8,3%
Umschulung			1	,8%
Sonstige	15	13,6%	13	10,8%
Unbekannt			1	,8%

Dieser Befund deckt sich mit den Daten bezüglich des Lebensunterhaltes. Der größte Anteil des Betroffenen ist über Sozialhilfe oder durch Sponsoring von Angehörigen den Lebensunterhalt vor der Aufnahme bestritten. Ein weiterer Prozentsatz befand sich in Strafhaft, so daß die Öffentlichkeit für den Lebensunterhalt aufkam. Über die Verhältnisse informiert Tabelle 9.
Bezüglich der sozialmedizinischen Eingangsdaten zeigt der überwiegende Teil der Patienten bei Aufnahme eine Arbeitsunfähigkeit. Bezüglich der Arbeitsunfähigkeit vor Aufnahme unterscheiden sich die Cluster "Psychose" und "Sucht" hoch signifikant voneinander. Während über 85 % der Psychosepatienten bei Aufnahme arbeitsunfähig erkrankt ist, ist dies nur in 72 % der Politoxikomanen Patienten zu beschreiben.

3.2. Konsummuster

Bezüglich der Zusammenhänge der Psychose- und Suchterkrankung existieren eine Reihe von Theorieren. Einige dieser theoretischen Konstrukte geht von einer rein subtanzinduzierten psychotischen Erkrankung aus oder von dem frustranen Selbstmedikationsversuchen des Psychosepatienten. Insbesondere die Theorie von der Selbstmedikation kommt den Kausalitätsversuchen naturwissenschaftlich denkender Personen sehr entgegen. In ihr wird der Stoffgebrauch als eine adäquate Copingstrategie und damit als eine Form der Reintegration für den Psychosepatienten beschrieben (Zeiler 1992, Mueser 1995). Diese Sichtweise wird durch Fremdbefragung psychotisch ersthospitalisierter Konsumenten unterstützt. Häufig sind die Erwartungen und Motive für den Substanzkonsum bei dem schizophrenen Patienten redundant. Hier wird eine Verminderung von Anspannungsgefühl, von Unruhe und Ängstlichkeit angegeben.

Tab. 9: Überwiegender Lebensunterhalt im letzten halben Jahr vor der Aufnahme bei den Patienten in der Klinik Am Waldsee, n=230; alle zwischen dem 1.8.97 und dem 1.11.98 entlassenen Patienten, differenziert nach der Diagnosegruppe „F1/F2-Komorbide" („Psychose") und „F1-Erkrankte" („Sucht")

	Sucht		Psychose	
	Anzahl	%	Anzahl	%
Erwerbstätigkeit	6	5,5%	4	3,3%
Krankengeld	4	3,6%	17	14,2%
Übergangsgeld			1	,8%
Arbeitslosengeld	10	9,1%	10	8,3%
Arbeitslosenhilfe	15	13,6%	14	11,7%
Rente/Pension	1	,9%	3	2,5%
Ausbildungsbeihilfe	1	,9%	2	1,7%
Sozialhilfe	39	35,5%	35	29,2%
Angehörige	18	16,4%	24	20,0%
sonstiges	16	14,5%	9	7,5%
unbekannt			1	,8%

Tab. 10: Arbeitsfähigkeit vor der Aufnahme bei den Patienten in der Klinik Am Waldsee, n=230; alle zwischen dem 1.8.97 und dem 1.11.98 entlassenen Patienten, differenziert nach der Diagnosegruppe „F1/F2-Komorbide" („Psychose") und „F1-Erkrankte" („Sucht")

	Sucht		Psychose	
	Anzahl	%	Anzahl	%
arbeitsfähig	31	28,2%	16	13,3%
arbeitsunfähig	79	71,8%	104	86,7%

Unklar bleibt bei diesen Arbeiten jedoch, ob es sich bei diesen Angaben um eine Reaktionsbildung nach bereits geschehener klinischer Erkrankung handelt, oder ob durch diese retrospektive Befragung die tatsächlichen Motive zum Einnahmezeitpunkt richtig erfaßt werden. Auch der alkoholabhängige nicht psychotische Patient trinkt bekanntlich zunächst, "weil er Streß mit seiner Frau" hat, weil es ihm "am Arbeitsplatz schlecht geht" oder aus anderen letztlich artefiziellen Erwäggründen heraus.

Die Frage der Einnahmemotivation ist u.E. an einem großen Kollektiv am ehesten über eine Erfassung des Einnahmeverhaltens zu explorieren. Wir haben daher bei 230 Patienten den Lebenszeitkonsum von einer Reihe von Suchtmitteln, darunter von allen gängigen illegalisierten Suchtmitteln, Alkohol und den gängigen biologischen Suchtmitteln exploriert. Die Ergebnisse dieser Exploration finden sich in Tabelle 11.

Tab. 11: Lebenszeitkonsum von Suchtmitteln bei 230 Patienten der Klinik Am Waldsee, die zwischen dem 1.8.97 und dem 1.11.98 entlassen wurden, differenziert in die Diagnosegruppen „Psychose" und „Sucht"

Substanz	Sucht		Psychose	
	Anzahl	%	Anzahl	%
Alkohol	110	100	120	100
Cannabis	109	99,1	116	96,7
Opioide	93	84,5	79	75,8
Cocain incl. "Crack"	101	91,8	95	79,2
Sedativa	75	68,2	84	70,0
Ecstasy und Entactogene	74	67,3	83	69,2
Stimulantien & Amphethamine	78	70,9	96	80,0
Fliegenpilze	25	22,7	28	23,3
Psilocybe-Pilze	51	46,4	66	55,0
Stechapfel	22	20,0	21	17,5
Trompetenbaum/ Trompetenblume	5	4,5	14	11,7
Muskatnuß	19	17,3	20	16,7
Halluzinogene, bes. LSD	66	60,0	89	74,2
Nicotin	110	100	120	100
Schnüffelstoffe	13	11,8	22	18,3

Bei einem Vergleich des Lebenszeitskonsumes fällt bei den rein politoxikomanen Patienten ein signifikant höherer Konsum von Kokain und Kokainderivaten auf. Auch der Konsum von Opioiden, die als hervorragend sedativ anzusehen wären, ist bei der rein politoxikomanen Gruppe höher als bei der komorbiden. Dies spricht gegen eine Verwendung des Opium oder der Opioide als Sedativa bei der komorbiden Klientel. Stimulantien und Amphetamine sowie Psilocybepilze werden jedoch ebenso wie Halluzinogene von der psychotischen Klientel signifikant häufiger und mehr genutzt als in der rein politoxikomanen Klientel.

Eine Analyse des Lebenszeitskonsumes, die relativ präzise durchführbar ist, bringt nun noch nicht Frühzeichen der psychotischen Erkrankung in einen kausalen Zusammenhang mit Konsumverhalten. Insbesondere die Arbeiten von Hambrecht et al. 1996 zur Definition einer prodromalen Kosumtyps bei ersthospitalisierten Schizophrenen haben uns gezielt nach Zusammenhängen von prodromalen Syndromen und Einnahmeverhalten fragen lassen. Hierzu wurde ein eigenes Instrumentarium entwickelt. Dieses basiert zum einen auf einer Exploration nach Teiles des IRAOS-Interviews und zum anderen auf einer retrospektiven eigenanamnestischen Analyse des Einnahmeverhaltens von allen vorgenannten Substanzen während der letzten 10 Jahre vor der Aufnahme. Die Ergebnisse dieser Analyse sind bereits publiziert, zu Methodik und Einzelergebnissen möchte ich auf diese Arbeit (Kaiser 1999) verweisen. Inhaltlich können die Ergebnisse dahingehend zusammengefaßt werden, daß bei psychotischen Patienten vor der psychotischen Erkrankung ein signifikant höherer Cannabiskonsum festzustellen war. Der Konsum von Opioiden blieb in der komorbiden Klientel vor der psychotischen Erstexacerbation hinter dem Konsumverhalten der nicht komorbiden zurück. Als frustrane Selbstmedikation anzunehmende Zusammenhänge zwischen Antrieb und Einnahme von Entactogenen oder Amphetaminen konnte nicht nachgewiesen werden.

Diese Ergebnisse stützen insbesondere die aus der Cannabisforschung inzwischen bekannten und kulturübergreifend erhärteten Erkenntnisse, daß der Konsum von Cannabis, insbesondere bei einem Early-Onset des Konsumverhaltens, in dramatischer Weise zur Schizophrenieerkrankung prädisponiert (Löhrer 1999a, Kuhnert 1999). Aus Sicht einer biologischen Psychiatrie muß daher Cannabis als eines der aggressivsten und folgenreichsten Suchtmittel apostrophiert werden. Die Darstellung Cannabis als vermeintlich „weiche Droge" den „harten Drogen" Kokain und Opiaten gegenüber zu stellen, ist biologisch und toxikologisch durch nichts zu rechtfertigen. Eine Verharmlosung des Cannabiskonsumes ist daher klinisch zu vermeiden.

4. Rehabilitationsergebnisse

Zur Frage der Rehabilitationsergebnisse sei zunächst mitgeteilt, daß die Klassifizierungsformen in reguläre Entlassungen und vorzeitige Entlassung auf ärztliche Verantwortung bzw. mit ärztlichem Einverständnis einerseits und vorzeitig ohne ärztliches Einverständnis (Abbrüche) sowie disziplinarische Entlassungen andererseits sozialrechtlich relevant ist, jedoch kaum die naturwissenschaftlichen Ansprüche klinischer Psychiatrie erfüllen kann. Immerhin ist festzustellen, daß etwa 40 % der komorbiden Patienten mit erfolgreichem Rehabilitationsverlauf und fast 34 % der politoxikomanen Patienten mit erfolgreichem Rehabilitationsverlauf regulär oder mit ärztlichem Einverständnis entlassungsfähig sind.

Die Behauptung, daß insbesondere komorbide Patienten besonders schwierig bis unmöglich zu rehabilitieren seien, ist damit anschaulich und eindeutig widerlegt. Das Vorliegen einer F 2 Diagnose kann sogar als günstiger Prädiktor für eine positives Therapieergebnis angesehen werden.

Nur ungenügend werden in einer Differenzierung zwischen komorbiden und non-komorbiden Patienten die Ausprägungsmerkmale der Primärpersönlichkeit oder der Persönlichkeitsstörung berücksichtigt. Bei klinischer Diagnostik gemäß DSM IV ist bei einer signifikanten Anzahl von Patienten eine parallele Achse II Erkrankung zu diagnostizieren.

Betrachtet man die Therapieergebnisse bezogen auf die Achse II Erkrankung, so zeigen sich hoch signifikante Unterschiede. Mehr als 50 % der Patienten mit einer Persönlichkeitsstörung nach depressiv/dependentem Ausprägungsmuster können die Behandlung erfolgreich abschließen, während Cluster B Persönlichkeitsgestörte durch häufige disziplinarische Entlassungen und überproportional häufige Abbrüche negativ imponieren.

Tab. 12: Entlassungsform bezogen auf die Diagnosegruppen „Psychose" und „Sucht" bei den Patienten in der Klinik Am Waldsee, n=230; alle zwischen dem 1.8.97 und dem 1.11.98 entlassenen Patienten

Entlaßmodalität	Sucht		Psychose	
	n	%	n	%
reguläre Entlassung	36	32,7%	40	33,3%
vorzeitig auf ärztl. Veranlassung	0	0,0%	2	1,7%
vorzeitig mit ärztl. Einverständnis	1	0,9%	5	4,2%
vorzeitig ohne ärzt. Einverständnis	26	23,6%	35	29,2%
disziplinarisch	46	41,8%	33	27,5%
verlegt	1	0,9%	4	3,3%
Wechsel zu amb./teilst./stat. Reha	0	0,0%	1	0,8%

Tab. 13: Suchtdiagnose nach ICD-10 und Cluster der prä- oder intermorbiden Persönlichkeitsstörung nach DSM-IV bei den Patienten in der Klinik Am Waldsee, n=230; alle zwischen dem 1.8.97 und dem 1.11.98 entlassenen Patienten.

	Keine		Cluster C		Cluster B		Cluster A	
	n	%	n	%	n	%	n	%
F19.2	77	95,1%	64	94,1%	64	95,5%	12	85,7%
F10.2	4	4,9%	2	2,9%	1	1,5%	1	7,1%
F12.2			2	2,9%	1	1,5%	1	7,1%
F14.2					1	1,5%		

Die Unterschiede zwischen diesen Patientengruppen sind hoch signifikant. Psychotische Politoxikomane mit einer depressiv/dependenten Persönlichkeitsstörung zeigen demnach bezüglich des Entlassmodus ein überragendes Therapieergebnis. Hier kann in weit mehr als 50 % der Fälle mit einem positiven Therapieverlauf unter rehabilitativen Gesichtspunkten gerechnet werden.

Unter Bedingungen des allgemeinen Arbeitsmarktes erweist sich die überwiegende Zahl der entlassenen Patienten als arbeitsfähig. Hier jedoch ergeben sich erneut hoch signifikante Unterschiede zwischen dem Cluster der politoxikomanen und dem Cluster der komorbiden Patienten. 81 % der entlassenen Patienten mit einer politoxikomanen Erkrankung wird als vollschichtig arbeitsfähig entlassen. Dem stehen bei der komorbiden Patientengruppe nur 47,5 % gegenüber. Dafür weist die komorbide Patientengruppe einen hohen Prozentsatz von halbuntervollschichtig Arbeitsfähigen aus, was auf die psychosebedingten Einschränkungen der zeitlichen Belastungsfähigkeit deutlich hinweist. Darüberhinaus ergeben sich, abhängig hier jedoch vom Einzelfall, bezüglich der Berufs- und Erwerbsfähigkeit Einschränkungen durch Psychose und/oder neuroleptische Medikation. Diese Einschränkungen ergeben sich aus den Modellen zur Psychoseent-

Tab. 14: Entlassungsform bezogen auf die Persönlichkeitsstörungscluster nach DSM-IV bei den Patienten in der Klinik Am Waldsee, n=230; alle zwischen dem 1.8.97 und dem 1.11.98 entlassenen Patienten

	keine		Cluster A		Cluster B		Cluster C	
	n	%	n	%	n	%	n	%
reguläre Entlassung	22	27,2%	6	42,9%	16	23,9%	32	47,1%
vorzeitig auf ärztl. Veranlassung	2	2,5%						
vorzeitig mit ärztl. Einverständnis	2	2,5%	1	7,1%	1	1,5%	2	2,9%
vorzeitig ohne ärztliches Einverständnis	24	29,6%	3	21,4%	22	32,8%	12	17,6%
Disziplinarisch	27	33,3%	4	28,6%	26	38,8%	22	32,4%
verlegt	4	4,9%			1	1,5%		
Wechsel zu amb./teilst./stat. Reha					1	1,5%		

Tab. 15: Entlassungsformen „reguläre Entlassung", „Abbruch" (= vorzeitig ohne ärztliches Einverständnis) und disziplinarische Entlassung bezogen auf die Persönlichkeitsstörungscluster nach DSM-IV und aufgeschlüsselt nach Indikationsgruppen „Psychose" und „Sucht" bei den Patienten in der Klinik Am Waldsee, n=230; alle zwischen dem 1.8.97 und dem 1.11.98 entlassenen Patienten

Persönlichkeitsstörung		reguläre Entlassung		Abbrüche		Disziplinarisch		Gesamt	
		n	%	n	%	n	%	n	%
keine	Sucht	11	33,3%	7	21,2%	15	45,5%	33	100,0%
	Ps.	11	22,9%	17	35,4%	12	25,0%	48	100,0%
Cluster A	Sucht	1	50,0%			1	50,0%	2	100,0%
	Ps.	5	41,7%	3	25,0%	3	25,0%	12	100,0%
Cluster B	Sucht	11	25,0%	14	31,8%	17	38,6%	44	100,0%
	Ps.	5	21,7%	8	34,8%	9	39,1%	23	100,0%
Cluster C	Sucht	13	41,9%	5	16,1%	13	41,9%	31	100,0%
	Ps.	19	51,4%	7	18,9%	9	24,3%	37	100,0%

stehung und aus den toxikologischen Befunden bezüglich der Neuroleptika eindeutig. Auf ein Referat an dieser Stelle sei verzichtet.

5. Ausblick

Die Leistungsbeschreibung der Rehabilitation nach sozialrechtlichen Erfolgskriterien ist für den Kliniker unbefriedigend. Wichtig wäre eine reproduzierbare quasi experimentelle Leistungsbeschreibung von Konzentration, Luzidität , Assoziation, Diskremination, mnestischen Qualitäten und Reaktionsschnelligkeit zu Beginn und während der Therapie. Das experimentelle Instrumentarium für diese Untersuchungen ist bereits entwickelt. Ihre Anwendung im großen Stil stößt jedoch auf organisatorische und kapazitative Probleme. Hierzu wäre eine erhebliche Ausweitung der Untersuchungskapazitäten, die weit über den klinischen Auftrag einer Institution der Rehabilitation hinausgehen, notwendig. In enger Zusammenarbeit mit der Universitätsklinik Aachen wird derzeit die Einrichtung einer entsprechenden Forschungsabteilung an unsrem Hause betrieben. Ob die hierzu notwendigen Geldmittel auf Dauer mobilisiert werden können, wird die Zukunft zeigen.

An eine enge kapazitative und organisatorische Grenze stößt auch die Erhebung einer Langzeitkatamnese. Nach Entlassung aus dem Hause sind viele Patienten sozial mobil, was ihrem Lebensalter und ihrer Sozialisation, sowie ihrer persönlichen Perspektive entspricht. So werden nach einem Jahr postalisch nur mehr 15 bis 18 % der Patienten von uns erreicht. Zudem sind Fragebogenaktionen wegen der Möglichkeit psychotischer Exacerbationen insbesondere der komorbiden Klientel von zweifelhafter Validität. Einen Überblick über Langzeitergebnisse bekäme man nur durch engmaschig aufsuchende Arbeit bei den entlassenen Patienten, was einen erheblichen apparativen und personellen Aufwand voraussetzen würde. Diese Fragen, die sozialepidemiologisch relevant und im Sinne einer Qualitätssicherung einzufordern wären, sind unter der Struktur einer klinischen rehabilitativen Einrichtung derzeit noch nicht realisierbar.

6. Zusammenfassende Diskussion

Die zahlenmäßig wachsende Gruppe der komorbid Erkrankten benötigt dringend weitere Evaluation und Beschreibung. Die Modelle einer Selbstmedikationshypothese und einer psychosebdingten Drogeneinnahme konnten an unserer Klientel klinisch nicht bestätigt werden. Bestätigt hat sich jedoch der psychosebahnende Effekt eines Cannabiskonsumes.

Komorbide Patienten sind mit guter Prognose rehabilitierbar. Allerdings ist mit einem Restanteil von nur halb- bis untervollschichtig Arbeitsfähigen bei der komorbiden Klientel zu rechnen.

Von hoher Bedeutung für die Prognose der Rehabilitationsbehandlung hat sich das Vorliegen einer Achse II Erkrankung herausgestellt. Nach der DSM-IV Klassifikation Cluster-C Persönlichkeitsgestörte zeigen signifikant bessere, Cluster-B Persönlichkeitsgestörte signifikant schlechtere Rehabilitationsergebnisse als die Grundgesamtheit. Dies unterstreicht prognostisch die Notwendigkeit einer differenzierten klinischen Persönlichkeitsdiagnostik vor Aufnahme.

Eine weitere Evaluation der komorbiden Patientengruppe erscheint angezeigt.

Literatur

Abraham, M.D. & Cohen P.D.A. et al. (1999). Lictit and illictit Drug use in the Netherlands 1997, CEDRO, Amsterdam.

Barbee, J.G., Clark, P.D., Crapanzano, M.S., Heintz, G.C. & Kehoe, C.E. (1989). Alcohol and substance abuse among schizophrenic patients presenting to an emergency psychiatric service. Journal of Nervous and Mental Disease, 177, 400-407.

Bettegay, R. (1973). Der Psychisch Kranke und die Gesellschaft. Psychosomatische Medizin, 4, 205-217.

Bleuler, E. (1972). Lehrbuch der Psychiatrie, 12. Auflage, Springer-Verlag, Heidelberg.

Cohen, M. & Klein, D.F. (1970). Drug abuse in young psychiatric population. American Journal of Orthopsychiatry, 40, 448-455.

Hambrecht, M. & Häfner, H. (1996). Führen Alkohol- oder Drogenmißbrauch zu Schizophrenie? Nervenarzt, 67, 36-45.

Huber, G., Gross, G. & Schüttler, R. (1979). Schizophrenie. Eine verlaufs- und sozialpsychiatrische Langzeitstudie. Monographien aus dem Gesamtgebiet der Schizophrenie, Bd.21, Springer, Berlin.

Kaiser, R. (1999). Psychose und Sucht, Veränderungen im Konsummuster beim Auftreten von Anzeichen psychischer Störung, Ariadne-Fach-Verlag, Aachen. Med. Diss. Uni Köln.

Kunert, H.J. & Ebel, H. (1999). Neuropsychologische Auswirkungen der akuten und chronischen Cannabisintoxikation. In: H.J. Kunert (Hrsg.) Cannabis, das unterschätzte Kraut, Ariadne-Fach-Verlag, Aachen.

Löhrer, F. (1999). Sucht und Psychose, Ariadne-Fach-Verlag, Aachen.

Löhrer, F. (1999). Prognose und Verlauf endogener Psychosen unter Cannabis. In: H.J. Kunert (Hrsg.) Cannabis, das unterschätzte Kraut, Ariadne-Fach-Verlag, Aachen.

Mueser, K.T., Yarnold, P.R. & Levinson, D.F. et al. (1990). Prevalence of Substance Abuse in Schizophrenia: Demographic and Clinical Correlates. Schizophrenia Bulletin, 16, 31-56.

Mueser, K.T. et al. (1995). Expectations and motives for substance use in schizophrenia. Schizophrenia Bulletin, 21, 367-378.

Rodegra, H. (1994). Zur Geschichte der Depressionsforschung. In: F. Löhrer (Hrsg.) Depression und Hoffnung, KAV-Verlag, Aachen.

Soyka, M., Albus, M. & Kathmann, N. (1992). Prävalenz von Suchterkrankungen bei schizophrenen Patienten: erste Ergebnisse einer Studie an 447 stationären Patienten eines großstadtnahen psychiatrischen Bezirkskrankenhauses. In: D.R. Schwoon & M. Krausz (Hrsg.) Psychose und Sucht, Krankheitsmodelle, Verarbeitung, therapeutische Ansätze (S.59-79). Lambertus, Freiburg.

Thomasius, R. (1998). Ecstasy: Verwendergruppen und Gefährdungsgrade. Wiener Zeitschrift für Suchtforschung, 21, 9-14.

Weber, R. (2000). Coping und Abwehr bei schizophrener Psychose und Sucht, Ariadne-Fach-Verlag, Aachen.

Zeiler, J. (1992). Schizophrene Bewältigungsstile und Substanzmißbrauch. In: D.R. Schwoon et al. (Hrsg.) Psychose und Sucht (S. 49-58) Lambertus, Freiburg (Br.).

423

Pathologisches
Glücksspielverhalten

Stationäre Behandlung von Patienten mit „pathologischem Glücksspielverhalten" aus verhaltensmedizinischer Perspektive

Jörg Petry

Nach der Aufnahme des „pathologischen Glücksspielens" als eigenständiges Störungsbild in die internationalen Klassifikationssysteme und einer zunehmenden Behandlungsnachfrage seit Mitte der 80er Jahre stellt sich die Frage, wie sich das „pathologische Glücksspielen" klassifikatorisch in eine Systematik psychischer Störungen einordnen läßt und ob sich das Störungsbild mit psychotherapeutischen Interventionen wirksam behandeln läßt. Bezogen auf die stationäre medizinische Rehabilitation wurden 48 unausgelesene „pathologische Glücksspieler" mit hinsichtlich Alter, Geschlecht, Schulbildung und Erwerbsstatus parallelisierten Alkoholabhängigen und psychosomatisch Erkrankten verglichen. Hinsichtlich der Merkmale Seelische Gesundheit und Verhaltenskontrolle des Trierer Persönlichkeitsfragebogens erwiesen sich die „pathologischen Glücksspieler" als psychopathologisch auffälligste Gruppe, wobei sie hinsichtlich der eingeschränkten Seelischen Gesundheit den psychosomatisch Erkrankten und hinsichtlich der leicht verminderten Verhaltenskontrolle den suchtkranken Patienten ähneln. Auf dem Hintergrund eines heute üblichen dimensionalen Ansatzes ließen sich die drei Vergleichsgruppen clusteranalytisch in jeweils zwei trennscharfe Typen unterteilen. Bei dem mehrheitlichen narzißtisch-persönlichkeitsgestörten Glücksspielertyp handelt es sich um selbstbezogene Persönlichkeiten, die sich auf dem Hintergrund einer ausgeprägten Sinnproblematik selbsttäuschend erhöhen und beschönigend nach außen darstellen. Bei der kleineren Untergruppe von depressiv-neurotischen Glücksspielern liegt eine extreme Beeinträchtigung der Sinnerfülltheit bei gleichzeitig ausgeprägter Verminderung der Selbstaktualisierung sowie der selbst- und fremdbezogenen Wertschätzung vor. Die narzißtisch-persönlichkeitsgestörten Glücksspieler ähneln der Untergruppe von Suchtkranken mit selbstunsicherer Persönlichkeitsstörung und die depressiv-neurotischen Glücksspieler den depressiven Psychosomatikern.

1. Einleitung

Die Anerkennung des „pathologischen Glücksspielens" als eigenständiges Störungsbild begann 1980 mit der Aufnahme in die internationalen Klassifikationssysteme DSM und später ICD. Die aktuellste Operationalisierung findet sich im DSM-IV (Saß et al., 1996). Danach handelt es sich um ein andauerndes und wiederkehrendes fehlangepaßtes Glücksspielverhalten, das sich in mindestens fünf von zehn suchttypischen Merkmalen ausdrückt: Das starke Eingenommensein von Glücksspielen; die Erhöhung des Einsatzes um die gewünschte Erregung zu erreichen; wiederholt gescheiterte Versuche, das Glücksspielverhalten aufzugeben; das Auftreten von Unruhe und Gereiztheit beim Versuch, das Glücksspielen aufzugeben; die Funktion des Glücksspielens, Problemen oder unangenehmen Gefühlen auszuweichen; der Versuch, durch wiederholtes Glücksspielen frühere Geldverluste auszugleichen; Lügen gegenüber sozialen Bezugspersonen, um das Glücksspielverhalten zu vertuschen; kriminelle Handlungen, um das Glücksspielen zu finanzieren; die Gefährdung oder der Verlust partnerschaftlicher Beziehungen oder beruflicher Perspektiven aufgrund des Glücksspielverhaltens und das Verlassen auf andere Personen, um die finanzielle Sackgasse zu überwinden.

Die jeweils aktuelle Erscheinungsform des „pathologischen Glücksspielens" unterliegt einem kulturhistorischen Wandel, da das jeweils bestehende Glücksspielverbot durch Zulassen legaler Glücksspielangebote aufgeweicht wird. International betrachtet ist dabei der Geldspielautomat (slot-maschine) zum dominanten Glücksspielmedium unter behandlungsbedürftigen „pathologischen Glücksspielern" geworden. Für die Bundesrepublik Deutschland besteht die Besonderheit, daß seit den 70er Jahren spezielle Geldspielautomaten eingeführt wurden, die lediglich dem Gewerberecht unterliegen und somit auch außerhalb von Kasinos in Spielhallen, Gaststätten und Imbißstuben in begrenzter Anzahl aufgestellt werden dürfen. Bei einem im internationalen Vergleich geringem Geldeinsatz (40 Pfennigen) und geringer Rückzahlungsquote (60 %) besteht durch den Gewinn von Sonderspielserien eine hohe sich aufsummierende Gewinnmöglichkeit, die von Stufe zu Stufe nach dem Alles-oder-nichts-Prinzip verdoppelt oder vollständig eingebüßt werden kann (vgl. Brandt, 1993). Nach der multizentrischen deskriptiven Studie von Denzer und Mitarbeitern (1995) handelt es sich bei den seit Mitte der 80er Jahre zunehmend in ambulante Beratung und stationäre Behandlung kommenden Patienten zu 70 % um „pathologische Glücksspieler", die ausschließlich an diesen gewerblichen Geldautomaten über viele Jahre mit hoher Intensität gespielt haben. Die Patientengruppe besteht fast ausschließlich aus Männern, deren Altersschwerpunkt bei 30 Jahren liegt und die zu Behandlungsbeginn erhebliche Auffälligkeiten, wie hohe Verschuldung, erhöhte Suizidtendenz und häufige Delinquenz aufweisen. Bei ca. einem Viertel besteht eine zusätzliche stoffgebundene Abhängigkeit.

2. „Pathologisches Glücksspielen" als psychische Störung

Über die Einordnung des „pathologischen Glücksspielens" in eine Systematik psychischer Störungen besteht keine Einigkeit. Innerhalb der Internationalen Klassifikationssysteme DSM und ICD erfolgt die Einordnung als Störung der Impulskontrolle (Winer & Pollack, 1988), deren Hauptmerkmal in dem Versagen besteht, einem Impuls, Trieb oder einer Versuchung zu widerstehen, eine Handlung auszuführen, die für die Person selbst oder für andere schädlich ist, wobei der Betroffene eine zunehmende Spannung oder Erregung spürt, bevor er die Handlung durchführt, um dann während der Durchführung der Handlung Vergnügen, Befriedigung oder ein Gefühl der Entspannung zu erleben (Saß et al., 1996, S. 691). Gleichzeitig wird das „pathologische Glücksspielverhalten" jedoch als suchttypisches Abhängigkeitssyndrom (vgl. Edwards, 1986) operationalisiert, das eine Eigendynamik entwickelt, die durch die zunehmende Erfassung aller Lebensbereiche d.h. eine drastische Einengung des Verhaltensspielraumes, die Einschränkung bestehender Wahlmöglichkeiten und fortschreitende Defizite der Handlungsregulation, charakterisiert ist. In Deutschland besteht dazu eine spezielle Diskussion mit zwei Grundpositionen: Bei dem ersten Ansatz wird das „pathologische Glücksspielen" als sogenannte nichtstoffgebundene Sucht eingeordnet (Meyer, 1983; Kellermann, 1987). Die Entwicklung des dabei im Vordergrund stehenden symptomatischen Glücksspielverhaltens wird als Phasenfolge beschrieben, die ähnlich wie beim Alkoholismus zu einer fortschreitenden Abhängigkeitsentwicklung mit Krankheitswert führt. Der zweite Ansatz postuliert eine Ähnlichkeit zwischen exzessivem Glücksspielverhalten und neurotischem Zwangsverhalten. Die Eigendynamik der Symptomatik wird als zwanghaftes Verhaltensmuster im Sinne einer neurotischen Störung angesehen. Sie dient sowohl der Depressionsabwehr als auch dem Protest gegen die Kontrolle durch soziale Bezugspersonen (Hand & Kaunisto, 1984; Klepsch et al., 1989). Zu dieser Kontroverse ist kritisch anzumerken, daß jeweils verschiedene Aspekte des Störungsbildes einseitig überbetont werden, wobei die zugrundeliegenden Annahmen empirisch nicht ausreichend abgesichert sind.

3. Persönliche Voraussetzungen für die Rehabilitation bei „pathologischen Glücksspielern"

Wie bei allen anderen Erkrankungen, besteht auch bei Patienten mit „pathologischem Glücksspielen" zunächst die Frage, ob die Voraussetzung der *Rehabilitationsfähigkeit* gegeben ist. Der Betroffene muß also in der Lage sein, aktiv und mit Erfolg an den therapeutischen Rehabilitaitonsmaßnahmen teilzunehmen. Dazu gehört ein Mindestmaß an körperlicher und psychischer Belastbarkeit, aber auch aufgrund des psychotherapeutischen Ansatzes eine ausreichende Introspektions- und sprachliche Ausdrucksfähigkeit. Dies kann dann fehlen, wenn eine Psychose oder eine erhebliche Minderbegabung mit sekundärer Glücksspielproblematik vorliegt. Eine Kontraindikation besteht auch dann, wenn eine akute psychische Störung, wie eine Manie oder Suizidalität vorliegt. In allen diesen Fällen ist eine ambulante und/oder stationäre psychiatrische Behandlung erforderlich.

Von zentraler Bedeutung ist jedoch, ob eine *Rehabilitationsbedürftigkeit* im Sinne der Rentenversicherung vorliegt, d.h. ein schwerwiegendes Krankheitsbild besteht, welches die Leistungsfähigkeit im Erwerbsleben erheblich gefährdet oder bereits gemindert hat. Dabei ist es erforderlich, im Einzelfall festzustellen, ob die in dem Klassifikationssystem festgelegten Kriterien für ein „pathologisches Glücksspielverhalten" vorliegen, um eine Abgrenzung von unauffälligen oder nur vorübergehend problematischen Formen des sozialen Glücksspielverhaltens, die als Ausdruck eines speziellen Lebensstiles zu sehen sind, zu ermöglichen. Wenn die Beteiligung an Glücksspielen lediglich ein Problem der Lebensführung darstellt, sind soziale Hilfs- und Wiedereingliederungsmaßnahmen angezeigt.

Als letzte Voraussetzung muß eine positive *Rehabilitationsprognose* bestehen, d.h. die Aussicht, daß durch eine Rehabilitationsleistung die Gefährdung der Erwerbsfähigkeit abgewendet oder bei geminderter Erwerbsfähigkeit diese wesentlich gebessert oder wiederhergestellt werden kann. Die erfolgreiche Behandlung der Erkrankung muß also den Verbleib oder die Wiedereingliederung in das Erwerbsleben ermöglichen. Bezogen auf das „pathologische Glücksspielverhalten" stellt die Glücksspielabstinenz das entscheidende Kriterium dar, wobei die Annahme besteht, daß mit der Reduzierung bis völligen Einstellung des Glücksspielverhaltens positive psychosoziale Veränderungen verknüpft sind, d.h. krankheitsbedingte Beeinträchtigungen abgebaut werden, die der beruflichen Integration entgegenstehen.

In der Folge sollen empirische Befunde einer eigenen Untersuchung (Petry & Jahrreiss, 1999) referiert werden, die an einer Stichprobe von in stationärer medizinischer Rehabilitation befindlichen „pathologischen Glücksspielern" durchgeführt wurde, um zu klären, ob die Voraussetzungen der Rehabilitationsbedürftigkeit und positiven Rehabilitationsprognose gegeben sind.

4. Die Rehabilitationsbedürftigkeit von „pathologischen Glücksspielern"

Auf dem Hintergrund der beschriebenen Kontroverse über die nosologische Einordnung des „pathologischen Glücksspielens" in ein System psychischer Störungen, d.h. der Frage, ob es sich eher um eine nichtstoffgebundene Suchterkrankung oder das Symptom einer neurotischen Grundstörung handelt, sowie der praktisch ungeklärten Frage, ob „pathologische Glücksspieler" eher in einem suchttherapeutischen oder einem psychosomatischen Behandlungssetting zu rehabilitieren sind, erfolgte eine Vergleichsuntersuchung mit Suchtpatienten und psychosomatisch Erkrankten.

Als Ausgangsstichprobe wurden 48 unausgelesene, konsekutiv in stationäre Behandlung aufgenommene „pathologische Glücksspieler" definiert. Bei allen Patienten lag nach den Kriterien des DSM-III-R ein „pathologisches Glücksspielen" vor, davon bei 7 ein zusätzlicher Alkoholmißbrauch und bei weiteren 18 Patienten eine zusätzliche Alkoholabhängigkeit. Die Untersuchungsstichprobe ist mit der relativ repräsentativen Stichprobe von 558 beratenen und behandelten „pathologischen Glücksspielern" der bundesweiten Studie von Denzer und Mitarbeitern (1995) vergleichbar, wobei sie eher der stationären Untergruppe mit fortgeschritteneren Formen der Glücksspielproblematik ähnelt. Da die Glücksspielerstichprobe im Vergleich mit den Alkoholkranken und psychosomatisch Erkrankten aus wesentlich jüngeren und häufiger männlichen Patienten mit geringerer Schulbildung und einem höheren Anteil an Arbeitslosen bestand, erforderte dies einen Versuchsplan, der mit Hilfe einer individuellen Matching-Prozedur zu einer Parallelisierung der beiden Vergleichsgruppen in diesen Merkmalen führte. Dies konnte durch eine aufwendige Screening-Prozedur, die sich auf mehr als 3.000 Patienten erstreckte, sichergestellt werden, so daß eine fast vollständige reale Übereinstimmung der Drillinge bestand. Bei der Stichprobe der Suchtkranken handelte es sich um primär Alkoholabhängige, bei denen keine Glücksspielproblematik vorlag und bei den psychosomatisch Erkrankten primär um neurotisch-funktionelle Störungen, bei denen weder eine Glücksspielproblematik noch eine stoffgebundene Suchtproblematik bestand.

Als zentrales Untersuchungsverfahren wurde der multidemensionale Trierer Persönlichkeitsfragebogen von Becker (1989) eingesetzt, da mit den beiden unabhängigen, übergeordneten Merkmalen Verhaltenskontrolle und Seelischen Gesundheit die für „pathologische Glücksspieler" typischerweise auffälligen Merkmale der erhöhten Depressivität und verminderten Impulskontrolle erfaßt werden. Die Seelische Gesundheit erfaßt das Ausmaß, in welchem es einer Person gelingt, externen und internen Anforderungen zu genügen, so daß sich die Seelische Gesundheit als positive Lebenszufriedenheit und –sicherheit, versus depressiv-neurotische Gestörtheit interpretieren läßt. Das Konstrukt der Verhaltenskontrolle umfaßt das Ausmaß, in welchem das Ich vor seinen Entscheidungen auf das interne Kontrollsystem zurückgreift (starke Verhaltenskontrolle) oder sich in unmittelbarer Weise vom perzeptorischen System und vom biologischen Motivationssystem lenken läßt (geringe Verhaltenskontrolle). Die Erfassung dieser Merkmale erfolgte zusammen mit weiteren störungsspezifischen Merkmalen bei allen drei Stichproben innerhalb von 14 Tagen nach der Aufnahme in die stationäre Rehabilitationsmaßnahme.

Zunächst stellte sich die Frage, inwieweit sich die untersuchten „pathologischen Glücksspieler" mit oder ohne stoffgebundene Suchtproblematik voneinander abgrenzen lassen. Die Stichprobe ließ sich dabei nach den Kriterien des DSM-III-R und mit Hilfe der Selbstbeurteilungsskala des Münchener Alkoholismustests in eine Gruppe ohne stoffgebundene Suchtproblematik (N = 23) und eine Gruppe mit einer stoffgebundenen Suchtproblematik (N = 25), d.h. mit einem Alkoholmißbrauch oder einer Alkoholabhängigkeit, einteilen (siehe Abbildung 1). Beim multivariaten varianzanalytischen Vergleich liesen sich diese beiden Untergruppen hinsichtlich der Verhaltenskontrolle, den Unterskalen der Seelischen Gesundheit, der Hoffnungslosigkeit, Externalität, Risikomotivation und der Schwere der Glücksspielproblematik nicht unterscheiden (F = 1,15; p = 0,36). Dies bedeutet, daß in Bezug auf die vorliegende Stichprobe und die ausgewählten Merkmale eine zusätzliche stoffgebundene Suchtproblematik mit keinerlei psychopathologischen, störungsspezifischen oder glücksspielerspezifischen Merkmalen in Verbindung steht. Dies entspricht dem klinischen Eindruck, daß die in Behandlung befindlichen „pathologischen Glücksspieler" trotz des Vorliegens oder Fehlens einer zusätzlichen stoffgebundenen Suchtproblematik eine homogene Gruppe bilden. Dieser Befund erlaubte es in der vorliegenden Studie, die Untersuchungsstichprobe der „pathologischen Glücksspieler" als Ganzes mit den parallelisierten Suchtkranken und psychosomatischen Patienten zu vergleichen.

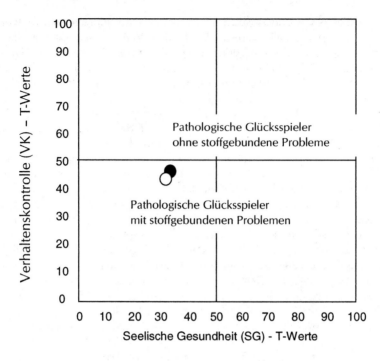

Pathologische Glücksspieler ohne stoffgebundene Probleme:
VK $_{MW}$ = 46,39;   s= 6,44
SG $_{MW}$ = 32,39;   s=10,85

Pathologische Glücksspieler mit stoffgebundenen Probleme:
VK $_{MW}$ = 42,28;   s= 7,75
SG $_{MW}$ = 31,08;   s= 9,28

Abb. 1: Mittlere T-Werte der beiden Gruppen von „pathologischen Glücksspielern" ohne (N = 23) oder mit (N = 25) stoffgebundener Suchtproblematik im zweidimensionalen Raum der übergeordneten Merkmale Seelische Gesundheit und Verhaltenskontrolle

4.1 Nosologische Einordnung

Eine nosologische Abgrenzung zwischen den drei klinischen Gruppen müßte sich in bedeutsamen Mittelwertsunterschieden in den beiden Grunddimensionen Seelischen Gesundheit und Verhaltenskontrolle äußern (siehe Abbildung 2). Beim Merkmal der Seelischen Gesundheit zeigten die „pathologischen Glücksspieler" den niedrigsten Wert, der fast zwei Streuungseinheiten unterhalb des Mittelwertes der normalen Eichstichprobe lag und somit für eine ausgeprägte psychopathologische Auffälligkeit sprach. Die Gruppe der psychosomatisch

Erkrankten lag ebenfalls deutlich außerhalb des Normbereiches, wies jedoch eine wesentlich höhere Heterogenität (erhöhte Streuung) auf. Die Suchtkranken befanden sich ca. einer Streuungseinheit unterhalb des Mittelwertes der Eichstichprobe, d.h. im Grenzbereich zur psychopathologischen Auffälligkeit. Beim univariaten varianzanalytischen Vergleich mit nachgeschalteten Einzelvergleichen ergab sich ein signifikanter Unterschied zwischen den „pathologischen Glücksspielern" und Suchtkranken, jedoch kein Unterschied zwischen den „pathologischen Glücksspielern" und psychosomatisch Erkrankten (ANOVA: F = 4,99; p = 0,008/Scheffé-Prozedur: SK <GL; p = 0,05). Somit unterscheiden sich die „pathologischen Glücksspieler" durch ihre auffällig herabgesetzte Seelische Gesundheit von den Suchtkranken, während sie den psychosomatisch Erkrankten in diesem Aspekt ähnlich sind.

Hinsichtlich der Verhaltenskontrolle wiesen die „pathologischen Glücksspieler" den niedrigsten, jedoch noch im Normbereich liegenden Mittelwert auf. Die Suchtkranken und psychosomatisch Erkrankten befanden sich beide näher am Normalwert der Eichstichprobe, wobei die Suchtkranken eine leicht verminderte und die psychosomatisch Erkrankten eine leicht erhöhte Verhaltenskontrolle aufwiesen. Der univariate varianzanalytische Vergleich mit nachgeschalteten

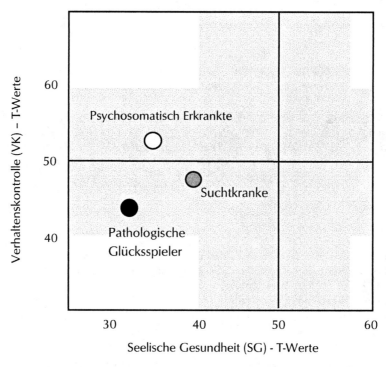

Abb. 2: „Pathologische Glücksspieler", Suchtkranke und psychosomatische Erkrankte in zweidimensionalen Raum (Ausschnitt) der Seelischen Gesundheit und der Verhaltenskontrolle (N = 144)

Einzelvergleichen erbrachten einen signifikanten Unterschied zwischen den psychosomatisch Erkrankten und den beiden anderen klinischen Gruppen (ANOVA: F = 10,53; p = 0,001/Scheffé-Prozedur: PS <GL, PS <SK; p = 0,05), jedoch keinen Unterschied zwischen den „pathologischen Glücksspielern" und den Suchtkranken. Bezogen auf die Verhaltenskontrolle unterscheiden sich danach die „pathologischen Glücksspieler" von den psychosomatischen Patienten, die besonnen-kontrollierter vor Entscheidungen sind, während sie den Suchtkranken darin ähneln, daß sie eine impulsiv-spontanere Handlungskontrolle aufweisen.

Zusammenfassend läßt sich feststellen, daß es sich beim „pathologischen Glücksspielen" als kategerial-nosologische Einheit im Vergleich mit Suchtkranken und psychosomatisch Erkrankten um ein eigenständiges Krankheitsbild handelt. Dabei sind die "pathologischen Glücksspieler" aufgrund der auffällig niedrigen Seelischen Gesundheit den psychosomatisch Erkrankten ähnlich, während sie hinsichtlich der leicht verminderten Verhaltenskontrolle den Suchtkranken verwandt sind. Da es sich im Vergleich mit den als Krankheiten anerkannten beiden anderen Störungsbilder um die psychopathologisch auffälligste klinische Gruppe handelt, besitzt das Störungsbild Krankheitswert im sozialrechtlichen Sinne (Krasney, 1993). Nach dem sozialmedizinischen Konstrukt des „erwerbsbezogenen Leistungsvermögens" (Raspe, 1994) kann man die eingeschränkte Seelische Gesundheit und die Verminderung der Impulskontrolle als klinische Manifestationen (disabilities) der selbständigen Krankheitseinheit (disorder) des „pathologischen Glücksspielens" auffassen. Das manifeste Krankheitsbild führt zu Einschränkungen der täglichen (Verschuldung) und erwerbsbezogenen (Arbeitsunfähigkeitszeiten) Aktivitäten und langfristig zu negativen psychosozialen Folgen (handicaps). Somit liegt eine erhebliche Gefährdung oder Minderung der Erwerbsfähigkeit vor, so daß bei den untersuchten Formen des fortgeschrittenen „pathologischen Glücksspielens" zweifelsfrei die Voraussetzung der Rehabilitationsbedürftigkeit gegeben ist, d.h., daß die Zuständigkeit der Rentenversicherung zur Gewährung von medizinischen berufsfördernden und ergänzenden Leistungen zur Rehabilitation im Sinne des § 10 SGB VI besteht.

4.2 Typologischer Vergleich

Zwischen den Stichproben von „pathologischen Glücksspielern", Suchtkranken und psychosomatisch Erkrankten lassen sich sowohl Ähnlichkeiten als auch Unterschiede feststellen. Dies legt das Vorhandensein von unterscheidbaren Untergruppen in allen drei klinischen Gruppen nahe und somit die Möglichkeit einer differentialdiagnostisch begründeten Behandlungsindikation für eine suchttherapeutisch versus psychosomatisch orientierte Behandlung von „pathologische Glücksspielern".

Mittels Clusteranalysen (Verfahren nach Ward) ließen sich alle drei klinischen Gruppen in jeweils zwei diskriminanzanalytisch gut trennbare (Reklassifikationsraten jeweils über 95 %) Untergruppen einteilen. In der Tabelle 1 sind die Merkmalskonstellationen der beiden übergeordneten Merkmale Verhaltenskon-

Tab. 1: Vergleich der 6 Untertypen von „pathologischen Glücksspielern", Suchtkranken und psychosomatisch Erkrankten (N = 144)

	Pathologische Glücksspieler		Suchtkranke		Psychosomatisch Erkrankte	
	in Cluster 2_{GL} N=39	in Cluster 3_{GL} N=9	in Cluster 1_{Sk} N=21	in Cluster 2_{Sk} N=27	in Cluster 1_{Ps} N=23	in Cluster 3_{Ps} N=25
Skalen des Trierer Persönlichkeits- fragebogens	MW	MW	MW	MW	MW	MW
Verhaltenskontrolle	43,13	49,11	45,10	48,63	50,87	53,12
Seelische Gesundheit	35,05	17,22	49,29	32,07	48,09	20,12
Sinnerfülltheit	30,49	13,44	47,24	30,41	49,09	20,36
Selbstvergessenheit	42,51	38,44	46,19	43,41	48,78	36,60
Beschwerdefreiheit	42,77	29,00	48,38	43,30	40,09	26,96
Expansivität	45,92	28,33	51,76	37,52	49,26	29,60
Autonomie	43,54	32,67	53,52	37,96	51,43	31,80
Selbstwertgefühl	41,92	29,22	50,19	40,48	50,70	30,88
Liebesfähigkeit	46,62	34,00	44,81	49,22	51,39	42,00

trolle und Seelischen Gesundheit sowie der sieben Unterskalen der Seelischen
Gesundheit dargestellt, die eine charakteristische klinische Interpretation zulassen.

Die Stichprobe der „pathologischen Glücksspieler" ergab ein größeres Cluster
2_{GL} (N = 39), bei dem eine deutliche Beeinträchtigung des eigenen Erlebens
durch die verminderte Seelische Gesundheit und eine gleichzeitige Orientierung
auf die unmittelbare Bedürfnisbefriedigung durch die verminderte Impulskontrolle vorlag. Im Zentrum der psychopathologischen Auffälligkeit steht eine
deutlich ausgeprägte niedrige Sinnerfülltheit, die auf eine depressive Selbstwertproblematik mit Gefühlen der Sinnlosigkeit und Leere, Niedergeschlagenheit und
Ohnmacht, Einsamkeit sowie des Abgelehntwerdens hinweist. Hinsichtlich der
übrigen Unterskalen der Seelischen Gesundheit, d.h. der Selbstvergessenheit,
Beschwerdefreiheit, Expansivität, Autonomie, des Selbstwertgefühls und der
Liebesfähigkeit zeigten sich noch im Normbereich liegende Mittelwerte. Bezogen auf die Merkmale der Sinnerfülltheit, des Selbstwertgefühls und der Liebesfähigkeit gab es positive Korrelationen (SE/SDS-CM: r = 0,48; SW/SDS-CM: r =
0,33 und LF/SDS-CM: r = 0,41) mit dem Merkmal der sozialen Erwünschtheit,
d.h. der Tendenz, sich bei herabgesetzter Selbstkritik sozial angepaßt darzustellen. Dies deutet darauf hin, daß die innere Sinnkrise abgewehrt, der Selbstwert
selbsttäuschend erhöht und die Liebesfähigkeit geschönt dargestellt wird. Danach scheint es sich bei dieser Untergruppe um vorwiegend **einen** narzißtisch-
persönlichkeitsgestörten Glücksspielertyp zu handeln, d.h. selbstbezogene Persönlichkeiten zu handeln, die zum Schutz ihres bedrohten Selbstwertgefühls
eine scheinbar selbstsichere Fassade aufrechterhalten.

435

Die Patienten des kleineren Clusters 3_{GL} (N = 9) zeigten neben der unauffälligen Verhaltenskontrolle eine ausgeprägt niedrige Seelische Gesundheit und insbesondere extrem niedrige Sinnerfülltheit, wobei auch die anderen Aspekte der Seelischen Gesundheit, d.h. die Selbstvergessenheit, Beschwerdefreiheit, Expansivität, Autonomie, das Selbstwertgefühl und die Liebesfähigkeit psychopathologisch auffällig herabgesetzte Werte aufwiesen. Dies legt eine Interpretation des Clusters als *depressiv-neurotischen Glücksspielertyp* nahe, bei dem neben der extremen depressiven Selstwertproblematik ausgeprägte Einschränkungen der Selbstaktualisierung, d.h. Expansivität und Autonomie, und der selbst- und fremdbezogenen Wertschätzung, d.h. dem Selbstwertgefühl und der Liebesfähigkeit, vorliegt. Somit sind alle inneren und äußeren Bewältigungskompetenzen im Sinne einer depressiven Krise zusammengebrochen, während die normorientierte Verhaltenskontrolle darauf hindeutet, daß die soziale Angepaßtheit aufrechterhalten wird. Darüber hinaus fand sich bei dieser Untergruppe eine erhöhte Externalität und Hoffnungslosigkeit, was die Interpretation im Sinne einer erlernten Hilflosigkeit (Seligman, 1975) nahelegt.

Diese Typologisierung läßt sich auf die gesamte Stichprobe der 48 „pathologischen Glücksspieler" beziehen, da sich kein signifikanter Zusammenhang zwischen Glücksspielertyp (narzißtisch vs. depressiv-neurotisch) und suchtmittelbezogener Komorbitität (mit vs. ohne zusätzliche stoffgebundene Suchtproblematik) findet (chi^2 = 0,054; p = 1,0).

Innerhalb der Suchtkranken fand sich das Cluster 1_{SK} bei dem es sich um eine psychopathologisch unauffällige Gruppe handelt, die keine Beeinträchtigung der Seelischen Gesundheit aufwies und eine leicht vermindert, aber noch im Normbereich liegende Verhaltenskontrolle zeigte. Bezogen auf die speziellen Merkmale der Seelischen Gesundheit lagen alle Werte nahe des Mittelwertes der Normstichprobe. Diese Untergruppe läßt sich als *suchtspezifisch Verhaltensgestörte* interpretieren, da ihr Suchtverhalten nicht Ausdruck einer zugrundeliegenden psychopathologischen Auffälligkeit ist, sondern eine gewohnheitsmäßige und/oder streßbedingte Fehlanpassung vorliegt. Bei dem davon abgrenzbaren Cluster 2_{SK} lag eine geringfügig herabgesetzte Verhaltenskontrolle vor, während eine deutliche Beeinträchtigung der Seelischen Gesundheit bestand, die auf eine depressive Selbstwertproblematik hinweist. Gleichzeitig fand sich eine Beeinträchtigung der Selbstaktualisierungstendenz, d.h. eine erniedrigte Expansivität und Autonomie. Diese spezifische Merkmalskonstellation läßt sich als *Suchterkrankung bei selbstunsicherer Persönlichkeit* interpretieren, da neben der depressiven Selbstwertproblematik und Beeinträchtigung der autonomen Selbstbehauptung keine Einschränkung der Impulskontrolle besteht.

Bei den psychosomatisch Erkrankten ergab sich das Cluster 1_{PS} das hinsichtlich der Verhaltenskontrolle und der Seelischen Gesundheit mit allen Untermerkmalen unauffällige Normwerte aufwies. Lediglich die Beschwerdefreiheit befand sich störungsspezifisch im unteren Normbereich. Diese Untergruppe läßt sich aufgrund der fehlenden psychopathologischen Auffälligkeit als *psychosomatisch Verhaltensgestörte* interpretieren, die aufgrund inadäquater Streßbewältigungsstrategien eine spezifische Symptomatik (vorwiegend Angststörungen und somatoforme Schmerzstörungen als Primärdiagnosen) entwickelt haben. Das Cluster 3_{PS} läßt sich bei unauffälliger Verhaltenskontrolle und ausgeprägt beeinträchtiger Seelischer Gesundheit, insbesondere bezogen auf die extrem herabgesetzt Sinnerfülltheit, und aufgrund der deutlich verminderten anderen Unterskalen der Seelischen Gesundheit (außer der Liebesfähigkeit) als *Untergruppe von depressiv-neurotischen Psychosomatikern* (vorwiegend depressive Störung als Primärdiagnose) interpretieren.

Um die beiden Untertypen der „pathologischen Glücksspieler" differentialdiagnostisch einordnen zu können, bietet sich der in Abbildung 3 dargestellte Vergleich mit den vier anderen suchtkranken und psychosomatisch gestörten Untertypen an.

Das größere Cluster der narzißtisch-persönlichkeitsgestörten Glücksspieler ähnelt dem Cluster der Suchtkranken mit selbstunsicherer Persönlichkeit, da keine signifikanten Unterschiede hinsichtlich der herabgesetzten Verhaltenskontrolle und der deutlich verminderten Seelischen Gesundheit bestanden. Das Cluster grenzt sich jedoch von den suchtspezifisch Verhaltensgestörten durch die deutlich niedrigere Seelische Gesundheit signifikant ab. Weiterhin zeigen die narzißtisch-persönlichkeitsgestörten Glücksspieler keine Gemeinsamkeiten mit den beiden Untergruppen von psychosomatisch Erkrankten, von denen sie sich durch die herabgesetzte Verhaltenskontrolle signifikant abgrenzen und bezogen auf die Seelische Gesundheit im Vergleich zu den psychosomatisch Verhaltensgestörten eine signifikant niedrigere und im Vergleich zu den depressiv-neurotischen Psychosomatikern eine signifikant höhere Seelische Gesundheit aufwiesen. Die Mehrheit der Stichprobe, d.h. die narzißtisch-persönlichkeitsgestörten Glücksspieler, weisen somit eine deutliche Affinität zu dem psychopathologisch auffälligen Untertyp der Suchtkranken mit selbstunsicherer Persönlichkeit auf.

Das kleinere Cluster der depressiv-neurotischen Glücksspieler ähnelt dem Cluster der depressiv-neurotischen Psychosomatiker, da diese Gruppen keine signifikanten Unterschiede hinsichtlich der normgerechten Verhaltenskontrolle und der extrem beeinträchtigten Seelischen Gesundheit zeigten. Aufgrund ihrer schweren Beeinträchtigung der Seelischen Gesundheit fanden sich signifikante Unterschiede zu beiden Untergruppen der psychopathologisch auffälligen und unauffälligen Suchtkranken und zu der psychopathologisch unauffälligen Gruppe von psychosomatisch Verhaltensgestörten. Die Minderheit der Stichprobe, d.h. die depressiv-neurotischen Glücksspieler, weisen somit eine deutliche Affinität zum Untertyp der depressiv-neurotischen Psychosomatiker auf.

Zusammenfassend läßt sich hinsichtlich der differentialdiagnostisch geleitete Behandlungsindikation aus diesen Ergebnissen ableiten, daß eine nosologisch orientierte Indikationsstellung, d.h. die Zuweisung aller „pathologischen Glücksspieler" in ein gleiches Behandlungssetting aufgrund der psychopathologischen Inhomogenität dieser Gruppe keine Bestätigung findet. Das gleiche gilt für die dichotome Klassifikation und alternative Zuordnung von „pathologischen Glücksspielern" in eine psychosomatische Behandlung beim Fehlen bzw. in eine suchttherapeutische Behandlung beim Vorhandensein einer zusätzlichen stoffgebundenen Suchtproblematik, da sich diese beiden Gruppen psychopathologisch nicht differenzieren lassen. Die Zuordnung zu einer psychosomatischen Behandlung beim Vorliegen

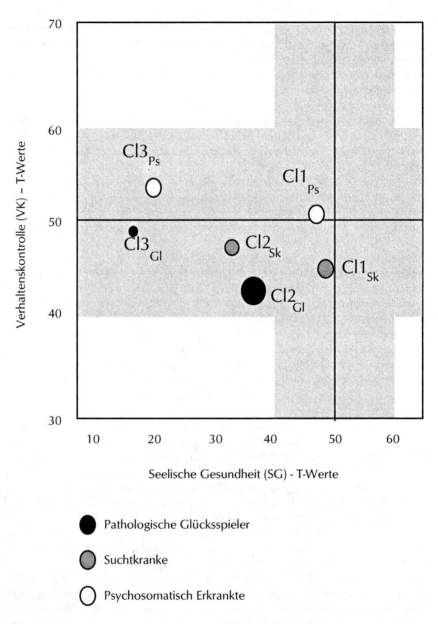

Abb. 3: Die sechs Untertypen von „Pathologischen Glücksspielern", Suchtkranken und psychosomatisch Erkrankten im zweidimensionalen Raum (Ausschnitt)
der Seelischen Gesundheit und der Verhaltenskontrolle (N = 144)

einer zusätzlichen behandlungsbedürftigen psychosomatischen Erkrankung oder die Durchführung einer Entwöhnungsbehandlung bei der Existenz einer behandlungsbedürftigen Suchtmittelabhängigkeit wird davon nicht berührt.

Die differentialdiagnostisch mögliche Typologisierung von „pathologischen Glücksspielern" in einen mehrheitlich narzißtisch-persönlichkeitsgestörten Typ und einen selteneren depressiv-neurotischen Typ legt eine psychopathologisch orientierte Indikationsstellung innerhalb der stationären Behandlung nahe. Aufgrund der größeren Affinität der narzißtisch-persönlichkeitsgestörten Glücksspieler zu den psychopathologisch auffälligen Suchtkranken mit selbstunsicherer Persönlichkeit ist danach mehrheitlich eine Behandlung in einem suchttherapeutisch orientierten Setting indiziert, welches umfangreiche glücksspielerspezifische Interventionen zur Bearbeitung der personalen Kernproblematik und zusätzliche soziotherapeutische Maßnahmen umfassen muß. Für die Minderheit der depressiv-neurotischen Glücksspieler ist aufgrund ihrer Ähnlichkeit mit den depressiv-neurotischen Psychosomatikern eine stationäre Behandlung in einem psychosomatisch orientierten Setting angezeigt, das jedoch auch suchttherapeutische Elemente, insbesondere die Sicherstellung der glücksspielerspezifischen Abstinenz, und zusätzliche soziotherapeutische Maßnahmen umfassen muß.

5. Die Rehabilitationsprognose von „pathologischen Glücksspielern"

Bei der stationären medizinischen Rehabilitation von „pathologischen Glücksspielern" stellt sich die Frage inwieweit derzeit verfügbare Behandlungsverfahren geeignet sind, die dauerhafte Integration in das Erwerbsleben durch Erhaltung oder Wiederherstellung der Erwerbsfähigkeit zu ermöglichen. Dabei kommt bei „pathologischem Glücksspielverhalten", wie bei Suchterkrankungen auch, dem Abstinenzkriterium grundlegende Bedeutung zu, wenn mit der möglichst vollständigen Einstellung des Glücksspielverhaltens positive psychische Veränderungen und eine Verbesserung der psychosozialen Lebenssituation verbunden sind.

Um diese Annahme zu überprüfen wurde das in der Fachklinik Münchwies seit 1986 mit inzwischen über 750 „pathologischen Glücksspielern" durchgeführte Behandlungsprogramm im Rahmen einer katamnestischen Studie hinsichtlich seiner Wirksamkeit untersucht. Es handelt sich um ein Zusatzprogramm, welches im Sinne eines indikativen Angebotes das bestehende multimodale Behandlungsangebot ergänzt (vgl. Petry & Bensel, 1996). Die Patienten werden bei Zustimmung durch den zuständigen Rentenversicherungsträger nach differentieller Indikationsstellung (Russner & Jahrreiss, 1994) entweder in der Abhängigkeitsabteilung oder in der Abteilung für psychosomatische Erkrankungen für die Dauer von 8 bis 12 Wochen behandelt (bei Patienten mit einer behandlungsbedürftigen zusätzlichen Alkoholabhängigkeit erfolgt eine bis 16wöchige Entwöhnungsbehandlung). Das Zusatzprogramm umfaßt die symptomorientierte Glücksspielergruppe, in der die Veränderungsmotivation gestärkt wird, suchttypische Denk- und Verhaltensmuster bearbeitet werden und eine gezielte Rück-

439

fallprävention erfolgt. Ergänzend erfolgen in speziellen indikativen Gruppen die Bearbeitung der glücksspielertypischen Störungen der Gefühlsregulation, Bindungsfähigkeit und des Selbstwertes (vgl. Petry, 1996). Weiterhin ist ein soziotherapeutisches Schulden- und Geldmanagement zur Bearbeitung problematischer Geldstile und zum Schuldenabbau obligatorisch (Lenhard & Nebendorf, 1996).

5.1 Glücksspielabstinenz als Erfolgskriterium

Zunächst stellt sich die Frage, inwieweit dieses Behandlungsprogramm, bezogen auf das *Kriterium der Glücksspielabstinenz* als wirksam zu beurteilen ist. Die bereits charakterisierte Stichprobe von 48 „pathologischen Glücksspielern" wurde in einer Selbst- und Fremdkatamnese in einem Vorher-Nachher-Vergleich, d. h. über ein Jahr vor Beginn und nach Abschluß der Behandlung, untersucht. Bei einer Ausschöpfungsquote der Selbstkatamnese von 98 % und einer hohen Übereinstimmung mit den fremdkatamenstischen Angaben (Phi = 0,76/ N = 43) wurden 41,7 % (N = 20) der Patienten als durchgehend glücksspielabstinent eingestuft. Als glücksspielabstinent nach Rückfall ließen sich weitere 18,7 % (N = 9) kategorisieren, was einer Besserungsrate von 60,4 % (N = 29) entspricht. Dabei wurde die skeptischste Berechnungsformel der Deutschen Gesellschaft für Suchttherapie und Suchtforschung (1992) angewandt, wonach auch irregulär entlassene Patienten einbezogen wurden und der nicht erreichte Patient als durchgängig rückfällig galt. Aus der Abbildung 4 läßt sich die Entwicklung der Abstinenzrate über den 12monatigen Katamnesezeitraum ersehen. Die sogenannte kumulative Erstrückfallskurve (vgl. Hunt et al., 1971) gibt Auskunft, wie die Rate der durchgehend Abstinenten im Laufe des Katamnesezeitraumes absinkt (Überlebenskurve), während die monatliche Abstinenzrate den Prozentsatz von Abstinenten innerhalb des jeweiligen Monats im Katamnesezeitraum beziffert, d.h. auch die Bewältigung von Rückfällen einbezieht.

Zur Beurteilung der Wirksamkeit des durchgeführten Behandlungsangebotes sollte über das Abstinenzkriterium hinaus erfaßt werden, ob eine Reduzierung oder Einstellung des Glücksspielverhaltens mit positiven psychischen und psychosozialen Veränderungen korrespondiert. Dabei ist von Interesse, ob die Patienten nach der Entlassung nicht nur Veränderungen des sogenannten harten Glücksspielverhaltens, d.h. bezogen auf die klassischen Glücksspiele, aufweisen, sondern auch Veränderungen bei dem sogenannten „weichen" Glücksspielen, d. h. ohne erheblichen Geldeinsatz, zeigen. Weiterhin stellt sich die Frage, ob eine Verschiebung beim Umgang mit stofflichen Suchtmitteln, hier besonders dem Alkohol im Sinne einer Suchtverlagerung, auftritt. Darüber hinaus ist unklar, inwieweit eine glücksspielabstinente Lebensweise zu geringeren oder größeren psychischen oder psychosomatischen Beschwerden führt. Schließlich sollten korrespondierende Veränderungen der psychosozialen Lebenssituation erfaßt werden und dabei neben der Wohn- und Partnersituation insbesondere auch die Veränderung der finanziellen Belastung, d.h. der glücksspielbedingten Verschuldung. Um auch die Reduzierung und nicht nur die Einstellung des Glücksspiel-

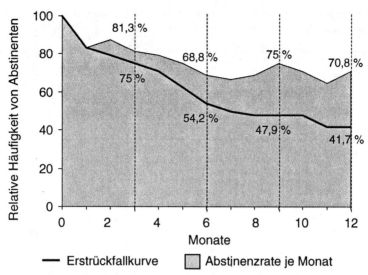

Abb. 4: Kumulative Erstrückfallkurve und monatliche Abstinenzrate von 48 stationär behandelten „pathologischen Glücksspielern" innerhalb eines Jahres nach der
Entlassung

verhaltens zu berücksichtigen, erfolgte dazu eine Einteilung in Glücksspielabstinente (N = 20), Gebesserte, die ihr Glücksspielverhalten mindestens um 25 %
im Vorher-Nachher-Vergleich reduziert hatten (N = 19), und Ungebesserte (N =
8). Aus der Tabelle 2 ist ersichtlich, daß für die aufgezeigten Bereiche lediglich
für die Verschuldung ein signifikanter Zusammenhang bestand, wonach die
Mehrheit der Glücksspielabstinenten im Vergleich zu den Gebesserten, und
insbesondere den Ungebesserten häufiger von einer positiven Veränderung der
Verschuldung berichteten.

Bei der Erfassung des „weichen" Glücksspielens, des therapiekonformen Um-
ganges mit stofflichen Suchtmitteln, sowie psychosomatischen und psychischen
Beschwerden ließ sich aufgrund des nichtsignifikanten Zusammenhanges feststellen, daß keine Symptomverlagerung stattgefunden hat.

5.2 Erhaltung der Erwerbsfähigkeit als Rehabilitationsziel

Von besonderer Bedeutung ist natürlich die Veränderung der Erwerbsfähigkeit.
Um dies zu erfassen wurde die Anzahl der Arbeitsunfähigkeitstage, wie sie den
Krankenkassen gemeldet wurden, über 12 Monate vor Beginn und 12 Monate
nach Abschluß der Behandlung verglichen. Das Vorliegen von Arbeitsunfähigkeitszeiten kann dabei als Hinweis auf die Gefährdung der Erwerbsfähigkeit
angesehen werden. Wie aus der Tabelle 3 zu ersehen ist, ergab sich zwar nur
eine geringe, nichtsignifikante Reduzierung der durchschnittlichen Arbeitsunfähigkeitsfälle, dafür jedoch eine signifikante Reduzierung der durchschnittlichen

Tab. 2: Korrespondierende Veränderungen zur Reduzierung bzw. Einstellung des Glücksspielverhaltens (N = 48)

Korrespondierender Symptom- und Lebensbereich	Testwert[1]	p
1. Auftreten "weichen Glücksspielens"	1,35	0,50
2. Therapiekonformer Umgang mit stofflichen Suchtmitteln	2,89	0,23
3. Auftreten psychosomatischer Beschwerden	3,27	0,18
4. Auftreten psychischer Beschwerden	4,10	0,14
5. Veränderung der Verschuldung	20,78	0,001[2]
6. Veränderung der Wohnsituation	10,40	0,17
7. Veränderung der Partnersituation	8,72	0,33

[1]Exakter Test nach Fisher
[2]Signifikant (p<0,05) nach Alpha-Adjustierung bei 7 (α=1/7 x 0,05=0,007) abhängigen Signifikanztests

Tab. 3: Veränderung des Arbeitsunfähigkeitsgeschehens im Jahr vor und nach der Behandlung (N = 42[1])

Arbeitsunfähigkeitsgeschehen	im Jahr vor der Behandlung	im Jahr nach der Behandlung	Differenz	Reduzierung %
	MW	MW		
Arbeitsunfähigkeitsfälle[2]	1,69	1,60	-0,09	5,6%
Arbeitsunfähigkeitstage[3]	44,02	27,26	-16,76	38,1%

[1]Von N=6 Patienten lagen keine Krankenkassendaten vor (1 Patient privatversichert, 2 Patienten familienversichert und bei 3 fehlende Daten)
[2]Der statistische Vergleich erbrachte mit Z= -0,37, p=0,71 keinen signifikanten Unterschied
[3]Der statistische Vergleich erbrachte mit Z= -2,23, p=0,02 einen signifikanten Unterschied

Arbeitsunfähigkeitstage von durchschnittlich 44 auf durchschnittlich 27 Tage, d.h. um 38, 1 %. Somit zeigt sich, daß eine bestehende Gefährdung der Erwerbsfähigkeit durch Reduzierung der Arbeitsunfähigkeitszeiten abgewendet werden konnte. Ein eindeutige Zurückführung dieses Ergebnisses auf die durchgeführte Behandlungsmaßnahme ist jedoch aufgrund des von Gerdes (1993) beschriebenen Regressionseffektes nicht möglich.

Hinsichtlich der *Erwerbstätigkeit als Ausdruck der beruflichen Integration* ist zunächst eine extrem ungünstige Ausgangssituation zu berücksichtigen, da 40 % der Untersuchungsstichproben zu Beginn der Behandlung arbeitslos waren. Zur Erfassung der Erwerbstätigkeit wurde ebenfalls im Vorher-Nachher-Vergleich über jeweils ein Jahr die Beitragszahlungen zur Rentenversicherung mit Hilfe der Reha-Verlaufsstatistik (vgl. Müller-Fahrnow et al., 1989; Buschmann-Steinhage, 1991) erfaßt (siehe Tabelle 4). Dabei ergab sich, daß die Art der Beitragszahlungen zur Rentenversicherung vor und nach der Behandlung keine signifikante

Tab. 4: Art der Beitragszahlungen an die Rentenversichungsträger im Jahr vor und nach der Therapie (N = 44[*1])

| Art der Beitragszahlungen[*3] | Mittlere Beitragszahlungen in Monaten pro Patient[*2] | | | |
| | im Jahr vor der Therapie | | im Jahr nach der Therapie | |
	MW	s	MW	s
Leistungen aus Erwerbstätigkeit	6,52	5,5	6,14	5,5
Lohnersatzleistungen (Arbeitslosigkeit / Krankengeld)	4,73	5,4	4,84	5,3
keine Leistungen	0,75	2,7	1,02	3,1
Beitragspflichtige Monate	12	-	12	-

[*1]Aufgrund ihrer beruflichen Stellung lagen von drei Teilnehmern keine Daten vom Rentenversicherungsträger vor, von einem Patienten lag der Versicherungsverlauf nur unvollständig vor
[*2]Kein Todesfall, keine Erwerbsunfähigkeitsrente im Erhebungszeitraum
[*3]Die statistische Überprüfung erbrachte mit Z=-0,52, p=0,60, Z=-0,17, p=0,86 und Z=-0,73, p=0,46 keine signifikanten Unterschiede

Veränderung aufwies, d. h. ein konstanter Prozentsatz an Beitragszahlungen aus Erwerbstätigkeit geleistet wurde.

Das Fehlen einer entscheidenden Verbesserung der beruflichen Integration wird verständlicher, wenn man die individuellen Beitragszahlen im einzelnen betrachtet. Dabei traten zwei Extremgruppen von 15 durchgehend beruflich Integrierten und 12 durchgehend Arbeitslosen in Erscheinung. Die größte Gruppe von 21 wies dagegen eine eher wechselhafte berufliche Teilintegration auf, die sich im Mittel nicht wesentlich verändert hat. Bei dieser letzten Gruppe ist zu berücksichtigen, daß es sich vorwiegend um junge, noch nicht ausreichend verselbständigte Personen handelte, für die ein längerer beruflicher Wiedereingliederungsprozeß erforderlich ist, der im Rahmen des einjährigen Katamnesezeitraumes noch nicht zu erfassen war. Bezogen auf die Problemgruppe von Langzeitarbeitslosen muß festgestellt werden, daß diese Personen zwar erfolgreich im Rahmen der Behandlung rehabilitiert werden konnten, die wiederhergestellte Erwerbsfähigkeit hat innerhalb des Katamnesezeitraumes jedoch nicht zu einer beruflichen Integration, d.h. wiederaufgenommenen Erwerbstätigkeit, geführt. Der Extremgruppenvergleich zwischen durchgehend vor und nach der Behandlung Erwerbstätigen und Arbeitslosen zeigt, daß es sich bei den Langzeitarbeitslosen um eine psychopathologisch auffälligere Gruppe handelt, da diese Patienten häufiger Persönlichkeitsstörungen und eine zusätzliche Alkoholabhängigkeit als Entlassungsdiagnosen aufwiesen.

Betrachtet man schließlich noch den Zusammenhang zwischen der Reduzierung oder Einstellung des Glücksspielverhaltens und der sozialmedizinischen Prognose anhand der Reha-Verlaufsstatistik zeigt sich in Tabelle 5 ein tendenziell signifikanter Zusammenhang (p = 0,058) zwischen Abstinenzstatus und Integration ins Berufsleben innerhalb eines Jahres nach Abschluß der Behandlung.

Danach zeigte die Gruppe der Glücksspielabstinenten mit 66,7 % den höchsten Prozentsatz an vorwiegender Beitragsleistung aus Erwerbstätigkeit im Vergleich

Tab. 5: Ausmaß der beruflichen Integration im Jahr nach der Behandlung (N = 44[*1])

Beitragszahlungen [*3] an die Renten-versicherungsträger	Veränderung des Glücksspielverhaltens [*2]					
	Glücksspiel-abstinente (N=18)		Gebesserte - Reduktion ≥ 25% - (N=17)		Ungebesserte - Reduktion < 25% - (N=9)	
	N	%	N	%	N	%
vorwiegend aus Erwerbstätigkeit (≥ 9 Monate)	12	66,7%	7	41,2%	4	44,4%
vorwiegend aus Lohnersatz-leistungen (≥ 9 Monate)	6	33,3%	9	52,9%	2	22,2%
vorwiegend fehlende Beitrags-zahlungen (≥ 9 Monate)	-	-	1	5,9%	3	33,3%

[*1]Aufgrund ihrer beruflichen Stellung lag bei drei Teilnehmern keine gesetzliche Renten-versicherung vor, von einem Patienten lag der Versicherungsverlauf nur unvollständig vor
[*2]chi^2=8,13, p=0,058 (exakter Test nach Fisher)
[*3]Bei einem Patienten erfolgten 7 Monate Beitragszahlung aus Erwerbstätigkeit und 5 Monate aus Lohnersatzleistungen. Dieser Patient wurde der Gruppe „vorwiegend aus Erwerbstätigkeit" zugeordnet. Bei einem Patienten erfolgten 4 Monate Beitragszahlung aus Erwerbstätigkeit und 8 Monate aus Lohnersatzleistungen. Dieser Patient wurde der Gruppe „vorwiegend aus Lohnersatzleistungen" zugeordnet. Bei einem Patienten erfolgten 5 Monate Beitragszahlung aus Lohnersatzleistungen und 7 Monate fehlte die Beitragszahlung. Dieser Patient wurde der Gruppe „vorwiegend fehlende Beitragszahlungen" zugeordnet

zu den Gebesserten mit 41,2 % und Ungebesserten mit 44,4 %. Die Glücks-spielabstinenz als Kriterium der Behandlungswirksamkeit erweist sich somit als bedeutsam für die sozialmedizinische Prognose.

Zusammenfassend läßt sich feststellen, daß ein abstinenzorientiertes stationäres Zusatzprogramm für „pathologische Glücksspieler" wirksam ist, da es zu einer befriedigten Abstinenz- und hohen Besserungsquote des Glücksspielverhaltens führt. Eine signifikante Beziehung ergibt sich jedoch nur für die Reduzierung der bestehenden Verschuldung. Hinweise auf eine Symptomverschiebung, d.h. ver-stärktes stoffbezogenes Suchtverhalten oder vermehrte psychosomatische Be-schwerden, zeigen sich nicht. Bezogen auf die Erwerbsfähigkeit findet sich eine Reduzierung der Arbeitsunfähigkeitszeiten im Vorher-Nachher-Vergleich, auch wenn sich dies unter Berücksichtigung von Regressionseffekten nicht unmittelbar auf die Behandlung zurückführen läßt. Die Glücksspielabstinenz korrespondiert mit einer positiven sozialmedizinischen Prognose, d.h. daß eine Reduzierung oder Einstellung des Glücksspielverhaltens tendenziell mit einer besseren beruflichen Integration verbunden ist. Eine besondere Problemgruppe stellen langzeitarbeits-lose Patienten dar. Insgesamt ist jedoch davon auszugehen, daß bei den Patienten eine Minderung der erheblich gefährdeten Erwerbsfähigkeit abgewendet werden konnte.

Das Gesamtbild der erzielten Veränderungen besagt, daß die „pathologischen Glücksspieler" hinsichtlich der Abstinenzraten zwischen den besseren Erfolgsraten von Alkoholabhängigen und den schlechteren Ergebnissen von Drogenabhängigen (vgl. Süß, 1995, Küfner, 1997) einzuordnen sind. Dies hängt mit der Schwere und Komplexität der klinischen Manifestation des „pathologischen Glücksspielens", der häufigen Komorbidität (psychische Erkrankungen, psychosomatische Störungen und stoffgebundene Suchterkrankung) sowie der ausgeprägten psychosozialen Nachteile (hohe Verschuldung und Arbeitslosigkeit) zusammen. Es erscheint von daher erforderlich, daß bei dieser Patientengruppe eine mittelfristige, d.h. bis zu 12wöchige stationäre Behandlung erforderlich ist, Nur so läßt sich das untersuchte glücksspielerspezifisches Zusatzprogramm realisieren, welches neben einem abstinenzorientierten Behandlungssetting, auch intensive psychotherapeutische Interventionen zur Bearbeitung der personalen Kernproblematik erforderlich macht. Darüber hinaus sind umfangreiche soziotherapeutische Maßnahmen notwendig, insbesondere das als erfolgreich einzustufende Geld- und Schuldenmanagement sowie die Durchführung von beruflichen Integrationsmaßnahmen wie Arbeits- und Belastungserprobungen und Adaptionsmaßnahmen.

Die katamnestischen Ergebnisse zum Verlauf der Rückfälligkeit zeigen, daß nach dem aus der Suchttherapie bekanntem Abfall der Abstinenzrate ein erheblicher Anteil zwischenzeitliche Rückfallerfahrungen bewältigen kann. Dies legt die Schlußfolgerung nahe, daß eine verstärkte suchttherapeutisch orientierte Nachbehandlung im Sinne der modernen Rückfallprävention erforderlich ist. Da die Mehrzahl der Einweisungen durch vor- und nachbetreuende Suchtberatungsstellen oder sogar spezielle Beratungsstellen für Glücksspielabhängige (vgl. u.a. Füchtenschnieder, 1994) erfolgt und die niedergelassenen Psychotherapeuten bisher über keine entsprechenden Kompetenzen verfügen, wäre es wünschenswert, Kostenregelungen zu schaffen, die eine Nachbehandlung in geeigneten Beratungsstellen als rehabilitative Maßnahmen ermöglichen.

Literatur

Becker, P. (1989). Trierer Persönlichkeitsfragebogen (TPF). Hogrefe, Göttingen.

Brandt, C. (1993). Sucht und Automatenspiel. Freiburg i. Br., Lambertus.

Buschmann-Steinhage, R. (1991). Zur Effektivität und Effizienz von Rehabilitationsmaßnahmen für Abhängigkeitskranke. Deutsche Rentenversicherung, 62, 169-179.

Denzer, P., Petry, J., Baulig, T. & Volker, U. (1995). Pathologisches Glücksspiel: Klientel und Beratungs-/Behandlungsangebot (Ergebnisse der multizentrischen deskriptiven Studie des Bundesweiten Arbeitskreises Glücksspielsucht). In Deutsche Hauptstelle gegen die Suchtgefahren. (Hrsg.): Jahrbuch Sucht '96 (S. 279-295). Geesthacht, Neuland.

Deutsche Gesellschaft für Suchtforschung und Suchttherapie (1985). Dokumentationsstandards 2 für die Behandlung von Abhängigen. Freiburg i.Br., Lambertus.

Edwards, G. (1986). The Alcohol Dependence Syndrome: A Concept as Stimulus to Enquiry. British Journal of Addicition, 81, 171-183.

Füchtenschnieder, I. (1994). „Du bist nicht allein": Aus der Arbeit in einer Beratungsstelle für Glücksspielabhängige. Sucht aktuell, 1(3), 18-21.

Gerdes, N. (1993). Bewirken Reha-Maßnahmen eine Abnahme der Arbeitsunfähigkeit? Stuttgart, Thieme.

Hand I. & Kaunisto, E. (1984). Multimodale Verhaltenstherapie bei problematischem Verhalten in Glücksspielsituationen („Spielsucht"). Suchtgefahren, 30, 1-11.

Hunt, W.A., Barnett, L.W. & Branch, L.G. (1971). Relapse Rates in Addiction Programs. Journal of Clinical Psychology, 27, 455-456.

Kellermann, B. (1987). Pathologisches Glücksspiel und Suchtkrankheit - aus suchtpsychiatrisch-therapeutischer Sicht. Suchtgefahren, 33, 110-120.

Klepsch, R., Hand I., Walzlo, Z., Friedrich, B., Fischer, M. & Bodek, D. (1989). Langzeiteffekte multimodaler Verhaltenstherapie bei krankhaftem Glücksspielen III: Zweite Prospektive Katamnese der Hamburger Projektstudie. Suchtgefahren, 35, 35-49.

Krasney, O. E. (1993). Spielsucht - Sozialrechtliche Aspekte. DHS-Informationen, 1/93, 37-39.

Küfner, H. (1997). Evaluationsforschung bei der Behandlung von Alkohol- und Drogenabhängigen. Wiener Zeitschrift für Suchtforschung, 20 (3/4), 77-85.

Lenhard C. & Nebendorf, A. (1996). Geld- und Schuldenmanagement in der stationären Behandlung von Glücksspielsüchtigen. Sucht, 42, 420-427.

Meyer, G. (1983). Geldspielautomaten mit Gewinnmöglichkeit - Objekte pathologischen Glücksspiels. Bochum, Studienverlag Dr. N. Brockmeyer.

Müller-Fahrnow, W., Löffler, H.E., Schuntermann, M.F. & Klosterhuis, H. (1989). Die Rehabilitations-Verlaufsstatistik – Ergebnisse eines Forschungsprojektes zur Epidemiologie in der medizinischen Rehabilitation- Teil II: „Die Sozialmedizinische Prognose". Deutsche Rentenversicherung, 60, 170-207.

Petry, J. (1996). Psychotherapie der Glücksspielsucht. Weinheim, Beltz/Psychologie Verlags Union.

Petry, J. & Bensel, W. (1996). Behandlungskonzept für Patienten mit pathologischem Glücksspielverhalten. Neunkirchen, Psychosomatische Fachklinik Münchwies (unveröffentliches Konzeptheft, 5. Aufl. 2000).

Petry, J. & Jahrreiss, R. (1999). Stationäre medizinische Rehabilitation von „Pathologischen Glücksspielern": Differentialdiagnostik und Behandlungsindikation. Deutsche Rentenversicherung, 4/99, 196-218.

Raspe, H. (1994). Das erwerbsbezogene Leistungsvermögen – eine zentrale Kategorie der praktischen Sozialmedizin. Gesundheitsweisen, 56, 95-102.

Russner, J. & Jahrreis, R. (1994). Stationäre Therapie pathologischen Glücksspiels. In: M. Zielke, J. Sturm (Hrsg.) Handbuch stationäre Verhaltenstherapie (S. 825-830). Weinheim, Beltz.

Saß, H., Wittchen, H.-U. & Zaudig, M. (1996). Diagnostisches und Statistisches Manual Psychischer Störungen DSM-IV. Göttingen, Hogrefe.

Seligman, M.E.P. (1979). Erlernte Hilflosigkeit. München, Urban & Schwarzenberg.

Süß, H.-M. (1995). Zur Wirksamkeit der Therpaie bei Alkoholabhängigen: Ergebnisse der Meta-Analyse. Psychologische Rundschau, 46, 248-266.

Winer, J.A. & Pollock, G.H. (1988). Störungen der Impulskontrolle. In: A.M. Freed-man, H.I. Kaplan, B.J. Sadock, U.H. Peters (Hrsg.) Psychiatrie in Praxis und Klinik Bd. 4: Psychosomatische Störungen (S. 166-184). Stuttgart, Thieme.

Danksagung

Die vorliegende Untersuchung zur Differentialdiagnostik und Katamnestik von stationär behandelten „pathologischen Glücksspielern" wurde durch den Verband Deutscher Rentenversicherungsträger finanziell gefördert. Wir bedanken uns für das dabei entgegengebrachte Vertrauen bei der Geschäftsführung des VDR und dem zuständigen Projektleiter Herrn Dr. Rolf Buschmann-Steinhage, der unsere Arbeit mit Interesse verfolgt und unterstützt hat. Wir danken auch dem wissenschaftlichen Betreuer der Untersuchung Herrn Prof. Dr. Günter Krampen vom Psychologischen Institut der Universität Trier, der uns wichtige Hinweise zum Versuchsplan und zur Auswertung der Untersuchung gegeben hat.

Koronare Herzerkrankung

Psychosoziale Theorien der koronaren Herzkrankheit und Möglichkeiten der Intervention im Berufsleben

Reiner Rugulies, Birgit Aust

Die koronare Herzkrankheit gehört zu den am häufigsten auftretenden Erkrankungen und Todesursachen in den hochentwickelten Industrienationen. Zahlreiche epidemiologische Forschungsstudien haben gezeigt, daß neben biomedizinischen Faktoren auch die psychische Verfassung und die sozialen Lebensbedingungen des Individuums Einfluß auf die Erkrankungswahrscheinlichkeit haben. Der folgende Beitrag stellt die wichtigsten psychologischen und soziologischen Theorien zur Erklärung der Entstehung und des Verlaufs der koronaren Herzkrankheit vor. Im ersten Teil werden die theoretischen Annahmen und die empirischen Befunde der wichtigsten Modelle übersichtsartig beschrieben. Im zweiten Teil werden anhand einer Interventionsstudie mit innerstädtischen Busfahrern die Möglichkeiten, aber auch die Grenzen arbeitsplatzbezogener psychosozialer Interventionsmaßnahmen dargestellt und diskutiert.

1. Sozialepidemiologische Erkenntnisse zu Entstehung und Verlauf der KHK

Nach heutigem Kenntnisstand beeinflussen Psyche (Kognitionen, Emotionen, Motivationen) und soziale Lebensbedingungen (z.B. soziale Eingebundenheit, Schichtzugehörigkeit, Anforderungen und Bewältigungsmöglichkeiten am Arbeitsplatz) die Entstehung und den Verlauf der koronaren Herzkrankheit auf zweierlei Weise: Zum einen üben sie Einfluß auf das Gesundheitsverhalten des Individuums aus. So kann heutzutage als gesichert gelten, daß Personen mit einem niedrigen Bildungsniveau häufiger rauchen und sich fettreicher ernähren (vgl. beispielsweise Jacobsen & Thelle, 1988). Auch personale Merkmale (z.B. Selbstwirksamkeitsüberzeugungen) und sozialpsychologische Prozesse beeinflussen die Auftretenswahrscheinlichkeit gesundheitsförderlicher oder gesundheitsschädigender Handlungsweisen (vgl. zusammenfassend Schwarzer, 1996).
Der zweite Pfad, über den die Psyche und die sozialen Lebensbedingungen auf die Koronargesundheit wirken können, sind emotionale Distreß-Erfahrungen. Diese entstehen, wenn das Individuum mit Herausforderungen oder Bedrohungen konfrontiert ist, denen es schlecht ausweichen kann und deren erfolgreiche Bewältigung zugleich äußerst unsicher ist. Eine solche Situation ist typischerwei-

se mit negativ getönten Emotionen wie Angst, Niedergeschlagenheit oder Ärger verbunden. Diese negativ getönten Emotionen führen einerseits ebenfalls zu gesundheitsschädigenden Verhaltensweisen. So stehen Distreß-Erfahrungen z.B. in Zusammenhang mit Zigarettenrauchen (vgl. Siegrist, 1996). Auf der anderen Seite üben Distreß-Erfahrungen, wie die tier- (vgl. Manuck et al., 1995) und humanexperimentelle (vgl. Frankenhaeuser, 1983) Streßforschung, die sozialepidemiologische Forschung (vgl. Marmot, 1996), sowie empirische Studien zu den nachfolgend vorzustellenden Konstrukten gezeigt haben, einen über das Gesundheitsverhalten hinausgehenden koronarschädigenden Einfluß aus (vgl. zusammenfassend Rugulies, 1998). Man geht heute davon aus, daß Distreß-Erfahrungen zu einer gesteigerten autonomen und neuroendokrinen Aktivierung führen, die, wenn sie gehäuft auftreten, sowohl eine Erhöhung physiologischer Risikofaktoren (erhöhtes LDL-Cholesterin, Bluthochdruck, erhöhte Blutgerinnung) als auch eine direkte Schädigung der Koronararterien, beispielsweise durch Gefäßspasmen, zur Folge haben können (vgl. Siegrist, 1996; Weiner, 1992).

1.1 Emotionaler Distreß und KHK: Psychologische Erklärungsmodelle

1.1.1 Typ A Verhaltensmuster

Den beiden US-amerikanischen Kardiologen Meyer Friedman und Ray H. Rosenman kommt das Verdienst zu, mit der Konzeptionalisierung und empirischen Überprüfung des Typ A Verhaltensmusters - einem Konglomerat aggressiver und gehetzter Verhaltensweisen - erstmals einen psychosozialen Aspekt der koronaren Herzkrankheit systematisch wissenschaftlich erforscht zu haben. Gemessen wird das Typ A Verhalten entweder mit einem Interview (vgl. Rosenman, 1978; deutsche Version: Langosch et al., 1985) oder mit Fragebögen, von denen der Jenkins Activity Survey (JAS) das am häufigsten verwendete Instrument darstellt (vgl. Jenkins et al., 1979).

Nachdem in mehreren prospektiven Studien Typ A Verhalten auch nach Kontrolle der Standardrisikofaktoren mit einer Verdoppelung des koronaren Risikos assoziiert war (vgl. zusammenfassend Rosenman & Chesney, 1980), wurde das Konstrukt 1978 auf einem Kongreß der amerikanischen National Heart, Lung and Blood Association als eigenständiger Risikofaktor anerkannt. Nur wenig später jedoch zeigten weitere prospektive Studien keinen Zusammenhang zwischen Typ A Verhalten und der KHK-Inzidenz. Darüber hinaus wurden die Unschärfe und Heterogenität des Typ A Konstrukts sowie seine fehlende theoretische Fundierung kritisiert (vgl. Matthews & Haynes, 1986). Als Folge dieser Kritik wurde versucht, das Typ A Verhalten in einzelne Komponenten aufzuteilen, um jene Aspekte zu identifizieren, die zu einem erhöhten koronaren Risiko beitragen. Hieraus sind unter anderem die Konstrukte der Feindseligkeit (siehe nächsten Abschnitt) und der beruflichen Kontrollbestrebungen (siehe Abschnitt zu beruflichen Gratifikationskrisen) entstanden.

1.1.2 Feindseligkeit

Die theoretische Konzeption und empirische Erforschung von Feindseligkeit als einem Prädiktor der koronaren Herzkrankheit steht in engem Zusammenhang mit den Untersuchungen zum Typ A Verhaltensmuster. Gemessen wird Feindseligkeit zumeist entweder mit dem Typ A Interview oder mit einem 50 Items umfassenden Fragebogen, der sogenannten HO Skala von Cook und Medley (1954). In mehreren Studien erwies sich Feindseligkeit als Prädiktor eines erhöhten koronaren Risikos, wobei die Zusammenhänge bei Verwendung des Interviews deutlicher ausfielen als bei der HO Skala (vgl. Miller et al., 1996). Darüber hinaus gibt es inzwischen eine Vielzahl von Studien, in denen Zusammenhänge zwischen Feindseligkeit und gesundheitsschädigenden Verhaltensweisen, dem Ausmaß der Atherosklerose sowie psychophysiologischer Reaktivität gezeigt werden konnten (für eine Übersicht vgl. Smith, 1992). Auswirkungen von Feindseligkeit auf ein erhöhtes Restenosierungsrisiko nach erfolgreicher Ballondilatation konnten Goodman und Mitarbeiter (1996) in einer klinischen Studie an 41 männlichen und weiblichen Koronarpatienten nachweisen. Feindselige Personen wiesen hierbei ein doppelt so hohes Restenosierungsrisiko auf wie nichtfeindselige Personen.

In Deutschland wurde die Reliabilität und Validität der HO Skala erstmals 1997 untersucht. Mittag und Mitarbeiter (1997) fanden hierbei zufriedenstellende Ergebnisse und darüber hinaus einen eindeutigen Zusammenhang zwischen hoher Feindseligkeit und niedrigem Bildungsniveau. Des weiteren konnte in dieser ersten klinischen Querschnittsstudie gezeigt werden, daß Koronarkranke im Durchschnitt höhere HO-Werte aufwiesen als gesunde Probanden (vgl. Mittag et al., 1997).

Die große Popularität des Feindseligkeitskonstrukts darf aber nicht darüber hinwegtäuschen, daß in mehreren Untersuchungen kein Zusammenhang zwischen den Feindseligkeitswerten der Cook-Medley-Skala und der KHK-Inzidenz gefunden werden konnte (vgl. Smith, 1992). Gerade in jüngerer Zeit mehren sich kritische Stimmen, die davor warnen, in Feindseligkeit den einzigen relevanten psychosozialen Aspekt der KHK zu sehen (vgl. Chesney, 1996). Aus sozialpsychologischer Sicht ist noch hinzuzufügen, daß dem Einfluß der sozialen Lebensbedingungen bei der Herausbildung feindseliger Kognitionen, Emotionen und Verhaltensweisen bislang zu wenig Beachtung geschenkt worden ist. Dies muß vor dem Hintergrund zahlreicher Untersuchungsergebnisse, die eindeutig belegen, daß Angehörige unterer Sozialschichten wesentlich höhere Feindseligkeitswerte aufweisen (vgl. Barefoot et al., 1991; Mittag et al., 1997; Scherwitz et al., 1991) als ein schwerwiegendes Defizit angesehen werden. Eine stärkere sozialpsychologisch und soziologisch akzentuierte Erforschung koronarschädigender Feindseligkeit ist daher nachdrücklich zu fordern.

1.1.3 Depression

Erst seit relativ kurzer Zeit wird die Bedeutung, die depressive Stimmungen und behandlungsbefürftige klinische Depressionen (Major Depression) für ein erhöhtes koronares Risiko besitzen, intensiv diskutiert. Noch 1991 hat Fielding in einem Übersichtsartikel das Fehlen prospektiver Studien hierzu beklagt. Dies hat sich mittlerweile geändert und es konnte in mehreren Studien gezeigt werden, daß Depressivität mit einem erhöhten Risiko an einer KHK zu erkranken einhergeht (vgl. Anda et al., 1993; Barefoot & Schroll, 1996).

Noch beeindruckender sind die Zusammenhänge zwischen Depressivität und Koronarsterblichkeit bei Personen, die kurz zuvor einen Herzinfarkt überlebt hatten. Sowohl in einer deutschen (vgl. Ladwig et al., 1991) als auch in einer kanadischen Studie (vgl. Frasure-Smith et al., 1993, 1995) konnte gezeigt werden, daß depressive Herzinfarktpatienten, nach statistischer Kontrolle der Schwere der Herzerkrankung und der erhobenen biomedizinischen Risikofaktoren, ein mehr als viermal höheres Mortalitätsrisiko aufwiesen. Angesichts dieser Ergebnisse ist die Identifizierung und psychotherapeutische Behandlung depressiver Herzinfarktpatienten noch im Akutkrankenhaus, spätestens aber in der Rehabilitationsphase, als dringende sekundär- und tertiärpräventive Aufgabe anzusehen.

1.1.4 Vitale Erschöpfung

Vitale Erschöpfung ist ein Konstrukt des niederländischen Medizinpsychologen Appels und beschreibt einen Zustand exzessiver Erschöpfung, Müdigkeit und Demoralisierung (für eine Übersicht siehe Appels, 1996), der in einer prospektiven Studie in Zusammenhang mit einem erhöhten Herzinfarktrisiko stand (vgl. Appels & Mulder, 1988). In einer weiteren Studie konnte bei Koronarpatienten, die sich einer Ballondilatation unterzogen hatten, prospektiv ein Zusammenhang zwischen vitaler Erschöpfung und klinischen Ereignissen festgestellt werden (vgl. Kop, et al., 1994).

Unklar ist bislang noch, ob vitale Erschöpfung tatsächlich als ein unabhängiger koronarschädigender psychologischer Einflußfaktor angesehen werden kann oder ob es sich hierbei um ein Prodromalsymptom handelt. Möglicherweise sind die durch das Konstrukt erfaßten Erscheinungen der Erschöpfung, Müdigkeit und Demoralisierung nur die Folgen einer fortgeschrittenen KHK. Die Ergebnisse der Studie von Kop und Mitarbeitern, in der vitale Erschöpfung unabhängig vom Schweregrad der KHK zukünftige klinische Ereignisse prädizierte, deuten allerdings darauf hin, daß das Konstrukt möglicherweise doch noch eine, über bloße Folgeerscheinungen einer fortgeschrittenen KHK hinausgehende, eigene Qualität aufweist. Zur weiteren Klärung dieser Frage ist jedoch weitere Forschung nötig.

1.2 Emotionaler Distreß und KHK: Soziologische Erklärungsmodelle

1.2.1 Soziale Beziehungen

In mehreren großangelegten Bevölkerungsstudien, angefangen mit der berühmten Alameda County Studie (vgl. Berkman & Syme, 1979), konnte gezeigt werden, daß sozial isolierte Personen ein erhöhtes koronares Risiko aufweisen (für eine Übersicht siehe Berkman & Orth-Gomér, 1996). Bei Patienten mit bereits bestehender koronarer Herzkrankheit erwies sich soziale Isolation als Prädiktor eines erhöhten Mortalitätsrisikos (vgl. Berkman et al. 1992; Ruberman et al., 1984; Williams et al., 1992).

Bemerkenswerterweise haben auch die anderen hier vorgestellten psychosozialen Theorien der KHK die Bedeutung sozialer Beziehungen mitberücksichtigt. So erscheint es plausibel, daß Personen mit Typ A Verhalten und feindseligen Kognitionen aufgrund ihrer teilweise wenig sozialverträglichen Verhaltensweisen über schwächere soziale Netzwerke verfügen (vgl. Smith, 1992). Für depressive Personen ist bekannt, daß diese sich häufiger als sozial isoliert erleben (vgl. Davison & Neale, 1996, S.267-268) und auch vital erschöpfte Frauen berichteten von weniger sozialem Rückhalt (vgl. Collijn et al., 1995). Auch die nachfolgend vorzustellende Anforderungs-Kontroll-Theorie hat, angeregt durch die Arbeiten von Johnson und Hall (1988), sozialen Rückhalt am Arbeitsplatz mit einbezogen, und in der ebenfalls noch darzustellenden Theorie der beruflichen Gratifikationskrisen wird sozialer Rückhalt in Form von Anerkennung und Unterstützung am Arbeitsplatz als wichtiger Belohnungsaspekt angesehen (vgl. Siegrist, 1996).

1.2.2 Soziale Ungleichheit und KHK

In den hochentwickelten westlichen Industriegesellschaften steigt das Risiko an einer koronaren Herzkrankheit zu erkranken mit sinkender Sozialschicht deutlich an (vgl. Kaplan & Keil, 1993; Marmot, 1996; Marmot et al., 1984), die koronare Herzkrankheit ist also, entgegen einer auch heute noch weit verbreiteten Auffassung, keine Erkrankung der oberen Schichten („Managerkrankheit"), sondern trifft überproportional häufig Personen, die zu den weniger Privilegierten der Gesellschaft zu zählen sind.

Die bedeutendsten Studien zur sozialen Ungleichverteilung der koronaren Herzkrankheit sind die sogenannten Whitehall-Studien, die unter der Leitung des Sozialepidemiologen Michael Marmot in Großbritannien durchgeführt wurden. Die erste Whitehall-Studie begann 1967 und dokumentierte bei einem Kollektiv von 17.530 männlichen Beschäftigten des öffentlichen Dienstes im Alter von 40 bis 64 Jahren über einen Zeitraum von zehn Jahren alle aufgetretenen Todesfälle und -ursachen. Es zeigte sich, daß die alterskorrigierte Zehnjahressterblichkeit (alle Todesursachen) um so mehr zunahm je geringer die berufliche Stellung war. Dieser Gradient war auch bei der Koronarsterblichkeit zu beobachten. Die Gruppe mit der geringsten beruflichen Position (Angelernte mit geringer Qualifikation) wies dabei ein dreimal höheres Mortalitätsrisiko auf, als die Gruppe der

Personen in verantwortlicher leitender Stellung. Die Berücksichtigung biomedizinischer koronarer Risikofaktoren wie Blutdruck, Rauchen, Cholesterin, Blutzukker und Körpergewicht konnte zwar eine Teil der Unterscheide zwischen den Berufsgruppen aufklären, insgesamt betrachtet blieben aber 60% der Differenzen ungeklärt (Marmot et al., 1984). Zudem beschränkten sich die Mortalitätsunterschiede nicht auf die höchste und niedrigste Statusgruppe, sondern es ließ sich vielmehr ein graduell ansteigendes Sterblichkeitsrisiko beobachten. So wies die zweithöchste Statusgruppe (leitende Angestelle) ein 1,6fach höheres koronares Mortalitätsrisiko als die oberste Statusgruppe auf. In der zweiten Whitehall-Studie, an der, im Gegensatz zur ersten Studie, auch weibliche Staatsbedienstete teilnahmen, und deren Ergebnisse vor einigen Jahren veröffentlicht wurden, zeigte sich ebenfalls ein gradueller Zusammenhang zwischen sinkender Sozialschicht und steigendem koronaren Risiko (Marmot et al., 1997). Da in beiden Studien weder Unterschiede im Gesundheitsverhalten noch im Zugang zu ärztlicher Versorgung den sozialen Gradienten erklären konnten, stellt sich die Frage, ob von bestimmten Arbeitsbedingungen eine Gefährdung der Koronargesundheit ausgehen kann. Die beiden nachfolgend vorzustellenden soziologischen Modelle, das Anforderungs-Kontroll-Modell und das Modell der beruflichen Gratifikationskrisen, haben sich mit dieser Frage befaßt und verschiedene psychosoziale Konstellationen am Arbeitsplatz identifiziert, die zu einem erhöhten emotionalen Distreß-Erleben und hierdurch zu einem erhöhten koronaren Risiko beitragen können.

1.2.3 Emotionaler Distreß im Erwerbsleben: Das Anforderungs-Kontroll-Modell

Das Anforderungs-Kontroll-Modell wurde in den 70er Jahren von dem US-amerikanischen Soziologen Robert A. Karasek entwickelt und in enger Zusammenarbeit mit dem schwedischen Kardiologen und Sozialepidemiologen Töres Theorell in einer Vielzahl von Untersuchungen getestet. Es konnte dabei nachgewiesen werden, daß eine *hohe psychologische Anforderung* am Arbeitsplatz (z.B. Zeitdruck) bei einem gleichzeitig nur *gering vorhandenen Entscheidungsspielraum* zu einer Vergrößerung des koronaren Risikos führt. Eine ausführliche Darstellung der Theorie findet sich bei Karasek und Theorell (1990), für eine Zusammenfassung des aktuellen Forschungsstandes sei auf den Übersichtsartikel von Theorell und Karasek (1996) hingewiesen.

In einer Reihe von Studien ist der Zusammenhang zwischen hohen psychologischen Anforderungen und geringen Kontrollmöglichkeiten einerseits und einem erhöhten koronaren Risiko andererseits eindrucksvoll nachgewiesen worden. In neueren Arbeiten ist zudem versucht worden, neben Anforderungen und Kontrollmöglichkeiten auch die Dimension soziale Unterstützung am Arbeitsplatz mit hineinzunehmen und dieses sogenannte *demand-control-support-model* erwies sich ebenfalls als Prädiktor für die KHK-Inzidenz (vgl. Johnson et al., 1989). Und schließlich konnte in einer Untersuchung an 79 relativ jungen Männern (nicht älter als 45 Jahre), die kurz zuvor einen Herzinfarkt erlitten hatten, gezeigt werden, daß die Rückkehr an einen durch hohe Anforderungen und niedrige Kontrolle gekennzeichneten Arbeitsplatz mit einem erhöhten Mortalitätsrisiko assoziiert war (vgl. Theorell et al., 1991).

1.2.4 Emotionaler Distreß im Erwerbsleben: Berufliche Gratifikationskrisen

Die Theorie der beruflichen Gratifikationskrisen von Siegrist geht davon aus, daß koronarschädigender Distreß dann hervorgerufen wird, wenn das Individuum am Arbeitsplatz sich einerseits stark verausgabt und anderseits wenig Belohnung hierfür erhält. Hohe Verausgabung kann zum einen seine Ursache in belastenden Arbeitsstrukturen - wie permanenten Zeitdruck oder Schichtarbeit - haben, zum anderen können intrinsische Motivationen der Grund erhöhter Verausgabung sein. Diese intrinsische Verausgabungen werden als *berufliche Kontrollbestrebungen* bezeichnet und beschreiben ein kognitiv-motivationales Muster, das sich aus den beiden Faktoren *berufliche Verausgabungsbereitschaft und berufliche Distanzierungsunfähigkeit* zusammensetzt (vgl. Siegrist, 1996). Entstanden ist das Konstrukt der beruflichen Kontrollbestrebungen in der Auseinandersetzung mit dem Typ A Verhaltensmuster und hierbei insbesondere mit den Befunden von Glass (1977) zum Zusammenhang von Typ A Verhalten und übersteigerten Kontrollversuchen in laborexperimentellen Untersuchungen (vgl. Matschinger et al. 1986).

Auf der Belohnungsseite unterscheidet Siegrist zwischen *monetärer Belohnung* in Form angemessener Bezahlung, *sozio-emotionaler Belohnung* in Gestalt von Anerkennung und Unterstützung durch Vorgesetzte und Kollegen, sowie *Statuskontrolle*, die darin besteht, entweder die Möglichkeit zum beruflichen Aufstieg zu besitzen, oder wenigstens durch die eigene Verausgabung einen beruflichen Abstieg oder gar einen Arbeitsplatzverlust vermeiden zu können. Besonders belastet wäre demnach ein Individuum, das intrinsisch kontrollbestrebt und/oder extrinsisch großen Arbeitsanforderungen ausgesetzt ist, sich deshalb in hohem Maße verausgabt und zugleich hierfür wenig Geld, Anerkennung und Unterstützung erhält und noch nicht einmal die Gewißheit haben kann, daß die immensen Anstrengungen in irgendeiner Weise seinen Arbeitsplatz sichern (für eine ausführliche Übersicht vgl. Siegrist, 1996).

In der Marburger Industriearbeiterstudie wurden 416 männliche Arbeiter, im Alter von 25 bis 55 Jahren, aus drei metallverarbeitenden Industrieanlagen über einen Zeitraum von 6 ½ Jahren beobachtet. Während zu Beginn der Untersuchung bei keinem der Arbeiter Anzeichen einer koronaren Herzkrankheit festgestellt werden konnten (ermittelt anhand von Anamnesegesprächen und EKG-Untersuchungen), waren zum Zeitpunkt der Abschlußuntersuchung bei 21 Personen ein tödlicher oder nicht-tödlicher Herzinfarkt aufgetreten. Von diesen 21 Personen hatten 38% zu Beginn der Studie eine berufliche Gratifikationskrise aufgewiesen, wohingegen dies nur auf 7,4% der gesundgebliebenen Studienteilnehmer zutraf. Wurden neben den Herzinfarktopfern auch Untersuchungsteilnehmer mit subklinischen Anzeichen einer koronaren Herzkrankheit (gemessen anhand von EKG-Veränderungen) in die Analysen einbezogen, dann waren

Gratifikationskrisen mit einem 6,15fach erhöhten Risiko der Manifestation klinischer oder subklinischer koronarer Ereignisse verbunden.

Bosma und Mitarbeiter (1998) untersuchten anhand von Daten der *Whitehall II Studie* den Einfluß von Gratifikationskrisen auf das koronare Risiko (selbstberichtete Angina-pectoris-Anfälle und ärztlich diagnostizierte koronare Herzkrankheit) bei 6.895 männlichen und 3.413 weiblichen britischen Regierungsangestellten im Alter von 35 bis 55 Jahren. Hierzu wurde das zu Studienbeginn bestehende Ausmaß an Gratifikationskrisen anhand von Annäherungsmaßen bestimmt, da in der Studie Gratifikationskrisen ursprünglich nicht gemessen worden waren. Nach statistischer Kontrolle von Alter, Geschlecht, Untersuchungszeitraum, negativer Stimmungen, Kontrollmöglichkeiten am Arbeitsplatz sowie biomedizinischen Risikofaktoren (Rauchen, Gesamtcholesterinspiegel, Bluthochdruck, Body-Mass-Index) waren Gratifikationskrisen immer noch mit einem 2,15fach erhöhten koronaren Risiko verbunden.

1.3 Zusammenfassung

In den hier dargestellten epidemiologischen Studien ist deutlich geworden, daß sowohl die psychische Verfassung des Individuums als auch seine sozialen Lebensumstände einen Einfluß auf die Entstehung und den Verlauf der koronaren Herzkrankheit haben. Dennoch sind weitere Forschungsaktivitäten notwendig, um sowohl den Einfluß der einzelnen psychologischen und soziologischen Faktoren besser verstehen zu können, als auch um mehr Einblick in die Wechselwirkung zwischen den einzelnen Konstrukten zu erhalten. Darüber hinaus gilt es zu überprüfen, ob die hier dargestellten Theorien einen Beitrag zur Entwicklung spezifischer Interventionsprogramme leisten können. Dabei sind insbesondere Interventionen am Arbeitsplatz von großer Bedeutung, da einerseits der Einfluß von bestimmten Belastungskonstellationen am Arbeitsplatz auf das koronare Risiko eindrucksvoll nachgewiesen werden konnte (s.o.) und andererseits die Arbeitswelt vielseitige Möglichkeiten für die Durchführung entsprechender Maßnahmen bietet. Im nun folgenden zweiten Teil sollen daher die Ergebnisse einer Intervention dargestellt werden, bei der die theoretischen Annahmen eines der hier vorgestellten Konstrukte die Grundlage einer Intervention am Arbeitsplatz bildet.

2. Vorstellung einer Interventionsstudie zur theoriegeleiteten Gesundheitsförderung

Auf der Grundlage der im vorangegangenen Teil beschriebenen theoretischen Annahmen des Modells der beruflichen Gratifikationskrisen wurde eine Interventionsstudie mit Busfahrern des Öffentlichen Personennahverkehrs entwickelt und durchgeführt (ausführlichere Darstellungen der Studie finden sich in Aust, 1999 und Aust et al., 1997). Dabei wurden entsprechend der im Modell beschriebenen Einflußfaktoren, praktische Maßnahmen der Gesundheitsförderung auf unterschiedlichen Ebenen entwickelt (s.u.). Ziel der Studie war, zu überprüfen, ob eine auf den theoretischen Annahmen des Gratifikationskrisenmodells entwickelte Intervention am Arbeitsplatz in die Praxis umsetzbar ist. Des weiteren sollten die Auswirkungen des Programms auf das im Modell beschriebene Bewältigungsverhalten (berufliche Kontrollbestrebungen) und auf Aspekte der subjektiven Gesundheitseinschätzung getestet werden.

Die Untersuchungsgruppe „Innerstädtische Busfahrer" wurde ausgewählt, weil sie zu einer besonders stark belasteten Berufsgruppe zählt. Gesundheitsbezogene Fehlzeiten und das Risiko der Berufs- und Erwerbsunfähigkeit sind bei Busfahrern, verglichen mit anderen Berufsgruppen, deutlich erhöht. In zahlreichen Studien konnte ein enger Zusammenhang zwischen der Tätigkeit innerstädtischer Busfahrer und einem erhöhten Risiko insbesondere für kardiovaskuläre und muskuloskeletale Erkrankungen sowie Erkrankungen des Magen-Darm-Bereichs belegt werden (vgl. Belkic et al. 1994; Evans & Johansson, 1998; Kompier & DiMartino, 1995; Krause et al., 1998; Ragland et al., 1987, Tüchsen & Endahl, 1999). Die meisten Busfahrer müssen bereits nach ungefähr 20 Dienstjahren ihren Beruf aufgrund schwerer gesundheitlicher Beeinträchtigungen aufgeben (Haas et al., 1990; Kompier et al., 1990). Als die wichtigsten Belastungen sind sowohl schlechte ergonomische Bedingungen am Arbeitsplatz als auch die hohen psychischen Anforderungen der Tätigkeit zu nennen. Hierzu zählen vor allem widersprüchliche Arbeitsanforderungen (Kundenorientierung und umsichtiges Fahren bei gleichzeitiger Einhaltung des Fahrplans), die oft geringe Anerkennung und Unterstützung durch Vorgesetzte und Kollegen, die Beschränkung des Familienlebens und der Freizeitgestaltung durch den Schichtdienst, aber auch der ständige Zeitdruck, die große Verantwortung für die Fahrgäste und die zunehmende Arbeitsplatzunsicherheit. Insgesamt verweisen die Ergebnisse der vorliegenden Untersuchungen darauf, daß innerstädtische Busfahrer sowohl psychosozialen als auch physisch belastenden Arbeitsbedingungen ausgesetzt sind, die zumindest teilweise für das erhöhte Krankheitsaufkommen verantwortlich gemacht werden können.

2.1 Das Studiendesign

Die Maßnahmen der individuellen und der interpersonellen Intervention wurden im Rahmen eines speziellen 12-wöchigen Streßbewältigungsprogramms umgesetzt. Während eine Gruppe von Busfahrern (Interventionsgruppe) wöchentlich an den Gruppensitzungen teilnahm, fungierte eine andere Gruppe im gleichen Zeitraum zunächst als Kontrollgruppe. Nach Abschluß der wissenschaftlichen Erhebungen hatten die Teilnehmer der Kontrollgruppe ebenfalls Gelegenheit an einem Streßbewältigungskurs teilzunehmen.

In beiden Gruppen wurden vor Beginn des Programms und nach 12 Wochen (Ende des Programms) eine Reihe von Daten erhoben, in der Interventionsgruppe erfolgte eine weitere Befragung drei Monate nach Beendigung des Streßbewältigungskurses. Anhand der Interviews mit den Busfahrern, den Diskussionen in den Gruppen und verschiedener Expertengespräche wurde eine detaillierte

Problemanalyse erarbeitet und dem Betrieb vorgestellt (siehe hierzu ausführlicher Aust, 1999).

2.2 Das Streßbewältigungsprogramm

Für die Durchführung des Streßbewältigungsprogramms wurden in der Interventionsgruppe drei Gruppen mit jeweils ca. 8 Teilnehmern gebildet, die einmal in der Woche zu einem 90minütigen Kurstreffen zusammenkamen. Diese Treffen fanden auf dem Betriebsgelände, jedoch außerhalb der Arbeitszeiten statt und wurden von zwei Expertinnen mit langjährigen Erfahrungen in der Durchführungen von Gruppeninterventionen zur Streßbewältigung geleitet. Das theoriegestützte Programm des Kurses wurde speziell auf die Bedürfnisse der Betroffenen zugeschnitten. Der erste Teil des Programms beinhaltete Maßnahmen auf der individuellen Ebene, um dem einzelnen eine bessere Bewältigung mit belastenden Situationen zu ermöglichen. Hierzu gehörte die kontinuierliche Einübung der progressiven Muskelentspannung zur Stärkung der Entspannungsfähigkeit. Außerdem wurden die Teilnehmer dazu angehalten, ihre eigene Einstellung gegenüber beruflichen Leistungssituationen (hohe Kontrollbestrebungen) kritisch zu hinterfragen. Die Elemente der interpersonellen Ebene bezogen sich hauptsächlich auf die Vermittlung sozialer Kompetenzen. Hierzu wurden Strategien zur effektiven Ärgerbewältigung und zur Stärkung der Selbstbehauptung in Rollenspielen eingeübt und vertieft. Im weiteren Verlauf des Programms standen die Analyse der chronischen Streßbelastungen im Arbeitsalltag und die Entwicklung von Verbesserungsvorschlägen im Vordergrund (eine ausführliche Darstellung des Programms findet sich in Siegrist & Silberhorn, 1998 und Aust, 1999).

2.3 Ergebnisse

Bei den 26 Teilnehmern des Programms konnten die anhand des Konzepts der beruflichen Kontrollbestrebungen erfaßten Einstellungen und Verhaltensweisen in bedeutsamer Weise gesenkt werden. Auch drei Monate nach Abschluß des Streßbewältigungskurses blieben die Werte auf dem erreichten niedrigeren Niveau. Bei den 28 Personen der Kontrollgruppe veränderten sich die Werte im gleichen Zeitraum hingegen nur unwesentlich. Um Interventionsmaßnahmen auf der strukturellen Ebene gezielt vorzubereiten, wurde dem Betrieb eine umfassende Problemanalyse vorgelegt, die sich auf die Befragungen aller an der Studie beteiligten Busfahrer stützte. Folgende Belastungsschwerpunkte wurden herausgearbeitet: die Beeinträchtigungen durch den Schichtdienst, die Belastung durch zunehmend kurzfristig wechselnden Schichten, die geringe Flexibilität bei Anfragen nach Dienstverschiebungen, die mangelnde Anerkennung durch Vorgesetzte, die zunehmende Aggressivität der Fahrgäste und die eingeschränkten beruflichen Aufstiegsmöglichkeiten. Für jedes Problemfeld wurden gezielte Veränderungsvorschläge entwickelt.

Nach Abschluß der Studie wurde das Streßbewältigungsprogramm auch einer weiteren Beschäftigtengruppe angeboten. Zwischenzeitlich sind zudem von Seiten des Betriebes verschiedene Maßnahmen ergriffen worden, die zu einer Verbesserung der innerbetrieblichen Kommunikation und zu einer Reduzierung belastender Arbeitsbedingungen beitragen können.

2.4 Zusammenfassung

Die hier vorgestellte Pilotstudie hat gezeigt, daß eine theoriegeleitete Intervention, die individuelle, interpersonelle und strukturelle Aspekte miteinander kombiniert, durchführbar ist und positive Auswirkungen auf ein gesundheitsschädliches Bewältigungsverhalten (berufliche Kontrollbestrebungen) hat, wichtige Informationen über belastende Arbeitsbedingungen hervorbringt und darüber hinaus dazu beitragen kann, strukturelle Veränderungen anzuregen. Die theoretische Fundierung des Vorgehens macht es möglich, die erzielten Effekte anhand festgelegter Kriterien zu messen und einzuschätzen.
Dennoch ließen sich nicht alle Ebenen der Intervention in gleicher Weise umsetzen. Während der überwiegende Teil des Streßbewältigungsprogramms auf die individuellen und interpersonellen Aspekte ausgerichtet war, traten die strukturellen Aspekte erst am Ende des Programms in den Vordergrund. Zwar konnten zahlreiche Belastungsaspekte identifiziert und entsprechende Verbesserungsvorschläge entwickelt und im Betrieb diskutiert werden. In welchem Ausmaß die Verbesserungsvorschläge umgesetzt wurden und welche langfristigen Auswirkungen diese Veränderungen auf die Gesundheit der Beschäftigten haben, konnte jedoch im Rahmen dieser zeitlich befristeten Studie nicht mehr überprüft werden.

3. Schlußbetrachtung

Zahlreiche epidemiologische Forschungsstudien haben gezeigt, daß neben biomedizinischen Faktoren auch die psychische Verfassung und die sozialen Lebensbedingungen des Individuums Einfluß auf das Risiko für koronare Herzkrankheiten haben. Dennoch ist weitere Forschung notwendig, um insbesondere die Wechselwirkung zwischen den einzelnen soziologischen und psychologischen theoretischen Konstrukten genauer zu untersuchen. Darüber hinaus können auf diesen Konstrukten aufbauende Interventionen weiteren Einblick in die komplexen Zusammenhänge zwischen psychischen und sozialen Aspekten und ihrem Einfluß auf das Erkrankungsgeschehen geben. Das hier vorgestellte Beispiel einer theoriegeleiteten Intervention am Arbeitsplatz hat deutlich gemacht, daß solche Interventionen durchführbar sind und zu positiven Effekten führen können. Das Beispiel verweist aber auch darauf, daß insbesondere die Umsetzung struktureller Veränderungen schwierig und langwierig ist. Dennoch ist es wichtig, Interventionsmaßnahmen nicht nur auf der individuellen Ebene durchzuführen, sondern gesundheitsschädigende Belastungskonstellationen gerade auch durch die Veränderung struktureller Rahmenbedingungen zu verringern.

Literatur

Anda, R., Williamson, D., Jones, D., Macera, C., Eaker, E., Glassman, A. & Marks, J. (1993). Depressed affect, hopelessness, and the risk of ischemic heart disease in a cohort of U.S. adults. Epidemiology, 4, 285-294.

Appels, A. & Mulder, P. (1988). Excess fatigue as a prescursor of myocardial infarction. European Heart Journal, 9, 758-764.

Appels, A. (1996). Personality factors and coronary heart disease. In: K. Orth-Gomér & N. Schneiderman (Hrsg.) Behavioral medicine approaches to cardiovascular disease prevention (S.149-159). Mahwah, NJ: Lawrence Erlbaum.

Aust, B. (1999). Gesundheitsförderung in der Arbeitswelt. Umsetzung streßtheoretischer Erkenntnisse in eine Intervention bei Busfahrern. Münster: LIT Verlag.

Aust, B., Peter, R. & Siegrist, J. (1997). Stress management in bus drivers: A pilot study based on the model of effort-reward imbalance. International Journal of Stress Management, 4, 297-305.

Barefoot, J.C., Peterson, B.L., Dahlstrom, W.G., Siegler, I.C., Anderson, N.B. & Williams, R.B. (1991). Hostility patterns and health implications: Correlates of Cook-Medley Hostility Scale Scores in a national survey. Health Psychology, 10, 18-24.

Barefoot, J.C. & Schroll, M. (1996). Symptoms of depression, acute myocardial infarction, and total mortality in a community sample. Circulation, 93, 1976-1980.

Berkman, L.F., Leo-Summers, L. & Horwitz, R.I. (1992). Emotional support and survival after myocardial infarction. A prospective, population-based study of the elderly. Annals of Internal Medicine, 117, 1003-1009.

Berkman, L.F. & Orth-Gomér, K. (1996). Prevention of cardiovascular morbidity and mortality: Role of social relations. In: K. Orth-Gomér & N. Schneiderman (Hrsg.) Behavioral medicine approaches to cardiovascular disease prevention (S.51-67). Mahwah, NJ: Lawrence Erlbaum.

Berkman, L.F. & Syme, L. (1979). Social networks, host resistance, and mortality: A nine-year follow-up study of Alameda County residents. American Journal of Epidemiology, 109, 186-204.

Belkic, K., Savic, C., Theorell, T., Rakic, L., Ercegovac, D. & Djordjevic, M. (1994). Mechanisms of cardiac risk among professional drivers. Scandinavian Journal of Work Environment and Health, 20, 73-86.

Bosma, H., Peter, R., Siegrist, J. & Marmot, M. (1998). Alternative job stress models and the risk of coronary heart disease: The effort-reward imbalance model and the job strain model. American Journal of Public Health, 88, 68-74.

Chesney, M.A. (1996). New behavioral risk factors for coronary heart disease: Implications for intervention. In: K. Orth-Gomér & N. Schneiderman (Hrsg.) Behavioral medicine approaches to cardiovascular disease prevention (S.169-182). Mahwah, NJ: Lawrence Erlbaum.

Collijn, D.H., Appels, A. & Nijhuis, F. (1995). Psychosocial risk factors for cardiovascular disease in women: The role of social support. International Journal of Behavioral Medicine, 2, 219-232.

Cook, W.W. & Medley, D.M. (1954). Proposed hostility and pharisaic-virtue scale for the MMPI. Journal of Applied Psychology, 38, 414-418.

Davison, G.C. & Neale, J.M. (1996). Klinische Psychologie. Ein Lehrbuch. 4., vollständig überarbeitete und aktualisierte Auflage. Weinheim: Psychologie Verlags Union.

Evans, G.W. & Johansson, G. (1998). Urban bus driving: an international arena for the study of occupational psychology. Journal of Occupational Health Psychology, 3, 99-108.

Fielding, R. (1991). Depression and acute myocardial infarction: A review and reinterpretation. Social Science and Medicine, 32, 1017-1027.

Frankenhaeuser, M (1983). The sympathetic-adrenal and pituitary-adrenal response to challenge: Comparison between the sexes. In: T.M. Dembroski, T.H. Schmidt & G. Blümchen (Hrsg.) Biobehavioral bases of coronary heart disease (S.91-105). New York: Karger.

Frasure-Smith, N., Lespérance, F. & Talajic, M. (1995). Depression and 18-month prognosis after myocardial infarction. Circulation, 91, 999-1005.

Frasure-Smith, N., Lespérance, F. & Talajic, M. (1993). Depression following myocardial infarction. Impact on 6-month survival. Journal of the American Medical Association, 270, 1819-1825.

Glass, D.C. (1977). Behavior patterns, stress, and coronary heart disease. Hillsdale: Lawrence Erlbaum.

Goodman, M., Quigley, J., Moran, G., Meilman, H. & Sherman, M. (1996). Hostility predicts restenosis after percutaneous transluminal coronary angioplasty. Mayo Clinic Proceedings, 71, 729-734.

Haas, J., Petry, H. & Schühlein, W. (1990). Zur Verringerung berufsbedingter Gesundheitsrisiken im Fahrdienst des öffentlichen Personennahverkehrs. Der Betriebsarzt, 25, 332-334.

Jacobsen, B.K. & Thelle, D.S. (1988). Risk factors for coronary heart disease and level of education: The Tromsø Heart Study. American Journal of Epidemiology, 127, 923-932

Jenkins, C.D., Zyzanski, S.J. & Rosenman, R.H. (1979). Jenkins Activity Survey Form C, Manual. New York: Psychological Cooperation.

Johnson, J.V. & Hall, E.M. (1988). Job strain, workplace, social support and cardiovascular disease: A cross-sectional study of a random sample of the Swedish working population. American Journal of Public Health, 78, 1336-1342.

Johnson, J.V., Hall, E.M. & Theorell, T. (1989). Combined effects of job strain and social isolation on cardiovascular disease morbidity and mortality in a random sample of the Swedish male working population. Scandinavian Journal of Work, Environment & Health, 15, 271-279.

Kaplan, G.A. & Keil, J.E. (1993). Socioeconomic factors and cardiovascular disease: A review of the literature. Circulation, 88, 1973-1998.

Karasek, R.A. & Theorell, T. (1990). Healthy work. New York: Basic Books.

Kompier, M.A.J. & Di Martino, V. (1995). Review of bus drivers' occupational stress and stress prevention. Stress Medicine, 11, 253-262.

Kompier, M.A.J., Mulders, H., Meilman, T., Boersma, M., Groen, G. & Bullinga, R. (1990). Absence behaviour, turnover and disability: a study among city bus drivers. Work & Stress, 4, 83-89.

Kop, W.J., Appels, A.P.W.M., Mendes de Leon, C.F., de Swart, H.B. & Bär, F.W. (1994). Vital exhaustion predicts new cardiac events after successful coronary angioplasty. Psychosomatic Medicine, 56, 281-287.

Krause, N., Ragland, D.R., Fisher, J.M. & Syme, S.L. (1998). Psychosocial job factors, physical workload, and incidence of work-related spinal injuries. A 5-year prospective study of urban transit operators. Spine, 23, 2507-2516.

Ladwig, K.H., Kieser, M., König, J., Breithardt, G. & Borggrefe, M. (1991). Affective disorders and survival after acute myocardial infarction. Results from the post-infarction late potential study. European Heart Journal, 12, 959-964.

Langosch, W., Schmidt, T. & Rüddel, H. (1985). Die deutsche Form des strukturierten Interviews zur Diagnostik des Verhaltenstyp-A-Musters (V.-A.-M.). In: W. Langosch (Hrsg.) Psychische Bewältigung der chronischen Herzerkrankungen (S.53-72). Berlin: Springer.

Linden, W., Stossel, C. & Maurice, J. (1996). Psychosocial interventions for patients with coronary artery disease. Archives of Internal Medicine, 156, 745-752.

Manuck, S.B., Marsland, L., Kaplan, J.R. & Williams, J.K. (1995). The pathogenicity of behavior and its neuroendocrine mediation: An example from coronary artery disease. Psychosomatic Medicine, 57, 275-283.

Marmot, M.G. (1996). Socioeconomic factors in CHD prevention. In: K. Orth-Gomér & N. Schneiderman (Hrsg.) Behavioral medicine approaches to cardiovascular disease prevention (S.21-41). Mahwah, NJ.: Lawrence Erlbaum.

Marmot, M.G., Shipley, M. & Rose, G. (1984). Inequalities in death – specific explanation of a general pattern? The Lancet, i, 1003-1006.

Marmot, M., Bosma, H., Hemingway, H., Brunner, E., & Stansfield, S. (1997). Contribution of job control and other risk factors to social variations in coronary heart disease incidence. The Lancet, 350, 235-239

Matschinger, H., Siegrist, J., Siegrist, K. & Dittmann, K.H. (1986). Type A as a coping career - toward a conceptual and methodological redefinition. In: T.H. Schmidt, T.M. Dembroski & G. Blümchen (Hrsg.) Biological and psychological factors in cardiovascular disease (S.104-126). Berlin: Springer

Matthews, K.A. & Haynes, S.G. (1986). Type A behavior pattern and coronary disease risk. Update and critical evaluation. American Journal of Epidemiology, 123, 923-960.

Miller, T.Q., Smith, T.W., Turner, C.W., Guijarro, M.L. & Hallet, A.J. (1996). A meta-analytic review of research on hostility and physical health. Psychological Bulletin, 119, 322-348.

Mittag, O., Peschel, U., Chrosziewski, W. & Maurischat, C. (1997). Zur Reliabilität und Validität einer deutschsprachigen Version der „Cook-Medley Hostility Scale". Diagnostica, 43, 255-262.

Ragland, D.R., Winkleby, M.A., Schwalbe, J., Holman, B.L., Morse, L., Syme, S.L. & Fisher, J.M. (1987). Prevalence of hypertension in bus drivers. International Journal of Epidemiology, 16, 208-214.

Rosenman, R.H. (1978). The interview method of assessment of the coronary-prone behavior pattern. In: T.M. Dembroski, S.M. Weiss, J.L. Shields, S.G. Haynes & M. Feinlieb (Hrsg.) Coronary-prone behavior (S.55-69). New York: Springer.

Rosenman, R.H. & Chesney, M.A. (1980). The relationship of Type A behavior pattern to coronary heart disease. Activitas Nervosa Superior, 22, 1-45.

464

Ruberman, W., Weinblatt, E., Goldberg, J.D. & Chaudhary, B.S. (1984). Psychosocial influences on mortality after myocardial infarction. New England Journal of Medicine, 311, 552-559.

Rugulies, R. (1998). Die psychosoziale Dimension der koronaren Herzkrankheit und die Chancen multiprofessioneller Intervention. Lengerich: Pabst Science Publishers.

Scherwitz, L., Perkins, L., Chesney, M. & Hughes, G. (1991). Cook-Medley Hostility Scale scores and subsets: Relationship to demographic and psychosocial characteristics in young adults in the CARDIA Study. Psychosomatic Medicine, 53, 36-49.

Schwarzer, R. (1996). Psychologie des Gesundheitsverhaltens. 2., überarbeitete und erweiterte Auflage. Göttingen: Hogrefe.

Siegrist, J. (1996). Soziale Krisen und Gesundheit. Göttingen: Hogrefe.

Siegrist, K. & Silberhorn, T. (1998). Streßabbau in Organisationen – ein Manual zum Streßmanagement. Münster: LIT Verlag.

Smith, T.W. (1992). Hostility and health: Current status of a psychosomatic hypothesis. Health Psychology, 11, 139-150.

Theorell, T. & Karasek, R.A. (1996). Current issues relating to psychological job strain and cardiovascular disease research. Journal of Occupational Health Psychology, 1, 9-26.

Theorell, T., Perski, A., Orth-Gomér, K., Hamsten, A. & de Faire, U. (1991). The effects of the strain of returning to work on the risk of cardiac death after a first myocardial infarction before age 45. International Journal of Cardiology, 30, 61-67.

Tüchsen, F., Endahl, L.A. (1999). Increasing inequality in ischemic heart disease morbidity among employed men in Denmark 1981-1993: the need for a new preventive policy. International Journal of Epidemiology, 28, 640-644.

Weiner, H. (1992). Perturbing the organism. The biology of stressful experience. Chicago, IL: The University of Chicago Press.

Williams, R.B., Barefoot, J.C., Califf, R.M., Haney, T.L., Saunders, W.B., Pyor, D.B., Hlatky, M.A., Siegler, I.C. & Mark, D.B. (1992). Prognostic importance of social and economic resources among medically treated patients with angiographically documented coronary artery disease. Journal of the American Medical Association, 267, 520-524.

465

Stellenwert von Hostilität (Feindseligkeit) als koronarer Risikofaktor

Oskar Mittag

Das Persönlichkeitsmerkmal „Hostilität" ist in den letzten Jahren in der Forschung zu den Risikofaktoren der koronaren Herzerkrankung stark beachtet worden. Vorliegende empirische Studien legen nahe, daß Feindseligkeit mit einer erhöhten koronaren und allgemeinen Mortalität sowie mit der Schwere der koronaren Herzerkrankung verbunden ist. Hinsichtlich der zugrundeliegenden Mechanismen liegen Befunde zur kardiovaskulären Reaktivität sowie zum Zusammenhang zwischen Hostilität und dem gesundheitsbezogenen Lebensstil bzw. dem Risikofaktorenprofil (z. B. fehlende soziale Unterstützung) vor. Die Geschichte des Konzepts sowie ausgewählte Befunde zu dem komplexen Bedingungsgefüge der Hostilität als koronarer Risikofaktor werden dargestellt. Abschließend werden Überlegungen für weitere Forschung angestellt.

1. Einführung

Spätestens seit den 60er Jahren bilden die Herz-Kreislaufkrankheiten und darunter vor allem die ischämische (koronare) Herzkrankheit die mit Abstand häufigste Todesursache in Deutschland und den anderen entwickelten Ländern (WHO, 1998). Eine ganze Reihe von Ursachen für die Verengung der Herzkranzgefäße, die dann zu Brustschmerzen (Angina pectoris) und schlimmstenfalls zu einem Herzinfarkt oder einem plötzlichen Herztod führt, sind bereits lange bekannt. Zu den wichtigsten zählen erhöhte Blutfettwerte, Bluthochdruck, Tabakrauchen, genetische Disposition, Bewegungsmangel und möglicherweise auch Streßbelastungen. Zu allen diesen Risikofaktoren liegen heute wissenschaftliche Forschungsarbeiten vor, die den Zusammenhang mit der Erkrankung belegen.

Trotzdem lassen sich aber etwa die Hälfte aller Herzinfarkte durch solche Faktoren nicht erklären. Es gibt immer wieder Menschen, die keinen der genannten Risikofaktoren aufweisen und trotzdem einen Herzinfarkt erleiden, oder aber Personen mit anscheinend hohem Risiko, die bis ins hohe Alter nicht erkranken. So verwundert es nicht, daß Wissenschaftler begannen, nach weiteren Risikofaktoren für die koronare Herzerkrankung zu suchen. Dabei stand die Vorstellung Pate, daß es so etwas wie eine „Herzinfarktpersönlichkeit" gibt, also Menschen, die aufgrund bestimmter Einstellungs- und Verhaltensmuster in besonderem

Maße gefährdet sind, eine koronare Herzerkrankung zu entwickeln und infolgedessen einen Herzinfarkt zu erleiden.

2. Zur Geschichte des Konzepts

Entsprechende Vermutungen sind bereits sehr alt (vgl. z. B. Adler, Rassek & Schmidt, 1981). Schon der römische Arzt Celsus (um 30 v. Chr.) bemerkte, daß alle starken Gefühle und Leidenschaften genauso Einfluß auf den Pulsschlag haben wie körperliches Training. Ähnlich stellte William Harvey (17. Jh.), der Entdecker des Blutkreislaufs, fest: „Jede Beeinflussung des Gemüts (...) ist die Ursache von Erregung, deren Einfluß bis zum Herzen reicht". John Hunter (18. Jh.), der selbst an einer koronaren Herzkrankheit und Angina pectoris litt, formulierte fast prophetisch: „Mein Leben liegt in der Hand jedes dummen Jungen, der darauf aus ist, mich in Wut zu bringen"; wenig später starb er tatsächlich im Anschluß an eine turbulente Konferenz im St. Georges Hospital, wo er tätig war. Sir William Osler, der wohl berühmteste amerikanische Mediziner um die Wende zum 20. Jahrhundert beobachtete, daß die koronare Herzerkrankung häufig bei Menschen auftritt, die dazu neigen, immer die höchstmögliche Leistung aus sich herauszuholen, und in den 30er und 40er Jahren äußerten berühmte Psychiater wie die Menningers oder H.F. Dunbar die Vermutung, die Erkrankung stehe in Verbindung mit einer fast zwanghaften Tendenz, sich zu beweisen, andere zu übertrumpfen, sowie mit dem Streben nach Perfektion und mit Aggressivität.

Wirklich bekannt geworden sind aber erst Meyer Friedman und Ray H. Rosenman, die in den 50er Jahren das sogenannte „Typ-A-Verhaltensmuster" beschrieben haben, das Merkmale wie Hetze, Ungeduld, Feindseligkeit, Ehrgeiz, Wettbewerbsstreben sowie Probleme, sich von beruflichen Aufgaben zu distanzieren, umfaßt (Friedman & Rosenman, 1959, 1975). Es gibt eine Anekdote, der zufolge Friedman und Rosenman auf den Gedanken kamen, eine Charakteristik des typischen Koronarpatienten zu erstellen, nachdem ein mit dem Aufpolstern der Stühle aus ihrem Wartezimmer beschäftigter Handwerker angedeutet hatte, bei ihren Patienten müsse es sich wohl um Menschen mit einem äußerst ungewöhnlichen Sitzverhalten handeln, da die Polster lediglich an der vorderen Stuhlkante, nicht jedoch im Bereich der Sitzfläche abgenutzt seien. Auf der Suche nach einer Erklärung für dieses Phänomen seien die beiden Kardiologen dann zu dem Schluß gekommen, für ihre Patienten sei die Wartezeit wohl so unerträglich, daß sie auf der Vorderkante des Stuhles buchstäblich „auf dem Sprung" sitzen.

Unabhängig davon, ob diese Geschichte nun wahr ist oder lediglich gut erfunden, sie deutet auf eine grundlegende Schwäche hin, die das Typ-A-Konzept von Anfang an belastet hat. Es stellt ein Konglomerat unterschiedlicher Persönlichkeitseigenschaften und Verhaltensdispositionen dar, dem es, wie bei vielen Typologien, an definitorischer Klarheit und Eindeutigkeit mangelt. Trotzdem hat dieses Konzept sehr schnell Eingang in die Forschung zu den Risikofaktoren der koronaren Herzerkrankung gefunden, und es erfuhr in den 70er Jahren eine schnelle und fast beispiellose Akzeptanz in der Medizin und den Sozialwissenschaften (vgl. Kupfer, 1993). In mindestens zwei großen epidemiologischen Untersuchungen an zunächst herzgesunden Personen fanden sich tatsächlich über einen längeren Zeitraum Zusammenhänge zwischen dem Typ-A-Verhalten und dem Auftreten der koronaren Herzerkrankung (Rosenman et al., 1975; Hynes, Feinleib & Kannel, 1980). Mit dem Typ-A-Konzept wurde erstmals in der Geschichte der modernen Medizin ein psychosozialer Variablenkomplex sozusagen offiziell durch das renommierte amerikanische National Heart, Lung, and Blood Institute anerkannt.

In der Folge wurde das Konzept von Friedman und Meyer in beinahe allen Lehrbüchern und Standardwerken erläutert, und es setzte eine gewaltige Forschungsaktivität ein, um diesen Risikofaktor weiter zu untersuchen. Viele Kliniken und anderen Einrichtungen, die sich um die Rehabilitation von Infarktpatienten bemühten, planten in der einen oder anderen Weise Programme zur Veränderung des Typ-A-Verhaltens ein. Die Urheber des Konzepts selbst führten eine große wissenschaftliche Untersuchung an mehr als 800 Infarktpatienten durch, mit der sie belegen wollten, daß eine Veränderung des risikoreichen Verhaltensmusters zu einer geringeren Reinfarktrate und damit zu einer größeren Lebenserwartung führt (Friedman et al. 1984). Die Ergebnisse dieser Studie sprachen auch zunächst dafür, daß entsprechende Verhaltens- und Einstellungsänderungen tatsächlich das Reinfarktrisiko halbieren.

Zum Aufstieg des Konzepts hat sicherlich beigetragen, daß die darin beschriebenen Verhaltensmerkmale dem Prototyp des dynamischen Managers entsprachen, der in den 50er Jahren zum Leitbild der prosperierenden Industriegesellschaften des Westens wurde. Der Herzinfarkt erschien als eine typische „Managerkrankheit", eine Vorstellung, die heute längst widerlegt ist, denn es sind eher die Meister und Vorarbeiter in den Betrieben, die erkranken, nicht jedoch die Chefs in den Führungsetagen. Trotzdem hat dieses Zusammenfallen des Typ-A und der Unternehmenskultur der 50er und 60er Jahre sicherlich bei der Etablierung des Konzepts geholfen (vgl. Kupfer, 1993).

Genauere Analysen der anfänglich so positiven Studienergebnisse zum Typ-A-Verhalten zeigten aber bald, daß der Zusammenhang mit dem Auftreten der koronaren Herzerkrankung keineswegs so eng war, wie ursprünglich angenommen, und daß vor allem nur einige der in dem Konzept beschriebenen Merkmale dafür verantwortlich waren. Nachfolgende Studien erbrachten dann immer mehr widersprüchliche Ergebnisse (z. B. Apples et al., 1986; Cohen & Reed, 1985; Kittel, 1986; Shekelle et al., 1985). In einer Studie fanden sich sogar Hinweise, daß Personen mit einem ausgeprägten Typ-A-Verhalten nach einem durchgemachten Herzinfarkt eine bessere Prognose haben als andere (Ragland & Brand, 1988). Auch Metaanalysen ergaben, daß der Zusammenhang zwischen dem Typ-A-Verhalten und der koronaren Herzerkrankung weniger eng ist, als zunächst vermutet wurde (z. B. Booth-Kewley & Friedman, 1987). Nun gibt es zwar durchaus methodische und inhaltliche Argumente, die diese Widersprüche erklären könnten, aber spätestens Anfang der 80er Jahre zeichnet sich bereits ab, daß das Typ-A-Konzept zumindest in dieser Form wissenschaftlich nicht mehr haltbar war.

Angesichts dieser Situation gab es nur zwei Möglichkeiten. Entweder mußte man das Konzept völlig aufgeben (so z. B. Myrtek, 1985), oder aber man konnte versuchen, zumindest einen Teil davon zu retten und nach den eigentlich koronargefährdenden Bestandteilen des von Friedman und Rosenman beschriebenen Einstellungs- und Verhaltenskonglomerates suchen. Bei einigen Wissenschaftlern, vor allem aber auch bei vielen Praktikern, bestand ein ganz verständlicher Widerstand, das liebgewordene Konzept einfach über Bord zu werfen. Dies hatte zur Folge, daß immer wieder Anstrengungen unternommen wurden, doch noch ein tragfähiges Konzept der „ Herzinfarktpersönlichkeit" zu entwickeln.

Eine Forschergruppe um Redford B. Williams und John C. Barefoot an der Duke University im amerikanischen Bundesstaat North Carolina ist in diesem Zusammenhang bereits sehr früh der Frage nachgegangen, ob eine Beziehung zwischen Feindseligkeit und dem Auftreten der koronaren Herzerkrankung besteht (vgl. Williams & Barefoot, 1988). Sie konnten sich dabei auf entsprechende Hinweise berufen, die sich bei der erneuten Analyse früherer Daten ergeben hatten (Matthews, Glass, Rosenman & Bortner, 1977). Williams und Barefoot griffen bei ihren ersten Studien auf einen Feindseligkeitsfragebogen (Ho-Skala) von Cook und Medley (1954) zurück, der zu dem in der ganzen Welt bekanntesten und am weitest verbreiteten Instrumentarium zur Messung von Persönlichkeitseigenschaften gehört, nämlich zum sogenannten „ Minnesota Multiphasic Personality Inventory" (MMPI). Mittels dieses MMPI waren in den USA bereits in den 50er Jahren ganze Studiensemester und Betriebsbelegschaften untersucht worden. Viele der damals erhobenen Daten existierten noch, und den Forschern gelang es nun mehr als 25 Jahre später, viele der damals befragten Personen aufzufinden und nach ihrem Gesundheitszustand zu befragen. Auf diese Weise konnten sie langfristige Zusammenhänge zwischen Feindseligkeit und der gesundheitlichen Entwicklung untersuchen, ohne erst eine Stichprobe von Versuchspersonen über viele Jahre und Jahrzehnte beobachten zu müssen.

3. Empirische Ergebnisse zur Feindseligkeit als koronarer Risikofaktor

Die Ergebnisse der ersten *epidemiologischen Untersuchungen* zeigten, daß tatsächlich diejenigen Personen, die vor 25 Jahren hohe Werte auf der Feindseligkeitsskala gezeigt hatten, inzwischen häufiger eine koronare Herzerkrankung entwickelt hatten als Menschen mit niedrigen Feindseligkeitswerten (Barefoot, Dahlstrom & Williams, 1983); außerdem war die allgemeine Sterblichkeit bei hoch feindseligen Personen höher (Barefoot, Dodge, Peterson, Dahlstrom & Williams, 1989). Inzwischen liegen weitere wissenschaftliche Studien vor, die diese Zusammenhänge bestätigen. Von 15 epidemiologischen Studien sprechen sieben für einen Zusammenhang zwischen Hostilität und der koronaren Morbidität bzw. Mortalität, eine zeigt ein fragliches Ergebnis, eine weitere deutet eher auf einen Zusammenhang zwischen Ärger, nicht aber Zynismus, und KHK hin, und vier Studien sprechen gegen einen Zusammenhang zwischen Feindseligkeit und dem koronaren Risiko. In zwei weiteren Studien wurden lediglich die Gesamtmorbidität bzw. -mortalität als Endpunkte untersucht (diese wie auch die weiter unten erwähnten Untersuchungen finden sich ausführlich bei Mittag, 1999). Selbst wenn man eine methodisch nicht unproblematische Studie (Barefoot et al., 1983) wegläßt, bleibt somit eine knappe Mehrheit von sechs positiven gegenüber vier negativen Untersuchungen.

Ein *Zusammenhang zwischen Feindseligkeit und der Schwere der koronaren Herzerkrankung* scheint gut gesichert. Fünf von sechs gefundenen Studien (vgl. Mittag, 1999) ergaben positive Ergebnisse. Darunter sind drei Studien, die den koronarangiographischen Befund als Kriterium für die Schwere der Erkrankung nehmen, darunter die allererste Untersuchung von Williams et al. (1980). Auch in einer eigenen Untersuchung (Mittag, Kolenda, Nordmann, Bernien und Maurischat, 1998) an 73 Koronarpatienten im Alter zwischen 40 und 59 Jahren wurden statistisch signifikante Zusammenhänge zwischen Feindseligkeit und dem Erstmanifestationsalter sowie der Zahl der kritisch stenosierten Koronargefäße (Ein- vs. Mehrgefäßerkrankung) gefunden. Die Zahl der Koronargefäße, die klinisch bedeutsame Stenosen aufweisen, zählt zu den medizinisch "harten" Kriterien für die Schwere der Erkrankung. Daß sich genau zwischen diesem Merkmal und Hostilität statistisch bedeutsame Zusammenhänge finden, spricht für die klinische Bedeutung des Merkmals Feindseligkeit.

Wie kann man sich nun das mögliche Bedingungsgefüge von Hostilität als koronarer Risikofaktor vorstellen? Eine besondere Bedeutung kommt den *psychophysiologischen Studien* zu, da nur auf diese Weise die „Brücke" zwischen Feindseligkeit und erhöhte koronaren Risiko erklärt werden kann. In den hierzu vorliegenden Untersuchungen (vgl. Mittag, 1999) zeichnet sich eine recht eindeutige Evidenz für einen Zusammenhang zwischen Hostilität und der kardiovaskulären Reaktivität, also der Veränderung von Blutdruck und Pulsfrequenz unter Belastungsbedingungen, ab. Dies gilt besonders unter Bedingungen, in denen Ärger provoziert wurde, sowie in sozialen Interaktionssituationen. Entsprechende Zusammenhänge zeigen sich auch unter Alltagsbelastungen z. B. im Beruf.

Untersuchungen zum Zusammenhang von Feindseligkeit und Lipidkonzentrationen haben widersprüchliche und teilweise klinisch irrelevante Ergebnisse erbracht (vgl. Mussgay & Rüddel, 1999). In zumindest einer Studie wurden aber Zusammenhänge zwischen Feindseligkeit und Faktoren der Blutgerinnungskaskade gefunden (Schonwetter, Dion, Ready, Dyck & Gerrard, 1991). Williams (1994) hat neuerdings die neurobiologischen und genetischen Zusammenhänge zwischen Feindseligkeit und erhöhtem Krankheitsrisiko in den Vordergrund gestellt und die Vermutung geäußert, daß Störungen des Serotoninstoffwechsels sowohl für die behavioralen (Rauchen, Fehlernährung) als auch unmittelbar für die pathophysiologischen Mechanismen ursächlich sein könnten. Ein neuerer Überblick zum Forschungsstand findet sich bei Brummett und Williams (1998).

Zwischen Hostilität und dem *gesundheitsbezogenen Lebensstil* finden sich in den dazu vorliegenden Untersuchungen recht eindeutige Zusammenhänge (vgl. Mittag, 1999). Hoch feindselige Personen rauchen häufiger, sie ernähren sich ungesünder (Cholesterinanteil in der Nahrung) und sie zeigen generell risikoreiche Verhaltensweisen. Einige Befunde sprechen auch dafür, daß sie entgegen der volkstümlichen Meinung ein höheres Körpergewicht (BMI) haben. Außer-

470

dem erfahren sie weniger soziale Unterstützung, erleben mehr Konflikte in der Partnerschaft, und sie berichten mehr „daily hassles".

Hinsichtlich der *Entstehung und Veränderbarkeit feindseliger Einstellungsmuster und Kognitionen* ist nach den wenigen hierzu berichteten Untersuchungen am ehesten von einer Verbindung von elterlichem Erziehungsstil und einer (schwachen) genetischen Komponente auszugehen. Ablehnung, fehlende emotionale Wärme und Empathie seitens der Eltern stehen danach mit Hostilität in Verbindung. Scherwitz und Rugulies (1991) konnten zeigen, daß es im Rahmen von intensiven Bemühungen um eine umfassende Lebensstiländerung bei KHK-Patienten auch möglich ist, feindselige Haltungen zu verändern. Damit ist allerdings noch nichts darüber ausgesagt, ob eine Veränderung feindseliger Einstellungen auch mit einer Reduktion des koronaren Risikos einhergeht.

Aus den vorliegenden Arbeiten zu *Reliabilität und Validität der Ho-Skala* läßt sich ableiten, daß Hostilität verbunden ist mit dem sozioökonomischen Status (Einkommen, Schulbildung) sowie mit Geschlecht und (fraglich) auch mit Alter. Damit ist Feindseligkeit mit einem anderen wichtigen gesundheitlichen Risikofaktor, nämlich dem sozioökonomischen Status, sowie mit zumindest einem weiteren koronaren Risikofaktor (männliches Geschlecht) konfundiert. Nun ist das Problem der Konfundierung von Risikofaktoren in der Gesundheitsforschung ubiquitär; es hängt u. a. zusammen mit dem Ausmaß der Differenzierung der Erklärungsansätze und der zunehmenden Zahl der im entsprechenden Bedingungsgefüge berücksichtigten Konstrukte. Barefoot et al. (1991) warnen in diesem Zusammenhang davor, den vermeintlich weniger „harten" Bedingungsfaktor Feindseligkeit gegenüber dem Sozialstatus unzulässig zu unterschätzen.

4. Fazit und Diskussion

Insgesamt ist die Befundlage insbesondere bei den epidemiologischen Studien nicht völlig überzeugend, und es bleiben irritierende Widersprüche bestehen. Diese beziehen sich vor allem auf die Frage, ob Feindseligkeit nun einen *koronarspezifischen* Risikofaktor bildet, oder ob nicht vielmehr Morbidität und Mortalität ganz allgemein bei hoch-feindseligen Personen erhöht sind. Zumindest letzteres läßt sich anhand der vorliegenden Befunden mit ziemlicher Eindeutigkeit bejahen. Hinsichtlich der Mechanismen, die zu diesem Zusammenhängen beitragen, gibt es hinsichtlich der kardiovaskulären Reaktivität sowie dem gesundheitsbezogenen Lebensstil und dem sonstigen Risikofaktorenprofil, insbesondere dem Faktor „fehlender sozialer Rückhalt", hinreichende Evidenz. Außerdem liegen Befunde aus Zwillingsstudien vor, die auch eine genetische Komponente vermuten lassen.

Ein solches komplexes Bedingungsgefüge (vgl. Abbildung) fügt sich gut ein in die heutigen Modellvorstellungen von dem Zusammenhang zwischen psychischen Faktoren und Krankheit (z. B. Steptoe, 1991). Neueste Überlegungen von Williams (1994) legen dabei die Frage nahe, ob Feindseligkeit ein kausaler Faktor in diesem Gefüge ist, oder ob nicht vielleicht kognitive (Feindseligkeit) und beha-

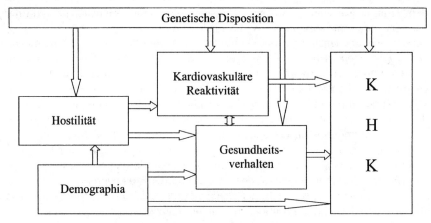

Abb 1: Bedingungsgefüge von Hostilität als koronarer Risikofaktor

viorale Faktoren (Gesundheitsverhalten) gleichermaßen genetisch vergesellschaftet sind mit pathophysiologischen Mechanismen, die koronarschädigend sind.

Problematisch ist, daß der Feindseligkeitskomplex mehrdimensional ist und neben kognitiven auch affektive und behaviorale Komponenten umfaßt (vgl. Averill, 1982). Dies wirft Fragen der Operationalsierung des Konstrukts auf. Faktorenanalysen der Items der Ho-Skala haben zumeist einen starken ersten Faktor gefunden, der als „Zynismus" interpretiert werden kann (z. B. Costa, Zonderman, McCrae & Williams, 1985; Mittag, Peschel, Chrosziewski & Maurischat, 1997). Auch ein Vergleich der Ho-Skala mit Subskalen aus der revidierten Version des MMPI(-2) ergab einen engen inhaltlichen und korrelativen Zusammenhang mit der neuen Subskala „cynicism" (Mittag, Maurischat, Chrosziewski & Weber, 2000). Es spricht also vieles dafür, daß „Zynismus" die entscheidende Wirkdimension der berichteten Zusammenhänge zwischen Feindseligkeit und koronarem Risiko ist.

Zukünftige Untersuchungen zum Feindseligkeitskomplex werden vor allem auch der Operationalisierung von Feindseligkeit und der Unterscheidung zwischen Zynismus, Ärger und Aggressivität mehr Aufmerksamkeit schenken müssen. Sie sollten darüber hinaus die Komplexität des Bedingungsgefüges von Feindseligkeit, Gesundheitsverhalten, physiologischen Faktoren und sozialen Merkmalen im Rahmen von multivariaten Designs berücksichtigen und statistische Analyseverfahren verwenden, die eine Überprüfung von Hypothesen über gerichtete Wirkzusammenhänge bei nicht-experimentell gewonnene Daten erlauben (vgl. Hodapp, 1993). Eine wesentliche Aufgabe zukünftiger Untersuchungen sollte dabei die Klärung der Frage sein, ob Feindseligkeit tatsächlich ein spezifisch koronarer oder vielmehr eine allgemeiner Risikofaktor ist.

Bis dahin meine ich, sollte von den Ergebnissen der vorliegenden Metaanalysen zum Feindseligkeitskomplex ausgegangen werden. Matthews (1988), die eine Metaanalyse bis dahin vorliegender Studien durchgeführt hat, kommt zu dem Schluß, daß Hostilität einen koronaren Risikofaktor darstellt. Auch eine neuere

Metaanalyse (Miller et al., 1996), in die insgesamt 45 Studien eingingen, unterstützt diese Sichtweise; die AutorInnen dieser Studie kommen ebenfalls zu dem Schluß, daß Hostilität einen unabhängigen koronaren Risikofaktor bildet, dessen Stärke etwa der eines „klassischen" Risikofaktors entspricht. Dagegen fand Myrtek (1995) keinen Zusammenhang zwischen Feindseligkeit und dem koronaren Risiko. Dieses Ergebnis könnte dadurch beeinflußt sein, daß in diese Metaanalyse lediglich zwei epidemiologische Untersuchungen eingingen. Alles zusammengenommen bleibt also ein weites Feld für weitere Forschung zum Stellenwert von Hostilität als koronarer Risikofaktor.

Literatur

Adler, R., Rassek, M. & Schmidt, T.H. (1981). Arterielle Verschlußkrankheiten: Koronare Herkrankheit, Apoplexie und Claudicatio intermittens. In T. von Uexküll (Hrsg.), Lehrbuch der Psychosomatischen Medizin (S. 559-570). München: Urban & Schwarzenberg.

Apples, A., Mulder, P., van´t Hof, M., Jenkins, C.D., van Houtem, J. & Tan, F. (1986). The predictive power of A/B typology in Holland: Results of a 9.5-year follow-up study. In: T.H. Schmidt, T.M. Dembroski & G. Blümchen (Eds.) Biological and physiological factors in cardiovascular disease (pp. 57-62). Berlin: Springer.

Averill, J.R. (1982). Anger and aggression: An essay on emotion. Springer: New York.

Barefoot, J.C., Dahlstrom, W.G. & Williams, R.B. (1983). Hostility, CHD incidence, and total mortality: A 25-year follow-up study of 255 physicians. Psychosomatic Medicine, 45, 59-63.

Barefoot, J.C., Dodge, K.A., Peterson, B.L., Dahlstrom, W.G. & Williams, R.B. (1989). The Cook-Medley Hostility Scale: Item content and ability to predict survival. Psychosomatic Medicine, 51, 46-57.

Barefoot, J.C., Peterson, B.L., Dahlstrom, W.G., Siegler, I.C., Anderson, N.B. & Williams, R.B. (1991). Hostility patterns and health implications: Correlates of the Cook-Medley Hostility Scale scores in a national survey. Health Psychology, 10, 18-24.

Booth-Kewley, S. & Friedman, H.S. (1987). Psychological predictors of heart disease: A quantitative review. Psychological Bulletin, 101, 343-362.

Brummet, B.H. & Williams, R.B. (1998). Hostility and risk for disease. Current Opinion in Psychiatry, 11, 607-613.

Cohen, J.B. & Reed, D. (1985). The type A behavior pattern and coronary heart disease among Japanese men in Hawaii. Journal of Behavioral Medicine, 8, 343-352.

Cook, W.W. & Medley, D.M. (1954). Proposed hostility and pharisaic-virtue scales for the MMPI. The Journal of Applied Psychology, 38, 414-418.

Costa, P.T., Zonderman, A.B., McCrae, R.R. & Williams, R.B. (1986). Cynicism and paranoid alienation in the Cook and Medley HO scale. Psychosomatic Medicine, 48, 283-285.

Friedman, M. & Rosenman, R.H. (1959). Association of specific overt behavior pattern with blood and cardiovascular findings. Journal of the American Medical Association, 169, 1286-1296.

Friedman, M. & Rosenman, R.H. (1975). Der A-Typ und der B-Typ. Reinbek: Rowohlt.

Friedman, M., Thoreson, C.E., Gill, J.J., Powell, L.H., Ulmer, D., Thompsen, L., Price, V.A., Rabin, D.D., Breall, W.S., Dixon, T., Levy, R. & Bourg, E. (1984). Alteration of type A behavior and reduction in cardial recurrences in postmyocardial infarction patients. American Heart Journal, 2, 237-247.

Haynes, S.G., Feinleib, M. & Kannel, W.B. (1980). The relationship of psychosocial factors to coronary heart disease in the Framingham Study, III: Eight-year incidence of coronary heart disease. American Journal of Epidemiology, 111, 37-58.

Hodapp, V. (1997). Von der Assoziations- zur Dependenzanalyse: Methodologische Perspektiven in der Gesundheitspsychologie. Zeitschrift für Gesundheitspsychologie, 1, 87-104.

Kittel, F. (1986). Type A and other psychosocial factors in relation to coronary heart disease. In: T.H. Schmidt, T.M. Dembroski & G. Blümchen (Eds.) Biological and physiological factors in cardiovascular disease (pp. 63-84). Berlin: Springer.

Kupfer, P. (1993). Das Typ-A-Verhalten nach der Demontage - was bleibt? Bestandsaufnahme und aktueller Forschungstrend. Zeitschrift für Klinische Psychologie, 12, 22-38.

Matthews, K.A. (1988). CHD and Type A behaviors: Update on and alternative to the Booth-Kewley and Friedman quantitative review. Psychological Bulletin, 104, 373-380.

Matthews, K.A., Glass, D.C., Rosenman, R.H. & Bortner, R.W. (1977). Competitive drive pattern A, and coronary heart disease: A further analysis of some data from the Western Colloborative Group Study. Journal of Chronic Diseases, 30, 489-498.

Miller, T.Q., Smith, T.W., Turner, C.W., Guijarro, M.L. & Hallet, A.J. (1996). A metaanalytic review of research on hostility and physical health. Psychological Bulletin, 119, 322-348.

Mittag, O. (1999). Feindseligkeit als koronarer Risikofaktor: Zum gegenwärtigen Forschungsstand. Zeitschrift für Gesundheitspsychologie, 7, 53-66.

Mittag, O., Kolenda, K.-D., Nordmann, K.-J., Bernien, J. & Maurischat, C. (1998). Zusammenhang zwischen Feindseligkeit und Erstmanifestationsalter sowie der Schwere der koronaren Herzerkrankung. Herz / Kreislauf, 30, 56-60.

Mittag, O., Maurischat, C., Chrosziewski, W. & Weber, J. (2000). Die Cook-Medley Hostility Scale im Vergleich zu den Subskalen „Cynicism", „Anger" sowie „Type A" aus dem MMPI-2: Zur Operationalisierung von Feindseligkeit (zur Veröffentlichung eingereichtes Manuskript).

Mittag, O., Peschel, U. & Chrosziewski, W. (1997). Was ist so ungesund an der Feindseligkeit? Ergebnisse zur deutschsprachigen Version der "Cook-Medley Hostility Scale" und ihren Subskalen. Report Psychologie, 7, 500-515.

Mussgay, L. & Rüddel, H. (1999). Der Einfluß von Ärger, Persönlichkeit und Beschwerdesymptomatik auf die Lipidkonzentration. Zeitschrift für Gesundheitspsychologie, 7, 67-76.

Myrtek, M. (1985). Streß und Typ-A-Verhalten, Risikofaktoren der koronaren Herzkrankheit? Eine kritische Bestandsaufnahme. Psychotherapie, Psychosomatik, Medizinische Psychologie, 35, 249-251.

Myrtek, M. (1995). Type A behavior pattern, personality factors, disease, and physiological reactivity: A metaanalytic update. Personality and Individual Differences, 18, 491-502.

Ragland, D.R. & Brand, R.J. (1988). Type A behavior and mortality from coronary heart disease. New England Journal of Medicine, 318, 65-69.

Rosenman, R.H., Brand, R.J., Jenkins, C.D., Friedman, M., Straus, R. & Wurm, M. (1975). Coronary heart disease in the Western Colloborative Group Study: Final follow up experience of 8 ½ years. Journal of the American Medical Association, 233, 872-877.

Scherwitz, L. & Rugulies, R. (1991). Life-style and hostility. In: H.S. Friedman (Ed.) Hostility, coping, and health (pp. 77-98). Washington: APA.

Schonwetter, D.J., Dion, P.R., Ready, A.E., Dyck, D.G. & Gerrard, J.M. (1991). The interactive effects of type A behavior and hostility on bleeding time thromboxane and prostacyclin formation. Journal of Psychosomatic Research, 35, 645-650.

Shekelle, R.B., Hulley, S., Neaton, J., Billings, J., Borhani, N., Gerace, T., Jacobs, D., Lasser, N., Mittlemark, M., Stamler, J. and the MRFIT Research Group. (1985). The MRFIT behavioral pattern study: II. Type A behavior pattern and incidence of coronary heart disease. American Journal of Epidemiology, 122, 559-570.

Steptoe, A. (1991). The links between stress and illness. Journal of Psychosomatic Research, 35, 633-644.

WHO (1998). The world health report 1998. Life in the 21st century: A vision for all. Genf: WHO.

Williams, R.B. (1994). Neurobiology, cellular and molecular biology, and psychosomatic medicine. Psychosomatic Medicine, 56, 308-315.

Williams, R.B. & Barefoot, J.C. (1988). Coronary-prone behavior: The emerging role of the hostility complex. In: B.K. Houston & C.R. Snyder (Eds.) Type A behavior pattern. Research, theory, and intervention (pp. 189-211). New York: Wiley.

Williams, R.B., Haney, T.L., Kerry, L.L., Kong, Y.-H., Blumenthal, J.A. & Whalen, R.E. (1980) Type A behavior, hostility, and coronary atherosclerosis. Psychosomatic Medicine, 42, 539-549.

Intensive Veränderungen der Lebensweise zur Rückbildung der koronaren Herzkrankheit

Dean Ornish, Larry W. Schwerwitz, James H. Billings,
K. Lance Gould, Terri A. Merritt, Stephen Sparler,
William T. Armstrong, Thomas A. Ports, Richard L. Kirkeeide,
Charisse Hogeboom, Richard J. Brand

Die im folgernden beschriebene Studie demonstriert, daß intensive Änderungen der Lebensweise nach einem Jahr zu einer Rückbildung der koronaren Atherosklerose führen können.

Ziel der Untersuchung war die Bestimmung der Fähigkeit von Patienten, die intensiven Änderungen ihrer Lebensweise für insgesamt 5 Jahre aufrechtzuerhalten und der Wirkungen dieser Veränderungen der Lebensweise (ohne lipidsenkende Medikamente) auf die koronare Herzerkrankung.

Die Intervention bestand aus intensiven Veränderungen der Lebensweise (vegetarische Vollwertkost mit einem Anteil von 10% Fett, einem aeroben Bewegungstraining, Streß-Management-Training, der Einstellung des Rauchens und psychosozialer Unterstützung im Gruppentraining) für 5 Jahre.

Die wichtigsten Ergebnismaße waren das Beibehalten der intensiven Veränderungen der Lebensweise, Veränderungen des Stenosedurchmessers der Koronararterien in Prozent und kardiale Ereignisse.

Die wichtigsten Schlußfolgerungen: Nach 5 Jahren kam es in der Experimentalgruppe zu einer stärkeren Rückbildung der koronaren Atherosklerose als nach einem Jahr. Im Gegensatz dazu verschlimmerte sich die koronare Atherosklerose in der Kontrollgruppe weiterhin, und es traten mehr als zweimal so viele kardiale Ereignisse auf.

1. Konzeptansatz

Die Studie "Veränderungen der Lebesweise bei koronarer Herzkrankheit" war der erste randomisierte, klinische Versuch, der untersuchen sollte, ob ambulante Patienten motiviert werden können, eine umfassende Veränderung ihrer Lebensweise durchzuführen und beizubehalten, und wenn ja, ob das Fortschreiten der koronaren Atherosklerose ohne Einnahme lipidsenkender Medikamente aufgehalten oder zurückgebildet werden kann, gemessen durch eine computerunterstützte, quantitative Koronarangiographie. Diese Studie leitet sich von früheren Studien ab, die nichtinvasive Maße verwendeten (Ornish, Scherwitz, Doody et al. 1983; Ornish, Gotto, Miller et al. 1979).

Nach einem Jahr konnten wir feststellen, daß die Teilnehmer der Experimental-gruppe eine intensive Veränderung der Lebensweise durchführen und beibehal-ten konnten und eine Senkung des LDL-Cholesterinspiegels um 37,2% sowie eine Verringerung der Häufigkeit der Episoden von Angina pectoris um 91% zeigten (Ornish, Brown, Scherwitz et al. 1990). Der durchschnittliche Stenose-durchmesser in Prozent bildete sich von einem Ausgangswert von 40,0% nach einem Jahr auf 37,8% zurück, eine Veränderung, die mit dem Ausmaß der Ver-änderung der Lebensweise korrelierte. Im Gegensatz dazu veränderten Patien-ten in der Kontrollgruppe, die auf übliche Weise behandelt wurde, ihre Lebens-weise eher mäßig, zeigten eine 6%-ige Senkung des LDL-Cholesterinspiegels und eine Zunahme der Häufigkeit der berichteten Angina pectoris-Episoden um 165%. Der durchschnittliche Stenosedurchmesser in Prozent nahm von 42,7% auf 46,1% zu.

Angesichts dieser ermutigenden Befunde verlängerten wir die Studie um weitere vier Jahre, um (1) die Fähigkeit der Patienten zu bestimmen, intensive Verände-rungen hinsichtlich Ernährung und Lebensweise für einen wesentlich längeren Zeitraum einzuhalten, und um (2) die Wirkungen dieser Veränderungen auf Risikofaktoren, koronare Atherosklerose, Myokarddurchblutung und kardiale Ereignisse nach vier weiteren Jahren zu bestimmen.

2. Methoden

Das Design, die Rekrutierung und die Studienpopulation wurden bereits zuvor beschrieben (Ornish, Brown, Scherwitz et al. 1990, Gould, Ornish, Kirkeeide et al. 1992; Gould, Ornish, Scherwitz et al. 1995). Kurz gesagt, wir rekrutierten Männer und Frauen mit einer koronaren Atherosklerose, dokumentiert durch eine quantitative Koronarangiographie.

Wir identifizierten 193 potentiell geeignete Patienten für unsere Studie, die sich bereit erklärten, an einer quantitativen Koronarangiographie teilzunehmen. Nach Ausführung der Angiographie blieben 93 geeignete Patienten übrig, die rando-misiert der Experimental- oder Kontrollgruppe mit Hilfe eines randomisierten Einladungsverfahrens zugewiesen wurden, um Wechsel der Gruppenzugehörig-keit, ethische Bedenken, Nocebo-(schädigende) Effekte und Ausfälle zu minimie-ren. Von diesen geeigneten 93 Patienten wurden 53 randomisiert der Experi-mentalgruppe und 40 der Kontrollgruppe zugewiesen. Es wurde dann Kontakt mit den Patienten aufgenommen, und sie wurden eingeladen, an der Studie teilzunehmen; 28 (53%) bzw. 20 (50%) sagten ihre Teilnahme an der Experi-mental- bzw. Kontrollgruppe zu. Der primäre Grund für eine Ablehnung in der Experimentalgruppe war der mangelnde Wunsch, sich einer intensiven Verände-rung der Lebensweise und/oder einer zweiten Koronarangiographie zu unter-ziehen. Die Kontrollpatienten lehnten hauptsächlich ab, weil sie sich nicht einer zweiten Koronarangiographie unterziehen wollten. Um mögliche Selektionsef-fekte zu entdecken, sammelten wir Daten hinsichtlich Alter, Familienstand, be-richteter Episoden von Angina pectoris, Auftreten eines Myokardinfarkts in der Vorgeschichte, Größe, Gewicht, Anzahl pathologischer Läsionen und Schwere-

Tab. 1: Merkmale der Experimental- und Kontrollgruppen zu Studienbeginn*

Merkmale	Experimental (N=20)	Kontroll (N=15)	P Wert
Männer, Anzahl	20	12	.07
Frauen, Anzahl	0	3	
Alter, Mittelwert (SD), y	57.4 (6.4)	61.5 (7.5)	.08
Bildungsniveau, Mittelwert (SD), y	15.5 (2.7)	14.5 (3.4)	.29
Erwerbstätige, Anzahl	14	6	.10
BMI, Mittelwert (SD), kg/m²	28.4 (4.1)	25.4 (3.5)	.03
Anzahl der Fälle mit einem Myokardinfarkt in der Vorgeschichte	12	5	.17
Durchschnittliche Anzahl untersuchter Läsionen, Mittelwert (SD)	5.3 (2.7)	5.3 (3.2)	.03
Anzahl der Fälle mit einer perkutanen transluminalen Koronarangioplastie in der Vorgeschichte	5	4	>.99
Anzahl der Fälle mit einer koronaren Bypass-Transplantationsoperation in der Vorgeschichte	1	0	>.99
Berichtete Episoden von Angina pectoris, Anzahl (%)	11 (55)	5 (40)	.49

*Die Werte stellen Statistiken dar, außer wenn andernfalls angegeben. Die P Werte sind zweiseitige Signifikanzprüfungen.

grad der Stenosen für alle Patienten, die in die Studie randomisiert wurden, aber sich weigerten, teilzunehmen. Wir schlossen keine Patienten aus der Experimentalgruppe aus, die sich freiwillig gemeldet hatten, auch wenn wir an ihrer Fähigkeit zweifelten, das Programm zur Veränderung der Lebensweise zu befolgen. Alle Patienten, die sich freiwillig meldeten, wurden nach dem Intention-to-treat-Prinzip ("Behandlungsabsicht") überwacht.

Nach einem Jahr lieferten 7 Patienten keine angiographischen Daten, und es ist über die Gründe für den Ausfall der Nachbeobachtung bereits berichtet worden (Ornish, Brown, Sherwitz et al. 1990). Hinsichtlich der Ausgangsdaten der verbleibenden 41 Patienten fand sich bei den meisten eine schwere koronare Atherosklerose: 28 litten an einer 3-Gefäß-, 12 an einer 2-Gefäß- und einer an einer 1-Gefäß-Erkrankung. Zwei von diesen Patienten, deren angiographische Daten nach einem Jahr nicht verwendbar waren, erklärten sich damit einverstanden, sich nach 5 Jahren einer quantitativen Koronarangiographie zu unterziehen; diese Ergebnisse sind in dem Vergleich zwischen den Ausgangs- und den nach 5 Jahren erhobenen Daten enthalten.

Vier Experimental- und vier Kontrollpatienten, bei denen ein Angiogramm nach einem Jahr ausgeführt wurde, ließen nach 5 Jahren kein drittes durchführen. Drei von diesen vier Patienten in der Experimentalgruppe lehnten ein drittes Angiogramm ab (die Patienten hatten sich freiwillig nur für eine einjährige Studie ge-

478

meldet, die dann verlängert wurde), und einer verstarb zwischen dem ersten und dem vierten Jahr; von den vier Patienten der Kontrollgruppe, bei denen kein drittes Angiogramm ausgeführt wurde, verstarb einer, zwei erhielten eine Revaskularisation der untersuchten arteriellen Läsionen, und bei einem trat die Parkinsonsche Krankheit auf, er wurde zu krank, um gefahrlos untersucht zu werden. Filmaufnahmen der Angiogramme, die in San Francisco, Kalifornien aufgenommen worden waren, wurden zur quantitativen Blindanalyse an die medizinische Fakultät der Universität Texas, Houston, geschickt, wie bereits zuvor im Detail beschrieben wurde(Gould, Ornish, Kirkeeide et al. 1992).

Alle Ergebnisse bis auf die Läsionsveränderungen nach einem Jahr (18 Experimental- und 15 Kontrollpersonen) basieren auf der gesamten Anzahl von 35 Patienten, bei denen Angiogramme sowohl zu Studienbeginn wie auch nach fünf Jahren ausgeführt wurden. Von diesen 35 Patienten gab es 224 Läsionen bei der Ausgangsuntersuchung, von denen 24 einen 100%-igen Verschluß zeigten und die nach dem Untersuchungsprotokoll a priori von der Analyse der Läsionsveränderungen ausgeschlossen wurden. Von den verbleibenden 200 Läsionen gingen 14 während der vierjährigen Nachbeobachtungszeit aus folgenden Gründen verloren: In der Experimentalgruppe wurden zwei Läsionen aufgrund technischen Versagens während des Angiogramms ausgeschlossen, und bei zwei stimmten die Ansichten nicht überein; in der Kontrollgruppe stimmten die Ansichten bei drei Läsionen nicht überein, drei Läsionen wurden aufgrund technischen Versagens ausgeschlossen, eine wurde wegen einer Angioplastie ausgeschlossen, und drei wurden wegen einer koronaren Bypass-Operation ausgeschlossen. Nach dem vierten Jahr standen von insgesamt 186 Läsionen 109 von der Experimentalgruppe und 77 von der Kontrollgruppe für die Analyse zur Verfügung.

Die ursprüngliche einjährige Studie und die Verlängerung um vier Jahre wurden von den Ausschüssen zur Forschung an Menschen des Medizinischen Zentrums California Pacific und der Universität Kaliformien, San Francisco, genehmigt, und jeder Patient unterzeichnete eine schriftliche Einwilligungserklärung, nachdem er hinsichtlich der Anforderungen in der Studie vollständig informiert worden war.

Die Patienten führten über drei Tage ein Ernährungsprotokoll zu Studienbeginn sowie nach einem und nach fünf Jahren, um die Nährstoffaufnahme und die Einhaltung der Diät beurteilen zu können (Stuff, Garza, Smith et al. 1983). Die Methoden der Lipid-Untersuchungen waren dieselben wie bereits zuvor beschrieben. Diese dreitägigen Ernährungsprotokolle wurden mit einem Software-Paket (CBORD Diet analyzer, CBORD Group Inc., Ithaca, NY) analysiert; dazu wurde die Datenbank der US-Abteilung für Landwirtschaft verwendet. Zudem wurden die Patienten aufgefordert, einen Fragebogen auszufüllen, der die Häufigkeit und Dauer des körperlichen Trainings und jede Streß-Management-Technik erfaßt. Die Informationen aus diesen Quellen wurden unter Verwendung einer a priori festgesetzten Formel in kontinuierliche Meßwerte quantifiziert. Das Maß der Programmtreue war ein kontinuierlicher Meßwert, der die tägliche Aufnahme von Cholesterin (in mg), Fett (in g), Häufigkeit und Dauer des körperlichen Trainings, Häufigkeit und Dauer der Streß-Management-Techniken sowie das Rauchen widerspiegelte. Ein Meßwert von 1,0 kam einer 100%-igen

Programmtreue gleich, die Meßwerte konnten jedoch größer als 1,0 sein, wenn Teilnehmer die empfohlenen intensiven Veränderungen ihrer Lebensweise übertrafen.

Die für die Durchführung aller medizinischer Untersuchungen verantwortlichen Techniker waren "blind" im Hinblick auf die Zuteilung der Patientengruppen. Anderes Personal implementierte die Intervention hinsichtlich der Lebensweise, führte die Untersuchungen aus und berechnete statistische Analysen; dem Diätassistenten wurden allerdings auch die Nährstoffanalysen zugänglich gemacht, damit er die Sicherheit und Programmtreue der Patienten überwachen konnte. Die quantitativen Koronarangiographien wurden "blind" ohne Kenntniss der Gruppenzugehörigkeit analysiert.

3. Interventionsprogramm

Es wurde den Patienten der Experimentalgruppe ein intensives Programm zur Veränderung der Lebensweise verordnet, welches eine vegetarische Vollwertkost mit einem Anteil von 10% Fett, ein mäßiges aerobes Bewegungstraining, Streß-Management-Training, die Einstellung des Rauchens und psychosoziale Unterstützung im Gruppentraining, das früher im Detail beschrieben worden ist, beinhaltete (Ornish, Brown Sherwitz et al. 1990 S. 7-10). Die Patienten wurden dazu ermutigt, Monosaccharide zu meiden und die Aufnahme von komplexen Kohlenhydraten und anderer Vollwertkost zu bevorzugen. Nur eine Patientin war zu Studienbeginn aktive Raucherin, und sie hörte mit Programmbeginn auf. Die Patienten der Kontrollgruppe wurden aufgefordert, den Rat ihres Hausarztes in bezug auf Veränderungen ihrer Lebensweise zu befolgen.

4. Statistische Methoden

Wir entschieden uns a priori, den durchschnittlichen Stenosedurchmesser in Prozent als die primäre abhängige Variable heranzuziehen. Statistische Methoden zum Vergleich beider Gruppen wurden bereits vorher beschrieben. Die Analyse der Variablen zur Programmtreue und des Risikofaktorniveaus verwendete zeitlich strukturierte Meßwiederholungen, in der alle drei Meßzeitpunkte (Studienbeginn, ein Jahr und fünf Jahre) in ein einziges Regressionsmodell eingeschlossen wurden. Statistische Signifikanzwerte der Gruppenunterschiede wurden für die Ausgangswerte, Veränderungen nach einem Jahr und Veränderungen nach fünf Jahren unter Anwendung von F-Tests erhoben. Alle Analysen mit Meßwiederholungen wurden unter der Verwendung von PROC MIXED der SAS Version 6,08 implementiert (SAS Institute Inc. 1992). Bei der Analyse der Läsionsdaten wurde ein Modell mit Meßwiederholungen verwendet, in dem die Meßwiederholungen Ausgangswerte oder Veränderungswerte für multiple Läsionen innerhalb eines jeden einzelnen Probanden waren. Veränderungswerte wurden für die Zeitabschnitte von der Erhebung der Werte zu Studienbeginn und nach einem Jahr sowie von den Werten zu Studienbeginn und zum Zeitpunkt der Nachbeobachtungsuntersuchung nach fünf Jahren verwendet, und die Analsyse der Ausgangswerte, der Veränderungen nach einem Jahr und nach fünf Jahren wurden getrennt durchgeführt. Für die Testung signifikanter Unterschiede zwischen den Gruppen in bezug auf die Ausgangswerte, die Veränderungen nach einem Jahr und nach fünf Jahren wurden wieder die F-Tests verwendet, die SAS PROC MIXED zur Verfügung stellt. Die lineare Regression von SAS PROC MIXED, die Abhängigkeit der Daten gestattet, wurde verwendet, um die Beziehung zwischen Programmtreue und Veränderungen des Stenosedurchmessers in Prozent zu bestimmen. Relative Raten kardialer Ereignisse wurden mit Hilfe der Poisson Regression unter Verwendung exakter Teste analysiert und geprüft (Stata 5.0, College Station, Tex).

5. Ergebnisse

5.1. Vergleiche zwischen Ausgangswerten der freiwilligen Teilnehmer und der Teilnahmeverweigerer

Die Probanden, die das Angebot, an der Studie teilzunehmen, ablehnten, waren denen, die sich freiwillig meldeten, hinsichtlich aller zur Verfügung stehenden Daten ähnlich, bis auf die Tatsache, daß die, die sich freiwillig meldeten, eine höhere Wahrscheinlichkeit aufwiesen, daß in der Vorgeschichte eine Episode von Angina pectoris aufgetreten war (87% vs. 65%, P=0,02), sowie eine größere Anzahl von Läsionen (4,5 vs. 8,5; P=0,04) und Läsionen, die eine stärkere Stenose aufwiesen (2,3 vs. 2,0 auf einer 3-Punke-Skala; P=0,05).

5.2. Vergleiche zwischen Ausgangswerten der Experimentalgruppe und der Kontrollgruppe

Die Analysen der Ausgangswerte der 35 Freiwilligen, von denen die Läsionsdaten nach vier Jahren zur Verfügung standen, zeigten keine signifikanten Unterschiede zwischen der Experimental- und Kontrollgruppe bezüglich demographischer Merkmale, in der Vorgeschichte aufgetretener Ereignisse wie Myokardinfarkt, Angioplastie und Bypass-Operation, sowie der Anzahl von Läsionen, Stenosegrad der Läsionen, Fett- oder Cholesterinaufnahme mit der Nahrung, körperlicher Bewegung und Streß-Management-Training, Blutdruck, körperlicher Belastbarkeit und psychosozialer Maße (Tabellen 1-3).
Unter den vielen Vergleichen unterschieden sich nur wenige signifikant von einander (P>0,05). Es wurden mehr Frauen randomisiert der Kontrollgruppe zugewiesen als der Experimentalgruppe; diese Tatsache war zur Hälfte für den Unterschied im Gewicht zwischen den beiden Gruppen (10 kg) und zum größten Teil für den Größenunterschied (6 cm) verantwortlich.
Die Patienten der Experimentalgruppe zeigten einen etwas größeren Body-Mass-Index (BMI) (gemessen als das Körpergewicht in Kilogramm dividiert durch das

Tab. 2: Programmtreue bezüglich körperlichem Training, Streßmanagement und Ernährungsrichtlinien

	Mittelwert (SEM) zu Studienbeginn		Mittelwert (SEM) nach 1 Jahr			Mittelwert (SEM) nach 5 Jahren		
	Experimental-gruppe (N=20)	Kontroll-gruppe (N=15)	Experimental-gruppe l (N=20)	Kontroll-gruppe (N=15)	P Wert* Studien-beginn -1 Jahr	Experimental-gruppe (N=20)	Kontroll-gruppe (N=15)	P Wert* Studien-beginn 5 Jahre
Körperliches Training: Anzahl pro Woche	2.66 (0.84)	2.38 (0.77)	4.97 (0.35)	2.87 (0.70)	.06	4.34 (0.49)	3.57 (0.56)	.64
Stunden pro Woche	2.26 (0.85)	2.42 (0.99)	5.02 (0.61)	2.52 (0.70)	.12	3.55 (0.56)	2.90 (0.65)	.50
Stress-Management: Anzahl pro Woche	0.70 (0.41)	0.15 (0.10)	8.22 (0.73)	0.49 (0.25)	<.001	4.93 (1.02)	0.74 (0.39)	<.001
Minuten pro Tag	6.01 (3.56)	1.71 (1.19)	87.25(7.85)	4.47 (2.79)	<.001	48.53 (10.36)	8.44 (6.11)	.001
Fettaufnahme Gramm pro Tag	63.67 (4.35)	57.42 (5.94)	12.71 (1.06)	52.38 (5.31)	<.001	17.34 (2.30)	44.09 (6.88)	<.001
% der Energiezufuhr	29.71 (1.6)	30.52 (2.9)	6.22 (0.3)	28.76 (2.3)	<.001	8.51 (1.0)	25.03 (2.7)	<.001
Cholesterin in der Nahrungs-aufnahme mmol/L [mg/dl]	5,47 (0.672) 211.4 (26.0)	5.49 (0.908) 212.5 (35.1)	0.08 (0.002) 3.3 (0.8)	4.69 (0.636) 181.3 (24.6)	<.001	0.48 (0.140) 18.6 (5.4)	3.59 (0.64) 138.7 (24.8)	.002
Energiezufuhr J/Tag	9159 (473)	7159 (489)	7623 (4.73)	7004 (489)	.64	7724 (485)	6581 (489)	.86
Gesamtscore der Programm-treue t	0.62 (0.08)	0.60 (0.07)	1.29 (0.08)	0.64 (0.07)	<.001	1.06 (0.03)	0.72 (0.07)	<.001

*Alle P Werte sind zweiseitige Signifikanzprüfungen, und jeder ist das Ergebnis einer Testung der Nullhypothese, daß sich die Veränderungen zwischen 2 bestimmten Besuchen (z.B. Studienbeginn und 1 Jahr) zwischen Experimental- und Kontrollgruppe nicht voneinander unterscheiden.

†Prozentsatz des mindestempfohlenen Niveaus von kombinierten Veränderungen der Lebensweisen; diese enthält alle oben genannten Punkte sowie zusätzlich die Einstellung des Rauchens.

Tab. 3: Ausgangs- und Veränderungswerte der koronaren Läsionen nach 1-Jahr und 5-Jahren *

	Mittelwert zu Studienbeginn (95 % KI)		Veränderungswerte nach 1 Jahr (95 % KI)			Veränderungswerte nach 5 Jahren (95 % KI)		
	Experimental-gruppe	Kontroll-gruppe	Experimental-gruppe	Kontroll-gruppe	P Wert*	Experimental-gruppe	Kontroll-gruppe	P Wert**
Stenosedurch-messer, %	38.92 (35.29 to 42.54)	42.50 (38.18 to 46.81)	-1.75 (-4.08 to .58)	2.28 (-3.0 to 4.86)	.02	-3.07 (-5.91 to -0.24)	11.77 (3.40 to 20.14)	.001
Minimaldurch-messer, mm	1.64 (1.44 to 1.84)	1.74 (1.50 to 1.97)	0.01 (-0.10 to 0.12)	-0.12 (-0.25 to -0.001)	.11	0.001 (-0.11 to 0.11)	-0.34 (-0.66 to -0.02)	.05
Normaldurch-messer, mm	2.65 (2.39 to 2.92)	2.96 (2.64 to 3.27)	-0.08 (-0.16 to 0.03)	-0.10 (-0.27 to 0.06)	.68	-0.13 (-0.26 to 0.01)	0.045 (0.017 to 0.072)	.01

*KI gibt das Konfidenzintervall an.
**Alle P Werte sind zweiseitige Signifikanzprüfungen, und jeder ist das Ergebnis einer Testung der Nullhypothese, daß sich die Veränderungen zwischen zwei bestimmten Besuchen (z.B. zu Studienbeginn und nach 1 Jahr) zwischen den Experimental- und Kontrollgruppen nicht unterscheiden.

Quadrat der Körpergröße in Meter) (28,4 vs. 25,4 kg/m^2; P=0,04) und einen niedrigeren HDL-Cholesterinspiegel (1,04 mmol/l [40,1 mg/dl] vs. 1,36 mmol/l [52,4 mg/dl]; P=0,04), was sich auch in den niedrigeren Apolipoprotein-Spiegeln (3,45 mmol/l [133,1 mg/dl] vs. 4,08 mmol/l [157,5 mg/dl]; P=0,03) widerspiegelte. Der niedrigere BMI der Kontrollgruppe könnte Folge der größeren Anzahl Frauen in der Kontrollgruppe sein. Andere Lipid-Werte einschließlich der Quotienten von Gesamtcholesterin zu HDL und LDL zu HDL unterschieden sich nicht signifikant von den Ausgangswerten (Tabelle 4).

5.3. Programmtreue

In der Experimentalgruppe war die Programmtreue in Hinblick auf alle Aspekte des Programms hervorragend im ersten Jahr und gut nach fünf Jahren, wohingegen die Patienten der Kontrollgruppe eher mäßige Veränderungen während der fünf Jahre im Einklang mit den konventionellen Richtlinien (Tabelle 2) durchführten. Der Prozentsatz der täglichen Energieaufnahme (Kalorien) in Form von Obst, Gemüse, Vollkorngetreide, Soya, anderen Hülsenfrüchten, fettarmen Milchprodukten und Alkohol war nach einem und nach fünf Jahren vergleichbar. In der Experimentalgruppe verringerte sich die Fettaufnahme von ungefähr 30% auf 8,5%, die Cholesterinaufnahme von 211 auf 18,6 mg pro Tag, die Energieaufnahme von 8159 auf 7220 J (1950-1846 kcal), die Proteinaufnahme von 17% auf 15%, und die Kohlenhydrataufnahme stieg von 53% auf 76,5%. In der Kontrollgruppe verringerte sich die Fettaufnahme von ungefähr 30% auf 25%, die Cholesterinaufnahme von 212,5 auf 138,7 mg pro Tag, die Energieaufnahme von 7159 auf 6581 J (1711-1573 kcal), die Proteinaufnahme von 19% auf 18%, und die Kohlenhydrataufnahme stieg von 51% auf 52%. Da sich die Patienten nur für eine einjährige Studie freiwillig gemeldet hatten, kam es nach einem Jahr zu einer signifikanten Verringerung der Anwesenheit bei den Gruppensitzungen bei vier der Patienten. Walking war die empfohlene Art des körperlichen Trainings, aber manche Patienten gingen Joggen oder einem anstrengenderen Training nach.

5.4. Veränderung der Risikofaktoren

Patienten in der Experimentalgruppe verloren nach einem Jahr 10,9 kg an Gewicht und hielten nach fünf Jahren einen Gewichtsverlust von 5,8 kg aufrecht, wohingegen das Gewicht in der Kontrollgruppe sich gegenüber den Ausgangswerten nur wenig veränderte. In der Experimentalgruppe senkte sich der LDL-Cholesterinspiegel nach einem Jahr um 40% und blieb nach fünf Jahren 20% unter den Ausgangswerten. In der Kontrollgruppe senkte sich der LDL-Cholesterinspiegel nach einem Jahr um 1,2% und um 19,3% nach fünf Jahren. Es gab nach fünf Jahren keine statistisch signifikanten Unterschiede zwischen den beiden Gruppen bezüglich des LDL-Spiegels, hauptsächlich weil 9 (60%) der 15 Kontrollpatienten zwischen dem ersten und dem fünften Jahr der Studie li-

Tab. 4: Veränderung der Risikofaktoren

Risikofaktor	Mittelwert (SEM) zu Studienbeginn		Mittelwert (SE) nach 1 Jahr			Mittelwert (SE) nach 5 Jahren		
	Experimental-gruppe (N=20)	Kontroll-gruppe (N=15)	Experimental-gruppe (N=20)	Kontroll-gruppe (N=15)	P Wert* Baseline 1 Jahr	Experimental-gruppe (N=20)	Kontroll-gruppe (N=15)	P Wert* Studien-beginn 5 Jahre
SerumLipide, mmol/l [mg/dl] Gesamtcholesterin	5.83 (0.31) (2.25 (11.9))	6.42 (0.24) (247.9 (0.4))	4.22 (0.22) (162.9 (8.4))	6.33 (0.38) (244.3 (14.7))	.004	4.87 (0.20) (188.0 (7.8))	5.62 (0.20) (217.0 (7.9))	.60
LDL-Cholsterin	3.72 (0.29) (143.80 (11.21))	4.30 (0.19) (166.40 (7.46))	2.24 (0.24) (86.56 (9.41))	4.25 (0.38) (164.13 (14.85))	.003	2.99 (0.20) (115.35 (7.59))	3.47 (0.21) (133.80 (8.25))	.76
HDL-Choleserin	1.04 (0.07) (40.05 (2.79))	1.36 (0.14) (52.36 (5.54))	0.94 (0.10) (36.28 (3.61))	1.34 (0.10) (51.87 (3.81))	.35	0.90 (0.05) (34.75 (2.03))	1.28 (0.12) (49.27 (4.47))	.54
Triglyzeride	5.90 (0.69) (227.8 (26.5))	5.78 (1.63) (223.3 (63.0))	6.69 (0.75) (258.2 (29.1))	4.30 (0.40) (168.1 (15.5))	.17	6.11 (0.59) (236.1 (22.9))	5.48 ((0.78) (211.5 (30.2))	.78
Apolipopro-teine g/L A-I	1.331 (0.046)	1.575 (0.002)	1.308 (0.057)	1.781 (0.121)	.11	1.302 (0.092)	1.839 (0.139)	.04
B	1.000 (0.054)	1.024 (0.052)	0.7685 (0.046)	1.085 (0.053)	.004	1.014 (0.072)	0.991 (0.083)	.83
Blutdruck mmHg systolisch	135.3 (4.0)	137.2 (4.5)	126.4 (3.9)	128.8 (4.5)	.96	130.0 (3.9)	123.3 (4.7)	.04
diastolisch	81.70 (2.05)	80.27 (3.15)	77.03 (2.01)	75.07 (8.15)	.91	76.63 (2.01)	73.61 (3.25)	.74
Gewicht (kg)	91.40 (3.42)	75.74 (4.37)	80.54 (2.48)	77.18 (4.73)	.001	85.64 (2.88)	77.09 (4.5)	.001

*Alle P Werte sind zweiseitige Signifikanzprüfungen und jeder ist das Ergebnis einer Testung der Nullhypothese, daß sich die Veränderungen zwischen zwei bestimmten Besuchen (z.B. zu Studienbeginn und nach 1 Jahr) zwischen den Experimental- und Kontrollgruppen nicht unterscheiden.

pidsenkende Medikamente einnahmen. Während der fünfjährigen Studie nahm keiner von den Patienten der Experimentalgruppe lipidsenkende Medikamente ein. Während der Studie nahmen 14 Patienten aus der Experimental- und 11 Patienten aus der Kontrollgruppe Aspirin ein.

Die Triglycerid-Werte veränderten sich in keiner der beiden Gruppen signifikant. Apolipoprotein A-1 änderte sich nicht in der Experimentalgruppe, in der Kontrollgruppe jedoch nahm es (P=0,004) zu. HDL-Werte und Blutdruck unterschieden sich nicht signifikant zwischen den beiden Gruppen.

5.5. Angina pectoris

Die Patienten der Experimentalgruppe zeigten nach einem Jahr eine 91%-ige Verringerung der berichteten Häufigkeit von Angina pectoris und eine 72%-ige Verringerung nach fünf Jahren (Tabelle 5). Im Gegensatz dazu zeigten die Patienten der Kontrollgruppe eine 186%-ige Zunahme der berichteten Häufigkeit von Angina pectoris nach einem Jahr und eine Zunahme von 36% nach fünf Jahren. Die Abnahme von Angina pectoris in der Kontrollgruppe nach fünf Jahren war zum großen Teil auf drei der fünf Patienten zurückzuführen, die zwischen Studienbeginn und erstem Jahr eine Zunahme der Episoden von Angina pectoris berichteten und sich dann zwischen dem ersten und dem fünften Jahr einer koronaren Angioplastie unterzogen. Aufgrund dieser Verringerung von Episoden von Angina pectoris bei Patienten der Kontrollgruppe, die sich einer Revaskularisation unterzogen, waren die Unterschiede zwischen den Gruppen nach fünf Jahren nicht mehr signifikant (Tabelle 5).

5.6. Angiographische Veränderungen

Alle feststellbaren Läsionen, die zu Studienbeginn und bei der fünfjährigen Nachfolgeuntersuchung einander entsprachen und die bei der ersten Erhebung zu Studienbeginn nicht 100% verschlossen waren, wurden in die Analyse einbezogen (n=186). Zu Studienbeginn bestanden keine Unterschiede zwischen der Experimental- und Kontrollgruppe in bezug auf das Ausmaß der Läsionen (Tabelle 3). In der Experimentalgruppe reduzierte sich der durchschnittliche Stenosedurchmesser in Prozent nach einem Jahr um 1,75 absolute Prozentpunkte (eine relative Verbesserung von 4,5%) und nach fünf Jahren um 3,1 absolute Prozentpunkte (eine relative Verbesserung von 7,9%). Im Gegensatz dazu vergrößerte sich der durchschnittliche Stenosedurchmesser in Prozent in der Kontrollgruppe nach einem Jahr um 2,3 Prozentpunkte (eine relative Verschlechterung von 27,7%). Diese Unterschiede zwischen den Gruppen waren sowohl nach einem Jahr als auch nach fünf Jahren (jeweils P=0,02 und P=0,001, Abbildung 1) statistisch signifikant.

Abbildung 2 zeigt die Veränderungen des durchschnittlichen Stenosedurchmessers in Prozent in der Experimentalgruppe zwischen Studienbeginn und fünf Jahre später entsprechend den Tertilen der Programmtreue hinsichtlich der In-

Tab. 5: Berichtete Symptome einer Angina pectoris

	Mittelwert (SD) zu Studienbeginn		Mittelwert (SD) nach 1 Jahr			Mittelwert (SD) nach 5 Jahren		
	Experimentalgruppe (N=18)	Kontrollgruppe (N=24)	Experimentalgruppe (N=18)	Kontrollgruppe (N=14)	P Wert* Studienbeginn 1 Jahr	Experimentalgruppe (N=18)	Kontrollgruppe (N=14)	P Wert* Studienbeginn 5 Jahre
Häufigkeit von Brustschmerzen, Anzahl/ Woche	5.8 (14.7)	1.4 (1.8)	0.5 (0.8)	4.0 (9.3)	.08	1.6 (2.7)	0.9 (1.9)	.32
Dauer der Brustschmerzen (Minuten)	3.1 (4.8)	3.2 (8.4)	1.8 (4.7)	7.6 (15.9)	.11	0.9 (1.3)	1.0 (2.7)	.93
Ausmaß der Brustschmerzen (Skala von 1-7)	1.5 (1.5)	0.6 (0.8)	0.7 (1.2)	1.4 (1.2)	<.001	0.9 (1.4)	0.6 (1.1)	.29

*Alle P Werte sind zweiseitige Signifikanzprüfungen und jeder ist das Ergebnis einer Testung der Nullhypothese, daß sich die Veränderungen zwischen 2 bestimmten Besuchen (z.B. zu Studienbeginn und nach 1 Jahr) zwischen Experimental- und Kontrollgruppe nicht voneinander unterscheiden.

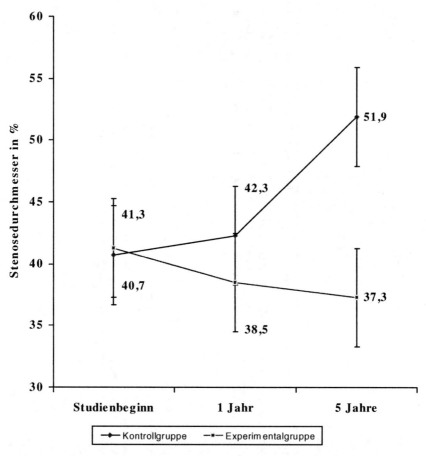

Abb. 1: Mittlerer Stenosedurchmesser in Prozent in Experimental- und Kontrollgruppe zu Studienbeginn, nach 1 Jahr und nach 5 Jahren. Die Fehlerbalken stellen
den Standardmeßfehler dar. * p=0.02 nach zweiseitiger Testung zwischen den
Gruppen

tervention bezüglich der Lebensweise. Wie bereits nach dem ersten Jahr zu
sehen, gab es auch nach fünf Jahren eine hohe Korrelation zwischen Programmtreue und Stenosedurchmesser in Prozent gemäß einer Dosis-Wirkungsbeziehung; das Tertil der Patienten, die dem Programm am besten folgten (d.h.
diejenigen mit der höchsten Programmtreue), zeigte die stärkste Rückbildung,
das Tertil mit einer mittleren Programmtreue zeigte eine geringere Rückbildung
und beim Tertil mit der geringsten Programmtreue wurde das Fortschreiten der
Erkrankung aufgehalten, es fand sich jedoch keine Rückbildung (P=0,04). Interessant ist, daß diese Beziehung weder mit dem Alter noch mit der Schwere der
Erkrankung zusammenhing. Es bestand kein signifikanter Zusammenhang zwischen Programmtreue und Veränderungen der Läsionen in der Kontrollgruppe,

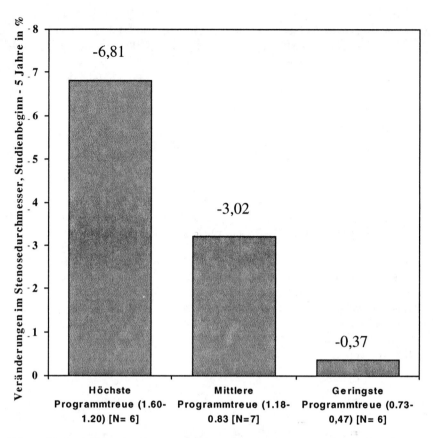

Abb. 2: Veränderung des Stenosedurchmessers in Prozent nach Tertilen der Programmtreue in Jahren in der Experimentalgruppe

vielleicht weil viele der Patienten damit begannen, lipidsenkende Medikamente einzunehmen, was die Möglichkeit, einen Zusammenhang zu finden, konfundiert haben mag. Tatsächlich fanden wir in beiden Gruppen signifikante Korrelationen zwischen Veränderungen der Lipidwerte (LDL und Gesamtcholesterin) und Veränderungen der Läsionen. Diese Korrelationen blieben signifikant, sowohl wenn die Lipidwerte nach fünf Jahren als auch die Veränderungen der Lipidwerte innerhalb der fünf Jahre analysiert wurden.

Als sekundäre Analyse untersuchten wir die Ergebnisse der Patienten in der Kontrollgruppe, die im Laufe der Studie lipidsenkende Medikamente einzunehmen begannen. Der Stenosedurchmesser in Prozent nahm von 45,7% auf 51,7% zu, eine Veränderung von 6,0 absoluten Prozentpunkten. Bei den Kontrollpatienten, die keine lipidsenkenden Medikamente einnahmen, kam es zu einem Fortschreiten der Erkrankung von 40,7% auf 59,7%, eine viel größere

Veränderung um 19,0 absolute Prozentpunkte. (Keiner der Patienten der Experimentalgruppe nahm während der Studie lipidsenkende Medikamente ein).
Die Veränderung des BMI zwischen Studienbeginn und einem Jahr danach (r=0,85; P<0,001) und zwischen Studienbeginn und fünf Jahren später (r=0,72; P=0,001) zeigte nur in der Kontrollgruppe mit der Veränderung des Stenosedurchmessers in Prozent eine signifikante Korrelation. Mit anderen Worten: Bei denjenigen Patienten, die an Gewicht zunahmen, kam es eher zu einer Zunahme der Atherosklerose.

5.7. Kardiale Ereignisse

Von allen 48 Patienten lagen Daten bezüglich der kardialen Ereignisse vor. Kardiale Ereignisse schlossen einen Myokardinfarkt, eine koronare Angioplastie, auf das Herz bezogene Krankenhauseinweisungen und Todesfälle infolge von Herzerkrankungen ein.
Nach fünf Jahren gab es mehr kardiale Ereignisse in der Kontrollgruppe (45 Ereignisse bei 20 Patienten, oder 2,25 Ereignisse pro Patient) als in der Experimentalgruppe (25 Ereigninsse bei 28 Patienten, oder 0,89 Ereignisse pro Patient) (Tabelle 6). Patienten der Kontrollgruppe ließen eher als Patienten der Experimentalgruppe eine koronare Angioplastie oder eine Bypass-Operation durchführen und/oder wurden eher aufgrund von auf das Herz bezogenen Problemen ins Krankenhaus eingewiesen.

6. Diskussion

Der primäre Endpunkt dieser Studie, der a priori ausgewählt wurde, war der durchschnittliche Stenosedurchmesser in Prozent. Im Durchschnitt ließ sich bei den Patienten der Experimentalgruppe, die angehalten wurden, diese intensiven Veränderungen ihrer Lebensweise durchzuführen, nach fünf Jahren eine deutlichere Rückbildung (eine weitere Verbesserung) feststellen als nach einem Jahr.
Im Gegensatz dazu zeigten die Patienten der Kontrollgruppe nach fünf Jahren eine viel stärkere Zunahme (eine weitere Verschlechterung) des durchschnittlichen Stenosedurchmessers in Prozent als nach einem Jahr, obwohl mehr als die Hälfte der Patienten der Kontrollgruppe lipidsenkende Medikamente einnahm. Obwohl die Stichprobengröße relativ klein ist (Ornish 1998), waren diese Differenzen sowohl nach einem Jahr als auch nach fünf Jahren statistisch signifikant. Diese Befunde unterstützen die Eignung intensiver Veränderungen der Lebensweise hinsichtlich einer Verzögerung, eines Anhaltens oder einer Rückbildung einer Progression der koronaren Herzerkrankung bei ambulanten Patienten über einen längeren Zeitraum.
Wir fanden mehr als zweimal soviele kardiale Ereignisse pro Patient in der Kontrollgruppe als in der Experimentalgruppe. Diese Befunde stimmen mit anderen klinischen Studien überein, in denen gezeigt wurde, daß sogar kleine Veränderungen des Stenosedurchmessers in Prozent oft von einer ausgeprägten Ab-

Tab. 6: Kardiale Ereignisse innerhalb der 5-jährigen Nachbeobachtungszeit

	Anzahl Ereignisse		Relatives Risiko	95%-iges Konfidenz-intervall	P Wert
	Experimental-gruppe* (N=28)	Kontroll-gruppe† (N=20)			
Myokardininfarkt	2	4	2.74	0.303-30.3	.26
Perkutane transluminale koronarangioplastie	8	14	2.40	0.939-6.60	<.05
Koronare Bypass Transplantations-operation	2	5	3.43	0.561-36.0	.14
Kardial bedingte Krankenahusaufenthalte‡	23	44	2.62	0.55-4.55	<.001
Todesfälle	2	0	0.685	0.012-13.2	.01
Andere Ereignisse	25	45	2.47	1.48-4.20	<.001

*Person-Jahre unter Beobachtung betrugen 108,04.
†Person-Jahre Beobachtungen betrugen 78,81.
‡Schließt Myokardininfarkt, perkutane transluminale Koronarangioplastie, und koronare Bypass Transplantationsoperation ein.

nahme kardialer Ereignisse begleitet werden (Brown, Alberts, Fisher et al.1990; Jumeka, Bruschke, Van Bowen et al. 1995; Scandinavian Simvastatin Survival Group 1994; Askell, Alderman,Fair et al. 1994). Andere Studien haben demonstriert, wie schnell sich koronares Endothel nach der Gabe von lipidsenkenden Medikamente stabilisiert (Via, Treasure, Nabel et al. 1990; Harrison, Armstrong, Freeman et al. 1987).

Obwohl es in der Experimentalgruppe zwischen dem ersten und dem fünften Jahr teilweise zu einer geringeren Programmtreue hinsichtlich der intensiven Intervention bezüglich der Lebensweweise kam, blieb die Programmtreue auf lange Sicht hin für die Stichprobe der selbst-selektierten Patienten außergewöhnlich hoch. Der Grad der Veränderung der Lebensweise ist selbst nach fünf Jahren größer als in irgendeiner anderen publizierten Studie mit ambulanten Populationen. Diese Ergebnisse sind besonders ermutigend, weil diese Patienten sich zuerst nur zu einer einjährigen Teilnahme freiwillig meldeten, als sie in die Studie eintraten.

In der Experimentalgruppe zeigte sich eine Senkung des LDL-Cholesterinspiegels nach einem Jahr um 40% und nach fünf Jahren um 20%; diese Senkungen sind vergleichbar mit denen, die durch lipidsenkende Medikamente in einer ambulanten Population erzielt werden (Shepherd, Cobbe, Ford et al. 1995). Im Gegensatz dazu senkt die Stufe-II-Diät den LDL-Cholesterinspiegel nur um 5% oder weniger (Hunninghake, Stein, Dujovne et al. 1993; Stefanick, Mackey, Sheehan et al. 1998).

Insgesamt nahmen bei den Patienten der Experimentalgruppe die HDL-Cholesterinwerte ab und die Triglyceridwerte zu, obwohl sich das Verhältnis von LDL zu HDL verbesserte. Neuere Berichte behaupten, daß dieses Phänomen, das oft in extrem fettarmen Diäten beobachtet wird, gefährlich sein könnte. Die Patienten der Studie "Veränderungen der Lebensweise bei koronarer Herzkrankheit" zeigten jedoch sogar eine stärkere Rückbildung der koronaren Atherosklerose nach fünf Jahren als nach einem Jahr sowie signifikant weniger kardiale Ereignisse.

Niedrige HDL-Cholesterinwerte aufgrund einer reduzierten Fettaufnahme sind eher das Ergebnis einer verringerten Transportgeschwindigkeit als eines erhöhten Katabolismus, der für die meisten Fälle eines niedrigen HDL-Cholesterinspiegels bei Personen verantwortlich ist, die einer typisch westlichen Ernährungsweise folgen (Brinton, Eisenberg und Breslow 1990). Populationen, die eine fettarme, auf Pflanzen basierende Nahrung konsumieren, zeigen sowohl niedrige HDL-Cholesterinwerte als auch niedrige Raten der koronaren Herzerkrankung. Unterstützt durch die quantitative Koronarangiographie liefern unsere Daten Evidenz dafür, daß eine durch Diät induzierte Senkung des HDL-Cholesterins nicht dasselbe Risiko einer Atherosklerose birgt wie ein niedriger HDL-Cholesterinspiegel bei Amerikanern, die eine fettreiche Diät konsumieren (Connor und Connor 1997). Patienten der Experimentalgruppe, deren Triglyceridwerte während des ersten Jahres zunahmen, wurden gebeten, die Aufnahme von einfachen Kohlenhydraten zu minimieren. Zwischen dem ersten und dem fünften Jahr sanken die Triglyceridspiegel.

Die deutliche Verringerung in Häufigkeit, Schweregrad und Dauer der Episoden von Angina pectoris nach einem Jahr wurde auch nach fünf Jahren auf einem ähnlichen Niveau beibehalten. Die Langzeitreduktion der Episoden von Angina pectoris läßt sich mit dem Effekt einer koronaren Bypass-Operation oder einer Angioplastie vergleichen und hilft, eine langfristige Programmtreue beizubehalten (King, Lembo, Weintraub et al. 1994). Unterschiede zwischen den Gruppen in den meisten Maßen von Brustschmerzen waren nach fünf Jahren nicht statistisch signifikant, da die Episoden von Angina pectoris eine große Variabilität zeigte und die Patienten der Kontrollgruppe, die die meisten Symptome zeigten, sich einer Revaskularisation unterzogen.

Als wir mit der Studie begannen, glaubten wir, daß jüngere, weniger schwer erkrankte Patienten eher eine Rückbildung zeigen würden; diese These bewahrheitete sich jedoch nicht. Stattdessen ermittelten wir, daß weder Alter noch Schweregrad der Erkrankung die primären Determinanten für eine Veränderung des Stenosedurchmessers in Prozent in der Experimentalgruppe waren, sondern die Beibehaltung der empfohlenen Veränderungen hinsichtlich Ernährung und Lebensweise. Diese Beziehung zwischen Programmtreue und Stenosedurchmesser in Prozent in der Experimentalgruppe entsprach nach einem Jahr sowie nach fünf Jahren in einer Dosis-Wirkungsbeziehung. Während der fünf Studienjahre blieb der Minimaldurchmesser der Koronararterien in der Experimentalgruppe stabil, in der Kontrollgruppe jedoch zeigte sich eine ausgeprägte Verengung. Nach fünf Jahren waren die Unterschiede zwischen der Experimental- und der Kontrollgruppe sowohl hinsichtlich des Stenosedurchmessers in Prozent wie auch des Minimaldurchmessers statatistisch signifikant, obwohl die Patienten der Kontrollgruppe über risikoreduzierendes Verhalten berichteten, entsprechend einer Stufe-II-Diät des Nationalen Cholesterin-Erziehungsprogramms und der American Heart Association: Sie konsumierten durchschnittlich 25% der Energie (Kalorien) als Fett und führten durchschnittlich 3,5 mal in der Woche körperliches Training aus. Diese Daten sind vereinbar mit anderen Studien, was darauf hindeutet, daß mäßige Veränderungen der Lebensweise und der Ernährungsweise nicht ausreichen, das Fortschreiten der koronaren Atherosklerose aufzuhalten, es sei denn sie werden mit lipidsenkenden Medikamenten kombiniert (Ornish 1994).

Nach fünf Jahren verringerte sich der normale Durchmesser (das Segment mit der geringsten Verengung proximal vom Minimaldurchmesser) ein wenig in der Experimentalgruppe, in der Kontrollgruppe jedoch vergrößerte er sich. Bis zu einem bestimmten Punkt kann eine geringe Abnahme des normalen Durchmessers die myokardiale Durchblutung dadurch verbessern, daß sie den Fluß stromlinienförmig macht und sich dadurch die Verluste des Vorwärtsflusses beim Übergang von einem größeren zu einem stark reduzierten Durchmesser des Lumens verringern. Umgekehrt vergrößerte die bei den Patienten der Kontrollgruppe festgestellte leichte Zunahme des normalen Durchmessers und Abnahme des Minimaldurchmessers den Eingangswinkel, was den Blutfluß weiter reduzierte. Diese theoretischen Überlegungen sind vereinbar mit der wesentlich stärkeren myokardialen Durchblutung in der Experimentalgruppe und der verringerten myokardialen Durchblutung in der Kontrollgruppe, die wir unter Verwendung der Positronen-Emissions-Tomographie-Untersuchungen des Herzens (PET-Scans) gemessen haben.

In einer viel früheren Studie entdeckte Morrison (1960), daß mäßige Einschränkungen in der Fett- und Cholesterinaufnahme die kardialen Überlebenschancen verbesserten: Nach 12 Jahren waren in einer nicht randomisierten Studie sämtliche Patienten der Kontrollgruppe im Vergleich zu 62% der Experimentalgruppe gestorben. Erst vor kurzem berichtete eine wichtige Studie von Esselstyn et al. (1995), daß eine ähnliche Diät zusammen mit lipidsenkenden Medikamenten bei 11 Patienten nach 5,5 Jahren eine Rückbildung von 11 Läsionen und eine Stabilisierung der verbleibenden 14 Läsionen verursachte. Obwohl es keine Kontrollgruppe gab, berichteten diejenigen, die sich an die Diät hielten, von weitaus weniger kardialen Ereignissen als diejenige, die sich nicht an die Diät hielten (Esselstyn et al. (1995).

Wie alle klinischen Versuche hat unsere Studie Grenzen. Obwohl die Studienteilnehmer sich aus einer Gruppe sehr unterschiedlicher Personen zusammensetzte, ist es möglich, daß sie nicht für die allgemeine Patientenpopulation mit koronaren Herzerkrankungen repräsentativ sind. Die Hälfte der Patienten, die sich einer quantitativen Koronarangiographie in den beteiligten Krankenhäusern unterzogen, erfüllten nicht alle Ein- und Ausschlußkriterien und wurden nicht eingeladen, an der Studie teilzunehmen. Nichtsdestoweniger ist es ermutigend, daß 50% der Patienten, mit denen Kontakt aufgenommen wurde, trotz der erforderlichen mehrmaligen Angiographien einwilligten, daran teilzunehmen, und daß diese Patienten die umfassenden Veränderungen ihrer Lebensweise durchführen und aufrechterhalten konnten. Die angiographischen Meßdaten, die während der Nachbeobachtungszeit verloren gingen, könnten die Exprimental- und Kontrollgruppe unterschiedlich beeinflußt haben, obwohl keine Daten existieren, die darauf hinweisen. Außerdem besteht die Möglichkeit eines unterschiedlichen Verlustes von Läsionen bei Patienten, wenn auch keine Evidenz dafür vorliegt, daß dies geschehen ist; es gab in beiden Gruppen 14 Läsionen, die während der Nachbeobachtungszeit verloren gingen. Auch gingen in der Kontrollgruppe vier Läsionen wegen einer Bypass-Operation oder einer Angioplastie verloren; da diese Läsionen sich so stark verschlechterten, daß eine Revaskularisation erforderlich war, hätte der Ausschluß dieser Läsionen die Ermittlung von Unterschieden zwischen den Gruppen erheblich erschwert. Wir haben kürzlich ein Multicenter-Demonstrationsprojekt zur Beurteilung der Durchführbarkeit und Kosteneffektivität dieser Intervention in einer größeren Stichprobe von Patienten mit koronarer Herzkrankheit aus unterschiedlichen wirtschaftlichen und geographischen Verhältnissen abgeschlossen (Ornish 1998).

Obwohl wir in der Experimentalgruppe keine lipidsenkenden Medikamente verwendeten, hat sich ihr Wert in Studien gezeigt, die seit dem Beginn der Studie "Veränderungen der Lebensweise bei koronarer Herzkrankheit" publiziert worden sind. Wir wissen nicht, ob die Patienten der Experimentalgruppe eine stärkere Verbesserung aufgewiesen hätten, wenn lipidsenkende Medikamente miteingeschlossen worden wären. Patienten in der Kontrollgruppe, denen während der Studie keine lipidsenkenden Medikamente verschrieben wurden, zeigten eine dreimal stärkere Verschlechterung hinsichtlich des Stenosedurchmessers in Prozent als diejenige, die dieses Medikament erhielten. Keine Patienten der Experimentalgruppe nahmen während der Studie lipidsenkende Medikamente zu sich, trotzdem wiesen sie bessere Ergebnisse als die Patienten der Kontrollgruppe auf, die diese Medikamente einnahmen. Lipidsenkende Medikamente sind teuer, die Compliance ist schwer zu erreichen (Avorn, Monette, Lacour et al. 1998), und es sind keine Informationen hinsichtlich der langfristigen Unbedenklichkeit bekannt (Newman und Hully 1996). In der Praxis könnte den Patienten eine Reihe von therapeutischen Optionen einschließlich umfassender Veränderungen der Lebensweise, einer Therapie mit lipidsenkenden Medikamenten und einer Revaskularisation entweder getrennt oder in Kombination angeboten werden.

Zusammengefaßt konnten diese ambulanten Patienten fünf Jahre lang eine umfassende Veränderung hinsichtlich Ernährung und Lebensweise durchführen und aufrecht erhalten; sie zeigten nach fünf Jahren sogar eine stärkere Rückbildung der koronaren Atherosklerose als nach einem Jahr, wie es mit dem Stenosedurchmesser in Prozent gemessen wurde. Im Gegensatz dazu zeigten Patienten, die konventionelleren Empfehlungen hinsichtlich der Lebensweise folgten, nach fünf Jahren eine stärkere Zunahme der koronaren Atherosklerose als nach einem Jahr, und es traten bei ihnen auch mehr als zweimal soviele kardiale Ereignisse auf als bei den Patienten, die umfassende Veränderungen ihrer Lebensweise durchgeführt hatten.

Literatur

American College of Sports Medicine. (1986). Guidelines for Exercise Testing and Prescription. Philadelphia, Pa: Lea & Febiger.

Avorn, J., Monette, J. & Lacour, A. et al. (1998). Persistence of use of lipid-lowering medications. JAMA, 279, 1458-1462.

Billings, J., Scherwitz, L., Sullivan, R. & Ornish, D. (1996). Group support therapy in the Lifestyle Heart Trial. In: S. Scheidt & R. Allan (Eds.) Heart, and Mind. The Emergence of Cardiac Psychology (pp. 233-253). Washington, DC: American Psychological Association.

Brinton, E.A., Eisenberg, S. & Breslow J.L. (1990). A lowfat diet decreases high density lipoprotein (HDL) cholesterol levels by decreasing HDL apolipoprotein transport rates. J Clin Invest, 85, 144-151.

Brown, B.G., Alberts, J.J. & Fisher, L.D. et al. (1990). Regression of coronary artery disease as a result of intensive lipid-lowering therapy in men with high levels of apolipoprotein B. N Engl J Med, 323, 1289-1298.

Connor, W.E. & Connor, S.L. (1997). Should a low-fat, high-carbohydrate diet be recommended for everyone? the case for a low-fat, high-carbohydrate diet. N Engl J Med, 337, 562-563, 566.

Esselstyn, C.B. Jr., Ellis, S.G., Medendorp, S.V. & Crowe, T.D. (1995). A strategy to arrest and reverse coronary artery disease: a 5year longitudinal study of a single physician's practice. J Fam Pract, 41, 560-568.

Gould, K.L., Ornish, D. & Kirkeeide, R. et al. (1992). Improved stenosis geometry by quantitative coronary arteriography after vigorous risk factor modification. Am J Cardiol, 69, 845-853.

Gould, K.L., Ornish, D. & Scherwitz, L. et al. (1995). Changes in myocardial perfusion abnormalities by positron emission tomography after long-term, intense risk factor modification. JAMA, 274, 894-901.

Harrison, D.G., Armstrong, M.L., Freimann, P.C. et al. (1987). Restoration of endothelium-dependent arterial relaxation by dietary treatment of atherosclerosis. Circulation, 80, 1808-1811.

Haskell, W.L., Alderman, E.L., Fair, J.M. et al. (1994). Effects of intensive multiple risk factor reduction on coronary atherosclerosis and clinical cardiac events in men and women with coronary artery disease. Circulation, 89, 975-990.

Hunninghake, D.B., Stein, E.A., Dujovne, C.A. et al. (1993). The efficacy of intensive dietary therapy alone or combined with lovastatin in outpatients with hypercholesterolemia. N Engl J Med, 328, 1213-1219.

Jukema, J.W., Bruschke, A.V.G. & Van Boven, A.J. et al. (1995). Effects of lipid lowering by pravastatin on progression and regression of coronary artery disease in symptomatic men with normal to moderately elevated serum cholesterol levels. Circulation, 91, 2528-2540.

Katan, M.B., Grundy, S.M., Willett, W.C. (1997). Should a low-fat, high-carbohydrate diet be recommended for everyone beyond low-fat diets? N Engl J Med, 337, 563-567.

King, S.B. III, Lembo, N.J., Weintraub, W.S. et al. (1994). A randomized trial comparing coronary angioplasty with coronary bypass surgery: Emory Angioplasty versus Surgery Trial (EAST). N Engl J Med, 331, 1044-1050.

Lichtenstein, A.H. & Van Horn, L. (1998). Very low fat diets: AHA Science Advisory. Circulation, 98, 935-939.

Morrison, L.M. (1960). Diet in coronary atherosclerosis. JAMA, 173, 884-888.

Moyers, B. (1993). Changing life habits: a conversation with Dean Ornish. In: Healing and the Mind. New York, NY: Doubleday & Co Inc.

Newman, T.B. & Hulley, S.B. (1996). Carcinogenicity of lipid-lowering drugs. JAMA, 275, 55-60.

Ornish, D.M., Brown, S.E. & Scherwitz, L.W. et al. (1990). Can lifestyle changes reverse coronary atherosclerosis? The Lifestyle Heart Trial. Lancet, 336, 129-133.

Ornish, D.M., Gotto, A.M. & Miller, R.R. et al. (1979). Effects of a vegetarian diet and selected yoga techniques in the treatment of coronary heart disease [abstract]. Clin Res, 27, 720A.

Ornish, D.M., Scherwitz, L.W. & Doody, R.S. et al. (1983). Effects of stress management training and dietary changes in treating ischemic heart disease. JAMA, 249, 54-59.

Ornish, D. (1992). Reversing Heart Disease. New York, NY: Ballantine Books.

Ornish, D. (1998). More on low-fat diets. N Engl J Med, 338, 1623-1624.

Ornish, D. (1994). Dietary treatment of hyperlipidemia. J Cardiovasc Risk, 1, 283-286.

Ornish, D. (1998). Avoiding revascularization with lifestyle changes: The Multicenter Lifestyle Demonstration Project. Am J Cardiol, 82, 72T-76T.

SAS Institute Inc. (1992). SASISTAT, Version 6.08: Changes and Enhancements, SAS Technical Report P-229. Cary, NC: SAS Institute.

Scandinavian Simvastatin Survival Study Group. (1994). Randomized trial of cholesterol lowering in 4444 patients with coronary heart disease. Lancet, 344, 1383-1389.

Shepherd, J., Cobbe, S.M. & Ford, I. et al. (1995). Prevention of coronary heart disease with pravastatin in men with hypercholesterolemia. N Engl J Med, 333, 1301-1307.

Stefanick, M.L., Mackey, S. & Sheehan, M. et al. (1998). Effects of diet and exercise in men and postmenopausal women with low levels of HDL-C and high levels of LDL cholesterol. N Engl J Med, 339, 12-20.

Stuff, J.E., Garza, C., Smith, E.O. et al. (1983). A comparison of dietary methods in nutritional studies. Am J Clin Nutr, 37, 300-306.

Via, J.A., Treasure, C.B., Nabel, E.G. et al. (1990). Coronary vasomotor response to acetylcholine relates to risk factors for coronary artery disease. Circulation, 81, 491-497.

Anmerkung: Die Durchführung dieser Studie wurde ermöglicht durch die finanzielle Unterstützung von insgesamt 21 nationalen Gesundheitseinrichtungen und Stiftungen in den USA.

Danksagung: Wir bedanken uns bei allen 25 Mitarbeiterinnen und Mitarbeitern, die die Koronarangiographien durchgeführt und organisiert haben.

Nachdruck aus: JAMA Vol 280,No 23, P. 2001 – 207 "Lifestyle Heart Trial" Ornish et al. (1998) mit freundlicher Genehmigung **der Autoren**. Die deutsche Übersetzung erfolgte durch Semka Thorwaldsen und Hazel Schmidt; die fachliche Authorisierung wurde von Prof. Dr. med. Thomas Schmidt (Medizinische Hochschule Hannover) vorgenommen.

Rückenerkrankungen und die Bewältigung chronischer Schmerzen

Das Kreuz mit dem Kreuz: Die Bedeutung von Erkrankungen des Stütz- und Bewegungsapparates in der medizinischen Rehabilitation in Deutschland

Manfred Zielke, Gudrun Zander, Peter Hagen, Andreas Dehmlow

Im Sinne einer Gesundheitsberichtserstattung wird untersucht, welche Rolle die Erkrankungen des Skeletts, der Muskeln und des Bindegewebes in der medizinischen Rehabilitation spielen. Dabei wurden folgende Bereiche berücksichtigt: Die Vorsorge- und Rehabilitationseinrichtungen, die stationäre medizinische Rehabilitation in der Gesetzlichen Rentenversicherung und in einer großen Krankenkasse, die Anschlußheilbehandlungen, die berufliche Rehabilitation und die krankheitsbedingten Frühberentungen. Die Analyseergebnisse belegen die dominierende Bedeutung dieser Krankheitsgruppe in der medizinischen Rehabilitation.

1. Einleitung

Der Sachverständigenrat für die konzentrierte Aktion im Gesundheitswesen nennt in seinem Sondergutachten vom November 1996 als ein vorrangiges Reformziel, zu mehr Rationalität im Gesundheitswesen zu kommen. Eine solche rationale Bewertung ist jedoch nur auf der Basis einer fortlaufenden Beobachtung von Gesundheits- und Krankheitsdaten zuverlässig möglich. Zwar empfiehlt der Sachverständigenrat, eine kontinuierliche Gesundheitsberichterstattung sicherzustellen. Angesichts der Vielzahl von Krankheitsdaten für die bundesrepublikanische Bevölkerung können sich solche Analysen für das gesamte Bundesgebiet allenfalls auf eine allgemeine Betrachtungsebene beziehen. Krankheitsdaten, die als Grundlage für eine gezielte Versorgungsplanung und für die Entwicklung und Umsetzung gesundheitspolitischer Strategien dienen sollen, müssen ein hohes Ausmaß an Spezifität besitzen, die bis in die Differenzierung einzelner Krankheitsbilder hineinreicht. Versorgungsformen, Behandlungs- und Rehabilitationskonzepte und der personelle und technische Umfang an Behandlungs- und Rehabilitationskapazitäten sind im höchsten Maße krankheitsspezifisch und müssen an die entsprechenden Krankheitsprävalenzen (Häufigkeiten der Krankheitsbilder) und die Inzidenzraten (Häufigkeiten der Ersterkrankungen) angepaßt werden.

Allerdings ist Deutschland hinsichtlich der Verfügbarkeit von Krankheitsdaten und der Vernetzung der verschiedenen Datenbereiche als Entwicklungsland zu bezeichnen. Die wenigen regelmäßig erscheinenden Krankheitsartenstatistiken sind zudem noch wenig benutzerfreundlich gestaltet, so daß selbst Experten immer wieder längere Zeit benötigen, um den Aufbau teilweise endloser Zahlenkolonnen zu verstehen und sachgerecht zu bewerten.

Rückenbeschwerden verursachen nach Eintritt eines Krankheitsfalles hohe Folgekosten in unserem Gesundheitssystem. Nach epidemiologischen Schätzungen leiden etwa 85% der Bevölkerung westlicher Industrienationen mindestens einmal in ihrem Leben unter akuten Rückenschmerzen. Die Gesundheitsdaten zeigen im Gegensatz zu anderen Erkrankungen, die eher rückläufig sind, einen seit Jahren unvermindert aufwärts steigenden Trend hinsichtlich der Behandlungszahlen, der Kosten und der Invaliditätsraten.

Die jährlichen Gesundheitsausgaben (Behandlungsaufwendungen und Krankheitsfolgeleistungen) für diesen Indikationsbereich betrugen 1994 DM 31,7 Mrd. (Schwartz et al. 1999).

Die weitaus häufigsten Einzelerkrankungen bei den Rückenbeschwerden sind „unspezifische Affektionen des Rückens". Unter Berücksichtigung der durch dieses Beschwerdebild entstehenden Krankheitstage rangiert diese Diagnose mit 2.572 AU-Tagen (je 1.000 Versicherte) an erster Stelle aller Erkrankungen. Die Aufwendungen für die Behandlungen und die Krankheitsfolgen dieses einzelnen Erkrankungsbildes betrugen 1994 allein DM 13,2 Mrd..

Die weitgehende Orientierung des Medizinsystems auf akutmedizinische Ersterkrankungen und Ereignisse und die hierauf konzentrierten wissenschaftlichen, industriellen und politischen Anstrengungen haben den Handlungsspielraum für eine zukunftsorientierte Präventivmedizin zunehmend eingeschränkt.

Verfolgt man den medizinischen Fortschritt in den letzten 10 Jahren, so ist er insbesondere von einer Intensivierung der akutmedizinisch geprägten Diagnostik gekennzeichnet, ohne daß dieser Entwicklung diagnostisch und therapeutische Fortschritte vor allem bei chronischen Erkrankungen in äquivalenter Form bereits gegenüberständen.

Der Sachverständigenrat für die konzertierte Aktion im Gesundheitswesen hat in seinem Sondergutachten 1998 die Entwicklung und Umsetzung risikomodifizierender Behandlungs- und Rehabilitationsansätze angemahnt. Eine frühzeitige Beeinflussung individueller verhaltensabhängiger Gesundheitsrisiken trägt in einem beträchtlichen Ausmaß dazu bei, chronische bzw. potentiell chronische Krankheitsverläufe im Ansatz zu verhindern.

Rückenbeschwerden haben in den meisten Fällen eine gute Prognose. Oft sind sie anfangs von kurzer Dauer und/oder von nur schwacher Intensität. Allerdings kommt es in vielen Fällen zu Rezidiven, die der Auftakt zu komplizierten Krankheitsverläufen sein können. Die hohe Rezidivneigung stellt zusammen mit der Möglichkeit zur Chronifizierung der Beschwerden das größte Problem bei Rückenbeschwerden dar.

Verhaltensabhängige Risiken sind spezielle berufliche Anforderungssituationen und deren Bewältigung, das Krankheitsverhalten bei Schmerzen und anderen Leistungseinschränkungen, Bewegungsmangel und persönliche Belastungen. Der

Zusammenhang zwischen objektiven Arbeitsbelastungen - vor allem im körperlichen Bereich - ist außer bei schwer arbeitenden Bauhandwerken nicht so eindeutig, wie man lange Zeit glaubte. Vor allem das subjektive Belastungserleben und der individuelle Umgang mit herausfordernden Bewährungssituationen können das Risiko einer schwerwiegenden Rückenerkrankung um ein Vielfaches erhöhen.

Wir haben uns der Aufgabe unterzogen, aus den aktuellen Krankheitsartenstatistiken solche Daten herauszuziehen und zusammenzustellen, die Aufschluß geben können über die Bedeutung der Erkrankungen des Skeletts, der Muskeln und des Bindegewebes in der Gesundheitsversorgung in Deutschland. Dafür haben wir folgende Datenquellen verwendet: Die Bände VDR-Statistik Rehabilitation und VDR-Statistik Rentenzugang des Verbands Deutscher Rentenversicherungsträger (1996), die Fachserie 12, Reihe 6.1 des Statistischen Bundesamtes zum Bereich des Gesundheitswesen (1997 und 1998) und die Krankheitsartenstatistik des Bundesverbands der Betriebskrankenkassen (1997).

2. Vorsorge- und Rehabilitationseinrichtungen

Das statistische Bundesamt veröffentlicht jährlich in der Fachserie 12 den jeweiligen Stand der Vorsorge- und Rehabilitationseinrichtungen. Die Daten beziehen sich auf die Anzahl der Einrichtungen bzw. Abteilungen, die aufgestellten Betten sowie auf die Fallzahlen in allen Hauptindikationsbereichen.

Im Berichtsjahr 1997 gab es insgesamt 1.872 Einrichtungen bzw. Abteilungen zur Vorsorge und Rehabilitation. Der weitaus größte Anteil der Einrichtungen (29,1 %) bezog sich auf den Indikationsbereich der Inneren Medizin. An zweiter Stelle rangieren Kliniken, die sich mit der Vorsorge und Rehabilitation von Erkrankungen des Stütz- und Bewegungsapparates befassen (17,0 %). Die relativen Anteile dieser beiden führenden Indikationsbereiche erhöhen sich in bezug auf die aufgestellten Betten (Innere Medizin: 32,08 %, Orthopädie: 23,07 %) und auf die entsprechenden Fallzahlen (Innere Medizin: 33.65 % und Orthopädie 25,21 %). Die höheren prozentualen Ausschöpfungen entstehen bei den aufgestellten Betten durch die Klinikgröße und bei den Fallzahlen durch den höheren Patientendurchlauf infolge kürzerer Verweildauern im Verhältnis zu anderen Indikationen.

Eine bemerkenswerte und für Fachleute gleichsam irritierende Besonderheit besteht in der hohen Anzahl (466 Einrichtungen: 24,5 %) von Kliniken in der Kategorie "Sonstige Fachbereiche/Allgemeinbetten", in denen immerhin 342.879 Patienten (21,76 %) rehabilitiert wurden. Welche Erkrankungen werden in solchen "Allgemeinbetten" behandelt mit welchen möglicherweise unspezifischen Rehabilitationsmaßnahmen? Es dürfte eine interessante und zugleich lohnende Aufgabe sein, diese Unspezifität einmal näher zu untersuchen.

Vergleicht man die Veränderungen bei den Vorsorge- und Rehabilitationseinrichtungen mit dem vorausgehenden Berichtsjahr 1996, ergibt sich insgesamt der Zuwachs von 1,24 % (25 Kliniken) bei der Anzahl der Einrichtungen, von 0,54 %

Tab. 1: Vorsorge- oder Rehabilitationseinrichtungen 1997: Indikationsbezogene Anzahl der Einrichtungen, aufgestellte Betten- und Fallzahlen (Statistisches Bundesamt: Gesundheitswesen, 1998)

Indikationsbereiche	Anzahl der Einrichtungen/- Abteilungen		aufgestellte Betten		Fallzahl	
	N	%	N	%	N	%
Haut- u. Geschlechtskrankheiten	37	2,2%	2.332	1,23%	16.503	1,05%
Innere Medizin	504	29,1%	60.580	32,08%	530.134	33,65%
darunter Endokrinologie	14	0,9%	422	0,22%	2.949	0,19%
Gastroenterologie	36	1,9%	2.841	1,50%	27.370	1,74%
Kardiologie	92	4,6%	11.364	6,02%	121.165	7,69%
Lungen-/Bronchial-erkrankungen	58	3,0%	4.484	2,37%	34.892	2,21%
Rheumatologie	65	4,4%	6.894	3,65%	56.753	3,60%
Kinderheilkunde	80	4,7%	8.574	4,54%	63.829	4,05%
Neurologie	118	5,3%	12.524	6,63%	97.619	6,20%
Orthopädie	341	17,0%	43.580	23,07%	397.208	25,21%
darunter Rheumatologie	47	2,4%	3.293	1,74%	31.316	1,99%
Psychiatrie	**168**	**9,4%**	**10.560**	**5,59%**	**34.810**	**2,21%**
darunter Suchterkrankg.	**152**	**8,4%**	**9.421**	**4,99%**	**30.122**	**1,91%**
Psychosomatik	**158**	**7,8%**	**13.930**	**7,38%**	**92.474**	**5,87%**
Sonstige Fachbereiche/Allgemeinbetten	466	24,5%	36.789	19,48%	342.879	21,76%
Fachabteilungen insgesamt	1.872		188.869		1.575.454	

bei der Anzahl der aufgestellten Betten und ein Rückgang von 17,80 % bei den Fallzahlen.

Die Veränderungen hinsichtlich der Anzahl der Einrichtungen und Fachabteilungen in den einzelnen Indikationsbereichen kennzeichnen die inzwischen vollzogenen strukturellen Anpassungen in der Rehabilitationslandschaft. Im Bereich der Inneren Medizin zeigt sich eine Schließung von 15 Einrichtungen, ein Bettenabbau von 5.434 stationären Behandlungsplätzen und ein Rückgang der Fallzahlen um 210.343 Rehabilitationsfälle; dies entspricht einer Minderung um -28,41% innerhalb eines Jahres.

Der größte prozentuale Einbruch ist bei der Endokrinologie (-57,19%), bei der Rheumatologie im Bereich der Inneren Medizin (-41,60%) und bei der Rheumatologie im Bereich der Orthopädie (-34,64%) zu verzeichnen. Im Indikationsbereich Orthopädie insgesamt gab es einen Zuwachs von 18 neuen Einrichtungen (jetzt 341 Einrichtungen/Abteilungen), eine leichte Steigerung von 2,72% bei den aufgestellten Betten (jetzt 43.580) und ein Rückgang von -19,07% bei den Fallzahlen (jetzt 397.208 Rehabilitationsfälle). Diese Entwicklung führt zwangsläufig zu einer korrespondierenden Minderung der Belegungsquoten in den Kliniken.

Tab. 2: Veränderungen bei den Vorsorge- und Rehabilitationseinrichtungen 1997 im Vergleich zu 1996: Indikationsbezogene Anzahl der Einrichtungen, aufgestellte Betten und Fallzahlen (Statistisches Bundesamt Gesundheitswesen 1997, 1998)

Indikationsbereiche	Anzahl der Einrichtungen/Abteilungen		aufgestellte Betten		Fallzahl	
	N	%	N	%	N	%
Haut- u. Geschlechtskrankheiten	-2	-5,13%	89	3,97%	-4.855	-22,73%
Innere Medizin	-15	-2,89%	-5.434	-8,23%	-210.343	-28,41%
darunter Endokrinologie	-3	-17,65%	-437	-50,87%	-3.940	-57,19%
Gastroenterologie	-4	-10,00%	-242	-7,85%	-9.465	-25,70%
Kardiologie	1	1,10%	-264	-2,27%	-13.019	-9,70%
Lungen-/Bronchialerkrankungen	1	1,75%	61	1,38%	-16.578	-32,21%
Rheumatologie	-10	-13,33%	-1.732	-20,08%	-40.420	-41,60%
Kinderheilkunde	-8	-9,09%	-302	-3,40%	-3.868	-5,71%
Neurologie	11	10,28%	1.021	8,88%	2.594	2,73%
Orthopädie	18	5,57%	1.152	2,72%	-93.568	-19,07%
darunter Rheumatologie	-4	-7,84%	-736	-18,27%	-16.599	-34,64%
Psychiatrie	1	0,60%	275	2,67%	1.776	5,38%
darunter Suchterkrankg.	3	2,01%	399	4,42%	2.033	7,24%
Psychosomatik	10	6,76%	322	2,37%	-15.907	-14,68%
Sonstige Fachbereiche/Allgemeinbetten	8	1,75%	1.858	5,32%	-16.906	-4,70%
Fachabteilungen insgesamt	23	1,24%	-1.019	-0,54%	-341.077	-17,80%

3. Stationäre medizinische Rehabilitation für Erwachsene in der Gesetzlichen Rentenversicherung

Berücksichtigt man die stationären medizinischen und sonstigen Leistungen zur Rehabilitation für Erwachsene in der Gesetzlichen Rentenversicherung, rangieren sowohl bei den Männern (46,23 %) als auch bei den Frauen (43,29 %) Rehabilitationsmaßnahmen wegen Erkrankungen des Skeletts, der Muskeln und des Bindegewebes (SMB) an erster Stelle. Bei den Männern folgen Maßnahmen wegen Kreislauferkrankungen mit 15,26 % an zweiter Stelle, gefolgt von psychischen Erkrankungen mit 11,35 %. Bei den Frauen spielen Kreislauferkrankungen in der medizinischen Rehabilitation mit 6,22 % aller Maßnahmen eine eher untergeordnete Rolle.

Psychische Erkrankungen (14,34 %) und Krebserkrankungen (14,56 %) nehmen bei den Frauen etwa gleich häufig den zweiten Rangplatz ein. Auf dieser Grundlage kann man davon ausgehen, daß Erkrankungen des Skeletts, der Muskeln und des Bindegewebes die medizinische Rehabilitation in Deutschland dominieren. Die entsprechenden Fallzahlen betragen etwa das 3- bis 4fache der

Tab. 3: Stationäre medizinische und sonstige Leistungen zur Rehabilitation für Erwachsene 1995 (VDR-Statistik Rehabilitation, 1996 S. 107) Gesetzliche Rentenversicherung

Erkrankungsbereich	Männer			Frauen			Gesamt		
	Anzahl	%	RP	Anzahl	%	RP	Anzahl	%	RP
SMB	227.060	46,23%	1	177.478	43,29%	1	404.538	44,90%	1
Psyche	55.764	11,35%	3	58.778	14,34%	2	114.542	12,71%	2
Kreislauf	74.939	15,26%	2	25.516	6.22%	4	100.455	11,15%	3
Neubildungen	34.975	8,35%	4	59.625	14,56%	2	94.600	10,50%	4
Stoffwechsel u. Verdauung	26.412	5,38%	5	16.498	4,02%	6	42.910	4,76%	5
Atmung	20.953	4,27%	6	18.271	4,46%	5	39.224	4,35%	6
Nervensyst./ Sinnesorg.	8.206	1,67%	7	7.080	1,73%	7	15.286	1,69%	7
keine Aussage möglich	19.973	4,06%		26.070	6,36%		46.043	5,11%	-
Gesamt	491.093			409.880			900.973		
Geschlechtsverteilung		54,51%			45,49%			%	

SMB: Erkrankungen des Skeletts, der Muskeln und des Bindegewebes; RP: Rangplatz

jeweils rangfolgenden Krankheitsgruppe. Nahezu die Hälfte (44,9 %) aller stationären medizinischen Rehabilitationsmaßnahmen entfielen 1995 auf diesen Indikationsbereich.

Die Rehabilitationsbedürftigkeit ist stark altersabhängig. Die Inanspruchnahme von medizinischen Rehabilitationsleistungen steigt mit dem Alter zunächst relativ gering und nimmt bei den über 45jährigen deutlich zu. Höhepunkte der Kurve liegt im Alter von etwa 55 Jahren (Rehfeld und Bütefisch, 1996). Wie differenzierte Analysen zeigen, hat sich die Altersstruktur der Versicherten in der GRV von 1990 bis 1995 deutlich verändert. Diese Veränderungen zeigen sich vor allem in einer größeren Zahl der Versicherten im rehabiliationsrelevanten Alter. Wie Rehfeld und Bütefisch ausführen, haben sich die altersspezifischen Rehabilitationsraten zwischen 1990 und 1995 kaum verändert. Die altersstandardisierten Reha-Raten betrugen 1990 26,1 Maßnahmen je 1000 Versicherte und sind im Vergleich bis 1995 nur unwesentlich auf 27,4 Maßnahmen angestiegen. Berücksichtigt man die nicht altersstandardisierten Reha-Raten im gleichen Zeitraum, ist eine Steigerung von 26,6 Reha-Maßnahmen je 1000 Versicherte im Jahre 1990 auf 31,8 Maßnahmen im letzten Berichtsjahr 1995 zu beobachten. Als wesentliche Ursache für diese Entwicklung wird die veränderte Altersstruktur der Versicherten angeführt.
Besonders ausgeprägt zeigt sich dieser Struktureffekt in der größten Fallgruppe in der medizinischen Rehabilitation, bei den Erkrankungen des Stütz- und Bewegungsapparates.
In Abbildung 1 ist der Leistungsumfang wegen Erkrankungen des Skeletts, der Muskeln und des Bindegewebes in der Rentenversicherung 1990 und 1995 altersbezogen dargestellt. Die höchsten absoluten Fallzahlen waren 1990 bei

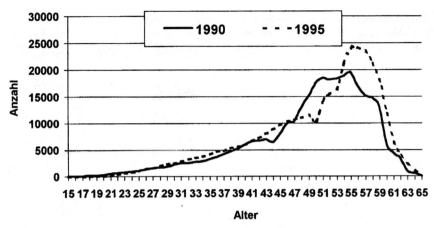

Abb. 1: Leistungen wegen Erkrankungen des SMB - altersbezogen 1990 und 1995 (aus Rehfeld u. Bütefisch, 1996, S.74)

den 55jährigen zu beobachten. Die Reha-Rate ist im Vergleich dazu 1995 in dieser Altersgruppe deutlich angestiegen (in bezug auf die absoluten Fallzahlen) und der Gipfel mit den fallstärksten Altersgruppen hat sich offensichtlich in Richtung auf die 56- bis 57jährigen verschoben zu haben.

Es muß allerdings bezweifelt werden, ob hierfür allein ein altersstruktureller Effekt verantwortlich ist. Die Annahme ist nach unserer Einschätzung nicht gänzlich abwegig, ob sich hierin nicht bereits eine Verschiebung der Inanspruchnahme von Rehabilitationsleistungen hin zu höheren Altersgruppen abzeichnet. Eine solche Verzögerung bei der Antragstellung und eine Verschärfung der Bewilligungskriterien wird nach unserer Einschätzung dazu beitragen, daß in bestimmten Indikationsbereichen die in ihrer Erwerbsfähigkeit gefährdeten Versicherten erst in einem höheren Alter in die Rehabilitation gelangen mit entsprechend höherer Krankheitsschweregraden und korrespondierender höhergradiger Gefährdung ihrer Erwerbsfähigkeit. Man wird diese Entwicklung aufmerksam beobachten müssen.

Bereits im aktuellen Berichtsjahr zeichnet sich ab, daß Patienten mit Erkrankungen des Skeletts, der Muskeln und des Bindegewebes in der medizinischen Rehabilitation einen hohen Morbiditätsgrad aufweisen.

Bei 87,05 % der Männer und 90,57 % der Frauen mit einer Erstdiagnose aus dem Bereich des Stütz- und Bewegungsapparates in der stationären Rehabilitation wird eine zweite Behandlungsdiagnose ausgewiesen (siehe Tabelle 4). Die dabei zugrundeliegende häufigste komorbide Erkrankung ist bei 62,32 % (Männer) und 68,69 % (Frauen) wiederum den Erkrankungen des Skeletts, der Muskeln und des Bindegewebes unterzuordnen. Mit deutlichem Abstand folgen Ernährungs- und Stoffwechselerkrankungen (Rang 2), Erkrankungen des Kreislaufsystems (Rang 3) und psychische Erkrankungen (Rang 4).

Bei 69,83 der Männer und 75,82 % der Frauen wird darüber hinaus in den Entlassungsberichten auch eine dritte Behandlungsdiagnose angegeben. Diese

Tab. 4: Komorbide Erkrankungen in Verbindung mit Erkrankungen des Skeletts, der Muskeln und des Bindegewebes (1. Diagnose) in der Medizinischen Rehabiliation (1995) als 2. Diagnose (VDR-Statistik Rehabilitation, 1996)

1. Diagnose					
Skelett, Muskeln, Bindegewebe					
	Männer			Frauen	
Gesamt	227060		RP	177478	RP
mit 2. Diagnose	197663	87,05 %		160757	90.57 %
Infektionen	516	-		283	-
Neubildungen	549	-		680	-
Ernährung/Stoffwechsel	20.254	8,92 %	2	10.773	6,07 %	2
Blut	211	-		290	-
Psychische Erkrankungen	5.846	2,57 %	4	7.432	4,19 %	4
Nervensystem/Sinnesorgane	3.276	1,44 %		3.100	1,75 %	5
Kreislaufsystem	11.172	4,92 %	3	7.554	4,26 %	3
Atmungsorgane	3.121	1,37 %		1.836	1,03 %
Verdauungsorgane	3.377	1,49 %	5	1.318	0,74 %
Harn- und Geschlechtsorgane	745	-		995	-
Haut	1.375	0,61 %		722	0,41 %
SMB	141.558	62,32 %	1	121.915	68,69 %	1
Schlecht bez. Affektionen	1.245	0,55 %		1.322	0,74 %
Verletzungen/Vergiftungen	3.451	1,52 %		1.674	0,94 %

SMB: Krankheiten des Skeletts, der Muskeln und des Bindegewebes; RP: Rangplatz

dritte Diagnose bezieht sich wiederum überwiegend auf den Erkrankungsbereich des Skeletts, der Muskeln und des Bindegewebes (bei den Männern: 31,43 %, bei den Frauen: 36,49 %). Stoffwechsel- und Ernährungskrankheiten rangieren auch bei der dritten Diagnose an zweiter Stelle vor den Kreislauferkrankungen, die immerhin noch bei 7,82 % aller Rehabilitationsfälle der Männer und bei 8,62 % der Frauen als komorbides Krankheitsbild vorkommen.

Die bisher vorgestellten Daten basieren auf den Veröffentlichungen der Rentenversicherungsträger. Die darin ausgewiesenen Rehabilitationsfälle beziehen sich auf die Versicherten, die sich im Erwerbsleben befinden. Rehabilitationsleistungen zu Lasten der Krankenversicherungen erfolgen in der Regel bei mitversicherten Familienangehörigen (nicht erwerbstätige Ehepartner, Kinder) und bei Versicherten, die bereits aus dem Erwerbsleben ausgeschieden sind.

Zuverlässige und zugleich zeitnah veröffentlichte Daten zum Krankheits- und Behandlungsgeschehen seitens der Krankenkassen stammen bis auf wenige punktuelle Ausnahmen nahezu ausschließlich aus dem Bereich der Betriebskrankenkassen. Aus der vom Bundesverband der Betriebskrankenkassen 1997 veröffentlichten Krankheitsartenstatistik haben wir einen Datenbereich herausgezogen, der sich mit der medizinischen Rehabilitation beschäftigt. Hierbei sind weniger die absoluten Fallzahlen von Bedeutung; wir haben unsere Auswertung

Tab. 5: Rehabilitation nach Alter und Geschlecht (alle Versichertengruppen) unter Berücksichtigung von Erkrankungen des Skeletts, der Muskeln und des Bindegewebes (SMB) 1995 (BKK-Bundesverband 1997)

	Krankheiten des Skeletts, der Muskeln und des Bindegewebes (SMB)							
	Rehabilitationsfälle je 10.000 Versicherte in den Altersgruppen							
	Altersgruppen							
	< 15	- 19	- 24	- 29	- 34	- 39	- 44	- 49
Männer	0,00	0.04	0,56	0,41	0,84	1,19	2,07	3,87
% Gesamt	0,0 %	3,7 %	18,8 %	7,7 %	8,7 %	8,8 %	14,9 %	25,2 %
Frauen	0,02	0,22	0,39	1,34	2,49	5,52	7,27	12,35
% Gesamt	2,3 %	17,7 %	9.0 %	13,5 %	14,5 %	11,4 %	24,5 %	34,2 %
Männer u. Frauen	0.01	0,12	0,49	0,79	1,55	3,07	4,42	7,75
% Gesamt	1,1 %	10,5 %	13,8 %	10,9 %	12,0 %	16,3 %	21,4 %	31,2 %
Stationäre Rehabilitationsfälle (Gesamt)								
Männer	0.97	1,06	2,97	5,27	9.59	13,50	13,84	15,32
Frauen	0,85	1,24	4,32	9,88	17,13	25,78	29.59	36,10
Männer u. Frauen	0,91	1,14	3,53	7,19	12,82	18,82	20,59	24,82
	FORTSETZUNG							
	Altersgruppen							
	- 54	- 59	- 64	- 69	- 74	- 79	≥ 80	
Männer	6,63	14,53	57,99	77.98	76,33	76,30	44,45	
% Gesamt	27,0 %	30,7 %	35,1 %	33,7 %	31,3 %	32,6 %	36,6 %	
Frauen	25,64	43,23	90,72	119,00	117,78	106,94	50,72	
% Gesamt	40,9 %	47,6 %	51,1 %	49,6 %	47,8 %	47,6 %	46,5 %	
Männer u. Frauen	15,26	87,29	73,78	99,07	101,40	35,92	48,77	
% Gesamt	36,4 %	41,3 %	43,1 %	42,1 %	41,3 %	42,1 %	43,2 %	
Stationäre Rehabilitationsfälle (Gesamt)								
Männer	24,54	47,23	164,85	231,05	243,69	233.79	121,09	
Frauen	62,68	90,63	177,51	239.42	246,16	224,20	108,97	
Männer u. Frauen	41,87	67,44	170,96	235,38	245,18	227,65	112,77	

vielmehr darauf konzentriert, welchen Anteil Erkrankungen des Skeletts, der Muskeln und des Bindegewebes im Rehabilitationsgeschehen haben.

In Tabelle 5 sind für insgesamt 15 Altersgruppen die Anzahl der Rehabilitationsfälle je 10.000 Versicherte in den jeweiligen Altersgruppen aufgeführt. Wegen starker Geschlechtsspezifitäten erfolgt diese Analyse für Männer und Frauen getrennt. In der jeweils darunter liegenden Zeile haben wir angegeben, wie hoch der Anteil der Rehabilitationsfälle wegen Erkrankungen des Stütz- und Bewegungsapparates am gesamten Rehabilitationsgeschehen der entsprechenden Altersgruppe ist.

Bei den Frauen zeigt sich oberhalb des 40. Lebensjahres ein überproportionaler Zuwachs im Anteil der Erkrankungen des SMB bei den Rehabilitationsfällen, der in der Altersgruppe der 60- bis 64jährigen 51,1 % aller Rehabilitationsfälle ausmacht. Auch oberhalb der Datenanalysegrenzen in der Rentenversicherung von 55 Jahren zeichnet sich in der Rehabilitation der Krankenversicherung ein rasanter Anstieg der Reha-Fälle ab dem 60. Lebensjahr ab, von denen der weitaus größte Anteil (bis zu 50 %) durch Maßnahmen zur Rehabilitation von Erkrankungen des Skeletts, der Muskeln und des Bindegewebes "abgeschöpft" wird. Diese Entwicklung gilt insbesondere bei Frauen. Bei den Männern beträgt der

Anteil dieser Krankheitsgruppe knapp 1/3 aller Rehabilitationsfälle. Herzkreislauferkrankungen stellen über die Hälfte aller Rehabilitationsfälle bei den über 70jährigen die weitaus größte Krankheitsgruppe dar. Betrachtet man die Anzahl der Rehabilitationsfälle (je 10.000 Versicherte) ab dem 60. Lebensjahr bei den Männern, kann man von einem geradezu explosionsartigen Anstieg sprechen. Die Fallzahlen verdreifachen sich von 47,23 Fällen (je 10.000 Versicherte) bei den 55- bis 59jährigen auf 164,85 Fälle in der Altersgruppe zwischen 60 und 64 Jahren. Danach ist noch einmal ein Zuwachs auf 231,05 Fälle bei den 65- bis 69jährigen zu verzeichnen. Bis zum 80. Lebensjahr bleiben diese Fallzahlen dann auf diesem Niveau.

4. Medizinische Rehabilitation von Kindern und Jugendlichen

Im Vergleich zur dominierenden Bedeutung der Krankheiten des Stütz- und Bewegungsapparates in der medizinischen Rehabilitation Erwachsener spielt diese Krankheitsgruppe in der medizinischen Rehabilitation von Kindern und Jugendlichen kaum eine Rolle. Von insgesamt 24.368 von den Rentenversicherungsträgern 1995 veranlaßten stationären Kinderheilbehandlungen erfolgten lediglich 4,74 % wegen Erkrankungen des Skeletts, der Muskeln und des Bindegewebes. Die führende Indikationsgruppe in der Kinderrehabilitation sind chronische Erkrankungen der Atmungsorgane. 43,59 % aller stationären Kinderheilbehandlungen entfallen auf diesen Bereich. Bei 13,04 % der Kinder erfolgt die Indikation für eine medizinische Rehabilitation aufgrund eines ausgeprägten Übergewichts. Psychische Erkrankungen (12,37 %) und Hauterkrankungen (10,59 %) sind weitere wichtige Indikationsstellungen in der Kinderrehabilitation. Als Datengrundlage für die von den Krankenkassen veranlaßten Rehabilitationen bei Kindern und Jugendlichen haben wir aus den vom Bundesverband der Betriebskrankenkassen herausgegebenen Veröffentlichungen zum Rehabilitationsgeschehen die Fallzahlen der unter 15jährigen Jungen und Mädchen herausgerechnet.

Die Fallzahlen und die daraus resultierenden Rehabilitationstage werden in bezug auf jeweils 10.000 Versicherte angegeben. Krankheiten des Skeletts, der Muskeln und des Bindegewebes haben als Rehabilitationsanlaß praktisch keine Bedeutung. 57,33 % aller Rehabilitationstage werden bei den Jungen durch Krankheiten der Atmungsorgane verursacht. Bei den Mädchen liegen diese Relationen mit 44,70 % der Rehabilitationsfälle und 43,00 % der entstandenen Rehabilitationstage wesentlich niedriger. Der Anteil der psychischen Erkrankungen liegt mit 17,64 % der Fälle dagegen wesentlich höher als bei den Jungen (11,34 %). Hauterkrankungen sind unter Berücksichtigung der Fallzahlen bei Jungen und Mädchen zwar nur in 13,18 % der Fälle Hauptindikation der stationären medizinischen Rehabilitation. Die dadurch entstandenen Rehabilitationstage betragen hingegen insgesamt 25,65 % des gesamten Rehabilitationsgeschehens. Diese unterschiedlich hohen Prozentanteile (Reha-Fälle im Vergleich zu Reha-Tagen) entstehen dadurch, daß die Rehabilitationsdauer bei Erkrankungen der

Tab 6: Stationäre Kinderheilbehandlungen 1995: Behandlungsfälle und Behandlungsdiagnosen (VDR-Statistik Rehabilitation, 1996, S. 221)

1. Diagnose	Anzahl der Fälle	Prozent
SMB*	1.157	4,74 %
darunter		
WS-Verbiegungen	721	
chronische Polyarthritis	51	
sonstige Bewegungsorgane	385	
Fettsucht	3.180	13,04 %
Atmungsorgane	10.624	43,59 %
Bronchitis		
Asthma bronchiale		
sonstige Erkrankungen der Atmungsorgane		
und der oberen Luftwege		
Hauterkrankungen	2.581	10,59 %
Psychische Erkrankungen	3.016	12,37 %
Gesamt	24.368	

* SMB: Krankheiten des Skeletts, der Muskeln und des Bindegewebes

Tab. 7: Rehabilitationsfälle und Rehabilitationstage der unter 15jährigen Jungen und Mädchen unter Berücksichtigung der häufigsten Krankheitsgruppen 1995 (BKK-Bundesverband 1997)

	Rehabilitationsfälle je 10.000 Versicherte Altersgruppe < 15 Jahre					
Krankheitsart	Jungen	%Gesamt	Mädchen	%Gesamt	Beide	%Gesamt
Krankheiten der Atmungsorgane	0,56	57,33 %	0,38	44,70 %	0,48	52,74 %
Krankheiten der Haut und des Unterhautzellgewebes	0,14	14,43 %	0,10	11,76 %	0,12	13,18 %
Psychiatrische Krankheitsgruppen	0,11	11,34 %	0,15	17,64 %	0,13	14,28 %
Alle Krankheitsgruppen	0,97		0,85		0,91	

	Rehabilitationstage je 10.000 Versicherte Altersgruppe < 15 Jahre					
Krankheitsart	Jungen	%Gesamt	Mädchen	%Gesamt	Beide	%Gesamt
Krankheiten der Atmungsorgane	17,09	45,91 %	11,04	43,00 %	14,15	44,76 %
Krankheiten der Haut und des Unterhautzellgewebes	10,81	29,04 %	5,25	20,45 %	8,11	25,65 %
Psychiatrische Krankheitsgruppen	4,82	12,95 %	3,50	13,63 %	4,18	13,22 %
Alle Krankheitsgruppen	37,22		25,67		31,61	

Haut und des Unterhautzellgewebes deutlich länger ausfällt als bei den anderen Indikationsbereichen.

5. Stationäre Anschlußheilbehandlungen

Von der gesetzlichen Rentenversicherung wurden im Berichtsjahr 1995 insgesamt 129.129 stationäre Anschlußheilbehandlungen durchgeführt. Gegenüber dem Vorjahr ist dies eine Zunahme der AHB-Verfahren zum Vorjahr um + 12,74 %. Nicht zuletzt dieser Zuwachs hat zu einer heftigen Diskussion zur Schnittstellenproblematik zwischen Akutkrankenhaus und Rehabilitationsklinik geführt. Neben demographisch induzierten Effekten spielt ein möglicher Anstieg der Operationsfälle in spezifischen Indikationsbereichen eine ebenso große Rolle wie die Entwicklung von Fallpauschalen unter Einbindung von Akutklinik und Rehabilitationsklinik.

Es bestehen jedoch erhebliche Zweifel, ob die zur Zeit vorbereitete Änderungsverordnung zur Bundesgesetzverordnung mit gesplitteten Pauschalen zwischen chirurgischer Akutklinik (Pauschale A), zwischen der Akutklinik, in die der Patient zurückverlegt wird (Pauschale B) und der anschließenden AHB-Klinik (Pauschale C) nicht lediglich eine unnötige Verkomplizierung der Verfahrensabläufe darstellt. Eine Reihe von qualifizierten Rehabilitationskliniken in der Kardiologie und in der Orthopädie sind durchaus in der Lage, Patienten zur "Frührehabilitation" aus der chirurgischen Akutklinik aufzunehmen, dort innerhalb eines Zeitraums von bis zu zehn Tagen die AHB-Fähigkeit zu erlangen und "unter einem Dach" in die AHB überzuleiten.

Tab. 8: Stationäre Anschlußheilbehandlungen (AHB) für Erwachsene 1995 unter Berücksichtigung spezifischer Erkrankungen des Skeletts, der Muskeln und des Bindegewebes (VDR-Statistik Rehabilitation, 1996, S. 186 und S. 195)

	Männer		Frauen	
	N	%	N	%
Arthropathien (710 -719) darin:	6.964	8,58 %	6.521	13,59 %
Osteoporose (715)	5.695	7,02 %	5.500	11,46 %
Dorsopathien (720-724) darin:	14.346	17,68 %	9.542	19,89 %
Intervertebrale Diskopathien (722)	11.871	14,63 %	7.817	16,29 %
Sonstige und n. n. b. Affekt. des Rückens (724)	1.648	2,03 %	1.136	2,36 %
Gesamt SMB*	22.276	27,45 %	16.795	35,01 %
Gesamt AHB	81.156		47.973	
Geschlechtsverteilung		62,85 %		37,15 %

SMB: Krankheiten des Skeletts, der Muskeln und des Bindegewebes

Männer stellen mit 62,85 % den Hauptanteil der Patienten im AHB-Verfahren. Erkrankungen des Skeletts, der Muskeln und des Bindegewebes sind bei den Männern in 27,45 % aller Anschlußheilbehandlungen die AHB-Indikationen. Die größte Krankheitsgruppe innerhalb der Dorsopathien (17,68 %) sind Bandscheibenschäden, die in 14,63 % aller Fälle Behandlungsanlässe im AHB-Verfahren darstellen.

Ein deutlich größerer Anteil der AHB-Indikationen wegen Erkrankungen des Skeletts, der Muskeln und des Bindegewebes ergibt sich bei den Frauen mit 35,01 %. Bandscheibenschäden (16,29 %) und Osteoporose (11,46 %) sind hierbei die häufigsten Indikationen. Die Erkrankungen des Stütz- und Bewegungsapparates sind damit bei Frauen die weitaus häufigste AHB-Indikation. Herzkreislauferkrankungen sind lediglich in 14,26 % aller AHB-Fälle Einweisungsanlaß. Die häufigste Einzelindikation hiervon bilden ischämische Herzerkrankungen mit 7,07 %.

Bei den Männern im AHB-Verfahren stellen Herzkreislauferkrankungen mit insgesamt 40,34 % aller AHB-Fälle die weitaus größte Krankheitsgruppe. Hierin stellen ischämische Herzerkrankungen mit 28,89 % die Hauptindikation dar.

6. Berufliche Rehabilitation

Die Datenlage zur Bewertung der beruflichen Rehabilitation ist als ausgesprochen dürftig zu bezeichnen. Dies hat seinen langfristigen Grund ganz sicher in der Tatsache, daß die berufliche Rehabilitation in Deutschland sich bislang noch nie der öffentlichen und schon erst recht nicht der wissenschaftlichen Kritik stellen mußte, die Sinnhaftigkeit und die Effizienz der beruflichen Reha-Maßnahmen nachzuweisen. Dies ist um so erstaunlicher, als die Fallkosten eine beträchtliche Höhe erreichen und das Ausgabevolumen durch die Maßnahmendauer jeweils über mehrere Jahre im voraus verplant ist.

Die Maßnahmedaten bei Berufsförderungsleistungen umfassen eine innerbetriebliche oder außerbetrieblich umgesetzte Umschulung, Ausbildung, Fortbildung bzw. eine berufliche Anpassung oder Integration.

Wie aus Tabelle 9 und Abbildung 2 hervorgeht, stellen Erkrankungen des Skeletts, der Muskeln und des Bindegewebes den Hauptgrund für die Einleitung und Durchführung von Maßnahmen zur beruflichen Rehabilitation dar. Selbst in der

Tab. 9.: Anteile von Krankheiten des SMB bei Leistungen zur beruflichen Rehabilitation § 16, Abs. 1, Nr. 3 SGB VI für das Berichtsjahr 1995 in den jeweiligen Altersgruppen (VDR-Statistik Rehabilitation, 1996)

| Diagnose | Gesamt | Altersgruppen | | | | | | | | | | M |
		> 20	20/24	25/29	30/34	35/39	40/44	45/49	50/54	55/59	
SMB*	7925	3	108	547	583	1817	1988	1734	911	234	41,4
%	60,32 %	42,8	47,6	54,1	55,7	62,2	61,6	61,3	62,2	58,2	
Gesamt	13137	7	267	1011	1046	2922	3229	2829	1464	402	41,2

* SMB: Erkrankungen des Skeletts, der Muskeln und des Bindegewebes

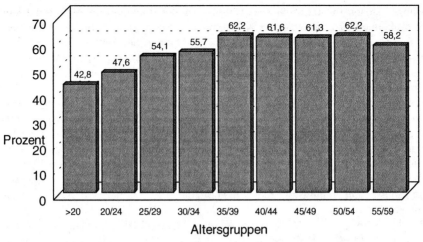

Abb. 2: Anteile von Krankheiten des SMB bei Leistungen zur beruflichen Rehabilitation in den jeweiligen Altersgruppen (VDR-Statistik Rehabilitation, 1996)

Gruppe der unter 20jährigen erfolgen berufliche Rehabilitationsleistungen zu 42,8 % wegen Erkrankungen des SMB. Dieser Anteil steigt ab dem 35. Lebensjahr auf 62,2 %. Geht man einmal davon aus, daß es sich hierbei um zuverlässige diagnostische Zuordnungen handelt, spielen Erkrankungen des Stütz- und Bewegungsapparates in diesem Bereich eine wirklich dominierende Rolle. Da differenzierende Krankheitsdaten hierzu nicht öffentlich zugänglich sind, ist uns eine Analyse und Bewertung einzelner Krankheitsbilder neben den orthopädischen Erkrankungen nicht möglich. Es wäre sicher sehr aufschlußreich zu untersuchen, welche orthopädischen Einzeldiagnosen von Bedeutung sind und welche Rehabilitationsverläufe sich hierbei ergeben.

7. Rentenzugänge

Nach unseren Einschätzungen werden die verordneten Kürzungen und Leistungen zur medizinischen Rehabilitation mit einer Verzögerung von zwei bis drei Jahren zu einem Anstieg der krankheitsbedingten Frühberentungen führen. Aufgrund unserer langjährigen Beobachtungen der diesbezüglichen Statistiken der Rentenversicherungsträger prognostizieren wir einen Zuwachs von etwa 20 %. Da die Gewährung von Leistungen zur medizinischen Rehabilitation die Antragsinitiative des Versicherten voraussetzt, rechnen wir damit, daß ein erheblicher Anteil der Versicherten, die aus Krankheitsgründen in ihrer Erwerbsfähigkeit bereits stark gefährdet sind, unter den gegenwärtigen Bedingungen auf medizinische Rehabilitationsleistungen verzichten und erst in zwei bis drei Jahren wegen fortschreitender Leistungsminderung entsprechende Anträge stellen werden. Die Rehabilitationsprognosen werden sich dann jedoch erheblich verschlechtern; den dadurch bedingten Zuwachs bei den krankheitsbedingten Frühberentungen erwarten wir in einer Höhe von 10 %. Einen weiteren Anstieg um 10 % wird es dadurch geben, daß die Rehabilitationsdauer nahezu regelhaft auf drei Wochen verkürzt wird und diese Zeit bei bestimmten Problemkonstellationen nicht ausreichen wird, die Leistungsfähigkeit soweit wiederherzustellen und zu stabilisieren, daß die Fortsetzung einer Erwerbstätigkeit möglich wird.

Die Verteilung der krankheitsbedingten Rentenzugänge ist aus Tabelle 10 zu ersehen. Erkrankungen des Skeletts, der Muskeln und des Bindegewebes verursachen insgesamt 28,85 % der krankheitsbedingten Frühberentungen. An zweiter Stelle folgen gleichauf mit Kreislauferkrankungen (18,08 %) psychiatrische Erkrankungen, die 18,24 % der Rentenzugänge bedingen. 10,39 % aller vorzeitigen Berentungen entstehen als Folge von Krebserkrankungen. Alle anderen Krankheitsbereiche spielen eine lediglich nachgeordnete Rolle.

Tabelle 10: Rentenzugänge (alle Diagnosegruppen) 1995 mit und ohne Reha-Anamnese

1995	Männer	Frauen	Gesamt	Anteil an Frührenten in %	ohne HV in den letzten 5 Jahren in %
Neubildungen	17455	13057	30512	10,39	55,12
Endokrinopathien	4966	2926	7892	2,69	64,27
Nervensystem	10300	7266	17566	5,98	66,28
Psychiatrische Erkrankungen	27548	26029	53577	18,24	64,97
Kreislaufsystem	40086	13027	53113	18,08	53,10
Atmungsorgane	7884	3133	11017	3,75	55,78
Verdauungsorgane	5157	2267	7424	2,53	66,42
Skelett, Muskeln, Bindegewebe	52228	32500	84728	28,85	48,00
Verletzungen, Vergiftungen	6076	2153	8229	2,80	66,36
Alle Diagnosegruppen	183992	109701	293693		57,67

Auch für einen engagierten Sozialmediziner ist es erstaunlich, ein wie hoher Anteil der Versicherten ohne Heilverfahren in den letzten vorausgegangenen fünf Jahren berentet wurde. Bei der Mehrzahl der Krankheitsgruppen liegt die Quote der Patienten "ohne Reha-Anamnese" vor der Berentung bei über 60 %. Die höchste "Ausschöpfungsquote" ergibt sich bei den Krankheiten des Skeletts, der Muskeln und des Bindegewebes. "Nur" 48,00 % der Versicherten mit Erkrankungen aus diesem Indikationsbereich wurden ohne einen Versuch, die krankheitsbedingten Einschränkungen der Leistungsfähigkeit durch stationäre medizinische Rehabilitationsmaßnahmen zu verbessern, vorzeitig berentet. Diese Relationen werden sich als Folge des Rückgangs an Rehabilitationsmaßnahmen weiter verschieben. Eine zuverlässige Bewertung dieser Entwicklung setzt jedoch voraus, daß exakte Bevölkerungsstatistiken darüber vorliegen, wie viele Erwerbstätige in die frühberentungskritischen Jahrgänge gelangen. Als Folge der demographischen Entwicklung ist zu erwarten, daß die absoluten Zahlen der

Frührentenzugänge zunehmen werden, ohne daß dies im Zusammenhang mit den Veränderungen in der Gesundheitsversorgung und in der medizinischen Rehabilitation gesehen werden kann.

So ergab sich z. B. zwischen 1989 und 1994 ein Anstieg bei den Frührentenzugängen um 47 % in 5 Jahren. Dieser Zuwachs um 94.512 Rentenfälle auf insgesamt 293.693 Rentenzugänge im Jahre 1995 ist dringend klärungsbedürftig. Zwar sind die Zahlen zwischen 1994 und 1995 im wesentlichen konstant (siehe Tabelle 11), eine sachbezogene Bewertung ist jedoch nur mit Hilfe eines altersbezogenen Versichertenbestandes möglich.

Tab. 11: Rentenzugänge (Frührentner) wegen verminderter Erwerbsfähigkeit infolge von Krankheiten des Skeletts, der Muskeln und des Bindegewebes (SMB) Gesetzliche Rentenversicherung - 1989, 1994, 1995 (VDR-Statistik Rentenzugang)

	Männer		Frauen		Gesamt	
	N	%	N	%	N	%
Frührentenzugänge infolge SMB 1989	36.970	27,37 %	20.529	32,0 %	57.499	28,86 %
Alle Diagnosengruppen	135.051		64.130		199.181	
Frührentenzugänge infolge SMB 1994	52.982	28,44 %	32.615	30,22 %	85.597	29,85 %
Alle Diagnosengruppen	186.071		107.921		293.992	
Frührentenzugänge infolge SMB 1995	52.228	28,39 %	32.500	29,62 %	84.728	28,85 %
Alle Diagnosengruppen	183.992		109.701		293.693	

9. Abschließende Wertung und Diskussion

Erkrankungen des Skeletts, der Muskeln und des Bindegewebes sind die dominierende Krankheitsgruppe in der medizinischen Rehabilitation. Dies betrifft sowohl den Umfang an Leistungen zur stationären medizinischen Rehabilitation, zur beruflichen Rehabilitation als auch den Anteil bei den krankheitsbedingten Frühberentungen. Aus dem Blickwinkel der Krankenkassen und auch der Arbeitgeber stehen Erkrankungen des Stütz- und Bewegungsapparates im Mittelpunkt des Interesses. Wie Analysen von Krankenkassendaten zeigen (Zielke et al, 1997), werden bis zu 40 % aller Krankheitstage im Jahr, die zur Arbeitsunfähigkeit führen, allein durch Krankheiten des Skeletts, der Muskeln und des Bindegewebes verursacht. Unter den 20 häufigsten Einzeldiagnosen im Zusammenhang mit der Arbeitsunfähigkeit befinden sich acht Erkrankungen aus dem Krankheitsbereich des Stütz- und Bewegungsapparates. Angesichts dieser Sachlage erscheint es uns dringend geboten, die Behandlungs- und Rehabilitationsansätze in diesem Bereich in bezug auf die ambulante ärztliche Versorgung und besonders in der stationären medizinischen Rehabilitation daraufhin zu verändern, daß in weitaus größerem Ausmaß verhaltensmedizinisch begründete Behandlungsansätze in den Vordergrund gerückt werden.

Literatur

BKK Bundesverband (Hrsg.) (1997). Krankheitsarten 1995. Essen.

Rehfeld, U. & Bütefisch, T. (1996). Rehabilitation: Rückang im Westen - gebremster Zuwachs im Osten. Zur Entwicklung von Fallzahlen, Strukturen und Kosten. Deutsche Rentenversicherung, 10-11, 734-751.

Schwartz, F.W., Bitzer, E.M., Dörning, H., Grobe, T.G., Krauth, C., Schlaud, M., Schmidt, T. & Zielke, M. (1999). Gesundheitsausgaben für chronische Krankheit in Deutschland - Krankheitskostenlast und Reduktionspotentiale durch verhaltensbezogene Risikomodifikation. Lengerich, Pabst Science Publishers.

Statistisches Bundesamt: Gesundheitswesen (1997, 1998). Fachserie 12, Reihe 6.1: Grunddaten der Krankenhäuser und Vorsorge- oder Rehabilitationseinrichtungen 1996, 1997. Stuttgart: Metzel-Poeschel.

Verband Deutscher Rentenversicherungsträger (Hrsg.) (1996). VDR Statistik Rehabilitation. Leistungen zur Rehabilitation und sonstige Leistungen der gesetzlichen Rentenversicherung im Jahr 1995. Band 118. Frankfurt: VDR.

Verband Deutscher Rentenversicherungsträger (Hrsg.) (1996). VDR Statistik Rentenzugang 1995 Band 117. Frankfurt: VDR.

Zielke, M. Dehmlow, A:, Hagen, P. & Zander, G. (1997). Gesundheitsberichterstattung: Das Kreuz mit dem Kreuz. Die Bedeutung von Krankheiten des Stütz- und Bewegungsapparates in der Gesundheitsversorgung in Deutschland. Verhaltensmedizin Heute. Schriftenreihe des Wissenschaftsrates des AHG, Hilden.

Biopsychosoziale Aspekte bei akuten und chronischen Rückenschmerzen

Monika Hasenbring

Im Prozeß der Chronifizierung von Schmerzen interessieren in psychologischer Hinsicht zwei Zeitabschnitte ganz besonders: die Phase des schweren bzw. anhaltenden Schmerzes sowie die Phase des Überganges vom akuten zum chronischen Schmerz. Anhand aktueller empirischer Untersuchungen wird der Einfluß psychischer Faktoren aufgezeigt, die an der situativen Auslösung und/oder Aufrechterhaltung von Schmerzen beteiligt sein können. Unter den auslösenden Faktoren stehen chronisch anhaltende Alltagsbelastungen und Depressivität im Vordergrund, unter den aufrechterhaltenden vor allem die Art und Weise, wie Menschen mit ihren Schmerzen im Alltag umgehen, um eine - meist kurzfristige - Linderung zu erreichen. Es wird diskutiert, auf welche Weise sowohl ausgeprägtes Vermeidungsverhalten im Umgang mit Schmerz als auch ausgeprägte Durchhaltestrategien an der Aufrechterhaltung von Schmerzen beteiligt sein können, ebenso spezifische Formen, Schmerzen indirekt, nichtverbal anderen Menschen mitzuteilen. Aus den Forschungsergebnissen werden konkrete Schlußfolgerungen für die Führung des Patienten und für darüber hinausgehende verhaltenstherapeutische Maßnahmen zur Prävention chronischer Verläufe gezogen.

1. Chronifizierung im zeitlichen Verlauf

Epidemiologischen Studien zufolge beträgt die Lebenszeitprävalenz akuter Rückenschmerzen 80 % , d.h. daß ca. 80 % der Bevölkerung einmal in ihrem Leben unter heftigen akuten Rückenschmerzen leidet. Innerhalb der ersten drei Monate können wir beobachten, daß etwa 90 % dieser Personen mit Hilfe einfacher Behandlungsmethoden wie Bettruhe, Krankengymnastik und Einnahme von Analgetika schmerzfrei werden. 10 % allerdings bleiben schon innerhalb der ersten drei Monate therapieresistent und behalten andauernde Schmerzen. Interessant ist der Verlauf der übrigen 90 % der Betroffenen: Nach kurzfristiger Besserung zeigen sich bei 10 - 30 % langfristig entweder anhaltende oder rezidivierende Schmerzen (Fordyce 1995, Raspe 1993).

Von denjenigen, die anfangs therapieresistent waren, bleiben es insgesamt 5 -10 %. D.h. wir haben eine relativ hohe Anzahl von Patienten, die über Monate bis Jahre hinweg auf die Dauer gesehen chronische Rückenschmerzen entwickeln. Abgesehen vom subjektiven Leid der Patienten sind diese Zahlen außerordentlich wichtig für die Kostenträger im Gesundheitswesen. Wir sehen, daß etwa die

10 % der am schwersten chronifizierten Rückenschmerzpatienten insgesamt 80% der Behandlungskosten ausmachen, die überhaupt auf die Behandlung von Rückenschmerzen verwandt werden. Für die Rentenversicherungsträger ist es weiterhin wichtig zu sehen, daß wirbelsäulenbedingte Rückenschmerzen bei männlichen wie weiblichen Arbeitnehmern den häufigsten Frühberentungsgrund stellen (VDR 1996, Hagen et al. 1997).

Was uns in diesem Verlauf also ganz besonders interessiert, ist die Frage, welche Faktoren nun dazu beitragen, daß bei diesen 10 % die Schmerzen bereits frühzeitig persistieren und daß von den 90 %, die zunächst schmerzfrei geworden waren, ein Großteil über längere Zeit hinweg chronifiziert. Welche Prozesse beeinflussen diese Chronifizierung? Dauert ein akuter Schmerz trotz jeweils medizinisch indizierter Behandlungsverfahren länger als sechs Monate an, sprechen wir von einem chronischen Schmerz, der nicht selten mit einer massiven Immobilisierung im Alltag, mit Problemen der Frühberentung sowie mit seelischem Leid verbunden ist.

In psychologischer Hinsicht interessieren uns in diesem Chronifizierungsprozeß zwei Zeitabschnitte ganz besonders: Zum einen die Phase der schweren bzw. anhaltenden Chronifizierung, zum anderen die Phase des Überganges vom akuten zum chronischen Schmerz. Während es im Falle eines schwer chronifizierten Schmerzes darum geht herauszufinden, welche psychischen Faktoren das Schmerzbild unterhalten, liegt das Interesse in der Phase des Überganges von einem akuten zu einem chronischen Schmerz darin, psychologische Risikofaktoren zu identifizieren, die dem Arzt anzeigen können, daß bei einem Patienten die Gefahr einer Chronifizierung besteht, sodaß er möglichst frühzeitig und damit wirksam diesen Prozeß beeinflussen kann.

Wenn wir psychologische Faktoren in der Auslösung und Aufrechterhaltung von Schmerzen untersuchen, müssen wir situative Auslöser unterscheiden von den Konsequenzen von Schmerzen. Unter den Konsequenzen sind eine Reihe von Folgeproblemen zu nennen, die wir unter dem Syndrom "Depressivität" zusammengefaßt haben. Jedem sind die Folgen chronisch anhaltender Schmerzen (Rückenschmerzen oder Kopfschmerzen) bekannt, zu denen ein Stimmungstief oder auch eine anhaltend gedrückte Stimmungslage zählen, Schlafstörungen oder Schlaflosigkeit, Konzentrationsstörungen im Alltag, Probleme in der Partnerschaft oder im familiären Zusammenleben. Nicht so bekannt ist dagegen der Einfluß von Schmerzbewältigungsformen, das heißt der Art und Weise, wie Personen im Alltag mit ihren Schmerzen umgehen, um sie zu lindern. Sowohl psychische Folgeprobleme als auch die Art und Weise der Schmerzbewältigung können nun ihrerseits zur Aufrechterhaltung der Schmerzen wie auch zur Stabilisierung von Alltagsbelastungen beitragen.

Bevor diese Zusammenhänge anhand von Beispielen anschaulicher ausgeführt werden, erfolgt ein Exkurs zu den somatischen Faktoren. Wir gehen davon aus, daß auch biomechanische Belastungen zu den situativen Auslösern von Rückenschmerzen gehören können. Diese sind hier aufgeführt, weil wir hier sehr enge Wechselwirkungen zwischen biomechanischen und psychologischen Faktoren annehmen.

1.1. Klinisch-medizinische Faktoren

Eine der wesentlichen somatischen Faktoren in der Ätiologie und Aufrechterhaltung bandscheibenbedingter Rückenschmerzen ist das Einnehmen einer konstanten und ungünstigen Körperhaltung. Der schwedische Neuroorthopäde Nachemson (1987) hat in einer Reihe von laborexperimentellen Studien anhand von Invivo-Messungen den intradiskalen Druck unter verschiedenen Körperhaltungen (Entlastungs- und Belastungshaltungen) gemessen (s. Abb. 1).
Beispielsweise beträgt der Bandscheibeninnendruck im Liegen mit Stufenbettlagerung auf unterster Stufe, etwa 25 kp, das entspricht etwa dem normalen Ausdehnungsdruck einer Bandscheibe. Der Bandscheibeninnendruck wird im Stehen in einer 45 Grad vornübergebeugten Haltung maximal, wenn man in dieser

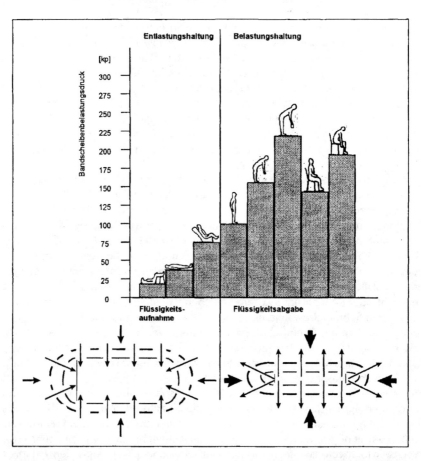

Abb. 1: Intradiskaler Druck in Höhe L 3 bei verschiedenen Körperpositionen und Flüssigkeitsverschiebungen an der Bandscheibengrenze (nach Nachemson 1987)

520

Haltung ein Gewicht trägt. Unter Be- und Entlastungshaltungen kommt es zu spezifischen biochemischen Veränderungen, wie Krämer und Mitarbeiter (1997) untersucht haben. Bei den Untersuchungen zeigte sich, daß unter Entlastungshaltungen Flüssigkeit aus der Bandscheibenumgebung in die Bandscheiben aufgenommen wird, d.h. sie quellen auf. Unter Belastungshaltungen geben sie Flüssigkeit ab, d.h. diese Haltungen bilden eine Voraussetzung für eine Austrocknung der Bandscheiben. Nachemson wie auch Krämer gehen davon aus, daß sowohl das einseitige und extreme Einnehmen von Entlastungshaltungen, als auch das extreme einseitige und andauernde Einnehmen von Belastungshaltungen ungünstig sind für den Prozeß der Degeneration der Bandscheiben. Bei Belastungshaltungen kommt es hauptsächlich zu einer Austrocknung der Bandscheiben, was dazu führen kann, daß der anulus fibrosus reißt und es zu einer frühzeitigen Protrusion oder gar einem Prolaps kommt. Bei einseitigen Entlastungshaltungen kommt es zum Aufquellen des Bandscheibenmaterials und auch hier vorzeitig zu möglichen Protrusionen. Bei bereits vorliegender Protrusion führt möglicherweise ein Aufquellen dazu, daß es schneller zu einer Nervenwurzelbedrängung kommt.

1.2. Psychologische Faktoren

Psychosozialer Streß als situativer Auslöser

Empirische Belege für die Bedeutung dieser Faktoren stammen im wesentlichen aus drei Untersuchungsansätzen: Aus epidemiologischen Untersuchungen, die vor allem in den USA und Schweden durchgeführt wurden (u. a. Sternbach 1986), aus klinischen Felduntersuchungen (Feuerstein et al., 1985), aus laborexperimentellen Studien (Flor et al., 1985) sowie aus prospektiven Längsschnittuntersuchungen (Hasenbring, 1992). Während epidemiologische und klinische Feldstudien einen deutlichen Zusammenhang zwischen verschiedensten chronischen Belastungen im Alltag (u. a. finanzielle Probleme, Probleme mit den Kindern oder mit älteren Menschen, Ärger mit dem Vorgesetzten oder Kollegen am Arbeitsplatz) und sowohl der Häufigkeit des Auftretens chronischer Schmerzen als auch ihrer Intensität nachweisen konnten, wies die laborexperimentelle Studie von Flor et al. (1985) auf eine erhöhte Muskelspannung als pathogenetisch bedeutsamen Faktor hin. Das Sprechen über Alltagsbelastungen ging bei Rückenschmerzpatienten mit einem deutlichen Anstieg der Anspannung der lumbalen Rückenstreckermuskulatur einher, nicht jedoch bei schmerzfreien Kontrollpersonen. Diese Befunde ließen sich an einer Stichprobe von Failed-Back-Patienten 3 Jahre nach einer Bandscheibenoperation gegenüber schmerzfrei gewordenen Patienten bestätigen (Hasenbring und Soyka 1996). In eigenen prospektiven Längsschnittuntersuchungen zur Vorhersage des Genesungsverlaufes bei Patienten mit bandscheibenbedingten Rückenschmerzen nach konservativer oder operativer Therapie konnten wir weiterhin erstmals das Ausmaß an Alltagsbelastungen als einen wichtigen psychologischen Risikofaktor für

521

einen ungünstigen Genesungsverlauf (mehr chronische Schmerzen, häufigere empirische Belege aus Frühberentung) identifizieren (Hasenbring, 1992).

Das heißt nun, wenn wir in der ärztlichen Praxis einen Patienten mit chronischen Schmerzen vor uns haben, ist in jedem Fall zu prüfen, inwieweit anhaltende Belastungen im beruflichen oder privaten Alltag als situative Auslöser bzw. Mitauslöser der Schmerzen in Frage kommen.

Wichtig hierbei ist, daß es prinzipiell jede Art von Belastung sein kann; das heißt, es kann sich um Belastungen handeln, die beispielsweise auf den Tod eines geliebten Menschen zurückzuführen sind oder um Belastungen, die sich aus einer anhaltenden Konfliktsituation mit dem Vorgesetzten am Arbeitsplatz ergeben oder aber um finanzielle Nöte. Es ist hier wahrscheinlich nicht mit irgendeiner Art von Spezifität zu rechnen.

Konsequenzen einer Schmerzerfahrung

Unter den Konsequenzen eines chronischen Schmerzproblems ist der Faktor Depressivität mit seinen emotionalen (niedergeschlagene Stimmung), motivationalen (Antriebsverlust), kognitiven (Gedanken der Hilf- und Hoffnungslosigkeit, Konzentrationsschwierigkeiten), somatischen (Schlafstörungen, Verlust der Vitalbedürfnisse) und verhaltensmäßigen Anteilen (Rückzugsverhalten) das bekannteste Folgeproblem.

Zwischen dem Ausmaß an Depressivität und chronisch anhaltenden Alltagsbelastungen besteht eigenen Untersuchungen zufolge (Hasenbring, 1992) ein sehr enger korrelativer Zusammenhang. Wir können annehmen, daß anhaltende, das heißt nicht gelöste Belastungen im beruflichen oder privaten Alltag, vor allem wenn sie mit Schmerzen einhergehen, zu einer erhöhten depressiven Stimmungslage führen. In wie vielen Fällen damit zu rechnen ist, daß eine ungünstige Art und Weise, im Alltag mit den eigenen Schmerzen umzugehen, zur Aufrechterhaltung der Schmerzen beiträgt, ist dagegen bisher nicht bekannt. Aus eigenen, von unserer Kieler Arbeitsgruppe durchgeführten prospektiven Längsschnittuntersuchungen an Patienten mit bandscheibenbedingten Rückenschmerzen (Hasenbring und Ahrens, 1987; Hasenbring et al., 1990; Hasenbring et al., 1994), darüber hinaus aus laborexperimentellen Studien zum akuten Schmerz (Turk et al., 1985; Eccleston 1994, 1995) und von klinischen Studien wissen wir, daß der Art der Schmerzbewältigung eine wichtige Funktion in der Aufrechterhaltung von Schmerzen zukommen kann (s. Überblick bei Turk 1996).

Maladaptive Kognitionen

Zu den weiteren Konsequenzen von Schmerzen zählen schmerzbezogene Kognitionen. Schmerzbezogene Kognitionen sind automatische Gedanken, d.h. das sind die Gedanken, die uns, wenn wir Schmerzen registrieren, in Bruchteilen von Sekunden durch den Kopf gehen. Da ist zuerst das Katastrophisieren, d.h. daß ein Schmerz besonders bedrohlich wahrgenommen wird, das sind Gedanken wie "Oh, Gott, was bedeutet das nur?' oder "Oh, Gott was soll ich jetzt bloß machen?", Gedanken der Hilf- und Hoffnungslosigkeit wie z.B. "Ich weiß überhaupt nicht wie diese Schmerzen jemals wieder besser werden sollen!" oder "Das Leben mit diesen Schmerzen ist überhaupt nicht mehr lebenswert!". Diese werden als maladaptiv, als ungünstig bezeichnet und es hat sich vor allen Dingen in Studien zum Akutschmerz im Labor als auch in prospektiven klinischen Studien erwiesen, daß, je mehr Patienten diese maladaptiven Kognitionen zeigen, sie desto eher chronische Schmerzen entwickeln können. Aber auch die gegenteiligen gedanklichen Aspekte, nämlich die Tendenz zu Bagatellisieren und vor allen Dingen die Tendenz zu sogenannten Durchhalteappellen, d.h. Gedanken, in denen wir uns sagen "Beiß' die Zähne zusammen!" "Reiß' Dich zusammen!" "Indianer kennt keinen Schmerz", können sich ebenfalls ungünstig auf den weiteren Verlauf im Sinne einer Chronifizierung auswirken.

Maladaptive Verhaltensweisen im Umgang mit Schmerzen

Bei den maladaptiven Verhaltensweisen handelt es ich um Verhaltensaspekte, die sich auf den Umgang von sozialen und körperlichen Anforderungen beziehen und zum anderen um solche, die sich auf das Kommunikationsverhalten, z.B. in der Partnerschaft beziehen. Eine uns allen bekannte ungünstige Schmerzbewältigungsform ist das Vermeidungsverhalten, das heißt der Versuch, den Schmerz dadurch erst gar nicht aufkommen zu lassen, indem möglichst viele körperliche und soziale Aktivitäten vermieden werden. Bei dem "Vermeiden sozialer Aktivitäten"' finden wir, daß Patienten schmerzbedingt aufhören, soziale Situationen aufzusuchen d.h. Gäste einzuladen, mit Freunden auszugehen, überhaupt mit anderen Menschen zusammen zu sein. Als chronifizierenden Faktor sehen wir dabei, daß ein solches Vermeiden sozialer Aktivitäten zunehmend zu sozialer Isolation und zu einem Verstärkerverlust führt, d.h. zu einem Verlust von angenehmen Aktivitäten, die durch das Zusammensein mit anderen Menschen verbunden sind. Der Verstärkerverlust führt zur sozialen Isolation hin zu einer depressiver Stimmung. Hier haben wir dann wieder die Verbindung zwischen depressiver Verstimmung und Schmerz. Beim "Vermeiden körperlicher Aktivitäten" gehen wir davon aus, daß im Extremfall Patienten nicht nur kurzfristig ihren Sport zu unterbrechen, sondern daß sie zunehmend aufhören, Spaziergänge oder andere leichtere Aktivitäten zu unternehmen. Sie gehen noch nicht einmal 10 Minuten um den Block, meiden Alltagsaktivitäten und verbringen einen großen Teil des Tages im Liegen. Man geht in diesem Zusammenhang davon aus, daß die entsprechende Muskulatur im wesentlichen minderbelastet ist und es zu einer Verringerung der Muskelkraft führt und im Extremfall zu einer Muskelatrophie kommt.

Das Fear-Avoidance-Modell von Philips (1987) basiert auf den Ergebnissen einer Vielzahl von empirischen Untersuchungen zu auffälligen Reaktionsweisen auf Schmerz, wie sie bei chronischen Schmerzpatienten gesehen werden. Hier sind die kognitiven (Katastrophisieren., Hilflosigkeit), emotionalen (Angst, depressive

Stimmung) und behavioralen (Vermeidungsverhalten) Reaktionsweisen im Zusammenhang beschrieben, wie sie zu einer Chronifizierung führen können.

Doch eine weitere, häufig im Alltagsverhalten der Patienten gefundene Schmerzbewältigungsform, die im Modell von Philips nicht enthalten ist, sind sogenannte "Durchhaltestrategien". D.h. die Tendenz, trotz starker Schmerzen alle Termine oder Verabredungen einzuhalten, die Zähne zusammenzubeißen und zu versuchen, den Schmerz zu ignorieren. Hier gelten als wesentliche vermittelnde pathophysiologische Mechanismen die Anspannung der lumbalen Rückenstreckermuskulatur. Häufige Phänomene sind nun einerseits, daß es bei anhaltenden Schmerzen zu einem völligen Umkippen eines extremen Durchhalteverhaltens in ein ebenso extremes Vermeidungsverhalten kommt; ebenso häufig finden wir, daß diese beiden Verhaltenstendenzen sich in einem ständigen Konflikt befinden: In Gedanken ruft sich eine Person immer weiter zum "Zähne zusammenbeißen" auf, fühlt sich jedoch immer weniger tatsächlich dazu in der Lage und zeigt im Verhalten ein immer stärker werdendes Vermeiden. Würden wir nun einem solchen Patienten in der Praxis einseitig zu aktivitätsorientierten Maßnahmen raten, besteht die Gefahr, daß wir seine ohnehin schon vorhandenen, aber nicht offen sichtbaren Aufforderungen zum "Durchhalten und Zähnezusammenbeißen" mobilisieren, denen er jedoch nicht mehr standhalten kann und auch nicht sollte.

Das Avoidance-Endurance-Modell von Hasenbring (1993) ist als eine Erweiterung des Fear-Avoidance-Modells anzusehen und berücksichtigt die neueren Forschungsergebnisse (s. Abb. 2). Hier zeigt sich, daß unsere Forschungsergebnisse die Befunde des schwedischen Neurochirurgen Nachemson (1987) stützen, wonach beide Extreme, sowohl das Durchhalten als auch die Vermeidung, zu einer einseitigen und damit falschen Belastung der Muskulatur führen. Wichtig ist hier, beim Patienten einen Lernprozeß anzuregen, der ihm einen rhythmischen Wechsel zwischen Entlastung bzw. Entspannung und Belastung bzw. Anspannung erlaubt.

Je nachdem, wie tief die genannten Schmerzbewältigungsformen eines Patienten in seinem Verhaltensrepertoire verankert sind, genügt entweder ein Hinweis auf solche Zusammenhänge zusammen mit der kombinierten Verordnung sowohl entspannungsfördernder Maßnahmen wie Massagen oder Entspannungsverfahren und aktivitätsorientierten Verfahren wie Krankengymnastik, daß ein Patient einen solchen rhythmischen Wechsel in sein Alltagsleben aufnimmt, oder aber es ist notwendig, daß derjenige im Rahmen eines speziellen Schmerzbewältigungstrainings systematisch lernt, diesen alternativen bzw. gesundheitsfördernden Umgang mit seinen Schmerzen allmählich in sein Alltagsverhalten zu integrieren.

Darüber hinaus hat sich das Kommunikationsverhalten als ungünstig erwiesen. Zum einen hat sich gezeigt, daß Patienten, die im Fragebogen nichtverbales Ausdrucksverhalten angeben, eher chronifizierten. Demgegenüber zeigte sich, daß sie weniger chronifizierten, je mehr sie direkte Bitte um soziale Unterstützung angaben. Die „direkte Bitte um soziale Unterstützung" scheint also ein potentiell protektiver und gesundheitsfördernder Faktor zu sein. Beim "nichtverbalen Ausdrucksverhalten" nehmen wir an, daß es sich vor allen Dingen über

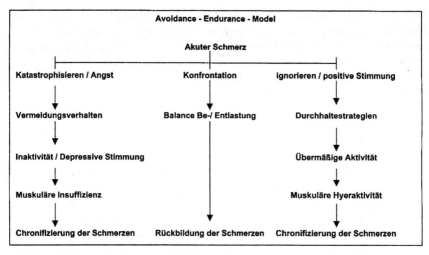

Avoidance - Endurance - Model

Akuter Schmerz

Katastrophisieren / Angst	Konfrontation	Ignorieren / positive Stimmung
↓	↓	↓
Vermeidungsverhalten	Balance Be-/ Entlastung	Durchhaltestrategien
↓		↓
Inaktivität / Depressive Stimmung		Übermäßige Aktivität
↓		↓
Muskuläre Insuffizienz		Muskuläre Hyeraktivität
↓	↓	↓
Chronifizierung der Schmerzen	Rückbildung der Schmerzen	Chronifizierung der Schmerzen

Abb. 2: Avoidance-Endurance-Modell (nach Hasenbring, 1993)

psychologische Prozesse der operanten Konditionierung aufrechterhaltend auswirkt, d.h. nichtverbales Ausdrucksverhalten (wie z.b. das Gesicht verziehen, die körperliche Haltung verändern, stöhnen, sich die schmerzende Stelle reiben, eine schmerzverzerrte Mimik) wird von der Umgebung besonders wahrgenommen und verstärkt. Im Sinne der operanten Konditionierungstheorie von Fordyce (1976) können wir vermuten, daß die Patienten gelernt haben, daß sie durch dieses Verhalten verstärkt Zuwendung, konkrete Hilfen im Alltag o. ä. von ihrem Partner oder anderen Angehörigen bekommen. Das Verhalten verselbständigt sich und wird ein wesentlicher Bestandteil eines chronifizierten Schmerzproblems.

Demgegenüber zeigte sich, daß, je mehr Patienten direkt um soziale Unterstützung bitten konnten, d.h. je mehr sie direkt sagen konnten "Magst Du eben mal kurz den Abwasch für mich machen" oder auch um emotionale Unterstützung, d.h. um Zärtlichkeit bitten "Nimm mich doch mal in den Arm" und sie diese auch annehmen konnten, sie desto weniger chronifizierten. Ein Mangel dieses direkten Kommunikationsverhaltens führt also eher zur Chronifizierung (Hasenbring et al. 1994).

Eine wirksame Einflußnahme gestaltet sich bei nonverbal gezeigtem Schmerzverhalten schwierig, da eine Veränderung dieses Schmerzverhaltens folgende Schritte beinhaltet: (1) Sowohl Patient als auch Partner müssen Einsicht in die schmerzunterhaltenden Prozesse gewinnen, (2) der Partner wird mit Wissen des Patienten dazu angehalten, die speziellen Schmerzäußerungen nicht mehr mit Zuwendung oder Hilfen im Alltag zu verstärken, (3) da nun aber für den Patienten wichtige Quellen der Zuwendung zuerst einmal verlorengehen, muß er alternative, gesundheitsfördernde Verhaltensweisen allmählich erlernen, mit denen er statt dessen Zuwendung und Unterstützung im Alltag bekommen kann. Diese Alternative besteht unter anderem darin, daß er nun ganz direkt und verbal

525

seine Angehörigen darum bittet, ihm entsprechende Wünsche zu erfüllen, dies sowohl wenn er Schmerzen hat als auch unabhängig von den Schmerzen. In der Therapie dieser Patienten stellt sich sehr häufig heraus, daß ihnen gerade diese direkte Form der Kommunikation außerordentlich schwer fällt, daß hier vielfältige Barrieren bestehen, die es mehr oder weniger langsam, aber systematisch abzubauen gilt.

2. Präventiv-psychotherapeutische Ansätze

Auf der Basis dieser biopsychosozialen Risikofaktoren hat unsere Arbeitsgruppe ein präventivpsychotherapeutisches Behandlungsangebot entwickelt, daß erstmals im Rahmen einer vom BMFT geförderten Interventionsstudie evaluiert wurde (Hasenbring und Soyka 1996). Das Vorgehen sah eine individuelle Risikofaktorendiagnostik bei allen Patienten mit akutem lumbalen Bandscheibenvorfall vor, die in einem gegebenen Zeitraum in den Kliniken für Neurologie und Orthopädie der Universität Kiel zur konservativen medizinischen Therapie aufgenommen wurden. Allen Patienten mit einem positiven Befund in der Risikodiagnostik wurde zusätzlich zur medizinischen Therapie das Angebot einer verhaltenstherapeutischen Behandlung gemacht. In einem randomisierten Design wurde dabei die Effektivität von Biofeedback (BFB) und einer individualisierten, risikofaktorenorientierten Form der kognitiven Verhaltenstherapie (RKVT) verglichen. In der Evaluation zeigte sich, daß beide Verfahren einer rein medizinischen Therapie überlegen waren, signifikante Unterschiede zur Vergleichsgruppe ergaben sich jedoch vor allem für das Verfahren der RKVT. Dies galt sowohl für die langfristige Schmerzreduktion (über 18 Monate follow-up), die Reduktion der Immobilität im Alltag, die Verbesserung der Funktionskapazität, die Einnahme von Analgetika sowie für die Frage der Frühberentung.
Für das Biofeedbacktraining (BFB) ergab sich eine Schmerzreduktion um etwa 40% und bei der risikofaktorenorientierten Form der kognitiven Verhaltenstherapie (RKVT) sogar um 80%.

Literatur

Eccleston, C. (1994). Chronic pain and attention: a cognitive approach. Br J Clin Psychol, 33, 535-547.

Eccleston, C. (1995). Chronic pain and distraction: an experimental investigation into the role of sustained and shifting attention in the processing of chronic persistent pain. Behav res Ther, 33, 391-405.

Feuerstein, M., Sult, S. & Houle, M. (1985). Environmental stressors and chronic low back pain: life events, family and work environment. Pain, 22, 295-307.

Flor, H., Turk, D. & Birbaumer, N. (1985). Assessment of stress-related psychophysiological reactions in chronic back pain patients. J Consul Clin Psychol, 53, 354-364.

Fordyce, W. E. (1976). Behavioral methods for chronic pain and illness. St. Louis: Mosby.

Fordyce, W.E. (1995) Back pain in the workplace. Management of disability in non-specific conditions. Seattle: IASP Press.

Hagen, P., Zielke, M., Zander, G. & Dehmlow, A. (1997). Die Bedeutung von Krankheiten des Stütz- und Bewegungsapparates in der medizinischen Rehabilitation in Deutschland. Praxis Klinische Verhaltensmedizin und Rehabilitation, 39, 4-11.

Hanvik, L.J. (1951). MMPI-profiles in patients with low back pain. J Consult Psychol, 15, 350-353.

Hasenbring, M. & Ahrens, S. (1987). Depressivität, Schmerzwahrnehmung und Schmerzverarbeitung bei Patienten mit lumbalem Bandscheibenvorfall. Psychotherapie, Psychosom Med Psychol, 37, 149-155.

Hasenbring, M., Marienfeld, G., Ahrens, S. & Soyka, D. (1990). Chronifizierende Faktoren bei Patienten mit Schmerzen durch einen lumbalen Bandscheibenvorfall. Eine Replikationsstudie. Der Schmerz, 4, 138-150.

Hasenbring, M. (1992). Chronifizierung bandscheibenbedingter Schmerzen. Risikofaktoren und gesundheitsförderndes Verhalten. Stuttgart: Schattauer.

Hasenbring, M. (1993). Durchhaltestrategien - Ein in Schmerzforschung und Therapie vernachlässigtes Phänomen? Der Schmerz, 7 (4), 304-313.

Hasenbring, M., Marienfeld, G., Kuhlendahl, D. & Soyka, D. (1994). Risk Factors of Chronicity in Lumbar Disc Patients. Spine, 19 (24), 2759-2765.

Hasenbring, M., Soyka D. (1996). Verhaltensmedizinische Behandlungsverfahren in der stationären konservativen Therapie bei Patienten mit lumbalem Bandscheibenvorfall unter Berücksichtigung psychobiologischer Prädiktoren des Genesungsverlaufes. Abschlußbericht im Rahmen des BMFT-Förderschwerpunktes "Chronischer Schmerz".

Hasenbring, M. (1996). Kognitive Verhaltenstherapie chronischer und prächronischer Schmerzen. Psychotherapeut, 41, 313-325

Krämer, J. (1997). Bandscheibenbedingte Erkrankungen. New York, Stuttgart: Thieme Verlag.

Long, D. M. (1988). Genesis of the failed back syndrome. In: R. Dubner, E.F. Gebhart, & M.R. Bond (Eds.) Proceedings of the Vth World Congress on Pain (S. 244-247). New York: Eisevier Science Publ.

Nachemson, A. (1987). Lumbar intradiscal pressure. In: M.I.V. Jayson (Ed.) The lumbar spine and back pain (S. 191-203). Edingburgh: Churchill Livingstone.

Philips, H.C. (1987). Avoidance behavior and its role in sustaining chronic pain. Behav Res Ther, 25, 273-279.

Raspe, H. (1993). Back pain. In: A.J. Silman & M.C. Hochberg (Eds.) Epidemiology of the Rheumatic Diseases. Oxford: Oxford Univ. Press.

Stembach, R. A. (1986). Pain hassles in the United States: findings of the Nuprin Pain Report. Pain, 27, 69-80.

Turk, D. (1996). The role of demographic and psychosocial factors in transition from acute to chronic pain. In: T.S. Jensen, J.A. Turner & Z. Wiesenfeld-Hallin (Eds.) Proceedings of the 8th World Congress on Pain, Progress in Pain Research and Management (S. 185-213). Seattle: IASP Press.

Verband Deutscher Rentenversicherungsträger (Hrsg.) (1996). VDR Statistik Rentenzugang des Jahres 1995, Band 117. Frankfurt: VDR.

527

Zimmermann, M. (1990). Physiologie von Nozizeption und Schmerz. In: H.D. Basler, C. Franc, B. Kröner-Herwig, H.P. Rehfisch & H. Seemann (Hrsg.) Psychologische Schmerztherapie (S. 46-88). Heidelberg: Springer.

Intensivkonzepte in der Behandlung von Rückenschmerzen

Jan Hildebrandt, Michael Pfingsten

Die große Bedeutung von Rückenschmerzen im Krankheitsgeschehen in Deutschland hat zu vermehrten Bemühungen geführt, gezielte krankheitsspezifische Behandlungsprogramme zu entwickeln. Dabei müssen alle Ebenen möglicher Präventionsansätze berücksichtigt werden (primär-, sekundär- und tertiärpräventive Behandlungskonzepte). Insbesondere in der Tertiärprävention von Rückenschmerzen hat sich in den letzten Jahren eine Schwerpunktverlagerung vollzogen weg von passiven Interventionen hin zu aktivierenden Maßnahmen unter angemessener Berücksichtigung psychologischer Behandlungsanteile. Es wird das Göttinger Rücken-Intensiv-Programm (GRIP) vorgestellt, das hinsichtlich einer breiten Palette von Effektkriterien evaluiert wurde. Die Bundesarbeitsgemeinschaft chronischer Rückenschmerz (BacK) bemüht sich um eine breit gestreute und zugleich fachlich fundierte Praxisumsetzung dieses Konzeptes für verschiedene Gruppen von Rückenschmerzpatienten.

1. Problemstellung

Rückenschmerzen sind eine Erkrankung, die mit hohen Kosten verbunden ist. Nach epidemiologischen Schätzungen leiden etwa 85% der Bevölkerung westlicher Industriestaaten mindestens einmal in ihrem Leben an diesen Beschwerden. Epidemiologische Daten zeigen im Gegensatz zu anderen Erkrankungen, die eher rückläufig sind, einen seit Jahren unvermindert aufwärts steigenden Trend hinsichtlich Behandlungszahlen, Kosten und Invaliditätsraten (Bardehle 1992, Osterholz 1991, 1993, Raspe 1992, Falkenhahn et al. 1996).

Grundsätzlich haben Rückenschmerzen eine gute Prognose. In den meisten Fällen sind sie nur von schwacher Intensität und kurzer Dauer. Nur ca. 10% der Betroffenen suchen einen Arzt auf, von diesen sind 60% bereits nach 1 Woche wieder arbeitsfähig. Allerdings kommt es in vielen Fällen zu Rezidiven, die der Auftakt zu komplizierten Krankheitsverläufen sein können. Die hohe Rezidivneigung stellt zusammen mit der Möglichkeit zur Chronifizierung der Beschwerden das größte Problem bei Rückenschmerzen dar (Frymoyer 1992, Nachemson 1992, Waddell 1999).

In verschiedenen Studien der letzten Jahre wurden Faktoren mit ungünstigem Einfluß auf den Verlauf bzw. auf eine erhöhte Prävalenz von Rückenbeschwerden nachgewiesen, von denen neben ungünstigen Arbeits- und sozialen Bedingungen sowohl das persönliche Verhalten (passive Lebenseinstellung, maladaptives Krankheitsverhalten) als auch überholte Therapieansätze sowie Unzulänglichkeiten des medizinischen Versorgungssystems (Empfehlung zur Schonung, passive oder übermäßige Therapien, längerdauernde Krankschreibung bei fehlenden Rehabilitationsansätzen und mangelhafte Information des Patienten) eine Rolle spielen (Feuerstein und Thebarge 1991, Hasenbring 1992, Pfingsten et al. 1991, Bigos et al. 1992a, Turk und Rudy 1991, Malmivaara et al. 1995, Ryan et al. 1995).

Obwohl degenerative Veränderungen der Wirbelsäule mit steigendem Alter zunehmen, besteht kein direkter Zusammenhang zwischen Rückenschmerzen und dem Lebensalter. Als potentielle Risikofaktoren wurden ein niedriger Bildungsstand (Deyo und Diehl 1988) sowie Krankengeld-Zahlungen identifiziert (Coste et al. 1994, Ambrosius et al. 1995). In den meisten Studien wird die Abhängigkeit des Behandlungserfolges von der Krankheitsdauer oder der Dauer der Arbeitsunfähigkeit festgestellt (Andersson et al. 1983, Aronoff et al. 1987, Cairns et al. 1984, Milhous et al. 1989, Waddell 1987, Deardoff et al. 1991, Krause und Ragland 1994, Gallagher et al. 1989).

Die Abhängigkeit rückenschmerzbedingter Beeinträchtigungen von den Bedingungen des Arbeitsplatzes ist international belegt. Insbesondere schwere körperliche Tätigkeit und Ganzkörpervibrationen gehen mit einem vermehrten Auftreten von Rückenschmerzen einher (z. B. Andersson 1997). Der Zusammenhang zwischen objektiver Arbeitsbelastung und Rückenschmerzen ist jedoch nicht eindeutig: Bereits 1987 haben Bigos und Battie resümierend festgestellt, daß die nachhaltigen Bemühungen um eine Verbesserung der ergonomischen Situation am Arbeitsplatz zwar enorme Kosten verursacht haben, das Auftreten von Rückenschmerzen jedoch nicht haben eindämmen können. Den Grund dafür sehen die Autoren in einem nicht *notwendigen* Zusammenhang zwischen objektiver Arbeitsbelastung einerseits und Rückenbeschwerden bzw. Arbeitsunfähigkeit andererseits. In mehreren Untersuchungen wurde *Unzufriedenheit mit dem Arbeitsplatz* als wichtiger Risikofaktor identifiziert (Feyer et al. 1992, Johannson et al. 1993, Lindström et al. 1994). Linton und Warg (1993) konnten nachweisen, daß das Risiko einer Rückenerkrankung um den Faktor 7 erhöht war, sofern Unzufriedenheit am Arbeitsplatz vorlag. Diese Ergebnisse sind als Hinweis darauf zu bewerten, daß im Hinblick auf die Arbeitsunfähigkeit weniger die objektiven Belastungen des Arbeitsplatzes eine Rolle spielen als vielmehr *das subjektive Belastungserleben* - und damit psychologische Variablen (Wahrnehmung hoher Arbeitsanforderungen, Zeitdruck, geringe Gruppenkohäsion, Erleben starker Kontrolle, geringes Autonomie-Erleben, geringe Unterstützung durch Vorgesetzte). Durch diese Ergebnisse rücken subjektive und damit psychologische Parameter in den Mittelpunkt des Interesses (Fordyce 1995).

Schmerz ist eine komplexe Erfahrung, die sich aus somatischen, psychischen und sozialen Anteilen gleichermaßen zusammensetzt. Psycho-soziale Variablen treten insbesondere bei Rezidiven (wiederholtem Auftreten von Schmerzen) und der Chronifizierung in den Vordergrund, so daß mit Voranschreiten der Erkrankung die Bedeutung psychologischer Mechanismen zunimmt und die ursprünglich krankheitsauslösenden Faktoren in den Hintergrund treten (Basler 1990, Pfingsten et al. 1999).

Individuelle Persönlichkeitsmerkmale haben vermutlich eine geringere Bedeutung in der Aufrechterhaltung des Schmerzgeschehens (Gatchel et al. 1995, Kröner-Herwig 1999). Abgesehen von emotionalen Faktoren und Lernbedingungen scheinen *subjektive Bewertungen der Patienten* („Laientheorien") die Krankheitsentwicklung wahrscheinlich von größerer Bedeutung (Pfingsten 1998). Diese Einschätzungen sind weniger von der körperlichen Pathologie abhängig, als vielmehr durch Vorstellungen und Glaube der Patienten über die Art der Erkrankung, ihre potentiellen Auswirkungen und ihre Behandelbarkeit, sowie die psychische Beeinträchtigung und das Krankheitsverhalten beeinflußt. Im Mittelpunkt steht hier die Überzeugung des Patienten, im alltäglichen Leben mehr oder minder stark beeinträchtigt zu sein (sog. „Disability-Erleben", Kohlmann et al. 1992). Es scheint ein Merkmal des forlaufenden Chronifizierungsprozesses zu sein, daß es zu eienr Dissoziation zwischen objektivierbaren Befunden und der *subjektiv erlebten Beeinträchtigung* kommt. Das Ausmaß des Beeinträchtigungs-Erlebens ist dagegen durch eine Vielzahl psychologisch wirksamer Faktoren beeinflußt (Troup 1988, Dillmann et al. 1994, Hazard et al. 1994, Kröner-Herwig et al. 1996, Waddell 1991, Waddell et al. 1993).

Das Problem des chronischen Rückenschmerzes läßt sich vermutlich kaum auf globale Aspekte reduzieren. Es ist vielmehr anzunehmen, daß vielfache Verursachungs- und Aufrechterhaltungsbedingungen miteinander konfundiert sind, dabei multidirektional wirken, interindividuell hochgradig verschieden sind und eine komplizierte Interaktion eingehen. Keel et al. (1996) haben auf Summationseffekte verschiedener Risikofaktoren hingewiesen. In einer Studie über die Behandlungseffektivität eines multidimensionalen Programmes in der Schweiz waren Fremdarbeiter (Italiener und Jugoslawen) die Patientengruppe mit den schlechtesten Behandlungsergebnissen. Spezifische kulturelle Faktoren sind nach Keel aber nicht die Erklärung für dieses Ergebnis. Es sei vielmehr die Akkumulation der negativen Faktoren (körperliche Schwerstarbeit, geringes Ausbildungsniveau und geringe Arbeitszufriedenheit) die für diesen Effekt verantwortlich zeichneten.

2. Behandlung

Eine Experten-Arbeitsgruppe hat kürzlich im Auftrag des Bundesministeriums für Gesundheit eine Empfehlung für Behandlungsleitlinien bei chronischen Rückenschmerzen erarbeitet. Die Behandlungs-Indikation wird dabei als im wesentlichen abhängig vom Chronifizierungsstadium der Erkrankung betrachtet (Gerbershagen 1986, Loisel et al. 1994). Im Rahmen verschiedener Stadien von Rückenbeschwerden müssen bei den präventiven (Behandlungs-)Maßnahmen *primäre* (Ersterkrankung), *sekundäre* (rezidivierende, subakute Beschwerden) und *tertiäre* (chronische Beschwerden) Prävention unterschieden werden.

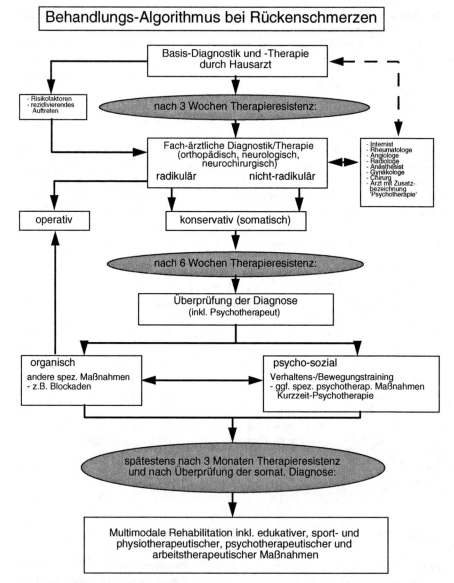

Behandlungs-Algorithmus bei Rückenschmerzen

Basis-Diagnostik und -Therapie durch Hausarzt

- Risikofaktoren
- rezidivierendes Auftreten

nach 3 Wochen Therapieresistenz:

Fach-ärztliche Diagnostik/Therapie (orthopädisch, neurologisch, neurochirurgisch)

radikulär   nicht-radikulär

- Internist
- Rheumatologe
- Angiologe
- Radiologe
- Anästhesist
- Gynäkologe
- Chirurg
- Arzt mit Zusatzbezeichnung 'Psychotherapie'

operativ   konservativ (somatisch)

nach 6 Wochen Therapieresistenz:

Überprüfung der Diagnose (inkl. Psychotherapeut)

organisch
andere spez. Maßnahmen
- z.B. Blockaden

psycho-sozial
Verhaltens-/Bewegungstraining
- ggf. spez. psychotherap. Maßnahmen
Kurzzeit-Psychotherapie

spätestens nach 3 Monaten Therapieresistenz und nach Überprüfung der somat. Diagnose:

Multimodale Rehabilitation inkl. edukativer, sport- und physiotherapeutischer, psychotherapeutischer und arbeitstherapeutischer Maßnahmen

Abb. 1: Behandlungsalgorithmus bei Rückenschmerzen

2.1 Primärpräventive Behandlung (Rückenschulen)

Rückenschulen haben in der Prävention von Erkrankungen des Bewegungssystems weite Verbreitung gefunden. Rückenschulen sind i.d.R. gruppentherapeutische Verfahren. Diese „Schulen" wurden 1969 erstmals in Schweden eingeführt (Zachrisson-Forsell 1981) und sind um 1984 in Deutschland bekannt geworden (Nentwig et al. 1985). Sie sind seither in vielen Modifikationen als prophylaktisches Angebot (Primärprävention) oder therapeutisches Verfahren (Sekundär- und Tertiärprävention) verbreitet.

Die Durchführung von Rückenschulen steht heute meistens unter einer primärpräventiven Prämisse. Die Lernziele sind auf ein rückenschonendes Verhalten der Teilnehmer im Alltagsleben ausgerichtet. Im ursprünglichen Konzept wurde davon ausgegangen, daß verschiedene Belastungen und Körperstellungen zu einer Erhöhung des Bandscheibendrucks führen (Nachemson und Elfstrom 1970). Bei der Anwendung von Rückenschulen wird normalerweise vorausgesetzt, daß rückenschonendes Verhalten auch zur Abnahme der Häufigkeit von Schmerzepisoden und zur Reduktion von Rückenschmerzen führt. Es ist bisher aber nicht belegt, daß eine Bandscheibenentlastung automatisch auch Schmerzen vermindert. Ein wichtiger Kritikpunkt an der Konzeption von Rückenschulen ist daher die Fokussierung auf Bewegungs*vermeidung* statt auf Bewegungs*training*: Bei Anwendung rückenentlastender (biomechanisch grundsätzlich sinnvoller) Regeln muß nicht nur auf eine dauerhafte Integration rückengerechten Verhaltens in den normalen Alltag geachtet werden, sondern auch auf *Vermeidung unnötiger Schonung* infolge falsch gegebener oder verstandener Informationen.

Ein weiteres Problem besteht darin, daß in Rückenschulen die Notwendigkeit einer Verhaltens- und Einstellungsänderung gegenüber Rückenschmerzen bisher zu wenig Beachtung gefunden hat.

Eine Meta-Analyse von v.Tulder et al. (1997) zeigt, daß Rückenschulen bei akuten Rückenschmerzen – im Gegensatz zur Anwendung bei chronischen Beschwerden – weniger effektiv sind (vgl. a. Osterholz 1993, Schlapbach 1994). Ihre Effizienz als primärpräventive Maßnahme ist nicht zu belegen (Lühmann et al. 1999).

Bisher konnte kein einheitliches Verständnis darüber hergestellt werden, welche spezifischen Inhalte sich hinter „Rückenschulen" verbergen. Effektivität, Wirkungsweise, Indikation und Stellenwert dieser Maßnahmen sind durch wissenschaftliche Evaluationen bisher nicht ausreichend sichergestellt. Bei Sichtung der Literatur wird deutlich, daß sich die einzelnen Schulungsprogramme hinsichtlich Anzahl der Kursteilnehmer (4-12 Personen), Anzahl der Unterrichtsstunden (von 4 Unterrichtsstunden bis zu einem täglichen körperlichen Training über fünf Wochen) und Inhalt sowie der angewandten Methodik z.T. erheblich voneinander unterscheiden. Aus den vorliegenden wissenschaftlichen Untersuchungen kann man zusammenfassend ableiten, daß Rückenschulen nicht automatisch effektiv sind. Es ist darüber hinaus nicht geklärt, welche der berücksichtigten Bausteine für die Effektivität verantwortlich sind.

In der Regel sollten Rückenschulen nur ein Baustein in einem größeren Konzept des Umgangs mit dem Problem Rückenschmerz und Arbeitsplatz sein. Verhaltensänderungen und das Beherrschen einfacher Selbsthilfemaßnahmen sind durch Rückenschulen zwar kurzfristig erlernbar, darüber hinaus verursachen sie relativ wenig Kosten. Es ist aber zu bedenken, daß die meisten Teilnehmer bald wieder in alte Verhaltensmuster zurückfallen, falls nicht Kontrollen und Wieder-holungen der Curricula stattfinden.

Neue Konzepte der Rückenschulen haben diese Erkenntnisse bereits umgesetzt. Sie beziehen aktive Übungen zur Verbesserung der körperlichen Leistungsfähig-keit einschließlich der Beweglichkeit mit ein und bieten adäquate Ausgleichsbe-wegungen zur Kompensation ungünstiger Bewegungen am Arbeitsplatz (Seeger 1999).

2.2 Sekundärpräventive Behandlung

Die Zielgruppe der sekundärpräventiven Behandlung sind Personen, die bereits an Rückenschmerzen erkrankt (gewesen) sind, bei denen jedoch noch keine Chronifizierung der Erkrankung eingetreten ist.

Im Rahmen einer umfangreichen Literaturrecherche zum Thema arbeitsbedingte Rückenschmerzen kamen Bigos et al. (1992b) zu dem Ergebnis, daß *primär*prä-ventive Programme zur Verhinderung von Rückenschmerzen zu kostenintensiv sind, da sie i.d.R. *alle* Arbeitnehmer ansprechen. Diesem Vorgehen steht die Erfahrung gegenüber, daß im Durchschnitt nur etwa maximal 5% einer Beleg-schaft eine akute Rückenschmerzepisode pro Jahr haben und nur etwa 10% der Erkrankten ein chronisches Krankheitsbild entwickeln). Das Fazit dieser Überle-gungen mündet in der Hypothese, daß die wahrscheinlich effektivste Prävention die *sekundärpräventive* Behandlung ist. Die Chronifizierung bzw. Rezidivierung der Beschwerden sollte vorrangig bei einer definierten Zielgruppe, nämlich po-tentiell gefährdeten Personen, die bereits Rückenschmerzen haben, durch die Anwendung erprobter und rationeller Behandlungstechniken verhindert werden.

Als derartige erprobte Behandlungstechniken nennen die Autoren:
- Information über Rückenschmerzen und seine adäquate Behandlung
- Vermittlung und Anwendung dieser Information und Techniken in Bezug auf die individuelle Lebenssituation (Transfer)
- Verhinderung von Inaktivität und Medikamenten-Verbrauch
- Ausdauertraining zur Verbesserung der kardio-vaskulären Fitneß.

Betrachtet man diesbezüglich die internationale Literatur, so ist festzustellen, daß auch in Bezug auf einen sekundärpräventiven Ansatz ein Konsens über die Wichtigkeit von aktiven, trainingsorientierten Interventionen unter Einschluß edukativer Elemente festzustellen ist. Die Ergebnisse der verschiedenen Studien sind jedoch durchaus heterogen und kommen bzgl. der differentiellen Effektivität einzelner Programmteile zu sehr unterschiedlichen Ergebnissen. Im deutschspra-chigen Raum hat Schlapbach (1994) die Lehrziele von erweiterten Rücken-schulen im Sinne einer sekundären Prävention definiert.

2.3 Tertiär-präventive Behandlung

Insbesondere in der Tertiärprävention von Rückenschmerzen hat sich in den letzten Jahren - vor allem in den USA und in Skandinavien - ein Konzeptwechsel vollzogen. Der Schwerpunkt verlagerte sich dabei weg von passiven Interventionen hin zu aktivierenden Maßnahmen unter breiter Berücksichtigung psychologischer Behandlungsanteile.

Das primäre Modell multimodaler Behandlungsprogramme bilden die Arbeiten von Mayer und Gatchel aus dem „Productive Rehabilitation Institut of Dallas for Ergonomics" (PRIDE). Dieser therapeutische Ansatz zeichnet sich durch eine klare sportmedizinische Orientierung unter verhaltenstherapeutischen Prinzipien aus (Mayer et al. 1987, Mayer und Gatchel 1988). Nach der Vorstellung der Autoren resultiert die Chronizität von Rückenschmerzen aus Defiziten in der objektiven und sukjektiven Funktionsfähigkeit und einer fortschreitenden körperlichen Dekonditionierung, die aus der Aussetzung des normalen Lebensvollzuges resultiert. Im Rahmen einer derartigen Argumentation wurden sog. multimodale Therapieansätze unter dem Oberbegriff „functional restoration" etabliert (Teasell und Harth 1996).

Ziele der multimodalen Behandlung sind die Erhöhung des Aktivitätsniveaus, der Abbau inadäquaten Krankheitsverhaltens, die Steigerung des Kontrollerlebens und der Abbau von Angst und Depressivität. Im körperlichen Bereich gehören hierzu i.d.R. eine Steigerung der allgemeinen Fitneß, die Verbesserung der kardio-vaskulären und pulmonalen Kapazität, die Verbesserung der Koordination und Körperwahrnehmung sowie die Verbesserung der Eigenkontrolle hinsichtlich der individuellen Belastungskapazität. Das therapeutische Vorgehen besteht neben körperlich aktivierenden Maßnahmen aus psychotherapeutischen Interventionen zur Veränderung der emotionalen Beeinträchtigung (antidepressive Therapie), des auf Ruhe und Schonung ausgerichteten Krankheitsverhaltens sowie der kognitiv repräsentierten Einstellungen bzw. Befürchtungen in Bezug auf Aktivität und Arbeitsfähigkeit (Waddell et al. 1993, Klenerman et al. 1995, Pfingsten 1999). Da Rückenschmerz und Arbeitsplatz i. d. R. eng verknüpft sind, umfaßt die Behandlung auch entsprechende Interventionen wie z. B. die Veränderung der beruflichen Umgebungsvariablen (z. B. Umsetzung am Arbeitsplatz, Umschulung etc.).

Bei derartigen Behandlungkonzepten steht das multimodale Vorgehen unter dem übergeordneten integrativen Konzept der *funktionalen Wiederherstellung auf verschiedenen Ebenen* im Vordergrund. Vordringliches Ziel ist neben dem Abbau von Analgetika und Reduktion von Inanspruchnahme medizinischer Leistungen die Wiederaufnahme der beruflichen Tätigkeit bzw. Reduktion von Arbeitsausfallzeiten.

In den letzten Jahren sind eine Vielzahl von Publikationen über derartige Programme veröffentlicht worden (Alaranta et al. 1994, Bendix et al. 1994, Burke et al. 1994, Cutler et al. 1994, Edwards et al. 1992, Estlander et al. 1991, Gill et al. 1994, Hansen et al. 1993, Hildebrandt et al. 1996a,b). Die Ergebnisse sind jedoch unterschiedlich und nicht ausschließlich so positiv wie in den amerikanischen Studien, in denen eine Quote der Rückkehr an den Arbeitsplatz von über

80% berichtet wurde. Während z. B. in Australien (Edwards et al. 1992) mit 55% „back-to-work" und in Kanada (Gill et al. 1994) mit sogar 74% Rückkehr an den Arbeitsplatz ähnlich gute Resultate erzielt wurden, sehen die Ergebnisse z. B. in Skandinavien anders aus: Alaranta et al. (1994) und Estlander et al. (1991) konnten zwar bzgl. einer Vielzahl von Effektivitätsparametren ebenfalls sehr gute Ergebnisse erreichen, nicht aber in Bezug auf die Wiederaufnahme der Berufstätigkeit. Linton und Bradley (1992) sehen die Ursache für die Diskrepanz in den Ergebnissen der internationalen Studien in der erheblichen Unterschiedlichkeit der sozialen und gesundheitspolitischen Bedingungen der verschiedenen Länder.

3. Kosten

Um die durch Rückenbeschwerden verursachten Kosten zu erfassen, ist es sinnvoll, folgende Bereiche zu berücksichtigen:
*   Häufigkeit der Arztbesuche und ärztliche Behandlungen,
*   Art und Umfang ambulanter physikalischer Behandlung,
*   Umfang der durchgeführten Diagnostik,
*   Häufigkeit und Dauer von Krankenhausaufenthalten wegen Rückenschmerzen,
*   Häufigkeit stationärer Reha-Maßnahmen,
*   Häufigkeit und Länge von Krankschreibungen.

1994 wurde hierzu von der Pharmametrics GmbH (Freiburg) im Auftrage der Firma Sanofi-Winthorp eine sog. „cost-of-illness-Studie" durchgeführt (Pharmametrics, 1997). Zielpersonen der Untersuchung waren niedergelassene Allgemeinärzte, Internisten und Orthopäden in Deutschland. Auf der Basis der Besuchsfrequenz von Patienten mit Dorsopathien konnte die Patientenpopulation in unterschiedliche Inanspruchnahme-Kategorien eingeteilt werden (s. Tab. 1). Die Besuchsfrequenzanalyse wurde für zwei unterschiedliche Patientengruppen „akut–nicht chronische Fälle" und „chronische Fälle mit akuten Schüben" unterteilt.
Bei den Kosten, die durch Krankheiten entstehen, müssen *direkte* (durch Behandlung verursachte) und *indirekte* Kosten (Lohnausfälle, Kompensationszahlungen) unterschieden werden. Unter Annahme bestimmter Grundtarife/Tagessätze für verschiedene Behandlungsarten und durchschnittliche industrielle Aufwendungen für Arbeitsausfalltage lassen sich die anfallenden Kosten berechnen (s. Tab 2).
Aus diesen Berechnungen geht hervor, daß Krankheitszeiten wegen Rückenschmerzen weitaus größere Kosten verursachen als die Behandlung selbst.
Vergleichbare Zahlen haben Schwartz et al. (1999) vorgelegt:
Die direkten Kosten bei Rückenschmerzen (ICD 720-724) in Deutschland betrugen 1994 9,436 Milliarden DM. Davon wurden für Krankenhausbehandlung 2,378 Miliarden DM (2,24% der Gesamtausgaben), für stationäre medizinische

Tab. 1: Behandlungsfälle bei Rückenschmerzen in Abhängigkeit von Besuchsfrequenz und Chronifizierungsstadium

Kategorien	Anteil der Behandlungsfälle in %	Kategorien	Anteil der Behandlungsfälle in %
Akut – nicht chronisch	87,5	Chronisch - mit akuten Schüben	12,5
1–3 Besuche	58,0	1–3 Besuche	16,0
4-5 Besuche	26,7	4-5 Besuche	20,0
6-9 Besuche	10,0	6-9 Besuche	36,0
> 9 Besuche	5,3	> 9 Besuche	28,0
27,1 Mio. Behandlungsfälle / Jahr		3,9 Mio. Behandlungsfälle / Jahr	

Tab. 2: Indirekte und direkte Kosten durch Rückenschmerzen / p.a.

Direkte Kosten	
• Arztkonsultationen , Diagnostik, Medikamente	4,5 Milliarden DM
• Physikalische Therapie	1,6 Milliarden DM
• Krankenhausbehandlung	2,1 Milliarden DM
• Reha- und Kurmaßnahmen	2,0 Milliarden DM
	10,2 Milliarden DM
Indirekte Kosten	
• Arbeitsausfallkosten	23,8 Milliarden DM
Gesamtaufwendungen	**34,0 Milliarden DM**

Reha 3,198 Milliarden DM (29,34 % der Gesamtausgaben) und für ambulante Behandlung 3,860 Milliarden DM (7,38% der Gesamtausgaben) aufgewandt. Die indirekten Kosten betrugen im gleichen Zeitraum 21,732 Milliarden DM. Davon fielen auf Arbeitsunfähigkeitstage bis zur 6. Krankheitswoch 6, 998 Milliarden DM (14,6%), aud AU Tage nach der 6. Krankheitswoche 3,930 DM (17,65%), auf Rentenzugänge und Renten 6,038 (16,96%) und berufliche Rehabilitation der Bundesanstalt für Arbeit 4,732 Milliarde DM (26,98% der Gesamtausgaben).

4. Das Göttinger Rücken Intensiv Projekt (GRIP)

Im Rahmen eines vom Bundesministeriums für Bildung, Wissenschaft und Forschung (BMBF) geförderten Projektes wurde ein multimodales Behandlungskonzept in der Ambulanz für Schmerzbehandlung an der Universität Göttingen an einer klinischen Stichprobe von 138 Rückenschmerzpatienten überprüft (Hildebrandt et al. 1996a,b, Pfingsten et al. 1997a). An der standardisierten Behandlung nahmen die Patienten in Kleingruppen von 8 bis 10 Patienten teil. Die Patienten durchliefen z.T. ein drei-wöchiges Vorprogramm, wurden während des 5

Tab. 3: Normbehandlungstag

08.00 - 09.00	Aufwärmtraining u. Dehnung
09.00 - 11.00	funktionelles Krafttraining
11.00 - 12.00	Ausdauertraining (Sport, Spiele, Schwimmen)
12.00 - 13.30	Mittagspause
13.30 - 14.00	Entspannungstraining
14.00 - 15.30	Verhaltenstherapeutische Gruppentherapie
15.30 - 16.30	Training v. Arbeits- und Gebrauchsbewegungen (work hardening)

begleitend: Vermittlung von Informationen

wöchigen Hauptprogramms 7 Stunden täglich behandelt (s. Tab. 3) und nahmen optional an einem ein-wöchigen Nachprogramm teil, wobei während dieser Zeit die schrittweise Wiederaufnahme der Arbeitstätigkeit erfolgte.

Nach Abschluß des Forschungsprojektes wurde das Programm auf insgesamt 5 Wochen (1 Woche Vorprogramm, 4 Wochen Hauptprogramm) ohne Qualitätsverlust und mit vergleichbaren Ergebnissen verkürzt durchgeführt (Pfingsten et al. 1997b).

5. Behandlungseffektivität

Als ein wesentliches Ergebnis der Studie ist festzuhalten, daß *alle untersuchten Parameter* nach der Behandlung hoch signifikante und bedeutsame Verbesserungen aufwiesen. Dies gilt für die subjektiven Schmerzintensität, die Schmerzausbreitung, die subjektiven Beeinträchtigung („disability"), für die Kraft-Ausdauer-Tests, die isokinetischen Parameter, die Wirbelsäulenbeweglichkeit und die einbezogenen psychologischen Variablen. Die Effektstärken-Indizes ergeben für die subjektive Schmerzintensität und die subjektive Funktionsbeeinträchtigung (Disability) die höchsten Verbesserungen.

Das körperlich anstrengende Behandlungsprogramm wurde von allen Patienten (bis auf einen Ausnahmefall: Abbruch wegen Meniskusschaden) vollständig durchgeführt wurde. Der geringe Prozentsatz von „drop-outs" von weniger als 2% steht im Gegensatz zu den berichteten Abbruchquoten anderer multidimensionaler Behandlungsprogramme, die im Mittel über 15-20% Abbrecher berichten (Flor et al. 1992). Die geringe Drop-Out-Rate widerlegt die mehrfach geäußerte Hypothese, eine derartige Behandlungsintensität sei für diese Patientengruppe nicht zumutbar. Die Erfahrungen bestätigen eher das Gegenteil: Bei geringerer Behandlungsintensität besteht wahrscheinlich *eher* die Gefahr des

538

vorzeitigen patienten-motivierten Abbruches der Behandlung. Die hohe Behandlungsintensität ist - analog zu einem regulären Arbeitstag - vielmehr als adäquate Vorbereitung auf die Arbeitsplatzanforderungen anzusehen. Von daher ist die beobachtete Stabilität der Patientenzahlen, die an den Arbeitsplatz zurückkehren und dort verbleiben, zu einem gewissen Teil vermutlich auch der hohen Behandlungsdichte zuzurechnen.

Ein weiteres Ergebnis ist die *Stabilisierung nahezu aller Verbesserungen* auch zum Zeitpunkt der 6- und 12-Monats-Katamnese. Die Befürchtung, daß sich erst nach der Erprobung der Belastungsfähigkeit an den realen Arbeitsanforderungen eine Aussage über die langfristige Arbeitsfähigkeit treffen lassen würde, scheint nicht zuzutreffen. Auch eine inzwischen durchgeführte Katamneseuntersuchung nach 2 Jahren zeigt eine ähnlich positive Situation wie zum Zeitpunkt nach einem Jahr. Bezüglich aller Parameter ist die gemeinsame Tendenz zu beobachten, daß sich einmal erreichte Werte nicht mehr verändern, und zwar weder in Richtung auf eine (befürchtete) Verschlechterung noch einer (erhofften) Verbesserung der Parameter. Hier kommt neben der Behandlungsintensität auch das Setting einer *ambulanten* Durchführung der Behandlung zum Tragen, das durch die Möglichkeit der unmittelbaren Anwendung gelernter Verhaltensweisen im sozialen Umfeld einen schnelleren Transfer in den Alltag gewährleistet (Flor und Turk 1990). Eine Ausnahme scheinen hier die Kraft- und Ausdauer-Parameter zu sein: Der (wenn auch schwach signifikante) Rückgang der Leistungsfähigkeit nach 1 Jahr spricht sowohl für ein fortgesetztes Training über die Behandlungszeit hinaus, als auch für die Kontrolle der Leistungsfähigkeit der Patienten über einen längeren Zeitraum.

Die Effektivität einer Behandlung ist auch bezogen auf die *Behandlungskosten* zu betrachten. Hier ließ sich im Vergleich zum Zeitraum der letzten 12 Monate *vor* Behandlungsbeginn *nach* Programmabschluß ein deutlicher Effekt hinsichtlich der in Anspruch genommenen medizinischen Leistungen (Arztbesuche, krankengymnastische Behandlungen, Massagen, Bäder) verzeichnen: Die entsprechenden Zahlen belegen, daß über die Gesamtgruppe der behandelten Patienten die Inanspruchnahme medizinischer Leistungen auf mehr als die Hälfte des Ausgangswertes reduziert werden konnte.

Die *Wiederherstellung der Arbeitsfähigkeit* stellt ein wesentliches Erfolgskriterium dar. Unter Berücksichtigung der Tatsache, daß es sich bei der Intensivgruppe in der vorliegenden Studie um ein Patientenklientel mit erheblicher körperlicher, psychischer und sozialer Beeinträchtigung handelt, ist es als wichtiger Erfolg zu bewerten, daß von 73 Patienten, die zuvor im Durchschnitt ein Dreivierteljahr arbeitsunfähig gewesen waren, zum Zeitpunkt der 12-Monats-Katamnese über 61% wieder berufstätig waren. Auch zwei Jahre nach der Behandlung hat sich dieser Wert stabilisiert.

Auch die subjektiven Angaben der Patienten in Bezug auf den *Erfolg und die Zufriedenheit mit der Behandlung* bestätigen die Effektivität des Vorgehens. Interessant ist die Tatsache, daß bzgl. der Wirkmechanismen die körperlichen Anteile der Behandlung (Kraft- und Ausdauertraining) von den Patienten als die wesentlichen Aspekte beurteilt werden. Eine Ausnahme ist dabei das Training von Arbeits- und Gebrauchsbewegungen. Möglicherweise erinnert es die Patien-

Tab. 5: Direkte Kosten und Ersparnis pro Patient im Göttinger Rücken Intensiv Programm (n = 67)

Direkte Kosten				
therap. Maßnahmen	Ausgaben: 1 Jahr vor Behandlung	Ersparnis: 1 Jahr nach Behandlung	Ersparnis: 2 Jahre nach Behandlung	Gesamt-Ersparnis in 2 Jahren
Arztkonsultationen	2.552 DM	-1.679 DM	-1301 DM	-2.981 DM
Medikamente	655 DM	-532 DM	-414 DM	-946 DM
Physikalische Behandlung	1.410 DM	-907 DM	-531 DM	-1.438 DM
Krankenhausbehandlung	3.438 DM	-3.058 DM	-2.191 DM	-5.248 DM
Stat. Reha-Behandlung	3.992 DM	-3608 DM	-3176 DM	-3.176 DM
Gesamte Behandlung	12.047 DM	-9.785 DM	-7.613 DM	-17.397 DM
Indirekte Kosten				
Arbeitsausfall-Kosten	48.220 DM	-35.561 DM	-18.091 DM	-53.641 DM

ten zu sehr an den realen Arbeitsalltag und ist deshalb negativ besetzt oder wurde durch das Behandlungsteam zu langweilig gestaltet. Die eher „verbalen" Interventionen wie Unterricht und die psychotherapeutische Intervention werden als geringer wirksam eingeschätzt.

6. Prognostik

Durch die Untersuchung wurde festgestellt, daß *biographische Daten* wie Alter, Geschlecht, Familienstand, Art der Haushaltsführung und das Einkommen keinen Beitrag zur Prädiktion des Behandlungserfolges leisten.
Ebenso zeigten die *berufsbezogenen Parameter* (Art der Beschäftigung, Arbeitszeit, Schwere der körperlichen Tätigkeit) keinen nennenswerten Zusammenhang mit dem Behandlungserfolg. Die Rückkehrrate an einen als körperlich schwer eingestuften Arbeitsplatz unterschied sich nicht von der Rückkehrrate an einen Arbeitsplatz, der keine körperlich belastenden Tätigkeiten erforderte. Dieses Ergebnis stimmt überein mit entsprechenden Literatur-Befunden, wobei objektive Kriterien des Arbeitsplatzes eine geringere Rolle zu spielen scheinen als *das subjektive Belastungserleben* (s. o.).
Die Analyse der *medizinischen Befunde* läßt vermuten, daß somatische Parameter (Krankheitsgeschichte einschließlich Voroperationen, Diagnose, LWS-Beweglichkeit, Schmerzdauer, Lokalisation, funktionelle Veränderungen wie Muskelverkürzungen, Beweglichkeit, Kraft und Ausdauer von Rumpf-, Arm- und Beinmuskulatur) sowie auch die Veränderung dieser Parameter durch die Behandlung vermutlich in keinem nennenswerten Zusammenhang mit dem Behandlungserfolg stehen. Das gleiche gilt für die Verbesserung dieser Parameter inkl. der *Leistungsparameter*, deren Veränderung kaum einen Zusammenhang zum Behandlungserfolg aufwies. Dies wird auch in einer Untersuchung von Mellin et al. (1993) bestätigt, die eine Abhängigkeit des Behandlungserfolges von der Verbesserung körperlich-funktionaler Parameter nur im Fall der Wirbelsäulenbeweg-

lichkeit nachweisen konnten. Die Verbesserung der körperlichen Leistungsfähigkeit stand dagegen nicht in Zusammenhang mit dem Behandlungserfolg. Auch die Ausprägung *psychologischer Parameter*, wie depressive Erlebens- und Verhaltensweisen sowie die spezifische Art der Krankheitsbewältigung, zeigte keinen Zusammenhang zum Behandlungserfolg. Sogar ein umgekehrter Effekt ließ sich nachweisen, indem die Patienten, die einen hohen Eingangswert an psychischer Beeinträchtigung aufwiesen, eine positivere Behandlungsbewertung abgaben, sofern gleichzeitig eine Reduzierung dieser psychischen Beeinträchtigung durch die Therapie erreicht werden konnte.

Ein wichtiges prognostisches Kriterium für die Behandlungseffektivität war die *Dauer der Arbeitsunfähigkeit*. In vielen anderen Studien wird ebenfalls die Abhängigkeit des Behandlungserfolges von der Krankheitsdauer oder der Dauer der Arbeitsunfähigkeit angeführt (Deardoff et al. 1991, Lancourt und Kettelhut 1992). Dieses Ergebnis beleuchtet noch einmal die Notwendigkeit einer möglichst frühzeitigen therapeutischen Intervention, insbesondere, wenn bestimmte Chronifizierungszeichen erkennbar sind. Mit fortschreitender Arbeitsunfähigkeit verschlechtert sich die Prognose offensichtlich generell - unabhängig von der durchgeführten therapeutischen Maßnahme.

Ein hoch bedeutsamer Zusammenhang mit dem Erfolgsparameter „Rückkehr an den Arbeitsplatz" bestand in der Beantwortung der Frage „Ich werde meinen Arbeitsplatz wahrscheinlich aufgeben müssen". Nahezu 70% der Patienten, die nicht an den Arbeitsplatz zurückkehrten, nahmen schon *vor* der Behandlung an, daß sie die Arbeit bzw. ihren Beruf wahrscheinlich würden aufgeben müssen, nur ca. 35% der an den Arbeitsplatz zurückkehrenden Patienten hatte diese Befürchtung im Vorhinein. Es ließen sich des weiteren interessante Zusammenhänge zur Veränderung des „Disability"-Erlebens feststellen. Wurde von den Patienten eine Rückkehr an den Arbeitsplatz als unwahrscheinlich prognostiziert, so zeigte das Beeinträchtigungserleben nach der Behandlung keine Verbesserung, obwohl alle anderen Parameter positive Effekte aufwiesen. Ein derartiger Zusammenhang wurde bereits von Eklund (1992) gefunden. Auch Sandstrom und Esbjornsson (1986) fanden, daß die Zustimmung zur Frage: „I am afraid to start working again, because I don't think I will be able to manage it" *der beste Prädiktor für die Rückkehr an den Arbeitsplatz* war. Ebenso erwiesen sich in einer Studie von Carosella et al. (1994) niedrige Erwartungen der Patienten in Bezug auf ihre Rückkehr an den Arbeitsplatz in Zusammenhang mit einem erhöhten „Disability"-Erleben als prognostisch ungünstige Faktoren für die Wiederherstellung der Arbeitsfähigkeit.

Für die Prognose der Rückkehr an den Arbeitsplatz leistete die Verbesserung des subjektiven Beeinträchtigungserlebens („disability") den wesentlichen signifikanten Beitrag. *Die erlebte Reduzierung der subjektiven Beeinträchtigung ist sowohl ein für die Patienten wichtiges Erfolgskriterium der Behandlung als auch für die Wiederherstellung der Arbeitsfähigkeit verantwortlich.*

Der Wunsch nach Berentung erwies sich ebenfalls als diskriminierende Variable zwischen den Patienten, die an den Arbeitsplatz zurückkehrten und denen, die weiter arbeitsunfähig blieben. In den meisten Fällen ist ein Berentungswunsch der Ausdruck einer bestimmten Kausalattribution, nämlich der Annahme, daß

Beruf und Arbeitstätigkeit für die Symptomatik verantwortlich gemacht werden. Hilfe wird dann im wesentlichen durch eine Herauslösung aus dem Arbeitsprozeß erwartet. Dies ist ein weiterer Hinweis darauf, daß die spezifischen Einstellungen bzw. Befürchtungen in Bezug auf Aktivität und Arbeitsfähigkeit die größte prädiktive Bedeutung auf die Vorhersage der Arbeitsfähigkeit haben. Derartige „fear-avoidance-beliefs" werden in der Analyse von Chronifizierungsvorgängen bei Rückenschmerzen vermutlich in Zukunft eine größere Bedeutung erlangen. Damit muß sich das diagnostische und therapeutische Interesse von objektiven körperlichen Verbesserungen hin zu einer *Veränderung der subjektiven Bewertung* der Erkrankung verlagern. Diese Ergebnisse haben große Bedeutung hinsichtlich therapeutischer Strategien - insbesondere einer möglichst frühzeitigen Behandlung zur Vermeidung einer Chronifizierung bei Patienten mit Rückenschmerzen.

Inzwischen werden sowohl ein sekundärpräventives als auch tertiärpräventives Programm mit je 20 Therapieeinheiten (à 2 1/2 bzw. 6 Stunden) seit 3 Jahren erfolgreich am Schwerpunkt Algesiologie der Universitätskliniken Göttingen angewandt (s. Tab. 7 u. 8).

Tab. 7: GRIP: Behandlungsversion 1 für weniger stark chronifizierte Patienten

Behandlungsversion 1 20 Termine, pro Woche 2 Termine (Mo + Mi oder Di + Do), insgesamt 10 Wochen, pro Termin 2,5 Std. Behandlungszeit		
Uhrzeit	**Zeitraum**	**Behandlung**
17.00 - 18.00	1 Std.	Psychologische Therapie: Unterricht, Schmerz- und Stressbewältigung, Entspannungstraining, Work-Hardening
18.00 – 19.30	1,5 Std.	Muskelfunktionstraining, Koordinationstraining, Work-hardening

Tab. 8: GRIP: Behandlungsversion 2 für stark chronifizierte Patienten

Behandlungsversion 2 20 Termine, pro Woche 5 Termine (Mo – Fr), insgesamt 4 Wochen pro Termin 6 Std. Behandlungszeit		
Uhrzeit	**Zeitraum**	**Behandlung**
08.00 - 09.00	1 Std.	Ausdauer, Sport, Spiele (Sport-/Schwimmhalle)
09.00 - 10.30	1,5 Std.	Gruppen-Psychotherapie
10.30 - 11.00	½ Std.	Entspannungstraining (PMR)
11.00 - 12.00	1 Std.	Aufwärmen, Koordinationstraining
12.00 - 12.45	¾ Std.	Muskelfunktionstraining, Work-Hardening
12.45 - 13.15	½ Std.	Mittagspause
13.15 - 14.00	¾ Std.	Muskelfunktionstraining, Work-Hardening
14.00 – 14.30	½ Std.	Abwärmen (Entlastungsübungen)
Zusätzlich: Einzelbehandlungen (KG und Psychotherapie)		

7. Konsequenzen in der Rehabilitationsforschung

Es ist nach den oben dargestellten Ergebnissen dringend erforderlich, die „Etikettierung" von therapeutischen Maßnahmen bei Rückenschmerzen exakt zu definieren und zu konkretisieren. Dies trifft nicht nur für den Begriff „Rückenschule" zu, hinter dem sich sehr unterschiedliche Behandlungskonzepte und -inhalte verbergen, sondern auch für die multimodalen Behandlungsprogramme, wobei unter der Bezeichnung „Multimodalität" oftmals lediglich ein breiter gefächertes psychologisches Angebot verstanden wird (i. d. R. sog. Schmerzbewältigungsprogramme).

Ein weiterer wesentlicher Punkt betrifft die Operationalisierung des Behandlungserfolgs. „Improvement in functioning" ist ein mehrdimensionales Konstrukt, für das valide, standardisierte Meßinstrumente entwickelt werden müssen. Die Methode der retrospektiven Befragung mit globalen Erfolgindizes ist unzureichend (Gatchel et al. 1992, Deyo 1993). Auch ist häufig die Relevanz der gemessenen Erfolge anzuzweifeln. Verbessertes Wohlbefinden und geringere Schmerzintensität sagen wenig aus, wenn sie nicht von objektiven Verhaltensänderungen wie Arbeitsfähigkeit und geringerem Behandlungsbedarf begleitet sind, ebenso wie eine (meßbare) verbesserte Ausdauer- und Kraftleistung oder Beweglichkeit wenig Bedeutung hat, wenn sich der Betroffene weiter behindert fühlt oder die gewonnenen Verbesserungen im Alltag nicht umsetzt. Um Effektivitätsaussagen auch im Hinblick auf Auswirkung und Kostenersparnis im Gesundheitswesen machen zu können, sind einerseits langfristige Erfolge nachzuweisen und andererseits sog. „harte" Erfolgskriterien wie Rückkehr an den Arbeitsplatz und Reduzierung medizinischer Behandlungskosten oder Medikamentenreduktion nachzuweisen (Frymoyer 1993).

Aus den bisher vorliegenden Studien, die sich die Prävention von Rückenschmerzen durch eine geeignete Frühbehandlung zum Ziel gemacht haben, lassen sich zwar Aussagen über Effektivität multiprofessionaler Ansätze ableiten, es fehlen jedoch Angaben über die *differentielle Wirksamkeit einzelner Behandlungsteile*. Die Ergebnisse der internationalen Literatur sind hierzu sehr heterogen. Insbesondere in einer Meta-Analyse über „functional restoration"-Programme von Teasell und Harth (1996) wird dieser Mangel noch einmal deutlich hervorgehoben. Der differentielle Nachweis der Effektivität von Einzelinterventionen bzw. deren Kombinationen ist jedoch Voraussetzung für eine zeit-, personal- und kostenökonomische Konzeption von Behandlungs-Programmen bei Rückenschmerzen.

8. Andere Einflußfaktoren

Wie bereits durch die Unterschiedlichkeit vergleichbarer Therapieergebnisse bei Rückenschmerzen angedeutet, ist bei vielen Autoren unumstritten, daß das sozial- und gesundheitspolitische System eines Landes ebenfalls gravierende Auswirkungen auf die Häufigkeit von Rückenschmerzen und seine Therapieresistenz haben.

Wie oben erwähnt wird in vielen Studien festgestellt, daß die Rückkehr an den Arbeitsplatz entscheidend von der Dauer der vorherigen Arbeitsunfähigkeit abhängt. Patienten, die länger als 6 Monate aus dem Arbeitsprozeß ausgeschieden waren, hatten eine deutlich geringere Chance der Reintegration (s.a. Gallon 1989). Patienten mit niedriger Schulbildung und schlechter beruflicher Qualifikation haben ebenfalls eine geringere Wahrscheinlichkeit, in das Berufsleben reintegriert zu werden. Dies liegt u. a. daran, daß körperlich gering belastende Tätigkeiten bzw. Teilzeitbeschäftigungen auf dem Arbeitsmarkt selten angeboten werden, womit bereits beeinträchtigten (rückengeschädigten) Patienten der Zugang zum Arbeitsmarkt erschwert wird. Die meisten Arbeitgeber stellen Patienten mit einer Rückenvorgeschichte (aus Angst vor Rezidiven) ungern ein. Für die meisten Patienten ist es darüber hinaus für Umschulungen zu spät. Eine durch hohes Alter, niedriges Bildungsniveau oder Rückenvorschädigung bedingte, geringe „Arbeitsplatzzugänglichkeit" ist vermutlich für einen erheblichen Prozentanteil der „Therapie-Versager" verantwortlich. Da dem Begriff „Arbeitslosigkeit" eine weitaus negativere Bedeutung zukommt als dem Begriff „Krankheit" und das Sozialsystem im Krankheitsfall größere Sicherungen bietet als im Fall der Arbeitslosigkeit, sind Präferierungen zur notwendigen Sicherung der Versorgung verständlich.

In der Regel zeigen Patienten darüber hinaus erhebliche Informationsdefizite in Bezug auf versicherungs- und rententechnische Fragen. Sie gehen von einer „nahtlosen" Sicherung ihrer Versorgung aus, wobei Krankengeld-Zahlungen nach bestimmter Zeit automatisch in Rentengeld-Zahlungen übergehen. Zum Beschreiten dieses vorgestellt „einfachen" Weges der Versorgungssicherung werden sie jedoch oftmals von externer Seite geradezu aufgefordert: Die Beantragung einer Rente kann sowohl für Arbeitgeber (freiwerdender Arbeitsplatz) als auch Krankenkassen (Einsparung der Krankengeldzahlungen) und Ärzte (Rente als therapeutische „ultima ratio") positive Konsequenzen haben. Es ist daher zu einfach, dem betroffenen Patienten Verantwortung und Motivation zum sog. „Entlastungswunsch" allein zuzuschreiben.

Weitere Hindernisse in Bezug auf eine Verbesserung der Situation sind durch Mängel in der Versorgung bedingt, die bereits 1992 von der Reha-Kommission (Schliehe und Vogel 1992) formuliert wurden: Neben der zu späten Überweisungspraxis niedergelassener Ärzte, durch die der Chronifizierungsprozeß vorangetrieben wird, ist hier insbesondere die Abgrenzung und Verantwortlichkeitsdiffusion der verschiedenen Leistungsträger (Krankenkassen, Rentenversicherungsträger, Berufsgenossenschaften) zu bemängeln, die dazu führt, daß wertvolle (Behandlungs-)Zeit durch die Klärung der Zuständigkeit (Kostenübernahme der Behandlung) verlorengeht.

In diesem Zusammenhang dürfen die Beschwerden der Patienten nicht ausschließlich individualisiert werden, gesellschaftlich-politische Dimensionen haben ebenfalls erhebliche Auswirkungen auf die scheinbare Therapieresistenz des Krankheitsbildes.

Ein Voranschreiten in der Vermeidung von Chronifizierungen und in der Verbesserung der Behandlungseffektivität von Rückenschmerzen kann nur gelingen, wenn alle beteiligten Aspekte einbezogen werden. Dies setzt eine Kooperation auf allen Ebenen voraus: Ansprechpartner sind niedergelassene Ärzte (Allgemeinärzte und insbesondere Orthopäden) sowie Rehabilitationskliniken, aber auch Medizinische Dienste der Krankenkassen und Gesundheitsämter sowie Physiotherapeuten. Die gesetzgeberischen Voraussetzungen sind im Bereich der „ambulanten Rehabilitation" bereits gemacht worden.

Während ein derartiges Vorgehen in den USA und Skandinavien inzwischen in die Regelversorgung integriert wurde, wird bis zur regelhaften Etablierung derartiger Behandlungsprogramme in Deutschland vermutlich noch einige Zeit vergehen. Auf örtlicher Ebene gibt es in Deutschland bisher mehrere Modellversuche, die letztlich jedoch im wesentlichen auf beharrliche Eigeninitiative zurückzuführen sind. Die Umsetzung scheitert oftmals (nur noch) an bürokratischen Hemmnissen und ungeklärten Zuständigkeiten.

9. Ausblick

Im März 1999 hat sich in Hamburg eine Bundesarbeitsgemeinschaft chronische Kreuzschmerzen (**BacK**) konstituiert, ein unabhängiger, freiwilliger Qualitätszirkel, der sich zum Ziel gesetzt hat, das Göttinger Rücken Intensiv Programm (GRIP) als ein wissenschaftlich gesichertes Konzept, in dem auch die internationalen Ergebnisse berücksichtigt sind, in die breite Praxis umzusetzen und fortzuschreiben. Hierzu werden Zugangs- und Ausschlußkriterien festgelegt, Methoden und Team sowie Qualifikation der Teammitglieder definiert, zudem ein 3-gestuftes Therapiekonzept dargestellt. Schließlich werden sehr weitgehende Festlegungen hinsichtlich des Qualitätsmangement gemacht. Ziel ist die Etablierung eines ergebnisorientierten Rückenmanagements für mehrere definierte Gruppen von Rückenschmerzpatienten.

Ziel ist eine weitere Verbreitung dieser Methoden an ausgewählten zertifzierten Zentren, die sich freiwillig internen und externen Qualitätssicherungsmaßnahmen unterwerfen.

10. Klassifizierung der Programme

Programm 1

Bei einem bestimmten Teil von Patienten bestehen dauerhaft Beschwerden, die trotz bisheriger üblicher konservativer oder operativer Behandlung (Krankengymnastik, physikalische Therapie, Injektionen, Chirotherapie oder sonstige passive Therapien) nicht gebessert wurden.

Ziel: Verbesserung der funktionellen Leistungsfähigkeit
                  Alltagstaugliche Rückenbelastbarkeit

Inhalte: Edukation
intensitätsgesteuerte, evaluationsgestützte Trainingstherapie
Verhaltenstherapie, Rückenschulung

Indikationen:

- Patienten sind entweder arbeitsfähig oder nur kurz arbeitsunfähig (unter 6 Wochen).
- Sie weisen weder psychosoziale Risikofaktoren auf noch sind sie dauerhaft oder sehr häufig arbeitsunfähig.
- An körperlichen Defiziten bestehen: mäßiger allgemeiner Trainingsverlust, mittelgradige Dekonditionierung mit funktionellen Störungen im Rückenbereich, kein Indikation für Programm 2) oder 3).

Elemente:

- Ärztliche Leitung
- *Somatisch*: gradueller und gezielter Übergang von krankengymnastischer Übungsbehandlung zu einem spezifischen intensitätsgesteuerten Rumpfmuskeltraining;
- *Psychisch*: Informationen über verschiedene Techniken der Schmerz- und Krankheitsbewältigung und Verhaltensänderung (z.B. Streßbewältigungstraining)

Umfang: 20 Behandlungstage à 2 Std. über 10 Wochen

Verbreitung: Programm 1 ist die ergebnisorientierte, mit mehr ärztlichen Funktionen und psychologischen Inhalten veränderte und verbesserte Alternative zur bisherigen EAP. Ein gezieltes Zusammenspiel zwischen Krankengymnastik, intensitätsgesteuertem Rumpfmuskeltraining und psychologischen Modulen unter ärztlicher Leitung existiert bisher nicht.

Programm 2

Programm 2 stellt ein umfangreicheres, sowohl die psychologischen als auch die somatischen Inhalte wesentlich intensiver vermittelndes Programm dar. Außerdem steht im Programm 2 ein größeres Spektrum für zusätzliche Einzelbehandlungen und Eingehen auf individuelle Probleme von einzelnen Gruppenmitgliedern zur Verfügung.

Ziele: Verbesserung der funktionellen Leistungsfähigkeit
Wiederherstellung der Arbeitsfähigkeit
Alltagstaugliche Rückenbelastbarkeit

Inhalte: Patienten mit einer mittleren Arbeitsunfähigkeitszeit (ab 6 Wochen) sollten ein **kombiniertes**, auf individuelle Probleme zugeschnittenes Programm erhalten. Hierbei werden die **funktionellen** Defizite unter Berücksichtigung

546

struktureller Störungen (z.B. Bandscheiben, knöcherne Wirbelsäule, Gelenke) verbessert, die Muskulatur krankengymnastisch nach sportmedizinischen Richtlinien intensitätsgesteuert trainiert. Die **ergonomische** Betreuung schließt ein spezifisches Work Hardening ein, sowie ein Training von Alltagsaktivitäten. Die **psychologische** Betreuung enthält kognitive Elemente ebenso wie verhaltenssteuernde Elemente und Entspannungsübungen, ggf. zeitweise unter Einschluß des Lebenspartners. Der Arzt steuert die Belastungsintensität, vermittelt Informationen (Education), kontrolliert die Schmerzmedikation und führt gfls. symptomatische Schmerztherapie durch.

Indikationen:

- Kontinuierliche rückenbedingte Arbeitsunfähigkeit über 6 Wochen oder
  - erhebliche Funktionseinschränkung, und/oder
  - gravierende psychosoziale Faktoren
- Wiederholte belastungsabhängige rückenbedingte Arbeitsunfähigkeit oder drohende lange Arbeitsunfähigkeit
- Mißverhältnis zwischen Arbeitsplatzbelastung und Belastbarkeit
- Erhebliche Bewältigungsprobleme, ausgeprägte Vermeidung von Aktivität
- keine Zugangskriterien für Programm 3.

Elemente:

- Ärztliche Leitung
- *Somatisch*: Muskelrekonditionierung mit intensitätsgesteuerter, evaluationsgestützter Trainingstherapie nach verhaltenstherapeutischen Prinzipien (Maximalkraft-, Kraftausdauer- und aerobes Training), Unterricht, Work Conditioning, vegetative Stabilisierung, Steigerung der allgemeinen körperliche Leistungsfähigkeit mit vielen individuellen Elementen, zusätzlich: befundorientierte Einzeltherapie
- *Psychisch*: Verhaltenstherapie, Einüben von Techniken der Schmerzbewältigung, Erkennen und Bewältigen von Streßsituationen, Entspannungstechniken, Verhaltenstraining, kognitive Elemente (subjektive Krankheitsvorstellungen, Coping-Verhalten...), Förderung gruppendynamischer Prozesse, soziales Lernen, Anleitung zu Selbstverantwortung; zusätzlich: befundorientierte Einzeltherapie
- Work-Hardening: berufsspezifisches Gerätetraining (auch unter arbeitsspezifischen Streßmomenten), allgemeines Arbeitstraining
- Ergotherapie: Aktivitäten des täglichen Lebens, Arbeitsplatzoptimierung unter ergonomischen Gesichtspunkten, Ausgleich des Mißverhältnisses zwischen Arbeitsplatzbelastung und individueller Belastbarkeit

Jeder Patient erhält alle Elemente der Behandlung, jedoch unterschiedlich gewichtet unter Berücksichtigung seiner spezifischen Probleme. Die Gruppengröße beträgt ca. 8 Personen. Bei den intensitätsgesteuerten Gruppentherapien ist ein Verhältnis von 3:1 bis maximal 4:1 zwischen Patienten und Therapeuten angezeigt. Die Behandlung schließt die Einleitung von angemessenen Nachbehandlungs- und Stabilisierungsstrategien ein, z. B. Einrichtung und Vermittlung von Selbsthilfegruppen.

Verbreitung: Programm 2 soll die stationäre Rehabilitation von Patienten mit Rückenschmerzen ersetzen.

Umfang: 20 Behandlungstage à 5-6 Stunden.

Programm 3

Dieses Behandlungsprogramm soll schwer chronifizierten Patienten vorbehalten bleiben. Es handelt sich dabei um Patienten mit zahlreichen gescheiterten Behandlungsversuchen, hohem sekundären Krankheitsgewinn, sowie ausgeprägten psychischen Beeinträchtigungen. Die berufliche Wiedereingliederung wird nicht als vorrangiges Therapieziel definiert; Ziel dieses Programms ist eine Entlastung von Patient und Gesundheitssystem.

Ziele: Auch wenn die internationale Erfahrung zeigt, daß sogar Patienten mit weit fortgeschrittener Chronifizierung und Arbeitsunfähigkeit über 12 Monate wieder in den Arbeitsprozeß rückführbar sind, so ist für manche Patienten ein solcher Weg nicht mehr gangbar. Trotzdem bestehen hier eine Reihe von wichtigen Behandlungszielen, die eine solche Therapie erfordern. Dazu gehören als wichtigste:
- die Verminderung der Inanspruchnahme unnützer medizinischer Maßnahmen,
- Linderung der Schmerzen,
- Verbesserung der funktionellen Leistungsfähigkeit, um wieder Tätigkeiten des täglichen Lebens ausführen zu können,
- Ablegen der Krankheitsrolle
- Verbesserung der Eigenmotivation, Herstellen vermehrter Autonomie
- Einleitung und Einrichtung von Selbsthilfegruppen.

Inhalte: ähnlich wie Programm 2 (größere Intensität, individuellere Steuerung, Betonung psychologischer Verfahren)

Indikationen:
- kontinuierliche rückenbedingte Arbeitsunfähigkeit von mindestens 3 Monaten oder vergleichbare Funktionseinschränkungen (bei Hausfrauen, Arbeitslosen etc.)
- erhebliche psychosoziale Risikofaktoren
- Mißverhältnis zwischen Belastbarkeit und Belastung des täglichen Lebens

Elemente: ähnlich wie Programm 2
Die individuellere Vorgehensweise bezieht sich nicht nur auf die Inhalte des Programms, sondern auch auf die Therapieziele, die vorher mit dem Patienten

vereinbart werden. Es erfolgt eine Motivierung zur Fortführung der initiierten Behandlung im ambulanten Setting (Vermittlung an niedergelassene Schmerztherapeuten oder Psychotherapeuten).

Umfang: Mindestens 4-6 Wochen Tagesklinik (8 Stunden täglich). Die längere Behandlungszeit dient dazu, individueller auf die Patienten und ihr spezifisches Problem einzugehen. Die höhere Intensität wird benötigt, um die bereits fortgeschrittenen Krankheitsprozesse (ausgeprägte allgemeine Dekonditionierung, ausgeprägte Somatisierung, geringe Krankheitseinsicht, hohe medizinische Inanspruchnahme, Angst vor Aktivität und Schmerz ...) wieder umzukehren.

Verbreitung: Dieses Programm wird an nur wenigen Zentren für ausgewählte Fälle durchgeführt werden.

Alle 3 Programme müssen obligat von einem ambulanten Nachuntersuchungstermin von mindestens 1 Jahr gefolgt werden.

Literatur

Alaranta, H., Rytökoski, U., Rissanen, A., Talo, S., Rönnemaa, T., Puukaa, P., Karppi, S.L., Videman, T., Kallio, V. & Slätis, P. (1994). Intensive physical and psychosocial training program for patients with low back pain. Spine, 19, 1339-1349.

Ambrosius, F.M., Kremer, A.M., Herkner, P.B., DeKraker, M. & Bartz, S. (1995). Outcome comparison of workers´ compensation and noncompensation low back pain. J Orthop Sports Phys Ther, 21, 7-12.

Andersson, G.B. (1991). The epidemiology of spinal disorders. In: J.W. Frymoyer (Ed.) The adult spine (pp. 107-146). New York, Raven Press.

Andersson, G.B., Svensson, H.O. & Oden, A. (1983). The intensity of work recovery in low-back pain. Spine, 8, 880-884.

Aronoff, G.M., McAlary, P.W., Witkower, A. & Berdell, M.S. (1987). Pain treatment programs: do they return workers to the workplace? Spine, 2, 123-136.

Bardehle, D. (1992). Degenerative Erkrankungen der Wirbelsäule, Bundesrepublik Deutschland und ehemalige DDR. Sozialmedizin, 54, 15-16.

Basler, H.D. (1990). Prävention chronischer Rückenschmerzen. Der Schmerz, 4, 1-6.

Bendix, A.F., Bendix, T., Vaegter, K., Busch, E., Kirkbak, S. & Ostenfeld, S. (1994). Intensive multidisciplinary treatment of back pain. Ugeskr Laeger, 156, 2388-2391.

Bigos, S.J. & Battie, M.C. (1987). Acute care to prevent back disability. Clin Orthop, 8, 212-221.

Bigos, S.J., Battié, M.C., Spengler, D.M., Fisher, L.D., Fordyce, W.E., Hansson, T., Nachemson, A.L. & Zeh, J. (1992a). A longitudinal prospective study of industrial back injury reporting. Clin Orthop, 279, 21-34.

Bigos, S.J., Battie, M.C., Fisher, L.D., Hansson, T.H., Spengler, D.M. & Nachemson, A.L. (1992b). A prospective evaluation of preempoyment screening methods for acute industrial back pain. Spine, 17, 922-926.

Burke, S.A., Harms-Constas, C.K. & Aden, P.S. (1994). Return to work/work retention outcome of a functional restoration program. Spine, 19, 1880-1886.

Cairns, D., Mooney, V. & Crane, P. (1984). Spinal pain rehabilitation: treatment results and development of predictors for outcome. Spine, 9, 91-95.

Carosella, A.M., Lackner, J.M. & Feuerstein, M. (1994). Factors associated with early discharge from a multidisciplinary work rehabilitation program for chronic low back pain. Pain, 57, 69-76.

Coste, J., Delecoeuillerie, G., Cohen de Lara, A., Le Parc, J.M. & Paolaggi, J.B. (1994). Clinical course and prognistic factors in acute low back pain. Brit Med J, 308, 577-580.

Cutler, R.B., Fishbain, D.A., Rosomoff, H.L., Khalil, T.M. & Rosomoff, R.S. (1994). Does nonsurgical pain center treatment of chronic pain return patients to work. Spine, 19, 643-652.

Deardoff, W.W., Rubin, H.S. & Scott, D.W. (1991). Comprehensive multidisciplinary treatment of chronic pain. Pain, 45, 35-43.

Deyo, R.A. (1993). Practise variations treatment fads, rising disability. Spine, 18, 2153-2162.

Deyo, R.A. & Diehl, A.K. (1988). Psychosocial predictors of disability in patients with low back pain. J Rheumatol, 15, 1557.

Dillmann, U., Nilges, P., Saile, A. & Gerbershagen, H.U. (1994). Behinderungseinschätzung bei chronischen Schmerzpatienten. Der Schmerz, 8, 100-110.

Edwards, B.C., Zusman, M., Hardcastle, P., Twomey, L., O´Sullivan, P. & McLean, N. (1992). A physical approach to the rehabilitation of patients disabled by chronic low back pain. Med J Aust, 156, 167-172.

Eklund, M. (1992). Chronic pain and vocational rehabilitation: a multifactorial analysis of symptoms, signs, and psycho-socio-demographics. J Occup Rehabil, 2, 53-66.

Estlander, A.M., Mellin, G., Vanharanta, H. & Hupli, M. (1991). Effects and follow-up of a multimodal treatment programm including intensive physical training for low-back pain patients. Scand J Rehabil Med, 23, 97-102.

Falkenhahn, M., Raspe, H.H. & Kohlmann, T. (1996). Die Entwicklung der medizinischen Rehabilitationsmaßnahmen und Frührenten bei Rückenleiden. 6. Rehabilitationswissenschaftliches Kolloquium. VDR, 1996, 89-90.

Feuerstein, M. & Thebarge, R.W. (1991). Perceptions of disability and occupational stress as discriminators of work disability in patients with chronic pain. J Occup Rehabil, 1, 185-195.

Feyer, A.M., Williamson, A., Mandryk, J., de Silva, I. & Healy, S. (1992). Role of psychosocial risk factors in work-related low back pain. Scand J Work Environ Health, 18, 368-375.

Flor, H., Fydrich, T. & Turk, D.C. (1992). Efficiacy of multidisciplinary pain treatment centers: a meta-analytic review. Pain, 49, 221-230.

Flor, H. & Turk, D.C. (1990). Der kognitiv-verhaltenstherapeutische Ansatz. In: H.D. Basler, C. Franz, H. Seemann, B. Kröner-Herwig & H.P. Rehfisch (Hrsg.) Psychologische Schmerztherapie (S. 501-517). Springer, Heidelberg.

Fordyce, W.E. (Ed.) (1995). Back Pain in the Workplace. Task Force on Pain in the Workplace. International Association for the Study of Pain. IASP Press.

Frymoyer, J.W. (1992). Predicting disability from low back pain. Clin Orthop, 279, 101-109.

Frymoyer, J.W. (1993). Quality: an international challenge to the diagnosis and treatment of disorders of the lumbar spine. Spine, 18, 2147-2152.

Gallagher, R.M., Rauh, W., Haugh, L.D., Milhous, R., Callas, P.W., Langelier, R., MacClallen, J.M. & Frymoyer, J. (1989). Determinants of return-to work amnong lowback pain patients. Pain, 39, 55-57.

Gallon, R.L. (1989). Perception of disability in chronic back pain patients. Pain, 37, 67-75.

Gatchel, R.J., Mayer, T.G., Hazard, R.G., Rainville, J. & Mooney, V. (1992). Editorial: functional restoration. Pitfalls in evaluating efficacy. Spine, 17, 988.

Gatchel, R.J., Polatin, P.B. & Mayer, T.G. (1995). The dominant role of psychosocial risk factors in the development of chronic low back disability. Spine, 20, 2702-2709.

Gerbershagen, H.U. (1986). Organisierte Schmerzbehandlung. Internist, 25, 459-469.

Gill, C., Sanford, J., Binkley, J., Stratford, P. & Finch, E. (1994). Low back pain: program description and outcome in a case series. J Orthop Sports Phys Ther, 20, 11-16.

Hansen, F.R., Bendix, T., Skov, P., Jensen, C.V., Kristensen, J.H., Krohn, L. & Schoeler, H. (1993). Intensive, dynamic back muscle exercises, conventional physiotherapy or placebo-control treatment of low back pain. Spine, 18, 98-108.

Hasenbring, M. (1992). Chronifizierung bandscheibenbedingter Schmerzen. Schattauer, Stuttgart.

Hazard, R.G., Haugh, L.D., Green, P.A. & Jones, P.L. (1994). Chronic low back pain: relationship between patient satisfaction and pain, impairment, and disability outcomes. Spine, 19, 881-887.

Hildebrandt, J., Pfingsten, M., Franz, C., Seeger, D. & Saur, P. (1996a). Das Göttinger Rücken Intensiv Programm (GRIP), Teil 1: Ergebnisse im Überblick. Der Schmerz, 10, 190-203.

Hildebrandt, J., Pfingsten, M. & Saur, P. (1996b). Intervention und Prävention bei arbeitsbedingten Muskel-Skelett-Erkrankungen. Schriftenreihe der Bundesanstalt für Arbeitsmedizin (Fb 09.012). Wirtschaftsverlag NW, Bremerhaven.

Johannsson, J.A., Kadefors, R. & Rubenowitz, S. (1993). Musculoskeletal symptoms, ergonomic aspects and psychosocial factors in two different truck assembly concepts. J Indust Ergonomics, 12, 35-48.

Keel, P., Perrini, C. & Schütz-Petitjean, A. (1996). Chronifizierung von Rückenschmerzen: Hintergründe, Auswege. Schlußbericht des Nationalen Forschungsprogramms Nr. 26B. Eular-Verlag, Basel.

Klenerman, L., Slade, P.D., Stanley, I.M., Pennie, B., Reilly, J.P., Atchison, L.E., Troup, J.D.G. & Rose, M.J. (1995). The prediction of chronicity in patients with an acute attack of low back pain. Spine, 20, 478-484.

Kohlmann, T., Nuding, G., Raspe, H. (1992). Funktionsbehinderung, schmerzbezogene Kognitionen und emotionale Beeinträchtigung bei Rückenschmerzen. In: E. Geissner & G. Jungnitsch (Hrsg.) Psychologie des Schmerzes (S. 107-122). Psychologie Verlags Union, Weinheim.

Krause, N. & Ragland, D.R. (1994). Occupational disability due to low back pain. Spine, 19, 1011-1020.

Kröner-Herwig, B. (1999). Die Schmerzpersönlichkeit - Eine Fiktion? In: H.D. Basler, C. Franz, B. Kröner-Herwig, H.P. Rehfisch & H. Seemann (Hrsg.) Psychologische Schmerztherapie. Springer, Berlin.

Kröner-Herwig, B., Jäkle, C., Frettlöh, J., Peters, K., Seemann, H., Franz, C. & Basler, H.D. (1996). Predicting subjective disability in chronic pain patients. Int J Behav Med, 3, 30-41.

Lahad et al. 1994.

Lancourt, J. & Kettelhut, M. (1992). Predicting return to work for low back pain patients receiving worker's compensation. Spine, 17, 629-638.

Lindström, I., Öhlund, C. & Nachemson, A. (1994). Validity of patient reporting and predictive value of industrial physical work demands. Spine, 19, 888-893.

Linton, S.J. & Bradley, L.A. (1992). An 18-month follow-up of a secondary prevention program for back pain. Clin J Pain, 8, 227-236.

Linton, S.J. & Warg, L.E. (1993). Attributions (beliefs) and job satisfaction associated with back pain in an industrial setting. Percept Mot Skills, 76, 51-62.

Loisel, P., Durand, P., Abenhaim, L., Gosselin, L., Simard, R., Turcotte, J. & Esdaile, J.M. (1994). Management of occupational back pain. Occup Environ Med, 51, 597-602.

Lühmann, D., Kohlmann, T. & Raspe, H. (1999). Die Wirksamkeit von Rückenschulprogrammen in kontrollierten Studien. ZaeFQ, 93, 341-348.

Malmivaara, A., Hakkinen, U., Aro, T., Heinrichs, M.L., Koskenniemi, L., Kuosma, E., Lappi, S., Paloheimo, R., Servo, C. & Vaaranan, V. (1995). The treatment of acute low back pain - bed rest, exercises, or ordinary activity? N Engl J Med, 332, 351-355.

Mayer, T.G., Gatchel, R.J., Mayer, H., Kishino, N.D., Keeley, J. & Mooney, V. (1987). A prospective two-year study of functional restoration in industrial low back injury. JAMA, 258, 1763-1767.

Mayer, T.G. & Gatchel, R.J. (1988). Functional restoration for spinal disorders: the sports medicine approach. Lea & Febiger, Philadelphia.

Mellin, G., Härkäpää, K., Vanharanta, H., Hupli, M., Heinonen, R. & Jarvikoski, A. (1993). Outcome of a multimodal treatment including intensive physical training of patients with chronic low back pain. Spine, 18, 825-829.

Milhous, R.L., Haugh, L.D. & Frymoyer, J.W. (1989). Determinants of vocational disability in patients with low back pain. Arch Phys Med Rehabil, 70, 589-593.

Nachemson, A.L. (1992). Newest knowlegde of low back pain. Clin Orthop, 279, 8-20.

Nachemson, A.L. & Elfstrom, E. (1970). Intravital, dynamic pressure measurements in lumbar discs. Scand J Rehab Med, 1, Suppl.

Nentwig, C.G., Krämer, J. & Ullrich, C.H. (1985) Die Rückenschule. Enke, Stuttgart.

Osterholz, U. (1991). Gegenstand, Formen und Wirkungen arbeitsweltbezogener Interventionen zur Prävention muskulo-skelettaler Beschwerden und Erkrankungen. Veröffentlichungsreihe der Forschungsgruppe Gesundheitsrisiken und Präventionspolitik, Wissenschaftszentrum Berlin für Sozialforschung, Berlin.

Osterholz, U. (1993). Kritische Bewertung der Wirksamkeit verschiedener Maßnahmen zur Lösung des Problems „Rückenschmerz". Veröffentlichungsreihe der Forschungsgruppe Gesundheitsrisiken und Präventionspolitik, Wissenschaftszentrum Berlin für Sozialforschung, Berlin.

Pharmametrics GmbH: Was kostet uns der Rücken. Analyse der Krankheitskosten bei Rückenschmerzen (Cost of illness Studie). Pharmametrics, Freiburg 1997.

Pfingsten, M. (1998). Aktivierende Behandlung - Ergebnisse und Konsequenzen eines Wandels. In: M. Pfingsten & J. Hildebrandt (Hrsg.) Chronischer Rückenschmerz – Wege aus dem Dilemma. Huber, Bern.

Pfingsten, M. (1999). Rückenschmerzen – eine Frage psychologischer Haltungen. In: S. v. Radandt, R. Grieshaber & W. Schneider (Hrsg.) Prävention von arbeitsbedingten Gesundheitsgefahren und Erkrankungen (S. 25-40). Monade, Leipzig.

Pfingsten, M., Bautz, M., Franz, C., Hildebrandt, J., Ensink, F.B. & Kiefer, S. (1991). Identifikation prognostischer Kriterien bei Patienten mit chronischen Rückenschmerzen. In: H. Tilscher & M. Eder (Hrsg). Der Kreuzschmerz im Wechsel der Lebensabschnitte (S. 94-99). Hippokrates, Stuttgart

Pfingsten, M., Hildebrandt, J. & Kaluza, G. (1999). Rückenschmerzen. In: H.D. Basler, C. Franz, H. Seemann, B. Kröner-Herwig & H.P. Rehfisch (Hrsg.) Psychologische Schmerztherapie, 4. überarbeitete Auflage. Springer, Heidelberg.

Pfingsten, M., Hildebrandt, J., Saur, P., Franz, C. & Seeger, D. (1997a). Das Göttinger Rücken Intensiv Programm (GRIP), Teil 4: Prognostik und Fazit. Der Schmerz, 11, 30-41.

Pfingsten, M., Leibing, E., Franz, C., Bansemer, D., Busch, O., Hildebrandt, J. (1997b). „Fear-avoidance-beliefs" bei Patienten mit Rückenschmerzen. Der Schmerz, 6, 387-395.

Raspe, H.H. (1992). Deskriptive Epidemiologie rheumatischer Erkrankungen. In: H.D. Basler, H.P. Rehfisch & A. Zink (Hrsg.) Psychologie in der Rheumatologie, Jahrbuch der Medizinischen Psychologie, Bd. 8 (S. 3-24). Springer, Berlin.

Ryan, W., Krishna, M.K. & Swanson, C.E. (1995). A prospective study evaluating early rehabilitation in preventing back pain chronicity. Spine, 20, 489-491.

Sandstrom, J. & Essbjornsson, E. (1986). Return to work after rehabilitation: the significance of the patients's own prediction. Scand J Rehabil Med, 18, 29-33.

Schlapbach, P. (1994). Rückenschule als Präventivmaßnahme gegen Rückenschmerz. Therapeutische Umschau, 51, 431-436.

Schliehe, F. & Vogel, H. (1992). Weiterentwicklung der Rehabilitation in der gesetzlichen Rentenversicherung. In: VDR (Hrsg.) Klinische Psychologie in der Rehabilitationsklinik, Bd. 5, Dissertations-Druck, Darmstadt.

Schwartz, F.W., Bitzer, E.M., Dörning, H., Grobe, T.G., Krauth, Ch., Schlaud, M., Schmidt, Th. & Zielke, M. (1999). Gesundheitsausgaben für chronische Krankheit in Deutschland. Papst Science Publishers, Lengerich.

Seeger, D. (1999). Workhardening - eine Kombination aus Rückenschule, Ergonomie, Training und Koordinationsschulung. Orthopädische Praxis, 35, 297-307.

Teasell, R.W. & Harth, M. (1996). Functional restoration - Revolution or fad? Spine, 21, 844-847.

Troup, J.D. (1988). The perception of musculoskeletal pain and incapacity of work: prevention and early treatment. Physiotherapy, 74, 435-439.

v.Tulder, M.W., Koes, B.W., Bouter, L. (1997). Conservative treatment for acute and chronic nonspecific low back pain. Spine, 22, 2128-2156.

Turk, D.C. & Rudy, T.E. (1991). Persistent pain and the injured worker. J Occup Rehabil, 1, 159-179.

Waddell, G. (1991). Occupational low-back pain, illness behaviour, and disability. Spine, 16, 683-685.

Waddell, G. (1998). The back pain revolution. Churchill Livingstone, Edinburgh.

Waddell, G., Newton, M., Henderson, I., Somerville, D. & Main, C.J. (1993). A fear-avoidance beliefs questionnaire (FABQ). Pain, 52, 157-168.

Zachrisson-Forssell, M. (1981). The Back School. Spine, 6, 104-106.

Die psychoedukative Schmerzbewältigungsgruppe - ein Therapiebaustein in der stationären verhaltensmedizinischen Rehabilitation von Patienten mit chronischen Schmerzen[1]

Claus Bischoff, Andreas von Pein, Claudia Rommel,
Heike Schultze, Walter Wipplinger

Dieser Beitrag schildert das neu entwickelte Konzept einer psychoedukativen Schmerzbewältigungsgruppe für Patienten mit chronischen Schmerzen, die zur stationären verhaltensmedizinischen Behandlung der Psychosomatischen Fachklinik Bad Dürkheim zugewiesen werden. Zum Verständnis des Konzepts ist eine Beschreibung der Patienten und ihrer spezifischen Behandlungssituation und eine Überblickscharakteristik des stationären Behandlungsrahmens notwendig.

1. Therapie chronischer Schmerzen in der psychosomatischen Rehabilitation: Charakterisierung der Patienten und der therapeutischen Rahmenbedingungen

Ca. 7 % unserer stationären Patienten leiden unter chronischem Schmerz als der Hauptdiagnose, die sie in die stationäre Behandlung führt - wobei wir unter dem Oberbegriff „chronischer Schmerz" die Diagnosegruppen „Kopfschmerz", „Rückenschmerz" und somatoforme Schmerzstörung zusammenfassen. Bei fast 20 % ist chronischer Schmerz Nebendiagnose[2]. Die Patienten mit chronischen Schmerzen unterscheiden sich von anderen Patienten hinsichtlich des Schweregrades ihrer Störungen: Die Bezugstherapeuten der Klinik stellen durchschnittlich 3,6 Diagnosen - und damit durchschnittlich 1,2 Diagnosen mehr als bei Patienten mit anderen Störungen (2,4; t = -14,98, ss.). Der Grund der Zuweisung ist bei ihnen häufiger als bei den Patienten ohne Schmerzstörung ein laufendes Rentenverfahren (Rentenantrag, Zeitrente, Rentenstreit). In der Gesamtgruppe der Patienten mit chronischen Schmerzen läuft bei 11,4% Patienten ein Rentenverfahren im Gegensatz zu 6,6% der Patienten anderer Störungsbilder. Bei den Patienten mit der Diagnose einer somatoformen Schmerzstörung kommen sogar 22,2% mit einem oder aufgrund eines laufenden Rentenverfahrens in die Klinik.

---

[1] Dieser Beitrag ist ein Wiederabdruck des gleichnamigen Artikels in: Praxis Klinische Verhaltensmedizin und Rehabilitation, 48, 40-46, 1999. Mit freundlicher Erlaubnis des Verlags.
[2] Basisdokumentation der Psychosomatischen Fachklinik Bad Dürkheim 1997; N = 1545.

Der Chi^2- Test ist beide Male hoch signifikant. Nicht überraschend ist die Variable „laufendes Rentenverfahren" der wichtigste Prädiktor für Erfolg oder Mißerfolg der stationären Maßnahme. Dies gilt für Patienten aller Störungsgruppen (Zielke et al., 1995). Wie entscheidend sie bei Patienten mit chronischen Schmerzen ist, illustrieren die Ergebnisse der Varianzanalyse der abhängigen Variablen „GSI" des SCL90-R hinisichtlich des Gruppenfaktors „Rentenverfahren" und des Meßwiederholungsfaktors „bei Aufnahme - bei Entlassung" (s. Abbildung 1). Der GSI darf hierbei als Indikator des psychophysischen Gesamtstatus gelten. Der Gesamtstatus der Schmerzpatienten verbessert sich zwar im Zuge des stationären Aufenthalts ($F_{Meßzeitpunkte}$= 31,8; ss.) - wobei der Gruppenfaktor nicht signifikant wird (F_{Gruppe} = 2,5). Der Meßwiederholungseffekt geht aber überwiegend auf das Konto der Schmerzpatienten ohne laufendes Rentenverfahren, während wir bei Schmerzpatienten mit laufendem Rentenverfahren nur marginale Veränderungen konstatieren ($F_{Interaktion}$= 4,3; s.). Ganz im selben Sinne ist der Befund, daß 54,1% der arbeitsunfähig stationär aufgenommene Patienten mit chronischen Schmerzen auch arbeitsunfähig entlassen werden. Zum Vergleich: bei Patienten ohne chronische Schmerzen sind es 35,6%. Die korrespondierenden Zahlen bei den Patienten mit somatoformer Schmerzstörung belaufen sich sogar auf 63% und 37%! (Chi^2 ist beide Male sehr signifikant.)

Um die Schlußfolgerungen daraus zu ziehen: Wir erwarten bei den Patienten mit chronischen Schmerzsyndromen überproportional viele mit erheblichem Schweregrad der Störung und einer Therapiemotivation, die durch ein laufendes Rentenverfahren mitbestimmt ist, durch welches die Patienten sich unter Recht-

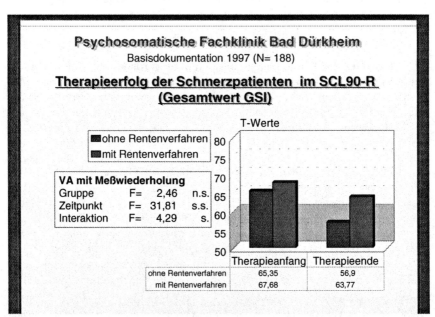

Abb. 1: Therapieerfolg und laufendes Rentenverfahren bei Schmerzpatienten

fertigungsdruck gestellt sehen. Mehr als bei Patienten mit anderen Störungsbildern ist von einem Argwohn gegenüber den Behandlern auszugehen - „die glauben mir meine Beschwerden nicht!". Außerdem liegt es ja in der Definition der somatoformen Störungen insgesamt, daß die Patienten für psychosomatische Zusammenhänge weniger zugänglich sind, d.h. oftmals auf der Annahme einer rein organischen Verursachung beharren. Zum Teil liegt dies auch an der noch heute praktizierten Form der medizinischen Versorgung, die erst nach Ausschluß denkbarer somatischer Schmerzursachen psychosomatisches Denken in Erwägung zieht. Dies zusammen genommen, ist es auch nicht mehr überraschend, daß chronische Schmerzpatienten in der stationären Rehabilitation bei den Bezugstherapeuten als besonders schwierig, ja unangenehm und „undankbar" gelten.

Bei dieser Ausgangslage erscheint es uns ungünstig, die Versorgung der Schmerzpatienten in der für verhaltensmedizinische Kliniken typischen Form - nämlich in störungsspezifischen Stationen oder Teams - zu organisieren. Wir würden eine im Hinblick auf therapeutische Fortschritte ungünstige wechselseitige Beeinflussung der Patienten befürchten - und auch für das therapeutische Personal langfristig eine ungute Entwicklung der Arbeitszufriedenheit. Gleichwohl gibt es ein starkes Interesse, die Stärken des verhaltensmedizinischen Ansatzes zu nutzen, d.h., den Patienten das störungsspezifische Know-how der psychologischen Schmerztherapie zu vermitteln. Unser Angebot versucht beiden Zielsetzungen gerecht zu werden: Patienten mit chronischen Schmerzen werden in hinsichtlich der Diagnosen gemischten Teams untergebracht und erhalten zudem ein teamübergreifendes störungsspezifisches Angebot.

Die stationäre Behandlung von Patienten mit chronischem Schmerz in der Psychosomatischen Fachklinik hat einen zweistufigen Aufbau, bestehend aus Standardangeboten, an denen alle Patienten obligatorisch oder mit individueller Indikationsstellung teilnehmen, und aus einem störungsspezifischen Angebot, zu dem auch die psychoedukative Schmerzbewältigungsgruppe gehört (s. Tabelle 1). Alles, was über die Zielsetzungen und Inhalte der Schmerzbewältigungsgruppe gesagt wird, muß immer auf der Folie dieses Gesamtbehandlungsangebots gesehen werden. Details der verhaltensmedizinischen/ verhaltenstherapeutischen Gesamtkonzeption der Psychosomatischen Fachklinik Bad Dürkheim entnehme man dem Jahresbericht (Limbacher et al., 1998).

2. Ziele und Struktur der Schmerzbewältigungsgruppe

Um diese Zielsetzungen kurz zu benennen: Wir wollen den Patienten mit chronischen Schmerzen mit der Schmerzbewältigungsgruppe ein Angebot machen, das

- einerseits in effektiver und ökonomischer Weise
- störungsspezifisches Wissen über und störungsspezifische Bewältigungsstrategien für die in der psychosomatischen Rehabilitation häufigsten Schmerzsyndrome vermittelt und

Tab. 1: Überblick über Therapieangebote für stationäre behandelten Patienten mit chronischen Schmerzen

---

Standardangebote für Patienten aller Störungsbilder:

Obligatorisch:
Ärztliche Aufnahmeuntersuchung und allgemeinärztliche Weiterbetreuung
Einzelgespräche mit der Bezugstherapeutin / dem Bezugstherapeuten
Gruppenpsychotherapie (Psychosomatikgruppe oder Problemlösegruppe)
Entspannung nach Jacobson

Mit individueller Indikationsstellung:
Hausinterne und externe konsiliarische medizinische Diagnostik
Medikamentenmanagement
Selbstsicherheitstraining
Teamsport, „Fit ab 45", Zirkeltraining, Wassergymnastik, Rückenschule
Krankengymnastische Einzelbehandlung, „Anwendungen"
Sozio- und ergotherapeutische Betreuung
Partner- / Familiengespräche

Störungsspezifische Angebote für chronische Schmerzpatienten:
Psychoedukative Schmerzbewältigungsgruppe
EMG-Biofeedbacktraining/autogenes Feedbacktraining oder Feldenkraisgruppe
Funktionelles Muskelaufbautraining (wird soeben eingerichtet)

- ein besseres psychophysisches Verständnis der eigenen Symptomatik ermöglicht,
- andererseits die Patienten möglichst wenig in Beweisnot oder unter Rechtfertigungsdruck bringt und dadurch bei ihnen die Entstehung einer adäquaten Psychotherapiemotivation begünstigt.
- Dabei soll das Angebot den veränderten Bedingungen der stationären Rehabilitation mit den verkürzten Verweildauern Rechnung tragen.

Diesem Anforderungsprofil versuchen wir mit einem Angebot zu entsprechen, das in der Abbildung 2 zusammengefaßt ist. Die Abbildung zeigt im übrigen das Informationsblatt, das auch den Teilnehmern bei Einstieg in die Gruppe ausgehändigt wird. Es wird daraus deutlich, daß die Patienten allwöchentlich in die Gruppe neu einsteigen können. Dies erzwingt eine weitgehende Unabhängigkeit der Großgruppenveranstaltungen voneinander. Sie bestehen mit Ausnahme des Filmvorführungstermins aus zwei Teilen, einem Theorieteil und der Einführung in eine bewährte Schmerzbewältigungsstrategie. Theoretische Einführungen werden in ein allgemeines psychobiologisches Modell chronischer Schmerzen

Psychosomatische Fachklinik Bad Dürkheim

Die Schmerzgruppe
Informationen für Patienten

Ihr Bezugstherapeut hat mit Ihnen die Teilnahme an der Schmerzgruppe als einem Baustein in Ihrem Behandlungsprogramm vereinbart. Wir möchten Ihnen den Ablauf der Schmerzgruppe kurz erläutern.

Die Schmerzgruppe wird von uns fortlaufend angeboten. Die Themen wiederholen sich alle vier Wochen. Einstiegsmöglichkeit in die Gruppe ist immer montags.

Die Gruppe umfaßt **vier** Termine in der **Großgruppe,** die jeweils **montags, 16 bis 17.30 Uhr,** stattfinden. Die Inhalte dieser Termine können Sie der Tabelle unten entnehmen. Die Themen der Montagstermine sind voneinander unabhängig.

Sie werden in den **beiden ersten Wochen** Ihrer Teilnahme am Programm der Schmerzgruppe außerdem jeweils **mittwochs, 15 bis 16 Uhr,** in einer **Kleingruppe** mit einem Co-Therapeuten zusammenkommen. Dort werden Sie in das Ausfüllen der Schmerzprotokolle eingeführt und haben nochmals die Gelegenheit, die in der Großgruppe vorgestellten Schmerzbewältigungstechniken zu üben. Bringen Sie bitte zu den beiden Treffen der Kleingruppe die Schmerzprotokolle mit. Am wichtigsten ist es allerdings, daß Sie die Protokolle in die Einzelgespräche mitnehmen und mit dem Bezugstherapeuten besprechen.

Montag 16⁰⁰ Uhr	Film „Schmerz - Chronik einer Krankheit" mit anschließender Diskussion
Mittwoch 15⁰⁰ Uhr	Einführung in das Schmerzprotokoll, Austausch über bereits genutzte Bewältigungsstrategien bei Schmerzen
Montag 16⁰⁰ Uhr	Allgemeines Schmerzmodell: Zusammenhang zwischen Schmerz und Gefühlen, Gedanken und Streß. Akuter und chronischer Schmerz. Gelernter Schmerz. Einführung in eine Atemtechnik zur Schmerzbewältigung.
Mittwoch 15⁰⁰ Uhr	Einführung in das Schmerzprotokoll Einübung der Atemtechnik zur Schmerzbewältigung
Montag 16⁰⁰ Uhr	Migräne, Spannungskopfschmerz, Umgang mit Schmerzmitteln. Einführung in die Vorstellungsübungen zur Schmerzbewältigung.
Mittwoch 15⁰⁰ Uhr	Einführung in das Schmerzprotokoll, Einübung der Vorstellungsübungen zur Schmerzbewältigung
Montag 16⁰⁰ Uhr	Rückenschmerz, Tendomyopathien, Beziehung zwischen Befund und Befinden, sozialmedizinische Aspekte. Einführung in positive Gedanken zur Schmerzbewältigung
Mittwoch 15⁰⁰ Uhr	Einführung in das Schmerzprotokoll Einüben von positiven Gedanken zur Schmerzbewältigung

Abb. 2: Struktur der psychoedukativen Schmerzbewältigungsgruppe (Informationsblatt für Patienten)

gegeben und in die beiden in der Klinik häufigsten Schmerzdiagnosen: Kopf- und Rückenschmerzen. In den beiden Kleingruppenveranstaltungen, an denen die Patienten in den ersten beiden Wochen teilnehmen, wiederholen sie unter co-therapeutischer Anleitung die Schmerzbewältigungsstrategien des jeweils vorangegangenen Großgruppentermins. Außerdem lernen sie, mit Schmerzprotokollen zu arbeiten. Die Veranstaltungen sind voll manualisiert (Bischoff et al., in Vorbereitung). Gegenwärtig werden die Großgruppenveranstaltungen von vier verschiedenen Therapeuten realisiert. Auch die Kleingruppen werden von wechselnden Co-Therapeuten betreut.

Die Elemente der psychoedukativen Schmerzbewältigungsgruppe werden im folgenden kurz beschrieben - zunächst die vier Plenarveranstaltungen, sodann die Kleingruppenarbeit mit den Schmerzprotokollen und schließlich die Schmerzbewältigungsübungen, die ja in Plenarveranstaltungen eingeführt und in den Kleingruppen gefestigt werden.

3. Komponenten der Schmerzbewältigungsgruppe

3.1 Plenarveranstaltungen

3.1.1 Plenartermin 1: Videovorführung des Films „ Der Schmerz - Chronik einer Krankheit" von Choroba und Weller mit anschließender Diskussion

Plenartermin 1 gilt der Motivierung der Patienten für den verhaltensmedizinischen Zugang zu ihren Schmerzen. Die Ausgangssituation ist - aus den beschriebenen Gründen - oftmals von Mißtrauen, Unsicherheit, Angst oder Ärger geprägt, welche im direkten Kontakt mit dem Therapeuten als mangelnde Kooperation oder „Widerstand" spürbar werden kann. Nicht selten begegnet der Patient dem Therapeuten sogar mit einer abwertenden Haltung. In einem solchen Fall ist es wichtig, genau diese Ausgangssituation als therapeutischen Einstieg zu nutzen und die spürbaren Vorbehalte, Kränkungen oder Ängste des Patienten zu thematisieren, d.h. den Patienten dort abzuholen, wo er emotional gerade steht. Häufig fällt es den Patienten sehr schwer, Gründe für ihre innere Abwehr zu reflektieren und ihre Ängste und Unsicherheit gegenüber einer Psychotherapie klar zu verbalisieren. Um den Patienten an dieser Stelle ein Forum zu geben, entsprechende Vorbehalte oder Befürchtungen zu äußern, setzen wir den Film „Schmerz. Chronik einer Krankheit." von Martin Choroba und Stefan Weller als Medium ein. Dieser Spielfilm - der auf der Basis von Krankengeschichten der Göttinger Schmerzambulanz gedreht wurde - thematisiert zum einen die Schwierigkeiten des Einstiegs in eine psychotherapeutische Behandlung. Der Patient erhält ein umfassendes Modell einer Schmerztherapie und bekommt die Möglichkeit, sich in einzelnen Punkten mit dem Protagonisten zu identifizieren. Aufgegriffen werden typische Problembereiche von Schmerzpatienten, wie z.B. defizitäre Konfliktbewältigungsstrategien, übermäßiges Leistungsstreben bei gleichzeitig fehlender Wahrnehmung eigener Leistungsgrenzen, mangelnde Introspektionsfähigkeit usw. Der Film bietet den Patienten die Möglichkeit, auf eigene Problembereiche aufmerksam zu werden und diese kritisch zu reflektieren. Gleichzeitig gewährt er einen Einblick in einen möglichen Therapieverlauf. Verdeutlicht werden - auf der Seite des Patienten - das Suchen nach funktionalen Zusammenhängen zwischen dem Schmerzsymptom und verschiedenen Lebensereignissen, das Durchleben aversiver Gefühle i.S. des Durchlebens von „seelischen Schmerzen" und - auf der Seite des Therapeuten - die beständige Wertschätzung und Akzeptanz des Patienten.

Nach der Filmvorführung und einer kurzen bewegungsaktiven Pause (mit Aufstehen, Herumgehen und Dehnübungen) wird den Patienten ein Arbeitsblatt mit vorformulierten, offenen Fragen ausgeteilt. Sie sollen sich etwa 5 Minuten Zeit nehmen, um - angeregt durch diese Fragen - über mögliche Ähnlichkeiten zwischen sich und dem Protagonisten im Film nachzudenken - dies hinsichtlich der Reaktionen von Arbeitskollegen, des Partners oder der eigenen Familie, der Art, sich zu verhalten oder zu erleben, oder hinsichtlich kritischer Ereignisse in der Lebensgeschichte. Dadurch wird der Fokus auf die individuellen Erfahrungen und Persönlichkeitsanteile der Patienten gelenkt, d.h., daß jetzt eine Überleitung zur Konfrontation mit der eigenen Schmerzgeschichte stattfindet. In der anschließenden Gesprächsrunde haben die Patienten die Möglichkeit, eigenen Bedenken, Unsicherheiten usw. Ausdruck zu verleihen und untereinander in einen Austausch zu treten. (Weiterführende Überlegungen zum Einsatz dieses Films finden sich in Bischoff, 1991).

3.1.2 Plenartermin 2: Allgemeines Schmerzmodell: Zusammenhang zwischen Schmerz und Gefühlen, Gedanken und Streß. Akuter und chronischer Schmerz. Gelernter Schmerz

Im zweiten Plenumstermin soll den Patienten ein psychobiologisches Modell als Alternative zu einem rein organmedizinischen Modell ihrer Schmerzbeschwerden vermittelt werden. Dieses Modell soll ihnen zeigen, wo die verschiedenen therapeutischen Interventionen ansetzen und wie sie zu ihrem Wohlbefinden beitragen können. Den Patienten soll die eigene, aktive Rolle bzgl. ihres Schmerzerlebens und ihre Verantwortung für eine Veränderung deutlich werden.

Um diese Ziele zu erreichen, werden die Patienten in Form eines mit Folien unterstützten Vortrags zunächst über allgemeine psychobiologische Grundlagen der Schmerzverarbeitung informiert. Dabei werden sie immer wieder zu Fragen, Kommentaren und Ergänzungen ermutigt, nach alltäglichen Beispielen zu den vermittelten Inhalten gefragt. Ähnlich dem von Basler und Kröner-Herwig (1998) für Kopf- und Rückenschmerz vorgeschlagenen Vorgehen werden die Vorgänge vom auslösenden Schmerzreiz bis hin zur bewußten Wahrnehmung des Schmerzes und zum Schmerzverhalten vereinfacht und allgemein verständlich dargestellt. Dabei wird immer wieder auf Fakten und Zusammenhänge verwiesen, die es dem Patienten erleichtern sollen, sich auch mit psychischen Bedingungen seines Schmerzproblems zu befassen und die ihn für eine aktive, eigenverantwortliche Haltung bei der Schmerzbehandlung motivieren sollen.

So erfährt der Patient, daß der Schmerzort nicht gleichzeitig Ort der Schädigung sein muß, daß bereits vor der bewußten Schmerzwahrnehmung komplizierte Vorverarbeitungprozesse der nozizeptiven Information stattfinden, welche die Intensität und Qualität des Schmerzerlebens stark verändern können. Die Patienten werden mit der absteigenden Hemmung (s. z.B. Zimmermann, 1999) bekannt gemacht, sie werden dafür sensibilisiert, daß viele Einflußfaktoren gemeinsam das Schmerzerlebnis bestimmen.

Anhand einfacher Beispiele verdeutlichen wir ihnen den wechselseitigen Einfluß von Gefühlen und Schmerzerleben und die Bedeutung der kognitiven Einschätzung von Schmerzerfahrungen. Die Rolle von Muskelverspannungen wird beschrieben. Auf den verschiedenen Verhaltensebenen werden die Zusammenhänge zwischen Schmerz und Streß dargestellt.

Nachdem wir bis zu diesem Zeitpunkt immer wieder betont haben, daß die beschriebenen Einflüsse als normal und gesund anzusehen sind und psychosomatische wie somatopsychische Mechanismen in jedem Menschen bei jedem Schmerzreiz wirksam sind, wird nachfolgend der Unterschied zwischen akutem und chronischem Schmerz herausgearbeitet. Hier wird vor allem darauf eingegangen, wie akuter und chronischer Schmerz unterschiedlich behandelt werden müssen und daß die Zielsetzung beim chronischen Schmerz eher in einem veränderten Umgang des Patienten mit dem Schmerz als in einer großen Intensitätsreduktion durch Expertenaktivität besteht. An geeigneter Stelle im Vortrag wird jeweils auf die verschiedenen Schmerzbewältigungsmöglichkeiten verwiesen wie Entspannung, Ablenkung, Initiierung euthymen Erlebens, Streßbewältigungsfertigkeiten etc. Zum Teil äußern die Patienten diese Möglichkeiten auch von sich aus - allerdings auch ihre Skepsis über das mögliche Ausmaß, den Schmerz eigenständig zu kontrollieren.

Den Abschluß des Vortrags bildet das „heikle" Thema „operantes Lernen von Schmerzverhalten". Das Prinzip der operanten Konditionierung, insbesondere der negativen Verstärkung von Schmerzreaktionen wird an konkreten Beispielen ausgeführt.

3.1.3 Plenartermin 3: Migräne, Spannungskopfschmerz, Umgang mit Schmerz- mitteln

Der durch zahlreiche Folien unterstützte Vortrag versucht, das Verständnis der Patienten für die häufigsten primären Kopfschmerzformen, Migräne und Kopfschmerz vom Spannungstyp, zu verbessern. Dazu berichten wir zunächst über die epidemiologischen Relationen zwischen primären und sekundären Kopfschmerzen (90 zu 10%), über die Notwendigkeit und den sinnvollen Zeitpunkt einer Beendigung organischmedizinischer Diagnostik. Migräne (mit und ohne Aura) und episodischer bzw. chronischer Kopfschmerz vom Spannungstyp mit und ohne Beteiligung der perikranialen Muskulatur werden nach demselben Muster präsentiert:

- Definition der Störung nach den Kriterien der International Headache Society
- typische Auslöser für Kopfschmerzattacken bzw. - episoden

562

- psychobiologisches Modell der Störung nach dem heutigen Wissensstand
- bewährte somatisch-medizinische und verhaltensmedizinische Behandlungsmethoden.

Leitlinie der Präsentation ist der Wunsch, den Patienten zu vermitteln, daß auch primäre Kopfschmerzen eine handfeste organische Basis haben, die mit geeigneten Verfahren darstellbar ist, daß aber gleichzeitig neben physikalischen und biochemischen Faktoren ganz wesentlich auch psychische Faktoren - äußere und v.a. innere - die Entstehung von Kopfschmerzen triggern können, daß diese primären Kopfschmerzformen m.a.W. psychobiologische Dysfunktionen sind. Bei den Behandlungsmethoden gehen wir auf einfache Tips und Tricks - Essens- und Schlafgewohnheiten, Kälte/ Wärme - ebenso ein wie auf alternative Verfahren (Akupunktur, Neuraltherapie), Sport und Krankengymnastik und die eigentlich verhaltensmedizinischen Angebote: Entspannung, autogenes und EMG-Biofeedbacktraining, multimodale Verhaltenstherapie, wie sie in der Klinik praktiziert werden. Das alles sind nach unserer Erfahrung Informationen, die die Patienten neugierig und auch erleichtert aufnehmen und erklärt haben wollen.

Die Veranstaltung dient auch dazu, den kritischen Umgang mit Medikamenten (peripher und zentral wirkenden Analgetika und Antidepressiva) zu thematisieren, Segen und Fluch der Medikamenteneinnahme und den bekannten Teufelskreis von Medikamenteneinnahme und medikamenteninduziertem Kopfschmerz - unter Einschluß der neuen Wunderpillen, der Triptane. Wir erläutern auch, wie Auslaß-, Absetz- oder Reduktionspläne lege artis realisiert werden und daß die Gelegenheit, einen veränderten Umgang mit Medikamenten einzuüben, „ noch nie so gut war wie jetzt" während des stationären Aufenthalts.

3.1.4 Plenartermin 4: Rückenschmerz, Tendomyopathien, Beziehung zwischen Befund und Befinden, sozialmedizinische Aspekte

Zu dem Thema Rückenschmerz und Tendomyopathien wird das medizinische Grundlagenwissen anhand von ausführlichem Bildmaterial vermittelt. Schwerpunkt dabei ist die Rolle der Haltung, der Muskelspannung, der Kontraktion und des circulus vitiosus von Schmerz, Anspannung und Schonung. Den Patienten wird deutlich gemacht, daß Schmerz vielfach nicht auf einen „ Schaden" (impairment), wie z.B. einen Bandscheibenvorfall oder „ Abnutzung", zurückgeführt werden kann, daß oftmals Befund und Befinden auseinanderklaffen und medizinische Untersuchungen und Therapieansätze deshalb unbefriedigend verlaufen. Wir vermitteln den Patienten, daß ihre Schmerzen auch ohne „ objektiven" Befund heftig und stark einschränkend sein können und ihre verzweifelte Suche noch organmedizinischer Diagnostik und Behandlung in dieser Situation meist nicht weiter führt. Betont wird die Notwendigkeit von Entspannung, Aktivität, Haltungsschulung und Muskelaufbautraining.

Da sich viele unserer Patienten in einem Anerkennungs- oder Rentenstreit befinden, geben wir ihnen auch einen Einblick in die Kriterien einer medizinischen Begutachtung. Dies hat sich als besonders wertvoll erwiesen, da sich die Patienten im Einzelgespräch sehr schnell in Frage gestellt fühlen und eine Abwehrhaltung einnehmen. Wir stellen Studien vor (Hasenbring, 1992; Waddell et. al., 1992), nach denen sich zeigt, daß auch bei Rückenerkrankungen mit erheblichem organischen Befund der Genesungsverlauf im wesentlichen von psychologischen Faktoren und der Arbeitsplatzbelastung abhängt. Wir führen aus: Bei nicht organisch erklärlichen Schmerzen ist die Begutachtung für die Ärzte sehr schwierig. Sobald bei ihnen der Verdacht aufkommt, daß ein Patient aggraviert, wird dieser besonders kritisch beurteilt. Seine Leistungsfähigkeit wird dann wahrscheinlich so eingeschätzt, daß er sich völlig falsch beurteilt fühlt. Für den Patienten gilt es deshalb zu beachten: So verständlich es sein mag, die Beschwerdeschilderung zu übertreiben, um das Leiden deutlich zu machen, er schadet sich letztlich damit selbst. Des weiteren versuchen wir den Patienten den Unterschied zwischen Arbeits- und Leistungsfähigkeit darzulegen: Möglicherweise sind sie zwar für den letzten Arbeitsplatz nicht mehr arbeitsfähig, werden aber hinsichtlich ihrer Restleistungsfähigkeit als für leichte Tätigkeiten vollschichtig leistungsfähig eingeschätzt. Selbst wenn es für sie unmöglich ist, einen ihrem Leiden entsprechenden Arbeitsplatz zu finden, ist in diesem Fall nicht mit einer Berentung zu rechnen. Bei diesem Thema kommt es regelhaft zu einer erregten Diskussion. Wir erhoffen uns, daß die Patienten durch die Veranstaltung mehr Verständnis für unsere Vorgehensweise bei der sozialmedizinischen Beurteilung gewinnen und damit auch in der Therapie besser kooperieren.

3.2 Kleingruppentermine

Nach jeder Großgruppenveranstaltung montags findet mittwochs für neue Patienten in den ersten beiden Wochen ihrer Teilnahme an der Schmerzbewältigungsgruppe ein Treffen in der Kleingruppe statt. In den Kleingruppen befinden sich also im Durchschnitt ein Viertel der Patienten der Großgruppe. Die Kleingruppen werden von Co-Therapeuten geleitet. Im ersten Zeitabschnitt jedes der beiden Treffen werden die Patienten mit dem Führen eines Schmerzprotokolls vertraut gemacht - in der ersten Woche ihrer Teilnahme erhalten sie eine konkrete Einweisung, in der zweiten Woche werden die ausgefüllten Protokolle „formal" korrigiert, d.h. es werden Unklarheiten und Mißverständnisse ausgeräumt. Der zweite Zeitabschnitt jedes der beiden Kleingruppentreffens dient der Festigung der montags vorgestellten Schmerzbewältigungsstrategien. Diese werden im nächsten Kapitel beschrieben, so daß wir uns hier darauf beschränken, das Schmerzprotokoll zu erläutern.

Das Schmerzprotokoll ist ein vorgedrucktes Formblatt, das die Patienten zumindest in den ersten 14 Tagen ihrer Teilnahme an der Schmerzbewältigungsgruppe - danach je nach Absprache mit dem Bezugstherapeuten - täglich zweimal (nach dem Mittagessen und vor dem Schlafengehen) ausfüllen sollen. Für jeden Tag ist ein DIN-A4-Blatt vorgesehen. Die Vorderseite des Protokolls dient detaillierten Eintragungen über die Schmerzen. Auf einer Skala zwischen „0" und „100" wird retrospektiv die stündliche Intensität der Schmerzen markiert. „0" bedeutet hierbei „kein Schmerz" und „100" der „maximal vorstellbare Schmerz". Unter der Skala wird die Schmerzart (z.B. Kopfschmerz) benannt. Leidet der Patient unter mehreren Schmerzformen, dann benennt er auch diese und markiert die Intensitätsskala entsprechend mit verschiedenen Symbolen oder Farben. Nimmt der Patient Medikamente ein, dann sind der Name des Schmerzmittels, die Dosis und der Zeitpunkt der Einnahme zu vermerken. In einer weiteren Rubrik ist zu beschreiben, was der Patient selbst gegen die Schmerzen getan hat (z. B. Entspannungsübungen, Eisbeutel, Spaziergang).

Die Rückseite des Protokolls dient Eintragungen über psychosoziale Tagesereignisse. Der Patient soll in Stichworten notieren, welche Situation ihn im Zeitraum nach der letzten und vor der jetzigen Eintragung am meisten berührt hat, wie er sich in der jeweiligen Situation verhielt, was er dachte, fühlte, welche Körperempfindungen er hatte und wie die Situation letztlich später noch nachgewirkt hat. Er sollte als das, was ihn am meisten berührt hat, nicht die Schmerzen selbst auswählen. Auch diese Eintragungen werden zweimal täglich im Rückblick vorgenommen. Wichtig ist, den Patienten einzuschärfen, daß sie auch dann die Rückseite des Protokolls ausfüllen sollten, wenn sie am fraglichen Tag *nicht* unter Schmerzen gelitten haben.

Die Erfahrung zeigt, daß es Schmerzpatienten oft nicht leicht fällt, schmerzunabhängige Tagesereignisse aufzugreifen und ihre eigenen Reaktionen und die Auswirkungen detailliert zu beschreiben. Sie müssen oftmals erst lernen, die Aufmerksamkeit auf sich zu richten und Worte für ihre subjektiven Erfahrungen zu finden. Auch fällt es vielen schwer, zwischen Gedanken, Gefühlen und Körperempfindungen zu differenzieren. Insofern ist das Schmerzprotokoll nicht nur ein Diagnostikum, auf dessen Grundlage der Patient lernen kann, mögliche Zusammenhänge zwischen seinem täglichen Erleben und den Schmerzen herauszufinden. Das Schmerzprotokoll *richtig* ausfüllen zu können, ist auch ein wichtiges therapeutisches Ziel, das der Patient möglichweise erst am Ende seiner Teilnahme an der Schmerzbewältigungsgruppe erreicht.

Die Schmerzprotokolle werden während der Kleingruppentreffen nicht inhaltlich besprochen. Ihre Analyse findet vielmehr in den Einzelgesprächen mit dem Bezugstherapeuten statt. Sie werden in den Kleingruppen überwiegend aus zeitökonomischen Gründen eingeführt.

3.3 Schmerzbewältigungsübungen

3.3.1 Sammeln und Klassifizieren

Am Ende des ersten Großgruppentreffens bekommen die Patienten die Aufgabe, eigene, bisher mit Erfolg angewandte Schmerzbewältigungsstrategien auf Karteikarten zu schreiben und dabei zu unterscheiden, welche Strategien bei starken und welche bei leichten Schmerzen geholfen haben. Im Rahmen des zugehörigen Kleingruppentreffens ordnen die Patienten ihre Bewältigungsstrategien vorbereiteten Oberkategorien zu: aktive Ablenkung; Ruhe und Entspannung; Wärme/Kälte; Bewegung/Haltung; sich etwas Angenehmes gönnen; medizinische Maßnahmen. Sodann wird erkundet, welche der gesammelten Strategien der einzelne schon ausprobiert hat, welche er noch nicht kennt und in welcher der Rubriken er noch keine Strategie erprobt hat. Die Patienten werden aufgefordert, sich aus den vielen Möglichkeiten eine auszusuchen, die sie noch nicht oder schon lange nicht mehr eingesetzt haben. Dies kann eine Strategie für leichten oder starken Schmerz sein. Es sollte aber eine Strategie sein, mit der sie in der kommenden Woche Erfahrung sammeln können.

3.3.2 Entspannung durch verlängerte Ausatmung

In Teil zwei des zweiten Großgruppentreffens werden die Patienten über die Bedeutung der Entspannung für die Schmerzbewältigung informiert. Die spontane Reaktion bei Schmerzen ist häufig ein mit körperlicher Anspannung einhergehender Atemstop oder eine schnelle oder flache Atmung. Schmerzlindernd wirkt dagegen tiefes und langsames Atmen. Die Patienten werden durch eine Übung im Sitzen in eine Kurzform der Atementspannung eingeführt, bei der sie sukzessive länger werdende Pausen nach dem Ausatmen einlegen. Danach werden sie aufgefordert, sich ein Gummiband fest um eine Fingerspitze zu wickeln, um dort einen Ischämieschmerz zu erzeugen. Der Schmerzreiz soll als „Testreiz" für die Effektivität der Entspannungsübung dienen, d.h. die Entspannungsübung wird nun erneut durchgeführt, damit die Patienten prüfen können, ob sie für die Schmerzbewältigung nützlich sein kann. Wir arbeiten auch bei den anderen Schmerzbewältigungsstrategien mit diesem „experimentellen" Schmerzreiz, weil er kontrollierbar ist: Der Patient kann ihn, wenn er eine Schmerzbewältigungsstrategie einüben will, im Gegensatz zu den eigenen Schmerzen jederzeit „anstellen" und „abstellen". Die Übung wird im Treffen der Kleingruppe mittwochs wiederholt.

3.3.3 Vorstellungsübung

Vorstellungen können Berge versetzen - zumindest haben sie einen starken Einfluß auf körperliche Vorgänge: auf Körperreaktionen, die durch das autonome Nervensystem gesteuert werden, genauso wie auf Wahrnehmungen der Außen- und der Innenwelt, extero- und interozeptiver Information. Um dies den Patienten sinnlich wahrnehmbar zu verdeutlichen machen wir zunächst die bekannte Zitronenübung, bei der sie sich vorstellen, eine Zitrone aufzuschneiden und mit der Zunge zu berühren - prompt kommt der Speichelfluß in Gang. Eine wirksame Methode, durch die Vorstellungskraft selbst starke Schmerzen zu beeinflussen, ist die sogenannte sensorische Transformation, bei der der Schmerz „objektiviert" wird, indem er in der Vorstellung eine Form, Farbe, Größe und Temperatur usw. erhält. Er wird zu einem Gegenüber, das in der Vorstellung - und dadurch auch „in Wirklichkeit" - immer mehr „eingegrenzt", verringert und im Idealfall sogar zum Verschwinden gebracht werden kann. Geübt wird auch hier mit experimentellem Ischämieschmerz. Diese Übungen werden in der dritten

Großgruppenveranstaltung eingeführt. Die sensorische Transformation wird in der Kleingruppensitzung wiederholt.

3.3.4 Positive Gedanken

Im zweiten Teil der vierten Großgruppensitzung beschäfigen wir uns mit der Rolle positiver und negativer Gedanken, zunächst theoretisch, sodann in Form einer erlebnisaktivierenden Übung, dem „schmerzbezogenen Sprechchor". Dazu muß sich ein Patient als „Versuchsobjekt" zur Verfügung stellen. Bei diesem werden seine üblicherweise bei Schmerz auftretenden Kognitionen exploriert z.B.: „Scheiße, schon wieder diese Schmerzen!", „Ich bin eine arme Sau" oder „Ich halt's nicht mehr aus". Diese Sätze werden in Untergruppen von den Patienten als Sprechchor eingeübt und vorgetragen. Der „Versuchspatient" läßt sie auf sich einwirken. Im Anschluß werden vom Patienten alternative Selbstverbalisationen erfragt und entwickelt, wie z.B.: „Erst mal Ruhe Bewahren", „Der Schmerz kommt und geht" etc. Auch diese Sätze werden in Form eines Sprechchors von Teilgruppen der anderen Patienten einzeln und im „Kanon" vorgesprochen. Der Patient erlebt damit die Auswirkung seiner „Stimmen" auf sein Befinden. Als Hausaufgabe legen sich die Patienten eine Sammlung hilfreicher Gedanken an: Gedanken, die trösten, ermutigen oder an gute Bewältigung erinnern. In der Kleingruppe am darauf folgenden Mittwoch werden therapeutisch „günstige" Gedanken zusammengestellt, und jeder Patient sucht sich einige Sätze, die ihn überzeugen, zum Üben aus. Geübt wird wieder unter Bedingungen experimentell induzierten ischämischen Schmerzes. Wenn die Schmerzempfindung beginnt, sollen sich die Patienten innerlich die positiven und ermutigenden Gedanken und Sätze vorsagen.

4. Schlußbemerkungen

Die von uns konzipierte Schmerzbewältigungsgruppe ist auf Patienten zugeschnitten, die sich zur psychosomatischen Rehabilitation in einer verhaltensmedizinischen Klinik befinden. Sie bedarf noch der Evaluation - die bekanntlich unter den Bedingungen, unter denen Gruppentherapie im stationären Setting durchgeführt wird, vor besonderen Schwierigkeiten steht, insofern ein Gruppenangebot immer nur ein Baustein in einem Ensemble von mehreren Therapieangeboten ist. Das heißt, die Evaluation müßte streng genommen darin bestehen, eine Kontrollgruppe mit Regelangebot zu vergleichen mit einer Experimentalgruppe, die zusätzlich zu diesem Regelangebot an der Schmerzbewältigungsgruppe teilnimmt. Ein anderer Evaluationsschritt sollte darin bestehen, die Elemente des Gruppenangebots - den Film, die Vorträge, die Schmerzbewältigungsstrategien, das Arbeiten mit Schmerzprotokollen - von den Patienten hinsichtlich didaktischer Aspekte und hinsichtlich ihrer therapeutischen Brauchbarkeit bewerten zu lassen. Bisher können wir nur auf Urteile zurückgreifen, die wir nach den Veranstaltungen mündlich von den Patienten erfragt haben. Danach wird die Schmerzbewältigungsgruppe als interessant eingestuft, der Wissenhorizont werde deutlich erweitert. Die Patienten haben das befriedigende Gefühl, „etwas zu bekommen". Sie erleben den ständigen Wechsel der Therapeuten / Co-Therapeuten nicht - wie befürchtet - als störend, sondern eher als bereichernd. Das Arbeiten mit den Schmerzprotokollen finden sie dagegen mühsam und wenig gewinnbringend - es scheint uns auch noch nicht so gut gelungen, die Verzahnung mit der Bezugstherapie herzustellen. Die Schmerzbewältigungsstrategien - wir haben bewußt nur wenige, bekanntermaßen effektive ausgesucht, um sie gründlicher einstudieren zu können - kommen bei den Patienten gut an. Allerdings erscheint uns noch nicht ausreichend sichergestellt, daß sie immer wieder geübt werden.

Für die Therapeuten sind die Veranstaltungen ausgesprochen angenehm. Die Arbeitsatmosphäre ist im allgemeinen offen. Neu hinzukommende Patienten werden spürbar aufgeschlossener, wenn sie feststellen, daß sie unter keinerlei Beweisdruck stehen. Einzelne „miesepetrige" Patienten ohne Therapiemotivation, wie sie unter den gegebenen Umständen zu erwarten sind, haben wenig Raum, die anderen „anzustecken". Im günstigen Fall lassen sie sich von den neuen Perspektiven, mit denen sie konfrontiert werden, mitreißen und beginnen zu kooperieren.

Literatur

Basler, H.-D. & Kröner-Herwig, B. (1998). Psychologische Therapie bei Kopf- und Rückenschmerzpatienten. München: Quintessenz.

Bischoff, C., v. Pein A., Rommel, C., Schultze, H., Wallisch, S. & Wasmayr, M. (in Vorbereitung). Die psychoedukative Schmerzbewältigungsgruppe - Texte und Materialien für Therapeuten und Patienten.

Bischoff, C. (1991). Motivierung zur Psychotherapie durch Identifikation. In M. Heide & H. Lieb (Hrsg.) Sucht und Psychosomatik (S. 167-170). Bonn: H.N. Druck und Verlag.

Hasenbring, M. (1992). Chronifizierung bandscheibenbedingter Schmerzen. Stuttgart: Schattauer.

Limbacher, K., Scheidt, W., Bischoff, C. Eckstein, G., Ehrhardt, M., Jäger-Lieb, I., Leidig, S., v.Pein, A., Schairer, U. & Schmitz, B. (1998). Psychosomatische Fachklinik Bad Dürkheim Jahresbericht 1997.

Waddell, G., Somerville, D., Henderson, I., Newton, M. (1992. Objective clinical evaluation of physical impairment in chronic low back pain. Spin, 17, 617-628.

Zielke, M., Dehmlow, A., Broda, M., Carls, W., Höhn, U., Jahrreiss, R., v. Keyserlingk, H., Kosarz, P., Limbacher, K., Meermann, R., Missel, P., Schuhler, P., Siegfried, J. & Sobottka, B. (1995). Ermittlung prognostischer Indikatoren für die Wiederherstellung der Arbeitsfähigkeit im Verlauf der stationären Behandlung von psychosomatischen Erkrankungen. Praxis - Klinische Verhaltensmedizin und Rehabilitation, 30, 139-147.

Zimmermann, M. (1999). Physiologie von Nozizeption und Schmerz. In: H.D. Basler, C. Franz, B. Kröner-Herwig, H.P. Rehfisch & H. Seemann (Hrsg.) Psychologische

Schmerztherapie: Grundlagen, Diagnostik, Krankheitsbilder, Behandlung, 4. Auflage (S. 59-104). Berlin: Springer.

Sozialmedizinische Leistungsbeurteilung in der stationären Schmerztherapie[1]

Claus Bischoff, Monika Czikkely, Sabine Diehl, Andreas v. Pein, Claudia Rommel, Barbara Schuster

Eine wesentliche Aufgabe der stationären psychosomatischen Rehabilitation von PatientInnen[2] mit chronischen Schmerzen ist die sozialmedizinische Leistungseinschätzung. Dieser Aufgabe lässt sich am ehesten auf dem Hintergrund der ICIDH-Klassifikation gerecht werden, nach der Gesundheitsprobleme sowohl hinsichtlich des mit ihnen verbundenen körperlichen Schadens als auch hinsichtlich der durch sie bedingten Aktivitäts- und Partizipationsstörungen einzustufen sind. Zur verhaltenstheoretischen Verzahnung dieser drei Komponenten von Gesundheitsproblemen eignet sich das Konzept des chronischen Schmerz- / Krankheitsverhaltens. Mit seiner Hilfe ist es möglich, ein hypothetisches Bedingungsmodell der Störung zu entwickeln, das auch hinsichtlich der berufsbezogenen Leistungsfähigkeit des Patienten aussagekräftig ist. Im stationären psychosomatischen Setting ist die sozialmedizinische Stellungnahme eine interdisziplinäre Aufgabe, bei deren Lösung sich der Bezugstherapeut der Kompetenz von Organmedizin, Sozio-, Ergo- und Sporttherapie versichern kann und muss. Unsere Vorgehensweise wird exemplarisch am Fall einer Patientin mit chronischen Rückenschmerzen illustriert, und es werden die Schwierigkeiten erörtert, die aus der Fokussierung des stationären Aufenthalts auf die sozialmedizinische Frage für die therapeutische Beziehung und ihre Bewertung durch die Patienten resultieren.

1. Einführung

1.1 Das berufsbezogene Leistungs-vermögen aus der Perspektive der ICIDH-2

Die sozialmedizinische Leistungsbeurteilung ist neben der Therapie der zentrale Auftrag der Rentenversicherer an die medizinische Rehabilitation. Um es überspitzt zu sagen: Der Rentenversicherungsträger ist sehr daran interessiert, von uns einen Entlassungsbericht mit zwei ausgefüllten Formblättern zu bekommen.

[1] Dieser Beitrag ist ein Wiederabdruck des gleichnamigen Artikels in: Praxis Klinische Verhaltensmedizin und Rehabilitation, 51, 40-52, 2000. Mit freundlicher Erlaubnis des Verlags.
[2] Im nachfolgenden Text wird das Maskulinum als geschlechtneutrale Ausdrucksform verwendet. Gemeint sind immer Patientinnen und Patienten, Therapeutinnen und Therapeuten usw.

Auf dem zweiten soll zum positiven und negativen Leistungsbild des Patienten Stellung genommen werden. Um diesem Auftrag gerecht werden zu können, sind medizinische Diagnosen, wie sie von der ICD zur Verfügung gestellt werden, keinesfalls ausreichend. Die ICIDH, die International Classification of Impairments, Disabilities and Handicaps, die die WHO derzeit in einer überarbeiteten zweiten Version vorlegt, entwickelt sich immer mehr zum Standard eines Beurteilungsrahmens. Wir wollen unseren Beitrag in diesen Bezugsrahmen stellen. ICIDH-2 betrachtet die gesundheitliche Funktionsfähigkeit auf drei Ebenen (Abb. 1).

1. Bezüglich der *Dimension der Funktionen und Strukturen von Körper und Körpersystemen* lassen sich *Schäden* klassifizieren. „Ein Schaden ist ein Verlust oder eine Abnormalität der Körperstruktur oder einer physischen oder psychischen Funktion" (WHO, S.19). Im Sinne der ICIDH läge ein Schaden der *Funktion* vor, wenn eine Patientin z.B. über ins linke Bein ausstrahlende Kreuzschmerzen klagen oder wenn bei ihr im Lumbalbereich ein erhöhter Muskeltonus paravertebral festgestellt würde. Ein dazu passender Schaden der *Struktur* läge z.B. vor, wenn sie einen Bandscheibenvorfall L5 / S1 hat.

2. Bezüglich der *Dimension des selbständigen Handelns einer Person* lassen sich *Aktivitätsstörungen* bzw. *Leistungsstörungen* klassifizieren. Mit Aktivitäten sind alle Alltagstätigkeiten gemeint, die Menschen üblicherweise beherrschen und die üblicherweise von ihnen erwartet werden. Unsere Patientin z.B. hätte Aktivitätsstörungen in diesem Sinne, wenn sie nicht in der Lage wäre, über längere Zeit eine bestimmte Körperhaltung einzunehmen.

3. Bezüglich der *Dimension der Teilnahme an Lebensbereichen* lassen sich *Partizipationsstörungen* klassifizieren. „Die Partizipation ist die Art und das Ausmaß des Einbezogenseins einer Person ... in Lebensbereiche in Bezug auf Schäden, Aktivitäten ... und Kontextfaktoren" (WHO, S. 19). Eine Partizipationsstörung läge z.B. vor, wenn unsere Patientin nicht mehr am Erwerbsleben teilnehmen kann. In ihrem Beruf als kaufmännische Angestellte wäre sie aufgrund ihrer Schäden und Aktivitätsstörungen nicht mehr einsetzbar. Partizipationsstörungen sind wesentlich eine Funktion von *Kontextfaktoren*, deren wichtigste das *Anforderungsprofil der Erwerbstätigkeit* und die *Lage auf dem Arbeitsmarkt insgesamt* sind.

Wenn wir das positive und negative Leistungsbild eines Patienten[1] in Bezug auf seine zuletzt ausgeübte Tätigkeit und auf Verweisungsaspekte darlegen sollen, dann wird von uns - wie Raspe (1997) allerdings noch in der Terminologie von ICIDH-1 am Beispiel des chronischen Rückenschmerzes herausgearbeitet hat - vor allem eine Beschreibung seiner Aktivitätsstörungen und - sofern wir auf das spezifische Anforderungsprofil der letzten Tätigkeit rekurrieren - eine Beschreibung seiner Partizipationsstörungen hinsichtlich dieses Bereichs des Erwerbslebens erwartet. Raspe geht so weit zu be haupten, dass es zur Erstellung des Leistungsbildes nicht unbedingt einer medizinischen Diagnose bedürfe, wenn man einmal davon absehe, dass sie erlaubt, die Schadensangaben des Patienten hinsichtlich ihrer Glaubwürdigkeit zu gewichten. Für traditionelle organmedizinische Diagnosen mag dies zutreffen. *Eine verhaltensmedizinische Diagnose* bietet u.E. allerdings weit mehr und ist insofern unverzichtbar. *Sie ist ein Bedingungs-*

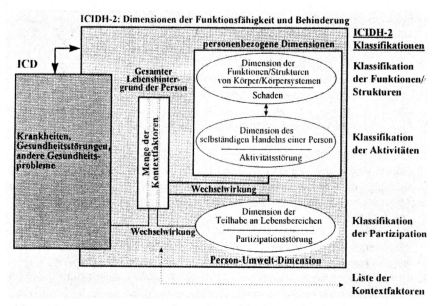

Abb. 1: ICIDH-2: Dimensionen der Funktionsfähigkeit und Behinderung

modell der gesundheitlichen Funktionsstörungen, in dem der Schaden in einen Gesamtzusammenhang mit Aktivitäten und Partizipationen eingeordnet wird.

1.2 Operante Konditionierung als Paradigma zur Erklärung von auf das Erwerbsleben bezogenen Schäden, Aktivitäts- und Partizipationsstörungen bei Schmerzpatienten

Zur Erstellung eines Leistungsbilds von Schmerzpatienten, die arbeitsunfähig zum stationären Heilverfahren kommen - und auf diese wollen wir uns beschränken -, scheint uns das Konzept der *operanten Konditionierung* und hier vor allem das Konzept des *chronischen Schmerz- bzw. Krankheitsverhaltens* (Fordyce, 1980; Zielke und Sturm, 1994) ein fruchtbarer Ansatz zu sein. Dies soll natürlich nicht heißen, dass Arbeitsunfähigkeit infolge von Schmerzen stets operant konditioniert ist. Vielleicht spielt operante Konditionierung überhaupt keine Rolle. Der operante Blickwinkel ermöglicht allerdings, eine eventuell gegebene Verzahnung von Schaden, Aktivitäts- und Partizipationsstörungen aufzuzeigen.

Wenn wir mit Fordyce chronisches Schmerzverhalten als operant konditioniertes Verhalten interpretieren, dann stellt sich für die Beurteilung der erwerbsbezogenen Leistungsfähigkeit eine zentrale Frage, nämlich:

Durch welche internen und externen, auf das Erwerbsleben bezogenen Stimuli wird das Schmerzverhalten des Patienten ausgelöst bzw. positiv oder negativ verstärkt?

572

Um diese Frage zu beantworten bedarf es:

- eines formalen Rahmens zur Analyse möglicher operanter Verstärkungsmechanismen für Schmerzverhalten, das sich auf das Erwerbsleben bezieht;
- der Kenntnis typischer Problemkonstellationen der (gegenwärtigen) Arbeitswelt, die als interne oder externe Stimuli Auslöser für operant verstärktes Schmerzverhalten werden können.

1.3 Formaler Rahmen zur Analyse operanter Verstärkungsmechanismen

Den Rahmen zur Analyse operanter Verstärkungsmechanismen liefert uns Fordyce (1980) mit seinen klassischen Fragen, die wir sogleich auf unsere Problemstellung anwenden.

1. Mit welchen berufsbezogenen Situationen ist der Patient aufgrund der Schmerzen (der Krankschreibung) nicht mehr konfrontiert?
Für operanten Schmerz spricht,

- wenn die *Realität des Erwerbslebens für sich genommen* aversive Elemente enthält (z.B., wenn der Patient den Verlust des Arbeitsplatzes fürchten muss oder bereits den Arbeitsplatz verloren hat) oder
- *wenn auf die Erwerbstätigkeit bezogene Aktivitäten des Patienten* für sich genommen aversiv waren (z.B. weil sie beim Patienten aufgrund altersbedingter Minderungen des fachlichen Leistungsvermögens Versagensängste erzeugen).

2. Mit welchen auf die Erwerbstätigkeit bezogenen Situationen würde der Patient konfrontiert werden, wenn er kein Schmerzproblem mehr hätte?
Für operanten Schmerz spricht,

- wenn die *Realität des Erwerbslebens* dann aversive Elemente enthielte (z.B. wenn der Patient bei Wiederaufnahme der Arbeit mit großer Wahrscheinlichkeit die Kündigung erhielte) oder
- wenn *der Patient neue Aktivitäten* entfalten müsste, die für sich genommen aversiv wären (wenn er, um künftig mithalten zu können, z.B. einen EDV-Kurs absolvieren müsste, dem er sich nicht gewachsen sieht, so dass sein Selbstwertgefühl bedroht ist).

*3. Für welche nicht unmittelbar auf das Erwerbsleben bezogenen Probleme stellt **dysfunktionales** Arbeitsverhalten eine „Problemlösung" dar?*
Dies ist ein Spezialfall der Fragen 1 und 2, der sich aus folgendem Umstand ergibt: Operante Konditionierung von chronischem Schmerzverhalten kann das zweite Glied einer Verhaltenskette sein, wenn nämlich der Schmerz *eine respondente Konsequenz dysfunktionalen Arbeitsverhaltens* ist. Ein Patient kann z.B. zu einem die Grenzen seiner Leistungsfähigkeit überfordernden und dadurch die Schmerzentstehung begünstigenden Arbeitsverhalten neigen. Dieses Arbeitsverhalten mag seinerseits unter operanter Kontrolle stehen, deshalb etwa,

weil es ihn in seinem Selbstkonzept bestätigt, ein besonders leistungsstarker Mensch zu sein. Chronisches Schmerzverhalten wäre in diesem Fall geeignet, dieses Selbstkonzept aufrechtzuerhalten.

4. Welche auf das Erwerbsleben bezogenen positiven Konsequenzen hat chronisches Schmerzverhalten des Patienten?
Für operanten Schmerz spricht,
- wenn das Schmerzverhalten eine finanzielle Absicherung (z.B. eine zufriedenstellend hohe Rente) garantiert oder verspricht oder
- wenn der Patient Zuwendung erhält, die er als im Berufsleben Stehender nicht bekäme (z.B. Verwöhnung durch den Partner).

Und schließlich eine Frage, die sich bei der operanten Konditionierung von Krankheitsverhalten immer stellt:

5. Unter welchen Kontingenzen steht das Gesundheitsverhalten des Patienten?
Für operantes Schmerzverhalten spricht,
- wenn der Patient für Gesundheitsverhalten bestraft wird (wenn z.B. der Ehemann eifersüchtig darauf reagiert, dass die Patientin ins Fitness-Studio geht und dort ihre Rückenmuskulatur auftrainiert) oder
- wenn in seiner Folge positive Verstärker wegfallen.

1.4 Typische berufliche Problemsituationen

Was kann typischerweise die gegenwärtige oder zukünftige Arbeitssituation aversiv machen? Ohne Anspruch auf Vollständigkeit geben wir nachfolgend eine Klassifikation potentiell aversiver Verhältnisse, mit denen sich Patienten nach unserer Erfahrung auseinandersetzen müssen:

1. Belastungen durch tatsächliche, durch subjektiv wahrgenommene oder durch für die Zukunft befürchtete *Leistungsminderung*:
Die Leistungsminderung kann dabei verschieden bedingt sein: altersbedingt, unfall-, krankheits- oder operationsbedingt oder durch die Schmerzen selbst bedingt. Sie kann auch unterschiedliche Aspekte betreffen: das körperliche, das kognitive oder das sozio-emotionale Leistungsvermögen. Konsequenz von Leistungsminderung ist ein tatsächlicher oder drohender oder befürchteter beruflicher Abstieg (mit aversiven Konsequenzen hinsichtlich Position, Verdienst, Selbstwert)

2. Belastungen durch die *konkret gegebene* Wirklichkeit des Erwerbslebens:
- *physikalische Belastungen* am
  Arbeitsplatz:
  Lärm, Staub, Nässe, Zugluft;
  Zwangshaltungen und –bewegungen

- *psychosoziale Belastungen:*
  unklarer beruflicher Status;
  Unter- oder Überforderung durch die arbeitstechnischen Arbeitsanforderungen; Konkurrenzdruck, „ Mobbing", nicht eingehaltene Versprechungen des Arbeitgebers und andere interaktionelle Konflikte mit Kollegen, Vorgesetzten; Arbeitslosigkeit

3. Belastungen durch bereits vollzogene oder in Aussicht genommene *Veränderungen* der Wirklichkeit des Erwerbslebens:
Zu den soeben beschriebenen physikalischen und psychosozialen Belastungen, die bei einer Veränderung der Wirklichkeit des Erwerbslebens auch neu auftreten können, gibt es spezifische, unmittelbar aus der Änderung resultierende Belastungen durch:

- neue körperliche, kognitive oder sozio-emotionale Fertigkeitsanforderungen in derselben oder in einer neuen beruflichen Position (unbekannte Arbeitstechniken, Wechsel von Kollegen oder Vorgesetzten, andere Klientel). Diese können natürlich auch bei einem beruflichen Aufstieg bedeutsam werden. Ein spezielles Beispiel innerhalb dieser Kategorie ist das von Frauen nach familienbedingter Berufspause;
- drohender oder befürchteter Arbeitsplatzverlust (strukturelle Veränderungen des Arbeitsmarktes; produktions-/technikbedingte Verschiebung von Wissensanforderungen, die ohne intensive Nachqualifikation oder sogar eine neue Ausbildung für den Arbeitnehmer nicht kompensierbar sind - Verschiebung von Berufsprofilen).

1.5 Befund und Befinden - Implikationen für das Leistungsbild

Die prototypische Urteilsschwierigkeit für den Gutachter bei der Erstellung eines Leistungsbilds betrifft die Frage, ob die vom Patienten angegebenen Schäden (Schmerzen), Aktivitäts- und Partizipationsstörungen durch strukturelle physische Schäden - durch den sog. objektiven Befund - erklärbar sind oder nicht. Ein nicht-objektivierbares Befinden ist dem Gutachter üblicherweise suspekt. Es bleiben ihm nur zwei Denkrichtungen: Er erwägt Aggravation/Simulation als Erklärung der Diskrepanz oder eine dem Patienten bewusst nicht zugängliche, psychische Bedingtheit/Überlagerung der Schmerzen. Seine diagnostischen Bemühungen werden dahin gehen, Hinweise für das eine oder andere zu bekommen. Der Patient gerät bei einer Diskrepanz zwischen physischem Schaden und Symptomen in einen Kontext von Verdächtigungen. Im Falle vermuteter Aggravation oder gar Simulation entwickelt der Bezugstherapeut Misstrauen. Er lässt die therapeutische Beziehung hinter sich und übernimmt eine kriminalistische Haltung. Aggravation und Simulation sind ja im Zusammenhang mit stationärer Rehabilitation Betrugsmanöver mit dem Ziel, sich durch eine Rente an der Allgemeinheit zu bereichern. Die gutachterliche Methodik trägt dabei wahrhaftig detektivische Züge: der Patient wird verdeckt beobachtet (der vorgeblich in Schreiben vertiefte Gutachter beobachtet den Patienten aus dem Augenwinkel), er wird in verbale oder situative Widersprüche verwickelt, man stellt ihm Fallen (der Therapeut wendet die Colombo-Technik an und stellt sich dumm). Der Patient befindet sich allerdings nicht „in freier Wildbahn". Er rechnet sich aus, dass man ihm heimlich auf den „hohlen Zahn" fühlt, und er wird sich so unbefangen verhalten wie ein Tier im Zoo. Man hat davon auszugehen, dass sich der Patient - seinerseits durch die kriminalistische Atmosphäre gekränkt und enttäuscht - zurückzieht und/oder mit dem Versuch reagiert, seine Unschuld zu beweisen. Das Ungeschickteste, aber für ihn meist Naheliegendste, was er tun kann, wenn er bereits beargwöhnt wird, ist, seinen Schmerzen - damit man sie ja nur glaube - durch dramatisches Schildern und Verhalten Nachdruck zu verleihen. Damit reitet er sich nur weiter in eine missliche Lage hinein - und der gutwillige Gutachter möchte ihm möglicherweise am liebsten zurufen: hör auf, dick aufzutragen, sonst kriegst du die Rente nicht, obwohl sie dir zusteht.

Wir sehen, der geschilderte erkenntnistheoretische Interpretationsrahmen führt in eine interaktionelle Sackgasse. Schlimmer ist allerdings, dass er so selbstverständlich und so weit verbreitet wie falsch ist. Aus einem einfachen Grund: eine Diskrepanz zwischen objektiviertem Befund und Befinden wird in diesem Interpretationsrahmen als ein „Fehler" im Erleben oder der Schilderung des Befindens verstanden. Das Befinden des Patienten hat sich dem Befund anzupassen. Und dies, obwohl jeder einigermaßen in der Physiologie von Schmerzen Bewanderte weiß, dass der *klinische* Befund in der Schmerzdiagnostik nur einen Bruchteil der *prinzipiell objektivierbaren* Befunde ausmacht, die einem Schmerzerleben korrespondieren können. Man denke nur an die Forschungszweige, die sich mit dem Thema „Neuroplastizität" (mit „absteigender Hemmung", „Schmerzsensibilisierung" oder „Schmerzgedächtnis" befassen). Um es derb zu sagen: Dieses Beharren auf dem Befund ist so fraglich, als würde ein Metzger behaupten, durch das Filetieren eines Rinderrückens den Nachweis auf BSE- Viren führen zu können. Wer sich angewöhnt, bei Schmerzpatienten den Befund in der Beschränktheit seiner Aussagekraft kritisch zu sehen, wie dies in Anbetracht der Forschungslage angemessen erscheint, tut sich leichter, eine entspannte, therapeutische Haltung einzunehmen und dem Patienten wirklich zuzugestehen, dass nur er, der den Schmerz erlebt, beurteilen kann, wie und wie stark er ist. Diese Perspektive mildert natürlich nur Verdachtsmomente, die sich aus dem vermeintlichen Widerspruch zwischen Befund und Befinden ergeben. Sie befreit nicht schlechthin aus dem Dilemma, dass Patienten uns - und wir uns hinsichtlich der Problemlage der Patienten - täuschen können.

2. Die interdisziplinäre Erstellung des Leistungsbilds

Wir wollen das interdisziplinäre Vorgehen, wie wir es bei der Erstellung des Leistungsbilds in der Psychosomatischen Fachklinik Bad Dürkheim praktizieren, am Fallbeispiel von Frau K. zeigen und den Beitrag der einzelnen Disziplinen und Funktionsbereiche zum sozialmedizinischen Gesamturteil verdeutlichen. Gemäß der Konzeption der Klinik ist - wie auch in der Therapie - die zentrale Figur im sozialmedizinischen Urteilsprozess der Bezugstherapeut (Zielke, 1994).

Er führt mit dem Patienten die verhaltensanalytischen und -therapeutischen Einzelgespräche, plant die anderen therapeutischen Angebote, ist erster Ansprechpartner bei Fragen des Patienten und stellt seinerseits an die Fachkollegen, die mit dem Patienten zu tun haben, Fragen, die er von ihnen für diagnostische, therapeutische und *sozialmedizinische* Zwecke beantwortet haben möchte.

Dieses Prozedere versuchen wir im Text durch eine Inszenierung abzubilden, welche den Bezugstherapeuten bei der Erhebung, Auswertung und Integration der relevanten sozialmedizinischen Befunde zeigt. In dieser Inszenierung ist Dipl. Psych. Claudia Rommel Bezugstherapeutin, Dipl. Soz. Monika Czikkely Soziotherapeutin, Sabine Diehl Sporttherapeutin, Barbara Schuster Ergotherapeutin und Dr. med. Andreas von Pein der Arzt. Die Beteiligten geben dabei sowohl Auskunft über ihren konkreten Beitrag zur sozialmedizinischen Einschätzung von Frau K. als auch - „bei dieser Gelegenheit" - über die allgemeinen Grundlagen ihrer diesbezüglichen Arbeit.

Zunächst stellt die *Bezugstherapeutin* die Anamnese der Patientin vor, die sie in den Einzelgesprächen erhoben hat:

„Frau K. ist 54 Jahre alt, verheiratet und hat einen 30-jährigen Sohn. Sie hat nach dem Hauptschulabschluss eine Ausbildung als Bürokauffrau absolviert und ist seit 27 Jahren als kaufmännische Angestellte bei der gleichen Firma angestellt. Sie hat dort vor allem sachbearbeitende, verwaltungstechnische und Sekretariatsarbeiten erledigt, worunter auch komplexere organisatorische Tätigkeiten waren. Sie lebt mit ihrem Mann im eigenen Haus, nach einem Um- und Ausbau bestehen noch Schulden.

Frau K. gibt an, seit ihrem 24. Lebensjahr unter wechselnden Schmerzen der Lendenwirbelsäule, im Lumbosakralbereich und der unteren Brustwirbelsäule zu leiden. 1991 sei bei einer Drehbewegung und gleichzeitigem Bücken ein heftiger Schmerz in der Lendenwirbelsäule aufgetreten, mit Ausstrahlung in den linken Oberschenkel und persistierenden Taubheitsgefühlen. Es sei ein Bandscheibenvorfall diagnostiziert worden. Ein sechswöchiges, orthopädisches Heilverfahren habe keine Besserung gebracht, daher sei der Bandscheibenvorfall im Juli 1993 operiert worden. Nach der Operation sei es zu einer Reduktion, aber nicht zur vollständigen Beseitigung der Beschwerden gekommen. Im August 1994 sei während eines orthopädischen Heilverfahrens eine neurochirurgische Behandlung empfohlen worden. Nach einer CT-gesteuerten Facettenblockade und Lokalanästhesie im Segment L5/S1 sei der obere Lendenwirbelsäulenschmerz weggegangen, nicht jedoch der Kreuzbeinschmerz. Vor allem beim Sitzen habe sie nach wenigen Minuten im Kreuzbein- und Steißbereich einschießende Schmerzen „wie Messerstiche", mit Ausstrahlung in die Außenseite des linken Oberschenkels bis zum Knie, z.T. auch der oberen seitlichen Wade, immer mit brennendem Charakter. Nach einer halben Stunde Sitzen sei der Schmerz unerträglich. Im Stehen oder Gehen habe sie oft zusätzlich einen stechenden Schmerz in der linken Ferse, der mit der Zeit zunehme. Außerdem habe sie thorakolumbale Schmerzen mit seitlicher Ausstrahlung. Seit 1993 leide sie unter wechselndem Nacken- und Wangenschmerz links „wie Brennen". Seit 1995 sei sie immer wieder durch depressive Stimmungen beeinträchtigt. Sie habe gelegentlich Lebensüberdrussgedanken, aktuell jedoch nicht. Sie habe Ängste wegen ihrer unklaren beruflichen Zukunft.

Sie sehe ihre Schmerzen als Folge der vielfältigen Verschleißerscheinungen und sei verzweifelt, dass dies in den medizinischen Untersuchungen nicht anerkannt werde.

Sie sei seit 1991 wegen massiver Beschwerden und häufiger, längerer Arbeitsunfähigkeit und nach der Bandscheibenoperation 1993 nur eingeschränkt einsetzbar gewesen. Sie habe zur Stützung bei der Arbeit ein Korsett getragen. In der Mittagspause habe sie sich Analgetikaspritzen geben lassen oder mittels Krankengymnastik eine Schmerzreduktion zu erreichen versucht. Von Dezember 1993 bis Dezember 1994 habe sie von sich aus die Arbeitszeit unter Anrechnung des Jahresurlaubs auf die Kernzeit von 8.30 h bis 15.30 h gekürzt, aber dennoch bei ihrer Tätigkeit im Sitzen vermehrt unter Schmerzen gelitten. Sie habe sich zum Durchhalten gezwungen. Sie habe ihren guten Job nicht verlieren wollen. Seit 1995 sei sie andauernd arbeitsunfähig. Nach einem Sozialgerichtsverfahren erhalte sie rückwirkend Rente auf Zeit vom 30.06.1996 bis 30.06.1998. Am 24.03.1998 habe sie einen Erweiterungsantrag gestellt, der bei Klinikaufnahme am 21.10.98 noch nicht entschieden war; es gab zu diesem Zeitpunkt keinen Bescheid über Lohnersatzleistungen. Der Arbeitsvertrag war zu Beginn des Heilverfahrens noch nicht gekündigt. Es gäbe die Zusicherung, dass die Patientin ihre Tätigkeit wieder aufnehmen könne, aber nur dann, wenn sie vollschichtig leistungsfähig wäre.

An Medikamenten nehme sie ein: Tramal long 100: 1-0-1-0; Piro- KD ½-½-0-0; Mydrocalm 1-1-1-0; Anafranil 75 mg ret.: 0-0-0- ½; Presomen 0,6: 1-0-0-0; Neuro-Lichtenstein: 1-1-1-0; Thyronajod 75: 1-0-0-0; Septacord: 1-1-1-0.

Seit zwei Jahren befinde sie sich in ambulanter Psychotherapie, die ihr sehr geholfen habe, auch dabei, ein psychosomatisches Verständnis ihrer Schmerzen zu entwickeln. Sie sei in einem sehr strengen und leistungsorientierten Milieu aufgewachsen, der Vater sei aggressiv gegen sie gewesen. Wenn sie seinen überfordernden Normen nicht genügte, habe er sie mit einem Gummiknüppel, einmal auch mit einer Schaufel auf ihre linke Körperhälfte geschlagen.

Neben den Informationen, die ich aus den Einzelgesprächen mit der Patientin bekomme, stehen noch die Erkenntnisse meiner Kollegen zur Verfügung, die sich ebenfalls mit der Patientin beschäftigen. Als erstes würde mich nun interessieren, was die Mediziner zu den Schmerzen von Frau K. sagen können. Das mit dem Bandscheibenvorfall ist doch nun schon eine Weile her, bestehen aus ärztlicher Sicht denn wesentliche Einschränkungen?"

2.1 Beitrag der Organmedizin zur Erstellung des Leistungsbilds

Der *Organmediziner* führt aus:

„Die *Anamnese* der Patientin haben wir schon gehört. Ich gehe deshalb sofort weiter zur *subjektiven Schilderung der aktuellen Beschwerden:* Schon nach einer halben Stunde Sitzen treten nach Aussagen der Patientin heftige, einschießende

Schmerzen im Kreuz- und Steißbeinbereich auf, mit Ausstrahlung in die Lateralseite des linken Oberschenkels bis zum Knie und zur seitlichen Wade, mit brennendem Charakter. Außerdem: Fersenschmerzen, thorako-lumbale Schmerzen, Nackenschmerzen und Schmerzen bei Abduktion des rechten Arms in der Schulter.

Aktivitätsstörungen: Der Patientin wurde der Funktionsfragebogen Hannover - Rücken (Raspe et al., 1990) vorgelegt. Er ergab eine Einschränkung der Funktionskapazität auf 30%.

Körperlicher Untersuchungsbefund: extrem angespannte Patientin, die nach längerem Sitzen, beim An- und Ausziehen dem Eindruck nach betont ihre schmerzhaften Einschränkungen deutlich macht. Es ergeben sich aber keine Inkonsistenzen. Bei der Untersuchung sind vielfältige Bewegungen sowohl passiv als auch aktiv eingeschränkt. Dabei erscheinen dem Untersucher die Schmerzäußerungen z.T. übertrieben, so dass eine Feststellung der tatsächlich erlebten Schmerzintensität schwierig ist. Sowohl im Bereich der HWS als auch der LWS-Muskulatur finden sich eine massive Anspannung und Myogelosen, was mit den geschilderten Schmerzen gut vereinbar ist.

Apparative Untersuchungsbefunde: Es liegen vielfältige, ausgeprägte, röntgenologisch nachweisbare, degenerative Veränderungen vor. So wird eine Spinalkanalstenose mehrfach erwähnt, deren Wertigkeit für die Genese der Beschwerden aber nie eingeschätzt. Die gutachterlichen Voreinschätzungen divergieren erheblich von einer vollschichtigen Belastbarkeit für leichte bis mittelschwere Arbeiten bis zu einer vollständig aufgehobenen Leistungsfähigkeit, je nachdem welche Bedeutung der Gutachter den „objektiven" Befunden oder dem klinischen Bild beimaß oder wie weit er den Angaben der Patientin vertraute. Wie so oft ist es auch bei dieser Patientin sehr schwer zu entscheiden, in welchem Umfang die degenerativen Veränderungen die Beschwerden bedingen.

Zusammenfassung: Festzustellen sind ausgeprägte, vielfältige degenerative Veränderungen als auch funktionelle Störungen. Die Patientin ist bei vielen Alltagsverrichtungen erheblich eingeschränkt. Auch unter Berücksichtigung ihrer Aggravationsneigung ist die Angabe von starken Schmerzen nach mehr als einstündigem Sitzen oder anderen einseitigen Körperhaltungen glaubhaft. Alleine die röntgenologisch nachweisbaren Veränderungen machen erhebliche Funktionseinschränkungen glaubhaft. Es ist nicht nachvollziehbar, warum die Gutachter der Patientin noch vollschichtige Tätigkeiten zutrauen. Es ist zu vermuten, dass der etwas „jammernde Kommunikationsstil" und das etwas demonstrative Schmerzverhalten zu dieser Beurteilung beigetragen haben.

Bezugstherapeutin: „Das ist ja alles sehr interessant für mich, aber wie sieht das denn nun aus, wenn sich Frau K. körperlich belastet - tut sie das aktuell überhaupt? Hier muss ich die Sporttherapeutin und die Krankengymnastin fragen."

2.2 Beitrag von Sporttherapie und Krankengymnastik zum Leistungsbild

Sporttherapeutin: „Mit ihren orthopädischen Befunden wird Frau K. zunächst bei der Krankengymnastin vorgestellt. Hier wird der aktuelle Befund erhoben. Bei Frau K. steht der Schmerz im Vordergrund. Mobilität, Koordination und Ausdauer sind beeinträchtigt. Diese Bereiche sind miteinander eng verknüpft, und daher sollten auch die Sporttherapeuten einbezogen werden.

Bei Frau K. werden durch Beobachtung, Befragung, Schätzung, Messung und Testung alle notwendigen Informationen dokumentiert, um den Sporttherapieplan so zu gestalten, dass das Hauptziel, die Dysfunktionen zu beseitigen, erreicht werden kann.

Auf der Basis der Befunderhebung wird ein physiotherapeutisches Behandlungsprogramm zusammengestellt. Die Übungen mit und ohne Geräte, die speziell für Frau K. ausgesucht wurden, werden in Eins-zu-Eins-Betreuung eintrainiert. Ziel ist es, dass die Patientin die Übungen in Eigenregie fortführen kann. Veränderungen zum Eingangsbefund werden wöchentlich geprüft und dokumentiert, der Therapieplan wird entsprechend modifiziert.

Neben dem funktionellen Übungsprogramm wird der Patientin die Teilnahme an der Wassergymnastik, der Rückenschule und an einer bewegungstherapeutischen Gruppe für körperlich eingeschränkt belastbare Patienten empfohlen. Hier kann sie die Bereiche der Koordination, Mobilität, Kraft und Ausdauer unter Berücksichtigung ihrer körperlichen Einschränkungen trainieren. Während der sporttherapeutischen Betreuung wird die Patientin zum größten Teil auf der gesunden Ebene abgeholt. Motivierungsmittel, wie z.B. Bälle, Reifen, Musik, und vor allem der Kontakt zu den Mitpatienten helfen Frau K., Schonverhalten zu überwinden. Nach jeder Stunde wird allgemein ein Körpercheck durchgeführt, bei dem jeder für sich seinen Körper auf Missempfindungen überprüfen muss. Ziel ist es, den optimalen Belastungsreiz zu finden und ein Gefühl für überfordernde Situationen zu bekommen. In der sporttherapeutischen Betreuung ist Frau K. eine unter vielen."

Bezugstherapeutin: „Sporttherapeutin und Krankengymnastin berichten mir unterschiedliche Beobachtungen. Die Krankengymnastin schildert, dass sie die Patientin als klagend und auf ihre körperlichen Beschwerden konzentriert erlebt. Trotz objektivierbarer Verbesserungen der Beweglichkeit, Zunahme an Kraft, Ausdauer und Koordination steht der Schmerz fast unverändert im Vordergrund. Im Gegensatz dazu berichtet die Sporttherapeutin, dass Frau K. in den Gruppen sehr aktiv ist und man ihr die Schmerzen kaum anmerkt.

Aber wie sieht denn das konkret am Arbeitsplatz von Frau K. aus? Was genau muss sie denn nun am Arbeitsplatz leisten können, muss sie vielleicht nur irgendwie ihr Arbeitsverhalten ändern? Zum Glück gibt es bei uns eine Abteilung Soziotherapie!"

2.3 Beitrag der Soziotherapie

Die *Soziotherapeutin* beschreibt ihr Vorgehen und ihre Resultate bei Frau K.

„ I. Sozialmedizinischer Status:
Die wichtigsten Einzelheiten zum sozialmedizinischen Status wurden bereits skizziert. Sie werden nach dem Aktenstudium, oft schon vor dem ersten Kontakt des Patienten mit dem Soziotherapeuten in einem kollegialen Gespräch erörtert oder in der Supervision diskutiert. Ich möchte hier ergänzend auf einige berufsanamnestische Aspekte hinweisen, die insbesondere die Entwicklung einer nachklinischen beruflichen Perspektive belasten könnten:
(a) Die Patientin wurde Anfang der 60er Jahre ausgebildet. In der Lehrzeit und an der ersten festen Stelle habe sie zunächst mit Buchungs-/Kontierungsjournalen gearbeitet. Ca. '68 habe sie sich mit Hilfe von Kollegen den Umgang mit einem Buchungsautomaten angeeignet. Diese Kenntnisse habe sie '70 zum heutigen Arbeitgeber mitgebracht. 85 habe sie den ersten PC kennengelernt. Die Arbeit mit dem PC habe sie im „ trial and error-Verfahren" entwickelt. Sie habe nie einen Lehrgang besucht.

(b) Unternehmensskizze:
Der Arbeitgeber der Patientin ist eine Textilmarkt-Kette im eher unteren Marktsegment. Sie entwickelte sich zwischen '70 und '90 zu einem Unternehmen mit ca. 400 Filialen. Die Arbeitszeit habe sich nach der schnellen Erweiterung des Unternehmens und sicher auch angesichts ihrer „ spezialisierten bürotechnischen Kenntnisse" zeitweise auf 10 bis 14 Std. pro Tag ausgedehnt. Öfter habe sie Arbeit zuhause strukturiert oder samstags gearbeitet. Sie habe sich immer verpflichtet gefühlt, ihr Pensum zu bewältigen. Dafür, dass alles erledigt wurde, sei sie sehr geschätzt worden - es habe aber auch keinen anderen gegeben, der sich so wie sie ausgekannt habe..
Zwischen '90 und '97 habe die Firma eine relativ stabile Größe gehabt: Schloss eine Filiale an ungünstigem Standort, wurde eine neue andernorts eröffnet.
Wegen erheblicher Absatzminderung wurde das Unternehmen '98 verkauft und auf 200 Filialen verkleinert.
Der Vorgesetzte der Patientin war zunächst Verwaltungsleiter und Personalchef, wurde dann Prokurist und '98 bei dem Verkauf des Unternehmens Geschäftsführer.
Der Mitarbeiterstamm in der Verwaltung sei klein – neben dem Verwaltungsleiter und der Patitentin als Vollzeitkräften seien 5 Teilzeitkräfte tätig, von denen einige dem Betrieb langjährig angehörten. Der Chef sei schon mal unwillig geworden, wenn etwas nicht geklappt habe. Er habe dann z.B. auf eine für sie nicht nachvollziehbare Weise Tastenfunktionen am PC aufgerufen und angemerkt, dass dies doch einfach gewesen sei und sie ja jetzt wieder selbständig weiterarbeiten könne. Unsicherheiten mit dem PC seien vorgekommen, als die Arbeit mengenmäßig zuviel, ihr Befinden schlecht und die Modifikation der Programme immer schneller und diese selbst, sowie die Anwendungstechniken und die Erwartungen hinsichtlich der Präsentation der Arbeitsergebnisse kom-

plexer geworden seien. Das Betriebsklima habe sich infolge der Absatzstagnation verschlechtert. Die Arbeit musste umstrukturiert werden. Dem Unternehmen gehe es trotz der Verkleinerung bis heute finanziell nicht gut.

(c) Sozioemotionale Sitituation am Arbeitsplatz seit Auftreten der Symptomatik. Der Chef hätte sich zu Beginn der durch ambulante Behandlungsmethoden nur noch kurzfristig beeinflussbaren Schmerzsymptomatik ('91) unterstützend, helfend verhalten; mit der Dauer der Ausfall- und der reduzierten Arbeitszeit und zunehmend seit der kritischen Unternehmenssituation ab '97 sei er hinsichtlich einer „endgültigen Problemregulierung" drängend geworden, was sie sehr belastet habe. Trotz allen organisatorischen Bemühens ihrerseits, habe es Vermittlungsprobleme, Abstimmungsprobleme, Diskontinuitäten der Aufgabenbewältigung gegeben, die sie früher nicht gekannt habe, weil sie ja immer anwesend gewesen wäre.

II: Die Ergebnisse der soziotherapeutischen Analysearbeit und die Ergebnisse der Arbeit mit Patienten werden dem Bezugstherapeuten auf einem Rückmeldebogen schriftlich zur Verfügung gestellt (Abb. 2).

Der Rückmeldebogen der Soziotherapie protokolliert quasi den sozialmedizinischen Klärungsprozess. Er enthält Informationen hinsichtlich der beruflichen Vorgeschichte und der berufsfördernden Maßnahmen des Arbeitgebers, des Arbeitsamtes, eines Rentenversicherungsträgers.

Der untere Abschnitt enthält Empfehlungen
- an die behandelnden Ärzte im Hause, berufsrelevante Befunde zu prüfen oder einzuholen,
- an den Bezugstherapeuten,
- Tests durchführen zu lassen,
- Beobachtungen der Funktionsbereiche Ergotherapie und/oder Sporttherapie zu veranlassen, oder
- spezifische übende Verfahren zur differentiellen Leistungseinschätzung in den Behandlungsplan einzubeziehen,
- berufsbezogene Themen unter spezifischen Aspekten zu vertiefen,
- ein Behandlungsangebot der soziotherapeutischen Abteilung in den Behandlungsplan zu integrieren.

Je nach Klärungsstand enthält dieser Bogen auch eine Leistungseinschätzung aus dem Blickwinkel der Soziotherapeuten sowie ein für den ärztlichen Entlassungsbericht ausgefertigtes statistisches Protokoll aller soziotherapeutischen Maßnahmen.
Vergleichsparameter für die Einschätzung der Leistungsfähigkeit sind die beruflichen Anforderungsprofile, wie sie die Arbeitsämter verwenden. Mit ihrer Hilfe suchen wir problematische Vorstellungen von PatientInnen und der BehandlerInnen hinsichtlich wichtiger Belastungsaspekte im Berufsleben zu korrigieren.

Basisdokumentation Verhaltenstherapeutische Psychosomatik
Psychosomatische Fachklinik Bad Dürkheim
Soziotherapeutische Abteilung

Frau K.

Team: A
Datum

Aufnahmemodus: au seit ...
wegen ...

Zuletzt ! ausgeübte sozialversicherungsbei-
tragspflichtige Tätigkeit:

44. Soziotherapie Maßnahmen
Einzelsitzungen (Statistik)

Z01	Ausbildungsfragen/ Berufserklärung
Z02	Umschulungsfragen
Z03	Fragen zur Weiterqualifikation
Z04	Wohnungsfragen
Z05	wirtschaftl. Absicherung
Z06	Rentenfragen
Z07	Schuldnerberatung
Z08	Organisation und Monitoring Internes BE
Z09	Anzahl der BE-Tage intern
Z10	Organisation und Monitoring Externes BE
Z11	Anzahl der BE-Tage extern
Z12	Vermittlung und Einleitung von Nachsorgemaßnahmen
Z13	Analyse/Modifikation von Arbeitsverhalten
Z14	Bewerbertraining

Gruppe

Z15	Bewerberseminar
Z16	Umgang mit Arbeitslosigkeit
Z17	Freizeitgestaltungsgruppe für junge Erwachsene
Z18	Interaktionsgruppe f. junge Erwachsene
Z19	Gruppe zur Berufsorientierung
Z20	Training lebenspraktischer Fähigkeiten
Z21	
Z22	

1. Seit wann ist Frau K. bei ihrem jetzigen Arbeitgeber (Name; Standort der Firma, der Behörde etc.; Größe der Firma; aktuelle wirtschaftliche Lage ...)
2. in welcher Funktion; auf welcher Hierarchiestufe
3. mit welchen Arbeitsschwerpunkten – evtl. Angabe der Arbeitsinhalte in % tätig ?

Aktuelle arbeitsrechtliche Position:

1. Gekündigt – warum ?
2. Direktionsrecht noch nicht aufgehoben – kein konkreter Arbeitsplatz mehr gegeben, an den der/die Pat. zurückkehren könnte.
3. Arbeitsplatzangebot für neue Position im Betrieb/auf dem allgemeinen Arbeitsmarkt – Bedingungen zufriedenstellend / angemessen?

bf Maßnahmen vor der HV: nein

Vorschlag für bf Maßnahmen: offen !

Berufl. Werdegang: s. Anlage !
Pat. fertigen einen beruflichen Lebenslauf u. eine
Beschreibung der aktuellen berufl. Situation aus .
Wird in der 1. Sitzung geprüft, ergänzt u. verbindlich oben festgehalten.

Informationen zur berufl. VG, zum Verlauf der soziotherap. Arbeit, bzgl. soziotherap. Aufgaben:
Aussagen zur LF / Restleistungsfähigkeit: (Ohne Anspruch auf Vollständigkeit !)

**Rückmeldeprotokoll der soziotherapeutischen Aktivitäten für den/die Bezugstherapeutln,
einschließlichder Skizzierung der**

- **Aufgaben des/der Patientln im Zusammenhang mit soziotherapeutischen Aktivitäten**

- **hypothesengeleiteter Vorschläge hinsichtlich weiterer diagnostischer Klärungen.**

Soziotherapeutische Abteilung   /   Ausdruck für die Pat.-Akte

Abb. 2: Rückmeldebogen der soziotherapeutischen Abteilung

Ein Problemkomplex der rehabilitativen Bemühungen für SchmerzpatientInnen dürfte eine realitätsferne Einschätzung der „Zumutbarkeit von Anstrengung", von „Positionsanforderungen" auf dem allgemeinen Arbeitsmarkt seitens der Beurteilenden sein. Hinsichtlich dieser Annahme sollen hier nur drei bestätigende „Beobachtungen" aufgeführt werden:

1. Medizinisch und/oder psychologisch ausgebildete Beurteiler wurden und werden - wie den Ausbildungscurricula zu entnehmen ist - noch immer wenig (wenn überhaupt) geschult, die inhaltlichen und die psychosozialen „normalen Tagesanforderungen" eines konkreten Arbeitsplatzes qualitativ und quantitativ einzuschätzen.

2. Eine differenzierte Arbeitplatzanamnese wird oft mit der Skizzierung eines Berufsbildes verwechselt und diese ist häufig durch subjektive „Job-Erfahrungen" verzerrt und hinsichtlich der „Bildelemente" sowie ihrer Wechselwirkung während produktionsbedingter und/oder saisonaler Arbeitsverdichtung unpräzise beschrieben. Öfter wird daher auf Positionen Bezug genommen, die auf dem allgemeinen Arbeitsmarkt nicht mehr zu finden sind.

3. Der Schmerzpatient realisiert diese „Beurteilungsschwäche", fühlt sich in einem existentiell wichtigen Lebensbereich missverstanden, mächtigen medizinischen Instanzen ausgesetzt und sucht seine/ihre Situation nur umso mehr zu verdeutlichen.

Aus soziotherapeutischer Sicht ist es eine notwendige, jedoch keine hinreichende Bedingung, den strukturellen Wandel der Arbeitswelt zur Kenntnis zu nehmen. Nur so lassen sich Bewertungsmaßstäbe - Messlatten - „fixieren", die es ermöglichen, die individuelle Befähigung einschließlich der sozioemotionalen Kompetenzen des Patienten einzuschätzen.

Bezugstherapeutin: „Um Informationen über fachliche und psychosoziale Aspekte des Arbeitens von Frau K. zu bekommen, erbitte ich eine Rückmeldung aus der Ergotherapie."

2.4 Beitrag der Ergotherapie zur Erstellung des Leistungsbilds

Die *Ergotherapeutin* berichtet:

„Frau K. nahm auf Empfehlung ihrer Bezugstherapeutin einige Male an der Papierwerkstatt teil. Sie wählte eine Arbeit mittleren Schwierigkeitsgrads aus, die sie relativ selbständig und zügig umsetzte. Sie fragte wenig, arbeitete konzentriert, ihre Arbeitshaltung wirkte angespannt. Nach 1 ½ bis 2 Stunden berichtete sie über Erschöpfung und vermehrte Schmerzen. Interventionen, die auf eine entspanntere Körperhaltung, häufigeren Wechsel der Arbeitshaltung und kleine Pausen abzielten, setzte sie nicht dauerhaft um.

In der Ergotherapie kann das Leistungsverhalten von Patienten im Rahmen einer geschlossenen Gruppe, im Rahmen eines Belastungstrainings sowie durch eine Teilnahme an einer offenen Werkstatt im Sinne einer Freizeitgestaltung beobachtet werden. Der Patient realisiert eine selbstgewählte Aufgabe oder erhält einen Auftrag, dessen Schwierigkeitsgrad seiner Leistungsfähigkeit entsprechen soll. In der Regel entsprechen diese Aufgaben nicht dem Arbeitsfeld des Patienten.

Das Setting entspricht im Prinzip einer Arbeitssituation, bei der es einen Auftrag, Qualitäts- und Quantitätskriterien sowie einen sozialen Rahmen gibt. Welche interaktionellen Muster zeigt der Patient (z.B. zwischen autonom und abhängig), welche Rolle nimmt er ein (z.B. Mitarbeiter oder Chef)?

Die Arbeitsfelder, die zur Verfügung stehen (Buchbinden, Holz, Ton), erfordern meist ein Einarbeiten in die spezifischen Eigenschaften eines Werkstoffes und ein Lernen von handwerklichen Verfahren und bieten somit die Möglichkeit die Fähigkeiten des Patienten hinsichtlich Flexibilität, Auffassung, Einstellen auf Neues, Vorstellungsvermögen zu beobachten. Eine Beurteilung der Güte und des Arbeitstempos kann anhand des Arbeitsergebnisses erfolgen. Macht der Patient Fehler, kann besprochen werden, wie es dazu kam.

Bezugstherapeuten, die Informationen über mögliche arbeitsbezogene Störungen ihres Patienten haben wollen, bedienen sich eines speziellen An- und Rückmeldebogens (Abb. 3). Auf diesem können sie ankreuzen, auf welche Aspekte die Mitarbeiter der Ergotherapie besonders achten sollen."

2.5 Weitere sozialmedizinisch bedeutsame Informationen aufgrund des Behandlungsverlaufs

Bezugstherapeutin: „Forum des Austauschs und der Beratung sind die medizinischen und psychologischen Supervisionen. Für mich als Bezugstherapeutin ergeben sich aus den verschiedenen Quellen weitere, für die Leistungsbeurteilung wichtige Informationen durch den Behandlungsverlauf:

Im Verlauf der Behandlung konnte die Patientin die Zusammenhänge zwischen ihrem Verhalten und vermehrter Schmerzsymptomatik nachvollziehen und ihren leistungsorientiert-depressiven Denkstil teilweise modifizieren. Dabei baute sie auf positiven Erfahrungen aus der ambulanten Psychotherapie auf. Sie beschäftigte sich intensiv mit verschiedenen Möglichkeiten der Schmerzbewältigung, nahm zuverlässig an der Krankengymnastik und am Sportprogramm teil, akzeptierte eine Reduktion der Analgetika.

Allmählich hellte sich die Stimmungslage von Frau K. auf, sie war auch körperlich aktiver geworden. Die Rückmeldungen aus den verschiedenen Funktonsbereichen ergaben das Bild einer allgemein eher zurückhaltenden, selbstständigen und kooperativen Patientin, die sich in Gruppensituationen gut anpasst und sich bemüht, sozialen Erwartungen zu entsprechen.

Eine andere Seite der Patientin zeigte sich, wenn es um die Themen Schmerz und Arbeit ging. Dann wurde die Patientin als angespannt, klagsam und aggravierend erlebt, es gelang ihr trotz Einsicht in die Zusammenhänge nur kurzfristig,

Funktionsbereich Ergotherapie

Anmelde- und Rückmeldebogen zur Einschätzung bzw. Verbesserung von Aspekten der Leistungsfähigkeit

***Rückmeldung über aufgabenbezogene Fertigkeiten und Einstellungen* (n.b. = nicht beurteilbar)**

Arbeitsmotivation: ....

Schulnoten	1	2	3	4	5	6	n.b.	Kommentare
.....Pünktlichkeit								
.....Grobmotorik								
.....Feinmotorik								
.....Sorgfalt / Güte								
.....Arbeitstempo								
.....Konzentration								
.....Ausdauer								
.....Arbeitsbezogene Auffassung								
.....Lernfähigkeit								
.....Problemlösen								
.....Kreativität								

......Handlungsregulation: ☐ autonom ☐ fremdgesteuert

......Attribution von Erfolg / Misserfolg: ....

......Verhältnis von Fähigkeiten zum Anspruchsniveau: ....

....

......V.a. Teilleistungsstörung: ☐ nein ☐ ja, nämlich:

....

Abb. 3: An- und Rückmeldebogen der Ergotherapie

auf die therapeutischen Interventionen mit Verhaltensänderungen zu reagieren. Sie fühlte sich überfordert, allein mit der „richtigen psychischen Einstellung" und dem „richtigen Verhalten" Beschwerden ausgleichen zu müssen, die ihrer Ansicht nach vor allem im orthopädischen Bereich liegen. Besondere Schwierigkeiten hatte die Patientin dabei, ihre gewohnte Arbeitshaltung zu revidieren.

Am Ende der Behandlung kann ich als Bezugstherapeutin mit den Informationen aus den Einzelgesprächen und aus den Rückmeldungen meiner Kollegen das Fordyce'sche Fragenschema wie folgt beantworten:

3. Bedingungsanalyse operanter Verstärkungsmechanismen im Schmerzverhalten von Frau K.

1. Mit folgenden berufsbezogenen Situationen ist Frau K. aufgrund der Schmerzen und der Krankschreibung nicht mehr konfrontiert?

Am Arbeitsplatz war die Patientin durch hohen Zeit- und Termindruck belastet, sie musste hohe Konzentrationsleistungen erbringen. Von Seiten des Vorgesetzten war sie einem hohen Erwartungsdruck ausgesetzt, ohne die Möglichkeit, ihre Leistungen mit anderen zu vergleichen. Diesen Anstrengungen und dem Zeitdruck ist sie nicht mehr ausgesetzt. Da Frau K. bis zu ihrer Arbeitsunfähigkeit eher überverpflichtetes, besonders gewissenhaftes Arbeitsverhalten gezeigt hat, dürfte sie sich deutlich entlastet fühlen. Sie ist auch nicht mehr der Situation ausgesetzt, sich ihre schmerzbedingten Arbeitsausfälle von ihrem Urlaub abziehen zu lassen.

Obwohl die Patientin schon sehr lange unter Schmerzen leidet, war sie erst seit 1991 längere Zeit schmerzbedingt arbeitsunfähig. In dieser Zeit begann eine Phase immer neuer Modernisierungen des Datenverarbeitungssystems in ihrer Firma. Die Patientin hatte keine PC-Schulung, ihr fehlten demnach die Grundlagen, sich selbständig auf das Arbeitsmittel PC umzustellen. Die Umstellung der Arbeitstechnik, zusätzlich zu der bereits seit Jahren hart an der Belastungsgrenze erledigten „Routinearbeit", überforderte die Patientin. Dies ist für die leistungsorientierte Patientin eine Bedrohung ihres Selbstwertes.

Ebenfalls zur Selbstwertstabilisierung war sie dringend auf eine freundliche Haltung ihres Chefs angewiesen, welche sie sich mit besonders kompetenter, den Vorgesetzten entlastender Arbeitsleistung „verdiente". Von der geschätzten Mitarbeiterin wurde sie nach einigen erfolglosen Behandlungsversuchen, nach immer mehr Fehlzeiten, zum Störfaktor. Der Vorgesetzte signalisierte dies durch eine deutlich unfreundlichere Haltung gegenüber der Patientin. Diesen enttäuschenden Bedingungen ist die Patientin durch die Krankschreibung nicht mehr ausgesetzt.

2. Mit welchen auf die Erwerbstätigkeit bezogenen Situationen würde Frau K. konfrontiert werden, wenn sie kein Schmerzproblem mehr hätte?

Da es im Unternehmen zu einem Führungswechsel gekommen ist, das Unternehmen auch wirtschaftliche Probleme hat, ist ihr Arbeitsplatz nur noch verfügbar, wenn sie ihre Tätigkeit vollschichtig leistungsfähig aufnimmt. Eine Teilzeittätigkeit und/oder eine gestufte Wiedereingliederung kommen nicht in Frage. Der wegen ihrer langen Fehlzeiten und der zu erwartenden „routinetechnischen Defizite" unzufriedene Vorgesetzte dürfte kaum ein integrationsfreundliches Kontaktverhalten zeigen, das der Patientin hilft, ihre Versagensbefürchtungen zu kompensieren. Da sie sich gegen äußere Erwartungen schlecht abgrenzen kann, würde sie vermutlich erneut in eine Situation dauernder Überforderung geraten. Außerdem weiß die Patientin, dass ihr Arbeitgeber sehr um sein Überleben kämpfen muss. Dieses Wissen macht ihr zu schaffen, da sie sich nicht zutraut, nach 27 Jahren im gleichen Betrieb die Umstellung auf einen neuen Arbeitsplatz zu bewältigen.

Die Ängste der Patientin sind berechtigt: Schon wegen ihres Alters hat sie auf dem Arbeitsmarkt wenig Chancen; die während der langen Arbeitstätigkeit in ihrer Firma autodidaktisch erworbenen Arbeitstechniken und Erfahrung wird sie nicht ohne Weiteres auf einen anderen Betrieb übertragen können.

3. Für welche nicht unmittelbar auf das Erwerbsleben bezogenen Probleme stellt dysfunktionales Arbeitsverhalten eine „Problemlösung" dar?

Durch traumatische Sozialisationserfahrungen hat die Patientin ein sehr ambivalentes, instabiles Selbstkonzept entwickelt, das sie mit ausgeprägtem Leistungs- und Durchhalteverhalten stabilisieren konnte. Einerseits ist die Patientin sehr stolz auf ihre Leistungen, sie hat sich jedoch im Laufe der Jahre mehr und mehr selbst überfordert und so das Auftreten von Schmerz gefördert.

4. Welche auf das Erwerbsleben bezogenen positiven Konsequenzen hat chronisches Schmerzverhalten des Patienten?

Die Patientin hat bereits die Erfahrung gemacht, aufgrund ihrer körperlichen und psychischen Probleme zwei Jahre lang Zeitrente zu erhalten. Da sich ihre Beschwerden nicht wesentlich verändert haben, kann sie hoffen, eine Erwerbsunfähigkeitsrente zu erhalten.

5. Unter welchen Kontingenzen steht das Gesundheitsverhalten des Patienten?

Nach der Operation des Bandscheibenvorfalls hatte die Patientin angestrebt wieder vollschichtig zu arbeiten. Durch das lange Sitzen litt sie jedoch vermehrt unter Schmerzen. Da sie zuletzt nur noch während der Kernzeit tätig war, wurde ihr die restliche Zeit vom Urlaub abgezogen. Der Versuch, über eine gestufte Wiedereingliederung eine Wiederherstellung der Leistungsfähigkeit zu erreichen, scheiterte am Widerstand des Arbeitgebers. Die Patientin wurde für Gesundheitsverhalten eher bestraft.

Um Missverständnissen vorzubeugen: Wir wollen nicht dem Fehler des „post hoc ergo propter hoc" verfallen. Kontingenzen sind keine Kausalitäten. Aber sie bedingen eine Art Korsett, das bestimmte Verhaltensweisen, in unserem Fall Schmerzverhaltensweisen, begünstigt.

3.1 Rehabilitationsergebnis

Als Rehabilitationsergebnis zeigte die Patientin eine deutlich aufgehellte Stimmungslage; körperlich konnte sie Verbesserungen in der Beweglichkeit, Kraft, Ausdauer und Koordination erreichen. Die Analgetikamedikation konnte etwas reduziert werden. Letztlich blieben die therapeutischen Interventionen aber ohne greifbaren Einfluss auf das Schmerzempfinden. Auf der Verhaltensebene zeigten sich deutlich Grenzen der Veränderungsmöglichkeit, was sicherlich zum Teil mit der Unveränderbarkeit der beschriebenen Kontingenzen zusammenhängt. Die therapeutisch erreichten Fortschritte waren nicht weitgehend genug, um eine entscheidende Verbesserung der Leistungsfähigkeit zu erreichen.

3.2 Das Leistungsbild der Patientin

Als Ergebnis der Beratungen in den Supervisionen komme ich als Bezugstherapeutin zur folgenden sozialmedizinischen Leistungsbeurteilung für Frau K.:
Die Patientin gibt schon bei geringeren körperlichen Belastungen, z.B. längerem Sitzen, massive körperliche Beschwerden an. Bei dieser Bewertung besteht wahrscheinlich eine Aggravationstendenz. Die objektiven Belastungsgrenzen sind schwer zu erheben. Die Beobachtungen während des Aufenthaltes, unter anderem bei der Wirbelsäulengymnastik und der Fit-up-Sporttherapie, ließen uns bei Berücksichtigung der bestehenden Defizite hinsichtlich der sozialen Kompetenz zu dem Ergebnis kommen, dass die Patientin selbst bei einfachen Routinearbeiten automatisch in eine Anspannungshaltung gerät, welche die Schmerzen verschlimmert.
Auch wenn die Beschwerden nicht ganz dem Ausmaß der objektivierbaren körperlichen „Verschleißerscheinungen"[3] entsprechen, ist davon auszugehen, dass die Patientin sie nicht vortäuscht, sondern real unter ihnen leidet und dass die Beschwerden unter körperlicher und seelischer Belastung deutlich zunehmen. Dadurch ist auch der zeitliche Rahmen der Belastbarkeit auf unter halbschichtig eingeschränkt.
Auf Formblatt 1a des Entlassungsberichts nach 6-wöchigem stationären Aufenthalt sieht das dann so aus:
Die Patientin ist arbeitsunfähig für die zuletzt ausgeführte vollschichtige Tätigkeit als Bürokauffrau. Sie könnte diese Tätigkeit 2 Stunden bis höchstens unter halbschichtig ausüben (s. Abb. 4, A).
Die auf den allgemeinen Arbeitsmarkt bezogene Leistungsfähigkeit (s. Abb. 4, B) schätzen wir wie folgt ein: möglich sind 2 Stunden bis unter halbschichtig leichte Tätigkeiten in Wechselhaltung und Tagschicht (positives Leistungsbild).

---

[3]Die Aussagekraft der organmedizinischen Veränderungen für die Leistungsbeurteilung ist - vor allem aufgrund der Studien der Arbeitsgruppe um Waddell (z.B. Waddell et al., 1992) zunehmend umstritten.

BUNDESVERSICHERUNGSANSTALT FÜR ANGESTELLTE

Ausfertigung für die BfA - EDV (Dez. 1104 - R 4642 -)　　Bl. 1a

Patient (Name, Vorname)	143 Geburtsdatum
Frau K.	

Sozialmedizinische Leistungsbeurteilung

A. Letzte berufliche Tätigkeit

Bezeichnung der Tätigkeit	Kaufmännische Angestellte	149 Berufsklassenschlüssel

Beurteilung des zeitlichen Umfangs, in dem die letzte berufliche Tätigkeit jetzt ausgeübt werden kann.	153 ☒ vollschichtig	154 ☒ halb- bis unter vollschichtig	155 ☒ 2 Stunden bis unter halbschichtig	156 ☒ unter 2 Std.

B. Positives und negatives Leistungsbild　(allgemeiner Arbeitsmarkt)

Zutreffendes bitte ankreuzen (X), Mehrfachnennungen sind möglich

1. Positives Leistungsbild: Folgende Arbeiten können verrichtet werden

Körperliche Arbeitsschwere	157 ☒ schwere Arbeiten	158 ☒ mittelschwere	159 ☒ leichte bis mittelschwere	160 ☒ leichte

Arbeitshaltung	im Stehen			im Gehen			im Sitzen		
	161 ☒ ständig	162 ☒ überwiegend	163 ☒ zeitweise	164 ☒ ständig	165 ☒ überwiegend	166 ☒ zeitweise	167 ☒ ständig	168 ☒ überwiegend	169 ☒ zeitweise

Arbeitsorganisation	170 ☒ Tagesschicht	171 ☒ Früh-/Spätschicht	172 ☒ Nachtschicht

173 ☒ keine wesentlichen Einschränkungen

2. Negatives Leistungsbild: Einschränkungen beziehen sich auf (Art und Ausmaß müssen differenziert unter Ziff. 3. beschrieben werden):

174 ☒ **geistig / psychische Belastbarkeit**
(zu beachten sind insbesondere Konzentrations-/Reaktionsvermögen, Umstellungs-, Anpassungsvermögen, Verantwortung für Personen und Maschinen, Publikumsverkehr, Überwachung, Steuerung komplexerer Arbeitsvorgänge).

175 ☒ **Sinnesorgane**
(zu beachten sind insbesondere Seh-, Hör-, Sprach-, Sprech-, Tast- und Riechvermögen).

176 ☒ **Bewegungs-/Haltungsapparat**
(zu beachten sind insbesondere Gebrauchsfähigkeit der Hände, häufiges Bücken, Ersteigen von Treppen, Leitern und Gerüsten, Heben, Tragen und Bewegen von Lasten, Gang- und Standsicherheit, Zwangshaltungen).

177 ☒ **Gefährdungs- und Belastungsfaktoren**
(zu beachten sind insbesondere Nässe, Zugluft, extrem schwankende Temperaturen, inhalative Belastungen und Allergene, Lärm (> 85 dB), Erschütterungen, Vibrationen, Tätigkeiten mit erhöhter Unfallgefahr, häufig wechselnde Arbeitszeiten):

3. Beschreibung des Leistungsbildes　(insbesondere der unter Ziff. 2 genannten Einschränkungen)

174: Die bestehenden Schwierigkeiten der Patientin, in Leistungs- und Anforderungssituationen flexibel und angemessen reagieren zu können, schränken ihre psychosoziale Leistungsfähigkeit deutlich ein. Dadurch ist eine erneute depressive Dekompensation bei der Integration an einen neuen Arbeitsplatz mit durchschnittlichen Anforderungen zu erwarten.

176: Bei ausgeprägten degenerativen Veränderungen im Bereich der HWS und LWS und der somatoformen Schmerzstörung sind leichte Tätigkeiten in Wechselhaltung zweistündig bis unter halbschichtig möglich, ohne Zeitdruck und ohne Tätigkeiten, die das Heben und Tragen von Lasten über 5 kg erfordern. Keine Tätigkeiten mit WS-belastenden Arbeitsmustern oder Zwangshaltungen. Nach ca. 3 Stunden Arbeitsbelastung ist die Intensität der Beschwerden so groß, dass die Patientin keiner weiteren Tätigkeit mehr nachgehen kann. Insgesamt ist das Krankheitsbild so chronifiziert, dass mit einer weiteren Verschlechterung auch unter intensiver Therapie zu rechnen ist.

4.	Beurteilung des zeitlichen Umfangs, in dem eine Tätigkeit entsprechend dem positiven und negativen Leistungsbild ausgeübt werden kann.	178 ☒ vollschichtig	179 ☒ halb- bis unter vollschichtig	180 ☒ 2 Std. bis unter halbschichtig	181 ☒ unter 2 Std.

Versions-Nr.
0 1

Abb. 4: Reha-Entlassungsbericht der RV, Blatt 1a

Die bestehenden Schwierigkeiten der Patientin, in Leistungs- und Anforderungssituationen flexibel und angemessen reagieren zu können, schränken ihre psychosoziale Leistungsfähigkeit deutlich ein. Dadurch ist eine erneute depressive Dekompensation bei der Integration an einen neuen Arbeitsplatz mit durchschnittlichen Anforderungen zu erwarten (174).

Bei ausgeprägten degenerativen Veränderungen im Bereich der HWS und LWS und der somatoformen Schmerzstörung sind leichte Tätigkeiten in Wechselhaltung zweistündig bis unter halbschichtig möglich, ohne Zeitdruck und ohne Tätigkeiten, die das Heben und Tragen von Lasten über 5 kg erfordern. Keine Tätigkeiten mit WS-belastenden Arbeitsmustern oder Zwangshaltungen. Nach ca. 3 Stunden Arbeitsbelastung ist die Intensität der Beschwerden so groß, dass die Patientin keiner weiteren Tätigkeit mehr nachgehen kann. Insgesamt ist das Krankheitsbild so chronifiziert, dass mit einer weiteren Verschlechterung auch unter intensiver Therapie zu rechnen ist (176).

3.3 Interaktionelle Schwierigkeiten bei der Erstellung des Leistungsbilds

Chronisches Schmerzverhalten kann - bezogen auf das Erwerbsleben - ein dem Patienten nicht bewusster, gelernter Versuch einer Problemlösung dadurch sein, dass die aversive Stimulation durch Aspekte des Erwerbslebens vermieden werden kann. Das hat weitreichende Konsequenzen für die Akzeptanz des verhaltensmedizinischen Ansatzes beim Patienten. Um es auf einen Punkt zu bringen: Die verhaltensmedizinische Analyse steht ihrerseits unter Bestrafungsbedingungen, insofern sie den Patienten mit seinen berufsbezogenen Problemen konfrontiert und ihn dadurch irritiert und labilisiert. Die rein organmedizinische Betrachtung körperlicher Leistungseinschränkungen durch den Schmerz steht hingegen unter positiven Verstärkungsbedingungen, insofern sie Versorgungsregelungen verheißt (finanzielle Sicherung, soziale Rechtfertigung) und ihn dadurch psychisch entlastet und befriedet. Wahrscheinlich resultieren auch aus diesem Sachverhalt die bekannten Schwierigkeiten, mit diesen Patienten einen psychotherapeutischen Kontakt herzustellen.

Wenn es nicht gelingt, den Patienten für den verhaltensmedizinischen Ansatz und die in ihm enthaltenen Chancen für sein weiteres Leben zu gewinnen, wenn daraus eine Divergenz in der Leistungsbeurteilung resultiert - dahingehend, dass der Patient, am organmedizinischen Modell festhaltend, auf seiner Leistungsunfähigkeit besteht, während das therapeutische Personal Leistungsfähigkeit für gegeben hält, sofern der Patient zumutbare Anstrengungen unternimmt, sein Verhalten zu ändern -, dann werden das therapeutische Personal und seine Angebote Gegenstand bekannter sozialpsychologischer Gesetzmäßigkeiten der Personwahrnehmung. Dies lässt sich z.B. an den Antworten ablesen, welche die Patienten im Entlassungsfragebogen (Fachausschuss Sucht und Psychosomatik des AHG- Wissenschaftsrates, 1997) am Ende des stationären Aufenthaltes abgeben. Ausgewählt für die vorliegende Fragestellung wurden die Items zu den drei wesentlichen „Klinikbereichen" (Bezugstherapeut, Co-Therapeut, medizini-

sche Betreuung) und 9 Items zu den relevanten Therapiemaßnahmen (Einzeltherapie, Gruppentherapie usw.) Die Patienten hatten für die Urteile Schulno-
tenskalen zur Verfügung. Die Ausgangsstichprobe bildeten die N = 447 Patienten des Jahrgangs '97 (N= 1545), bei denen die Therapeuten in der Basisdokumentation (Fachausschuss Psychosomatik des AHG- Wissenschaftsrates, 1995)
im Item 38 die Diagnosehauptgruppe „Schmerz" angekreuzt hatten. Von 310
dieser Patienten lag ein ausgefüllter Entlassfragebogen vor. Für die gegenwärtige
Fragestellung wurden Patienten, bei denen ein Rentenverfahren lief (Rentenantrag, Rentenstreit, Zeitrente), mit Patienten ohne laufendes Rentenverfahren
kontrastiert.

Die globale Hypothese ist, dass Patienten mit laufendem Rentenverfahren mit
Personal und Maßnahmen der Klinik weniger zufrieden sind als Patienten ohne
Rentenverfahren. Dies trifft insbesondere für vollschichtig leistungsfähig entlas-
sene Patienten zu. Für diese Teilgruppe zeigt die Tabelle 1 die Ergebnisse.

Zur Erläuterung: Die Mittelwerte wurden der Übersichtlichkeit halber nur bei
signifikanter Differenz eingetragen. Die Mittelwertdifferenzen wurden mit t-Tests
auf Signifikanz geprüft. Bei Inhomogenität der Varianzen wurde eine Korrektur
vorgenommen. In diesem Fall steht t* in der vorletzten Spalte. Zur Kopfzelle „ p
bzw. Trend": Bei Signifikanz der Unterschiede wurden die Wahrscheinlichkeiten
beziffert. Um einen Eindruck über die Richtung der Mittelwertunterschiede im

Tab. 1: Patientenzufriedenheit im Entlassfragebogen

Zufriedenheit mit	ohne laufendes Rentenverfahren, vollschichtig leistungsfähig ent- lassen	mit laufendem Renten- verfahren, vollschichtig leistungsfähig entlassen	t bzw. t*	p ≤ bzw. Trend (+)
Betreuung durch Bezug- stherapeut	MW= 1,61 N= 269	MW= 2,37 N= 19	t*= -2,19	0,04
medizinischer Betreuung	MW= 1,87 N= 263	MW= 3,00 N= 19	t*= -2,50	0,02
co-therapeutischer Betreuung				+
Einzeltherapie	MW= 1,65 N= 249	MW= 2,53 N= 15	t*= -2,38	0,03
Gruppentherapie				+
indikativer Gruppe				+
Sporttherapie	MW= 1,50 N= 249	MW= 2,50 N= 18	t*= -2,44	0,03
Krankengymnastik				+
Physiotherapie	MW= 1,78 N= 202	MW= 2,50 N= 14	t= -2,55	0,01
Ergotherapie				+
Soziotherapie				+
Entspannungstraining				+

Allgemeinen zu geben, wurde in die entsprechenden Zellen ein Plus (+) eingetragen, wenn die Richtung hypothesenkonform ist, ein Minus (-) bei Hypothe-
sendivergenz.

Fasst man die Ergebnisse kurz zusammen, so ist zu sagen, dass Schmerzpatienten mit laufenden Rentenverfahren, die vollschichtig leistungsfähig entlassen
werden, die Klinik, das Personal und die Angebote ungünstig beurteilen. Besonders nachhaltig drückt sich dies in der Beurteilung des Bezugstherapeuten und
der Einzelgespräche aus. Wider Erwarten werden Sozio- und Ergotherapie, die ja
in den Augen des Patienten die berufsbezogene Seite des Aufenthaltes repräsentieren, nicht in diesem Maße vom Abwertungsstrudel erfasst.

4. Abschließende Bemerkungen

Es ist sicher in unserem Beitrag nicht der Eindruck entstanden, die sozialmedizinische Leistungsbeurteilung im Rahmen eines stationären Aufenthalts sei eine
leicht und befriedigend zu lösende Aufgabe. Wir stehen als Therapeuten in der
stationären Rehabilitation unter Handlungszwang. Wir müssen zu Einschätzungen kommen. Unsere Instrumente der Leistungsbeurteilung aber sind oftmals
stumpf und genügen keineswegs den wissenschaftlichen Standards an Beobach-
tungs- und Beurteilungsverfahren. Das liegt einerseits daran, dass die Entwicklung reha-wissenschaftlicher Instrumente noch in den Kinderschuhen steckt,
andererseits an der Komplexität der zu beurteilenden Sachverhalte.

Unsere Einschätzung ist Resultat eines konsensuellen Entscheidungsprozesses,
bei dem wir über einen - verglichen mit anderen Befundungsmöglichkeiten - langen Zeitraum möglichst umfassende Informationen über den gesundheitlichen
Status des Patienten interdisziplinär erheben, sammeln und deuten. Die wissenschaftliche Bewertung unserer Bemühungen lautet: Leistungsbeurteilungen von
Schmerzpatienten im stationären verhaltensmedizinischen Setting sind zwar
keineswegs befriedigend valide, aber sie besitzen Zuwachsvalidität gegenüber
anderen gegenwärtig möglichen Formen der Leistungsbeurteilung dieser Patienten.

Literatur

Berufsprofile für die arbeits- und sozialmedizinische Praxis: systematisches Handbuch
    der Berufe (1997). Redaktion: Fachautoren, Fachredaktion: Arbeitsmediziner und
    Fachpsychologen, Fachgutachter der Informationspools „Berufe und Bildung" un-
    ter Mitwirkung von J. Heinz u.a. Nürnberg: BW Bildung und Wissen Verlag und
    Software GmbH.
Fordyce, W.E. (1980). Verhaltenstheoretische Konzepte bei chronischen Schmerzen
    und Krankheiten. In: P.O. Davidson (Hrsg.) Angst, Depression und Schmerz (S.
    199-250). München: Pfeiffer.
Raspe, H.H., Hagedorn, U., Kohlmann, T. & Matussek, S. (1990). Der Funktionsfrage-
    bogen Hannover (FFbH): Ein Instrument zur Funktionsdiagnostik bei polyartikulä-

ren Gelenkerkrankungen. In: J. Siegrist (Hrsg.) Wohnortnahe Betreuung Rheuma-kranker (S. 164). Stuttgart: Schattauer.

Raspe, H.H. (1997). Mindestanforderungen an das ärztliche Gutachten zur erwerbs-bezogenen Leistungsfähigkeit von Kranken mit chronisch-unspezifischen Schmer-zen. Versicherungsmedizin, 49, 118-125.

Schuntermann, M.F. (1999). Die Internationale Klassifikation der Schäden, Fähigkeits-störungen und Handicaps (ICIDH-1) im Revisionsprozess. In: VdR (Hrsg.) 8. Re-habilitationswissenschaftliches Kolloquium, 8. Bis 10. März 1999, Norderney, Ta-gungsband (S. 197-199). DRV-Schriften, Band 12. Postverlagsort Frankfurt am Main.

Waddell, G., Somerville, D., Henderson, I. & Newton, M. (1992). Objective clinical evaluation of physical impairment in chronic low back pain. Spin, 17, 617-628.

WHO (1998). ICIDH-2. Ein Handbuch der Dimensionen von gesundheitlicher Integri-tät und Behinderung. Deutschsprachiger Entwurf vom 25.6.1998. Internet http://www.ifrr.vdr.de

Zielke, M. (1994). Der Bezugstherapeut in der stationären Verhaltenstherapie und Rehabilitation. In: M. Zielke & J. Sturm (Hrsg.) Handbuch Stationäre Verhaltenst-herapie (S. 305-332). Weinheim: PVU.

Zielke, M. & Sturm, J. (1994). Chronisches Krankheitsverhalten: Entwicklung eines neuen Krankheitsparadigmas. In: M. Zielke & J. Sturm (Hrsg.) Handbuch Stationä-re Verhaltenstherapie (S. 42-60). Weinheim: PVU.

Imagination als psychologische Intervention in der Behandlung bei Menschen mit entzündlich-rheumatischen Erkrankungen

Georg Jungnitsch

Auf dem theoretischen Hintergrund psychoneuroimmunologischer Modell-vorstellungen wird ein Interventionsverfahren für Patienten mit chronisch-entzündlichen, rheumatischen Erkrankungen vorgestellt. Dessen Konzeption und Durchführungsstruktur wird beschrieben. Die zu diesem Programm durchgeführten Evaluationsstudien belegen in ihrer Gesamtheit einen Zu-sammenhang in der Veränderung somatischer Parameter und der psychologi-schen Intervention. Weitere anwendungsbezogene Forschung zur Frage spe-zifischer Effekte und differentieller Indikation ist jedoch unerläßlich.

1. Einführung

Der Zusammenhang zwischen Imagination und körperlichen Prozessen ist in der psychologischen Forschung und Anwendung kein neues Thema. So finden sich, wie der Zusammenstellung von Kopp (1998a) zu entnehmen ist, Untersuchun-gen zum Zusammenhang zwischen Vorstellungsprozessen und körperlichen Reaktionen bereits seit dem Ende des neunzehnten Jahrhunderts mit der Ent-deckung der sogenannten „psychogalvanischen Hautreaktion". In ihrem aus-führlichen Überblick zur Forschungsliteratur kommt Kopp (1998a) zu dem Er-gebnis, dass der Einfluss von Imaginationsverfahren als psychologische Technik auf körperliche Prozesse unter der Bedingung, dass sie emotionale und hand-lungsbezogene Vorstellungen beinhalten, empirisch ausreichend belegt ist. Auf diesem Hintergrund bekommen Forschungsergebnisse aus der Psychoneuroim-munologie ihre Bedeutung hinsichtlich der Überlegung, Imagination als psycho-logische Technik in der Behandlund chronisch kranker Menschen einzusetzen.

Auch dieser sogenannte „psychoimmunologische Blickwinkel" ist dabei keines-wegs neu. Hennig (1998) kann erste Ansätze in seinem historischen Überblick bis auf das Jahr 1878 zurückverfolgen. Eine Vielzahl von Studien zum Zusam-menhang von Erleben/Verhalten einerseits sowie dem Hormonsystem und dem Immunsystem andererseits, wie sie bei Hennig (1998), Kugler, Schedlowski und Schulz (1995) sowie Ader, Felten und Cohen (1991) zusammengestellt sind läßt kaum einen anderen Schluss zu als den, dass diese Systeme miteinander intera-gieren. Als einfachstes Modell wird hierzu die wechselseitige Beeinflussung der körperlichen Untersysteme angegeben:

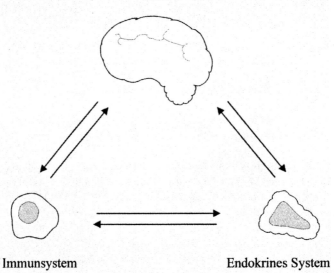

ZNS

Immunsystem   Endokrines System

Abb. 1: Interaktion von Immunsystem, Zentralnervensystem und endokrinem System

Dieses Grundmodell erfährt eine wesentliche Ausweitung darin, dass nicht nur ein Zusammenhang dieser drei Systeme als gesichert anzunehmen ist, sondern dass sich diese Systeme durch psychosoziale Bedingungen und Veränderungen modifizieren lassen (Schulz & Schulz, 1996). Dies ist durch eine Reihe von Studien zum Einfluss von Verlusterlebnissen, akademischen Prüfungen und weiteren Stressoren sowie verschiedener Persönlichkeitsfaktoren auf den Immunstatus zu belegen (zur Übersicht Schulz & Schulz, 1996; Hennig, 1998).

Die Existenz dieser Wechselwirkungen ist daher ebenfalls als gesichert anzusehen, die Modelle dazu haben jedoch längst nicht den Stand erreicht, dass von gesicherten Theorien für den Einfluss psychischer Faktoren auf immunologische und neuroendokrinologische Parameter zu sprechen wäre. Dies gilt insbesondere, wenn sich die Frage stellt, ob solche Einflüsse als klinisch relevant bei chronischen Krankheiten zu betrachten sind. Hier ist die Befundlage nicht einheitlich (vgl. Hennig, 1998). Wesentlicher Hintergrund hierfür dürfte die Tatsache sein, dass gerade bei chronischen Krankheiten eine Vielzahl von Faktoren für Entstehung und Verlauf heranzuziehen sind und diese Faktoren in ihrer Gewichtung sowohl in Abhängigkeit von der Person des Betroffenen als auch in Abhängigkeit vom jeweiligen Krankheitsstadium als nicht festgelegt anzunehmen sind.

Diese Situation im Bereich der Theorien- und Modellbildung verbietet es jedoch nicht, bereits jetzt die Frage nach möglichen Effekten psychosozialer Interventionen auch auf Krankheitsparameter zu stellen. In der Literatur finden sich solche Interventionsstudien eher selten und nehmen auch in aktuellen Sammelarbeiten (Schedlowski & Tewes, 1996; Schulz, Kugler & Schedlowski, 1997) sowie

Handbuchartikeln (Schulz & Schulz, 1996; Klosterhalfen, Stockhorst & Kloster-halfen, 1996) nur wenig Raum ein.

In entsprechenden Arbeiten, die auf rheumatische Erkrankungen bezogen sind (zB. Horton-Hausknecht₁& Mitzdorf, 1997; Yousufzai, 1989; Domangue et al., 1985), werden meist hypnotherapeutische Techniken, bei denen Imagination eine wesentliche Rolle spielt, hinsichtlich ihrer Effektivität untersucht. Aus diesen Arbeiten ist insgesamt der Eindruck positiver Ergebnisse zu gewinnen. Sie sind jedoch in der Regel in ihren Aussagen nicht eindeutig bzw. mit deutlichen me-thodischen Mängeln, meist bezüglich des Fehlens einer Kontrollgruppe, behaf-tet. Letzteres trifft auf eine der jüngsten Arbeiten, nämlich die von Horten-Hausknecht und Mitzdorf (1997) nicht zu. Sie fanden deutliche Verbesserungen der mit Hypnose behandelten Patientengruppe auf Gelenkschmerz und Gelenk-schwellung im Vergleich zu nur medikamentös bzw. mit einem zusätzlichen Entspannungsverfahren behandelten Patienten. Im folgenden wird ein Verfahren vorgestellt, das in Aufbau und Vorgehensweise klar und nachvollziehbar struktu-riert ist und in dessen Zentrum die Methode der Visualisierung steht.

2. Darstellung des Verfahrens

Es soll der hier gewählte Ansatz des Visualisierungstrainings konkretisiert wer-den. Visualisierung ist unter die Imaginationsverfahren einzuordnen und beinhal-tet in dem hier gegebenen Zusammenhang die Vorstellung immunbezogener bzw. allgemein krankheitsbezogener Prozesse. Für den Einsatz bei Patienten mit chronischer Polyarthritis im Rahmen stationärer Behandlung wurde dieses Visua-lisierungsverfahren in ein strukturiertes Gruppenprogramm, das nach kognitiv-verhaltenstherapeutischen Grundsätzen konzipiert wurde, umgesetzt (Jung-nitsch, 1992). Dazu einige grundsätzliche Überlegungen.

2.1 Grundüberlegungen zur Konzeption des Verfahrens

2.1.1 Psychologische Therapie gegenüber psychologischen Trainingsverfahren in der Rehabilitation.

Als Ordnungsmöglichkeit psychologischer Ansätze in der Rehabilitation bietet sich deren Unterscheidung in einerseits psychologische Trainingsverfahren, an-dererseits Psychotherapie an (Jungnitsch, 1992). Die hier gewählte Konzeption des Visualisierungsverfahrens ist grundsätzlich den Trainingsverfahren zuzuord-nen. Diese können allgemein folgendermaßen charakterisiert werden:
• Ausgangspunkt ist ein Modell zur Erklärung von zumindest Teilaspekten der Erkrankung und der daraus abzuleitenden Intervention.
• Die Stundengestaltung ist festgelegt.
• Es werden lehr- und lernbare Techniken vermittelt.
• Es überwiegt der Gruppenansatz
• Die Zielvorgaben sind allgemein gehalten.

597

- Zur Teilnahme ist keine spezielle psychologische Indikation im Sinne des Vorliegens einer psychischen Erkrankung nötig.

Eine Zuordnung des Imaginationsverfahrens zu den Trainingsverfahren schließt dabei natürlich nicht aus, daß es auch innerhalb einer individuellen Psychotherapie als ein spezifisches Therapieelement genutzt werden kann. (Zu den Vor- und Nachteilen solcher standardisierter Programme vergl. Kanfer, Reinecker & Schmelzer, 1996, S. 304 ff.).

2.1.2 Einordnung von Imaginationsverfahren

Unter dem Aspekt der angestrebten Ziele lassen sich Imaginationsverfahren weiter unterscheiden. Für unseren Zusammenhang ist dabei nur die Unterscheidung zwischen *symptomorientierten* gegenüber *prozessorientierten* Vorgehensweisen von Bedeutung.

Bei entzündlich-rheumatischen Erkrankungen stellt eines der Leitsymptome der chronische Schmerz dar. Eine symptomorientierte Vorgehensweise besagt, dass sich in Bezug auf diesen Imaginationsverfahren zur Symptomreduktion einsetzen lassen. Konkret sind hierunter konzentrative Entspannungsverfahren zu fassen, die zur Intensivierung der Entspannung sowie Ablenkung von der körperlichen Befindlichkeit entweder vorgegebene oder vom Patienten frei wählbare Vorstellungen wie z.B. von einem Lieblingsort o.ä. verwenden. Ebenso sind hierunter direkt auf den Schmerz bezogene Vorstellungen mit der Transformation des Schmerzes in eine entsprechende bildliche Vorstellung und der vorgestellten Veränderung dieses Bildes einzuordnen. Auf diese symptombezogenen Verfahren soll hier nicht weiter eingegangen werden, nähere Beschreibungen finden sich für rheumatische Erkrankungen beispielsweise bei Rehfisch (1989) oder Jungnitsch (1992). Anzumerken ist jedoch, daß diese Verfahren in der Regel als Einzelverfahren entweder nur marginale oder kurzfristig Effektivität zeigen (vgl. Kopp, 1998a; Schmitz, 1989).

Der prozessorientierte Ansatz strebt über die Symptomreduktion hinaus im Sinne eines verhaltensmedizinischen Vorgehens als ein Ziel die Veränderung der für das Krankheitsgeschehen wesentlichen physiologischen Parameter an.

2.2 Konzeption des Verfahrens

2.2.1 Grundstruktur

Wie kann nun ein solches Programm, das auch den Rahmenbedingungen einer stationären Heilbehandlung oder Rehabilitation Rechnung trägt, aussehen?

Konzipiert wurde hierzu ein insgesamt sechs Gruppenstunden umfassendes Training, vor dessen Beginn jeweils eine Einzelstunde für jeden Teilnehmer vorgeschaltet ist. Diese Stunde soll zu einer ersten Orientierung des jeweiligen Teilnehmers/Teilnehmerin dienen und Möglichkeit bieten, den Gruppenleiter kennenzulernen sowie spezifische persönliche Bedürfnisse und Themen zu artikulieren. Schließlich dient es auch der Indikationsstellung, ob für den Einzelnen eine entsprechende Gruppe zum gegebenen Zeitpunkt geeignet ist oder diese erst zu einem späteren Zeitpunkt oder im Rahmen einer individuellen Therapie anzusetzen ist. So wären etwa eine aktuell frische Diagnose, eine die Krankheit verleugnende Grundeinstellung oder auch das vorliegen von Indikationsgründen für eine Psychotherapie mögliche Bedingungen, von einer Gruppenteilnahme zum gegebenen Zeitpunkt abzusehen.

An dieses Einzelgespräch schließt sich das über zwei Wochen verteilte, sechs Gruppensitzungen à 60 - 90 Minuten umfassende Programm an.

Entsprechend der oben dargelegten Grundstruktur ist in diesen Sitzungen zur Einführung ein Modell zur kognitiven Einordnung der Vorgehensweise anzubieten. Hier sind dafür zwei sich aufeinander beziehende Modelle nötig. Dies ist einmal das „Psychoimmunologische Modell der Kranheitsbeeinflussung". In diesem wird vermittelt, dass psychologische Bedingungen eine modifizierende Funktion zwischen physikalischen Auslösern wie etwa Viren oder Bakterien und der Krankheit bzw. Symptomen der Krankheit haben können. Mit diesem Modell wird die grundsätzliche Möglichkeit der Modifikation von Krankheitsprozessen begründet. Im zweiten Modell wird dann die Möglichkeit dieser Modifikation über eine erlernbare, von jedem Individuum einsetzbare Technik begründet. Das „Psychophysiologische Modell der Funktionsmöglichkeiten von Visualisierungsübungen" vermittelt die Wechselwirkungen zwischen den drei Systemen „Nervensystem", „endokrines System", „Immunsystem". Desweiteren werden die vermutlichen Wirkungen von Vorstellungen auf somatische Prozesse, den daraus resultierenden Einflüssen auf das Immunsystem und der sich wiederum hieraus ergebenden möglichen Modifikationen des Krankheitsprozesses erläutert.

Als zweites Grundelement wurde die Vermittlung lehr- und lernbarer Techniken genannt. Hier steht die Visualisierungstechnik im Vordergrund (Jungnitsch, 1992), die als aus drei Übungseinheiten bestehend beschrieben werden kann (Kopp, 1998a). In einer ersten Visualisierungsübung, benannt als „gesunde Funktionen", wird auf eine Veränderung des Aufmerksamkeitsfokusses des Patienten weg von den erkrankten hin zu den funktionstüchtigen Bereichen und damit eine Umbewertung des eigenen Körpers abgezielt. Die zweite Visualisierungsübung beinhaltet die direkte Auseinandersetzung mit der Erkrankung, wobei die vorhergehende Übung in abgekürzter Form als Ausgangspunkt mit einbezogen wird. Da es sich bei dieser Übung um die zentrale des Programmes handelt, sind in Tabelle 1 die einzelnen Schritte thematisch dargestellt. Die konkrete inhaltliche Ausgestaltung ist Jungnitsch (1992) zu entnehmen.

Die dritte Übung dient der Orientierung des Patienten auf Zielvorstellungen in der Zukunft hin, wobei insbesondere Vorstellungen zu einer befriedigenden Gestaltung des Lebens insbesondere durch einen zufriedenstellenden Umgang mit der Erkrankung und deren Auswirkungen angeregt werden sollen. Die hier entwickelten Zielvorstellungen können dann ganz oder teilweise in die zweite Visualisierungsübung integriert werden. Alle drei Übungen beginnen mit einer Entspannungsinstruktion, die über die Beobachtung von Körperprozessen zur Entspannung führt und damit sowohl die Lebendigkeit als auch den emotionalen

Tab. 1: Thematische Grundstruktur der Visualisierungsübung

- Entspannungsübung mit Ruhebild
- Fokussierung gesunder Funktionen (Visualisierung I)
- Aktivierung eines subjektiv krankheitsadäquaten Bildes
- Aktivierung der Selbstheilungskräfte
- Ausbreitung der Selbstheilungskräfte
- Einbeziehen der notwendigen Medikamente in den Heilungsprozess
- Evozieren des Gefühls, die Krankheit überwinden zu können
- Vorstellungsmäßige Beseitigung der Krankheit aus der eigenen Person
- Konzentration auf das Gefühl der Befreiung/Veränderung
- Selbstbelohnung für die vorangegangene Anstrengung und den eigenen Körper
- Rückführung

Gehalt der Vorstellungen bezüglich des Körpers erhöhen soll. Die letztgenannten Punkte sind gerade im Hinblick auf den Einfluss von Imagination auf körperliche Prozesse von Bedeutung (vgl. hierzu Kopp, 1998a).

2.2.2 Stundenablauf

Im Überblick gestaltet sich der Ablauf des Gruppenprogrammes sowie der darin enthaltenen Gruppenstunden folgendermaßen (s. Tab. 2).
Diese Struktur stellt einen Rahmen dar, der die wesentlichen Inhalte psychischer Stabilisierung oder Wiederstabilisierung in einer realistischen Zeit widerspiegelt. Insbesondere läßt er sich, ohne die grundsätzliche Vorgehensweise zu verletzen, den Bedürfnissen von unterschiedlichen Gruppen chronisch kranker Menschen und deren spezifischen Problemstellungen anpassen. Die einzelnen Gruppenstunden sehen in ihrer grundsätzlichen Konzeption daher folgendermaßen aus:

1. Gruppenstunde: Informationsphase - Modell der Krankheitsentstehung
Die Gruppe wird mit einer Vorstellungsrunde eingeleitet. Hier sollen die Vorstellungen der Teilnehmer über Entstehung und Verlauf ihrer Erkrankung sowie über die vermuteten Einflußmöglichkeiten offengelegt werden. Die Teilnehmer werden nach ihren Beobachtungen im Zusammenhang mit einer Besserung oder Verschlechterung ihrer Krankheit gefragt. Besonders sollen die Mittel und Wege, die sie bereits zur Krankheitsbeeinflussung herausgefunden haben, herausgearbeitet werden. Im Anschluß an diesen gesprächsbetonten Abschnitt wird das psychoimmunologische Modell der Krankheit vermittelt. Eine Demonstration des Einflusses von Gedanken auf körperliche Vorgänge durch die "Zitronenübung" führt zu einem Grundmodell eigener Einflußmöglichkeiten. Bezogen auf den Bereich "Krankheit" kann die enge Verbindung psychischer mit physiologischen

Tab. 2: Stundengestaltung der Visualisierungsgruppe

---

1. Gruppenstunde: Informationsphase – Modell der Krankheitsentstehung
- Einführung und gegenseitiges Kennenlernen
- Vermittlung des Modells „Psychoimmunologie und Krankheit"
- Verifizierung des Modells an der Übung „Zitronenübung"; Ausführung und Erweiterung der Erfahrung durch Begleitmaterial, das für die kommende Sitzung durchzulesen ist.

2. Gruppenstunde: Visualisierungsmodell und Entspannungs-/Vorstellungstraining
- Hausaufgabenbesprechung
- Explikation des Trainingsziels
- Erproben der Vorstellungsfähigkeit (Creative Imagination Scale in der Übersetzung von Viehhauser, 1994)
- Phantasiereise (Ruhe und Kraft), als Cassettenvorlage durchzuführen

3. Gruppenstunde: Gesunde Funktionen und Bilderarbeitung
- Hausaufgabenbesprechung
- Visualisierungsübung I (Gesunde Funktionen)
- Assoziationen zu Bildern der Erkrankung auf dem Hintergrund der Bilder zur Gesundheit
- Experimentieren mit Visualisierung I als Hausaufgabe

4. Gruppenstunde: Visualisierungsübung
- Hausaufgabenbesprechung
- Visualisierungsübung II (Kernübung)
- Auswertung der aktuellen Erfahrungen

5. Gruppenstunde: Stabilisierung und Ausformung der Vorstellungsbilder
- Hausaufgabenbesprechung
- Durchführen der Visualisierungsübung II nach den Konstruktionsgesichtspunkten
- Besprechen der Erfahrung; bei kleinen Gruppen intensivieren der Bildvorstellung durch Zeichnungen der individuellen Bilder.

6. Gruppenstunde: Generalisierung
- Hausaufgabenbesprechung – Wirkung und Variation individueller Bilder
- Visualisierungsübung III (Zukunft ohne Krankheit)
- Einordnen der Übung in Visualisierungsübung II
- Besprechen von Übertragungsmöglichlleiten der erlernten Technik in den Alltag
- Abschiedsritual

Prozessen auch mit dem Beispiel des Placeboeffektes sehr gut veranschaulicht werden. Zur Unterstützung wird den Teilnehmern als Begleitmaterial Text und Abbildung zur Theorie der Krankheitsentstehung sowie der Text "Unbewußte Prozesse und Krankheitsentstehung" zur selbständigen Lektüre mitgegeben.

2. *Gruppenstunde:* Erproben der eigenen Vorstellungsfähigkeit
Diese Stunde wurde erst in Zusammenhang mit der Arbeit von Viehhauser (1994) in die Ablaufstruktur aufgenommen und ersetzt die relativ unspezifische Übung des Programms nach Jungnitsch (1992) zur Phantasiereise. In Anlehnung an das diagnostische Instrument der "Creative Imagination Scale" (Wilson & Barber, 1979) steht im Zentrum dieser Stunde Überprüfung und Vorbereitung der Teilnehmer hinsichtlich ihrer Imaginationsfähigkeiten. Zunächst wird jedoch zu Beginn das Gruppenziel anhand der Graphik "Ziel der Übung" noch einmal unterstrichen.
Daran anschließend wird der in der ersten Stunde ausgegeben Text vor allem in Hinblick auf entsprechende persönliche Erfahrungen der Teilnehmer besprochen und in das Modell der psychophysiologischen Funktion der Visualisierung ein-geordnet. Dieses Modell soll den Teilnehmern das komplexe Wechselspiel der einzelnen körperlichen und geistigen Systeme veranschaulichen. Daran schließt sich die Vorübung zur Visualisierung in Form des oben genannten Imaginations-testes an. In diesem werden verschiedene sensorische Systeme wie Sehen, Hö-ren Riechen usw. und Empfindungen wie Schwere, Kühle, Zeitverzerrung usw. angesprochen. Damit kann jeder Teilnehmer seine Stärken und Schwächen im Umgang mit Vorstellungen herausfinden. Mit Hilfe dieser Übung soll den Teil-nehmern verdeutlicht werden, daß sich Imagination nicht auf "visuelle Vorstel-lung" beschränkt sondern eine Vielzahl unterschiedlicher Möglichkeiten beinhal-tet. Die Teilnehmer werden ermutigt, sich zunächst auf ihr bevorzugtes Vorstel-lungssystem zu verlassen und aufbauend auf dieses mit zunehmender Übung mehr und mehr andere Eindrücke hinzutreten zu lassen.
Auch in dieser Stunde wird den Teilnehmern schriftliches Begleitmaterial zur Verfügung gestellt. Damit soll die Verankerung des Vorgehens in wissenschaft-lich überprüfbarem Rahmen dokumentiert und eine Abgrenzung gegenüber nicht fundierten oder ausschließlich spekulativen Verfahren geleistet werden.

3. *Gruppenstunde:* Visualisierungsübung "Gesunde Funktionen" und Erarbeiten individueller Krankheitsbilder
Nach der Besprechung der Hausaufgabe wird eine erste konkrete Übung zur Visualisierung durchgeführt. Hierbei handelt es sich um eine Vorübung, die das Selbstbild der Teilnehmer in Richtung auf eine positive Wertung des eigenen Körpers verändern soll. Die Teilnehmer erleben sich nämlich häufig als "ganz und gar krank" und minderwertig. In der Übung "Gesunde Funktionen" soll die Aufmerksamkeit auch auf die Teile des Körpers gerichtet werden, die völlig ge-sund und in Ordnung sind.
Anschließend an die Übung soll jeder Einzelne, möglichst unter Beteiligung der übrigen Gruppenmitglieder, ein Bild seiner Erkrankung sowie der Veränderungs-prozesse, die auftreten sollen, erarbeiten.

Als Hausaufgabe sollen sich die Teilnehmer nochmals mit der Ausgestaltung ihres individuellen Krankheitsbildes beschäftigen, vor allem in Hinblick auf die Möglichkeiten zur Überwindung der Erkrankung und dem Einbeziehen der Medikamente dabei.

4. Gruppenstunde: Visualisierungsübung
Für die Besprechung der Hausaufgabe und die endgültige Formulierung der individuellen Vorstellungen der Erkrankung und der Veränderung wird ein relativ breiter zeitlicher Rahmen eingeräumt. Dies ist insbesondere dadurch zu begründen, daß es vielen Patienten zunächst nicht gelingt, neben der Krankheitsvorstellung auch eine entsprechende positive Veränderung und ein hilfreiches Mitwirken der medikamentösen Behandlung in ihre Vorstellungen einzubeziehen. Erst wenn dies auch in der Vorbereitung gelungen ist, kann konkret die Visualisierungsübung durchgeführt werden. Diese wird in der Gruppe in möglichst offener Form gegeben, um es allen Teilnehmern zu ermöglichen, auch ihre eigenen Vorstellungen zu realisieren. Abgehoben wird auch in der Anleitung auf eine Harmonisierung der medizinisch bislang auch noch nicht konkret faßbaren Abläufe im Immunsystem.
In der Nachbesprechung der Übung zeigt sich häufig, daß sich während der Übung ganz andere, für die Teilnehmer oft überraschende Bilder anstelle der ausführlich vorbereiteten einstellen. Diese Bilder sind nach Auffassung des Autors jedoch ein guter Hinweis darauf, daß sich der Teilnehmer ganz auf die Übung einlassen konnte und auf dem Hintergrund der vorgehend kognitiven Vorbereitung nun ein inhaltlich und emotional stimmiges Bild entwickeln konnte.
Als Hausaufgabe soll die Übung mit Hilfe einer auf Kassette aufgenommenen Anleitung mindestens zweimal täglich durchgeführt werden.

5. Gruppenstunde: Ausformung der individuellen Vorstellungsbilder
Das Hauptgewicht dieser Stunde liegt im Bestärken und Ausformen der individuellen Vorstellungsbilder. Hierzu kann die Anleitung zur Visualisierungsübung "Veränderung des Krankheitsprozesses" in einer stichpunktartigen Kurzfassung gegeben werden. Eine Variation hierzu besteht darin, nicht die Übung nochmals durchzuführen sondern die Teilnehmer ihre gegenwärtigen Vorstellungen in Form eines gemalten Bildes gegenständlich werden zu lassen. Diese Stunde ist insgesamt relativ offen zu gestalten, in der Praxis füllt auch oft die weitere Ausformung der Vorstellungen sowie das Besprechen der Schwierigkeiten der Teilnehmer mit der Übung die gesamte Stunde aus. Zur Hausaufgabe wird das weitere konsequente Durchführen der Übung mindestens zweimal täglich gegeben.

6. Gruppenstunde: Visualisierungsübung "Zukunft ohne Krankheit" - Alltagsübertragung
Thema der letzten Sitzung ist die Alltagsübertragung des Gelernten. Hierzu wird zunächst nach der Besprechung der Hausaufgabe die Visualisierungsübung "Reise in die Zukunft ohne Krankheit" durchgeführt. Damit sollen Zielvorstellungen bezüglich künftiger Möglichkeiten initiiert werden. "Ohne Krankheit" heißt

dabei so körperlich gesund, wie dies im Rahmen der medizinischen Fakten realistisch möglich ist. Dabei ist aber gleichzeitig auch ein Gesundheitskonzept gemeint, daß eine im übergeordneten Sinne gesunde und befriedigende Lebensführung bei bestehenden körperlichen Krankheiten oder Einschränkungen meint (vgl. Lutz, 1992). Im Auswertungsgespräch wird den Teilnehmern die Anwendung der Visualisierung als Bewältigungsstrategie gerade für Rückfälle im Krankheitsprozeß nahegelegt. Dazu werden unterschiedliche, nicht mit der Krankheit in Zusammenhang stehende Problemsituationen der Teilnehmer aufgegriffen und die Anwendung der Visualisierung auf diese Bereiche konkret besprochen.

Zu den einzelnen in dieser Übersicht genannten Übungen und Elementen liegt eine genauere Beschreibung mit Instruktionsbeispielen (Jungnitsch, 1997) sowie ein detailliertes Trainingsmanual, das alle entsprechenden Instruktionen und Materialien enthält (Jungnitsch, 1992), vor.

3. Evaluation

Aus jüngerer Zeit liegen zu dieser Konzeption vier Untersuchungen vor, die größtenteils im Rahmen eines klinikinternen Forschungsprogrammes während der Zeit, die der Autor an der Rheumaklinik Oberammergau verbrachte, geplant und durchgeführt wurden. Kopp (1998a) sowie Pollok (1995) verglichen das Visualisierungstraining in Kontrollgruppendesigns mit anderweitigen Verfahren der Schmerzbewältigung. In der Studie von Viehhauser (1994) wurden verschiedene Konzeptionen des Visualisierungstrainings einander und einer Kontrollgruppe gegenübergestellt. Die Studie von Lerch (1998) wurde an einer anderen Institution durchgeführt und bezieht sich auf eine Ausweitung des Programmes über einen längeren Zeitraum hinweg bei ambulant behandelten Patienten. Die Ergebnisse dieser Arbeiten werden hier nur exemplarisch zusammengefaßt und in relevanten Ausschnitten wiedergegeben, eine ausführliche Übersicht und Zusammenfassung ist in Kürze zu erwarten.

In die Studie von Kopp (1998) konnten die Daten von insgesamt 63 Personen aufgenommen werden. Von diesen hatten 21 an der oben beschriebenen Gruppe teilgenommen. Der zweite Ansatz, an dem 23 Personen teilnahmen, bestand aus einer Gruppe, die als Methode zur Schmerz- und Krankheitsbewältigung in Phantasiereisen unterwiesen wurde. Diese Gruppe entsprach in ihrer Struktur dem sechsstündigen Schema der Visualisierungsgruppe. Als konkrete Techniken wurden in ihr jedoch ausschließlich Entspannungsinstruktionen auf der Grundlage von Phantasiereisen (vgl. Jungnitsch, 1992) vermittelt. Die restlichen 19 Personen dienten als Kontrollgruppe, die das Therapieprogramm der Rheumaklinik ohne entsprechende psychologische Angebote durchliefen. Daten wurden vor der jeweiligen Intervention sowie nach deren Abschluß und zu einem Dreimonats-follow-up erhoben. Als wesentliche abhängige Variable wurden auf physiologischer Ebene die Blutsenkungsgeschwindigkeit (BSG), das c - reaktive Protein (CRP), die α - 2 Globuline und die Funktionsbeeinträchtigung erhoben. Als psychologische Maße dienten Depressivität, Ängstlichkeit, soziale Aktivitäten sowie gesundheitsbezogene Kontrollüberzeugungen, Zukunftserwartungen und die

Einstellung gegenüber der medikamentösen Behandlung. Hier soll nur das Ergebnis zur BSG hervorgehoben werden. Für diese Variable findet sich bei der varianzanalytischen Überprüfung zwischen prä- und follow-up- Messung ein signifikanter Haupteffekt bei knapp nicht signifikanter Interaktion. Bei differentieller Betrachtung der Gruppen sinkt nur die Visualisierungsgruppe in den BSG-Werten signifikant ab. Dieser Effekt ist fast ausschließlich auf diejenigen Personen der Gruppe zurückzuführen, die auch nach Abschluß der eigentlichen Intervention das Verfahren selbständig weiter durchführten.

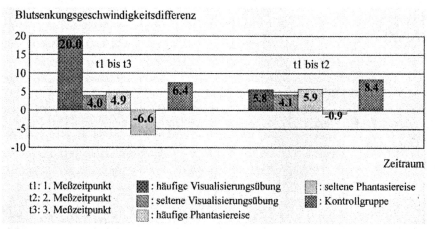

Abb. 2: Blutsenkungsgeschwindigkeit in Abhängigkiet von der Übungshäufigkeit (Kopp, 1998b)

Viehhauser (1994) verglich insgesamt 53 Personen bezüglich der Effektivität unterschiedlicher Vorgehensweisen beim Visualisierungstraining. Sechzehn Personen absolvierten das oben beschriebene Training, 19 nahmen an einem von Viehhauser (1994) entwickelten, aus obigem abgeleiteten aber stärker standardisierten Programm teil. Die restlichen 18 Personen dienten wiederum als Kontrollgruppe. Erfaßt wurden verschiedene Aspekte des Schmerzes, krankheitsbezogene psychologische Daten, z.B. Krankheitsbewältigung und Kontrollüberzeugungen zu Gesundheit und Krankheit, allgemeine psychologische Daten wie Befindlichkeit und Optimismus, therapieerfolgsbeeinflussende Indikatoren wie die Imaginationsfähigkeit sowie medizinische Daten, wie z.B. die Blutsenkungsgeschwindigkeit. Es zeigt sich in den hier hervorzuhebenden medizinischen Daten, daß sich trotz fehlender Signifikanz in den beiden Visualisierungsgruppen konsistent eine größere Verbesserung als in der Kontrollgruppe zeigt. Veränderungen zeigten sich gerade dann, wenn die Ausgangswerte der medizinischen Parameter hoch waren, d.h.; besonders bei den Personen, die die höchsten "Krankheitszeichen" zeigten.

In den übrigen erhobenen Variablen ist festzustellen, daß sich zwar bei 21 der insgesamt 27 erhobenen Meßwerten eine konsistente Überlegenheit der beiden

Therapiegruppen zeigt, diese jedoch in nur insgesamt fünf Fällen (Handlungsplanung; Ruhe/Entspannung; Befindlichkeit; Kompetenzerleben; Hoffnungslosigkeit) signifikant werden.

In der Untersuchung von Pollok (1995) wurde das oben beschriebene Visualisierungstraining in standardisierter Form im Einzeltraining angeboten und mit dem Schmerzbewältigungsverfahren der Aufmerksamkeitsumlenkung (vgl. Jungnitsch, 1992) in einem Kontrollgruppendesign mit prä-, post- und follow-up Messung verglichen. Die erhobenen abhängigen Variablen bezogen sich im Wesentlichen wiederum auf Schmerz, Krankheitsverarbeitung, allgemeine psychische Befindlichkeit und medizinische Variablen. An dieser Studie nahmen insgesamt 28 Personen teil, 14 bei den individuell angebotenen Visualisierungstrainings und 14 in den Gruppen zur Wahrnehmungsumlenkung. Als Ergebnisse lassen sich festhalten, daß sich hier der Visualisierungsansatz in zwei kognitiven Variablen der Schmerzbewältigung, nämlich der Handlungsplanung und der kognitiven Umstrukturierung zum follow-up Zeitpunkt hin signifikant wirksamer zeigt. Im Kompetenzerleben sowie in den Variablen konkreter Schmerzbewältigungsstrategien "Gegensteuernde Aktivitäten" sowie " Ruhe/Entspannung" resultiert eine tendenzielle Überlegenheit, insgesamt keine Unterschiede zeigen sich für die Variable "Mentale Ablenkung".

Auch in dieser Untersuchung ist bei zwar fehlender statistischer Signifikanz wiederum eine konsistente Überlegenheit der Visualisierungsgruppe, und zwar in insgesamt fünfzehn von 21 Skalen, über den gesamten Untersuchungszeitraum hinweg gegenüber dem singulären Schmerztherapieverfahren zu konstatieren. Die positive Entwicklung hält bei der Visualisierungsgruppe überwiegend an, während bei dem „Placebo-" Schmerzbewältigungsverfahren sich in insgesamt acht Skalen nach Interventionsende wieder von der bis dahin erfolgten Verbesserung eine Rückkehr zum Ausgangsniveau zeigt. In den medizinischen Daten zeigten sich hier keine bedeutsamen Veränderungen, wobei in dieser Studie diese Daten aufgrund von Erhebungsschwierigkeiten nur begrenzt verwertbar waren.

Die Studie von Lerch (1998) fand unter anderen Rahmenbedingungen statt. Die Interventionen wurden von der Autorin selbst auf der Grundlage einer gründlichen Schulung durch den Autor in der Methodik am Krankenhaus Simbach /Inn an der dortigen rheumatologischen Abteilung mit durch diese ambulant behandelten Patienten durchgeführt. Lerch (1998) verglich dabei 16 Personen, die sich in dieser ambulanten Behandlung befanden, mit 15 weiteren, die z.T. ebenfalls in der rheumatologischen Abteilung des Krankenhauses Simbach/Inn und z.T. in einer ambulanten, internistisch-rheumatologischen Praxis (Dr. Eder, Regen) behandelt wurden. Bei den Patienten der Kontrollgruppe war durch die Behandlungskonzeption der behandelten Ärzte eine gleichermaßen gegebene Behandlungsstruktur, gerade was auch die Berücksichtigung des psychologischen Zugangs betrifft, gegeben. Die Patienten der Interventionsgruppe nahmen zusätzlich zu den üblichen medizinischen und sonstigen Maßnahmen an dem Visualisierungstrainig teil, die Patienten der Kontrollgruppe dienten als psychologisch unbehandelte, bzw. mit keinen systematischen psychologischen Methoden behandelte Kontrollgruppe. Die Visualisierungsgruppe wurde dabei dahinge-

BSG

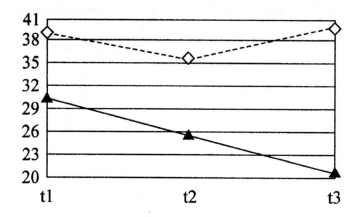

BSG: Blutsenkungsgeschwindigkeit

▲ Visualisierungsgruppe

◇ Kontrollgruppe

t1: erster Meßzeitpunkt
t2: zweiter Meßzeitpunkt
t3: dritter Meßzeitpunkt

Referenzbereich: Normalbereich bis 25mm/h

Abb. 3: Verlauf der Blutsenkungsgeschwindigkeit bei Visualisierungs- und Kontrollgruppe (Lerch, 1998)

hend modifiziert abgehalten, als nach dem üblichen Angebot innerhalb von zwei Wochen noch in zweiwöchentlichem Abstand jeweils eine Wiederholungsstunde angeboten wurde, was über einen Zeitraum von drei Monaten hinweg 12 Gruppenstunden ergab. Hier sollen ausschließlich die medizinischen Daten berichtet werden.

Wie in Abbildung 3 veranschaulicht, ergab ergab sich in der BSG über den gesamten Meßzeitraum hinweg eine gegenüber der Kontrollgruppe signifikante Abnahme dieses Parameters, der im Gruppenmittel bis in den Normalbereich (20mm/1.Stunde) sich entwickelte. Ebenfalls signifikante Verbesserungen zeigten sich in den mit visuellen Analogskalen gemessenen Werten zur "allgemeinen Beeinträchtigung"; "Anzahl geschwollene Gelenke"; "Müdigkeit" sowie der "Anzahl schmerzender Körperregionen"(vgl. Abb. 4).

Eine ebenfalls signifikante Reduktion ergab sich für das subjektive Schmerzempfinden.

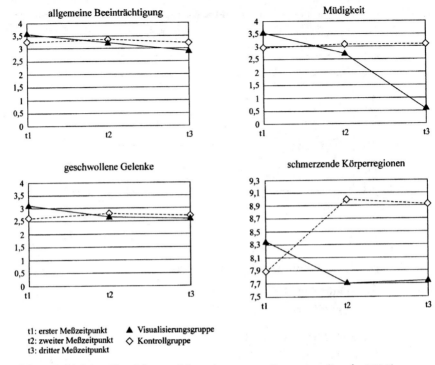

4. Schlussfolgerungen

Insgesamt ist zur Vorgehensweise "Visualisierungstraining" festzuhalten, daß zwar konsistent positive Ergebnisse vorliegen, diese aber noch weiter überprüft und vor allem zufallskritisch abgesichert werden müssen. Dies ist sicher über eine Erweiterung der Stichproben, insbesondere aber über eine Optimierung der Bedingungen der Datenerhebung, besonders die medizinischen Daten betreffend, zu leisten. Bereits jetzt läßt sich das geschilderte Verfahren aber sicherlich ohne Übertreibung als eine erfolgsversprechende Erweiterung der Möglichkeiten, gerade die Kompetenz von Patienten mit entzündlich-rheumatischen Erkrankungen zu erhöhen, einstufen. Hervorzuheben ist hierbei, dass sich in der Regel die Effekte nicht kurzfristig, sondern erst nach einem längeren Zeitraum der Anwendung einstellen. Der Ansatz, Auffrischungssitzungen in regelmäßigen Abständen anzubieten, könnte damit eine besondere Bedeutung erlangen, auch was das Hinzuziehen psychologischer Kompetenz in der ambulanten Behandlung von Patienten mit chronischer Polyarthritis anbelangt.

Für die Forschung im Anwendungsbereich wichtige bislang noch ungenügend bearbeitete Fragen betreffen Überlegungen zur Identifikation von Variablen, wie z.B. der Krankheitsdauer, die zum differentiellen Einsatz dieses Verfahrens innerhalb der genannten Krankheitsgruppe führen können. Hier könnte eine entsprechende Förderung z.B. von Seiten des VDR wertvolle Unterstützung leisten.

Literatur

Ader, R., Felten, D.L. & Cohen, N. (1991). Psychoneuroimmunologie. San Diego: Academic Press.

Domangue, B.B., Margolis, C.G., Lieberman, D. & Kaji, H. (1985). Biochemical correlates of hypnoanalgesia in arthritic pain patients. Journal of Clinical Psychiatry, 46 (6), 235-238.

Hennig, J. (1998). Psychoneuroimmunologie. Verhaltens- und Befindenseinflüsse auf das Immunsystem bei Gesundheit und Krankheit. (Reihe Gesundheitspsychologie, Bd. 9) Göttingen u.a.: Hogrefe.

Horton-Hausknecht, J. & Mitzdorf, U. (1997). Klinische Hypnose in der Behandlung von rheumatoider Arthritis. Hypnose und Kognition, 14 (1+2), 5-23.

Jungnitsch, G. (1992). Schmerz- und Krankheitsbewältigung bei rheumatischen Krankheiten. München: Quintessenz.

Jungnitsch, G. (1997). Entzündlich-rheumatische Erkrankungen. In F. Petermann (Hrsg.) Rehabilitation. Ein Lehrbuch zur Verhaltensmedizin. 2., erweiterte und korrigierte Auflage. Göttingen: Hogrefe.

Klosterhalfen, W. (1987). Experimenteller Streß und Adjuvans-Arthritis. Ein Beitrag zur Psychoimmunologie. Frankfurt/M: Athenäum.

Kanfer, F., Reinecker, H. & Schmelzer, D. (1996). Selbstmanagement-Therapie. Berlin: Springer.

Klosterhalfen, S., Stockhorst, U. & Klosterhalfen, W. (1996). Immunmodulation durch Pawlowsche Konditionierungsmethoden und klinische Anwendungsaspekte. In: A. Ehlers & K. Hahlweg (Hrsg.) Enzyklopädie der Psychologie - Themenbereich D Praxisgebiete Ser. 2 Klinische Psychologie Klinische Psychologie Bd.1 Grundlagen der Klinischen Psychologie, S. 803-832.

Kopp, E. (1998a). Visualisierungsverfahren in der Behandlung von Patienten mit chronischer Polyarthritis. Psychologische und somatische Effekte. Untersuchung zum Vergleich von Visualisierung mit nicht-spezifischer Imagination. Regensburg: Roderer.

Kopp, E. (1998b). Visualisation methods in the treatment of rheumatoid arthritis patients - psychological and somatic effects. 6th European Congress on Research in Rehabilitation, Berlin, 2nd June.

Kugler, J., Schedlowski, M., Schulz, K.-H. (Hrsg.) (1995). Psychoneuroimmunology. Lengerich u.a.: Pabst.

Lerch, S. (1998). Visualisierung als therapeutische Intervention bei chronischer Polyarthritis. Evaluation eines psychologischen Behandlungsverfahrens. Universität Regensburg, Unv. Diplomarbeit.

Pollok, M. (1995) Effekte eines individualisierten Visualisierungstrainings. Eine Therapiestudie an Patienten mit chronischer Polyarthritis. Universität Regensburg, Univ. Diplomarbeit.

Rehfisch, H.-P., Basler, H.-D. & Seemann, H. (Hrsg.) (1989). Psychologische Schmerzbehandlung bei Rheuma. Berlin u.a.: Springer.

Schedlowski, M. (1994). Streß, Hormone und zelluläre Immunfunktionen. Heidelberg u.a.: Spektrum.

Schedlowski, M. & Tewes, U. (Hrsg.) (1996). Psychoneuroimmunologie. Heidelberg u.a.: Spektrum Akademischer Verlag.

Schulz, K.-H. & Schulz, H. (1996). Psychoneuroimmunologie. In: A. Ehlers & K. Hahlweg (Hrsg.) Enzyklopädie der Psychologie - Themenbereich D Praxisgebiete Ser. 2 Klinische Psychologie Klinische Psychologie Bd.1 Grundlagen der Klinischen Psychologie, S. 719-802.

Schulz, K.-H., Kugler, J. & Schedlowski, M. (Hrsg.) (1997). Psychoneuroimmunologie. Bern u.a.: Huber.

Viehhauser, R. (1994). Immunspezifische Imaginationsverfahrenfür Patienten mit einer entzündlich-rheumatischen Erkrankung. Universität Regensburg; Unveröffentlichte Diplomarbeit.

Yousufzai, N.M. (1989). Rheumatoid arthritis and hypnosis: Case report. British Journal of Experimental and Clinical Hypnosis, 6 (3), 178-181.

Das Fibromyalgiesyndrom (FMS) in der Verhaltensmedizin

Jürgen Horn

Das Fibromyalgiesyndrom ist eine unter neuroendokrinologischen und immunologischen Gesichtspunkten häufig beforschte und in den Krankheitsmodellen von Schmerzpatienten hochrelevante Diagnose. Die Therapieergebnisse gelten bisher als allgemein schlecht. Die Patienten gehen einen jahrelangen Gang durch eine überwiegend somatisch orientierte Diagnostik und lehnen häufig genug psychotherapeutische Maßnahmen ab. Es wird zusammenfassend ein Überblick über das Krankheitsbild und seine sozialmedizinischen und gesundheitsökonomischen Dimensionen gegeben. Es wird ein Interaktionsmodell entworfen, das die Schwierigkeiten im Umgang mit der Klientel teilweise erklärt. Es werden daraus Konsequenzen für den Umgang mit der Patientengruppe in der Verhaltensmedizin gezogen und ein Therapieansatz dargestellt. Schließlich wird für eine therapeutische Nutzung des FMS-Begriffes plädiert, ohne daß zwangsläufig auf die für den Patienten inakzeptable „somatoforme Störung" zurückgegriffen werden muß.

1. Einleitung

Warum sollte der Verhaltensmediziner den Begriff der Fibromyalgie rezipieren? Der Begriff hat seit seiner Beschreibung durch Wolfe 1990 nach den Kriterien des ACR (American Collegue of Rheumatology) primär der neuroendokrinen und immunologischen Forschung als Arbeitsbegriff gedient, die Hauptkontingente an FMS-Patienten finden sich traditionell in den rheumatologischen Kliniken und Abteilungen.

Die Rezeptionslücke des FMS in Psychosomatik und Verhaltensmedizin ist jedoch nicht ohne negative Folgen für die klinische Arbeit mit dem FMS-Betroffenen in der psychosomatischen Rehabilitation geblieben. Die Patienten zeigen sich häufig frustriert ob zahlreicher fruchtloser Therapieversuche und haben sich schließlich auf dem Markt der paramedizinischen Angebote und Selbsthilfeliteratur eine für sie schlüssige Ätiologie erarbeitet. Psychologische Ätiologiemodelle bedeuten für den Patienten oft „ungerechte" Psychopathologisierung und reaktivieren Erfahrungen mit dem Gesundheitssystem, in dem sie sich alleingelassen, hilflos aggressiven Therapiemaßnahmen unterzogen und nicht zuletzt abgeschoben fühlten.

In dieser prekären Situation zwischen in Frage gestellter Kompetenz und potentieller Reaktanz obliegt es dem Verhaltensmediziner, Vertrauen zurückzugewinnen, Therapiemotivation zu etablieren und das FMS-Modell psychotherapeutisch zugänglich zu machen. Dieser Weg kann nur über eine souveräne Handhabung des FMS-Begriffes gegangen werden.

2. Der Erfahrungshorizont des FMS-Patienten, gesundheitsökonomische und sozialmedizinische Perspektiven

Fallbeispiel:

Frau B., 54 Jahre, Bürokauffrau, ehemals sehr aktive Sportlerin, leidet bereits seit ihrem 14. Lebensjahr unter abnormer Erschöpfbarkeit und Kurzatmigkeit. Bereits 30 Jahre vor der Diagnosestellung FMS (1999) leidet sie erstmals unter lumbalen Schmerzen (Diagnose. Bandscheibenschaden), Ende der 80er Jahre kommen Knieschmerzen (Diagnose: Meniscusschaden), eingeschlafene Arme und Beine und Schmerzen im Handgelenk (Diagnose: Karpaltunnelsyndrom) hinzu. 1991 folgen Kopf- und Magenschmerzen, es stellen sich eine zunehmende Erschöpfung, Gedächtnis- und Konzentrationsstörungen, Aufstoßen und Sodbrennen ein. Ein psychosomatischer Reha-Aufenthalt 1992 bleibt ohne Erfolg.

Die Symptomatik verschärft sich mit dem Unfalltod eines nahen Angehörigen im Jahre 1998. Die Patientin klagt nun Schmerzen am ganzen Körper, chronischen Husten, Atemnot, Schwäche in beiden Händen, Schüttelfrost. Ein Umweltmediziner diagnostiziert ein multiple chemical sensitivity-Syndrom als Reaktion auf einen defekten Drucker im Büro, Belastung der Wohnung mit Holzschutzmittel etc. Es wird andererseits ein Gallenleiden diagnostiziert, es folgt eine Cholecystektomie. Der Zustand verschlimmert sich danach, die Patientin verläßt das Haus nicht mehr, verbringt ganze Tage im Bett.

Nachdem im folgenden weiterhin zahlreiche internistische und orthopädische Diagnosen, schließlich die Diagnose Fibromyalgie, gestellt werden, wird die Patientin im Oktober 1999 – mittlerweile seit einem Jahr arbeitsunfähig – wiederum zur psychosomatischen Rehabilitation geschickt. Hier sieht sie sich dem „Psychoterror einer Klinik" ausgesetzt, sie schreibt: „man behauptete, es sei eine psychosomatische Erkrankung und stellte mich vor die Entscheidung: entweder Antidepressiva, Schmerzmittel oder Trennung." Auf ihre Beschwerde beim Kostenträger erfolgte die Verlegung in eine orthopädische Reha-Einrichtung. Hier kam es jedoch zu einer Verschlimmerung der Symptomatik, wobei sie schließlich „auf Anordnung des Chefarztes entgegen der Einschätzung ihres Therapeuten" arbeitsfähig entlassen worden sei.

Alleine in den 12 Monaten vor Aufnahme in unsere Klinik hatte die Patientin Ärzte 8 verschiedener Disziplinen und eine Psychologin aufgesucht, sie nahm zum Zeitpunkt der Aufnahme 12 verschiedene Medikamente (überwiegend Phytopharmaka) ein und applizierte 2 verschiedene Salben.

Das Fallbeispiel beschreibt die individuelle Belastung der Patientin mit den weitreichenden sozialmedizinischen Konsequenzen. In typischer Weise wurden im Laufe der jahrelangen Vorgeschichte zahlreiche, oft nur fraglich valide medizinische Diagnosen gestellt. Psychosoziale Ereignisse führen zur Extensivierung und

Intensivierung der Symptomatik, Therapieversuche in großer Zahl scheitern. Schließlich kommt es zu einem Gerangel zwischen Behandlern und Patientin um diagnostische und sozialmedizinische Fragen.

Nach einer Studie von Müller et al. (2000) wird die ausufernde Inanspruchnahme medizinischer Fachdisziplinen, wie in Abb. 1 zusammengefasst, beschrieben. Die korrespondierenden Beschwerden bzw. Verdachtsdiagnosen werden in Anlehnung an Berg (1999) gegenübergestellt.

Im Durchschnitt hat jeder FMS-Patient **5 verschiedene Fachrichtungen** konsultiert und **2 stationäre Behandlungen** in Anspruch genommen.

Fachrichtung		korrespondierende Beschwerden
Orthopäde	84,9%	Myalgien, Arthralgien
Praktischer Arzt	74,5%	
Internist	46,3%	Colon irritabile, Tachycardie, Arrhythmie, Gewichtszunahme, Ödeme, Schilddrüsenfunktionsstörungen, Dysurie etc.
Rheumatologe	44,0%	
Neurologe	40,5%	Dysästhesien, Migräne, Tremor, Muskelschwäche
Gynäkologe	39,0%	Dysmenorrhoe
Zahnarzt	34,8%	Aphthen, Stomatitis, Neuralgien, „Vergiftungshypothese – Amalgam, Palladium"
Augenarzt	25,1%	Gesichtsfeldausfälle, Verschwommensehen
HNO-Arzt	19,7%	Pharyngitis, Tinnitus, Hörsturz
Psychologe	19,3%	Depression, Angst, Globusgefühl, Hyperventilation etc.
Chirurg	15,8%	CTS-Op, Ellenbogen-, Knie-, Bandscheiben-Op
Psychiater	13,1%	
Hautarzt	11,2%	Allergien, Nahrungsmittel-Unverträglichkeiten, chemische Überempfindlichkeit
Anästhesist	5%	Schmerztherapie

Abb. 1: Beschwerdekomplexität und Inanspruchnahme verschiedener Disziplinen durch FMS-Patienten (in Anlehnung an Berg, 1999 und Müller et al., 2000)

In der Studie von Müller et al. 2000 wird zudem resümiert, daß 11,3% der FMS-Patienten vor der Schmerzgeneralisierung einmal operiert und 1,5% der Patienten mehrfach operiert wurden, nach der Schmerzgeneralisierung steigt der Prozentsatz auf 16,7% bzw. 4,5% an.

Die schlechte sozialmedizinische Prognose wird beispielhaft in einer Studie von Pöllmann und Pöllmann (2000) unterstrichen, die aus einem FMS-Klientel - 172 Mitarbeiter aus Dienstleistungsgewerbe und Krankenhäusern - 3 Jahre nach Diagnosestellung nur noch ein Drittel berufstätig fanden, und dies obwohl Rehabilitationsmaßnahmen in großem Maßstab veranlaßt wurden. Dies deckt sich mit der VDR-Statistik 5/1999, nach der die muskulo-skelettalen Erkrankungen der häufigste Grund für die Inanspruchnahme stationärer Rehabilitationsleistungen und für Arbeitsunfähigkeit waren.

3. Diagnose und Klassifikation des FMS

3.1. Diagnostik

International durchgesetzt haben sich heute die Klassifikationskriterien des American College of Rheumatology (ACR), 1990 von Wolfe veröffentlicht. Danach wird dann von einem Fibromyalgiesyndrom gesprochen, wenn neben einem seit mindestens 3 Monate vorhandenen generalisierten Schmerz bei der Untersuchung von 18 definierten Druckpunkten mindestens 11 vom Patienten als druckschmerzhaft bewertet werden. Diese sogenannten „tender-points" liegen im Bereich von Sehnenansätzen und Bindegewebswülsten, bilden also nicht durchgehend die Empfindlichkeit von Muskelansatzstrukturen ab, sondern beschreiben empirisch-statistisch gefundene Schmerzpunkte bei generalisierter Überempfindlichkeit für mechanische Reize. Der synonyme Begiff der „generalisierten Tendomyopathie" geht daher – auch aufgrund fehlender histopathologischer Befunde – mit Sicherheit am Kern des Krankheitsgeschehens vorbei. Abbildung 2 gibt den Untersuchungsbogen FMS der Klinik Berus wieder.

Erwähnenswert ist schließlich das Spektrum vegetativer und funktioneller Symptome, allen voran die Müdigkeit und Erschöpfung, kognitive Störungen, häufiger Harndrang, abdominelle Beschwerden, Tinnitus u.a. Diese als sogenannte „minor criterias" (Yunus,1994) bezeichnete unspezifische Symptomengruppe wurde bisher nicht zur Operationalisierung herangezogen, wird aber in ihrem Stellenwert bei der klinischen Diagnostik als hoch eingeschätzt.

Diagnostisch wertvoll sind schließlich die von der Forschung aktuell gefundenen neuroendokrinen und immunologischen Pathologika bei FMS-Patienten. Die Erhebung dieser Befunde ist derzeit zwar klinisch kaum praktikabel ob der Unspezifität der Einzelbefunde bei gleichzeitig hoher Kostenintensität der Untersuchungen. Wegen der implizierten ätiopathogenetischen Vermutungen seien sie aber exemplarisch – und keineswegs vollständig - in Anlehnung an Klein (1999) dargestellt. Widersprüchlich und uneinheitlich sind die Untersuchungen zur Reaktivität und Sensitivität der Hypothalamus-Hypophysen-Nebennierenrinden-Achse, weswegen sie hier ausgenommen werden.

Untersuchungsbogen Fibromyalgiesyndrom

Adressette

Datum:.................
Untersucher:.........
....

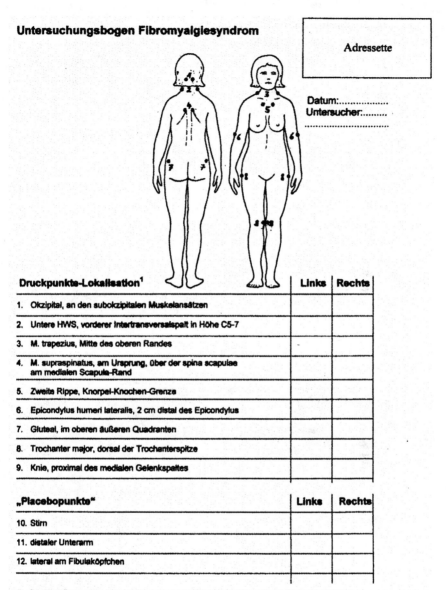

Druckpunkte-Lokalisation[1]	Links	Rechts
1. Okzipital, an den subokzipitalen Muskelansätzen		
2. Untere HWS, vorderer Intertransversalspalt in Höhe C5-7		
3. M. trapezius, Mitte des oberen Randes		
4. M. supraspinatus, am Ursprung, über der spina scapulae am medialen Scapula-Rand		
5. Zweite Rippe, Knorpel-Knochen-Grenze		
6. Epicondylus humeri lateralis, 2 cm distal des Epicondylus		
7. Gluteal, im oberen äußeren Quadranten		
8. Trochanter major, dorsal der Trochanterspitze		
9. Knie, proximal des medialen Gelenkspaltes		

„Placebopunkte"	Links	Rechts
10. Stirn		
11. distaler Unterarm		
12. lateral am Fibulaköpfchen		

1) Druck mit Daumen ca. 4 kg; bei Druckschmerzhaftigkeit in die entsprechende Spalte (+) eintragen, ansonsten (-) eintragen

Abb. 2: Untersuchungsbogen Fibromyalgiesyndrom (FMS) der Klinik Berus

Befunde beim Fibromyalgiesyndom I – humorale Hyperreaktivität des Immunsystems, stationärer Vergleich mit einer gesunden Population

	FMS[1]	Gesunde
ANA positiv	17-60%	1-15%
Ak Serotonin	72%	11%
Ak Ganglioside	71%	18%
Ak Phospholipide	54%	15%

1) Analoge Befunde bei CFS, Colon irritabile, Migräne, Hörsturz, Tinnitus,

Befunde beim Fibromyalgiesynrom II – Pathologische zelluläre Immunreaktionen

Interleukin-2- Spiegel im Serum erhöht

CD25 (Il-2-Rezeptor)-exprimierende T-Zellen erniedrigt

Befunde beim Fibromyalgiesyndrom III - Neurotransmitter

Substanz P im Liquor erhöht	Serotonin im Plasma erniedrigt

Norepinephrin im Urin erhöht

3.2 Klassifikation

Die Klassifikation chronischer Schmerzsyndrome ohne erklärenden organischen Befund in der ICD-10 wurde früh kritisiert (Klinger et al. 1992). Dabei wurde vor allem auf folgende Diskrepanzen abgehoben:
1. Die Einordnung der anhaltenden somatoformen Schmerzstörung in das Kapitel 4 impliziert ein Neurosenkonzept mit primär psychischer Ätiopathogenese.
2. Die Einordnung in das Kapitel 5 der „Verhaltensauffälligkeiten mit körperlichen Symptomen" wäre aus phänomenologischer wie empirischer Sicht naheliegender (etwa im Hinblick auf die psychosozialen Folgen, die spezifischen Verhaltensmuster, die charakteristische neuroendokrine Dysfunktion)
3. Wichtige Informationen über das chronische Schmerzsyndrom bleiben unberücksichtigt, wodurch „die Kommunikation der an der Behandlung Beteilig-

ten erschwert und eine differenzierte Therapieplanung nicht ableitbar ist" (Klinger et al., 1992, S. 214).

Im Hinblick auf die geschilderte Kritik bietet die Klassifikation des Fibromyalgiesyndroms unter M 79.0 (Rheumatismus, nicht näher bezeichnet) einen Perspektivenwechsel, der das FMS als Syndrom dritter Ordnung (unbekannte Ätiologie und unbekannte Pathogenese) auf eine körperliche und phänomenologische Dimension verweist. Unverkennbar kommt es dabei aber zu einer Integration von bisher als komorbide Störungen zu verschlüsselnden Symptomgruppen. Wo bisher die anhaltende somatoforme Schmerzstörung (F45.4) mit der somatoformen autonomen Funktionsstörung (F45.3), oft genug auch der Neurasthenie (F45.3) und der sonstigen somatoformen Störung (F45.8) zusammen diagnostiziert werden mußte, steht nun eine kombinatorische Diagnose als Arbeitsgrundlage zur Verfügung, die dem Wissenschaftsbetrieb neue Impulse gegeben hat.

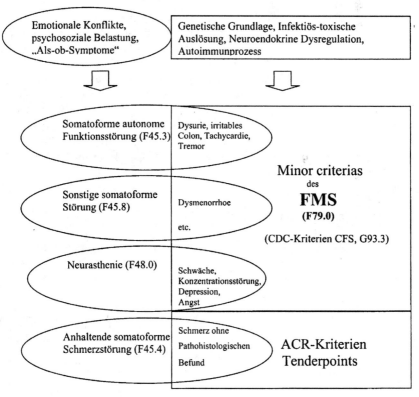

Abb. 3: Einordnung des Fibromyalgiesyndroms nach ICD-10. Auf eine Berücksichtigung der hauptsächlich auf Verhaltensmerkmale rekurrierenden „Somatisierungsstörung" wurde verzichtet, um deren Merkmale unten in einem Interaktions- und Copingmodell zu entwickeln.

Erwähnenswert ist dabei, daß der Symptomenkomplex, sofern die Erschöpfung im Vordergrund steht, auch im *Chronic Fatigue Syndrome* (CFS, G93.3) aufgehen kann, sofern die Kriterien des Centers of Desease Control (Holmes et al. 1989) erfüllt sind.

FMS und CFS weisen eine hohe Komorbidität bis zu 70% auf und werden wegen der vermuteten gemeinsamen neuroendokrin-immunologischen Ätiologie als *Dysfunctional Spectrum Syndrome* (Yunus, 1994) zusammengefasst.

4. Therapieergebnisse

Die Therapieergebnisse werden in verschiedenen Arbeiten immer wieder skeptisch beurteilt. Wallace (1997) spricht davon, daß in spezialisierten Behandlungseinrichtungen „improvement is common but recovery rare". Dabei ist die Prognose umso schlechter, wenn eine Komorbidität mit affektiven Störungen und psychiatrischen Diagnosen vorliegt sowie mit zunehmender Chronifizierungsdauer.

Medikamentöse Therapieansätze ergeben in kontrollierten Studien allenfalls für das trizyklische Antidepressivum Amitriptylin eine Besserung der Schmerzsymptomatik in 20-54%, sofern das Präparat mit seinen zahlreichen vegetativen Nebenwirkungen überhaupt toleriert wird. Gruppentherapien auf verhaltenstherapeutischer Basis wurden in ambulantem und stationärem Setting versucht und brachten eine Coping-Verbesserung hinsichtlich sozialer Kompetenz und Ablenkungsfähigkeit mit allerdings unterschiedlichen Aussagen zur katamnestischen Beständigkeit der Stabilisierung. Die Schmerzintensität konnte nicht dauerhaft gesenkt werden, wobei die diesbezügliche Prognose deutlich vom Zeitpunkt der psychotherapeutischen Intervention abhängt. Tabelle 1 gibt eine Übersicht zu Therapieversuchen und deren Wirksamkeit.

Tab. 1: Therapie des Fibromyalgiesyndroms

Amitriptylin (niedrigdosiert):	20-54% Besserung der Schmerzsymptomatik
SSRI:	Wirksam (Goodnik et al. 1993) Unwirksam (Norregard 1995)
NSAR und Corticoide:	Unwirksam (Wolfe et al. 1996)
Ambulante Gruppentherapie:	Schmerzreduktion und Coping-Verbesserung bei 2-Jahreskatamnese (Bennet et al 1996)

5. Der verhaltensmedizinische Zugang zum FMS-Patienten

5.1 Besonderheiten im Umgang mit somatoformen Schmerzstörungen und Fibromyalgie

Der verhaltensmedizinische und psychotherapeutische Zugang zum FMS-Patienten steht zunächst vor dem Dilemma, daß der Patient auf einem mehr oder weniger hohen Laienniveau durchaus eigene Hypothesen zu immundysregulativen Komponenten der Erkrankung entwickelt hat, sofern er nicht noch an dem traditionellen Modell der peripheren Verortung des Schmerzes haftet. Zur Illustration der daraus resultierenden problematischen Interaktion zwischen Patient und seinem designierten Behandler sei einleitend das Protokoll eines kurzen Telefonates wiedergegeben:

Pat.: Ich habe mal eine Frage, ich bin viermal an der Stirnhöhle operiert und habe unerträgliche Schmerzen. Ihr Haus ist mir empfohlen worden. Ich wollte aber mal hören, was sie so machen.
Beh.: Wir machen im Kern eine psychologische Therapie...
Pat.: Ich habe aber noch Schulterschmerzen, Bandscheibenprobleme und Knieverschleiß.
Beh.: Und überall da Schmerzen?
Pat.: Ja, überall, deswegen wende ich mich an Sie.
Beh.: Nun, dann werden Sie schon viele Therapien ausprobiert haben und viele Medikamente, die wenig geholfen haben. Wir gehen ein bißchen anders ran, wir vermitteln Ihnen Entspannungstechniken und Ablenkung und vor allem dosierte Aktivierung...
Pat.: Das kann ich nicht, ich kann gar nichts machen, ich war schon dreimal in Kur und nie hat es mir etwas gebracht. Alleine die Ergotherapie hat meine Knieschmerzen verschlimmert. Und die Matratze darf nicht zu weich sein, sonst springen mir die Wirbel raus... Wie sind ihre Matratzen?
Beh.: Am besten kommen sie mal vorbei und schauen es sich an.
Pat.: Ja, das wäre gut.
Beh.: Wann können sie denn?
Pat.: Ich bin seit drei Jahren zuhause, ich kann immer.

Bezeichnend an dieser Interaktionssequenz ist das jeweils prompte Ausweichverhalten des Schmerzpatienten (auf einer intentionalen Ebene auch als Entwertung beschreibbar) in dem Moment, in dem der Behandler auf psychologische Modelle oder Techniken rekurriert. Dabei zeigt der Patient zuerst vermehrtes Klageverhalten, im weiteren kommt er auf negative Vorerfahrungen zu sprechen. Der große Entwurf einer psychologischen Behandlung scheitert schließlich an mechanischen Rätseln (wie kann die Ergotherapie den Knieschmerz verschlimmern?) oder an scheinbar banalen Details wie der Frage nach der Matratzenkonsistenz.

Der geschilderte Dialog verdichtet in gewisser Weise Erfahrungen, wie sie mit Schmerzpatienten und somatoform gestörten Patienten in verschiedenen Behandlungssettings immer wieder gemacht und beschrieben wurden.

Dabei fehlt es nicht an Versuchen, beim Patienten ein prädispositionelles Defizit zu verorten, mit dem nicht nur die Genese der Schmerzstörung, sondern auch das unbequeme Interaktionsmuster verstanden werden soll (vgl. Rief und Hiller, 1992). Das bekannteste dieser Konzepte ist das der Alexithymie als Trait-Merkmal (Apfel und Sifneos, 1979), das sich zwar wiederholt als empirisch unzugänglich erwiesen hat, aber ob seiner subjektiven Evidenz, neuerdings auch wegen aktueller neurobiologischer Erkenntnisse wieder genutzt wird (Gündel et al.,2000).

In einer verhaltensmedizinischen Tradition, die vor allem auch soziale und systemische Faktoren eines Krankheitsgeschehens ins Kalkül zieht, wird man bei solch einfachen Modellen nicht stehen bleiben, zumal sie therapeutisch wenig fruchtbar sind. Richtet man sein Augenmerk etwa auf die dominierenden Coping-Strategien des FMS-Patienten und bezieht eine vertikale Analyse ein, so kommt man zu einem Interaktionsmodell, aus dem heraus „alexithyme" Merkmale zumindest teilweise als Epiphänomene verstehen lassen. Alexithymes Verhalten als State-Merkmal und Teil einer Coping-Strategie wurde bisher allerdings nur für traumatisierte und schwerst erkrankte Patienten aufgezeigt (vgl. Gründel et al., 2000).

Im Interaktionsmodell (Abb. 4) wird in Anlehnung an Hessel et al. (2000) an zentraler Stelle die Divergenz und Eskalation zweier unterschiedlicher Bewältigungsmodi hinsichtlich des Problemes „Schmerz" angenommen. Der Schmerzpatient fühlt sich angesichts der im somatischen Sinne ergebnislosen Diagnostik bei unvermindert persistierendem Krankheitsgefühl zunehmend beunruhigt und bedroht. Wie Hessel (2000) an einer für die Bevölkerung repräsentativen Stichprobe gezeigt hat, kommt es mit zunehmendem Bedrohungsgefühl aber zu einem sogenannten bedrohungsfokussierten Coping (Hadern, Selbstbedauern, Schuld zuweisen etc.), das mit dem bedrohungsmindernden Coping gesunder Menschen kontrastiert (Akzeptieren, Ablenken, Haltung bewahren etc.). In einem metaphorischen Sinne spricht Hesse von der „Bewältigungsomnipotenz" gesunder Menschen.

Diese Bewältigungsomnipotenz läßt den Behandler nicht selten den appellativen Aspekt des chronischen Krankheitsverhaltens, den Appell an Mitgefühl oder die Einforderung von Entlastung, als vordergründig empfinden. Zunächst jedoch rekurriert er auf die Ressourcen seines Faches, was nicht selten wie eine Aggressivierung der Behandlungsmaßnahmen anmutet (vgl. Operationsaufkommen). Ein Scheitern dieser Maßnahmen führt zur Verweisung des Patienten an einen anderen Kontext (andere Disziplin, stationär etc.) oder an ihn selbst („lebe damit!"), was wiederum das Hilflosigkeitserleben des Patienten akzentuiert.

Noch bevor der Patient zu einem psychosomatisch tätigen Kollegen kommt, beginnt aber die Suche nach alternativen Ätiologien, die konsequenterweise nun von der peripheren Verortung des Schmerzes absehen und – gestützt von paramedizinischen Personen, Presse und Zeitgeist-Trends – üblicherweise auf Vergiftungs-, Verseuchungs-, Überempfindlichkeitstheorien kommen. Damit wird das

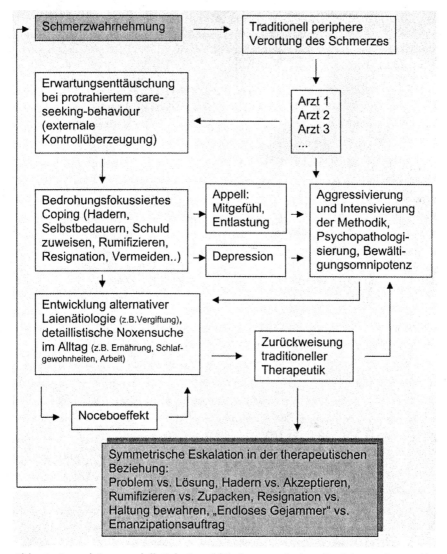

Abb. 4: Interaktionsmodell: Scheitern der therapeutischen Beziehung. Es resultieren Verhaltensmuster, die in den diagnostischen Leitlinien der Somatisierungsstörung (F 45.0 nach ICD-10) wiederzufinden sind.

chronische Krankheitsverhalten mit Einnahme oft unzähliger alternativmedizinischer Präparate in mitunter horrenden Dosen (bis 5g Ascorbinsäure/Tag) perpetuiert, ja es erhält durch die akribische und detaillistische Noxensuche im Alltag noch eine besondere Note: der Patient vermutet ubiquitär Gifte. Ein defekter Drucker im Büro, Möbel, Teppichböden, Matrazen, Hochspannungsleitungen, Gerüche werden zu angstauslösenden und damit symptomverschärfenden

Agentien. Das hieraus über die „Nocebowirkung" entstehende Vermeidungs- und Schonungsverhalten führt auf organmedizinischer Seite oft zu der Beschreibung eines nun neuen Krankheitsbildes (Multiple Chemical Sensitivity), womit dann die Externalisierung der Krankheitsursache endgültig vollzogen wird.

Die Motivierbarkeit der Patienten für eine psychotherapeutische Maßnahme ist damit noch schlechter geworden, und dies nicht nur, weil einschlägige Selbsthilfeorganisationen vor „chemisch verseuchten Kureinrichtungen" warnen.

5.2 Praktische Umsetzung eines Therapiekonzeptes

Eine wie auch immer geartete Psychotherapie des FMS hat von oben skizzierten Erschwernissen bereits in der Motivierungsphase der Behandlung auszugehen. Auch der Psychotherapeut ist dabei ständig in Gefahr, auf den dargestellten negativen Interaktionszirkel einzuschwenken, etwa wenn er mittels forcierter Persuasion den Patienten von seinem organmedizinischen Ätiologiekonzept abbringen will. Paradigmatisch für einen entsprechenden Ansatz sei die „Prozedur des trojanischen Pferdes" von Wickramasekera (1989) genannt. Bereits die kriegerische Metapher läßt vermuten, daß auch Psychotherapeuten in die Falle der Aggressivierung ihrer Behandlungsmethoden gehen können. Dem Patienten soll unter Einschluß von Hypnose-Demonstrationen und mittels apparativem Aufwand die „Macht der Psyche" nahegebracht werden, eine Technik, die sicher erst dort ihre Berechtigung hat, wo sie in eine gut etablierte therapeutische Beziehung eingebettet ist und in eine aktive Miteinbeziehung des Patienten (etwa durch self-monotoring) mündet.

Immerhin erlebt der FMS-Patient die Annahme einer psychischen Verursachung seiner Erkrankung häufig genug auch dann noch als oktroyierend und als „Bankrotterklärung" des vorher so aktiven Medizinsystems.

Bewährt hat es sich daher, behutsam und alltagsorientiert mit dem Patienten zusammen ein biopsychosoziales Modell seiner Erkrankung zu entwerfen, in dem die biologischen Faktoren, so sie rudimentär als neuroendokrine Befunde bekannt sind, an einer Schlüsselstelle belassen werden können. Wesentlich ist lediglich die Rekonstruktion des linearen Kausalmodells als zirkuläres Interaktionsmodell, nach dem die für den Patienten unmittelbar evidenten psychischen und sozialen Folgen seiner Erkrankung auf die körperliche und Verhaltensebene zurückwirken. Zwanglos können dann auch Persönlichkeitsfaktoren als dysfunktionale kognitive Muster z.B. im Sinne der endurance-Muster in ihrem Einfluß demonstriert werden.

Voraussetzung hierfür ist die einzeltherapeutische Arbeit, die von einem mit dem FMS-Modell vertrauten und versierten Therapeuten durchgeführt werden muß. Flankierend können im stationären Rahmen dann Gruppenmaßnahmen, etwa zur Erhöhung der sozialen Kompetenz, der körperlichen Fitness, der Fokussierung beruflicher Probleme etc. eingefügt werden (Lipowski 1988).

Das multimodale Behandlungsprogramm kann somit folgende Bausteine beinhalten (s. Abb. 5).

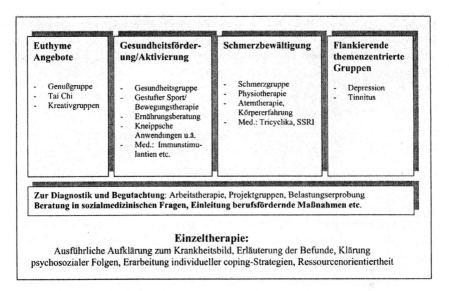

Euthyme Angebote	Gesundheitsförderung/Aktivierung	Schmerzbewältigung	Flankierende themenzentrierte Gruppen

- Genußgruppe
- Tai Chi
- Kreativgruppen
	- Gesundheitsgruppe
	- Gestufter Sport/
	  Bewegungstherapie
	- Ernährungsberatung
	- Kneippsche
	  Anwendungen u.ä.
	- Med.: Immunstimu-
	  lantien etc.
		- Schmerzgruppe
		- Physiotherapie
		- Atemtherapie,
		  Körpererfahrung
		- Med.: Tricyclika, SSRI
			- Depression
			- Tinnitus

Zur Diagnostik und Begutachtung: Arbeitstherapie, Projektgruppen, Belastungserprobung
Beratung in sozialmedizinischen Fragen, Einleitung berufsfördernde Maßnahmen etc.

Einzeltherapie:
Ausführliche Aufklärung zum Krankheitsbild, Erläuterung der Befunde, Klärung
psychosozialer Folgen, Erarbeitung individueller coping-Strategien, Ressourcenorientiertheit

Abb. 5: Die Behandlung des FMS in einer verhaltensmedizinischen Einrichtung (Klinik Berus)

In der verhaltensmedizinischen Einrichtung, aus der hier berichtet wurde, sind FMS-Patienten ein ein sehr kleines Kontingent in der Gruppe der chronischen Schmerzpatienten. Von 22 Patienten, die in den Monaten April bis September 2000 an dem spezifischen Schmerzprogramm der Klinik teilnahmen, befanden sich nur 3 Patienten, die die Kriterien für ein FMS erfüllten. Aus den obigen Ausführungen wird deutlich, warum die Patienten den Weg in eine solchermaßen spezialisierte Klinik spät, wenn überhaupt finden. Es können daher hier keine statistisch relevanten Ergebnisse zum Outcome der Behandlung von FMS berichtet werden. In den Einzelfällen konnten aber vielversprechende Ergebnisse gerade unter der Arbeitsdiagnose FMS gesehen werden. Dabei zeichnen sich insbesondere folgende Wirkfaktoren ab:

- das FMS-Modell bietet **Plausibilität und Anschlußfähigkeit** an organische Krankheitstheorien der Patienten. Diese fühlen sich ernst genommen und sind dann bereit, sich auf eine perspektivische **Erweiterung des Modells auf eine psychosoziale Ebene** einzulassen
- das FMS-Modell ermöglicht dem Patienten nach **ausführlicher Aufklärung** über Haupt- und Nebensymptome eine Einordnung der Beschwerden und bietet so die Grundlage, den Teufelskreis aus eskalierender medizinischer Inanspruchnahme und Hilflosigkeitserleben zu unterbrechen
- die geeignete Arbeit mit dem FMS-Modell verhindert mit der Fokussierung **realistischer Therapieziele** wie Verbesserung der sozialen Kompetenz, Ablenkungs- und Entspannungsfähigkeit die Enttäuschung unrealistischer Erwartungen und wirkt so einer Chronifizierung entgegen

- mit der Akzeptanz des FMS-Modells und der Deeskalation symmetrischer Kämpfe um die „richtige Ätiologie" wird der **Raum geschaffen für psychologische Interventionen**, Stressmodelle, self-monitoring, kognitive Strategien etc.

- schließlich bleibt zu hoffen, daß mit der Berücksichtigung des FMS-Konzeptes die Grundlage für weitere Forschungsarbeit gelegt wird, so daß das FMS-Konzept in Zukunft eine noch größere Stringenz aufweisen und den Ruf eines kriteriologischen „Sprachspieles" (Raspe 1999) hinter sich lassen kann.

Literatur

Bennett, R.M. (1996). Fibromyalgia and the disability dilemma. A new era in understanding acomplex, multidimensional pain syndrome. Arthritis and Rheumatism, 39 (10), 1627-1634.

Gündel, H., Ceballos-Baumann, A.O. & von Rad, M. (2000). Aktuelle Perspektiven der Alexithymie. Nervenarzt, 71, 151-163.

Hessel, A., Heim, E., Geyer, M. & Brähler, E. (2000). Krankheitsbewältigung in einer repräsentativen Bevölkerungsstichprobe. Psychotherapie, Psychosomatik, Medizinische Psychologie, 50, 311-321.

Holmes, G.P., Kaplan, J.E. & Gantz, N.M. (1989). Chronic fatigue syndrome: a working case definition. Annals of Intern Medicine, 108, 387-389.

Klein, R. (1999). Laborchemische, neurohormonelle und immunologische Befunde beim Fibromyalgie- und chronischen Müdigkeitssyndrom und ihre klinische Relevanz. In: P.A. Berg (Hrsg.) Chronisches Müdigkeits- und Fibromyalgiesyndom (S. 34-52). Berlin, Heidelberg, New York: Springer Verlag.

Klinger, R., Hasenbring, M. & Pfingsten, M. (1992). Klassifikationsansätze bei chronischem Schmerz. In: E. Geissner & G. Jungnitsch (Hrsg.) Psychologie des Schmerzes (S. 205-223). Weinheim: Psychologie Verlags Union.

Lipowski, Z.J. (1988). An inpatient program for persistent somatizers. Canadian Journal of Psychiatry, 32, 275-278.

Müller, A., Hartmann, M. & Eich, W. (2000). Inanspruchnahme medizinischer Versorgungsleistungen – Untersuchung bei Patienten mit Fibromyalgiesyndrom. Schmerz, 14, 77-83.

Norregaard, J., Volkmann, H. & Danneskiold-Samsoe, B. (1995). A randomized controled trial of citalopram in the treatment of fibromyalgia. Pain, 61 (3), 445-449.

Pöllmann & Pöllmann (2000). Beitrag zum Deutschen Schmerztag 2000, Frankfurt.

Raspe, H. (1999). Die Epidemiologie des Fibromyalgiesyndroms (FMA): Definition, Vorkommen, Konsequenzen und Risikofaktoren. Verhaltenstherapie, 9 (suppl 1), 63.

Rief, W. & Hiller, W. (1992). Somatoforme Störungen. Bern: Verlag Hans Huber.

Wallace, D. (1997). The fibromyalgia syndrome. The Finnish Medical Society DUODECIM, Annals of Medicine, 29, 9-21.

Wickramasekera, I. (1989). Enabling the somatization patient to excit the somatic closet: a high-risk model. Psychotherapy, 26, 530-544.

Wolfe, F. (1990). The American College of Rheumatology 1990. Criteria for the Classification of Fibromyalgia: Report of the Mulitcenter Criteria Committee. Arthritis and Rheumatism, 33 (2), 160-172.

Yunus, M.B. (1994). Psychological aspects of fibromyalgie syndrome: A component of the dysfunctional spectrum syndrome. Bailliere's Clinical Rheumatology, 8, 811-837.

Arbeits- und berufsbezogene Problemstellungen

Entwicklung und Begründung eines Analysemodells des Arbeits- und Leistungsprozesses (AMALPROZESS)

Manfred Zielke

In weiten Bereichen des Erwerbslebens haben sich die Arbeitsbedingungen in den letzten Jahren wesentlich verändert. Querschnittsuntersuchungen zeigen einen wachsenden Qualifikationsdruck, eine Verdichtung von Anforderungen infolge neuer Informationstechnologien, eine Flexibilisierung von Arbeitsstrukturen und die Bedrohung durch Arbeitslosigkeit.
Nach der Darstellung empirisch begründeter Zusammenhänge zwischen solchen kritischen Aspekten des Arbeitslebens und psychosomatischen Reaktionsbildungen werden standardisierte Fragebögen zur Erfassung spezifischer Arbeitsbelastungen und zur Belastungsbewältigung beschrieben. Abschließend wird ein Analysemodell des Arbeits- und Leistungsprozesses (AMALPROZESS) vorgestellt, das sich in der klinischen Arbeit als besonders geeignet erwiesen hat, Problemkonstellationen im Arbeits- und Leistungsgeschehen von Patienten in der medizinischen Rehabilitation konkret herauszuarbeiten und daraus belastungsbezogene Rehabilitationsstrategien abzuleiten.

1. Einführung und Problemstellung

Die Lebensgestaltung und das soziale Ansehen sind in einer Erwerbsgesellschaft weitgehend davon abhängig, ob der Einzelne aufgrund körperlicher, geistiger und psychischer Befähigung einerseits und aufgrund von Ausbildung und beruflicher Qualifizierung andererseits die Chance hat, einen Ausbildungsplatz zu besetzen oder nicht. Dies gilt sowohl in Zeiten der Vollbeschäftigung und ganz besonders in solchen Entwicklungen der Volkswirtschaft mit einem hohen Arbeitslosenanteil und einer weitgehenden Gefährdung der Arbeitsplatzsicherheit (s.a. Czikkely 1988).
Bei den aktiv Erwerbstätigen gewinnt der Umgang mit Belastungen und Stressoren im Erwerbsleben eine stetig wachsende Aufmerksamkeit in der Arbeitswissenschaft und in der Arbeits- und Organisationspsychologie. Querschnittsuntersuchungen lassen eine deutliche Zunahme von Streßsymptomen erkennen, die vor allem aus einem wachsenden Qualifikationsdruck, aus der Verrichtung von Anforderungen bei der Einführung neuer Informationstechnologien, aus der Flexibilisierung von Arbeitsstrukturen und aus der Bedrohung durch Arbeitslosigkeit erwachsen. Gleichwohl dominieren in der sozialmedizinischen Literatur und

in den sozialmedizinischen Beurteilungskriterien immer noch physikalische Stressoren und Belastungsfaktoren.

In der stationären Psychotherapie und in der medizinischen Rehabilitation psychosomatischer Erkrankungen beginnt sich dank der Verbreitung verhaltensmedizinischer Konzepte ein Bedeutungs- und Wertewandel hinsichtlich arbeits- und leistungsbezogener Fragestellungen zu vollziehen. Dies kann jedoch nicht darüber hinwegtäuschen, daß in nicht wenigen Therapiekonzepten stationärer Psychotherapie und in dem ihnen zugrundeliegenden Krankheitsbegriff die Leistungs- und Erwerbsfähigkeit immer noch eine nachgeordnete Rolle spielt. Als wir uns 1987 unter dem Kongreßthema „Therapeutische Strategien und soziale Wirklichkeit" (Zielke, Sturm und Mark 1988) offensiv mit der Thematik auseinandersetzten, empfanden viele nicht verhaltenstherapeutische KollegInnen diese Schwerpunktsetzung in psychotherapeutischen Strategien einerseits für das Selbstverständnis der Psychotherapie als äußerst bedrohlich und waren andererseits der Auffassung, die Verhaltensmedizin würde sich lediglich ein modernistisches Image verpassen, um eine größere Akzeptanz in der Gesundheitsversorgung zu erreichen.

Keine Therapietheorie kann es sich bei dem gegenwärtigen Stand der Entwicklung sozialpsychologischer Theorien zur Entwicklung und Stabilisierung psychischer und psychosomatischer Erkrankungen mehr leisten, die soziale Bedingtheit psychischer Erkrankungen mit den begleitenden Kontroll- und Labelingprozessen aus ihrem Theoriengebäude auszuschließen. Bei der Umsetzung dieser Konzepe z.B. bei der Definition des "krankhaften" Verhaltens, der Festlegung des konkreten, zu verändernden Verhaltens (Zielbegriffe) und der Operationalisierung der Therapieschritte geht die praktische Berücksichtigung der sozialen Verhaltensdeterminanten häufig verloren und man rekurriert häufig genug auf die kognitive Repräsentation der sozialen und situativen Verhaltensparameter beim Patienten.

Diese Überlegungen und Auffassungen hierzu sollen an einem Fallbeispiel dargestellt werden. Dazu erfolgt ein aus dem Behandlungsbericht einer psychotherapeutischen Praxis an den Hausarzt eines Patienten:

Der Patient (43 Jahre, männlich) ist seit 11 Monaten krankgeschrieben und befindet sich seit 7 Monaten in ambulanter psychotherapeutischer Behandlung.

Auszug aus dem psychotherapeutischen Bericht:

"Die Auflockerung der verhärteten Strukturen des Patienten gestaltet sich schwierig, die Entwicklung der Introspektionsfähigkeit erfordert sehr viel Geduld. Der Patient hat nicht gelernt sich selber zu fühlen und zu empfinden, hat aber eine äußerst sensible Wahrnehmung dessen was andere von ihm erwarten.

Die Verhaltensweisen des Patienten sind somit weitgehend fremdgesteuert, der Patient weiß nicht, wo andere aufhören und er anfängt, er kann keine Grenze zwischen sich und anderen ziehen, infolgedessen eigene Forderungen nicht anmelden und unangemessene Forderungen seiner Umwelt nicht zurückweisen. So läßt der Patient sich klaglos von seinen Kindern, seiner Frau und seinem Arbeitgeber überfordern, Dinge, die andere Menschen traurig oder ärgerlich machen würde, übergeht der Patient, er nimmt sich, wie der Volksmund so schön sagt, Dinge zu Herzen, ohne daß er in der Lage ist, seinem Herzen Luft zu machen.

Schwerpunkt der psychotherapeutischen Arbeit ist zunächst einmal die Entwicklung von Autonomie in der Abgrenzung gegenüber anderen Menschen. Diese Arbeit bleibt notwendigerweise theoretisch, da in dem äußeren Lebensvollzug des Patienten es entweder nur harte Arbeit gibt, wobei der Patient sich bemüht hat, allen Anforderungen, die an ihn gestellt werden, gerecht zu werden, was notwendigerweise Umgebung und Vorgesetzte dazu verführt, den Patienten auszubeuten, oder auf der anderen Seite, daß der Patient überhaupt nichts tut, wie jetzt zur Zeit und darunter leidet, nutzlos zu sein, aber auch dieses Leiden nicht ausspricht, sondern es wieder sich stumm zu Herzen nimmt.

Unter den gegebenen Umständen sehe ich eine Möglichkeit die Autonomiefähigkeiten des Patienten zu stärken, wenn es eine Möglichkeit gäbe, ihn bedingt arbeitsfähig zu schreiben, mit dem Ziel, daß der Patient selber bestimmt, wann er auf er Arbeit erscheint und auch selber bestimmt, wann er die Arbeit wieder verläßt. Es wäre unbedingt notwendig, daß er ein eigenes Maß an Leistungsfähigkeit herausfindet.

Wenn es eine Möglichkeit medizinischerseits gäbe, eine bedingte Arbeitsfähigkeit festzustellen, würde ich Sie bitten, davon Gebrauch zu machen."
(Ende des Auszugs)

Stellungnahme des Vertrauensarztes:

"Eine Reintegration in den Arbeitsprozeß mit anfänglich stundenweiser Beschäftigung wird vom Arbeitgeber abgelehnt".

Es geht bei diesem Auszug aus dem Behandlungsbericht nicht darum, die theoretische oder klinische Angemessenheit dieser Schilderung zu hinterfragen oder zu kritisieren. Vielmehr stellt sich die Frage, welches Modell der Leistungsfähigkeit dieser Sichtweise zugrunde liegt und ob es nicht notwendig ist, eine Auffassung zu entwickeln, welche die externe soziale Realität und deren Bewältigung bzw. Nicht-Bewältigung in die Definition der Symptomatik und des Krankheitsverhaltens einschließt. Das ausschließliche Rekurrieren auf interne, in der Person vorhandene krankhafte Zustände und Störungen birgt denn auch den Verlust des Kontaktes zur sozialen Realität in sich.

Tatsächlich war es über lange Jahre notwendig, dieses erweiterte Therapie- und Rehabilitationsverständnis auch manchen Kosten- und Leistungsträgern gegenüber durchzusetzen. Der Autor erinnert sich noch lebhaft daran, daß bei einem Patienten in der stationären Psychotherapie (Behandlungsdiagnose: Zwangsstörung) ein Verlängerungsantrag abgelehnt wurde, weil der Patient zu einer regelmäßigen Belastungserprobung täglich vier Stunden in einem Museum gearbeitet hat und „er in dieser Zeit ja für die Psychotherapie nicht zur Verfügung gestanden habe" (Zitat des Ablehnungsbescheides).

Diese Bewertung scheint sich zunehmend zu wandeln. Hierbei spielen sicher die verschärften Bedingungen des Arbeitsmarktes eine Rolle und vor allem die Notwendigkeit zu einer forcierten Effizienzbewertung der medizinischen Rehabilitation, in der arbeits- und leistungsbezogene Strategien eine größere Bedeutung gewinnen (Zielke 2000).

Die intensive Beschäftigung mit Arbeits- und Leistungsaspekten unter einer sozialmedizinischen Perspektive führt zu der Einschätzung, daß wir es hierbei mit einem quasi vorwissenschaftlichen Verständnis zu tun haben darüber, welche Fertigkeiten und Fähigkeiten erforderlich sind, eine berufliche Tätigkeit auszuüben und sich darin zu halten, bzw. durch welche spezifischen Defizite das erforderliche Leistungsverhalten gefährdet ist.

Wir treffen gleichzeitig bei dieser Thematik auf eine Situation, daß Therapeuten, die ja alle auch arbeiten müssen (oder wollen) sich bereits aus diesem Grunde als für diesen Bereich hochkompetent ansehen und schon nach wenigen Angaben von Patienten zum Arbeitsbereich zu wissen meinen, worin dessen Erwerbstätigkeit eigentlich besteht. Dabei haben sie in der Regel noch nie eine Arbeitsplatzanalyse und ein Anforderungsprofil der eigenen Tätigkeit durchgeführt. In diesem Beitrag wird versucht, eine systematische Analyse relevanter Arbeitsbedingungen unter gesundheitsbezogenen Aspekten zu entwickeln, um daraus zuverlässige Veränderungsziele für die stationäre Psychotherapie und Rehabilitation ableiten zu können. Der Autor empfiehlt dringend, vor der Anwendung dieser Konzepte ein intensiveres Anwendungstraining zu absolvieren, das einen beträchtlichen Selbsterfahrungsteil beinhalten sollte. Hierbei kann es vorkommen, daß im eigenen Arbeits- und Leistungserleben eine Reihe wenig gesundheitsfördernder Aspekte zutage gefördert werden. Dies kann jedoch sehr heilsam sein!

2. Die Bedeutung von einzelnen Aspekten des Arbeits- und Leistungserlebens für die Krankheitsentwicklung

Nach den grundsätzlichen und eher systembezogenen Überlegungen zu den Anforderungen im heutigen Arbeits- und Leistungsgeschehen soll im folgenden herausgearbeitet werden, welche spezifischen Problembereiche und Belastungen im Arbeits- und Berufsbereich bei Patienten mit psychischen und psychosomatischen Erkrankungen vorhanden sind. Solche Kenntnisse sind erforderlich, um in den Behandlungs- und Rehabilitationskonzepten die Veränderung dieser Problembereiche gezielt angehen zu können.

2.1 Qualitative Schweregrade von Arbeitsstörungen

Zur Eingrenzung der Begrifflichkeit soll unterschieden werden zwischen Arbeits- und Leistungsstörungen und Handlungsstörungen.

Bei den *Handlungsstörungen* ist das gesamte Verhaltensmuster der Handlungsplanung und Handlungsumsetzung gestört oder drastisch eingeschränkt. Solche kompletten Handlungsstörungen sind beobachtbar z. B. bei schweren Depressionen oder bei Psychosen. Bei schweren Angststörungen (z. B. Panikstörungen oder Zwangserkrankungen oder auch manchen Ausprägungen von Eßstörungen) sind die Verhaltensaktiva ausschließlich auf die Krankheit bezogen. Für die

Tab. 1: Qualitative Schweregrade von Arbeitsstörungen

Arbeits- und Leistungsstörungen	Handlungsstörungen

• *spezifische Leistungsausfälle oder Beeinträchtigungen*
z.b. - Probleme der Verarbeitung von Anforderungen
  - Selbst und Fremdbewertung von Handlungsergebnissen
  - Probleme der Konzentration und Durchhaltevermögen
  - Arbeitsplanung und - organisation
  - Pausengestaltung und Gestaltung von Erholung
	• *Das gesamte Verhaltensmuster der Handlungsplanung* und *Handlungsumsetzung* ist *gestört* oder *drastisch eingeschränkt* (z.B. bei schweren Depressionen oder Psychosen) oder die verbliebenen Verhaltensaktiva sind ausschließlich auf Krankheit bezogen

Bewältigung von Leistungsanforderungen von außen steht nur noch eine geringe Aufmerksamkeit und ein minimaler Handlungsspielraum zur Verfügung.

Unter *Arbeits- und Leistungsstörungen* sind spezifische Leistungsstörungen, spezifische Leistungsausfälle und Beeinträchtigungen zusammengefaßt. Hierbei kann es sich z. B. um Probleme der Verarbeitung von Anforderungen handeln, um Probleme in der Selbst- und Fremdbewertung von Handlungsergebnissen, um Probleme in der Konzentration und im Durchhaltevermögen, bei der Arbeitsplanung und Arbeitsorganisation oder bei der Gestaltung von Phasen der Erholung oder Regeneration. Die Problembereiche bei Arbeits- und Leistungsstörungen sind (noch) nicht generalisiert und weitgehend abhängig von spezifischen Situationen, Anforderungen, Befindlichkeiten oder Arbeitsbedingungen. Auch bei Patienten mit kompletten Handlungsstörungen sind solche Arbeits- und Leistungsstörungen zu beobachten; sie sind jedoch kaum mehr situationsspezifisch und in weitgehendem Maße auf nahezu alle Tätigkeits- und Lebensbereiche generalisiert.

Die Möglichkeiten zur speziellen Behandlung und Rehabilitation von generalisierten Handlungsstörungen sind demzufolge sehr eingeschränkt. Es macht wenig Sinn, z. B. bei einem Patienten, der unter einer Herztodphobie leidet und als Versicherungsvertreter tätig ist (bzw. war), Kundengespräche im Rahmen von Belastungserprobungen zu trainieren, der noch ständig damit beschäftigt ist, seine Herzkreislauffunktionen zu beobachten, um frühzeitig Hinweise auf alarmierende Funktionsausfälle wahrzunehmen. Bevor man in einem solchen Fall auf spezielle Rehabilitationselemente der berufsbezogenen Belastungserprobung übergehen kann, muß der Handlungsspielraum dieses Patienten soweit vergrößert werden, daß eine Beschäftigung mit externen Arbeits- und Leistungsanforderungen überhaupt möglich ist (s.a. Hamacher 1988).

2.2 Berufliche Belastungen aus dem Blickwinkel von Patienten in der Psychosomatik

Empirisch begründete Anhaltspunkte über berufliche Belastungen bei Patienten mit psychosomatischen Erkrankungen finden sich in der Evaluationsstudie von Zielke (1993, 1995). In dieser Untersuchung wurden 100 berufstätige Patienten mit Hilfe ausgewählter Fragebereiche aus dem MEDIS-Fragebogen (Potthoff 1982) nach ihren Belastungen in ihrer Berufstätigkeit befragt.

Tabelle 2 enthält die Einschätzungen der berufstätigen Patienten zu 10 Beurteilungsbereichen von beruflichen Belastungen und Beeinträchtigungen und daneben die Ergebnisse aus der standardisierten Bevölkerungsstichprobe (Potthoff 1982). Die Signifikanzprüfungen der Antwortverteilungen ergeben auf allen Skalen höhere Belastungen bei den Patienten der Projektgruppe. Der Anteil der Patienten, die Belastungen angeben, beträgt teilweise ein Vielfaches der Vergleichsgruppe. Die auf diese Weise ermittelten stärkeren Belastungen beziehen sich nicht nur auf rein physikalische Bereiche wie Heben, Körperhaltung, Lärm usw., sondern umfassen ebenfalls Aspekte der Arbeitsabläufe und Arbeitsorganisation wie Zeitdruck, Akkordarbeit, Wechselschicht, Überstunden usw.; soziale und interaktionelle Belastungen wie ein schlechtes Betriebsklima und Ärger mit Vorgesetzten werden in der Projektgruppe sogar bis zu dreimal häufiger ange-

Tab. 2: Belastungen in der beruflichen Tätigkeit

Welche Belastungen treffen auf Ihre Berufstätigkeit zu (Mehrfachnennungen möglich) ?							
	Projektgruppe		Vergleichsgruppe		Statistische Überprüfung		
	N	%	N	%	Chi²	FG	Sign.
viel Laufen, Heben, Tragen	54	51,4	287	28,2	24,2	1	**
eintönige und verkrampfte Arbeitshaltung	40	38,1	194	19,1	20,9	1	**
Lärm, Schmutz und andere Belastungen am Arbeitsplatz	45	42,9	161	15,8	46,4	1	**
Hetze und Zeitdruck	70	66,7	445	43,8	20,1	1	**
Akkordarbeit	15	14,3	26	2,6	37,2	1	**
Wechsel- und Nachtschicht	30	28,6	89	8,8	39,4	1	**
regelmäßige Überstunden	26	24,8	152	14,9	6,9	1	**
schlechtes Betriebsklima	22	21,0	62	6,1	30,3	1	**
Ärger mit Vorgesetzten	28	26,7	79	7,8	39,4	1	**
keine Belastungen	10	9,5	293	28,8	18,0	1	**
** signifikant bei p < 1%, * signifikant bei p < 5% , ns = nicht signifikant							

geben als in der Vergleichsgruppe. Keine Belastungen am Arbeitsplatz werden hingegen nur von 9,5 % der Patienten (und 28,8 % der Vergleichsgruppe) genannt.

Bei der inhaltlichen Bewertung dieser Unterschiede müssen drei Sachverhalte berücksichtigt werden, die einen moderierenden Einfluß auf die Ergebnisse haben können: 1): Seit der Erhebung von Potthoff (1982) sind einige Jahre vergangen, in deren Verlauf berufsbezogene Belastungen zugenommen haben können; 2): die erhöhte Irritierbarkeit und geminderte Belastbarkeit der Patienten läßt sie die vorhandenen Belastungen in der Ausübung der Berufstätigkeit stärker erleben und 3): die Patienten in der klinischen Stichprobe sind tatsächlich in größerem Ausmaß beruflichen Stressoren ausgesetzt, die mit der Entwicklung der psychischen und vegetativen Symptomatik in einem engen interaktionellen Zusammenhang zu sehen sind.

Ohne die Gewichtung der vorgenannten Faktoren quantitativ eingrenzen zu können, scheint das Ausmaß der Belastungen in der beruflichen Tätigkeit erheblich zu sein. Diese vermehrten Belastungen zeigen sich nicht nur in den physikalischen Bereichen der Arbeitsumwelt, sondern treten auch in Form belastender Arbeitsabläufe und Organisationsaspekte wie auch durch interaktionelle Belastungen in den Arbeitsbeziehungen zutage. Selbst wenn die Einschätzungen infolge einer erhöhten Sensibilität der Patienten für Beeinträchtigungen stärker ausfallen als diese tatsächlich sind, spiegeln sie doch eine Realität der Wahrnehmungen wider, die gleichwohl handlungsleitend sein können.

Zielke (1995) berichtet über die Angaben von Patienten in einer psychosomatischen Klinik zu ihren Erlebensaspekten von Situationen und Bedingungen am Arbeitsplatz - erhoben mit Hilfe des „Fragebogens zur Erfassung der Situation am Arbeitsplatz" (KOLA) von Koch und Laschinsky (1979) (ausführliche Darstellung des Meßverfahrens erfolgt weiter unten) und vergleicht die Ergebnisse aus dieser Patientenstichprobe mit einer Bevölkerungsstichprobe. Aus diesen Vergleichen ergeben sich ein höheres Maß an akzeptierter Verantwortung in der

Tab. 3: Vergleiche der beruflichen Belastungen bei Patienten mit psychosomatischen Erkrankungen (Projektstichprobe) und einer Stichprobe aus Nicht-Patienten (Vergleichsgruppe) im KOLA-Fragebogen

		Projektgruppe		Vergleichs-gruppe [1]	Statist. Prüfung	
		M	S	M	t	Sign.
F1	Akzeptierte Verantwortung	29,9	8,7	20,1	10,17	**
F2	Nicht-honorierte Belastung	13,4	4,0	13,2	0,45	ns
F3	Angst am Arbeitsplatz	15,6	4,2	9,9	12,25	**
F4	Autonomie am Arbeitsplatz	9,1	3,4	13,1	10,62	**
F5	Geistige und soziale Kompetenz	19,7	7,7	27,2	8,79	**
F6	Körperliche Arbeit	20,2	6,6	20,9	0,96	ns

Vergleichsgruppe = nicht repräsentative Bevölkerungsgruppe N = 406
[1] Wegen fehlender Angaben zur Streuung in der Vergleichsstichprobe haben wir einen Vergleich der Verteilungen unter der Annahme identischer Streuungen durchgeführt (FG = 506)

Projektstichprobe, eine größere Angst am Arbeitsplatz bzw. vor Verlust des Arbeitsplatzes, eine geringere Autonomie am Arbeitsplatz und eine geringere geistige Kompetenz. Letztere Skala erfaßt das Reaktionsvermögen, ständige Aufmerksamkeit, Flexibilität, Organisationstalent und Einfühlungsvermögen.

Das Ausmaß an nicht honorierter Belastung (Streß, Zeitdruck, nicht leistungsgerechte Bezahlung) entspricht dem der Vergleichsgruppe. Im Faktor 6 des KOLA: körperliche Arbeit (Umgang mit Materialien, körperliche Belastung, Geschicklichkeit, Materialgebrauch, Arbeit unter erschwerten Umweltbedingungen) ergeben sich in beiden Gruppen nahezu identische Verteilungswerte.

Die Variablenkombination aus erhöhter akzeptierter Verantwortung mit verstärkten Ängsten vor dem Verlust des Arbeitsplatzes und geringerer Autonomie sowie einer verminderten geforderten oder erbrachten geistigen oder sozialen Kompetenz in der Projektgruppe entspricht wesentlichen Bestimmungsstücken in Siegrists (1988) Modell der beruflichen Gratifikationskrise. Nach seinen Modellvorstellungen kommt es bei erhöhter Verausgabungsbereitschaft und der Übernahme von Verantwortung für eigene Leistungen in Verbindung mit geringeren Selbstkontrollmöglichkeiten über den eigenen Arbeitsprozeß bei ausbleibender Gratifikation (Aufstiegsgefährdung, Arbeitsplatzgefährdung, leistungsgerechte Bezahlung, emotionale Gratifikation wie Lob und Anerkennung) zu krisenhaften Zuspitzungen, aus denen Krankheitsentwicklungen mit krisenhaften Verläufen resultieren. Diese Variablenkombination scheint bei unserer Patientenstichprobe auch gegeben.

In Verbindung mit den Untersuchungsergebnissen aus den MEDIS-Fragen zu Belastungen in der beruflichen Tätigkeit und den Skalen des KOLA ergeben sich eine Reihe in sich kohärenter Auffälligkeiten in unserer Projektstichprobe, die allesamt auf ein erheblich größeres Ausmaß an beruflichen Belastungen und zumindest subjektiv erlebten ungünstigen Anforderungssituationen im Arbeitsgeschehen hinweisen, als von den Vergleichsgruppen her erwartbar wäre. Es kann angenommen werden, daß diese erhöhten Arbeitsbelastungen und beruflichen Anforderungen in einem engen Interaktionsprozeß zur Krankheitsentwicklung zu sehen sind.

2.3 Zusammenhänge zwischen dem Arbeitserleben und klinischen Aspekten

Insgesamt ist es erstaunlich, daß in der psychotherapeutisch orientierten Literatur Untersuchungen über die Bedeutung der Situation am Arbeitsplatz und deren Zusammenhänge mit der Progredienz von Krankheitsverläufen eine derartig nachgeordnete Rolle spielen. Dies hatte sicher seine Berechtigung, solange man ausschließlich innere Konfliktkonstellationen als wesentliche Entstehungsbedingungen von psychischen Erkrankungen angenommen hatte. Je stärker jedoch eine Hinwendung zu sozialen Krankheitsmodellen stattfindet, muß neben der unmittelbaren familiären und partnerschaftlichen Situation auch die Situation am Arbeitsplatz in das Analysemodell einzogen werden. Wenn auch die Verhaltenstherapie im Rahmen der individuellen Bedingungsanalyse immer auch die arbeitsplatzbezogenen Umweltbedingungen berücksichtigt (bzw. berücksichtigen sollte), ist in den klinischen und ambulanten psychotherapeutischen Behandlungen immer wieder zu beobachten, daß Psychotherapeuten dazu neigen, den Arbeitsbereich ihrer Patienten weitgehend auszuklammern.

Besonders in der Rehabilitation kommt es jedoch darauf an, die Bezüge der individuellen Problematik zu spezifischen Arbeitsbedingungen so eng zu knüpfen, wie es irgend möglich ist. Aus diesem Blickwinkel heraus erscheint es lohnenswert, in die Darstellung der Zusammenhänge zwischen objektivem Krankheitsverhalten und klinisch-psychologischen Problemstellungen auch die Zusammenhänge zwischen den subjektiv erlebten Situationen am Arbeitsplatz und den standardisierten klinischen Skalen aufzunehmen. Es wird erwartet, hieraus Hinweise zu gewinnen, ob spezifische Konstellationen am Arbeitsplatz mit bestimmten Beschwerdebereichen und Störungen interagieren.

2.3.1 Situation am Arbeitsplatz und objektive Krankheitsdaten

In bezug auf das objektiv faßbare Krankheitsgeschehen und die subjektiven Erlebensaspekte bezüglich der Arbeit ergibt sich im KOLA-Fragebogen ein Bereich, der einen deutlichen Einfluß auf die Arbeitsunfähigkeit und die Krankenhausfälle hat. Erwerbstätige mit einem hohen Ausmaß an akzeptierter Verantwortung werden seltener krank geschrieben (AU-Fälle), weisen insgesamt weniger Krankheitstage auf (AU-Tage) und werden ebenfalls seltener ins Krankenhaus eingewiesen (KH-Fälle).

Die Skala erfaßt Aufstiegsmöglichkeiten, die Zuständigkeit für den Arbeitseinsatz anderer, eine persönliche Haftung bei Schäden, die Verantwortlichkeit für Abteilungen sowie die Einschätzung, daß die gegenwärtige Arbeit interessant ist und der Beruf bei einer erneuten Entscheidung wieder gewählt wird.

Eine positive Beurteilung dieser Bereiche führt offensichtlich zur Aktivierung von Energien, die mit häufigen Krankzeiten nicht vereinbar sind. Umgekehrt bedeutet dies aber auch, daß das Fehlen solcher Verantwortlichkeiten und eher geringe Aufstiegsmöglichkeiten in Verbindung mit einer eher uninteressanten Arbeit

Tab. 4: Zusammenhänge zwischen den Arbeitsunfähigkeits- und Krankenhausdaten und den Skalen des KOLA-Fragebogens.

Arbeitsunfähigkeitsfälle (gruppiert) und KOLA 1	r	Sign.
Akzeptierte Verantwortung	-.4040	**
Arbeitsunfähigkeitage (gruppiert) und KOLA 1	r	Sign.
Akzeptierte Verantwortung	-.3834	**
Krankenhausfälle (gruppiert) und KOLA 1	r	Sign.
Akzeptierte Verantwortung	-.2139	*

in deutlichem Ausmaß zu gehäuften Krankzeiten führen, die im AU-Falle ebenfalls länger dauern und ebenfalls häufiger zu Behandlungen im Krankenhaus führen. Diese Ergebnisse haben eine große Bedeutung in bezug auf vorbeugende Aspekte einer sozialen und psychologischen Sicht von Arbeitsbedingungen.

2.3.2 Situation am Arbeitsplatz und Interaktionsangstbereiche (IAF, Becker 1982)

Da bei der Standardauswertung der KOLA-Skalen niedrige Skalenpunktwerte hohe Ausprägungen auf den jeweiligen Skalen bedeuten und dieser Sachverhalt bei den Skaleninterpretationen immer wieder zu Mißverständnissen führt, wurden für diese und die folgenden Auswertungen Itemumpolungen vorgenommen, so daß ein hoher Skalenwert auch eine starke Ausprägung auf dem jeweiligen Faktor bedeutet, nach dem die Skalenbezeichnung erfolgt ist.

Aus der Interkorrelationsmatrix in Tabelle 5 ist ersichtlich, daß eine „Akzeptierte Verantwortung" am Arbeitsplatz einhergeht mit geringer Angst vor Auftritten, vor Selbstbehauptung und vor Bewährungssituationen. Ebenso geben Patienten, die weitgehende Autonomie am Arbeitsplatz erleben, weniger Interaktionsängste an. Selbständigkeit bei der Arbeit und der Arbeitsteilung sowie die Möglichkeit, den Arbeitsplatz kurzfristig zu verlassen, hängt eng mit dem Fehlen von

Tab. 5: Signifikante Korrelationen zwischen den KOLA-Skalen und den IAF-Skalen

IAF-Skalen	KOLA 1	KOLA 3	KOLA 4	KOLA 5
Angst vor...				
Physischer Verletzung				-.29
Auftritten	-.28	+.34	-.26	
Normüberschreitung		+.22		
Erkrankungen und ärztl. Behandlungen		+.21		
Selbstbehauptung	-.32	+.24	-.28	-.25
Abwertung und Unterlegenheit		+.28	-.23	-.24
Physischer und psychischer Verletzung		+.20	-.24	-.30
Bewährungssituationen	-.30	+.33	+.28	-.20
$r \geq |.26|$ signifikant bei $p < 1\%$, $r \geq |.20|$ signifikant bei $p < 5\%$				

Kola 1: Akzeptierte Verantwortung
2: Nicht-honorierte Belastung
3: Angst am Arbeitsplatz
4: Autonomie am Arbeitsplatz
5: Geistige und soziale Kompetenz
6: Körperliche Arbeit

Ängsten vor Auftritten, vor Selbstbehauptung, vor Abwertung und Unterlegenheit, vor physischer und psychischer Verletzung sowie vor Bewährungssituationen zusammen. Auch eine in stärkerem Maße erfahrene geistige und soziale Kompetenz mit den Möglichkeiten zu schnellen Reaktionen, ständiger Aufmerksamkeit sowie der Auseinandersetzung mit verschiedenartigen Anforderungen ist mit ausgeprägten sozialen Ängsten nicht vereinbar.

Die Angst am Arbeitsplatz und um den Verlust des Arbeitsplatzes (KOLA 3: Angst den Leistungserwartungen nicht zu entsprechend, Kontrolle durch Vorgesetzte, ärgerliche Reaktionen der Vorgesetzten bei Fehlern) steht in enger Beziehung zu nahezu allen Interaktionsbereichen des IAF mit Ausnahme der Angst vor physischer Verletzung. Kausale Zusammenhänge zwischen den Ängsten und angstbesetzten Erfahrungen am Arbeitsplatz und den sonstigen sozialen Ängsten sind sowohl in der einen wie auch in der anderen Richtung denkbar, es ist jedoch auch möglich, daß es sich hierbei um kein generalisiertes Angstcluster handelt, das nahezu alle Lebensbereiche betrifft.

2.3.3 Situation am Arbeitsplatz und Skalen im Freiburger Persönlichkeitsinventar (FPI) (Fahrenberg et al. 1984)

Patienten, die an ihrem Arbeitsplatz eine akzeptierte Verantwortung übernehmen und erfahren, sind leistungsorientiert, aggressiv, extrovertiert und wenig gehemmt. Dies geht zumindest aus den Interkorrelationen des KOLA mit den Skalen des Freiburger Persönlichkeitsinventars hervor. Ähnliche Zusammenhänge ergeben sich bei den Skalen Autonomie am Arbeitsplatz (KOLA 4) und geistige und soziale Kompetenz (KOLA 5). Zumindest in bezug auf psychische und affektive Problembereiche und in der durchsetzenden Art des Umgangs mit anderen sind dies gesundheitsfördernde Arbeitsplatzkonstellationen.

Patienten, die sich unter Zeitdruck fühlen, die den Eindruck haben, nicht leistungsgerecht bezahlt zu werden und befürchten, die Pensionierung nicht zu erreichen, geben im FPI ein hohes Ausmaß an Beanspruchung an in Verbindung mit einer hochgradigen emotionalen Labilität. Vermutlich spiegeln sich in diesen Konstellationen ausgeprägte Erschöpfungszustände wider.

Ein anderer Zusammenhang ergibt sich mit der Skala 6 des KOLA „Körperliche Arbeit und Geschicklichkeit". Patienten mit hohen Punktwerten auf dieser Skala beschreiben sich im FPI als leicht erregbar, empfindlich und unbeherrscht in Verbindung mit emotionaler Labilität.

Besonders ungünstige Konstellationen ergeben sich in Verbindung mit starken Ängsten am Arbeitsplatz. Patienten, die solche Arbeitsbedingungen erleben, sind unzufrieden mit ihrem Leben, beschreiben sich gehemmt, erregbar und empfindlich, sie geben einen hohen Grad an Beanspruchung an, haben eine Vielzahl körperlicher Beschwerden und leiden unter einer weitestgehenden emotionalen Labilität.

Eine nicht honorierte Belastung, Arbeiten unter erschwerten Bedingungen und Ängste am Arbeitsplatz, den Leistungserwartungen nicht zu entsprechen bzw. den Arbeitsplatz zu verlieren, stehen in einer engen Beziehung zu gestörten und

Tab. 6: Signifikante Korrelationen zwischen den KOLA-Skalen und den Persönlichkeitsbereichen im FPI

FPI-Skalen	KOLA 1	KOLA 2	KOLA 3	KOLA 4	KOLA 5	KOLA 6
Lebenszufriedenheit			-.32			
Leistungsorientierung	+.42				+.32	
Gehemmtheit	-.22		+.22			
Erregbarkeit			+.27			+.25
Aggressivität	+.35			+.23		
Beanspruchung		+.33	+.34			
Körperliche Beschwerden			+.36			
Extraversion	+.30			+.30	+.21	
Emotionalität		+.25	+.41			+.20

R ≥ |.26| signifikant bei p < 1%,   r ≥ |.20| signifikant bei p < 5%

Kola 1: Akzeptierte Verantwortung
     2: Nichthonorierte Belastung
     3: Angst am Arbeitsplatz
     4: Autonomie am Arbeitsplatz
     5: Geistige und soziale Kompetenz
     6: Körperliche Arbeit

beeinträchtigten Aspekten der Persönlichkeit. Ein hohes Maß an Selbständigkeit, Verantwortung und Autonomie am Arbeitsplatz in Verbindung mit Flexibilität, Aufmerksamkeit und Reaktionsvermögen korreliert mit Leistungsorientierung, Aggressivität und Extraversion sowie mit geringen Hemmungen. Ein Zusammenhang mit der erlebten Lebenszufriedenheit, oder etwa dem Fehlen von emotionaler Labilität besteht allerdings nicht.

2.3.4 Situation am Arbeitsplatz und psychosomatische Beschwerden

Die Untersuchung der Zusammenhänge zwischen der erlebten Situation am Arbeitsplatz und psychosomatischen Beschwerden auf der Ebene komplexer Beschwerdeskalen unterstützt die prädiktive Bedeutung der am Arbeitsplatz erlebten Angst, der Kontrolle durch Vorgesetzte und deren aggressive Reaktionen bei Fehlern. Auf der Ebene spezifischer Symptome in der Psychosomatischen Symptom-Checkliste (PSCL) (Athanasio et al. 1984) zeigt sich die durchgängige Bedeutung der Variable Angst am Arbeitsplatz. Hochgradige Ängste in diesem Bereich gehen einher mit Rückenschmerzen, Magenbeschwerden, Bauchschmerzen, Schlafstörungen, mit Müdigkeit und Depressionen sowie mit Schwindelgefühlen und Schwächeempfindungen.
Das Gefühl, nicht-honorierten Belastungen ausgesetzt zu sein, steht in Verbindung mit Rückenschmerzen und Schlafstörungen, aber auch in hohem Maße erlebte und geforderte geistige und soziale Kompetenz (KOLA 5) tritt in Verbindung mit Schlafstörungen auf. Offensichtlich erschwert ein hoher Grad an stän-

Tab. 7: Signifikante Korrelationen zwischen den KOLA-Skalen und psychosomatischen Beschwerden

	KOLA 2	KOLA 3	KOLA 5	KOLA 6
Kopfschmerzen				
Rückenschmerzen	+.25	+.23		+.32
Magenbeschwerden		+.25		
Bauchschmerzen		+.31		
Schlafstörungen	+.24	+.33	+.30	
Müdigkeit		+.27		
Depression		+.35		
Durchfall/Verstopfung				+.21
Schwindelgefühl		+.28		
Schwäche		+.27		
Gesamtbeschwerden		+.43		
R ≥ |.26| signifikant bei p < 1%, r ≥ |.20| signifikant bei p < 5%				

Kola   1:   Akzeptierte Verantwortung
           2:     Nichthonorierte Belastung
           3:     Angst am Arbeitsplatz
           4:     Autonomie am Arbeitsplatz
           5:     Geistige und soziale Kompetenz
           6:     Körperliche Arbeit

diger Aufmerksamkeit, an Reaktionsbereitschaft und Flexibilität in der Arbeit ein rasches und gezieltes Entspannen und behindert das Einschlafen bzw. das Durchschlafen. Körperliche Beanspruchung und Geschicklichkeit steht in Verbindung mit Verdauungsstörungen wie Durchfall oder Verstopfung.

3. Dimension des Arbeits- und Leistungsverhaltens

Die Auswahl und die Beschreibung von Dimensionen des Arbeits- und Leistungsverhaltens setzt eigentlich voraus, daß auf der Grundlage klinischer Erfahrungen und wissenschaftlicher Analysen eingegrenzt werden kann, welche Fertigkeiten zum Erwerb einer Ausbildung, zum Erwerb eines gewünschten oder halbwegs akzeptablen Arbeitsplatzes und zur regelmäßigen Erhaltung solcher Arbeitsverhältnisse sowie zur Sicherstellung bezahlter Leistungen erforderlich sind. Solche Grundlagen fehlen nahezu vollständig. Noch seltener gibt es Systematiken darüber, wodurch und in welchen Bereichen psychische und psychosomatische Erkrankungen welche Kompetenz- und Leistungseinbußen bedingen, bzw. für deren Entstehung mitverantwortlich sind. Auch gilt es zu bedenken, daß die konkreten Fertigkeitsanforderungen wiederum in weitgehendem Ausmaße von der konkreten Arbeitssituation abhängig sind. Die Beschreibungen positiver und negativer Leistungsbilder in der Sozialmedizin beschränken sich nahezu ausschließlich auf die technischen und physikalischen Arbeitsbelastungen. Erlebensdimensionen werden allenfalls in den Kategorien „Hetze und Zeitdruck am Arbeitsplatz" beschrieben.

3.1 Kriterien der Berufsreife

Bei der Suche nach umfassenden und systematischen Beschreibungen von Verhaltensweisen, Einstellungen und Fertigkeiten für berufsbezogene Leistungen ist der Autor im medizinischen und psychologischen Dienst des Arbeitsamtes fündig geworden. Ein nicht unbeträchtlicher Umfang der diagnostischen Maßnahmen im psychologischen Dienst oder Arbeitsämter bezieht sich auf die Untersuchung der „Berufsreife", vor allem bei Berufsfindungsmaßnahmen und bei der beruflichen Erstorientierung. Die dabei angewandten Beurteilungskomponenten sind in der nebenstehenden Abbildung 8 zusammengefaßt. Die Kriterienbereiche beschreiben Fähigkeiten, Einstellungen, Fertigkeiten, Verhaltensweisen und Bewältigungsstrategien in bezug auf berufliche Anforderungs- und Leistungssituationen. Die Komponenten zur Berufsreife wurden 1975 erstmals von Hagmüller vorgestellt und in einzelnen Bereichen vom Autor spezifiziert und ergänzt. Die besondere Brauchbarkeit und Handhabbarkeit dieser Zusammenstellung ist darin zu sehen, daß die darin aufgeführten psychologischen Konstrukte hinsichtlich arbeitsbezogener Problem- und Anforderungssituationen beschrieben sind und gleichzeitig aber auch für persönliche und private Lebensbereiche von Bedeutung sind, in denen es um Planungs-, Entscheidungs- und Bewältigungssituationen geht.

Die Komponentenliste zur Berufsreife hat sich als besonders geeignet erwiesen, die arbeits- und leistungsbezogenen Problemkonstellationen bei jugendlichen Patienten (bis etwa 25 Jahren) herauszuarbeiten, die bereits mehrere Arbeits- bzw. Ausbildungsverhältnisse abgebrochen haben und noch nie längeren Leistungsanforderungen konstant ausgesetzt waren. Die Anwendung der Liste erfolgt in einer strukturierten Exploration, bei der es vor allem darauf ankommt, „kritische" Komponenten herauszuarbeiten, aus denen dann in einem zweiten Schritt individuelle Veränderungsziele entwickelt werden können. Bei einer geeigneten Angebotsstruktur in der medizinischen Rehabilitation können dann arbeitsbezogene Belastungserprobungen unter den im Einzelfall entwickelten Zielperspektiven durchgeführt werden. Dabei sollte man nicht davor zurückschrecken, die Patienten rasch in konkrete leistungsbezogene Anforderungssituationen hineinzubringen. Gerade die jüngeren Patienten in der psychosomatischen Rehabilitation, die gescheiterte Ausbildungs- und Arbeitsverhältnisse hinter sich haben (Bäppler-Deidesheimer 1994), gibt es erhebliche Defizite in der Berufsreife, die den Patienten selbst in der Regel kaum bewußt sind. Nicht selten führen sie ihre Ausbildungs- und Arbeitsabbrüche darauf zurück, daß man nur nicht richtig mit ihnen umgegangen sei oder die falschen Anforderungen an sie gestellt wurden. Im Rahmen eines „geschützten Realitätstrainings" in einer qualifizierten Rehabilitationsklinik können sie einerseits lernen, welche Fertigkeiten, Einstellungen und Arbeitshaltungen erforderlich sind, um Anforderungen erfolg-

642

Tab. 8: Komponenten der "Berufsreife" nach Hagmüller u.a. (1975), Ergänzungen in Klammern: Vom Autor

1. Frustrationstoleranz
Belastungen, die sich durch wirkliche oder vermeintliche Benachteiligung, Zurücksetzung, Zukurzkommen, enttäuschte Erwartungen oder erlittene Ungerechtigkeit ergeben, über einen längeren Zeitraum standhalten.

2. Leistungsmotivation
Die eigene Tüchtigkeit in jenen Bereichen entwickeln, aufrechterhalten und steigern, für die eigene Erwartungen als Maßstab gesetzt werden.

3. Selbstsicherheit
Im sozialen Umgang oder bei der Bewältigung gestellter Aufgaben ein Verhalten zeigen, das Gelassenheit, Überzeugung und Vertrauen bezüglich der eigenen Fähigkeiten zu erkennen gibt.

4. Entscheidungsfreiheit
Sich einer durch Veränderungen persönlicher, sachlicher oder umweltbedingter Gegebenheiten notwendig werdenden Entscheidung stellen und diese bestmöglich fällen.

5. Suggestibilitätswiderstand
Beeinflussungsversuchen, die sich beeinträchtigend auf das Arbeits- und Sozialverhalten auswirken können, widerstehen.

6. Selbständigkeit
Gestellte Aufgaben bei objektivem Vorhandensein ausreichender Mittel ohne Inanspruchnahme zusätzlicher Mittel bewältigen.

7. Anpassungsfähigkeit
Gesetzte Erwartungen und Ansprüche anderer durch Veränderungen eigener Einstellungen, Gefühle und Verhaltensweisen befriedigen können.

8. Flexibilität
Änderungen bisheriger Gegebenheiten durch Umstellung der durch Erfahrung geprägten Denk- und Verhaltensabläufe aktiv begegnen.

9. Kritikoffenheit
Sich Belehrungen, Einwendungen und Maßregelungen stellen und fähig sein, in sachgerechter Weise darauf zu reagieren.

10. Interaktionsbereitschaft
Mit Einzelnen oder innerhalb von Gruppen zusammenarbeiten wollen und sich anderen gegenüber aufgeschlossen zeigen.

Tab. 8. Fortsetzung

11. Emotionale Stabilität

Die eigene Stimmungslage ohne Affekthandlungen bei sich verändernden Umwelteinflüssen (oder internen Belastungen) aufrechterhalten können.

(12. Körperliche Belastbarkeit)

(Die körperliche Leistungsfähigkeit (Kraft, Ausdauer, Konzentration, Durchhaltevermögen) ohne nachhaltige Erschöpfungszustände oder lange Erholungsphasen bei konstant hohen Anforderungen, bei sich verändernden Umwelteinflüssen oder geringfügigen Krankheiten aufrechterhalten können.)

13. Soziale Integrität

Im Umgang mit anderen ein geeignetes Maß an Distanz, Kollegialität und Rücksichtnahme wahren.

14. Arbeitshaltung

Jenen Erfordernissen genügen, die einen reibungslosen Ablauf des Arbeitsprozesses und Betriebsgeschehens ermöglichen und dadurch zu einem bestmöglichen Arbeitsergebnis führen.

15. Arbeits- und Berufsausrichtung

Sich realistisch auf ein Berufs- und Erfolgsleitbild ausrichten und bereit sein, sich der dabei zu erwartenden Fremdbestimmtheit im Arbeits- und Berufsleben auszusetzen.

16. Allgemeine Lebenshaltung

Unter Berücksichtigung seiner Neigung und Fähigkeiten umrißhafte Vorstellungen über die eigene Lebensgestaltung entwickeln.

(17. Freizeitverhalten)

(Die verfügbare Freizeit so verwenden, daß eine verminderte körperliche Belastbarkeit, eine emotionale Labilität oder eine Krankheit durch Erholung, Ausgleich und Befriedigung durch andere Tätigkeiten in angemessener Zeit regeneriert werden kann.)

reich zu meistern, sie können eigene Defizite und Verhaltensaktiva beobachten und haben andererseits die Möglichkeit, neue Verhaltensweisen einzuüben und veränderte Arbeitshaltungen zu entwickeln.

Nicht selten trifft man als Behandler dabei auf grundsätzliche Vorbehalte von Patienten gegenüber der „Leistungsgesellschaft". Die damit implizierte Sinnfrage über die Werte des eigenen Lebens und deren Rangfolge in der Lebensgestaltung muß sicher ernst genommen werden. Gleichzeitig, darf jedoch nicht außer acht gelassen werden - und unsere Erfahrungen stützen uns darin -, daß solche ideologisch begründeten Leistungsvorbehalte nicht selten Vermeidungsargumentationen darstellen, sich Anforderungssituationen überhaupt zu stellen, die die Gefahr des Scheiterns in sich bergen.

In der Tat bieten sich bei den vorgenommenen Operationalisierungen der Berufsreifekomponenten zahlreiche Ansätze zu einer akademischen Wertediskussion, die in entsprechenden Gremien oder Foren auch ernsthaft geführt werden muß. Die Realität der Arbeitswelt erfordert jedoch zweifellos eine „Arbeitshaltung (Komponente Nr. 14), die jenen Erfordernissen genügt, die einen reibungslosen Ablauf des Arbeitsprozesses und Betriebsgeschehens ermöglichen und dadurch zu einem bestmöglichen Arbeitsergebnis führen". Es kann im Einzelfall heilsam sein, diese Realitätsaspekte zu erkennen und die arbeitsbezogenen Fertigkeiten daraufhin zu entwickeln.

3.2 Standardisierte Erhebungsinstrumente

In Erweiterung der eher qualitativ beschriebenen Komponenten der Berufsreife werden im folgenden vier standardisierte Verfahren beschrieben, die jeweils unterschiedliche Aspekte des Verhaltens und Erlebens in bezug auf Arbeit und Beruf erfassen.

3.2.1 Der KOLA-Fragebogen von Koch und Laschinsky (1979)

Der von Koch und Laschinsky (1979) entwickelte „Fragebogen zur Erfassung der Situation am Arbeitsplatz" folgt der Intention, berufliche Bedingungen und die subjektiv wahrgenommene Arbeitssituation zu erfassen. Die 27 Items des Fragebogens werden sechs faktorenanalytisch gewonnen Skalen zugeordnet.

Die Skalenbezeichnungen und die entsprechenden Kernbereiche sind in der nebenstehenden Tabelle zusammengefaßt. Die Erhebungsbereiche beziehen sich nicht - wie in den später vorgestellten Fragebogensymptomen - auf persönliche Charakteristika, Ambitionen oder Einstellungen des Einzelnen, sondern sie beinhalten erlebte oder auch tatsächlich vorhandene Situationen, Anforderungen und Bedingungen am Arbeitsplatz. Es wird angenommen, daß extreme Ausprägungen solcher Arbeitsplatzbedingungen und insbesondere die Kombination ungünstiger Bedingungen mit klinischen Symptombildungen assoziiert sind. Die Bedeutung einzelner Aspekte des darauf erfaßten Arbeits- und Leistungserlebens für Krankheitsentwicklungen bei psychosomatischen Erkrankungen wurde in dem vorangehenden Abschnitt herausgearbeitet. Weiterführende differentielle Analysen wurden von Zielke (1995) berichtet.

3.2.2 Der Fragebogen „Arbeitsbezogenes Verhaltens- und Erlebensmuster" (AVEM) von Schaarschmidt und Fischer (1996)

Der AVEM ist ein mehrdimensionales persönlichkeitsdiagnostisches Verfahren zur Erfassung konstanter und übergreifender Verhaltens- und Erlebensmerkmale

Tab. 9: Erhebungsbereiche des „Fragebogens zur Erfassung der Situation am Arbeitsplatz" (KOLA) von Koch und Laschinsky (1979)

Skalenbezeichnung/Faktor		Itembereiche
Akzeptierte Verantwortung	F1	• Aufstiegsmöglichkeiten • Zuständig für Arbeitseinsatz anderer • Persönliche Haftung bei Schäden • Verantwortlich für die Abteilung • Arbeit interessant • Erneute Wahl des Berufs
Nichthonorierte Belastung	F2	• Sich frei von Zeitdruck fühlen • Nicht leistungsgerechte Bezahlung • Angst, Pensionierung nicht zu erreichen • Zu wenig Zeit für Hobbies
Angst am Arbeitsplatz	F3	• Angst, den Leistungserwartungen nicht zu entsprechen • Kontrolle durch Vorgesetzte • Ärgerliche Reaktion Vorgesetzter bei Fehlern • Angst vor Verlust des Arbeitsplatzes
Autonomie am Arbeitsplatz	F4	• Möglichkeit, Arbeitsplatz kurzfristig zu verlassen • Selbsteinteilung der Arbeitszeit • Selbständig in der Arbeit
Geistige und soziale Kompetenz	F5	• Schnelles Reaktionsvermögen • Anteil geistiger Arbeit • Ständige Aufmerksamkeit • Konfrontation mit sehr unterschiedlichen Dingen • Organisationstalent • Einfühlungsvermögen
Körperliche Arbeit	F6	• Umgang mit Materialien • Körperliche Arbeit • Geschicklichkeit • Materialgebrauch • Arbeit unter erschwerten Umweltbedingungen • Umgang mit Symbolen

in bezug auf Arbeit und Beruf sowie damit unmittelbar zusammenhängender Bereiche. Diese Merkmale sind zum einen als Folgen vorangegangener Beanspruchungen zu sehen, zum anderen aber auch als persönlichkeitsspezifische Voraussetzungen für die Bewältigung künftiger Anforderungen. In dem jeweiligen Verhaltens- und Erlebensmuster drückt sich aus, wie der betreffende

Mensch arbeitsbezogenen Anforderungen begegnet und seine eigenen Beanspruchungsverhältnisse mitgestaltet. Damit knüpft das Verfahren nach Auffassung der Autoren an solche gesundheitspsychologischen Konzepte an, die die Art und Weise, wie sich Menschen beanspruchenden Situationen stellen, zu einem wesentlichen Kriterium psychischer Gesundheit machen.

Der Fragebogen setzt sich aus faktorenanalytisch gewonnenen Dimensionen zusammen. Ihnen sind 66 Items (6 je Dimension) zugeordnet. Die Stellungnahmen zu den Items werden auf einer fünfstufigen Skala erfragt (von: die Aussage trifft völlig zu bis: die Aussage trifft überhaupt nicht zu). Zur Unterstützung des Antwortverhaltens sind die Skalenstufen doppelt kodiert (verbal und graphisch).

Die Dimensionen sind in der nebenstehenden Tabelle 10 zusammengestellt und darin kurz beschrieben.

In einer weitergehenden faktorenanalytischen Strukturierung haben Schaarschmidt und Fischer (1996) die elf Dimensionen des Fragebogens zu drei Sekundärfaktoren zusammengefaßt. Jeder dieser Sekundärfaktoren bildet einen inhaltlichen Bereich ab, dem im Hinblick auf gesundheitsbezogene Aussagen eine eigenständige Bedeutung zukommt.

Der *Sekundärfaktor 1* umfaßt die Dimension 1 bis 5. Bei den Skalen „ beruflicher Ehrgeiz", Verausgabungsbereitschaft", „ Perfektionsstreben" und „ Distanzierungsfähigkeit" handelt es sich um Merkmale, in denen das Arbeitsengagement zum Ausdruck kommt.

Der *Sekundärfaktor 2* beinhaltet die Dimension 6, 7 und 8. Die drei Dimensionen „ Resignationstendenz bei Mißerfolg", „ offensive Problembewältigung" sowie „ innere Ruhe und Angeglichenheit" beschreiben wesentliche Seiten der persönlichen Widerstandsfähigkeit und des Bewältigungsverhaltens gegenüber Belastungen.

Der *Sekundärfaktor 2* vereint die Dimensionen 9 bis 11. In den Bereichen „ Erfolgserleben in der Arbeit", Lebenszufriedenheit" und „ Erleben sozialer Unterstützung" kommen wesentliche Seiten des Lebensgefühls und damit in unmittelbarer Weise Gesundheitsaspekte zum Ausdruck.

Schaarschmidt und Fischer (1996) unternehmen den Versuch, eine Typenbetrachtung als Grundlage der Verfahrensauswertung zu entwickeln. Dabei ist es ihr Anliegen, Typen aufzufinden, die die Zuordnung individueller Profile und deren Bewertung unter Gesundheitsaspekten erlauben.

Typ G: Typ G entspricht weitgehend dem von den Autoren entwickelten *Gesundheitsideal.*

Typ S: Mit der Typenbezeichung S soll auf *Schonung* hingewiesen werden, die in diesem Falle das Verhältnis gegenüber der Arbeit am deutlichsten charakterisiert.

Risikotyp A: Dieser Typ ist durch überhöhtes Engagement gekennzeichnet. Hierfür liegen die deutlichsten Ausprägungen in der Bedeutsamkeit der Arbeit, der Verausgabungsbereitschaft und dem Perfektionsstreben vor. Niedrige Werte in

Tab. 10: Merkmalsbereiche im Fragebogen "Arbeitsbezogenes Verhaltens- und Erlebensmuster (AVEM)" von Schaarschmidt u. Fischer (1996)

Faktoren/Dimensionen

1. Subjektive Bedeutsamkeit der Arbeit
Stellenwert der Arbeit im persönlichen Leben, z.B.: "Die Arbeit ist für mich ein wichtiger Lebensinhalt"

2. Beruflicher Ehrgeiz
Streben nach beruflichem Aufstieg, z.B.: "Ich möchte beruflich weiter kommen, als es die meisten meiner Bekannten geschafft haben".

3. Verausgabungsbereitschaft
Bereitschaft, die persönliche Kraft für die Erfüllung der Arbeitsaufgabe einzusetzen, z.B.: "Wenn es sein muß, arbeite ich bis zur Erschöpfung".

4. Perfektionsstreben
Anspruch bezüglich Güte und Zuverlässigkeit der eigenen Arbeitsleistung, z.B.: "Was immer ich tue, es muß perfekt sein".

5. Distanzierungsfähigkeit
Fähigkeit zur psychischen Erholung von der Arbeit, z.B.: "Nach der Arbeit kann ich ohne Probleme abschalten".

6. Resignationstendenz bei Mißerfolg
Neigung, sich mit Mißerfolgen abzufinden und leicht aufzugeben, z.B.: "Wenn ich keinen Erfolg habe, resigniere ich schnell".

7. offensive Problembewältigung
Aktive und optimistische Haltung gegenüber Herausforderungen und auftretenden Problemen, z.B.: "Nach Mißerfolgen sage ich mir: Jetzt erst recht!"

8. Innere Ruhe und Ausgeglichenheit
Erleben psychischer Stabilität und inneren Gleichgewichts, z.B.: "Mich bringt so leicht nichts aus der Ruhe".

9. Erfolgserleben im Beruf
Zufriedenheit mit dem beruflich Erreichten, z.B. "Mein bisheriges Berufsleben war recht erfolgreich".

10. Lebenszufriedenheit
Zufriedenheit mit der gesamten auch über die Arbeit hinausgehenden Lebenssituation, z.B.: "Im Großen und Ganzen bin ich glücklich und zufrieden".

11. Erleben sozialer Unterstützung
Vertrauen in die Unterstützung durch nahestehende Menschen, Gefühl der sozialen Geborgenheit, z.B. "Mein Partner/meine Partnerin zeigt Verständnis für meine Arbeit".

Sekundärfaktor 1
Hierunter werden die Dimensionen 1 bis 5 zusammengefaßt. Es handelt sich dabei um Merkmale, in denen das Arbeitsengagement zum Ausdruck kommt.

Sekundärfaktor 2
Die Dimensionen 6,7 und 8 werden zum Sekundärfaktor 2 zusammengefaßt. Alle drei Dimensionen verkörpern wesentliche Seiten der persönlichen Widerstandsfähigkeit und des Bewältigungsverhaltens gegenüber Belastungen.

Sekundärfaktor 3
In der Zusammenfassung der Dimensionen 9, 10, und 11 werden wesentliche Seiten des Lebensgefühls und damit Gesundheitsaspekte zum Ausdruck gebracht.

der Distanzierungsunfähigkeit zeigen an, daß es den Personen dieses Profils am schwersten fällt, Abstand von den Problemen in Arbeit und Beruf zu gewinnen. *Risikotyp B:* Zum Bild des Risikotyps B gehören geringe Ausprägungen in den Dimensionen des Arbeitsengagements, insbesondere in der subjektiven Bedeutsamkeit der Arbeit und im beruflichen Ehrgeiz. In dieser Hinsicht sehen die Autoren Gemeinsamkeiten mit dem Typ S. Im Unterschied zu Typ S geht das verminderte Engagement jedoch nicht mit erhöhter, sondern mit eingeschränkter Distanzierungsfähigkeit einher.

3.2.3 Der „Fragebogen zur Analyse belastungsrelevanter Anforderungsbewältigung" (FABA) von Richter, Rudolf und Schmidt (1996)

Der Umgang mit Belastungen und Stressoren, die aus informatorischen, sozialen und emotionalen Anforderungen erwachsen, gewinnt nach Einschätzung der Entwickler des FABA eine stetig wachsende Aufmerksamkeit in der Arbeitswissenschaft und in der Arbeits- und Organisationspsychologie. Ausgehend von der Tatsache, daß neuere Querschnittsuntersuchungen eine deutliche Zunahme von Streßsymptomen erkennen lassen, die vor allem aus einem wachsenden Qualifikationsdruck, aus Anforderungsverdichtungen bei der Einführung neuer Informationstechnologien, aus der Flexibilisierung von Arbeitszeitstrukturen und aus der Bedrohung durch Arbeitslosigkeit erwachsen, entwickeln und begründen die Autoren einen Zusammenhang zwischen den Gestaltungsmängeln bei Arbeitstätigkeiten und den Auswirkungen auf Gesundheitsbeeinträchtigungen bis hin zu Minderungen der Lernaktivitäten, gesellschaftlichem Engagement und Verstärkungen klinisch relevanter psychosomatischer Beschwerden wie Depressivität und Angststörungen.

Mit der Zielsetzung der Standardisierung von Meßmethoden zur Erfassung der Bewältigung solcher arbeitsbezogener Anforderungen haben Richter, Rudolf und Schmidt zu einem seit 1980 währenden Entwicklungsprozeß den „Fragebogen zur Analyse belastungsrelevanter Anforderungsbewältigung" entwickelt und 1996 das Meßverfahren veröffentlicht.

Tab. 11: Merkmalsbereiche im „Fragebogen zur Analyse belastungsrelevanter Anforderungsbewältigung (FABA) von Richter, Rudolf und Schmidt (1996).

Faktoren/Dimensionen

E: Arbeitsbedingte Erholungsunfähigkeit und Arbeitsengagement
Die Fragenbereiche bilden Merkmale erlebter Arbeitskontinuität ab, die nicht unterbrochen werden kann ("nicht zur Ruhe kommen am Abend", "Schlafschwierigkeiten und Urlaubsbeschäftigung mit Arbeitsproblemen", "Nichtabschalten können", "übermäßige Anstrengung")

P: Exzessive Planungsambitionen
Dieser Faktor beinhaltet Fragen, die Planungstendenzen mit Kontrollbedürfnissen aller Lebensbereiche hinsichtlich zeitlicher und inhaltlicher Abstimmungen verbindet.

U: Ungeduld
Die Fragen dieses Faktors reflektieren emotionale Unbeherrschtheit und überstürztes, hektisches Verhalten, sobald Barrieren bei der Handlungsausführung erlebt werden.

D: Dominanz
Dieser Faktor wird gebildet aus einer Reihe von Fragen, die insbesondere die Wettbewerbs- und Konkurrrenzorientierung erfassen ("Gern Führung übernehmen", "sich im Mittelpunkt einer Gesellschaft wohl fühlen", "schneller und besser sein wollen als andere").

Auf der Basis der Langform des FABA mit 44 Items wurde die faktorielle Struktur überprüft. Die Faktorenanalyse ergab vier stabile Faktoren mit eindeutigen Itemzuordnungen. Der Faktor *Arbeitsbedingte Erholungsunfähigkeit und Arbeitsengagement (E)* umfaßt Merkmale erlebter Arbeitskontinuität, die nicht unterbrochen werden kann. Die Fragebogendimension *P: Exzessive Planungsambitionen* beinhaltet die Fragen, die Planungstendenzen mit Kontrollbedürfnissen aller Lebensbereiche hinsichtlich zeitlicher und inhaltlicher Abstimmungen verbindet. Die

Fragen des Faktors *U: Ungeduld* reflektieren emotionale Unbeherrschtheit und überstürztes, hektisches Verhalten, sobald Barrieren bei der Handlungsausführung berichtet werden. Der Faktor *D: Dominanz* wird gebildet aus einer Reihe von Fragen, die Wettbewerbs- und Konkurrenzorientierung erfassen.

Über das ursprüngliche Ziel der Verfahrensentwicklung hinaus - dem Einsatz als Kovariablenkontrolle in Untersuchungen zur Diagnostik psychischer Fehlbeanspruchungen- wird der FABA in unterschiedlichen Bereichen der psychologischen Forschung und Praxis verwendet. Sowohl die Langform als auch die Kurzform in der 20er Variante eignet sich als zuverlässiges diagnostisches Instrumentarium in der Arbeitspsychologie, der Rehabilitationspsychologie und in der Klinischen Psychologie. Die Autoren empfehlen den FABA daneben als Grundlage für strukturierte Interviews in der klinischen Anamnese und Katamnese.

3.2.4 Instrument zur stressbezogenen Tätigkeitsanalyse (ISTA, Semmer, Zapf und Dunckel 1999)

Das „Instrument zur stressbezogenen Tätigkeitsanalyse" wurde und wird seit seiner Ersterscheinung Anfang der 90er Jahre ständig modifiziert und erweitert. Es misst Belastungsschwerpunkte bei beruflichen Tätigkeiten für IndustriearbeiterInnen durch die unter anderem die spezifischen Zusammenhänge zu Merkmalen psychischer und physischer Gesundheit analysiert werden können. Geleitet durch die Idee, dass eine berufliche Stressanalyse unzureichend bleibt, wenn sie nur die Stressoren am Arbeitsplatz berücksichtigt, enthält der *ISTA* ebenfalls Skalen, mit denen wichtige Ressourcen zur Erhaltung der psychophysischen Funktionalität im Arbeitsalltag gemessen werden (Semmer, Zapf, und Dunckel 1995).

Da Ressourcen jedoch nicht nur den Umgang mit Stress erleichtern können, sondern in ihrer negativen Ausprägung selbst Stressoren sein können, ist es bei der Darstellung mittels des ISTA gewonnenen Informationen sinnvoll immer den Zusammenhang der einzelnen Merkmale und ihre Wechselwirkung im Blick zu haben (Greif, Bamberg und Semmer 1991).

Der Fragebogen setzt sich aus Skalen zweier ISTA Versionen zusammen. Hierbei handelt es sich um die Bögen „Stress am Arbeitsplatz" (ISTA-FB, Instrument zur Stressbezogenen Tätigkeitsanalyse, Version 5.0, Semmer, Zapf, und Dunckel, 1995) und „Stresserfahrungen am Arbeitsplatz" (ISTA, Instrument zur Stressbezogenen Tätigkeitsanalyse, Kurzversion AEQUAS und Zusatzskalen, Semmer, Zapf und Dunckel, 1995) zusammen. Er misst insgesamt die Belastungen und Stressoren hinsichtlich 17 verschiedener Merkmale am Arbeitsplatz.

Hierbei handelt es sich im einzelnen um die Skalen:

„Arbeitskomplexität",

„Handlungsspielraum",

„Partizipation",

„Variabilität",

„Zeitspielraum",

„Unsicherheit" (am/des Arbeitsplatz/es),

„Arbeitsorganisatorische Probleme",
„Einseitige Belastung",
„Umgebungsbelastung" (z.B. Lärm, Hitze etc.),
„Arbeitsunterbrechungen",
„Konzentrationsanforderungen",
„Zeitdruck",
„Kommunikationsmöglichkeiten",
„Kooperationsspielraum",
„Kooperationsenge",
„Kooperationserfordernisse" und
„Zumutbarkeit und Respekt".

Daneben sind im ISTA acht weitere Skalen möglich, mit denen das emotionale Erleben am Arbeitsplatz und damit zusammenhängender Bereiche erfasst werden. Dies sind:
„Emotionsarbeit",
„Allgemeine Arbeitszufriedenheit",
„Resignative Arbeitszufriedenheit",
„Soziale Stressoren",
„Soziale Unterstützung",
„Selbstwertgefühl" und
„Gereiztheit/Belastetheit".

Den meisten Skalen sind sechs bis sieben Fragen zugeordnet. Ausnahmen bilden hierbei die Skalen „Kommunikationsmöglichkeiten" mit drei Items, „soziale Unterstützung mit 20 Items und „Umgebungsbelastung" mit 13 Items. Den Fragen der einzelnen Skalen sind fünf bis sieben Antwortmöglichkeiten zugeordnet. Eine ausführliche Bewertung dieses Instruments hat Kirchner (2000) vorgenommen.

4. Das Konzept der beruflichen Gratifikationskrise von Siegrist (1988)

Siegrist hat als Medizinsoziologe ein Modell der beruflichen Gratifikationskrise entwickelt und beschrieben (1988), dem er eine Schlüsselrolle bei der Herzinfarktentwicklung zuweist. In diesem Modell wird ein Zusammenhang hergestellt zwischen externen Leistungsanforderungen, der individuellen Leistungsbereitschaft und der Gratifikation im Arbeitsprozeß. Bei einer hohen Bereitschaft zur Verausgabung und einer konsekutiven geringen Gratifikation kommt es nach den Modellüberlegungen von Siegrist zu einer distresserzeugenden Gratifikationskrise mit entsprechenden Krankheitsentwicklungen. Unter solchen Belastungserfahrungen subsumiert Siegrist (1988) solche Erfahrungen, die mit einer Aufforderung zur Verausgabung speziell in Leistungssituationen verbunden sind, die zugleich aber relativ geringe Erfolgs- und Kontrollchancen aufweisen, diese Anforderungen zu bewältigen.

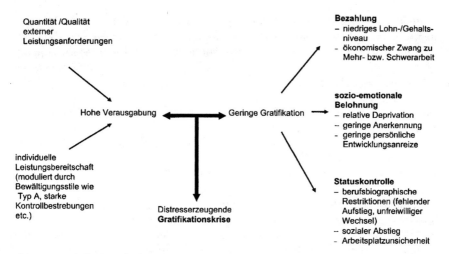

Abb. 1: Modelle beruflicher Gratifikationskrisen (nach Siegrist 1988)

Unter den externen Bedingungen spielen bestimmte Gegebenheiten des Arbeitsplatzes und der Beschäftigungssituation eine prominente Rolle, weil wiederkehrende Handlungszwänge in Kombination mit begrenzten oder ganz ausbleibenden Belohnungen im Erwerbsleben am nachhaltigsten erfahren werden. In der nebenstehenden Abbildung ist dargestellt, daß eine berufliche Verausgabung nicht allein durch die Quantität bzw. Qualität externer Anforderungen hervorgerufen wird, sondern innere Handlungsbereitschaften diesen Prozeß wesentlich mitbestimmen. Siegrist nennt dieses intraindividuelle Bewältigungsmuster „überhöhte Kontrollbestrebungen". Personen mit einer solchen kognitiven Struktur neigen in Anforderungssituationen zu unrealistischen Bewertungen eben dieser Anforderungssituationen entweder im Sinne einer tendenziellen Überschätzung oder Unterschätzung der zu erbringenden Leistungen sowie hinsichtlich der Bedeutung der daraus resultierenden Ergebnisse.

In beiden Fällen werden unökonomische, überdosierte Aktivitäten ausgelöst: Überschätzte Anforderung mobilisieren überschießende Anstrengungen, deren emotionaler Ertrag in Enttäuschungsgefühlen und langfristig in latenter Feindseligkeit resultiert. Unterschätzte Anforderungen und damit einhergehende überschätzte eigene Bewältigungsmöglichkeiten führen langfristig zu Überlastung, Überengagement und nicht wahrgenommener Überforderung mit nachfolgendem Risiko einer Erschöpfungskrise. Besonders solche Personen gehen ein hohes Erkrankungsrisiko ein, die infolge überhöhter Kontrollbestrebungen mit einer - distanzlosen und nicht mehr dosierbaren Verausgabungsbereitschaft reagieren und dabei überdurchschnittlich häufig emotionale Enttäuschungen erleben, durch die sie sich selbst in vorzeitige, jedoch nicht angemessen wahrgenommene Erschöpfungskrisen bringen.

Einer hohen beruflichen Verausgabungsbereitschaft - häufig verbunden mit einer beruflichen Distanzierungsfähigkeit kommt im Zusammenspiel mit gratifikationskritischen Arbeitsbedingungen (rechter Zweig in der Abbildung) eine große

Bedeutung zu. Bei den *Gratifikationsaspekten* spielen auf der Ebene der *Bezahlung* der ökonomische Zwang zur Mehrarbeit eine wesentliche Rolle, auf der Ebene der *sozio-emotionalen Belohnung* eine geringe Anerkennung sowie geringe persönliche Entwicklungsanreize und auf der Ebene der *Statuskontrolle* berufsbiographische Restriktionen, ein sozialer Abstieg und eine permanente Arbeitsplatzunsicherheit. Insbesondere eine fortgesetzte berufliche Statusbedrohung und ein subjektiv empfundener chronischer zeitlicher Verausgabungszwang sind im Zusammenhang mit einer hohen beruflichen Verausgabung erkrankungskritische und distresserzeugende Rahmenbedingungen für Gratifikationskrisen.

Obwohl primär für die Vorhersage von Herzinfarktrisiken entwickelt, hat sich dieses Modell als Explorationsschema zur Untersuchung kritischer Belastungserfahrungen in der klinischen Arbeit auch im Bereich der Psychosomatik als besonders geeignet erwiesen. Die dabei in der Regel gewonnenen sozialanamnestischen Informationen vervollständigen nicht selten die Kenntnisse über die erkrankungsrelevanten Entwicklungsbedingungen und sie liefern Anhaltspunkte zur Entwicklung und Umsetzung protektiver Strategien zur Bewältigung von individuell vorliegenden kritischen Belastungskonfigurationen.

5. Das Analysemodell des Arbeits- und Leistungsprozesses (AMALPROZESS)

5.1 Gesamtübersicht

Aus der klinischen Arbeit des Autors heraus haben sich die vorwiegend soziotherapeutisch und sozialmedizinisch beeinflußbaren Erfahrungen zu einem Arbeits- und Analyseschema verdichtet, das im folgenden vorgestellt wird. Die Gestaltung und Strukturierung des Schemas folgt dem normalen Ablauf von Arbeitsvorgängen. Es gliedert sich in die Bereiche 1: Auftragsvergabe/Auftragsannahme, 2: Planung und Umsetzung von Arbeitsvorgängen, 3: das arbeitsbezogene Sozialfeld, 4:die Bewertung von Arbeits- und Leistungsergebnissen und 5: die Gratifikation.

Im mittleren Kasten der Übersicht in Abbildung 2 sind überdauernde kritische Rahmenbedingungen aufgeführt, die in allen Tätigkeitsbereichen zu beachten sind: Die fortgesetzte berufliche Statusbedrohung und der subjektiv empfundene zeitliche Verausgabungszwang. Im unteren Teil des Übersichtsschemas gilt es, aktivierte persönliche Eigenschaften und Einstellungen zu beachten sowie den privaten (nicht Arbeits-)Bereich zu untersuchen.

5.2 Auftragsvergabe/Auftragsannahme

Bei der Auftragsvergabe ist zu beachten, ob es sich um eine qualitative Aufgabe handelt oder ob sie bereits quantitativ eingegrenzt ist; wird der Auftrag allgemein formuliert (z. B. „kümmern Sie sich mal darum") oder eher konkret (z. B.

BEREICHE	
Auftragsvergabe Auftragsannahme	Planung und Umsetzung von Arbeits- vorgängen
arbeitsbezogenes Sozialfeld	Bewertung von Arbeits- und Leistungs- ergebnissen
Gratifikation	

überdauernde kritische Rahmenbedingungen Fortgesetzte berufliche Statusbedrohungen subjektiv empfundener zeitlicher Verausgabungszwang

aktivierte persönliche Eigenschaften und Einstellungen, privater (d.h. Nicht-Arbeits) Bereich

Abb. 2: Analysemodell des Arbeitsprozesses

„Rechnen sie diese Zahlen in der richtigen Reihenfolge zusammen"), gibt es Zeit- und Ergebnisvorgaben und wie hoch ist das Ausmaß an Verantwortung. Nicht selten haben Patienten bei der Annahme von Arbeitsaufträgen bereits Probleme. In Abhängigkeit von der individuellen Bewertung von Anforderung können sich bereits Einschränkungen der Leistungsfähigkeit ergeben, indem die Anforderungen überschätzt oder unterschätzt werden und die Bewältigungs- möglichkeiten überschätzt oder unterschätzt werden. Insbesondere Patienten mit nur kurzen beruflichen Erfahrungen haben nicht selten den Eindruck, ständig zu leichte Aufgaben übertragen zu bekommen. Sie empfinden solche Unter- schätzungen ihrer Fähigkeiten als Herabsetzung ihrer Person und beschäftigen sich intensiver mit dieser leistungsbezogenen Selbstwertbedrohung als mit der sachbezogenen Bewältigung der gestellten Aufgabe.

Im persönlichkeitsbezogenen und privaten Bereich kommt in der Auftragsan- nahme im besonderen Maße die leistungsbezogene Motivation zum Tragen. Der Grad der Aktivierung ist weitgehend abhängig von der individuellen Wett- bewerbshaltung, dem Bedürfnis nach Anerkennung, der Verausgabungsbereit- schaft und den Kontrollbestrebungen. Die Operationalisierung dieser leistungs- bezogenen Motivation orientiert sich überwiegend an den von Siegrist (1988) vorgenommenen Konzeptbeschreibungen.

5.3 Planung und Umsetzung von Arbeitsvorgängen

Der zweite Analysebereich bezieht sich auf die Planung und Umsetzung von Arbeitsvorgängen. Unter beruflichen Gesichtspunkten wird dabei in einer tradi-

Auftragsvergabe:	Auftragsannahme:
• Qualität	*Bewertung der Anforderungen*
• Quantität	• Überforderung
• konkret	• Unterforderung (innere
• allgemein	Hemmnise)
• Zeitvorgaben	• überschätzte Anforderungen
• Ergebnisvorgaben	• unterschätzte Anforderungen
• Verantwortung	und überschätzte Bewälti-
	gungsmöglichkeiten

überdauernde kritische Rahmenbedingungen
- Fortgesetzte berufliche Statusbedrohungen
- subjektiv empfundener zeitlicher Verausgabungszwang

leistungsbezogene Motivation:
- Wettbewerbshaltung
- Bedürfnis nach Anerkennung
- Verausgabungsbereitschaft
- Planungsbedürfnis
- Kontrollbestrebungen

Abb. 3: Bereich Auftragsvergabe/Auftragsannahme

tionellen Betrachtungsweise großer Wert auf die fachlichen Kompetenzen gelegt und die Funktionseinschränkungen dezidiert untersucht. Eine mindestens ebenso große Bedeutung bei der Umsetzung von Arbeitsvorgängen kommt der Irritierbarkeit durch Umgebungsreize zu, dem Ertragen von Unlustgefühlen und körperlichen Beschwerden und der Fähigkeit, sich an örtliche und zeitliche Bedingungen anzupassen.

Der Prozeß der Selbstmotivation gewinnt an Bedeutung, wenn es darum geht, unangenehme und schwierige Tätigkeiten umzusetzen. Von besonderer Wichtigkeit ist dabei, auch solche Dinge zu tun, die keinen Spaß machen, und trotzdem ein angemessenes Arbeitsergebnis zu erzielen. Gerade dieser Bereich stellt bei Patienten, die bereits mehrere Ausbildungsversuche abgebrochen haben, eine häufige Problemkonstellation dar. Wenn Patienten der Auffassung sind, daß bestimmte Arbeitsvorgänge oder aber das Erfüllen arbeitsbezogener Anforderungen überhaupt ihr Krankheitsgeschehen verstärken oder zu Rezidiven führen,

Planung und Umsetzung von Arbeitsvorgängen:
- fachliche Kompetenzen/Einschränkungen
- Funktionseinschränkungen (z.B. nach Operationen)
- Irritierbarkeit durch Umgebungsreize (Personen, Lärm)
- Ertragen von Unlustgefühlen und körperlichen Beschwerden
- Anpassen an örtliche und zeitliche Bedingungen

arbeitsbezogene Basisfertigkeiten: **Schädigungskonzepte durch Tä-**
- Pünktlichkeit   **tigsein**
- Kontinuität
- Ausdauer

Selbstmotivationsprozeß: **Verantwortung für Arbeitsvor-**
- unangenehme, schwierige Tätigkeiten **gänge**
  umsetzen

Selbst-/Fremdkontrolle des Arbeitsvorgangs
generalisierbare negative Emotionen zum Arbeitsprozeß
Flexibilität und Stabilisierung der Handlungen
(Planung, Tätigkeit, Erholung)

überdauernde kritische Rahmenbedingungen
- Fortgesetzte berufliche Statusbedrohungen
- subjektiv empfundener zeitlicher Verausgabungszwang

---

berufliche Verausgabungsbereitschaft:
(emotional positiv besetzte leistungsbezogene Motivation)
Freizeitgestaltung, Urlaubsgestaltung, Anteile Arbeit/Erholung, Außerberufliche
Anforderungen (Nebentätigkeiten)

berufliche Distanzierungsunfähigkeit:
(emotional negativ besetzte Motivation)
- Ungeduld
- Irritierbarkeit bei Störungen
- Nicht-Abschalten, sich distanzieren können

Abb. 4: Bereich Planung und Umsetzung von Arbeitsvorgängen

gilt es, diese Schädigungskonzepte durch Tätigsein genau zu untersuchen. Solche Schädigungskonzepte führen häufig zu einem ausgeprägten Vermeidungsverhalten, das zumindest aus der Sicht des/der Patienten ein konsistentes Verhaltensmuster darstellt.

Im persönlichen Analysebereich ist neben der beruflichen Verausgabungsbereitschaft und der beruflichen Distanzierungsunfähigkeit nicht unwichtig, inwieweit diese kognitiven Schemata auch im privaten außerberuflichen Bereich aktiviert werden, oder ob hier andere Verhaltensschemata von Bedeutung sind. In der Regel wird man wohl feststellen, daß Patienten mit starken Kontrollbedürfnissen im Beruf dieses Handlungskonzept auch im privaten Bereich z. B. bei der Urlaubsplanung anwenden. Die berufliche Distanzierungsfähigkeit zeigt sich häufig darin, daß Patienten auch zu Hause nicht von der beruflichen Problemstellung Abstand nehmen können oder daß sie gar Arbeiten mit nach Hause nehmen. Wie Siegrist (1988) festgestellt hat, geht ein solches Verhaltensmuster einher mit Einschlaf- und Durchschlafstörungen sowie mit einer starken Irritierbarkeit durch störende Umgebungsreize.

5.4 Arbeitsbezogenes Sozialfeld

Der dritte Bereich, den wir als Psychotherapeuten rasch ins Blickfeld rücken, ist das arbeitsbezogene Sozialfeld, wobei mehr als soziale Fertigkeiten damit gemeint sind. Manche Patienten fallen aus ihrer Leistungsfähigkeit heraus, sobald Gemeinschaftsleistungen erbracht werden müssen; aber auch umgekehrte Leistungsdefizite werden beobachtet, wenn Patienten, die bislang gewohnt waren, Gruppenleistungen zu erbringen, plötzlich individuelle Leistungen erbringen müssen, und sie unter solchen veränderten Konstellationen nicht mehr in der Lage sind, ihre Motivation aufrecht zu erhalten.

Andere Handlungsaspekte im arbeitsbezogenen Sozialfeld beziehen sich u. a. auf die Nähe/Distanz zum Vorgesetzten, auf die Verantwortung für Kollegen, auf die Schwierigkeiten im Umgang mit verschiedenen Personenebenen am Arbeitsplatz sowie auf die Konkurrenz am Arbeitsplatz. Daneben gilt es, eine Reihe von Fertigkeiten zu untersuchen, für die in der nebenstehenden Abbildung einige Beispiele beschrieben sind.

Das Ausmaß, in dem private Kontakte zu Kollegen oder auch zu Vorgesetzten und zu Untergebenen stattfinden, ist für die Einschätzung der Arbeitssituation von ebenso großer Bedeutung wie die Generalität dieser Verhaltensmuster im privaten Bereich.

5.5 Bewertung von Arbeits- und Leistungsergebnissen

Der vierte Aspekte in dem Analysemodell AMALPROZESS ist die Bewertung von Arbeits- und Leistungsergebnissen. Bei der Frage der Objektivierbarkeit von Leistungsergebnissen ist in vielen Arbeitsbereichen zu beachten, daß die Bewertung von Leistungsergebnissen großen Ermessensspielräumen unterliegen. Dieser Sachverhalt kann einen weitreichenden Einfluß auf die Selbst- und Fremdbewertung der Arbeitsergebnisse haben, besonders, wenn große Diskrepanzen hinsichtlich der Bewertungsmaßstäbe bestehen.

arbeitsbezogenes Sozialfeld:
- individuelle Leistungen
- Gemeinschaftsleistungen
- Abstimmung mit anderen

- Nähe/Distanz zum Vorgesetzten
- kontinuierliche Beurteilung
- Verantwortung für Kollegen
- Schwierigkeiten im Umgang mit
- Vorgesetzten
- Kollegen
- Untergebenen
- Konkurrenz am Arbeitsplatz

Beispiele:
Nicht-Nein-Sagen-Können, Abgrenzen, Delegieren, Um-Hilfe-Bitten, Sich-Helfen-Lassen, Vertretungen organisieren/einarbeiten, Zusammenarbeiten, Durchsetzen, Unterordnen, Nachgeben, Abwesenheitsplanungen

---

überdauernde kritische Rahmenbedingungen
- Fortgesetzte berufliche Statusbedrohungen
- subjektiv empfundener zeitlicher Verausgabungszwang

Private Kontakte zu Kollegen
Generalität der Verhaltensmuster

Abb. 5: Bereich Arbeitsbezogenes Sozialfeld

Bewertung von Arbeits- und Leistungsergebnissen
- Objektivierbarkeit von Leistungsergebnissen
- Ermessensspielraum der Bewertung

Selbstbewertung/Fremdbewertung
- anforderungsgerechte Leistung (Maßstab)
- Relation Aufwand/Anstrengung und Ergebnis
- generalisierte Bewertungsvoreingenommenheit
- eingeschränkte Selbstverstärkungspotentiale
- Kritik/Anerkennung durch Kollegen, Vorgesetzte und Untergebene

Bewertung von Gruppen/Einzelleistungen
- Ziehen von Konsequenzen aus den Arbeitserfahrungen
- Durchhaltevermögen bei negativen Ergebnissen und Bewertungen

überdauernde kritische Rahmenbedingungen
- Fortgesetzte berufliche Statusbedrohungen
- subjektiv empfundener zeitlicher Verausgabungszwang

Bewertungsverhalten:
- bei privaten Leistungen
- anderen gegenüber

Abb. 6: Bereich Bewertung von Arbeits- und Leistungsergebnissen

In der Beziehung zwischen dem Aufwand bzw. der Anstrengung und dem Leistungsergebnis hat sich bei vielen Patienten mit psychosomatischen Erkrankungen die Aufwand-Ergebnis-Relation verschoben. Manche schaffen zwar noch das geforderte Leistungsergebnis, müssen dafür aber einen erhöhten Aufwand erbringen. Das Ausmaß der Selbstverstärkungspotentiale und die Frage, ob es Kritik und Anerkennung durch Kollegen, Vorgesetzte und Untergebene gibt, beeinflußt den Arbeitsprozeß nicht unerheblich.

Auch die Frage, ob in einem Betrieb Gruppenleistungen oder Einzelleistungen bewertet werden, ist für viele Patienten von großer Bedeutung. Zwar ermöglichen Gruppenleistungen einen gewissen Ausgleich zwischen den Leistungsprofilen Einzelner; wenn ein Patient jedoch wegen eines nachlassenden Leistungsvermögens ständig als „schwächstes Glied in der Kette" in Erscheinung tritt, sind negative Reaktionsweisen der Gruppenkollegen nahezu unausweichlich.

In der Analyse des Bewertungsverhaltens gilt es zu untersuchen, welche Verhaltensmuster der/die Betreffende im privaten Bereich realisiert. Es kann ja durchaus vorkommen, daß ein Patient im privaten Lebensbereich völlig andere Bewertungsmuster vollzieht und sich dort anderen gegenüber ebenfalls weitgehend anders verhält.

5.6 Gratifikation

Die Gratifikation hinsichtlich der Bezahlung, der sozio-emotionalen Belohnung und hinsichtlich des Statuserhalts machen in vielen Bereichen den Wert der Arbeit aus. In bezug auf das Gehaltsniveau ist nicht immer die absolute Höhe der Bezahlung von Bedeutung, sondern vielmehr die Frage, ob ein Arbeitnehmer die Bezahlung als für die erbrachte Leistung angemessen hält. Kritische Arbeitsbedingungen liegen dann vor, wenn deutliche Diskrepanzen zwischen dem Anstrengungs- und Leistungsaufwand und dem finanziellen Gratifikationsniveau besteht.

Gerade bei erfahrenen Arbeitnehmern mit langer Betriebszugehörigkeit wird immer wieder vernachlässigt, persönliche Entwicklungsanreize zu schaffen. Solche Entwicklungsanreize können neben Ausstiegsmöglichkeiten darin bestehen, den Veranwortungsbereich auszuweiten oder aber jemandem schwierige Aufgaben zu übertragen. Die berufsbiographischen Restriktionen oder drohende Restriktionen sind in den allermeisten Fällen mit Erkrankungsprozessen verbunden. Die Arbeitsplatzunsicherheit und die Angst am und um den Arbeitsplatz geht in der Regel einher mit vielfältigen psychosomatischen Beschwerden. Im persönlichen und privaten Gratifikationsbereich kommt es darauf an, ob Patienten Gratifikationsalternativen verfügbar haben. Ausgeprägte befriedigende Hobbies können sicher über einen längeren Zeitraum einen Ausgleich schaffen für ausbleibende sozioemotionale Belohnungen im betrieblichen Bereich. Bei eingetretenem beruflichen Statusverlust ist die Frage von Bedeutung, ob diese Veränderungen auch Folgen im privaten Status nach sich ziehen oder ob die Beziehungen in diesem Bereich noch weitgehend stabil und tragfähig geblieben sind.

Der Autor empfiehlt dringend, das Analysemodell in der vorgestellten Struktur zunächst einmal auf sich selbst anzuwenden oder in der Klinik in gegenseitigen Explorationen in den Behandlungsteams einzuüben. Dabei ist es sehr hilfreich, die in diesem Artikel beschriebenen Fragebogen zum Arbeitsverhalten und die dabei verwendeten Begriffe mit eigenen Erfahrungen zu füllen. Letztlich ist der Arbeitsprozeß das einzige, was Patienten und ihre Therapeuten wirklich gemeinsam haben; um so unverständlicher ist es, diesen Bereich aus der verhaltensmedizinischen Arbeit so weitgehend auszublenden.

Gratifikation:

Bezahlung:
- niedriges Lohn/Gehaltsniveau
- ökonomischer Zwang zu Mehr- und Schwerarbeit

sozio-emotionale Belohnung
- relative Deprivation
- geringe Anerkennung
- geringe persönliche Entwicklungsanreize
- Statuskontrolle
- berufsbiographische Restriktionen (fehlender Aufstieg, unfreiwilliger Wechsel)
- sozialer Abstieg
- Arbeitsplatzunsicherheit

überdauernde kritische Rahmenbedingungen
- Fortgesetzte berufliche Statusbedrohungen
- subjektiv empfundener zeitlicher Verausgabungszwang

- Gratifikationsalternativen
- Folgen von Statuskontrollverlust

Abb. 7: Bereich Gratifikation

6. Veränderungen im Arbeitserleben nach stationärer medizinischer Rehabilitation und gesundheitliche Stabilisierung

In seiner katamnestisch angelegten Evaluationsstudie hat Zielke (1993) den erwerbstätigen Patienten in einer psychosomatischen Klinik den KOLA-Fragebogen bei der Aufnahme in die Klinik und zwei Jahre nach der Entlassung aus der stationären Behandlung vorgelegt. In der Datenanalyse wurde untersucht, welche Veränderungen sich in der Situation am Arbeitsplatz in dem zweijährigen Nachuntersuchungszeitraum ergeben haben und ob diese Arbeitsplatzveränderungen mit einer gesundheitlichen Stabilisierung bzw. Destabilisierung korrespondieren. Die Tabelle 12 enthält die signifikanten Korrelationen zwischen den beiden Veränderungsbereichen.

Tab. 12: Katamnestische Veränderungen der Situation am Arbeitsplatz und post-stationäre Krankheitsverläufe

Zunahme von: Akzeptierter Verantwortung (Kola 1)

r	Bereich

Zunahme von:

+.23   Leistungsorientierung (FPI 3)*

Abnahme von:

-.24   Körperliche Beschwerden (FP18)*
-.24   Angst vor Abwertung und Unterlegenheit (IAF6)*
-.24   Arbeitsunfähigkeitstage*

Abnahme von: nicht-honorierter Belastung (Kola 2)

Abnahme von:

+.24   Aggressivität (FPI 6)*

Abnahme von: Angst am Arbeitsplatz (Kola 3)

Abnahme von:

+.25   Angst vor Selbstbehauptung (IAF 5)*

Zunahme von: Autonomie am Arbeitsplatz (Kola 4)

Abnahme von:

+.25   Kopfschmerzen (PSCL)*
+.37   Magenbeschwerden (PSCL)**
+.24   Darmkrämpfen (PSCL)*
+.33   Müdigkeit (PSCL)**
+.23   Durchfall/Verstopfung (PSCL)*
+.25   Beschwerdenscore (PSCL)**
+.29   Erschöpfungsneigung (GBB)*
+.25   Herzbeschwerden (GBB)*
+.33   Beschwerdedruck (GBB)**

Zunahme von:

-.25   Lebenszufriedenheit (FPI 1)*

* signifikant bei $p < 5\%$, ** signifikant bei $p < 1\%$

Ein Zuwachs an akzeptierter Verantwortung steht in einem engen Zusammenhang mit gleichgerichteten Veränderungen der Leistungsorientierung. Neben der Konstruktvalidierung beider Skalen ist anzunehmen, daß die Veränderungen in einem engen Wechselwirkungsprozeß stattfinden. Patienten, die ehrgeiziger werden und sich in stärkerem Maße Konkurrenzsituationen stellen, suchen und akzeptieren in der beruflichen Situation auch ein größeres Ausmaß an Verantwortung und umgekehrt. Gleichzeitig verringern sich die körperlichen Beschwerden, die Angst vor Abwertung und Unterlegenheit nimmt ab und die Zahl der Arbeitsunfähigkeitstage geht signifikant zurück. Da die entsprechende Korrelation mit den Veränderungen der Arbeitsunfähigkeitsfälle nicht signifikant ist, bedeutet dies, daß Patienten mit einer verstärkten akzeptierten Verantwortung im Krankheitsfalle kürzere Krankheitszeiten haben, jedoch nicht seltener krank sind.

Veränderungen der nicht-honorierten Belastung gehen einher mit Veränderungen der Aggressivität (Skala 6 des FPI). Der Wirkungszusammenhang dieser Bereiche dürfte wohl in der Art zu sehen sein, daß bei einer Zunahme/Abnahme der nicht-honorierten Belastung (z. B. nicht leistungsgerechte Bezahlung) die Aggressivität entsprechend zunimmt bzw. abnimmt. Veränderungen der Angst am Arbeitsplatz bzw. vor einem Verlust des Arbeitsplatzes korrelieren mit Veränderungen der Angst vor Selbstbehauptung. Die Skala 5 des IAF (Angst vor Selbstbehauptung) erfaßt Angst vor Situationen, in denen man Selbstvertrauen, die Bereitschaft und den Mut zum Durchsetzen eigener Interessen benötigt. In dieses Verhaltensmuster eingeschlossen ist auch die Angst davor, andere Personen (z. B. Vorgesetzte) zu kritisieren. Trotz häufig geäußerter Zweifel daran, ob Patienten die unter stationären Bedingungen erworbenen Fertigkeiten zu einer verbesserten Selbstbehauptung in der Alltagsrealität auch umsetzen können, scheint es doch so zu sein, daß in den beiden Jahren des Nachuntersuchungszeitraums der Wirkungsgrad der Selbstbehauptung bis in die Arbeitssituation hineinreicht.

Veränderungen in der Autonomie am Arbeitsplatz hängen sehr eng zusammen mit Veränderungen der Intensität und Häufigkeit vielfältiger psychosomatischer Beschwerden. Eine Zunahme von Autonomie am Arbeitsplatz ist verbunden mit einer Verringerung folgender Beschwerden: Kopfschmerzen, Magenschmerzen, Darmkrämpfe, Müdigkeit, Durchfall/Verstopfung, Gesamtbeschwerdenscore der PSCL, Erschöpfungsneigung, Herzbeschwerden und Beschwerdedruck im GBB. Eine Zunahme der Autonomie steht ebenfalls in einem engen Zusammenhang mit einer Zunahme der Lebenszufriedenheit (Skala 1 des FPI). Die enge Verknüpfung zwischen den Veränderungen der Beschwerden und diesem Bereich der Arbeitssituation bedeutet aber auch eine Zunahme der Beschwerden bei zunehmenden Einschränkungen der erlebten Autonomie am Arbeitsplatz. Das Ausmaß, in dem es den Patienten ermöglicht wird (bzw. sie dies durchsetzen können), den Arbeitsplatz kurz zu verlassen, die Arbeitszeit selbst einzuteilen und die Arbeit selbständig durchzuführen, hat für den poststationären Krankheitsverlauf eine besondere Bedeutung. Die katamnestische Veränderung einer Reihe von psychosomatischen Beschwerden hängt eng mit diesem Aspekt der Veränderungen am Arbeitsplatz zusammen.

7. Bewertung und Diskussion

Nach der Durchsicht der vorangestellten Daten läßt sich aus verschiedenen klinisch-psychologischen Problemstellungen her betrachtet die These untermauern, daß es eindeutige Zusammenhänge gibt zwischen spezifischen Erlebensaspekten der Arbeit und spezifischen psychischen Erkrankungen. Insbesondere die am Arbeitsplatz erlebte Angst und die Angst um den Arbeitsplatz steht in Beziehung zu zahlreichen Störungen wie Interaktionsängsten, emotionaler Labilität sowie zu nahezu allen psychosomatischen Beschwerdebildern. Ebenso scheint das Gefühl von nicht-honorierter Belastung mit spezifischen Erkrankungen in Zusammenhang zu stehen (Rückenschmerzen, Schlafstörungen).

Hingegen beschreiben sich Patienten, die an ihrem Arbeitsplatz ein hohes Ausmaß an akzeptierter Verantwortung erleben und ihre Arbeitssituation weitgehend selbständig gestalten können sowie sich in ihrer geistigen und sozialen Kompetenz gefordert fühlen, als leistungsorientiert, aggressiv und wenig gehemmt und als extrovertiert; allerdings werden in diesem Zusammenhang aber auch vermehrt Schlafstörungen beschrieben.

Die Auswertung dieser Ergebnisse sollte in zwei Bereichen erfolgen: Bei der Untersuchung der Patienten im Rahmen der individuellen Bedingungsanalyse ist in weit größerem Ausmaß darauf zu achten, welche Erfahrungen am Arbeitsplatz mit der Krankheitsentwicklung in Zusammenhang gebracht werden können (und müssen). Rehabilitative Behandlungsansätze sollten in weitaus stärkerem Umfang Übungsmöglichkeiten vorhalten, solche Arbeitsbedingungen zu simulieren und darin Bewältigungsmöglichkeiten zu üben. Letztlich sollte aber auch bei der sozialmedizinischen Beurteilung und Prognose die Arbeitsplatzsituation unter sozialpsychologischen und sozialhygienischen Aspekten zumindest ebenso weitgehend berücksichtigt werden wie bislang die technisch-physikalischen Arbeitsbedingungen (Kälte, Nässe, Höhe, Sitzen, Stehen, Bücken usw.). Die untersuchten Dimensionen bieten hierfür eine gute Orientierungsmöglichkeit.

In dem vorgestellten Analysemodell AMALPROZESS wird versucht, die relevanten Einzelaspekte der Arbeitsbelastungen in ein strukturiertes Untersuchungsschema zu integrieren. In der klinischen Arbeit, vor allem in der verhaltensmedizinischen Rehabilitation von psychosomatischen Erkrankungen, hat sich dieses Analysemodell gut bewährt.

Die nach stationären medizinischen Rehabilitationsmaßnahmen stattfindenden Veränderungen in der Situation am Arbeitsplatz gehen einher mit einer gesundheitlichen Stabilisierung der behandelten Patienten.

Literatur

Athanasio, V., Andrasik, F., Blanchard, E. & Arena, J. (1984). Psychometric properties of the SUNJA revision of the psychosomatic symptom checklist. Übersetzung nach M, Maaß. Fredeburg (1985) Psychosomatische Symptomcheckliste PSCL. Journal of Behavioral Medicine, 7/2, 247-258.

Bäppler-Deidesheimer, M. (1994). Problemstellungen und therapeutische Ansätze bei jugendlichen Patienten. In: M. Zielke & J. Sturm (Hrsg.) Handbuch Stationäre Verhaltenstherapie (S. 875-881). Weinheim: Psychologie Verlags Union.

Becker, P. (1982). Interaktion - Angst - Fragebogen. Weinheim: Beltz.

Czikkely, M. (1988). Stationäre Therapie - ein sozialer Schonraum? In: M. Zielke, J. Sturm & N. Mark (Hrsg.) Die Entzauberung des Zauberbergs (S. 59-68). Dortmund: Verlag modernes lernen.

Fahrenberg, J., Hampel, R. & Selg, H. (1984). Das Freiburger Persönlichkeitsinventar (FPI). Göttingen: Hogrefe.

Dunckel, H. & Semmer, N. (1987). Stressbezogene Arbeitsanalyse: Ein Instrument zur Abschätzung von Belastungsschwerpunkten in Industriebetrieben. In: K.H. Sonntag (Hrsg.) Arbeitsanalyse und Technikentwicklung. Köln: Bachem.

Greif, S., Bamberg, E. & Semmer, N. (Hrsg.) (1991). Psychischer Stress am Arbeitsplatz. Göttingen: Hofgrefe.

Hagmüller, G. et al. (1975). Kriterien der Berufsreife. Unveröffentlichtes Manuskript o.n.A.

Hamacher, H. (1988). Die Analyse und Veränderungen von Arbeitshaltungen. In: M. Zielke, J. Sturm & N. Mark (Hrsg.) Die Entzauberung des Zauberbergs (S. 493-502). Dortmund: Verlag modernes lernen.

Kirchner, F. (2000). Arbeitsplatzbezogene Meßverfahren in der Psychosomatik: Probleme der Repräsentativität. Praxis Klinische Verhaltensmedizin und Rehabilitation, 50, 4-12.

Koch, U. & Laschinsky, D. (1979). Ein Fragebogen zur Erfassung der Situation an Arbeitsplatz und in der Familie (KOLA). Psychologische Praxis, 4, 165-173.

Potthoff, P. (1982). Materialien zur Studie "Entwicklung von Indikatoren zur Messung subjektiver Gesundheit". Gesellschaft für Strahlen- und Umweltforschung mbH, München.

Richter, P., Rudolf, M. & Schmidt, C.F. (1996). Fragebogen zur Analyse belastungsrelevanter Anforderungsbewältigung (FABA). Frankfurt: SWETS Test Services.

Schaarschmidt, U. & Fischer, A. (1996). Arbeitsbezogenes Verhaltens- und Erlebensmuster (AVEM). Frankfurt: SWETS Test Services.

Semmer, N., Grebner, S., Elfering, A. & Vogel, N. (1997). ISTA Instrument zur Stressbezogenen Tätigkeitsanalyse. Fragebogen Kurzversion AEQUAS und Zusatzskalen. Bern: Universität, Institut für Psychologie.

Semmer, N., Zapf, D. & Dunckel, H. (1995). Instrument zur Stressbezogenen Tätigkeitsanalyse. Fragebogenversion für den Bürobereich. Version 5.0. Bern: Universität, Institut für Psychologie.

Semmer, N., Zapf, D. & Dunckel, H. (1999). Instrument zur Stressbezogenen Tätigkeitsanalyse. In: H. Dunckel (Hrsg.) Handbuch psychologischer Arbeitsanalyseverfahren (S. 179-204). Zürich: vdf Hochschulverlag an der ETH.

Siegrist, J. (1988). Die Bedeutung der Sozialanamnese für die Entwicklung der therapeutischen Strategie. In: M. Zielke, J. Sturm & N. Mark (Hrsg.) Die Entzauberung des Zauberbergs (S. 123-136). Dortmund: Verlag modernes lernen.

Zielke, M. (1993). Wirksamkeit stationärer Verhaltenstherapie. Weinheim: Psychologie Verlags Union.

Zielke, M. (1995). Arbeitsbelastungen und Krankheitsverläufe bei Patienten mit psychischen und psychosomatischen Erkrankungen. Praxis der Klinischen Verhaltensmedizin und Rehabiltation, 32, 271-281.

Zielke, M. (2000) Macht Arbeit krank? Neue Anforderungen im Arbeitsleben und Krankheitsrisiken. Praxis Klinische Verhaltensmedizin und Rehabilitation, 50, 13-27.

Mobbing am Arbeitsplatz: Interaktionelle Problembereiche, psychosomatische Reaktionsbildungen und Behandlungsansätze[*]

Josef Schwickerath, Volker Kneip

Der vorliegende Beitrag stellt ein stationäres Behandlungskonzept für Patientinnen und Patienten, die unter Mobbing oder Konfliktsituationen am Arbeitsplatz leiden, vor. Es wird dabei auf den aktuellen Stand der Mobbingforschung eingegangen, wohlwissend, dass es z.Z. kein einheitliches Konzept von Mobbing gibt. Das Behandlungsangebot beruht auf einem verhaltenstherapeutischen Gruppenangebot, das Elemente psychoedukativen Vorgehens mit prozessorientiertem bzw. problemlöseorientiertem Vorgehen mischt. Bei der Behandlung von Arbeitsplatzkonflikten oder von Mobbing werden sowohl Anteile des Patienten als auch Anteile der sogenannten Mobber und des Unternehmens berücksichtigt. Ergebnisse zur Akzeptanz der Mobbinggruppe und zum Therapieerfolg der Mobbingpatienten werden berichtet.

1. Einführung

Neben Familie und Freizeit stellt das Erwerbsleben eine wichtige Säule der Lebensgestaltung dar. In diesem Bereich sind in den letzten Jahren Veränderungen zu beobachten, die in Zusammenhang mit Befindensbeeinträchtigungen oder gar mit der Entwicklung von Krankheit in Zusammenhang stehen. Angst am Arbeitsplatz, wachsende Anforderungen an die Qualifikation, zunehmende Aufgabendichte, Einbeziehung neuer Technologien, Stressbelastungen, Flexibilisierung, Rationalisierung, zunehmender Entscheidungsdruck, Termindichte sind für arbeitende Menschen von außen bestimmende Faktoren, denen nicht in gleichem Maße innere Veränderungsprozesse oder angemessene Bewältigungsstrategien entsprechen. Zielke (2000, 1998 und 1995) vertritt die These, dass es eindeutige Zusammenhänge zwischen spezifischen Erlebensaspekten der Arbeit und spezifischen psychischen Erkrankungen gibt. Hier steht vor allem die am Arbeitsplatz erlebte Angst und auch die Angst um den Arbeitsplatz in Beziehung zu zahlreichen Störungen und zu fast allen psychosomatischen Beschwerdebildern. Auch das Konzept der beruflichen Gratifikationskrise von Siegrist (1988), ursprünglich entwickelt zur Vorhersage von Herzinfarktrisiken zeigt Zusammenhänge zwischen externen Leistungsanforderungen individueller Leistungsbereitschaft und der Gratifikation im Arbeitsprozess. Zielke (1993) hat in einem 2-

---

[*] Erweiterte Fassung von Schwickerath u.a. (2000)

jährigen Nachuntersuchungszeitraum Zusammenhänge zwischen der Situation am Arbeitsplatz und gesundheitlicher Stabilisierung bzw. Destabilisierung herausgefunden.

Nähert man sich dem Problem aus der Sicht der täglichen Arbeit in einer psychosomatischen Fachklinik, so gewinnt nicht zuletzt durch die sogenannte Rehakrise die Rehabilitation im Sinne der Wiedereingliederung in den Arbeitsprozess oder im Sinne der Stabilisierung der Leistungs- bzw. Erwerbsfähigkeit eine zunehmende Bedeutung, handelt es sich doch um das Kerngeschäft der Rehabilitation im Auftrag der Rentenversicherungsträger.

In den letzten beiden Jahren sind in der Klinik Berus verstärkt Patienten und Patientinnen aufgenommen worden, die sich spontan bzw. bei genauer Anamnese als sogenannte Mobbing-Opfer bezeichnen. Im Rahmen einer großen multizentrischen Studie (Zielke u.a.1999) wurden in der Klinik Berus 1999 102 Patienten ausführlich auch zu Arbeitsplatzproblemen befragt. Zusammengefasst zeigte sich, dass ein beträchtlicher Anteil der in der Klinik Berus aufgenommenen Patienten, nämlich 26,3%, Probleme am Arbeitsplatz angibt. Ohne direkt nach Mobbing gefragt zu werden oder es den Patienten in den Mund zu legen, antworten 11,6 % der Stichprobe, dass sie gemobbt werden.

Die Betroffenen sehen sich am Arbeitsplatz als Opfer von Machenschaften anderer, scheinen den berichteten Schikanen hilflos ausgeliefert und sehen darin die Ursache für die geschilderten Symptome bzw. Beschwerden oder Krankheitsbildern, die Anlass zur stationären Behandlung waren. Bei aller Kritik des Konzeptes „Mobbing" liegt das Neue darin, dass arbeitende Menschen mit psychosozialen Belastungen am Arbeitsplatz eine Möglichkeit haben, die subjektiven Folgen von Konflikten oder Schikanen am Arbeitsplatz in Form von Symptomen oder Beschwerden zu etikettieren und damit auch besser auszudrücken. Das mag für diejenigen hilfreich sein, die tatsächlich unter starken Schikanen am Arbeitsplatz leiden und durch eine solche Krise erkrankt sind oder zu erkranken drohen, bisher aber keine Möglichkeit hatten, zu verstehen, was mit ihnen passiert. Es hilft aber auch jenen, die unter Anspannungen am Arbeitsplatz leiden, die sich z.B. aufgrund mangelnder Leistungsbereitschaft ein Alibi für weitere Bequemlichkeit verschaffen wollen, suggeriert doch der Begriff, dass nur andere bzw. die Arbeitsplatzsituation für die Beschwerden bzw. das Unwohlsein verantwortlich sind und nicht die eigene Person. So findet sich in der Klinik z.B. die 41-jährige Sozialpädagogin, die unter jahrelangen Schikanen am Arbeitsplatz mit mehreren Arbeitsgerichtsprozessen leidet und infolgedessen starke Depressionen mit Suizidgedanken entwickelte. Sie erfüllt darüber hinaus durch die Schikanen am Arbeitsplatz die Kriterien einer posttraumatischen Belastungsstörung nach ICD 10. Auf der anderen Seite kommt der 42-jährige Zollbeamte in unsere Klinik, der wegen Umstrukturierung seines Arbeitsplatzes keine klaren Aufgaben mehr hat und nicht weiß, wie er seinen Arbeitstag „rumkriegen" soll, dadurch und durch Äußerungen von Kollegen übersensibel reagiert und depressive Symptome entwickelt. Beide bezeichnen sich als Mobbing-Opfer, beide leiden und bei beiden ist eine Behandlung notwendig, auch wenn die dahinterliegenden Problemstellungen völlig andere sind.

2. Das Mobbing-Konzept

2.1 Definition

Der Begriff Mobbing leitet sich von dem englischen Verb *to mob* ab, was soviel wie herfallen über, sich stürzen auf, anpöbeln bedeutet. Mobbing beschreibt kurzgefasst den Prozess, Mitarbeiter zu schikanieren.

Seit etwa 7 Jahren wird das Thema Mobbing in der Öffentlichkeit diskutiert, sicher ausgelöst durch Heinz Leymann (1993), der auf populärwissenschaftliche Weise auf das Phänomen von Schikanen am Arbeitsplatz hingewiesen hat. Nach seiner Auffassung besteht Mobbing in negativen, kommunikativen Handlungen, die gegen eine Person gerichtet sind und die sehr oft und über einen längeren Zeitraum hinaus vorkommen. Dabei geht er von einem Zeitraum von mindestens einem halben Jahr und von mindestens einmal wöchentlich stattfindenden Handlungen aus. Diese insgesamt 45 Handlungen fasst er in fünf Kategorien:

1. Angriffe auf die Möglichkeit, sich mitzuteilen, z.B. man wird ständig unterbrochen
2. Angriffe auf die sozialen Beziehungen, z.B. man spricht nicht mehr mit dem/der Betroffenen
3. Auswirkungen auf das soziale Ansehen, z.B. hinter dem Rücken des Betroffenen wird schlecht über ihn gesprochen
4. Angriffe auf die Qualität der Berufs- und Lebenssituation, z.B. man weist dem Betroffenen keine Arbeitsaufgaben zu
5. Angriffe auf die Gesundheit, z.B. Androhung körperlicher Gewalt

Leymann (1996) hat dazu das Erhebungsinstrument LIPT (Leymann Inventory of Psychological Terror) entwickelt.

Mobbing wird von den meisten Forschergruppen als Teil eines stresstheoretischen Konzeptes verstanden, obwohl nur wenige Untersuchungen vorhanden sind, die sich ausdrücklich mit Mobbingkonflikten am Arbeitsplatz beschäftigen. Knorz und Zapf (1996) sehen Mobbing als eine extreme Form sozialer Stressoren.

Einen hervorragenden Überblick über das Problem Mobbing gibt Zapf (1999) in seinem Artikel „Mobbing in Organisationen – Überblick zum Stand der Forschung". Er legt in Anlehnung an Einarsen und Skogstad (1996), Leymann (1996) und Niedl (1995) eine eher enge Definition über Mobbing vor, die folgendermaßen lautet: „Mobbing beinhaltet, daß jemand am Arbeitsplatz von Kollegen, Vorgesetzten oder Untergebenen schikaniert, belästigt, drangsaliert, beleidigt, ausgegrenzt oder beispielsweise mit kränkenden Arbeitsaufgaben bedacht wird und der oder die Mobbingbetroffene unterlegen ist. Wenn man etwas als Mobbing bezeichnen möchte, dann muß dies häufig und wiederholt auftreten (mindestens einmal pro Woche) und sich über einen längeren Zeitraum erstrecken (mindestens ein halbes Jahr). Es handelt sich nicht um Mobbing bei einmaligen Vorfällen. Es handelt sich auch nicht um Mobbing, wenn zwei etwa gleich starke Parteien in Konflikt geraten." Er folgert weiter, dass diese Definition eine mehr oder weniger aktive Rolle des Opfers nicht ausschließt. Im Rahmen der Psychotraumatologie sprechen Fischer und Riedesser (1998) im Zusammenhang mit Mobbing von einer kumulativen Traumatisierung.

2.2 Auftreten von Mobbing

Hier liegen nach Zapf (1999) sehr unterschiedliche Untersuchungsergebnisse vor. Fasst man alle zusammen, so kann man von einer Prävalenzrate von 1,2 und 3,5 % ausgehen. Dies bleibt kritisch zu sehen, da sowohl die Definition als auch die Untersuchungsstrategien sehr unterschiedlich sind. Es werden sowohl Selbstaussagen der Opfer herangezogen, die man kritisieren kann, als auch ausgewählte Stichproben, die für allgemeine Rückschlüsse auf das Vorkommen in der Bevölkerung nicht hinreichend sind. Zur Problematik der Selbstaussagen bemerkt Zapf (1999, S. 4): „Insgesamt gibt es doch nur wenig Anlass anzunehmen, daß sich jemand ohne Grund als Mobbingopfer bezeichnet, und es ist eher zu erwarten, daß man seinen Opferstatus vertuscht."
Was die Geschlechtsspezifität angeht, so zeigen die meisten Studien ein deutliches Übergewicht an Frauen. Dies kann mehrere Gründe haben z.B., dass Frauen eher bereit sind, gesundheitliche Probleme zuzugeben und Hilfe in Anspruch zu nehmen. Es kann auch sein, dass Frauen stärker von Mobbing betroffen sind, weil sie in Branchen arbeiten, die anfälliger sind. Die vorliegenden deutschen Studien (die Gießener Studie, Knorz & Zapf, 1996; die Konstanzer-Studie, Zapf & Bühler, 1998 zit. nach Zapf 1999; sowie die DAG-Studie, Zapf & Osterwalder, 1998, zit. nach Zapf 1999) zeigen, dass eine deutliche Überrepräsentation von Mobbing-Opfern im Gesundheits- und im Erziehungsbereich sowie in der öffentlichen Verwaltung vorliegt. So besteht z.B. im Gesundheitsbereich ein 7-fach erhöhtes Risiko, im Erziehungs- und im Verwaltungsbereich ein 3 bis 4-fach erhöhtes Risiko, Mobbingopfer zu werden. Überrepräsentiert ist auch das Kreditgewerbe. Unterdurchschnittlich vertreten sind die Bereiche Verkehr und Handel, Gaststätten, Bau-Gewerbe, Energie und Wasser sowie die Landwirtschaft. Alles in allem so folgert Zapf (1999) ist Mobbing eher ein Problem der Angestellten, Beamten und Führungskräfte.

2.3 Unterschiedliche Mobbingstrategien

Zapf (1999) stellt heraus, dass in den verschiedenen Studien unabhängig, ob theoriegeleitet, intuitiv oder empirisch gestützt übereinstimmend folgende Mobbingstrategien gefunden wurden:
- Mobbing über organisationale Maßnahmen, die schwerpunktmäßig die Arbeitsaufgaben und den Entzug von Entscheidungskompetenzen betreffen.
- Soziale Isolierung: Man spricht nicht mehr mit der betroffenen Person und lässt sich nicht mehr ansprechen. Man meidet die betroffene Person, grenzt sie aus.
- Angriff auf die Person und ihre Privatsphäre: Man macht die Person lächerlich und reißt Witze über sie und über ihr Privatleben.

- Verbale Drohung bzw. verbale Aggression: z.B. Anschreien, Kritisieren und Demütigen vor versammelter Mannschaft
- Androhung oder Ausübung körperlicher Gewalt.

In den deutschsprachigen Studien wird die Gerüchteküche als eine Mobbingstrategie am häufigsten zitiert (Knorz und Zapf, 1996).

2.4 Ursachen von Mobbing

Es lassen sich im wesentlichen drei Bereiche unterscheiden: die Organisation bzw. Unternehmen oder die Gruppe , die Mobbing –Täter, das Mobbing-Opfer.

2.4.1 die Organisation oder die Gruppe

Es lassen sich aus den vorliegenden Studien nach Zapf (1999, S.12) u.a. folgende Merkmale festhalten:
- Mobbingbetroffene haben deutlich schlechtere Einflussmöglichkeiten auf Dinge, die sie selbst betreffen und leiden unter schlechtem Informationsfluss
- Eine allgemein schlechte Zusammenarbeit mit Kollegen, mangelnde gegenseitige Akzeptanz
- Ein höheres Maß an Rollenkonflikten unter den Gemobbten
- Fehlende soziale Unterstützung durch Kollegen
- Geringe Handlungsspielräume
- Wenig Entscheidungskompetenzen
- Andauernde Unsicherheit, arbeitsorganisatorische Probleme durch widersprüchliche Anweisungen
- Stressreiche Arbeitsbedingungen
- Schlechtere Informationen durch den Vorgesetzten, weniger Delegationsverhalten bei Führungskräften und fehlende Unterstützung

All diese Aspekte zeigen aber auch, dass ein klares Ursachewirkungsgefüge fehlt.

2.4.2 Ursachen beim Täter

Zapf (1999) unterscheidet drei Bereiche: Einmal mikropolitisch bedingtes Mobbing, damit ist gemeint, dass ein oder mehrere Täter aufgrund eines mehr oder weniger nachvollziehbaren rationalen Kalküls mobben („inoffizielle Personalarbeit"). Als zweites sieht er Mobbing aus persönlichen Gründen. Hierbei geht es um Gefühle der Minderwertigkeit, der Bedrohung des eigenen Status. Mobbing wird als Strategie zur Selbstwertstabilisierung angesehen. Es scheint vieles dafür zu sprechen, dass es in der Konstellation mit nicht souveränen Führungskräften und leistungsstarken Mitarbeitern ein erhöhtes Mobbing-Risiko gibt. Als dritter Bereich beschreibt er „nicht bewußtes" Mobbing: Hier geht es z.B. darum, dass

Ärger solange ertragen wird, bis es zu irgendeinem Zeitpunkt dazu kommt, dass Überreaktionen auftreten.

2.4.3 Ursachen beim Opfer

Die Sichtweise des Opfers wird sehr kontrovers gesehen. Während Leymann die Ursachen nicht beim Mobbing-Opfer sieht, gibt es dennoch klare Hinweise darauf, dass z.b. ein geringes Selbstwertgefühl oder mangelnde soziale Kompetenz oder Selbstunsicherheit des Opfers mit dazu beitragen, in die Opferrolle zu geraten. Mit Hinweis auf Zapf und Bühler (1998) folgert Zapf (1999): „Mobbing-opfer bringen nicht selten ein hohes Selbstbewußtsein und eine moralische Überlegenheit zum Ausdruck und stellen sich damit ungewollt ins Abseits. Leistungsbereitschaft kann zur Schau gestellt (oder von den anderen zumindest so empfunden werden), Gewissenhaftigkeit kann auch Rigidität, Unnachgiebigkeit und das Beharren auf den eigenen Vorstellungen beinhalten. Hiermit zusammen hängt vermutlich auch das Phänomen, daß nicht wenige Mobbing-Opfer unter keinen Umständen klein bei geben wollen und zum Teil einen jahrelangen Kampf gegen die Ungerechtigkeiten führen, die ihnen widerfahren sind."

2.4.4 Phasen

Resch (1994) beschreibt bezugnehmend auf Leymann (1993) den typischen Verlauf des Mobbings in fünf Phasen. Es beginnt damit, dass ein Konflikt entsteht, der in der zweiten Phase durch Psychoterror fortgesetzt wird, und dann durch arbeitsrechtliche Maßnahmen abgelöst wird. Es kommt zu ärztlichen und/oder psychologischen Fehldiagnosen, die die Situation verschlimmern und endet damit, dass das Arbeitsverhältnis zwangsweise beendet wird.

2.5. Gesundheitliche und betriebliche Auswirkungen von Mobbing

Fasst man die Untersuchungen zusammen, so lassen sich nach Zapf (1999, S.19) folgende Symptome bzw. Beschwerden bei den Mobbingopfern feststellen: Angespanntheit, Nervosität, Kopfschmerzen, Schlafschwierigkeiten, depressive Verstimmungen, obsessives Verhalten, Angststörungen und PTBS. Fischer und Riedesser (1998) beziehen sich nach Sichtung der Literatur vor allem auf die zwei folgenden Varianten: extreme Depression und extreme Obsession. Gerade die im Zusammenhang mit der Obsession auftretende Tendenz die eigene Mobbingsituation immer wieder zwanghaft zu erzählen, kann auch bei den Angehörigen im Laufe der Zeit zu Ablehnung führen. Das „Genervtsein" der Zuhörer und die damit einhergehende Hilflosigkeit, nichts ändern zu können, kann für den Mobbing-Betroffenen dazu führen, dass sich seine Depressivität noch verstärkt.

Am Ende eines langen Mobbingprozesses steht nicht selten der Ausschluss aus der Arbeitswelt in Form von Krankschreibungen, Frührente, Kündigungen, Abfindungen etc.. Zapf (1999) weist auf die Kostenfrage hin, die nach seiner Meinung von immenser Bedeutung ist. Es entstehen

- Kosten durch Fehlzeiten
- Kosten durch Kündigungen und Versetzungen
- Kosten durch Reduktion des Commitments (Dienst nach Vorschrift)
- Kosten durch mobbingbedingte arbeitsorganisatorische Probleme, z.B. ungenügende Informationsweitergabe
- Kosten durch Rechtsstreitigkeiten
- Kosten durch Zeit, die Opfer, Täter aber auch Gremien für den Mobbing-Fall aufwenden.

Panse und Stegmann (1998) sehen in ihrem Buch „Kostenfaktor Angst" (S. 155) Mobbing auch im Zusammenhang mit Ängsten am Arbeitsplatz und rechnen aus ihrer Sicht bei 1,2 Millionen Beschäftigten in Deutschland, die bei der Arbeit systematischem Psychoterror ausgesetzt sind, mit Gesamtkosten in Höhe von 30 – 100 Milliarden DM jährlich.

2.6 Risikofaktoren für das Auftreten von Mobbing

Fasst man die bisherigen Untersuchungen zusammen, so ergibt sich ein heterogenes Bild hinsichtlich Definition, Verbreitung, Ursachen und Hintergründen des Mobbingkonzepts. Zapf (1999, S.21) kommt aufgrund seiner Forschungen und seiner Bewertung der wichtigsten Literatur zu folgenden Risikofaktoren:

„1. Die subjektive Einschätzung des Opfers, dass die Chancen, einen akzeptablen alternativen Arbeitsplatz zu finden, gering sind (wobei diese subjektive Einschätzung auf objektiven Gegebenheiten beruhen kann und in der Regel auch beruht)
2. Eine Arbeitstätigkeit in den Bereichen öffentliche Verwaltung, Gesundheit und Soziales und Erziehung und Unterricht
3. Ein schlechtes Betriebsklima mit insbesondere wenig gegenseitiger sozialer Unterstützung
4. Eine Arbeitsgruppe, in der es oft zu Frustrationen und Neid kommt und die deshalb dazu neigt, sich einen Sündenbock zu suchen
5. Stressfaktoren wie Unsicherheit bei der Arbeit und arbeitsorganisatorische Probleme
6. Eine wenig unterstützende Führung mit insbesondere schlechtem Informationsfluss
7. Eine Situation, in der Entscheidungsträger in einer Firma glauben, personalbezogene Entscheidungen, vor allem Entlassungen, nur über Mobbing realisieren zu können
8. Eine ungünstige Vorgesetzten-Untergebenen-Konstellation in der Form, dass sich ein Vorgesetzter von einem Mitarbeiter leistungsmäßig bedroht fühlt

9. Die Tendenz von Personen, sich in sozialen Situationen unsicher zu verhalten, aufkommende Konflikte zu spät wahrzunehmen und Konflikte eher zu vermeiden
10. Hohe Leistungsorientierung und/oder Gewissenhaftigkeit/Rigidität mit der Tendenz, durch das eigene Verhalten das Verhalten von Kollegen und Vorgesetzten direkt oder indirekt in Frage zu stellen bzw. (berechtigte) Kritik so zu äußern, dass sie von Kollegen und Vorgesetzten nicht akzeptiert, sondern als persönlicher Angriff verstanden wird"

2.7 Gegenmaßnahmen und/oder therapeutische Ansätze:

Knorz und Zapf (1996) folgern aus ihrer Untersuchung, dass sich für den Umgang mit Mobbing drei Aspekte erfolgreichen Copings herauskristallisiert haben:
a) Betroffene sollten frühzeitig Grenzen ziehen und konsequent aus dem üblen Spiel Mobbing aussteigen
b) eine persönliche Stabilisierung ist notwendig und
c) Mobbing kann nur dauerhaft abgestellt werden, wenn eine einschneidende objektive Änderung bzgl. der Form der Zusammenarbeit oder der Interaktion von Mobbern und Gemobbten durchgesetzt werden kann.

Als sogenannte Gegenmaßnahmen finden sich im Präventivbereich die bekannten Programme zur Stressbewältigung (Fiedler, 1996; Meichenbaum, 1991). Hervorzuheben sind die speziell auf Mobbing bezogenen Betriebsvereinbarungen wie sie beispielhaft bei der Stadt Friedrichshafen, bei der Stadtverwaltung München oder bei VW abgeschlossen wurden. Es haben sich Selbsthilfegruppen oder Organisationen und engagierte Interessenvertretungen gebildet, z.B. die Mobbing-Zentrale e.V. in Hamburg oder sog. Mobbingtelefone (Zapf u.a.,1996, zit. nach Zapf,1999). Darüber hinaus werden Programme zur Gesundheitsförderung als sogenannte Gesundheitszirkel für den deutschsprachigen Bereich beschrieben (Franke 1992). Liegen bereits behandlungsbedürftige Diagnosen in Zusammenhang mit Arbeitsplatzstörungen oder mit Mobbing vor, so ist die stationäre Behandlung in einer psychosomatischen Fachklinik möglich (Schwikkerath, 1998).

3. Behandlung im stationären Rahmen

3.1 Einbettung in den Gesamttherapieplan

Die zunehmende Anzahl von Patienten mit Mobbing-Problemen in der Klinik Berus machte ein angemessenes Behandlungsangebot für diese Patientinnen und Patienten notwendig. Kernpunkt der Mobbing-Behandlung in der Klinik ist die Kombination von verhaltenstherapeutisch fundierter Einzel- und Gruppentherapie mit spezifischen Bausteinen zur Symptomatik und zur Arbeitsplatzproblematik (Abb. 1). Die Patienten nehmen an der Einführungs- und Orientierungsgruppe für neuangekommene Patienten teil. Durch die Bezugstherapeuten wird danach eine individuelle Verhaltens- und Bedingungsanalyse und eine konkrete Zielplanung erstellt. Im weiteren Behandlungsverlauf nehmen sie dann als wichtigster Baustein an der *Mobbing-Gruppe* teil, werden im Rahmen der Ergotherapie ggfs. die Projektgruppe besuchen, sie werden in das sporttherapeutische Angebot integriert und erhalten auch in der euthymen Schiene ein jeweiliges Angebot, z.B. die Genussgruppe. Sie besuchen das Muskelentspannungstraining nach Jakobson und weiterführende Entspannungsangebote (z.B. die Tiefenentspannung). Neben der Teilnahme an der Mobbing-Gruppe kann je nach Symptomatik und Hintergrundproblematik auch der Besuch einer themenzentrierten Gruppe (z.B. die Depressionsgruppe oder die Angstinformations- bzw. Angstübungsgruppe) erfolgen. Liegen die Bedingungen zur Durchführung des EMDR (Shapiro,1998; Eschenröder, 1997; Hoffmann, 1999) vor, so kann dies im Rahmen der Einzeltherapie auch angewandt werden.

Ein wesentlicher Vorteil eines eigenen therapeutischen Angebotes für die Betroffenen mit dem Schwerpunkt der Mobbing-Gruppe liegt darin, dass die Patientinnen und Patienten sich in ihrer besonderen Problematik ernstgenommen und verstanden fühlen und erleben durch Mitbetroffene wichtige soziale Unterstützung. Wie bei anderen Störungen geht es auch im Rahmen der Mobbing-Behandlung zunächst darum, dass die Patientinnen und Patienten ihre besondere Situation der Arbeitsplatzstörung oder des Mobbing verstehen lernen, indem sie ein individuelles Modell ihrer Situation mit den Krankheitsfolgen kennenlernen. Sie sollen sich z.B. die Frage beantworten können: "was ist mit mir in dieser Firma, mit diesen Arbeitskollegen passiert?". Dabei spielen drei wesentliche Aspekte eine Rolle. Zum einen die Organisation bzw. das Unternehmen oder die Firma, zum zweiten wird die Sicht der Mobber untersucht und es werden als drittes die eigenen Anteile der Mobbingbetroffenen unter die Lupe genommen, dabei wird auch auf Wechselwirkungen eingegangen.

Der nächste Schritt für die Patientinnen und Patienten besteht darin, Veränderungskompetenzen oder Bewältigungsverhalten zu erlernen und somit die Frage zu beantworten: "Was kann ich nach dem Aufenthalt ganz konkret und in welcher Reihenfolge unternehmen, um eine Verbesserung meiner Situation zu erreichen?".

Die Integration oder Reintegration in den Arbeitsprozess oder die berufliche Neuorientierung ist eine wichtige Aufgabe, die im Rahmen der Mobbing-Gruppe vorbereitet wird und in der Soziotherapie durch konkrete Hilfen weitergeführt wird.

3.2 Die Mobbinggruppe

3.2.1 Indikation

Die Indikation für die Mobbing-Gruppe besteht im wesentlichen aus folgenden Kriterien:

Behandlung von Mobbing bzw. Arbeitsplatzproblemen

Einzeltherapie als integraler Bestandteil incl. spezieller Diagnostik

Mobbinggruppe

Ergotherapie insbes. Projektgruppe	**Soziotherapie** insbes. Beratung
sonstige **themenzentrierte Gruppe** z.B. Depressionsgruppe	**Euthymes Angebot** z.B. Genussgruppe
Entspannungs-training z.B. PMR	**Sporttherapie**

Abb. 1: Behandlung von Mobbing - Übersicht

a) Mobbing oder intensive Arbeitsplatzkonflikte stehen bei dem Patienten oder der Patientin im Vordergrund. Sie sind Auslöser der Beschwerden, die die Hauptbehandlungsdiagnose begründen oder halten die Problematik aufrecht.

b) Der Patient oder die Patientin ist gruppenfähig, das bedeutet, dass er oder sie sich die Teilnahme an einer Gruppe zutraut und von der Einschätzung z.B. der Einführungsgruppe auch in der Lage ist, sich an die vorgegebenen Gruppenregeln zu halten.

c) Es liegt bei dem Patienten oder der Patientin eine Eigenmotivation vor, er oder sie ist nicht nur vom Kostenträger „geschickt". Operationalisiert wird dies durch die Frage im Aufnahmefragebogen:" Wie stark ist Ihr Wunsch nach einer Behandlung Ihrer Probleme: von „sehr stark" bis „gering" und zusätzlich „Ich komme nicht auf eigenen Wunsch, sondern weil..".

Diese Kriterien werden in einem Vorgespräch mit dem Patienten oder der Patientin besprochen bzw. überprüft. Das Vorgespräch dient der ersten Kontaktaufnahme und der Bereitstellung von Information zur Mobbinggruppe, die Patienten und Patientinnen erhalten zur Vorbereitung eine schriftliche Information zur Mobbinggruppe, die u.a. die Gruppenregeln enthält (Abb. 2).

- Wir wollen einander zuhören und ernstnehmen.
- Was wir hier hören und sagen ist vertraulich.
- Wir wollen ehrlich und offen sein.
- Jeder darf stopp sagen.
- Wir wollen sagen, wenn uns hier etwas stört.
- Wir wollen andere direkt anreden, anstatt über sie zu reden.
- Bei Rückmeldungen wollen wir uns auf konkretes Verhalten beziehen.
- Wir werden engagiert an der Lösung unserer Probleme mitarbeiten.
- Wir sind bereit, uns mit unseren Problemen in die Gruppe einzubringen.

Abb. 2: Gruppenregeln der Mobbinggruppe

3.2.2 Struktur der Mobbinggruppe

Bei der Mobbinggruppe handelt es sich um eine halboffene Gruppe mit mindestens 8 Gruppensitzungen. Die Aufnahme erfolgt in der Regel bei der ersten und bei der fünften Gruppensitzung. Die Bausteine sind im wesentlich interaktionell geprägt, das bedeutet, dass problemlöseorientiertes Vorgehen im Vordergrund steht. Die erste und die fünfte Sitzung beinhalten wegen der Neuaufnahme von Patienten und Patientinnen psychoedukative Bausteine.
An der Gruppe können maximal 12 Patientinnen und Patienten teilnehmen. Die Gruppe wird von zwei Therapeuten bzw. Therapeutinnen durchgeführt, die Erfahrung mit der Behandlung von Mobbing-Patienten haben. Zugrundegelegt ist dabei auch die von Zielke (1994, Seite 341) „konstatierte Notwendigkeit, daß jeder Patient neben seinem Bezugstherapeuten auch seine feste Bezugsgruppe haben sollte, von der und in der eine Weiterführung der Verhaltens- und Bedingungsanalyse ausgehen (bzw. stattfinden) sollte, die als ein sozial stabilisierender Rahmen verfügbar sein und in der der Patient die Erfahrung machen sollte (könnte), wie er seine Beziehungen zu anderen entwickelt und reguliert, in welchem Zusammenhang solche Beziehungsaspekte mit seiner Erkrankung zu se-

hen sind und daß er dort Möglichkeiten zu einer veränderten Beziehungsgestaltung erprobt".

Die konkrete Vorgehensweise der interaktionellen Gruppensitzungen ist an dem Problemlöseansatz von Grawe (1980) orientiert, wobei die Bearbeitung der Problematik eines Patienten in und mit Hilfe der Gruppe den Hauptbestandteil darstellt. Ergänzend werden Elemente der Ärger-, Stressbewältigung, Selbstsicherheitsübungen, kognitive Restrukturierungsübungen, Einübung von Kommunikationsverhalten, u.a. gruppendynamische Bausteine wie Rollenspiele, Focusing, Nähe-Distanz-Übungen und auch systemische Elemente wie beispielsweise die Familienskulptur eingesetzt.

Ein wesentliches Merkmal der Gruppe sind neben den vorgegebenen Gruppenregeln auch transparente für den einzelnen plausible und nachvollziehbare Ziele. Zusätzlich wird besonderer Wert auf die konstruktiven Gruppenbedingungen (Fiedler, 1996, Seite 472) gelegt, die durch Gruppenkohäsion, ein Klima des gegenseitigen Vertrauens, wechselseitige Offenheit, intensive kooperative Arbeitshaltung charakterisiert sind.

3.2.3 Inhalte der Mobbinggruppe

Die Gruppe beginnt mit dem sogenannten Blitzlicht mit zwei Fragestellungen, „Wie geht es mir?" und „Was beschäftigt mich z.Zt. in der Therapie?". Neue Patientinnen und Patienten stellen sich beim ersten Mal vor und sollen dabei auf folgende Bereiche eingehen: „Warum möchte ich jetzt eine Behandlung machen?" und "Was erwarte ich von der Mobbing-Gruppe?" und „Was ist mein spezielles Mobbing-Problem bzw. mein Problem am Arbeitsplatz", die Gruppenregeln werden näher erläutert, die den Patienten in der Vorinformation bereits schriftlich mitgeteilt wurden. Bei der Aufname neuer Patienten liegt der Schwerpunkt der Gruppensitzung in der Vermittlung von Informationen, z.B. zu folgenden Themen: Definition von Mobbing, Verbreitung, psychosomatische Zusammenhänge, Konflikt- und Teufelskreismodell, wobei Diskussionen aus der Gruppe ausdrücklich erwünscht sind.

Als grundlegendes Konfliktmodell wird die Wechselwirkung von dem Unternehmen oder der Firma mit den Mobbern oder den Mobbing-Betroffenen vorgestellt und dann werden die jeweiligen Anteile analysiert (Abb. 3).

Betont wird dabei, daß allen drei Aspekten durch genaue Analyse Rechnung getragen wird. Die Patienten können sich zunächst auf die externen Faktoren fokussieren und im Laufe der Bearbeitung ihres Problems sich dann auf ihre eigenen Anteile konzentrieren. Die Patienten erhalten zunächst *grundlegende Informationen* zu der Problematik Mobbing. Ein zweiter Schwerpunkt bildet die *Analyse und Bearbeitung des sogenannten Fremdanteils*. Es geht hier darum, dass sowohl die organisatorischen und/oder die strukturellen Probleme der Organisation des Unternehmens oder der Firma, in der der Patient beschäftigt ist, herausgearbeitet werden und zu einem besseren Verständnis der Problematik beitragen. Daneben wird auch die Situation des Mobbers zu bearbeiten versucht.

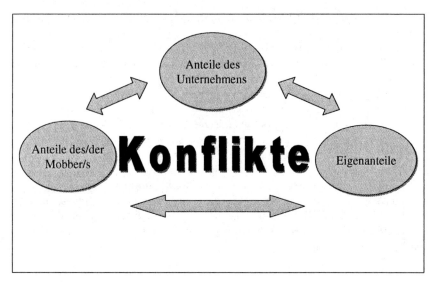

Abb. 3: Konfliktmodell

Dabei schildert der Patient zunächst aus seiner Sicht die schikanösen Verhaltensweisen des sogenannten Mobbers, dem eine vertiefende Betrachtungsweise folgt, indem die Motive, Absichten und Probleme des Mobbers zu analysieren versucht werden. Es handelt sich dabei auch um eine Art Rollentausch, in dem die Motive und Absichten und ggf. Probleme des Mobbers den Patienten deutlich werden.

Als dritter Baustein wird der *Eigenanteil* herausgearbeitet bzw. verdeutlicht, dabei können u.a. Kränkungen, Enttäuschungen, fehlende Problemlösestrategien oder die Tatsache, nicht nein sagen zu können, deutlich werden.

Als letzter Baustein gilt es, eine *Veränderungsmotivation* aufzubauen, sich darüber Gedanken zu machen „Was ist meine spezielle Sichtweise?, was will ich eigentlich für die Zukunft und welche Strategien ergeben sich hinsichtlich einer Lösung?". Dazu wird den Patienten eine schriftliche Mobbing-Analyse als Gerüst ausgehändigt, die sie im Laufe der Mobbing-Gruppe ausfüllen bzw. individuell bearbeiten können (Abb. 4).

Anhand des Konfliktmodells werden im weiteren Verlauf die Patienten gebeten, ihre spezielle Situation unter den genannten Gesichtspunkten zu schildern bzw. zu reflektieren. Es fällt den Patienten zunächst leicht, die externen Anteile der Organisation, die mit Hilfe von Organigrammen erarbeitet werden, oder auch die Anteile der Mobber zu erkennen, was im Kanfer'schen Sinne („den Patienten dort abholen, wo er steht") sinnvoll und wünschenswert ist. Im Laufe der Bearbeitung wird der Fokus auf die Eigenanteile gelegt mit der Botschaft, dass eine Veränderung der Situation nur durch die Veränderung beim Patienten oder bei der Patientin erfolgen kann (Abb. 5).

MOBBING-ANALYSE

Art der Schikane:

Mobbing-Ursachen	Was kann ich als Betroffene/r gegen das Mobbing versuchen?
Anteile des Unternehmens/des Arbeitgebers	**Gegenüber dem Unternehmen/Arbeitgeber**
Organigramm	
Ziele des Unternehmens	
Arbeitsvertrag	
Anteile des Mobbers	**Gegenüber dem Mobber**
• Welche Handlungen führt er aus?	
• Welche Gefühle drückt der Mobber aus?	
• Welche Ziele werden beim Mobber vermutet?	
Anteile des Opfers	**Bei mir**
• Welche Gefühle und Körperempfindungen habe ich?	
• Was denke ich?	
• Was tue ich?	

Abb. 4: Mobbinganalyse

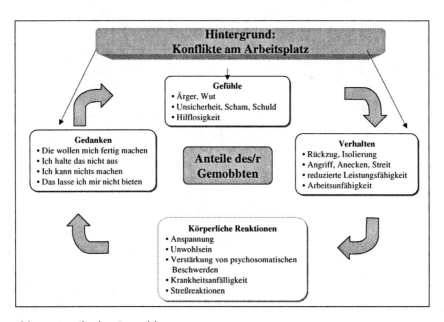

Abb. 5: Anteile des Gemobbten

Im weiteren Verlauf der Gruppe werden auf dem Hintergrund der Konfliktsituation am Arbeitsplatz die verhaltenstherapeutischen Aspekte der Kognitionen, der Emotionen, der Verhaltensebene und der körperlichen Reaktionen beim Patienten beleuchtet bzw. die entsprechenden Teufelskreise im Rahmen der Problematik analysiert. Gemeinsam mit den Patienten wird ein funktionales Modell erarbeitet, das transparent und plausibel erscheint. Ziel dabei ist es, Wege aus dem Teufelskreis zu finden (Ab. 6). Dies kann eine veränderte Sichtweise sein oder auf der Verhaltensebene können neue Konfliktlösestrategien im Sinne einer aktiven Klärung erarbeitet werden. Es kann aber auch nach intensiver Auseinandersetzung mit der Mobbingproblematik der Entschluss reifen zu kündigen, um neue Wege in Angriff zu nehmen.

Wesentliche Bausteine sind dabei:
- Ärgerbewältigung
- Stressbewältigung
- Aufbau von Coping-Strategien
- Aufbau von Selbstsicherheit
- Kognitive Restrukturierung
- Einüben von Kommunikationsverhalten
- Emotionsinduzierende Techniken

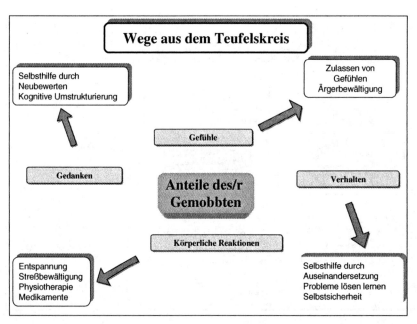

Abb. 6: Wege aus dem Teufelskreis

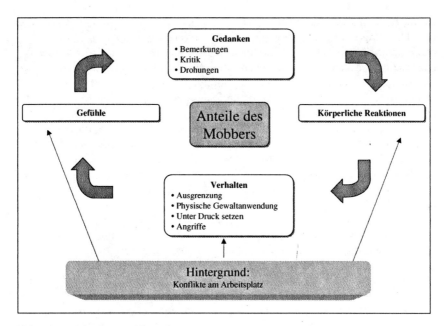

Abb. 7: Anteile des Mobbers

Im Rahmen der Bearbeitung können die verhaltenstherapeutischen Aspekte auch bei den sogenannten Mobbern analysiert werden, was das eigene Verständnis erhöht und das funktionale Bedingungsmodell sinnvoll erweitern kann (Abb. 7).

Im Rahmen der Bearbeitung der Mobbing-Problematik taucht immer wieder der Aspekt der Ärgerbewältigung auf. Hier finden sich in Anlehnung an Schulz von Thun (1991) Elemente aus der Gesundheitsgruppe, die auf einem in der Klinik Berus evaluierten Ärgerbewältigungstraining fußen (Dusi, 1998).

4. Ergebnisse zur Mobbingbehandlung

4.1 Kurze Charakterisierung der teilnehmenden Patienten

Im nachfolgenden werden die 53 Patienten und Patientinnen, die von November 99 bis August 2000 an der Mobbinggruppe teilnahmen, anhand demographischer und therapeutisch relevanter Kriterien beschrieben (Abschlussbeurteilung der Gruppe sowie die Basisdokumentation der Klinik). Im Anschluss werden die Bewertung der Gruppensitzungen durch die Teilnehmer geschildert sowie mögliche Lösungswege exemplarisch beschrieben.

Vor der Aufnahme in die Mobbinggruppe wurden den Patienten u. a. folgende Fragebögen ausgeteilt: der LIPT als Instrument zur Kategorisierung und als ein

Bezugspunkt zu den Grundlage der Mobbingforschung (Leymann, 1996), der BDI (Hautzinger u.a.,1995) sowie der SCL-90-R (Franke, 1995). Nach den Kriterien des LIPT (seit einem halben Jahr mindestens einmal pro Woche, mindestens eine von 45 bestimmten Mobbinghandlungen ausgesetzt gewesen zu sein) erfüllten 49 von insgesamt 53 Patienten (22 Männer und 31 Frauen) diese Kriterien, sie gelten per Definition von Leymann als Mobbingopfer. Die drei Patienten und eine Patientin, die diese Kriterien nicht erfüllen, wurden der Kategorie „Konflikte am Arbeitsplatz" zugeordnet. In diesem Zusammenhang ist die Definition Mobbing durchaus kritisch zu sehen, da alle Patienten angeben, Opfer zu sein und infolge von Arbeitsplatzkonflikten auch Symptome von Krankheitswert entwickelt haben. Sie unterscheiden sich nur in der angegebenen Dauer der Konflikte. Die o. g. vier Patienten gaben an, weniger als ein halbes Jahr, aber dennoch wöchentlich schikaniert worden zu sein. Insgesamt ist der Anteil der Frauen (58%) in der Gruppe höher als der Anteil der Männer (42%). Die Altersverteilung zeigt, dass etwa 20% der Patienten 55 Jahre und älter sind und der Anteil der über 45-jährigen insgesamt 50% beträgt. Insgesamt haben rund 81% der Teilnehmer einen unteren bis mittleren und 4% keinen Schulabschluss. Die verbleibenden Patienten (15%) haben ein abgeschlossenes Studium nachzuweisen.

Keiner der entlassenen 53 Patienten oder Patientinnen hat bis zum Ende der Therapie einen Rentenantrag gestellt, bei 60% der Patienten bestand vor Aufnahme in die Klinik Arbeitsunfähigkeit, 40% wurden arbeitsunfähig entlassen, wobei darunter u.a. auch Wiedereingliederungsmaßnahmen fallen, bei denen die Patienten formal arbeitsunfähig gelten.

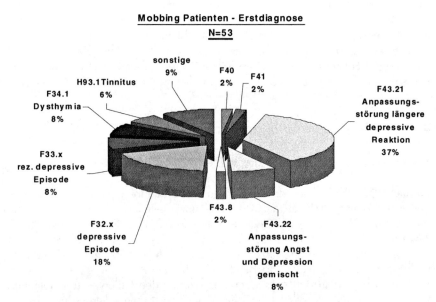

Abb. 8: Erstdiagnose ICD 10 der Mobbingpatienten

Die Diagnosen der Mobbingpatienten erfolgte gemäß der aktuellen Internationalen Klassifikation psychischer Störungen (ICD-10).

Neben den „klassischen" depressiven Diagnosen F 32.xx , F 33.xx, F 34.xx wurden hier hauptsächlich Diagnosen im Bereich der Anpassungsstörungen mit längerer depressiver Reaktion (F 43.21) sowie Anpassungsstörung mit Angst und depressiver Reaktion gemischt (F 43.22) als Erstdiagnose gestellt. Außer Tinnitus (H 93.1) mit 11% wurden die verbleibenden Diagnosen (Agoraphobie, Angst und depressive Störung gemischt, somatoforme Störung, Neurasthenie u.a.) jeweils nur einmal vergeben (Abb. 8).

Was die Komorbidität umfasst, wurden bei den Mobbingpatienten insgesamt 38 Zweitdiagnosen vergeben. Dabei fällt auf, dass etwa ein Fünftel aller 53 Patienten der Kategorie der „Rückenschmerzen" im weiteren Sinne d.h. Patienten mit Bandscheiben und Rückenprobleme zugeordnet wurden (siehe auch Zielke, 2000 S. 18). Dies umfasste die Diagnosegruppen M 50.x, M51.x, M53.x, M54.x. Als Zweitdiagnose erhielten etwa 13% der Patienten Schallempfindungsstörungen (H90.x) und Tinnitus (H 93.1). Die Diagnosen E 63, E 66 und E 79 der Kategorie Endokrine, Ernährungs- u. Stoffwechselerkrankungen wurden insgesamt sechsmal, F 33.1, F 34.1, F43.21 und F60.3 wurden je einmal als Zweitdiagnose vergeben. Lediglich eine Patientin erfüllte die diagnostischen Kriterien einer PTBS (F 43.1) (Abb. 9).

Mobbingpatienten Zweitdiagnose (N=53)

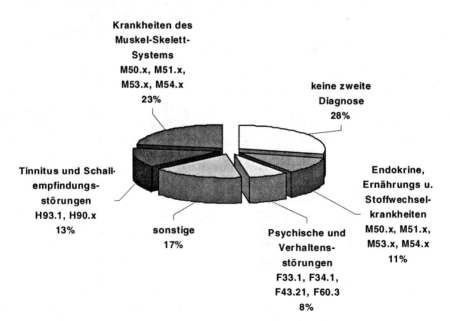

Abb. 9: Zweitdiagnose ICD 10 der Mobbingpatienten

685

In dem bei der Aufnahme ausgefüllten SCL-90-R zeigte sich, dass die entsprechend dem Manual berechneten T-Werte der Skalen Somatisierung, Zwang, Unsicherheit, Depression, Angespanntheit, Aggressivität, Phobie, Paranoia und Isolation als Mittelwert über alle Teilnehmer den Wert 60 oder darüber erreichten. Laut Handbuch zum Test (SCL-90-R S. 27) kann also davon ausgegangen werden, dass die jeweilige Ausprägung psychologisch relevant ist. Dies spiegelt sich auch in dem allgemeinen Grad der Belastungen (GSI – Wert) wider. Dieser liegt mit 67,9 Punkten deutlich über dem Wert einer Kontrollgruppe von gesunden Personen (im Mittel GSI = 50). Generell kann man also sagen, dass die Patienten der Mobbinggruppe zu Beginn der Therapie stark psychisch belastet sind, überwiegend eine depressive Symptomatik aufweisen und zusätzlich etwa 1/3 körperliche Beschwerden schildern.

Es lassen sich nach den ersten Erfahrungen drei Lösungsansätze zu Mobbing oder zu Arbeitsplatzkonflikten bei den Patienten konstatieren. Eine Gruppe von Patienten tendiert dazu, das Arbeitsverhältnis zu kündigen. Es handelt sich dabei um ältere Arbeitnehmer, die für die Betriebe zu teuer sind, Arbeitsplatzänderungen erleben oder mehr oder weniger offen die Botschaft erhalten, dass sie in der bisherigen Form nicht mehr erwünscht sind. Diese retten sich über längere Arbeitsunfähigkeitszeiten in die vorübergehende Arbeitslosigkeit, gefolgt von der Hoffnung, früher oder später berentet zu werden.

Herr T. (57 Jahre) ist in einem großen Konzern in führender Position tätig. Nach Umstrukturierung der Firma wird ihm sein bisheriger Verantwortungsbereich entzogen, er wird systematisch in seinen Aufgaben beschnitten und wird sowohl finanziell als auch vom Ansehen (Entzug des Dienstwagens) zurückgestuft. Ihm wird signalisiert, daß er für die Firma zu alt und zu teuer sei, eine Abfindung wird ihm nicht angeboten. Er reagiert nach mehreren Monaten der vergeblichen Auseinandersetzungen depressiv und kann sich der Situation nur durch Krankschreibung entziehen. Er befürchtet bei Wiedereintritt weitere massive Sanktionen, zu denen er innerlich aber nicht mehr bereit ist. Im Laufe der Mobbinggruppe wird ihm deutlich, dass er sich selbst treu bleiben will und den für ihn akzeptierten geordneten Rückzug antreten will, die Verantwortung dafür zu übernehmen bereit ist und sich entschließt zu kündigen. Eine finanzielle Absicherung lag aufgrund seiner beruflichen guten Verdienstmöglichkeiten vor.

Herr B. (58 Jahre) ist tätig als Außendienstmitarbeiter. Er ist seit mehr als 10 Jahren in derselben Firma tätig. Im Rahmen einer Umstrukturierung und eines Inhaberwechsels wird eine Unternehmensberatung eingeschaltet. Das Ergebnis wird ihm in der Form mitgeteilt, dass er der Firma zu teuer sei. Aufgrund seiner Schwerbehinderung ist eine Entlassung aber nicht möglich. Der Chef teilt ihm unverblümt mit, daß er ihn rausekeln wird. Er erhält z.B. per Einschreiben mit Rückschein die jeweiligen täglichen Dienstanweisungen, muss jeden Abend nach seinen Außendiensttätigkeiten zum Rapport in der Firma erscheinen. Trotz einer sehr stabilen Grundpersönlichkeit ist er nach mehr als einem Jahr Schikane nicht mehr in der Lage, seine Arbeit ordentlich durchzuführen. Er wird depressiv, zieht sich zurück und ist auch nicht mehr in der Lage, seinen Alltag zu bewältigen. Auch er beendet nach Bearbeitung seiner Problematik in der Mobbinggruppe und nach reiflicher Überlegung seine Arbeit in dem Bewusstsein, keine

Basis mehr für eine Weiterarbeit zu haben. Er sieht seine Gesundheit als für ihn wichtigste Leitlinie für die Zukunft und nimmt dabei auch finanzielle Nachteile in Kauf.

Herr U. (39 Jahre) ist als Schwimmmeister in einem Freibad beschäftigt, hat einen Vorgesetzten, den er noch als Kollegen von der Ausbildung her kennt. Der Vorgesetzte ist nach seiner Meinung verunsichert, seine Rolle als Vorgesetzter auch wahrzunehmen. Es kommt zu Auseinandersetzungen über unpünktlichen Dienstbeginn. Herr U. sieht seinen eigenen Anteil darin, dass er sich in dieser Auseinandersetzung zu passiv verhält. Im Laufe der Gruppe wird ihm neben seiner Passivität seine fehlende Fähigkeit zur Ärgerbewältigung und seine Angst vor Konflikten deutlich. Er entschließt sich, die Auseinandersetzung nach Rückkehr an den Arbeitsplatz zu suchen und konstruktiv zu lösen.

Eine dritte Gruppe von Patientinnen und Patienten ist dadurch charakterisiert, dass diese erkennen, dass „ sie am Arbeitsplatz keinen Blumentopf mehr gewinnen können". Sie legen sich ein dickes Fell zu, schützen sich gegen die Angriffe von Kollegen und Vorgesetzten und versuchen dadurch, eine gewisse Zeit die Arbeit in der Firma durchzuhalten, um sich existentiell abzusichern oder um sich eine neue Stelle zu suchen.

Herr M. (48 Jahre) ist als Sozialarbeiter in einer Einrichtung zur Vermittlung von Arbeitslosen tätig. Sein Vertrag ist auf ein Jahr befristet. Der Geschäftsführer teilt ihm mit, dass er an einer früheren Vertragsauflösung dringend interessiert sei, da die finanziellen Rahmenbedingungen sein Anstellungsverhältnis nicht mehr ermöglichen. Obwohl Herr M. jahrelang gut gearbeitet hat, fühlt er sich gekränkt, sieht keinen Ausweg mehr, er entwickelt depressive Symptome und zieht sich beruflich und privat zurück. Er hat eine 5-köpfige Familie zu ernähren und sieht sich durch fehlende Alternativen existentiell bedroht. Im Rahmen der Mobbinggruppe erkennt er seine insgesamt ausweglose Situation, entscheidet sich aber die Stelle vorläufig nicht zu kündigen, er erarbeitet Schutzmechanismen, um sich gegen die Angriffe des Geschäftsführers wehren zu können. Er stärkt sein Selbstwertgefühl u.a. dadurch, dass er die schwierige Mobbingsituation nicht auf sich attribuiert. Im Laufe der nächsten Monate will er sich dann aktiv um eine neue Stelle kümmern.

Entscheidend ist, dass die Patienten durch das Verstehen ihrer Situation, die zeitweilig unübersichtlich für sie geworden ist, durch das Erarbeiten einer Perspektive und durch neu gelernte Bewältigungsschritte ihr Selbstwertgefühl steigern bzw. wiedergewinnen. Sie erhalten dadurch Abstand von der Konfliktsituation und können für sich wieder tragfähige Entscheidungen treffen.

4.2 Bewertung der Mobbinggruppe und therapeutische Effekte

In der letzten Gruppensitzung erhalten die Patienten einen Fragebogen zur Beurteilung der Mobbinggruppe insgesamt, d.h. in einer Art Rückschau sollen die Patienten abschließend die Bedeutung der Mobbinggruppe für ihre Problematik einschätzen. Dieser Perspektive wird eine zweite, die Bedeutung der Mobbinggruppe aus der Sicht der jeweiligen Bezugstherapeuten, zur Seite gestellt. In beiden Beurteilungen zeigt sich die Wichtigkeit und die Wirksamkeit der Gruppe. So sind u.a. 94 % der befragten Therapeuten der Meinung, dass „die Bedeutung der Mobbinggruppe für ihren Patienten im therapeutischen Prozess" groß bzw. sehr groß war. 91 % der Patienten waren mit der Gruppe sehr zufrieden bzw. zufrieden. 89% der Patienten gaben darüber hinaus an, „meine Sichtweise der Problematik hat sich durch die Gruppe verändert" und 74% der Patienten stimmten der Aussage zu: „Ich fühle mich auf die Bewältigung der beruflichen Konfliktsituation besser vorbereitet". Diese Beurteilung bestätigt letztlich das Erreichen eines wesentlichen inhaltlichen Therapiezieles, die kognitive Umstrukturierung des Konfliktes. Unterstrichen wird dies durch die 75% Zustimmung aus Therapeutensicht zu der Aussagen: „Die Teilnahme des Patienten an der Gruppe hat zur Besserung der Symptomatik (ihres Patienten) viel bzw. sehr viel beigetragen".

Zusätzlich schätzen die Patienten ihre Veränderung mit Hilfe des VEV-R (Zielke, 1999) ein. Auch hierbei waren 76% der Meinung, sich insgesamt positiv verändert zu haben (Abb. 10).

Veränderung am Ende der Therapie VEV (N=53)

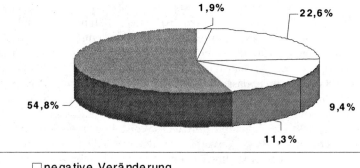

negative Veränderung

Keine bzw. unbedeutsame Veränderung

positve Veränderung auf dem 5% Niveau gesichert

positive Veränderung auf dem 1% Niveau gesichert

positive Veränderung auf dem 0,1% Niveau gesichert

Abb. 10: Veränderung nach dem VEV-R

Die geschilderten positiven Einschätzungen lassen sich auch bei den klinischen Symptomen, die mittels BDI und SCL-90-R bei der Aufnahme und Entlassung erfasst wurden, bestätigen. Dazu wurde eine statistische Analyse der Daten, mittels Vorher-Nachher-Analyse der Mittelwerte aller Teilnehmer durchgeführt. Die Auswertung des BDI ergab im Mittel ein Punktwert von 16,2 bei Aufnahme und 7,8 bei Entlassung. Nach Überprüfung der Vorraussetzungen (Bortz, 1999, S. 142, Anzahl der Messwertpaare > 30, Normalverteilung der Differenzen) wurde ein t-Test für abhängige Stichproben berechnet. Der beobachtete Mittelwertsunterschied ist bei zweiseitiger Testung auf dem 1% Niveau signifikant d.h. es liegt eine hoch signifikante Verbesserung der depressiven Symptomatik, ausgedrückt durch den geringeren BDI-Wert, zum Zeitpunkt der Entlassung vor.

Die Analyse des SCL-90-R mittels t-Test für gepaarte Stichproben ergab eine signifikante Reduktion der Werte in den Normalbereich aller erfassten Skalen. Dabei fällt auf, dass neben der Reduktion der grundsätzlichen psychischen Belastung (67,9 auf 56,9) besonders der Bereich Zwanghaftigkeit (65 auf 55,3), Depressivität (66 auf 55,5) und Paranoides Denken (64,4 auf 55,7) durch die Teilnahme an der Gruppe verbessert wurden. Dies sind die Bereiche, die nach dem zugrundeliegenden theoretischen Konzept Hauptmerkmale der Mobbing-Problematik darstellen und zentrale Ansatzpunkte der Behandlung sind.

Mobbinggruppe
Auswertung des SCL-90-R (T-Werte gemittelt über die Patienten)

Skalen/Parameter	Aufnahme	Entlassung	Signifikanz
1. Somatisierung	63.1	55,2	*
2. **Zwanghaftigkeit**	65,0	55,3	**
3. Unsicherheit	61,3	53,8	*
4. **Depressivität**	66,0	55,5	**
5. Ängstlichkeit	65,5	56,6	*
6. Aggressivität	59,1	53,3	*
7. Phobische Angst	58,6	53,4	*
8. **Paranoides Denken**	64,4	55,7	**
9. Psychotizismus	59,1	52,8	*
GSI Grundsätzliche psychische Belastung.	67,9	56,9	**

Abb. 11: SCL 90 R: vor und nach der Therapie

5. Schlussfolgerung

Nach einer sich abzeichnenden Konkretisierung des Konzepts „Mobbing" im Rahmen arbeitsplatzbezogener Konfliktsituationen sind die Erfahrungen zur Akzeptanz der Mobbinggruppe und zu Veränderungen bei den Patientinnen und Patienten nach mehr als einem Jahr stationärer Verhaltenstherapie in der Klinik Berus vielversprechend.

Literatur

Bortz, J. (1999). Statistik für Sozialwissenschaftler. Berlin: Springer-Verlag.

Dusi, D. (1998). Ärgerbewältigung - Evaluation eines Ärgerbewältigungstrainings für klinische Gruppen (ÄBT-G) im stationären Setting. Frankfurt/Main: Europäischer Verlag für Wissenschaften, Bd. 619.

Einarsen, S. & Skogstad, A. (1996). Prevalence and risks groups of bullying and harrassment at work. European Journal of Work and organizational Psychology, 5, 185-202.

Eschenröder, C.T. (1997). EMDR – Eine neue Methode zur Verarbeitung traumatischer Erinnerungen. Forum 38, Tübingen: dgvt-Verlag.

Fiedler, P. (1996). Verhaltenstherapie in und mit Gruppen. Weinheim: PVU-Verlag.

Fischer, G. & Riedesser, P. (1998). Lehrbuch der Psychotraumatologie. München: Ernst Reinhard Verlag.

Franke, M. (1992). Betrieblicher Gesundheitszirkel - Ein Element einer effizienten Gesundheitsförderung. Soziale Arbeit, 41 (12), 425-430.

Franke, G. (1995). Die Symptomcheckliste von Derogatis - Deutsche Version, Göttingen: Beltz Test.

Grawe, K. (1980). Verhaltenstherapie in Gruppen. München: Urban und Schwarzenberg.

Hautzinger, M. Bailer, M. Worall, H. & Keller, F. (1995). Beck-Depressions-Inventar (BDI). Testhandbuch (2. überarb. Aufl.). Bern: Huber.

Hoffmann, A. (1999). EMDR in der Therapie psychotraumatischer Belastungssyndrome. Stuttgart: Thieme Verlag.

Knorz, C. & Zapf, D. (1996). Mobbing - Eine extreme Form sozialer Stressoren am Arbeitsplatz. Zeitschrift für Arbeits- und Organisationspsychologie, 40, 12-21.

Leymann, H. (1993). Mobbing - Psychoterror am Arbeitsplatz und wie man sich dagegen wehren kann. Reinbek: Rowohlt.

Leymann, H. (1996). Handanleitung für den LIPT-Fragebogen. dgvt-Materialie 33.Tübingen: dgvt-Verlag.

Meichenbaum, D. (1991). Intervention bei Streß. Anwendung und Wirkung des Streßimpfungstrainings. Bern: Huber.

Niedl, K. (1995). Mobbing/Bullying am Arbeitsplatz.- Eine empirische Analyse zum Phänomen sowie zu personalwirtschaftlich relevanten Effekten von systematischen Feindseligkeiten. München: Hampp.

Panse, W. & Stegmann, W. (1998). Kostenfaktor Angst. Landsberg/Lech: Verlag moderne Industrie.

Resch, M. (1994). Wenn Arbeit krank macht. Frankfurt/Main: Ullstein.

Schulz von Thun, F. (1981). Miteinander reden - Störungen und Klärungen. Reinbek: Rowohlt.

Schwickerath, J. (1998). Mobbing - Wenn die Arbeit zur Hölle wird. Faktum online der AHG 1/98.

Schwickerath, J., Berrang, F., Kneip, V. (2000). Mobbing: Interaktionelle Problembereiche am Arbeitsplatz - Psychosomatische Reaktionsbildungen und Behandlungsansätze. Praxis Klinische Verhaltensmedizin und Rehabilitation, 50, 28-46.

Shapiro, F. (1998). EMDR-Grundlagen und Praxis: Handbuch zur Behandlung traumatisierter Menschen. Paderborn: Junfermannverlag.

Siegrist, J. (1988). Die Bedeutung der Sozialanamnese für die Entwicklung der therapeutischen Strategie. In: M. Zielke, J. Sturm & N. Mark (Hrsg.) Die Entzauberung des Zauberbergs (S. 123-136). Dortmund: Verlag modernes lernen.

Zapf, D. (1999). Mobbing in Organisationen - Stand der Forschung. Zeitschrift für Arbeits- und Organisationspsychologie, 1, 1-25.

Zapf, D. & Bühler, K. (1998). Stigmatization at work. Unveröffentlichtes Manuskript, Frankfurt/M.: Psychologisches Institut.

Zapf, D. & Osterwalder, P. (1998). Mobbing and organizational factors. Unveröffentlichtes Manuskript, Frankfurt/M.: Psychologisches Institut.

Zapf, D., Renner, B., Bühler, K. & Weinl, E. (1996). Ein halbes Jahr Mobbingtelefon Stuttgart - Daten und Fakten. Unveröffentlichtes Manuskript Uni Konstanz: Sozialwissenschaftliche Fakultät.

Zielke, M. (1993). Wirksamkeit stationärer Verhaltenstherapie. Weinheim: PVU.

Zielke, M. (1993). Basisdokumentation in der stationären Psychosomatik. Praxis der Klinischen Verhaltensmedizin und Rehabilitation, 24, 218 - 225.

Zielke, M. (1994). Zielsetzungen und Funktionen der Gruppentherapie in der stationären Behandlung. In: M. Zielke & J. Sturm (Hrsg.) Handbuch Stationäre Verhaltenstherapie (S. 333-343). Weinheim: PVU.

Zielke, M. (1995). Arbeitsbelastungen und Krankheitsverläufe bei Patienten mit psychischen und psychosomatischen Erkrankungen. Praxis der Klinischen Verhaltensmedizin und Rehabilitation, 32, 271-281.

Zielke, M. (1998). Entwicklung und Begründung eines Modells zur Analyse des Arbeits- und Leistungsprozesses. Praxis - Klinische Verhaltensmedizin und Rehabilitation, 41, 13-28.

Zielke, M. (1999). Veränderungsfagebogen des Erlebens und Verhaltens Revision (in Vorbereitung).

Zielke, M. (2000). Macht Arbeit krank? Neue Anforderungen im Arbeitsleben und Krankheitsrisiken. Praxis der Klinischen Verhaltensmedizin und Rehabilitation, 50, 13-27.

Zielke, M., Dehmlow, A., Herder, F., Schwickerath, J., Leidig, S., Borgard, E.J., Berrang, F., Kneip, V., Sarojni-Ackermann, D. & Kirchner, F. (1999). Langzeitveränderungen im Gesundheitsverhalten (Ressourcenverbrauch) bei Patienten mit psychischen und psychosomatischen Erkrankungen nach stationärer verhaltensmedizinischer Behandlung unter besonderer Berücksichtigung arbeits- und berufsbezogener Problemstellungen. In Vorbereitung.

Spezifische verhaltensmedizinische Problembereiche und Behandlungsansätze

Raucherentwöhnung aus verhaltensmedizinischer Perspektive: Stand und Entwicklungen

Anil Batra

Die therapeutischen Strategien in der Raucherentwöhnung bestehen aus Verfahren wie Akupunktur oder Hypnose, suggestiven Techniken und verhaltenstherapeutischen Behandlungen in Verbindung mit Nikotinsubstitution. Die langfristige Abstinenzwahrscheinlichkeit liegt aber selbst bei Anwendung multimodaler Therapien (Kombinationen aus medikamentösen Entwöhnungshilfen und verhaltenstherapeutischer Unterstützung) oft unter 30%, bei stark abhängigen Rauchern sowie Rauchern mit comorbiden Störungen (z.B. Alkoholabhängigkeit oder Depression) zumeist noch unter 10%. Durch die Entwicklung von risikogruppenspezifischen Programmen bzw. der risikogruppenspezifischen Modifikation bestehender Therapieprogramme können die Effektivität und die Akzeptanz von Raucherentwöhnungsbehandlungen erhöht werden. Zielgruppen sind Raucher, die aufgrund besonderer gesundheitlicher Gefährdungen dringend einer wirksamen Therapie zugeführt werden sollten oder starke Raucher, die auch in üblichen, professionell geleiteten Raucherentwöhnungsbehandlungen (Verhaltenstherapie und Nikotinsubstitution) geringe Abstinenzaussichten haben.
Ziel künftiger Forschungsaufgaben sollte die Identifikation spezifischer Prädiktoren für die erfolgreiche differentielle Therapieidentifikation sein, um einer optimalen Versorgung entwöhnungswilliger Raucher durch eine individualisierte Behandlungsstrategie näher zu kommen. Die Behandlung stark abhängiger Raucher schließlich sollte von neuen medikamentösen Therapiestrategien intensiveren Gebrauch machen.

1. Rauchen als gesellschaftliches Problem

Die gesundheitsschädigende Bedeutung des Rauchens ist hinreichend nachgewiesen worden. Dennoch wird eine Prävention des Rauchens in ·Deutschland nur halbherzig betrieben: sowohl gesetzgeberische Maßnahmen als auch die Aufklärung über die Folgen des Rauchens insbesondere in den relevanten Zielgruppen (Kinder und Jugendliche) werden unzureichend praktiziert. Nur so kann erklärt werden, daß seit Jahren die Prävalenz des Rauchens in den jüngeren Bevölkerungsschichten nicht entscheidend abnimmt, vielmehr sogar zu registrieren ist, daß Jugendliche in einem immer früheren Lebensalter mit dem regelmäßigen Zigarettenkonsum beginnen (s. Abb. 1).

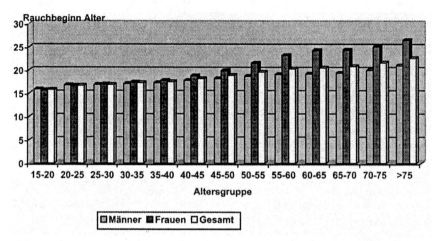

Abb. 1: Alter zu Beginn des Rauchens 1995 (Statistisches Bundesamt 1996)

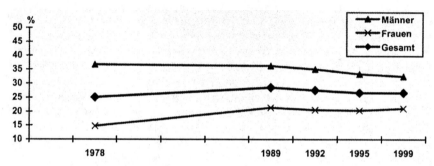

Abb. 2: Prävalenz des Rauchens in Deutschland 1978 –1999 (Statistisches Bundesamt 2000)

Die große gesellschaftspolitische und gesundheitsökonomische Bedeutung des Rauchens wird deutlich, wenn folgende Zahlen gegeneinander gestellt werden: Insgesamt konsumieren mehr als 27% der erwachsenen Bundesbevölkerung Zigaretten (Abb. 2), die höchsten Raucheranteile liegen in den Altersklassen der 20 - 45-Jährigen vor (siehe Abb. 3). Seit 1993 steigt die Zahl der jährlich verkauften Zigaretten an (Abb. 4, kontinuierlich veröffentlichte Zahlen des statistischen Bundesamtes). Deutschland steht in der Reihe der tabakimportierenden Länder an zweiter Stelle (an erster Stelle USA, an dritter Stelle Rußland), unter den tabakexportierenden Ländern stand Deutschland nach den USA, Großbritannien und Hongkong an vierter Stelle (WHO 1997).

Dem steht entgegen, daß in Deutschland alljährlich etwa 90.000 - 140.000 Todesfälle tabakassoziierten Krankheiten (Karzinomen, Herz-Kreislauf-Erkrankungen und Lungenerkrankungen) zugeschrieben werden müssen (Abb. 5). Weltweit sterben jährlich derzeit etwa 3 Millionen Menschen an den Folgend des Tabak-

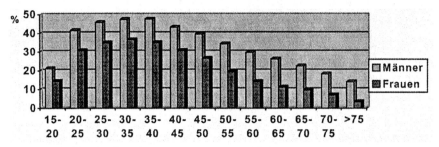

Abb. 3: Altersverteilung der Raucher in Deutschland 1995

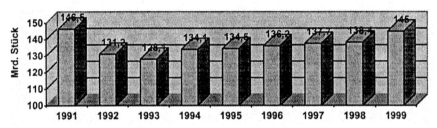

Abb. 4: Zigarettenverbrauch in Deutschland 1991-1998

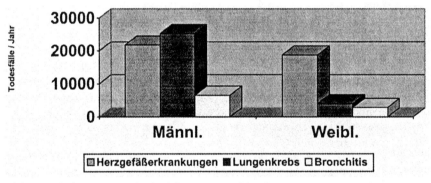

Abb. 5: Tabakassoziierte Todesfälle in Deutschland 1994

Tabakkonsums, bei einer Fortsetzung der aktuellen Entwicklung der Raucher-
zahlen rechnet die WHO bis zum Jahr 2025 mit jährlich etwa 10 Millionen "Ta-
baktoten" (WHO 1997).
Diese Entwicklung kann nur aufgehalten werden, wenn innerhalb der nächsten
Jahre durch präventive Initiativen Kinder und Jugendliche vom Beginn des Rauchens abgehalten werden und zugleich Raucher motiviert und darin unterstützt
werden, den Tabakkonsum aufzugeben.
Die meisten Raucher gehen das Gesundheitsrisiko ganz bewußt ein - die möglichen Folgeschäden werden in ihrem bedrohlichen Ausmaß und in ihrer Wahr-

697

scheinlichkeit nicht realisiert und vor allem von jüngeren Rauchern nicht auf die eigene, individuelle gesundheitliche Situation bezogen.

Der hohe Anteil von Rauchern, die zum Teil schon vielfach Versuche unternommen haben, das Rauchen einzuschränken oder aufzugeben, macht deutlich, welche große Gefahr einer Abhängigkeitsentwicklung mit dem Tabakkonsum und insbesondere mit dem Konsum des wichtigsten bekannten psychotrop aktiven Inhaltsstoff, dem Nikotin, verbunden ist.

Verschiedenen Erhebungen konnten zeigen, daß die spontane Aussicht auf eine erfolgreiche Abstinenz sehr gering ist: nur 1-3% der Raucher, die einen Entschluß fassen, fortan abstinent zu leben, und nur 10-30% aller Raucher, die sich in eine professionell unterstützte Raucherentwöhnungsbehandlung begeben, gelingt es, langfristig, d.h. länger als ein Jahr abstinent zu bleiben.

2. Die Rolle des Nikotins

Rauchen erfolgt in erster Linie wegen der damit verbundenen Nikotinaufnahme: unter den mehr als 4000 Inhaltsstoffen des Tabaks ist Nikotin für die Entwicklung der Abhängigkeit verantwortlich zu machen.

Nikotin ist ein toxisches Alkaloid, das beim Zigarettenrauchen bereits innerhalb von 7 bis 8 Sekunden nach dem ersten Zug das Gehirn erreicht. Ein regelmäßiger Raucher nimmt in den üblichen Tagesdosen (20 mg, maximal 60 mg) keine unangenehmen Erscheinungen wahr. Liegt jedoch keine Gewöhnung vor, werden auch bei geringen Dosen u.a. Schwindel, Übelkeit, Erbrechen, Kopfschmerzen oder eine Steigerung der Herzfrequenz wahrgenommen. Lebensgefahr besteht bei Nichtrauchern bei Aufnahme von ca. 1 mg Nikotin/kg Körpergewicht.

Nikotin hat zahlreiche Wirkungen: es führt beispielsweise zu einer Gefäßverengung, zu einer Zunahme der Herzfrequenz, des Blutdrucks, zu einer Abnahme des Hautwiderstandes und zu einem Absinken der Hauttemperatur. Raucher beschreiben subjektiv entweder eine Steigerung der psychomotorischen Leistungsfähigkeit, der Aufmerksamkeits- und der Gedächtnisleistungen oder einen beruhigenden Effekt. Objektiv führt die Stimulation der zentralen Acetylcholinrezeptoren durch Nikotin zu einem sekundären Anstieg von anderen Neurotransmittern und Hormonen.

Bei abhängigen Rauchern treten nach längeren Rauchpausen Entzugserscheinungen auf. Dazu gehören eine dysphorische oder depressive Stimmung, Nervosität, Aggressivität, Angst, Konzentrationsstörungen, Unruhe, Schlafstörungen oder ein gesteigerter Appetit.

Die angenehmen psychotropen Wirkungen und die Entzugssymptome erklären die hohe Suchtgefahr des Nikotins. Lernvorgänge, insbesondere klassische oder operante Konditionierungsprozesse, bedingen die psychische Abhängigkeitsentwicklung.

3. Rückfallbedingungen

Obgleich die Motivation bei der Abstinenzerhaltung eine wichtige Rolle spielt, ist für die hohe Rückfallquote der Raucher nicht eine "innere Haltlosigkeit", Charakterlosigkeit oder Willensschwäche verantwortlich zu machen. Diese populäre Ansicht kann durch zahlreiche Befunde zu den biologischen und psychologischen Grundlagen des Rauchen widerlegt werden.

Die Lernpsychologie postuliert, daß sowohl beim Aufbau des süchtigen Verhaltens als auch bei der Aufrechterhaltung des süchtigen Konsums bzw. bei der Unfähigkeit zur Abstinenz Konditionierungsprozesse, operante Verstärkermechanismen aber auch soziale Modelle von Relevanz sind und Rückfallprozesse das Ergebnis einer mangelhaften Balance zwischen Versuchungssituationen und verfügbaren Coping-Strategien darstellen.

Das Protagonisten-Antagonisten-Modell von Körkel (1991) berücksichtigt sowohl genetische und biologische Dispositionen, situative Faktoren und unveränderbare Umgebungsbedingungen, die momentane und überdauernde innerpsychische Situation und stellt diese den individuellen Coping-Strategien und verfügbaren Techniken zur Rückfallbearbeitung entgegen.

Ziel der auf der Lernpsychologie basierenden Behandlung ist somit die Stärkung der individuell verfügbaren Bewältigungsstrategien, um auf diese Weise biologische oder innerpsychische Rückfallprädiktoren auszugleichen.

Die "Stärke der Nikotinabhängigkeit", ein Konstrukt, das sowohl die Zahl der täglich konsumierten Zigaretten als auch das Auftreten körperlicher Entzugserscheinungen zu berücksichtigen versucht, erweist sich als die wesentliche biologisch meßbare Bedingung für die Fähigkeit, im Verlauf einer Behandlung abstinent zu werden und langfristig auch abstinent zu bleiben.

Auf dem Boden dieser Überlegungen erscheint es plausibel, einer biologischen Disposition einen hohen Stellenwert bei der Entwicklung der Abhängigkeit und der Unfähigkeit zur Umsetzung eines Abstinenzvorhabens einzuräumen.

Die Überwindung rückfallbegünstigender Entzugsphänomene oder "innerer, biologischer Schlüsselreize" ("Cues") mit Hilfe von Eingriffen in das biologische System, z.B. unter Verwendung einer medikamentösen Unterstützung des Abstinenzversuches zur Überwindung der abstinenzgefährdenden Entzugsphänomene stellt hier die mögliche Konsequenz dieser Erkenntnis dar.

4. Raucherentwöhnung

Die Zahl der aktuell entwöhnungswilligen Raucher wird auf 20-30% geschätzt. Weitere 25-40% sind ambivalent bezüglich des Abstinenzwunsches, wollen das Rauchen einschränken oder irgendwann zu einem späteren, jedoch nicht genau definierten Zeitpunkt aufgeben (Velicer et al. 1995).

Den wenigsten Rauchern gelingt schon beim ersten Abstinenzversuch die erfolgreiche Verwirklichung der Tabakabstinenz (Stumpfe 1988). Die meisten werden innerhalb der ersten drei Monate erneut rückfällig. Auch der Versuch, den Tabakkonsum bewußt zu regulieren, scheitert – langfristig wird der ursprüngliche Tageszigarettenkonsum wieder erreicht. Wenn aus eigener Kraft eine Abstinenz nicht gelingt, sollte den Rauchern empfohlen werden, eine professionelle geleitete Raucherentwöhnungsbehandlung in Anspruch zu nehmen (AHCPR 1996).

Obgleich eine Vielzahl von Raucherentwöhnungshilfen und –therapien zur Verfügung stehen, sind die wenigsten als wirksame und wissenschaftlich fundierte Verfahren anerkannt (Stumpfe 1995). Folgende Verfahren werden unterschieden:

Zu den *nicht-medikamentösen Methoden* sind anerkannte Verfahren wie die verhaltenstherapeutischen Aversions- und Selbstkontrollmethoden (Reduktions- und Schluß-Punkt-Methode), adjuvant eingesetzte Entspannungsverfahren (Muskelentspannungstraining nach Jacobson oder Autogenes Training), aber auch Hypnose und Akupunktur zu rechnen. Letzteren werden zwar hohe initiale Erfolge zugeschrieben, Untersuchungen zur langfristigen Wirksamkeit zeigen jedoch keine befriedigenden Ergebnisse.

Verhaltenstherapeutische Selbstkontrollbehandlungen gelten als die erfolgreichsten Therapien zur Raucherentwöhnung (AHCPR 1996). Das Konzept dieser Therapien geht von der Grundannahme aus, Rauchen sei ein erlerntes Verhalten, das durch klassische und operante Konditionierungsprozesse gefestigt wurde. Mit Hilfe verhaltenstherapeutischer Techniken soll Rauchen wieder „verlernt" werden. Verhaltenstherapeutische Raucherentwöhnungstherapien werden in Einzel- oder in Gruppenbehandlungen angeboten, sehen in der Regel einen Behandlungstermin pro Woche vor und sind nach fünf bis 10 Wochen abgeschlossen. Währenddessen wird der tägliche Konsum entweder im Verlauf von wenigen Tagen oder Wochen schrittweise bis zur Abstinenz reduziert (Reduktionsmethode) oder von einem Tag auf den anderen beendet (Schluß-Punkt-Methode). Die verhaltenstherapeutische Raucherentwöhnung beinhaltet in der Regel Verfahren zur Motivationsförderung, zur Messung des Ausgangszigarettenkonsums, zur Identifikation rückfallgefährlicher Situationen, die Vermittlung von Selbstkontrollstrategien, Aufmerksamkeitsablenkung, die Aneignung alternativer Entspannungs- und Beschäftigungsmöglichkeiten, Informationen zur Ernährungs- und Konditionsförderung, sowie Techniken zur Bewältigung rückfallkritischer Situationen.

Die *medikamentösen Behandlungsprogramme* zielen mehrheitlich auf eine Unterdrückung der Entzugssymptome, inklusive des Rauchverlangens und der Depressivität, die durch den Verzicht auf die Zigarette entstehen können (Batra & Fagerström 1997). Einzelne andere Präparate versuchen, die psychotropen Effekte von Nikotin aufzuheben oder den Tabakkonsum mit einem aversiven Stimulus zu verbinden. Eine vorübergehende, ausreichend hoch dosierte Nikotinsubstitution vermag kurzfristige Entzugssymptome wirksam zu unterdrücken. Nikotin ist seit 1983 als Medikament zugelassen. Eine Nikotinsubstitution ist in Deutschland mit Nikotinpflaster, -kaugummi und -nasenspray möglich. Alle drei Anwendungssysteme verfolgen das Ziel, die Entzugssymptome durch die vorübergehende Nikotinzufuhr zu mildern, bedienen sich dabei aber einer unterschiedlichen Pharmakokinetik.

Nikotinnasenspray vermag am ehesten noch die Pharmakokinetik der Zigarette zu imitieren – Nikotin erreicht innerhalb von wenigen Minuten in wirksamen Dosierungen das Gehirn. Bei der – weniger unangenehmen - Anwendung von Nikotinpflaster oder Nikotinkaugummi sind Wirklatenzen von 10 bis 60 Minuten in Kauf zu nehmen.

5. Effektivität der Raucherentwöhnung

Raucherentwöhnungstherapien werden seit den 60er Jahren systematisch beforscht. Insbesondere die Weiterentwicklungen der Verhaltenstherapie kamen der Rauchertherapie, die von einem lerntheoretischen Ansatz ausging, sehr zugute. Die klassische Verhaltenstherapie bediente sich operanter Mechanismen und setzte bei der Wahl der Techniken zunächst auf aversive Konsequenzen – eine Raucherentwöhnungsmethode der sechziger Jahre war demzufolge das exzessive Schnellrauchen, eine effektive, wenngleich nicht ungefährliche Methode. Auch heute noch haben operante Strategien (Selbstbelohnung, Vertragsmanagement, Stimuluskontrolle) den größten Stellenwert innerhalb der verhaltenstherapeutischen Raucherentwöhnungstherapie, werden aber häufig durch weitere Techniken (Entspannungstraining, Rollenspiele, Cue-Exposure oder kognitive Interventionen) ergänzt und verbessert.

Als besonders erfolgreich gilt die Kombination verhaltenstherapeutisch orientierter Einzel- oder Gruppenbehandlungen mit einer Nikotinsubstitution.

Bei Berücksichtigung strenger Qualitätskriterien (kontinuierliche, durch objektive Parameter (CO-Gehalt der Ausatemluft oder Cotininbestimmungen im Serum, Urin oder Speichel) überprüfte Abstinenz nach einem Jahr) erzielen die wenigsten Raucherentwöhnungsmethoden Abstinenzquoten von mehr als 20 bis 25 % nach 12 Monaten. Zu den erfolgreichsten Raucherentwöhnungsprogrammen gehören auch heute noch die verhaltenstherapeutischen Gruppenprogramme. Ihre Effizienz wurde in einer Vielzahl von Studien überprüft. Die Erfolge liegen ein Jahr nach Ende der Behandlung zwischen 20 und 30% (Kamarck und Lichtenstein 1985). Die ausschließliche Vergabe von Selbsthilfemanualen führt zu Abstinenzraten um 15% (Brown und Owen 1992). Metaanalysen der bisherigen Studien über Nikotinersatztherapien, die zum Teil auf Daten von mehr als 18.000 Probanden zurückgreifen (Law und Tang 1995, Silagy et al. 1994), belegen die Wirksamkeit aller Behandlungsformen gegenüber einer Placebobehandlung. Die langfristigen Erfolgsraten für Nikotinsubstitutionsbehandlungen können aufgrund der kontrollierten Studien auf durchschnittlich etwa 15-20% geschätzt werden. Durch die Kombination der verhaltenstherapeutischen Selbstkontrolltechniken mit der Nikotinsubstitution in sogenannten „multimodalen Therapien" sind die höchsten langfristigen Abstinenzquoten zu erzielen.

6. Die risikogruppenspezifische Raucherentwöhnung

Die gängigen Raucherentwöhnungsbehandlungen richten sich allgemein an Raucher, ohne spezifische Risikofaktoren im einzelnen zu würdigen. Untersuchungen zeigen jedoch, daß stark abhängige Raucher, zu denen in der Regel die körperlich stark gefährdeten Raucher zu rechnen sind, in üblichen Raucherentwöhnungsbehandlungen schlechtere Erfolgschancen haben, als Patienten mit einer geringen oder mittleren Tabakabhängigkeit.

Mit der Entwicklung von störungsspezifischen Raucherentwöhnungsbehandlungen können die langfristigen Abstinenzquoten unter den Risikopopulationen deutlich angehoben und damit die Lebenserwartung und die Lebensqualität des Patienten verbessert werden (Heuer-Jung et al 1996).

Die Verbesserung langfristiger Abstinenzraten ist das Ziel bei der Erforschung neuer Raucherentwöhnungsstrategien. Vielversprechend sind Ansätze, die Effektivität einer Raucherentwöhnungsbehandlung durch eine Adaptation der Inhalte multimodaler Entwöhnungsprogramme an die spezifischen Bedürfnisse verschiedener Untergruppen von Rauchern zu erhöhen.

Sogenannte risikogruppenspezifische Behandlungsmethoden erhöhen die langfristige Effizienz, indem die Standardbehandlung verhaltenstherapeutischer Raucherentwöhnungstherapien um folgende Bausteine ergänzt wird:

- *Erhöhung der kognitiven Dissonanz* durch Informationen über die schädlichen Auswirkungen des Rauchens für die individuelle Risikogruppen
- *Motivationssteigerung* durch Positivierung des Abstinenzerfolges im Hinblick auf die individuelle Gefährdung
- *Aufbau sozialer Unterstützung* durch die Einbeziehung der sozialen Umgebung (PartnerIn / FreundIn) in die Entwöhnungsbehandlung. Dabei wird weniger der kompetitive Aspekt als der stützende Aspekt betont und der Lebenspartner aktiv in die Entwöhnung miteinbezogen,
- *Ernährungsinformationen* unter Berücksichtigung risikogruppenspezifischer Faktoren (z.B. Schwangerschaft)
- *Sportlicher Ausgleich* unter Berücksichtigung risikogruppenspezifischer Faktoren
- *Stabilisierung der Abstinenz* durch Konzepte zur alternativen Freizeitbeschäftigung, Einführung und Betonung der besonderen Bedeutung langfristiger Belohnungen des Nichtrauchens für die jeweilige Risikogruppe
- *Adaptation der Nikotinsubstitution*
- *Individuelle Gruppen-* (z.B. bei schwerabhängigen Rauchern mit Beachtung der kompetitiven Aspekte) *oder Einzelbehandlung* (z.B. Schwangere)

Im folgenden sollen zwei Beispiele für modifizierte Behandlungen gegeben werden:

A) Raucherentwöhnung bei schwangeren Frauen und Raucherinnen mit spezifischen Risikofaktoren
Die Durchführung von Raucherentwöhnungskursen mit schwangeren Patientinnen bzw. anderen spezifischen Risikogruppen aus der gynäkologischen Praxis

verlangt eine Anpassung der bisher vorliegenden Behandlungsprogramme an die spezifische Zielgruppe. Den entwöhnungswilligen Raucherinnen wird die „Punkt-Schluß-Methode" empfohlen. Darüber hinaus wird in vielen Untersuchungen bewußt auf die Kombination der verhaltenstherapeutischen Entwöhnungsmethode mit der transdermalen Nikotinsubstitution verzichtet. Die Verwendung der Nikotinsubstitution bei Schwangeren ist zwar umstritten, sollte aber in begründeten Ausnahmefällen als ergänzende Therapieoption angesehen werden.

In einer eigenen Untersuchung an Schwangeren und Frauen mit anderen Risikofaktoren (Heuer-Jung et al. 1996) wurden alle Raucherinnen ohne Nikotinersatztherapie behandelt. Um möglichst rasch eine Abstinenz zu erzielen, wurde die Behandlung auf 5 Therapieeinheiten innerhalb von 5 Wochen verkürzt. Die kompaktere Vorgehensweise trägt vor allem den Bedürfnissen schwangerer Patientinnen Rechnung. 99 Raucherinnen mit und ohne Risikofaktoren nahmen an einer Gruppentherapie teil, 118 erhielten eine Einzelbehandlung und 40 Kontrollen erhielten lediglich den Ratschlag, das Rauchen zu beenden. Die gruppentherapeutische Behandlung erstreckte sich über fünf Sitzungen von jeweils eineinhalb Stunden Dauer bei einer Teilnehmerzahl von vier bis sechs Raucherinnen. Die Kernbausteine der gruppentherapeutischen Behandlung wurden durch risikogruppenspezifische Bausteine (s.o.) ergänzt. Die Dauer der gruppentherapeutischen Sitzungen wurde auf 90 Minuten festgesetzt. Darüber hinaus wurde die Behandlung wird durch die Vergabe eines Selbsthilfemanuals begleitet, um die Motivation zur Umsetzung der Therapieinhalte im häuslichen Umfeld zu fördern. In einer Einzeltherapie erhielten die Teilnehmerinnen eine ausführliche Aufklärung über die gesundheitlichen Folgen des Rauchens während der Schwangerschaft bzw. bei ihrer speziellen Indikation zum Nichtrauchen mit der Empfehlung, das Rauchen schnellstmöglich einzustellen. Zu ihrer Unterstützung bekamen sie vom behandelnden Therapeuten das Selbsthilfemanual zur selbständigen Anwendung. Die therapeutische Unterstützung fand in Form wöchentlicher Kurzkontakte (5-20 Minuten) oder im Verhinderungsfall telefonisch statt. Die Therapiebausteine entsprachen denen der Gruppenintervention. In einer Kontrollbedingung erhielten entwöhnungswillige Raucherinnen eine Informationsschrift über die Folgen des Rauchens zur Verfügung gestellt, darüber hinaus wurde aber kein therapeutisches Angebot gemacht.

Zum Katamnesezeitpunkt nach einem Jahr waren 30,9% aller Teilnehmerinnen an einer Therapie abstinent, dagegen nur 12,5% aller Frauen, die der Informationsbedingung ohne therapeutische Intervention zugewiesen waren. Die Überprüfung der therapiespezifischen Erfolgsquoten nach einem Jahr zeigt keinen statistisch signifikanten Unterschiede zwischen der Gruppen- (26,2%) und der Einzeltherapie (37,0%). Die differentielle Betrachtung des Therapieerfolges in Abhängigkeit von dem Vorliegen eines Risikofaktors zeigte aber, daß Raucherinnen mit einem Risikofaktor von der Einzeltherapie mehr als von der Gruppenbehandlung profitieren (40% vs. 15%).

B) Raucherentwöhnung bei stark abhängigen Rauchern

Der starke Raucher ist infolge des hohen Tageszigarettenkonsums gesundheitlich extrem gefährdet. Trotzdem gelingt nur wenigen stark abhängigen Rauchern eine dauerhafte Abstinenz. Medikamentöse Behandlungsansätze zielen auf die effizientere Minderung der körperlichen Entzugssymptomatik. Die Kombination einer transdermalen Nikotinsubstitution mit einer kurzfristig wirksamen Nikotingabe (z.B. mit Kaugummi) zur Überbrückung gefährlicher Rückfallsituationen scheint die Erfolgsaussicht zu erhöhen (Fagerström et al. 1993).

In einer zweiten Therapiestudie (Batra et al. 1998) wurde untersucht, ob die Kombination von Nikotinpflaster als Basissubstitution und Nikotinnasenspray als Rückfallprophylaktikum die Effektivität der Raucherentwöhnung bei stark abhängigen Rauchern verbessert. Als Zielgruppe wurden stark abhängige Raucher ausgewählt, die mindestens 7 aus maximal 10 Punkten im Fagerström Test for Nicotine Dependence (FTND) (Heatherton et al. 1991) erzielten oder bislang erfolglos an mindestens einem professionell geleiteten verhaltenstherapeutischen Raucherentwöhnungsprogramm teilgenommen hatten. In Verbindung mit einem modifizierten verhaltenstherapeutischen Raucherentwöhnungsprogramm erhielten die Raucher Nikotinpflaster, zusätzlich mehrfach am Tag nach Belieben, jedoch nicht häufiger als 16 mal am Tag, Nikotinnasenspray. Die Raucher, die eine Kombination von Nikotinnasenspray und Nikotinpflaster erhalten hatten, wiesen nach sechs Monaten in 48% der Fälle eine Abstinenz auf, eine Vergleichsgruppe (N=44) erzielte in einer Standardbehandlung nur 12%.

7. Schlußfolgerungen

In den letzten Jahrzehnten wurden eine Reihe wissenschaftlich fundierter medikamentöser und nicht-medikamentöser Raucherentwöhnungsbehandlungen entwickelt und in kontrollierten Studien auf ihre Wirksamkeit überprüft. Nachdem viele klinische Studien zu dem Ergebnis gekommen waren, daß die besten Erfolge durch sogenannte multimodale verhaltenstherapeutische Methoden in Verbindung mit der Nikotinsubstitution zu erzielen sind (AHCPR 1996), wurde nach Möglichkeiten gesucht, die Studienbedingungen, unter denen die Erfolge erzielt worden waren, in praktikable und kosteneffektive, damit auch wirtschaftliche und praxisnahe Therapiebedingungen umzusetzen. Die Therapien sollten möglichst generell auf die Bedürfnisse des entwöhnungswilligen Rauchers, aber auch auf die der behandelnden Therapeuten zugeschnitten sein. Viele Raucher weisen eine starke Nikotinabhängigkeit mit einer geringen Fähigkeit zur Abstinenz auf. Andere sind durch die gesundheitlichen Auswirkungen des Tabakkonsums extrem gefährdet. Zahlreiche Studien weisen darauf hin, daß diese Risikogruppen selbst in qualifizierten Therapien schlechte Abstinenzaussichten haben.

Um zu überprüfen, ob sogenannte „risikogruppen-spezifisch modifizierte Raucherentwöhnungstherapien" höhere Erfolgschancen haben als die Standardbehandlung aus Verhaltenstherapie und Nikotinsubstitution, wurde zum einen eine verhaltenstherapeutische Entwöhnungsbehandlung für Frauen konzipiert, die wegen einer Schwangerschaft oder anderer tabakassoziierten gesundheitlichen

Gefährdungen den Tabakkonsum dringend aufgeben sollten. Dazu wurde eine verhaltenstherapeutische Behandlung um spezifische Bausteine zur Motivation und Rückfallprophylaxe ergänzt. Auf eine Nikotinsubstitution wurde verzichtet. Zum anderen wurde eine Standardbehandlung auf die Belange stark nikotinabhängiger Raucher zugeschnitten, indem zusätzlich eine besonders intensive Form der Nikotinsubstitution appliziert wurde.

Die langfristigen Therapieergebnisse beweisen die Effektivität der vorgestellten Therapiemodifikationen und deren Überlegenheit im Vergleich mit einer Standardbehandlung. Die differenzierte Auswertung zeigt, daß Raucherinnen mit Risikofaktoren stärker von einer Einzelbehandlung und nikotinabhängige Raucher stärker von einer kombinierten Gabe von Nikotin via Pflaster und Nasenspray profitieren. Der Erfolg der Behandlung stark abhängiger Raucher ist vermutlich auf die effizientere Nikotinsubstitution in der Phase der Entgiftung zurückzuführen. Die guten Ergebnisse lassen eine großzügigere Indikationsstellung dieser Kombinationsbehandlung befürworten. (Natürlich sollte der Einsatz kombinierter Nikotinersatztherapien erst nach sorgfältiger Indikationsstellung unter Abwägung von Nutzen und Risiken erfolgen.) Risikogruppenspezifische Raucherentwöhnungsbehandlungen sind aber – wie mit den Programmen für Frauen demonstriert wurde - selbst bei Verzicht auf eine Nikotinsubstitution durch die Integration neuer, den Bedürfnissen und speziellen Problemen der Zielgruppe angepaßter verhaltenstherapeutischer Therapiebausteine effizienter als eine Standardbehandlung.

Ausblick

Auch wenn unbestreitbar der Prävention des Rauchens im Vordergrund der gesundheitspolitischen Bemühungen stehen sollte, rechtfertigen es die Ergebnisse der vorgestellten Raucherentwöhnungsstudien, ärztliche Kollegen in verstärktem Maße zu motivieren und zu ermuntern, Raucherentwöhnungsbehandlungen in ihren Praxen durchzuführen.

Durch die Etablierung von Raucherentwöhnungsbehandlungen z.B in Form verhaltenstherapeutischer Gruppen- oder Einzelbehandlungen in Arztpraxen könnte einer großen Zahl an entwöhnungswilligen Rauchern über bisherige Angebote der Volkshochschulen hinausgehend eine suffiziente Raucherentwöhnung ermöglicht werden. Professionell geleitete Raucherentwöhnungsbehandlungen in der Praxis sind ein wesentlicher gesundheitspolitischer Faktor in der Prophylaxe tabakbedingter Schäden des Herz-Kreislaufsystems sowie von Karzinomleiden (WHO 1997).

Bedauerlich ist in diesem Zusammenhang das in den vergangenen Jahren geringe Interesse der Kassen, Raucherentwöhnungsbehandlungen anzubieten oder vorhandenen Angebote zu unterstützen.

Literatur

AHCPR (1996). Smoking Cessation: Clinical Practice Guideline. JAMA, 275, 1270-1280.

Batra, A. & Fagerström, K.-O. (1997). Neue Aspekte der Nikotinabhängigkeit und Raucherentwöhnung. Sucht, 43, 277-282.

Batra, A., Schupp, P.E. & Buchkremer, G. (1998). Die Behandlung von schwerabhängigen Rauchern mit Nikotinpflaster und Nikotinnasenspray. In: K.O. Haustein (Hrsg.) Rauchen und Nikotin - Aktuelle Beiträge zur Raucherentwöhnung. Perfusion, Nürnberg, S. 59-68.

Brown, S.L. & Owen, N. (1992). Self-help smoking cessation materials. Aust J Public Health, 16, 188-191.

Fagerström, K.O., Schneider, N.G. & Lunell, E. (1993). Effectiveness of Nicotine patch and Nicotine gum as individual versus combined treatment for tobacco withdrawal symptoms. Psychopharmacology, 111, 271-277.

Heatherton, T.F., Kozlowski, L.T., Frecker, R.C. & Fagerström, K.O. (1991). The Fagerström Test for Nicotine Dependence: A revision of the Fagerström Tolerance Questionnaire. Br J Addict, 86, 1119-1127.

Heuer-Jung, V., Batra, A. & Buchkremer, G. (1996). Raucherentwöhnung bei speziellen Risikogruppen: Schwangere Frauen und Raucherinnen mit Kontrazeptivaeinnahme. Praxis der Klinischen Verhaltensmedizin und Rehabilitation, 34, 114-117.

Kamarck, T.W. & Lichtenstein, E. (1985). Current trends in clinic-based smoking control. Ann Behav Med, 7, 19-23.

Körkel, J. (1991). Der Rückfall von Alkoholabhängigen. Auf dem Weg zu einem neuen Verständnis des Rückfalls. Verhaltenstherapie und psychosoziale Praxis, 23, 321-327.

Law, M. & Tang, J.L. (1995). An analysis of the effectiveness of interventions intended to help people stop smoking. Arch Intern Med, 155, 1933-1941.

Silagy, C.A., Mant, D.C., Fowler, G.H. & Lodge, M. (1994). Meta-analysis on efficacy of Nicotine replacement therapies in smoking cessation. Lancet, 343, 139-142.

Statistisches Bundesamt (Hrsg.) (1996). Fragen zur Gesundheit 1995. Stuttgart, Metzler-Pöschel, Fachserie 12, Reihe S3.

Stumpfe, K.D. (1995). Raucherentwöhnung mit alternativen Methoden. Z Ärztl Fortbild, 89, 511-514.

Stumpfe, K.D. (1988). Wie gewöhnen sich die Raucher das Rauchen ab? Suchtgefahren, 34, 401-407.

Velicer, W.F., Fava, J.L. & Prochaska, J.O. et al. (1995). Distribution of smokers by stage in three representative samples. Prev Med, 24, 401-411.

World Health Organization (1997). Tobacco or Health: A global status report. Genf, WHO.

Verhaltensmedizinische Ansätze bei der Behandlung chronischer Atemwegserkrankungen im Rahmen der stationären Rehabilitation

Konrad Schultz, Martin Schwiersch

Edukative Maßnahmen sind essentielle und etablierte Bestandteile einer rationalen Therapie chronisch obstruktiver Atemwegserkrankungen. Während unter Patientenschulung eine systematische Wissensvermittlung nach einem festgelegten Curriculum verstanden wird, umfaßt Patientenverhaltenstraining eine systematische Wissensvermittlung *plus* motorisches Training (z.B. richtiger Gebrauch von Dosieraerosolen) *plus* Versuch einer Verhaltensmodifikation durch den Einsatz verhaltenstherapeutischer und gruppenpädagogischer Prinzipien (z.B. Modellernen in der Gruppe durch Erleben ähnlicher Schicksale und Lösungsstrategien bei anderen). Bei einem individualisierten, modular strukturierten Patientenverhaltenstrainingsprogramm werden verschiedene, unabhängig miteinander kombinierbare Schulungsmodule für jeden Patienten zu einem individuellen Schulungskurrikulum zusammengestellt. Wesentliche Bausteine dieses individuellen Kurrikulums sind differenzierte *Grundlagenmodule* für Asthma bzw. chronische Bronchitis/ Emphysem (Wochenkurse mit 8 – 10 Stunden Dauer), 1-2 stündige *Essentialtrainingsmodule* (Modul: Inhalative Medikamente bei Asthma und Bronchitis, Modul: Krankheitsselbstkontrolle / Peak-Flow-Meter), sowie verschiedene 1-4 stündige *Spezialschulungsmodule* (diverse Allergikertrainingsmodule, u.a. für Pollen-, Hausstaub-, Tier- und Schimmelpilzallergiker, Trainingsmodule für den korrekten Umgang mit elektrischen Inhalierapparaten bzw. für die Sauerstoff-Langzeittherapie u.a.). Diese vorwiegend „medizinischen Module" werden systematisch durch weitere optionale „psychologische Module" ergänzt, u.a. zur Krankheitsbewältigung, zum selbstsicheren Umgang mit der Krankheit in Alltag und Beruf, Einüben von Entspannungstechniken, Interozeption. In diesem Kontext ist die systematische Integration einer speziell für Atemwegskranke konzipierten körperlichen rehabilitativen Trainingstherapie ein wichtiges praktisches psychosoziales Übungsfeld des Patientenverhaltenstrainings, da hier die o.g. Aspekte praktisch und unter gezielter kontrollierter Konfrontation mit dem Leitsymptom Belastungsintoleranz in der Gruppe eingeübt und optimiert werden.

1. Einleitung

Asthma bronchiale und chronische Bronchitis gelten als chronische Volkskrankheiten, von denen in Deutschland über 10 Millionen Menschen betroffen sind, und dies meist auf Dauer. Die jährlichen Krankheitskosten werden auf 15 Milliarden DM geschätzt.

Trotz erheblicher Fortschritte bei der Diagnostik und Therapie sind die Morbiditäts- und Mortalitätsraten in den letzten Jahren nicht gesunken, das heißt die potentiellen Behandlungsverbesserungen führten bisher *nicht* zu den erhofften positiven Effekten auf den Krankheitsverlauf. Diese Diskrepanz wird in erster Linie auf Probleme und *Defizite beim Krankheitsmanagement* der Patienten zurückgeführt. Da verbesserte Behandlungsmöglichkeiten ihre Wirkung nicht entfalten können, solange sie von den Patienten nicht auch ausreichend *praktiziert* werden, wird in den letzten Jahren zunehmend die verstärkte Einbeziehung des Patienten in die Behandlung und eine Verbesserung seines Selbstmanagements betont (NHLBI/NIH, 1992; British Thoracic Society, 1993). Die Verbesserung der Compliance und des Selbstmanagements der Patienten wird mit entsprechenden edukativen Maßnahmen zu erreichen versucht. Patientenschulungsprogramme für den Bereich der Atemwegserkrankungen wurden in den USA seit Mitte der siebziger Jahre, in Deutschland seit Anfang der achtziger Jahre durchgeführt. Inzwischen wird Patientenschulung nicht nur als ein wesentliches Therapieelement chronischer Atemwegserkrankungen, sondern vielfach sogar als *Schlüssel* zum langfristigen Therapieerfolg betrachtet. Insbesondere für das Asthma bronchiale unterstreichen die aktuellen nationalen (Wettengel et al., 1998) und internationalen Therapieempfehlungen (NHLBI/NIH, 1997) die Notwendigkeit dieses Therapieprinzips. Dies auch vor dem Hintergrund, daß zahlreiche Untersuchungen der letzten 15 Jahren zeigten, daß insbesondere beim Asthma bronchiale verschiedene Verlaufsparameter der Erkrankung günstig zu beeinflussen sind (Hindi-Alexander & Cropp, 1984; Mayo, Richman & Harris,1990; Ignacio-Garcia & Gonzales-Santos,1995; Lahdensuo et al., 1996; Dhein et al. 1999). Zudem resultieren deutliche finanzielle Einsparungen (Trautner, Richter & Berger, 1993, Volmer, 1997). Daher gilt Patientenschulung als notwendiger Bestandteil einer rationalen Therapie chronisch obstruktiver Atemwegserkrankungen. Dies ist für das Asthma bronchiale gesichert (Devine, 1996), für die chronisch obstruktive Bronchitis als hochwahrscheinlich anzunehmen (Devine & Pearcy,1996).

2. Definition, Inhalte und Ziele des Patientenverhaltenstrainings bei obstruktiven Atemwegserkrankungen

„Patientenschulung bei obstruktiven Atemwegserkrankungen ist die Gesamtheit aller Maßnahmen, die eine aktive Teilnahme des Patienten an der Bewältigung seiner chronischen Krankheit durch Überwachen der Symptomatik und adäquate Selbstanpassung der Therapie an den jeweiligen Schweregrad der Erkrankung ermöglichen" (Petro, Wettengel & Worth, 1995). Die wesentlichen Zielvorstellungen des „ärztlich begleiteten Selbstmanagements" wurden dort folgendermaßen zusammengefaßt: Der Erkrankte soll in die Lage versetzt werden, seine Symptome zu erkennen und zu kontrollieren und Exazerbationen durch rechtzeitige Therapieanpassung vorbeugen bzw. beherrschen können. Er muß seine Medikamente mit Wirkungen und Nebenwirkungen kennen und in der Lage sein, diese korrekt anzuwenden. Die übergeordnete Zielvorstellung ist die Akzeptanz der chronischen Atemwegserkrankung, die zusammen mit dem adäquaten ärztlich begleiteten Selbstmanagement zu einer bestmöglichen und zufriedenstellenden Gestaltung des Privat- und Berufslebens führen soll. Die für diese Zielsetzung erforderlichen Schulungsinhalte (Tab.1) legte die Arbeitsgruppe Patientenschulung der Deutschen Gesellschaft für Pneumologie und der Deutschen Atemwegsliga 1995 in einem allgemein akzeptierten Konsensuspapier fest (Petro, Wettengel & Worth, 1995). Hierin wurden neben den Schulungsinhalten und –zielen sowie den didaktischen Methoden auch die beiden Hauptzielgruppen - Patienten mit Asthma bzw. chronischer Bronchitis - definiert.

Ein wesentliches Ergebnis der Evaluationsforschung der vergangenen Jahre ist, daß Wissensvermittlung alleine keine Verbesserung des Selbstmanagements und keine Verminderung der Morbidität bewirkt (Hilton et al. 1985). Notwendig erscheint viel mehr ein regelrechtes **Patientenverhaltenstraining**, welches auf Beeinflussung nicht nur des Wissens, sondern auch der praktischen Fertigkeiten und vor allem des tatsächlichen Verhaltens abzielt (Tab. 2). Wissens-, Fertigkeits- und Verhaltensänderungen erfordern aber Schulungsstrukturen, die sowohl kognitive, als auch motorische und emotionale Elemente umfassen. Effektives Patientenverhaltenstraining ist daher weit mehr als bloße Wissensvermittlung (Petermann, 1997).

Aus dem Gesagten ergibt sich zwangsläufig, daß Patientenverhaltenstraining keinesfalls eine Therapiemaßnahme ist, die ohne großen Aufwand, quasi nebenbei realisiert werden kann. Wesentliche Voraussetzungen für eine effektive Durchführung sind in Tab. 3 zusammengefaßt.

3. Patientenschulung in der stationären pneumologischen Rehabilitation: Modular strukturiertes, individualisiertes Patientenverhaltenstraining

In Deutschland wurde das erste "Asthma-Behandlungs-und Schulungsprogramm" (ABUS) von einer Arbeitsgruppe der Medizinischen Univiersitätsklinik Düsseldorf etabliert und evaluiert (Mühlhauser et al., 1986). Die Erfahrungen gingen in ambulante Schulungsprogramme für Asthma (AFAS) und chronisch obstruktive Bronchitis (AFBE) der Fürther Arbeitsgruppe ein (Worth, 1997).

Speziell unter den Bedingungen der stationären Rehabilitation hat das Schulungsteam der Fachklinik Bad Reichenhall für die Gesamtgruppe der chronisch obstruktiven Atemwegserkrankungen im Erwachsenenalter seit Mitte der achziger Jahre eines der ersten umfassenden Trainingsprogramme entwickelt und evaluiert ("Bad Reichenhaller Modell"). So konnte beispielsweise aufgezeigt werden, daß durch dieses Patiententraining (16 Stunden über 2 Wochen) die Häufigkeit

Tab. 1: Synopsis der Inhalte des Patientenverhaltenstrainings bei obstruktiven Atemwegserkrankungen nach den Standards der DGP und der Atemwegsliga

1. Unterrichtseinheit
Namentliche Vorstellung
Einführung in die Problematik

2. Unterrichtseinheit
Aufgaben der Atmung
Kontrolle der Atmung
- Peak-Flow-Meter
- Selbsteinschätzung

3. Unterrichtseinheit
Krankheiten der Atmungsorgane
Einsatz des Peak-Flow-Meters bei Erkrankungen der Atmungsorgane

4. Unterrichtseinheit
Ursachen der Erkrankungen
- Allgemein (hereditär, exogen-allergisch, unspezifisch chemische Noxen, Infekte)
- Speziell (Asthma, chronische Bronchitis, Emphysem)

5. Unterrichtseinheit
Atemwegserkrankungen und Beruf, Familie, Sport, Psyche

6. Unterrichtseinheit
Therapie mit Medikamenten (Früheinsatz, Dauereinsatz)
Medikamentengruppen (Wirkungen, Nebenwirkungen)
Applikationsformen (Vorteile, Nachteile)

7. Unterrichtseinheit
Therapie bei
- Asthma
- Chronische Bronchitis
- Lungenemphysem
Mitbringen der eigenen Medikamente
Peak-Flow-Kurven interpretieren

8. Unterrichtseinheit
Therapie mit Medikamenten
Übungen mit Treibgas-DA, Pulverinhalator, Spacer u.a.
Kontrolle mit dem Peak-Flow-Meter

9. Unterrichtseinheit
Anfall, Exazerbation, Infekt
Atemnotauslösende Mechanismen
Angst vor Asthma

10. Unterrichtseinheit
Therapie mit Kortison (systemische Steroide, topische Steroide, Kortisonangst)

11. Unterrichtseinheit
Notfalltherapie
Nichtmedikamentöse Therapie
Atemerleichternde Stellungen
Hustentechniken

12. Unterrichtseinheit
Was wissen wir?
Was leben wir?

Tab. 2: Begriffsdefinitionen: Patienteninformation, Patientenschulung, Patienten-verhaltenstraining

---

- **Information**: Wissensangebot z.b. mittels Broschüren, Video- oder PC-Programmen.
- **Schulung**: Systematische Wissensvermittlung nach einem festgelegten Kurrikulum.
- **Patientenverhaltenstraining**: Systematische Wissensvermittlung *plus* motorisches Training (z.b. richtiger Gebrauch von Dosieraerosolen) *plus* Versuch einer Verhaltensmodifikation durch Beeinflussung sozialer und emotionaler Strukturen (Z.B. Lernen in der Gruppe mit Erleben ähnlicher Schicksale und Lösungsstrategien bei anderen. Ein wichtiges praktisches Übungsfeld ist hier die systematische Integration einer speziell für Atemwegskranke konzipierten körperlichen Trainingstherapie).

Tab. 3: Patientenverhaltenstraining – die Voraussetzungen

- Motivation des Kranken
- Kooperationswilligkeit und Kooperationsfähigkeit des Patienten
- Motivierte und geschulte Schuler (Teilnahme an einem "Train-the-Trainer-Seminar", Hospitation in einem Schulungszentrum)
- Strukturiertes und evaluiertes Schulungsmaterial
- Geeignete Räumlichkeiten und Hilfsmittel
- Straffe Organisation

---

von Krankenhausaufenthalten und die Arbeitsunfähigkeitszeiten im Vergleich zu einer Kontrollgruppe reduziert werden konnten (Prittwitz, Petro et al.1992). In zwischenzeitlich mehrfach modifizierter Form wurde dieses Schulungsprogramm von weit über zehntausend Patienten erfolgreich absolviert (Petro et al.,1995). Trotz eines enormen Schulungsbedarfes existiert in Deutschland im niedergelassenen Bereich bis dato für Patientenschulungsmaßnahmen bei Atemwegserkrankungen keine adäquate, flächendeckende Abrechnungsmöglichkeit. Die Folge ist, daß diese relevante Therapiesäule ambulant in Deutschland nur vereinzelt, keinesfalls aber flächendeckend angeboten wird.
In den letzten Jahren wurde dieses Vakuum teilweise, keinesfalls aber in dem erforderlichen Umfang, von den pneumologischen Reha-Kliniken aufgefangen. In der Tat findet Patientenverhaltenstraining in Deutschland derzeit vorwiegend im Rahmen der stationären Rehabilitation statt. Ob sich an diesem Zustand durch die laufenden Bemühungen, solche Schulungen zunehmend auch ambulant anzubieten, in absehbarer Zeit eine Änderung ergibt, ist derzeit nicht zu beur-

teilen. Aber auch an den pneumologischen Rehabilitationskliniken herrscht zwischenzeitlich eine erhebliche personelle und finanzielle Ressourcenverknappung, so daß ein sehr ökonomischer Einsatz der vorhandenen Mittel unumgänglich ist. Daher ist bei der stationären Schulung ein Zwischenweg zwischen einer personal- und kostenintensiveren *„Individualschulung"*, die aus Zeitgründen i.d.R. lückenhaft bleibt, und einer *„hochgradig standardisierten und strukturierten Gruppenschulung"* erforderlich. Letztere ist aber nur für einen Teil der Patienten geeignet, nämlich kognitiv gut strukturierte Patienten ohne speziellere „Sonderprobleme". Gerade in den pneumologischen Reha-Kliniken sammeln sich aber zunehmend Patienten mit einem überdurchschnittlichen und komplexen Schulungsbedarf. Im Rahmen der stationären Reha muß daher das Ziel immer eine individuelle und maßgeschneiderte Schulung - bei noch vertretbarem zeitlichen und personellen Aufwand – sein.

Ein möglicher Lösungsweg aus diesem Dilemma ist eine konsequent modulare Struktur der Patientenschulung (Schultz, Stark & Petro, 1997). Verschiedene, unabhängig miteinander kombinierbare Schulungsmodule werden für jeden Patienten zu einem individuellen Schulungscurriculum kombiniert. Der Begriff "Modul" wird hier also nicht synonym „mit linear zu durchlaufenden Schulungseinheiten" verstanden. Vielmehr soll für jeden Patienten, aus einem größeren Pool unabhängiger, in sich abgeschlossener Schulungsmodule, *das für ihn* individuell erforderliche Schulungscurriculum erstellt werden. Um dabei, trotz der erforderlichen Vielzahl von Schulungsgruppen, ökonomisch, d.h. mit Gruppengrößen von 5 - max. 20 Patienten arbeiten zu können, ist für eine solche modulare Schulungsstruktur eine ausreichend große Zahl von Patienten erforderlich. Des weiteren ist eine genügend große Zahl von qualifizierten Schulern eine Grundvoraussetzung, wobei es sich hier keinesfalls nur um Ärzte handeln muß. Beide Voraussetzungen sind an den größeren pneumologischen Rehakliniken gegeben, weshalb hier diese modulare Schulungsstruktur verwirklicht werden könnte.

Im folgenden soll diese modulare, individualisierte Struktur der Patientenschulung am Beispiel der Fachklinik Haus Allgäu in Pfronten-Ried aufgezeigt werden. Das Prinzip besteht aus der maßgeschneiderten Erstellung eines individuellen Schulungscurriculums für jeden einzelnen Patienten, bestehend aus einem Grundlagenkurs, der bedarfsweise durch "Essenstialtrainingsmodule" und "Spezialschulungsmodule" ergänzt wird (Tab. 4).

3.1 Grundlagen-Schulungskurse „Asthma" bzw. „Chronische Bronchitis/Emphysem"

In diesen *Grundlagen-Schulungskursen* (5 Doppelstunden = 1 Woche) werden entsprechend den o.g. Standards der Deutschen Gesellschaft für Pneumologie die Themen Aufbau der Atmungsorgane, Krankheitslehre, Therapie und Selbstkontrolle sowie psychologische Aspekte der Krankheitsbewältigung in Gruppen mit maximal zwölf Patienten vermittelt und eingeübt. Die Kursstunden 2 bis 6 sind durch den Einsatz von Overhead-Folien inhaltlich stark vorgegeben und

Tab. 4: Übersicht über die aktuelle Struktur eines modularen Patientenverhalten-strainingsprogrammes am Beispiel der Pfrontener Fachklinik

1. Grundlagenkurse:

Grundlagenkurs: Asthma bronchiale (pro Woche 1 Kurs à 10 Stunden)
Grundlagenkurs: Chronische Bronchitis/Emphysem (pro Woche 1 Kurs à 10 Stunden)

2. Essentialtrainingsmodule

Modul: Inhalative Medikamente bei Asthma und Bronchitis (pro Woche 1 Kurs à 1 Doppelstunde)
Modul: Krankheitsselbstkontrolle mit dem PFM (pro Woche 1 Kurs à 1 Doppelstunde)

3. Spezialschulungskurse:

Allergikertrainingsprogramm (pro Woche je 2 Module à 1 Doppelstunde in einem 14-tägigen Turnus)
Grundlagenmodul
Modul für Hausstaubmilbenallergiker
Modul für Pollenallergiker
Modul für Tier- und Schimmelpilzallergiker
Modul: Therapie mit elektrischen Inhalierapparaten (pro Woche 1 Kurs à 1 Doppelstunde)
Modul: Sauerstoff-Langzeittherapie (2 Doppelstunden alle 14 Tage)
Modul: Schlafapnoe (1 Doppelstunde)

Dieses Patientenverhaltenstrainingsprogramm ist selbstverständlich in das Gesamtreha-Programm eingebunden. Hier werden weitere, ergänzende verhaltensmedizinische Inhalte angeboten, z.B. psychologische Trainings (Selbstsicherheitstraining, Sozialkompetenztraining, Interozeptionstraining, Entspannungstrainings), krankengymnastische Atemtherapiegruppen und ein spezielles körperliches Trainingsgrogramm für Patienten mit Erkrankungen der Atmungsorgane.

somit hochgradig strukturiert. Wie bei jedem anderen Schulungsmodul auch erhalten die Teilnehmer jeweils ein Patienten-Handout, welches speziell für diese Grundlagenkurse erstellt wurde und sämtliche Schulungsinhalte (z.T. wortidentisch mit den Folien) beinhaltet. Durch diese Standardisierung ist gewährleistet, daß die unbedingt erforderlichen Lehrinhalte in jedem Fall dargestellt und vermittelt werden. Der durch diese Standardisierung erreichbare Zeitgewinn wird konsequent für das praktische Üben mit *allen* Schulungsteilnehmern – unter Supervision durch die Gruppe - genutzt (Demonstration/ Einüben der Dosieraerosol-Technik, Ermittlung der „Ampelzonen", praktisches Durchspielen möglicher Notfallsituationen). Für viele Kursteilnehmer ist dies – oft nach jahrelangem Krankheitsverlauf - das erste Mal, daß sie z.B. ein Dosieraerosol vor anderen

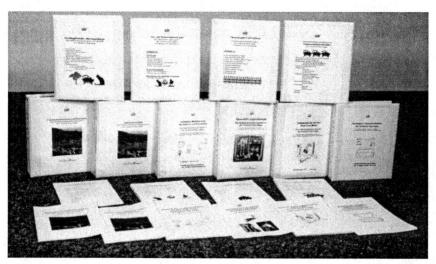

Abb. 1: Schulungsfolien und Patienten-Handouts eines umfassenden modular strukturierten Patientenverhaltenstrainingsprogrammes

(Fremden, Ärzten) benutzen. Dies hat zum einen didaktische Bedeutung (Fehlerkorrektur), bedeutet zum anderen aber auch das Durchbrechen eines Tabus („bisher bin ich dazu immer in die Toilette, in ein anderes Zimmer ... gegangen").

Wesentlich weniger fest vorgegeben sind die Abläufe der Stunden 1 bzw. 7 bis10. Hier ist Zeit und Raum für andere Themenwünsche aus der Gruppe der Patienten sowie für Diskussionen, die den Rahmen der Stunden 2 bis 6 sprengen würden.

Im Rahmen des stationären Settings (Visiten, Sporttherapie, Arztsprechstunden u.a.) wird im weiteren großen Wert darauf gelegt, die praktische Relevanz des zunächst oft als eher abstrakt empfundenen Gelernten und Geübten zu vermitteln. So ist es für viele Patienten durchaus überraschend, wenn der Stations-(Ober- oder Chef-)arzt tatsächlich auf ein Absinken der Peak-Flow-Werte – entsprechend dem vereinbarten Selbstmanagement – reagiert.

3.2 Essentialtrininingsmodule / Konzept der essentiellen Minimalschulung

Ein wesentliches Element des modularen Schulungskonzeptes sind die sog. Essentialtrainingsmodule. Darunter verstehen wir separate Trainingsmodule, *die sich auf das gezielte Einüben und Trainieren einzelner zentraler und unabdingbarer Grundfertigkeiten und Kenntnisse beschränken,* die für das Management chronisch obstruktiver Atemwegserkrankungen unerläßlich sind. Dazu gehören in erster Linie der richtige Gebrauch der verschiedenen Dosieraerosol-/Pulver-

Tab. 5: Curriculum des Intensivkurses „Asthma bronchiale" der Fachklinik Haus Allgäu in Pfronten

	Montag	Dienstag	Mittwoch	Donnerstag	Freitag (Pfronten)
60 Minuten	1. Stunde	3. Stunde	5. Stunde	7.-8. Stunde	9.-10. Stunde
	Vorstellung Was wollen wir errei- chen? Wie funktioniert Patienten- schulung?	Akuter Bron- chialinfekt (Vorbeugung, Erkennung, Bedeutung und Therapie) Nichtmedi- kamentöse Therapie des Asthmas	Selbstkon- trolle (Sym- ptome, Do- sier-Aerosol- Bedarf, Peak- Flow-Meter)	Psychologi- sche Aspekte (Krankheitsak- zeptanz, Com- pliance)	Wiederho- lungsstunde (Schwer- punkt: Meine Me- dikamente, mein Selbstma- nagement, meine Not- falltherapie)
60 Minuten	2. Stunde	4. Stunde	6. Stunde		
	Aufbau und Funktion der Atmungsor- gane, Bron- chiale Hyper- reagibilität, Krankheits- lehre: Allergisches – nichtaller- gisches, ge- mischförmi- ges Asthma Sonderfor- men („An- strengungs- asthma", „Medikamen- tenasthma")	Medikamen- tenkunde	Selbstmana- gement Am- pelschema Notfallthera- pie		

715

Montag

- Wir stellen uns vor
- Der Aufbau des Kurses
- Wie funktioniert die Atmung?
- Asthma - Was ist das eigentlich genau?

Dienstag

- Wie sieht die optimale Behandlung aus?
  - Medikamente
  - Verhalten
  - Training

Mittwoch

- Selbstmanagement bei Asthma - Was ist das? - Wie geht das?
- Was tun bei Asthmaanfall?

Donnerstag

- Psychologische Aspekte meiner Krankheit
- Umsetzen des Erlernten im Alltag

Freitag

- Abschlußrunde

Abb. 2a: Beispielfolie aus dem Intensivkurs Asthma bronchiale

716

Was kann Patientenschulung?

Schulung bei Asthma kann erreichen:

- Weniger Atembeschwerden
- Weniger Krankenhausaufenthalte
- Weniger Notfälle und damit weniger Notarzteinsätze
- Bessere Lebensqualität (Leistungsfähigkeit, Wohlbefinden)

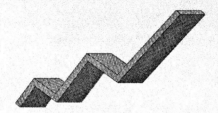

Patientenschulung:

- entscheidender Teil einer optimalen Behandlung
- so wichtig und so wirksam wie Medikamente
- **Voraussetzung**: Ihre Mitarbeit

Machen Sie mit! Fragen Sie - sagen Sie Ihre Meinung!

- Es gibt keine dummen Fragen!!

PS: Bitte zu jeder Unterrichtsstunde mitbringen:

- **Brille**
- **Medikamente, Medikamentenplan**
- **Patiententagebuch**
- **Peak-Flow-Meter**

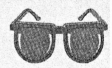

Spaß und Interesse

Abb. 2b: Beispielfolie aus dem Intensivkurs Asthma bronchiale

Dosieraerosole ←→ elektrische Inhalierapparate

Entscheidend ist nicht die **Methode des Inhalierens**
(**Spray, Pulver, elektr. Inhalierapparat**),
sondern das enthaltende **Medikament**

Aerosol:
Ein (Medikamenten-) Aerosol ist ein **Medikamentennebel**.
Dadurch ist es möglich, ein Medikament einzuatmen.
Dosieraerosol:
Um genau die richtige Menge des Wirkstoffes einzuatmen, be-
nutzt man ein Dosieraerosol.

A) Dosieraerosole ("Sprays")

1. Treibgas-Sprays
2. Pulver-"Sprays"

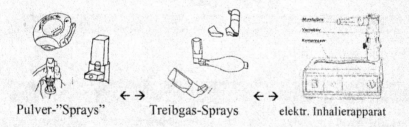

Pulver-"Sprays"   ←→   Treibgas-Sprays   ←→   elektr. Inhalierapparat

B) Elektrische Inhalationsapparate ("Vernebler")

Abb. 2c: Beispielfolie aus dem Intensivkurs Asthma bronchiale

Wie beurteile ich meinen Krankheitsverlauf?

Kennzeichen des stabilen Verlaufs

- **Keine oder nur geringe Krankheitszeichen**
  - kein/wenig Atemnot, Husten und Auswurf *am Tag*
  - kein Erwachen wegen Atemnot/Husten *(Nacht)*
- **Normale Peak-Flow-Werte**
  - insbesondere morgendliche PFM-Werte im grünen Bereich
  (Ampelschema wird gleich erklärt)
- **Kein erhöhter Bedarf an Dosieraerosolen**

→ **Basistherapie weiter**

Kennzeichen des instabilen Krankheitsverlaufs

- **Zunehmende Krankheitszeichen**
  Atemnot, Husten und Auswurf nehmen zu
  Aufwachen wegen Husten/Atemnot
- **Verschlechterung der Peak-Flow-Werte**
  Gelber oder roter Bereich
- **Steigender Bedarf an kurzwirkenden Bronchialerweiterern**

→ **prüfen, ob Therapieanpassung erforderlich ist**

Merke:
- **Atemnotanfällen** gehen meist **Vorboten** voraus.
- Wird rasch medikamentös gegengesteuert, kann die drohende Verschlechterung oft verhindert/ abgemindert werden.

Abb. 2d: Beispielfolie aus dem Intensivkurs Asthma bronchiale

Wie sieht die Peak-Flow-Meter-Kurve bei Asthma aus ?

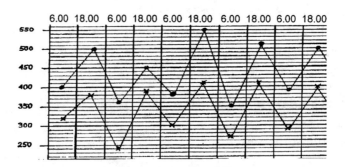

Typisch für das Asthma

- starke Tagesschwankungen der Werte
- Morgens niedrige Werte ("Morgentief")
- Abends höhere Werte ("Abendhoch")*
- → "sägezahnartiges" Muster der Peak-Flow-Kurve
- →Werte nach Spray deutlich besser als vor dem Spray

Starke Schwankungen der Peak-Flow-Werte zeigen, daß das Asthma unzureichend behandelt ist → Behandlung muß optimiert werden

Wenn Ihre Werte plötzlich stärker schwanken → müssen Sie entscheiden:
→ muß ich meine Behandlung neu anpassen?
→ muß ich meinen Arzt informieren?

Ziel der Behandlung
- geringe Tagesschwankungen um den persönlichen Bestwert

Abb. 3a: Beispielfolie aus dem Essentialtrainingsmodul „Peak-Flow-Meter"

Welche Medikamentensorten sind in den Dosieraerosolen enthalten?

Die wichtigsten Medikamente in den Dosieraerosolen...

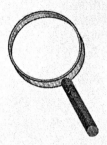

1. Kortisonhaltige Dosieraerosole („Schützer")
→ entzündungshemmend
→ die **Ursache** des Asthmas wird behandelt

2. Bronchialerweiternde Dosieraerosole („Helfer")
→ erweitern die Bronchien, *helfen bei Atemnot*
→ wirken **nicht** auf die Krankheitsursache, die Entzündung

Abb. 3b: Beispielfolie aus dem Essentialtrainingsmodul „Inhalative Medikamente bei Asthma und Bronchitis"

inhalations-Systeme sowie die Selbstüberwachung mittels Peak-Flow-Meter-Kontrolle (Schultz & Petro, 1999).

Diese 2 Essentialtrainingsmodule, die mit allen anderen Kursen bzw. Modulen frei kombinierbar sind, haben in der Klinik z.Z. vor allem 2 Funktionen:

- Zeigen sich bei der routinemäßigen Kenntnis- und Fertigkeitsüberprüfung (z.B. bei der Visite) nach den allgemeinen Trainingskursen (und der individuellen Einführung durch Arzt und / oder Schwester) noch Lücken oder Unklarheiten bei der Beherrschung dieser Basis-Items, so erfolgt in diesen Kursen eine nochmalige und gezielte Instruktion und Übung.
- Für manchen Patienten ist ein detailliertes Schulungsprogramm zu umfangreich, sei es aus Gründen der Motivation, sei es aus Gründen der kognitiven

Kapazität. Hier kann ein gezieltes Minimalprogramm, bestehend aus den o.g. Intensivtrainingsmodulen, durchaus erfolgreich durchführbar sein.

Diese Essentialtrainingsmodule sind konsequent so konzipiert, daß sie auch unabhängig von anderen Schulungsinhalten - alleine - als **"Essential-Schulungsprogramm"** fungieren können. Denkbar ist dies beispielsweise im Rahmen einer ambulanten Patientenschulung. Infolge der hochgradigen Standardisierung ist der Lerneffekt der Trainingsmodule auch bei verschiedenen Schulern unterschiedlicher Profession vergleichbar, wie exemplarisch am Modul des Peak-Flow-Meter-Trainings demonstriert wurde. Daher sind sie auch an nichtärztliche Trainer delegierbar und könnten, z.B. durch Arzthelferinnen in der Praxis durchgeführt werden (Stark, Schultz & Petro, 1996).

3.3 Psychosoziale Module

Ein verhaltensmedizinisch optimiertes Schulungsmodell verlangt die Integration psychologischer Verfahren zur Verbesserung des Umgangs mit chronischer Erkrankung und zur Verhaltensmodifikation.

Neben begleitenden therapeutischen Elementen wie die Gruppe „Nichtraucher werden", Entspannungstrainings, Sport- und Ernährungstherapie werden die bereits bestehenden Module einerseits psychologisch optimiert und andererseits durch neue Modulelemente ergänzt. Besonderes Augenmerk wird dabei auf die Krankheitsbewältigung, die Verbesserung der Motivation zum Selbstmanagement, einem selbstsicheren Umgang mit sozialen Aspekten der Erkrankung und die Interozeptionsfähigkeit gelegt, um damit die Compliance langfristig zu unterstützen (vgl. Petermann & Mühlig, 1998; Petermann, 1999).

3.3.1 Psychologische Aspekte, die in die Grundlagenmodule „Asthma bronchiale" und „Chronische Bronchitis / Emphysem" integriert sind:

Einstiegsstunde in das Grundlagenmodul
Sie dient, neben der inhaltlichen Einführung in das Verhaltenstraining, der Vorstellung der Methodik und dem Kennenlernen der Patienten drei Zielen und legt die Grundlage für alle weiteren Module.
Ziele:
- Förderung von Übereinstimmung zwischen Patient und Trainer über die Ziele des Verhaltenstraining.
- Schaffung einer förderlichen Beziehungsebene.
- Einstieg, Zielfindung und Motivation der Patienten

Erfahrungen aus der Gruppentherapie belegen die Wichtigkeit einer initialen Gruppenbildungsphase (Gemeinschaftsgefühl entwickeln, Vertrauen aufbauen, Hemmungen abbauen) als Basis für eine aktive Mitarbeit der Patienten. In diesem Zusammenhang ist es motivationspsychologisch hilfreich, die individuellen

Voraussetzungen und Bedürfnisse der Patienten abzuklären, bei den Teilnehmern realistische Erwartungen zu wecken bzw. überzogene Vorstellungen zu begrenzen sowie persönlich bedeutsame Ziele definieren zu lassen. Dabei sollten Inhalte, Zwecke und Ziele der Schulung verständlich erläutert und der persönliche „Benefit" für den einzelnen herausgearbeitet werden. Schließlich läßt sich die Gruppe als Reflexionsfeld für gruppendynamische Prozesse zur Motivationsstärkung für eine aktive Mitarbeit nutzen.

Ziele:
- Bahnung einer förderlichen Einstellung gegenüber der eigenen Erkrankung
- Veränderung problemstabilisierender Kognitionen („gesund" – „krank")
- Förderung eines selbstverständlichen Umgangs mit der Erkrankung

Inhalte:

1. Bewältigung chronischer Erkrankung
Erarbeitung der persönlichen Konnotationen zum Begriff „Chronische Erkrankung" und Relativierung der Dichotomie von „krank" und „gesund".
Erarbeiten eines phasischen Modells von Krankheitsbewältigung mit der Botschaft: Bewältigung einer chronischen Erkrankung heißt, immer wieder alle Phasen zu durchlaufen. Bewertung der Adaptivität der verschiedenen Bewältigungsstile mit den Patienten.
Diese Inhalte werden mit den Patienten erarbeitet; die Ergebnisse werden auf Flip-Chart festgehalten.

2. Krankheit und Selbstbewertung
Chronische Krankheit wird von den Patienten häufig als Makel, Stigma oder Behinderung empfunden, sowohl in der Selbstwahrnehmung, wie auch im angenommenen Fremdbild der Umwelt.
Ein selbstsicherer und soweit wie möglich selbstverständlicher Umgang mit der Erkrankung setzt voraus, die Erkrankung nicht als Kränkung des Selbstwertgefühls zu erleben. Um diese Umbewertung zu erreichen, werden folgende Themen erarbeitet: gesellschaftliche Haltung gegenüber Erkrankung, Krankheit und Reifung. Hierzu werden die Vorerfahrungen der Patienten gesammelt und förderliche Patientenmodelle genutzt.

3. Krankheit und Sichtbarkeit
Hier werden konkrete Schritte erarbeitet, mit der Krankheit im sozialen Umfeld selbstverständlich umzugehen. Weiters werden Möglichkeiten erarbeitet, Mißverständnisse und Hemmungen bei den Nicht-Betroffenen offensiv anzugehen.

3.3.2 Ergänzende psychologische Module

Modul: Interozeptionstraining
Wie durch die psychophysiologische Grundlagenforschung nachgewiesen, läßt sich durch gezieltes **Interozeptionstraining** die Symptomwahrnehmung von Asthmatikern deutlich verbessern (z.B. Dahme, König, Nußbaum, & Richter 1991): Ein systematisches Wahrnehmungstraining für körperinterne Prozesse zielt darauf ab, eine geräteunabhängige Sensibilisierung für Frühwarnzeichen einer Verschlechterung zu vermitteln (Atemwegsobstruktionen, Symptomfrüherkennung) und individuelle Warnsignale und Auslösermuster identifizieren zu lernen.

Inhalte:
An verschiedenen Stellen des Verhaltenstrainings wird immer wieder die Bedeutung der Interozeption erarbeitet. Das Interozeptionstraining unterstützt die Eigenkontrolle durch das Peak-Flow-Meter.
Die Patienten erhalten einen Protokollbogen, auf dem sie in der Art eines „Körperchecks" relevante Symptome durchgehen und protokollieren können. Anschließend sollen sie täglich nach dem Aufstehen (und gegebenenfalls vor Einnahme der Medikamente) eine Schätzung ihres Peak-Flow-Wertes abgeben und danach den tatsächlichen Peak-Flow-Wert ermitteln. In regelmäßigen Gruppentreffen werden die Ergebnisprotokolle durchgesprochen, gerade im Hinblick auf die Abhängigkeit der Schätzgüte von der körperlichen Befindlichkeit.

Modul Selbstsicherheitstraining
Dieses Modul baut auf dem Modul „Krankheitsbewältigung" auf und richtet sich an Patienten, die entweder ein krankheitsbedingtes Sozialvermeidungsverhalten zeigen oder ihr Selbstmanagement aus sozialen Ängsten nicht adäquat durchführen. In diesem Training können auch krankheitskonkordante sozial- und agoraphobische Haltungen thematisiert und ein förderlicher therapeutischer Weg eingeschlagen werden. Gegebenenfalls wird dieses Modul ergänzt durch eine psychotherapeutische Behandlung.

Ziele:
• Andere Menschen über die eigene Erkrankung informieren zu können
• Nötiges Selbstmanagement in der Öffentlichkeit praktizieren zu können
• Bedürfnisausdruck und Durchsetzungsfähigkeit gegenüber medizinischen Fachpersonen verbessern

Inhalte:
Standardrollenspiele (Inhalieren am Arbeitsplatz; Umgang mit Rauchen in Gruppen etc.) sowie anliegenorientierte Rollenspiele

Modul Selbstmanagement
Für Patienten, die sich neu auf die Diagnose Asthma einstellen müssen in Verbindung mit der Konfrontation einer langfristigen Medikation oder für die eine

medikamentöse Umstellung während des Reha-Aufenthalts indiziert ist, wird zur Verbesserung des Selbstmanagements eine systematische Vertiefung des Grundlagenmoduls angeboten.

In dieser wöchentlich stattfindenden Gruppe können alle positiven oder negativen Erfahrungen mit der eigenständigen Medikation zur Sprache kommen. Insbesondere sollen auch Hemmungen und Widerstände thematisiert werden können.

In dieser Gruppe sollen verstärkt Kompetenz- oder Fertigkeitsdefizite mit übenden (z.B. erfolgsbetontes Trainieren von Selbstmanagement und Notfalltechniken) und verhaltenstherapeutischen Verfahren (z.B. Verstärkung, Modellernen, Erarbeiten von Verhaltensketten, Hilfen zum Alltagstransfer, Merkhilfen) aufgebaut werden (vgl. Petermann & Mühlig, 1998).

3.4 Differenzierung nach zusätzlich notwendigen Schulungsthemen: "Spezialschulungsmodule"

Ein einheitliches Gesamt-Curriculum „Asthma" bzw. „Chronische Bronchitis/ Emphysem", wenn auch nach Schulungsintensität und kognitivem Anspruch gegliedert, muß zwangsläufig bei vielen Patienten mit *"Sonderproblemen"* unvollständig bleiben. Diese werden jedoch gerade in einer pneumologischen Rehabilitationsklinik gehäuft behandelt. Es liegt auf der Hand, daß ein *weiterer spezieller Schulungsbedarf bei verschiedenen Patientenuntergruppen* besteht, der durch ein, wenn auch sehr differenziert ausgestaltetes Schulungsprogramm "Asthma, Bronchitis, Emphysem", nicht ausreichend abgedeckt wird (Schultz, Stark & Petro, 1996 a) Solche **"Sondergruppen"** sind z.B.:

- Allergiker,
- Patienten mit Indikation zur Sauerstoff-Langzeittherapie,
- Schlafapnoepatienten,
- Patienten mit der Indikation zur intermittierenden Selbstbeatmung,
- Patienten mit Inhalationsgeräten und
- Patienten mit unzureichenden deutschen Sprachkenntnissen

Die Liste ließe sich problemlos fortführen.

Für diese Patienten sind spezielle Schulungsprogramme vonnöten. Diese **Sonderschulungsprogramme** sind als optionale *Zusatzbausteine (Module)* des bestehenden, konsequent modular strukturierten Gesamtschulungsprogrammes zu sehen. Ziel ist letztlich eine umfassende Palette frei kombinierbarer Schulungsmodule, so daß für jeden Patienten eine auf seine individuellen Bedürfnisse maßgeschneiderte Schulung angeboten werden kann (Schultz, Stark & Petro, 1997).

3.4.1 Beispiel: Allergikertrainingsprogramme

Neben dem in jedem Einzelfall individuell zusammengestellten allgemeinen Patientenschulungprogramm ("Asthma" bzw. "Chronische Bronchitis/ Emphysem") durchlaufen jene Patienten mit einer klinisch relevanten Atemwegsallergie ein zusätzliches *"allergenspezifisches Allergikertraining"*, welches aus einem *Grundlagenmodul* und *3 optionalen Trainingsgruppen (Hausstaubmilben, Pollen, Tiere/Schimmelpilze)* besteht. Für jeden Patienten kann so ein *individuelles Allergikertrainingsprogramm* zusammengestellt werden, zudem ist es möglich, das allgemeine Schulungsprogramm von diesen Themen weitgehend zu entlasten. Das "Allergikertraining" erfolgt in Kleingruppen und findet in einem zweiwöchigen Turnus statt. Jedes Modul umfaßt eine Doppelstunde. Die Patientenauswahl erfolgt durch die behandelnden Ärzte. Auswahlkriterien sind eine gesicherte und klinisch relevante Sensibilisierung gegen die genannten Allergene.

Das Schulungsprogramm besteht aus einem vorwiegend theoretischen *Grundlagen-Modul* ("Grundlagenwissen für Atemwegsallergiker"). Hier werden Fragen besprochen wie: "Was ist Allergie, wie entsteht sie, wie wird sie diagnostiziert?" Des weiteren werden die Grundprinzipien der Therapie behandelt. Breiten Raum nimmt der Themenkomplex "Vererbung - Vorbeugung - Haustiere - Berufswahl" ein. Dieses "Allergie-Grundlagenmodul" ist für alle Patienten identisch. Anschließend erfolgt *in drei speziellen "Aufbaumodulen"* gezielt die weitere Kenntnisvermittlung. Hier wird besonderen Wert auf ein praktisches Einüben der notwendigen Kenntnisse und Fertigkeiten, insbesondere von Karenzmaßnahmen, gelegt. Ein strukturiertes und standardisiertes Schulungsprogramm, zunächst für Hausstaubmilbenallergiker, dann aber schrittweise auch für die anderen Allergikergruppen, wird seit Ende 1994 regelmäßig durchgeführt (Schultz, Stark & Petro, 1996 b). Es besteht einerseits aus weitgehend ausformulierten *Texten* (Overhead-Folien, individuell zusammengestelltes Kursheft) und Dias/Videofilmen (multimedial), andererseits aus *praktischen Übungen und Demonstrationen*. Die vorliegenden Ergebnisse (Schultz, Hacker, Räder & Petro, 1999) bestätigen die Effektivität dieser Allergikerschulung gemessen am Grad der Wissensvermittlung und der Akzeptanz seitens der Patienten.

3.4.2 Beispiel: Trainingsprogramm Sauerstoff-Langzeittherapie (O_2–LZT)

Die Effektivität dieser Behandlungsform hängt ganz entscheidend von der konsequenten Therapiedurchführung ab. Eine solche verlangt aber nicht nur Motivation seitens des Patienten, sie verlangt auch eine sehr intensive und gründliche Einweisung. Grundlage einer tragfähigen Motivation ist das Wissen um die Zusammenhänge und die Prognose des Cor pulmonale und die Möglichkeit, letztere durch eine Sauerstoff-Langzeittherapie entscheidend zu verbessern. Wesentlich erscheint insbesondere die Vermittlung der Tatsache, daß eine solche Behandlung nicht primär auf die Besserung von Husten, Auswurf und Dyspnoe zielt. So wird Sauerstoff sehr oft mit "besser Luft bekommen" gleichgesetzt. Auf solchen Mißverständnissen beruht ein Teil der fehlenden Therapie-Compliance.

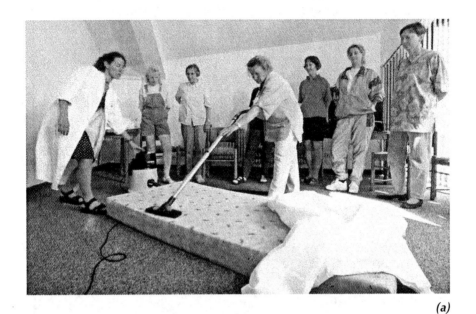

(a)

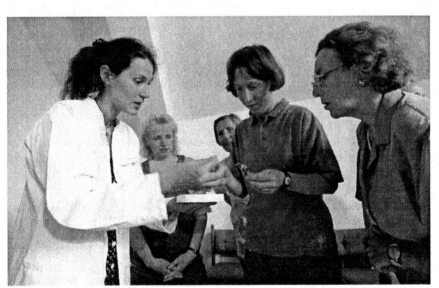

(b)

Abb. 4 a-b: Praktische Übungen und Demonstrationen während des Hausstaub-milbenallergiker-Trainings: A) „Allergikerbett" (Encasing) B) Messen der Milben-konzentration einer Wohnung (Acarex®-Test)

Berufsplanung

Für Allergiker gilt:

Sie sind gefährdet, gegen weitere Stoffe eine Allergie zu entwickeln.
Sie und ihre Kinder sollten daher Berufe meiden, die oft zu Allergien führen.

Solche Berufe sind z.B.:
- Bäcker
- Friseur
- Floristin
- Tierpfleger/ Tierarzt
- u.a.

Vor der Berufswahl sollten *Sie, bzw. Ihre Kinder,* sich von einem allergologisch erfahrenen Arzt beraten lassen.

Abb. 5 a: Folienbeispiel aus dem Allergikertrainingsmodul „Grundlagenmodul"

Erkranken nur Katzenhalter an einer Katzenallergie?

Erstaunlicherweise nein!

"Katzenallergene" kann man bei uns nämlich **fast überall nachweisen**, d.h. sie kommen auch in "Nicht-Katzenhalter-Haushalten" vor. Katzenallergene sind somit - wie Hausstaubmilben - **im normalen Hausstaub fast jeder Wohnung** zu finden. Das Allergen wurde auch in Schulräumen usw. gefunden.

Dies ist der Grund, warum eine Katzenallergie manchmal auch ohne eigene Katzenhaltung vorkommen kann.

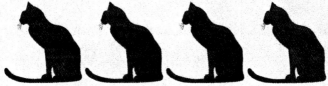

Weil Katzenallergene überall im Hausstaub vorkommen, muß ein **Katzenallergiker** eine **Wohnungssanierung** vornehmen, ähnlich wie z.B. ein Hausstaubmilbenallergiker!

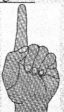

Die höchsten Konzentrationen von Katzenallergenen finden sich aber natürlich in Haushalten von Katzenhaltern!!!
Daher kann ein Katzenallergiker in einer solchen Wohnung nicht gesund werden.

Abb. 5 b: Folienbeispiel aus dem Allergikertrainingsmodul „ Tierallergien"

Neben diesen notwendigen spezielleren Grundkenntnissen muß aber vor allem die praktische Durchführung der Therapie eingeübt werden. Erst während und durch diese Übungsphase ergeben sich die konkreten Fragen seitens der Patienten. All dies läßt sich gut im Rahmen eines speziellen Trainingsprogrammes durchführen. Daher wurde 1995 an der Fachklinik Bad Reichenhall ein standardisiertes Schulungsprogramm zur O_2-LZT entwickelt, welches von entsprechenden Patienten seither routinemäßig durchlaufen wird (Schultz, Stark & Petro, 1996 c). Ziel des Kurses ist sowohl Wissensvermittlung über den Zweck und notwendigen Umfang der O_2-LZT, vor allem aber auch ein praktisches Training vieler technischer Details (Geräuschreduktion, Mobilität, Hygiene, Filterwechsel, Fragen bzgl. Reisen u. Berufstätigkeit u.a.). Auch dieser Kurs ist in einen *einleitenden theoretischen Grundteil* ("Was ist und wie entsteht die Lungenherzschwäche?") und einen *praktischen Unterweisungsteil* ("Praktische Durchführung der Sauerstoff-Langzeittherapie") gegliedert. Entscheidend erscheint unter anderem das Zeigen und selbständige Ausprobieren der verschiedenen Sauerstoffsysteme sowie die Demonstration der verschiedenen Nasensonden. Dieses praktische Einüben ist insbesondere bei mobilen Systemen zwingend. Wesentlich ist hier auch der emotionale Benefit der Patienten: Erleben und gemeinsames Angehen eines ähnlichen Lebensschicksals. Dieser Kurs stellt an Motivationsgabe und didaktisches Vermögen der Trainer besondere Ansprüche. Insbesondere der praktische Trainingsteil wird zunehmend auch von nichtärztlichen Trainern durchgeführt.

Auch für dieses Spezialmodul bestätigen vorliegenden Evaluationsergebnisse die Effektivität gemessen am Grad der Wissensvermittlung, der Verbesserung der praktischen Fertigkeiten und der Akzeptanz seitens der Patienten (Schultz et al., 1998).

4. Sporttherapie als praktisches Trainingsfeld des Patienten- verhaltenstrainings

Neu eingefügt in das Konzept des modularen Patientenverhaltenstrainings wurde das Modul „ Umgang mit Atemnot" als Bestandteil der spezifischen Sporttherapie (Müller, Schwiersch & Schultz, 1999). Aufbauend auf die Trainingsprogramme „ Inhalative Therapie mit Dosieraerosolen" und „ Peak-Flow-Meter" wird adäquates Verhalten in Belastungssituationen erprobt, wobei abgestufte verhaltenstherapeutische Interventionen zum Einsatz kommen. Hierbei werden essentielle Fertigkeiten, wie die Selbstkontrolle (Peak-Flow-Meter, Borg-Skala u.a.) und der richtige Gebrauch der inhalativen Medikamente nochmals konkret geübt. Die Sporttherapie ist in diesem Konzept ein wesentliches praktisches Trainingsfeld des Patientenverhaltenstrainings.

5. Computerbasierte Patientenschulung - Aktuelle Entwicklungen in Deutschland

Durch das individualisierte und modulare Konzept der Patientenschulung im Rahmen der stationären Rehabilitation ist eine maßgeschneiderte Schulung der meisten Patienten mit einem vertretbaren Personal- und Sachaufwand möglich. In Zeiten enger werdender Ressourcen muß aber nach möglichst ökonomischen Möglichkeiten gesucht werden. Ein Weg hierbei erscheint der Einsatz des PC im Rahmen der Patientenschulung.

Theoretische Grundlagen
der Sauerstoff-Langzeittherapie

Ohne Sauerstoff kann der Mensch nicht leben.

- Jede Zelle im Körper benötigt *dauernd* Sauerstoff. Ist **kein Sauerstoff vorhanden** - auch nur für kurze Zeit - so *stirbt der Mensch*.
- Aber *auch* eine **Sauerstoffarmut** - welche im Moment keine spürbaren Auswirkungen hat - ist auf Dauer gefährlich und kann schließlich zu einem tödlichen Herzversagen führen.
- Dies ist bei vielen **chronischen Erkrankungen der Atmungsorgane** der Fall. Auch bei Ihnen!

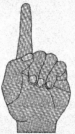

- Ist eine Behandlung mit "herkömmlichen Methoden" (Medikamente, Atemtherapie) nicht in der Lage, den chronischen Sauerstoffmangel im Blut zu beseitigen, so muß eine Sauerstofftherapie durchgeführt werden.
- Diese Behandlung ist *sehr wirksam*. Dadurch kann das *drohende Herzversagen verhindert* werden.

    Diese Behandlung verlangt aber eine sehr **gute Mitarbeit** des Patienten. → *Daher dieser Kurs* .

Abb. 6 a: Typische Schulungsfolien aus dem Sauerstoff-Langzeittherapie-Training

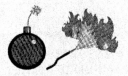
Abb. 6 b: Typische Schulungsfolien aus dem Sauerstoff-Langzeittherapie-Training

BREATH (**B**ad **R**eichenhaller **e**lektronische **A**sthma-**T**herapie-**H**ilfe) ist ein an der Klinik Bad Reichenhall entwickeltes interaktives multimediales PC-Patientenschulungs-Programm. Es basiert auf dem evaluierten Essentialtrainings-modul des "Peak-Flow-Meter-Training", geht über dieses jedoch weit hinaus und umfaßt die essentiellen Aspekte des gesamten Selbstmanagements des Asthma bronchiale: Krankheitsverlaufskontrolle und medikamentöse Therapie. Zwar liegt der Schwerpunkt auf einer detaillierten Einführung in die Selbstkontrolle mittels Peak-Flowmetrie, es werden aber ebenso detailliert die Prinzipien der Stufenthe-rapie erläutert und in zahlreichen praxisnahen interaktiven Trainingssequenzen geübt (Stark, Schultz, Petro, 1998). In einer ersten Pilot-Evaluation konnte neben Wissenszuwachs vor allem die Akzeptanz des Mediums PC seitens der Patien-ten dokumentiert werden (Mehlmann et al., 1997). In der praktischen Evaluati-onsphase ist zwischenzeitlich "More BREATH" (Inhalative Therapie mit Dosiera-erosolen = Umsetzung des Essentialtrainingsmoduls "Inhalative Medikamente" in ein interaktives multimediales PC-Trainingsprogramm). Weitere diverse Module ("BREATH special" = Umsetzung der verschiedenen evaluierten Allergiker-Trainingsmodule, O2-Langzeittherapie u.a.) sind in Vorbereitung. Zu betonen ist, daß solche PC-Programme das konventionelle Patientenverhaltenstraining ergänzen, aber keinesfalls ersetzen können. Letztlich sind hierdurch vor allem Wissen, weniger aber die praktischen Fertigkeiten und psychosozialen Aspekte der Krankheitsbewältigung einübbar. Ziel ist, daß die damit zu gewinnenden personellen und zeitlichen Einsparungen dem eigentlichen Patienten*verhaltenstraining* zugute kommen, das eben nicht nur aus Wissensvermittlung besteht, sondern auch motorische und vor allem psychosoziale Ebenen umfaßt.

6. Zusammenfassung und Ausblick

Strukturiertes Patientenverhaltenstraining gilt zwischenzeitlich als unverzichtbarer Bestandteil eines sinnvollen Therapiekonzeptes bei der Behandlung chronisch obstruktiver Atemwegserkrankungen. Dies gilt insbesondere für die Gruppe der Asthmakranken, bei der die Effektivität überzeugend wissenschaftlich abgesichert ist. Solche Schulungsprogramme müssen *individuell* den Fragen und Bedürfnissen der Patienten angepaßt werden – dies gilt gerade im Rahmen eines mehrwöchigen stationären Heilverfahrens. Im Bereich der stationären Intensivschulung erschien uns daher das Erarbeiten einer breiten Palette von unterschiedlichen Schulungsmodulen erforderlich. Diese Module müssen für jeden Patienten zu einem individuell angepaßten Curriculum kombinierbar sein. Idealerweise sollte jedes Modul strukturiert, standardisiert und pädagogisch ausgefeilt (interaktiv, multimedial) und in seiner Wirksamkeit evaluiert sein. Es sollte ein Kursheft als Handout für die Patienten verfügbar sein und eine Lernzielkontrolle sollte obligater Schulungsbestandteil sein, um ggf. vorhandene Defizite gezielt angehen zu können.

Ein solches weitgehend perfektioniertes und umfangreiches Schulungssystem ist in dieser Form nur an spezialisierten Schulungszentren möglich. Für den Dauererfolg ist aber unverzichtbar, die stationäre Schulung in eine **ambulante Vor- und Nachschulung einzubinden**. Dies ist schon daher erforderlich, weil Schulung kein Einmalereignis ist, sondern ein kontinuierlicher Prozeß. Die richtige Weichenstellung muß durch den *behandelnden Arzt vor Ort* gestellt werden. Hier muß die Motivation und Information über die Notwendigkeit des Selbstmanagements der Atemwegserkrankung durch den Patienten begründet werden. Von dem dringend wünschenswerten, didaktisch und inhaltlich *einheitlichen System – ambulante Vor- und Nachschulung durch den behandelnden Arzt, ergänzt durch eine (ambulante oder stationäre) Intensivschulung an einem Schulungszentrum* – sind wir noch weit entfernt. Dieses Ziel zu erreichen ist aber dringlich. Wie oben dargelegt ist die „Therapiemaßnahme Patientenschulung" ein gesicherter Teilaspekt der wissenschaftlich begründeten Behandlung chronisch obstruktiver Atemwegserkrankungen. Sie führt zu einer Verbesserung des Krankheitsverlaufes einschließlich der Lebensqualität der Patienten, zudem zu einer effektiven Kosteneinsparung. Der Verzicht auf dieses Therapieprinzip ist mit einer rational begründeten Therapie der chronischen Atemwegserkrankungen nicht vereinbar und treibt die Patienten in den Irrweg einer nicht gesicherten und letztlich sehr viel teureren Alternativmedizin.

Literatur

British Thoracic Society (1993). Guidelines on the management of asthma. Thorax, 48, 2, 1-24.

Dahme, B., König, R., Nußbaum, B. & Richter, R. (1991). Haben Asthmatiker Defizite in der Symptomwahrnehmung? Quasi-experimentelle und experimentelle Befunde zur Interozeption der Atemwegsobstruktion. Psychotherapie, Psychosomatik und Medizinische Psychologie, 41, 490-499.

Devine, E.C. (1996). Meta-Analysis of the Effects of Psychoeducational Care in Adults with Asthma. Research in Nursing and Health, 19, 367-376.

Devine, E.C. & J. Pearcy (1996). Meta-analysis of the effects of psychoeducational care in adults with chronic obstructive pulmonary disease. Patient Education and Counseling, 29, 167-178.

Dhein, Y., Scharcher, C., Münks-Lederer, C., Birkenmeyer, A. & Worth, H. (1999). Evaluation eines ambulanten und strukturierten Asthma-Schulungsprogrammes (AFAS). Pneumologie, 53, S21.

Hilton, S., Sibbald, B., Anderson, H.R. & Freeling, P. (1986). Controled evaluation of the effects of patient education on asthma morbidity in general practice. The Lancet, i, 26-29.

Hindi-Alexander, M. & Cropp, G.J. (1984). Evaluation of a family asthma program. Journal of Allergy & Clinical Immunology, 74, 505-510.

Ignacio-Garcia, J.M. & Gonzales-Santos, P. (1995). Asthma self-management education program by home monitoring of peak expiratory flow. Am J Respir Crit Care Med, 151, 353-359.

Lahdensuo, A., Haahtela, T., Herrala, J., Kava, T., Kiviranta, K., Kuusisto, P., Perämäki, E., Poussa, T., Saarelainan, S. & Svahn, T. (1996). Randomised comparison of guided self-management and traditional treatment of asthma over one year. British Medical Journal, 312, 748-752.

Lewis, C.E., Rachelefsky, G., Lewis, M.A., de la Sota, A. & Kaplan, M. (1984). A randomized trial of asthma care training for kids. Pediatrics, 74, 478-486

Mayo, P. H., Richman, J. & Harris, W. (1990). Results of a Program to Reduce Admissions for Adult Asthma. Annals of Internal Medicine, 112, 864-871.

Mühlhauser, I. et al. (1986). Patientenschulung - wesentlicher Bestandteil der Asthmabehandlung. Med Welt, 37, 1142-1145.

Mehlmann, B., Stark, H. J., Roider, E., Schultz, K. & Petro, W. (1997). Short-Term Evaluation of A Computer-Supported Multi-Media Peak Flow Meter Patient Training Program (BREATH). Eur Respir J, 10, 460s.

Mühlhauser, I., Richter, B., Kraut, D., Weske, G., Worth, H. & Berger, M. (1991). Evaluation of a structured treatment and teaching programme on asthma. Journal of Internal Medicine, 230, 157-164.

Müller, C., Schwiersch, M. & Schultz, K. (1999). Sport- und Verhaltenstherapie bei Asthma und chronisch-obstruktiver Bronchitis. Pneumologie, 53, 229-231.

National Heart, Lung and Blood Institute, National Institutes of Health (1992). International Consensus Report on Diagnosis and Treatment of Asthma. European Respiratory Journal, 5, 601-641.

National Institutes of Health, National Heart, Lung and Blood Institute (1997). Clinical Practice Guidelines, Expert Panel Report 2: Guidelines for the Diagnosis and Management of Asthma, NIH-Publication, NO. 97-4051.

Petermann, F. (1997). Patientenschulung und Patientenberatung – Ziele, Grundlagen und Perspektiven. In: F. Petermann (Hrsg.) Patientenschulung und Patientenberatung: ein Lehrbuch, 2. Aufl., Göttingen; Bern; Toronto; Seattle; Hogrefe.

Petermann, F. (1999). Asthma bronchiale. Fortschritte der Psychotherapie. Göttingen: Hogrefe.

Petermann, F. & Mühlig, S. (1998). Grundlagen und Möglichkeiten der Compliance-Verbesserung. In: F. Petermann (Hrsg.) Compliance und Selbstmanagement. Göttingen: Hogrefe.

Petro, W., Wettengel, R. & Worth, H. (Arbeitsgruppe Patientenschulung der Deutschen Gesellschaft für Pneumologie und Deutsche Atemwegsliga in der Deutschen Gesellschaft für Pneumologie) (1995). Empfehlungen zum strukturierten Patiententraining bei obstruktiven Atemwegserkrankungen. Med Klin, 90, 515-519.

Petro, W., Holländer, P., Betz, H.P., Haman, B., Lauber, B., Mzyk, C. & Prittwitz, M. (1995). Patientenschulung in der pneumologischen Rehabilitation steigert den therapeutischen Erfolg. Atemwegs- und Lungenkrankheiten, 21, 49-58.

Prittwitz, M., Holländer, P., Betz, H.P., Netzer, N., Randelshofer, W., Hirschbichler, A., Lauber, B. & Petro, W. (1992). Patient training in rehabilitaion of asthma, chronic obstructive bronchitis and emphysema improves life quality and reduces hospitalisation rate, absenteism of work and visits of the GP. ATS/ALA Congress Miami 1992. Amer Rev Respir Dis, 145, A 183.

Schultz, K., Stark, H.J. & Petro, W. (1996 a). Neue Schulungsaufgaben in der pneumologischen Rehabilitationsmedizin. Atemwegs- und Lungenkrankheiten, 22, 38-44.

Schultz, K., Stark, H.J. & Petro, W. (1996 b). Standardisiertes Trainingsprogramm für Hausstaubmilbenallergiker. Pneumologie, 50, 158.

Schultz, K., Stark, H.J. & Petro, W. (1996 c). Standardisiertes Trainingsprogramm für Patienten mit Indikation zur Sauerstoff-Langzeittherapie (O_2-LZT). Pneumologie, 50, 158.

Schultz, K., Stark, H. J. & Petro, W. (1997). Modulares, maßgeschneidertes Patientenverhaltenstraining. In: W. Petro (Hrsg.) Patientenverhaltenstraining bei obstruktiven Atemwegserkrankungen (S. 142-162). München: Dustri.

Schultz, K., Kühler, U., Benteler J. & Petro, W. (1998). Three Years of Experience with a Standardized Education Program for Patients with an Indication for Long-Term Oxygen Therapy (LTOT) In: Tagungsband ECRR, Berlin, 1998.

Schultz, K., Hacker, A., Räder, H. & Petro, W. (1999). 3 Jahre Erfahrung mit einem modular strukturierten Schulungsprogramm für Patienten mit allergischen Atemwegserkrankungen. Allergologie, 22, 223-229.

Schultz, K. & Petro, W. (1999). Der spezielle Wissens- und Fertigkeitsstand von ambulanten Patienten mit Indikation zur Peak-Flowmetrie ist insuffizient, kann aber durch ein strukturiertes Patientenverhaltenstraining deutlich gebessert werden. Tagungsband des Rehabilitationswissenschaftlichen Kolloquiums des VDR, Norderney: 1999.

Stark, H. J., Schultz, K. & Petro, W. (1997). Neue Wege in der Patientenschulung. Entwicklung PC-basierter Schulungsprogramme als Komponente des Patientenverhaltenstrainings. In: W. Petro (Hrsg.) Patientenverhaltenstraining bei obstruktiven Atemwegserkrankungen (S. 163-175). München: Dustri.

Stark, H.J., Schultz, K. & Petro, W. (1996). The inter-trainer-variability in the context of pneumological patients education is minimized by a standardized training program based on special learning objectives. Am J Respir Crit Care Med, 153, A 85.

Trautner, C., Richter, B. & Berger, M. (1993). Cost-effectiveness of a structured treatment and teaching programme on asthma. European Respiratory Journal, 6, 1485-1491.

Volmer, T. (1997). Wirtschaftlichkeitsüberlegungen bei Patientenschulungen. In: F. Petermann (Hrsg.) Patientenschulung und Patientenberatung: ein Lehrbuch, 2. Aufl., Göttingen; Bern; Toronto; Seattle; Hogrefe.

Wettengel, R., Berdel, D., Hofmann, D., Krause, J., Kroegel, C., Kroidl, R.F., Leupold, W., Lindemann, H., Magnussen, H., Meister, R., Morr, H., Nolte, D., Rabe, K.F., Reinhardt, D., Sauer, R., Schultze-Werninghaus, G., Ukena, D. & Worth, H. (1998). Asthmatherapie bei Kindern und Erwachsenen; Empfehlungen der Deutschen Atemwegsliga in der Deutschen Gesellschaft für Pneumologie. Medizinische Klinik, 93, 639–50.

Worth, H. (1997). Patientenschulung mit asthmakranken Erwachsenen. In: F. Petermann (Hrsg.) Patientenschulung und Patientenberatung: ein Lehrbuch, 2. Aufl., Göttingen; Bern; Toronto; Seattle; Hogrefe.

Hautkrankheiten in der verhaltens- medizinischen Behandlung und Rehabilitation

Ulrich Stangier

Der vorliegende Beitrag soll das Spektrum an psychologischen Problemen verdeutlichen, bei denen verhaltensmedizinische Behandlungsansätze indiziert sind. Zunächst wird auf die psychologischen Probleme eingegangen, die im Zusammenhang mit Hautkrankheiten auftreten. Nach einer Darstellung der Faktoren, die den Krankheitsverlauf beeinflussen, wird auf die bedeutsamen Belastungen infolge von Hautkrankheiten eingegangen, die zu Anpassungsstörungen führen können. Als primär psychische Störungen im Bereich der Dermatologie werden somatoforme Störungen (Körperdysmorphe Störung, Hypochondrien und somatoformer Juckreiz) und artifizielle Störungen (Paraartefakte und Kutane Artefakte) beschrieben. Zu den einzelnen Störungen werden spezielle Ansätze der Diagnostik und Indikationsstellung beschrieben und verhaltensmedizinische Interventionsmethoden vorgestellt.

1. Einleitung

Seit einer Reihe von Jahren hat sich die verhaltensmedizinische Forschung auch mit den Zusammenhängen zwischen dermatologischen Störungen und Verhalten befaßt. Im Gegensatz zum traditionellen psychosomatischen Ansatz konzentrierte man sich in der Verhaltensmedizin vornehmlich auf den Nachweis von psychoimmunologischen Mechanismen sowie Verhaltensfaktoren (z.B. Kratzen bei Neurodermitis), die zur Aufrechterhaltung von Hautkrankheiten beitragen (s.a. neuere Übersichtsarbeiten von Buhk & Muthny, 1997; Petermann & Warschburger, 1996). Daneben wurde zunehmend auch die Bedeutung der Bewältigung krankheitsbedingter Belastungen in der verhaltensmedizinischen Versorgung von Hautkrankheiten erkannt (Stangier & Ehlers, 1999). In jüngster Zeit mehrten sich darüber hinaus die Hinweise, daß ein beträchtlicher Anteil von Patienten, die eine dermatologische Behandlung aufsuchen, Beschwerden aufweisen, die nicht organmedizinisch erklärt werden können (Stangier & Gieler, 1997). Solche somatoforme Störungen machen es ebenfalls notwendig, psychologische Aspekte in der Diagnostik und Behandlung zu integrieren.
Empirische Studien weisen darauf hin, daß ca. 30-40% der dermatologischen Patienten behandlungsrelevante psychische Symptome aufweisen (Hughes, Barraclough, Hamblin & White, 1983; Wessley & Lewis, 1989; Stangier & Gieler, 1998). Trotz dieser Daten, die einen wachsenden Bedarfs an verhaltensmedizinischen Ansätzen in Prävention, Behandlung und Rehabilitation dermatologischer

Störungen anzeigen, sind diese in der dermatologischen Versorgung immer noch unzureichend etabliert. Der folgende Beitrag soll einen Überblick über die Problembereiche und Störungen in der Dermatologie geben, die für die verhaltensmedizinische Versorgung von Bedeutung sind. Detaillierte Informationen zu den hier angesprochenen dermatologischen Krankheiten finden sich in Lehrbüchern für Dermatologie (Braun-Falco, Wolff & Plewig, 1996; Fritsch, 1998).

2. Dermatologische Störungsbilder aus verhaltensmedizinischer Sicht

Eine wichtige Voraussetzung für die Ableitung von Behandlungsmaßnahmen ist die diagnostische Einordnung von Störungsbildern sowohl nach dermatologischen wie auch parallel hierzu nach psychologischen Gesichtspunkten. Eine solche Integration beider Klassifikationssysteme, die sowohl im ICD-10 als auch DSM-IV durch gleichzeitig anzugebende Signaturen vorgesehen ist, wird bedauerlicherweise in der Versorgungspraxis selten umgesetzt. Im folgenden soll daher ein Klassifikationssystem psychologischer Störungsbilder vorgestellt werden, das das ganze Spektrum der Störungen und zugeordneten Diagnosen verdeutlicht, die im Bereich der Dermatologie anzutreffen sind.

Von grundsätzlicher Bedeutung für die psychologische Diagnostik und Behandlung von Hautkrankheiten ist die Unterscheidung von

a) psychischen Faktoren mit Einfluß auf die Hautkrankheit, und

b) Anpassungsstörungen, die infolge der Belastungen durch Hautkrankheit entstehen.

2.1 Psychische Faktoren mit Einfluß auf Hautkrankheiten

Während in der traditionellen Psychosomatik psychische Faktoren auf spezifische Krankheiten, u.a. Neurodermitis, beschränkt wurden, wurde die Definition im ICD-10 auf „Psychologische Faktoren oder Verhaltenseinflüsse bei andernorts klassifizierten Erkrankungen" (F54) ausgeweitet, die sich prinzipiell auf jede, zusätzlich zu kodierende körperliche Krankheit bezieht (s. Tab. 1).

Zentrales diagnostisches Kriterium ist das zeitliche Zusammentreffen von psychosomatischen Faktoren und von Krankheitsschüben im Einzelfall; eine spezifische Diagnose (z.B. Neurodermitis) alleine ist nicht mehr ausreichend. Auch die Faktoren, die zur Entstehung, Exazerbation oder Aufrechterhaltung von Hautkrankheiten beitragen können, werden nicht mehr auf spezifische Persönlichkeitsmerkmale oder Konflikte eingegrenzt, sondern können sich von Person zu Person unterscheiden. Das DSM-IV zählt folgende Faktoren auf, die grundsätzlich in Betracht kommen:

• Psychologische Symptome wie Angst und Depression,

• Ungünstige Bewältigungsstile im Umgang mit psychischen Belastungen (z.B. Vermeidung),

Tab. 1: Diagnostische Klassifikation von psychologischen Störungsbildern in der Dermatologie (nach ICD-10)

Dermato-logischer Befund	Psychologisches Problem	Psychische Störung (ICD-10-Code)
	Auslösung/Aggravation durch psycho-somatische Faktoren	Psychische Faktoren mit Einfluß auf den körperlichen Zustand (F54*)
Hautkrankheit	Ängste, Depression, sozialer Rückzug als Folge ungünstiger Verarbeitung körperlicher, psychischer und sozialer Folgen von Krankheiten (z.B. bei Entstellung)	Anpassungsstörung (F43.2) - mit Depressiver Verstimmung - mit Ängstlicher Gestimmtheit - mit Sozialen Ängsten
artifiziell verursachte	Selbstschädigende Handlungen (Para-artefakte; z.b. zwanghaftes Kratzen, Haareausziehen)	Störung der Impulskontrolle (F63.8) - Trichotillomanie (F63.3)
Symptome	Vortäuschung einer Krankheit (Kutane Artefakte; z.B. Ulcerationen)	Chronische vorgetäuschte Störung mit körperlichen Symptomen (F68.1)
Somatoforme Beschwerden	Juckreiz ohne Befund* Kutane Dysaesthesien ohne Befund	Andere somatoforme Störung (F45.8) Somatoforme autonome Funkti-onsstörung (F45.38)
(ohne/mini-maler derma-tologischer Befund)	Krankheitsangst/-überzeugung ohne Befund (AIDS-, Melanom-„ Phobie", MCS-Syndrom)	Hypochondrische Störung (F45.2)
	Entstellungs-Überzeugung ohne Be-fund	Körperdysmorphe Störung (F45.2)
	Wahnhafte Überzeugungen (Kutane Psychosen) ohne Befund	Wahnhafte Störung (Körperbezo-gener Wahn, Dermatozoenwahn) (F22.0)

*„ Psychogener Juckreiz" wird nach ICD als Andere somatoforme Störung (F45.8), undifferen-zierte Empfindungen von Schmerz oder Brennen eher als Somatoforme autonome Funktions-störung (F45.38) eingeordnet.

- Physiologische Reaktionen auf chronischen oder akuten Streß (z.B. kritische Lebensereignisse, alltägliche Belastungen),
- Kratzen und andere Manipulationen an der Haut,
- Ungünstiges Gesundheitsverhalten (Rauchen, Alkohol, ungünstige Ernährung).

Das Zusammenwirken der verschiedenen Faktoren ist in Abbildung 1 exempla-risch an der Auslösung von Juckreiz und Entzündung bei Neurodermitisverdeut-licht.
Es wurden unterschiedliche Untersuchungsansätze verfolgt, um den Einfluß belastender Bedingungen auf Hautkrankheiten nachzuweisen. Retrospektive Befragungen von Personen mit einer Reihe von Hautkrankheiten wie z.B. Psoria-sis, chronische Urtikaria, Alopecia areata und Herpes-Infektionen weisen darauf hin, daß belastende lebensverändernde Ereignisse dem Krankheitsausbruch oder Krankheitsschüben unmittelbar vorausgingen. Zusätzlich konnte man vor allem

739

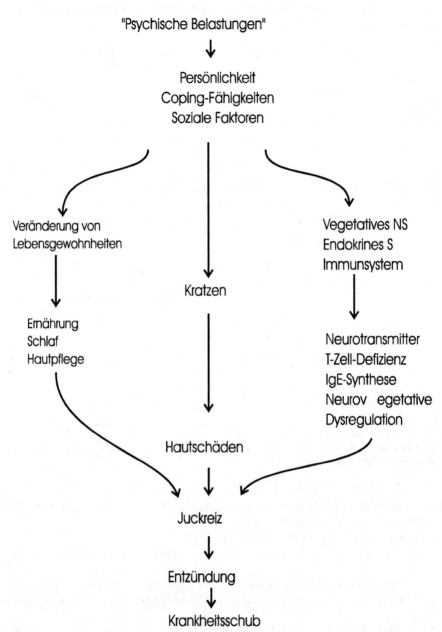

"Psychische Belastungen"

↓

Persönlichkeit
Coping-Fähigkeiten
Soziale Faktoren

Veränderung von
Lebensgewohnheiten

Ernährung
Schlaf
Hautpflege

Kratzen

Vegetatives NS
Endokrines S
Immunsystem

Neurotransmitter
T-Zell-Defizienz
IgE-Synthese
Neurov egetative
Dysregulation

Hautschäden

Juckreiz

↓

Entzündung

↓

Krankheitsschub

Abb. 1: Mechanismen der Beeinflussung des Hautzustandes durch psychische Faktoren am Beispiel der Neurodermitis

bei Personen mit Neurodermitis und chronischer Urtikaria nachweisen, daß alltägliche Belastungen (sog. „daily hassles") mit Verschlechterungen der Hautsymptomatik, insbesondere verstärktem Juckreiz, einhergehen (Stangier, 1995). Daneben überprüfte man in Laboruntersuchungen die Hypothese, daß Personen mit Hautkrankheiten stärkere psychophysiologische Reaktionen wie z.b. intensivere kardiale, elektrodermale oder Hauttemperatur-Veränderungen zeigen als Hautgesunde. Die Untersuchungsergebnisse sind jedoch eher inkonsistent und lassen nicht den Schluß zu, daß sich durchgängig eine erhöhte psychophysiologische Streßreaktivität nachweisen läßt (Scholz, 1995). Hingegen finden sich deutliche Hinweise auf Veränderungen in psychoimmunologischen und psychoendokrinologischen Parametern. So fand man bei Patienten mit Neurodermitis (Buske-Kirschbaum, Jobst, Wustmans et al., 1997) wie auch Psoriasis (Schmid-Ott, Jacobs, Jaeger et al., 1998) unter standardisierter Belastung eine erniedrigte Ausschüttung von Cortisol, die auf eine gestörte Aktivität der Hypothalamus-Hypophysen-Nebennierenrinden-Achse hinweist. Möglicherweise beeinträchtigt diese Dysfunktion durch die Wechselwirkung mit T-Zell-Subpopulationen die Regulation des kutanen Immunsystems, insbesondere der Mastzellen, und führt zur Auslösung von Entzündungsreaktionen (Ring, 1993).

Ein anderer Wirkmechanismus, der den Einfluß des Zentralnervensystems auf die Hautentzündung unter Belastung erklären könnte, besteht in der Freisetzung von Neuropeptiden aus freien Nervenendigungen. Zum Beispiel wird die Möglichkeit diskutiert, daß die Ausschüttung des Neuropeptids Substanz P unter psychischer Belastung erhöht ist und zur Stimulation von Mastzellen beitragen könnte, die wiederum Entzündungs- und Juckreiz-Reaktionen bei Psoriasis und Neurodermitis auslösen könnte (Farber & Nall, 1993).

2.2 Krankheitsbewältigung und Anpassungsstörungen

Chronische körperliche Krankheiten sind mit belastenden Folgen verbunden, die Anforderungen an die Bewältigungsressourcen der Betroffenen stellen, z.B. durch Unkontrollierbarkeit der Symptome, häufigen Einschränkung des Wohlbefindens, des Selbstbildes oder Krankenhausaufenthalten (Cohen & Lazarus, 1979). Jedoch sind nur wenige Hautkrankheiten mit lebensbedrohlichen Komplikationen verbunden, wie etwa Malignes Melanom, oder weisen einen progredienten Verlauf mit zunehmenden Verschlechterung des körperlichen Zustandes, wie Sklerodermie oder Epidermolysis bullosa. Dennoch werden die Belastungen, die durch Hautkrankheiten verursacht werden, eher unterschätzt. Forschungsergebnisse zeigen, daß die somatischen, sozialen und emotionalen Auswirkungen von Hautkrankheiten zu erheblichen Belastungen und zumindest zeitweilig auch zu klinisch relevanten Anpassungsstörungen führen können. So fanden Wessley & Lewis (1989) mit Hilfe eine strukturierten klinischen Interviews bei 30% der Patienten einer dermatologischen Ambulanz psychiatrische Störungen, die in Folge einer Hauterkrankung auftraten. Auch Fragebogenuntersuchungen an größeren Patientenkollektiven weisen darauf hin, daß 30%-40% der Patienten in dermatologischen Ambulanzen und bis zu 60% der stationären

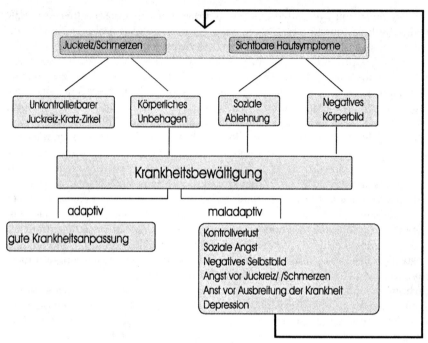

Abb. 2: Entstehung von Anpassungsstörungen bei Hautkrankheiten

Patienten depressive oder Angstsymptome angeben, die Folge einer maladaptiven Krankheitsbewältigung darstellen (Hughes, Barraclough, Hamblin & White, 1983; Stangier & Gieler, 1998).
Die Belastungen, die von Hautkrankheiten ausgehen, lassen sich auf drei Quellen zurückführen (Stangier & Ehlers, 1999; s. Abbildung 2):

2.2.1 Einschränkung des körperlichen Wohlbefindens durch Juckreiz

Juckreiz stellt ein Kardinalsymptom dermatologischer Störungen dar, daß in neurophysiologischer und psychologischer Hinsicht viele Parallelen zu Schmerz aufweist. Sowohl in Laborstudien (Arnetz & Fjellner, 1985) als auch klinischen Studien mit dermatologischen Patienten (Gupta, Gupta, Kirkby et al., 1988; Gupta, Gupta, Schork & Ellis 1994; Stangier & Gieler, 1998) konnten enge Zusammenhänge zwischen Juckreiz und Depression beobachtet werden. Vor allem bei Neurodermitis verursacht Juckreiz häufig starkes Kratzen, das unmittelbar die Juckreizempfindung hemmen kann, gleichzeitig aber auch Hautschäden verursacht, die mit Verzögerung die Hautsymptome verstärken. Juckreiz und Kratzen können sich somit in einem Teufelskreislauf gegenseitig zu exzessiven Juckreiz-Kratz-Zirkeln aufschaukeln, denen sich der Betroffene hilflos ausgeliefert fühlt. Häufig werden extrem negative, „katastrophisierende" Kognitionen bezüglich

Juckreiz entwickelt, z.B. „Der Juckreiz wird nie enden" (Ehlers, Stangier, Dohn, & Gieler, 1993). Aufgrund der Unvorhersehbarkeit und Unkontrollierbarkeit von Kratzen stellt sich häufig eine Angst vor der nächsten Juckreizattacke, analog der Angst vor Schmerz, ein (Stangier & Ehlers, 1999). Diese kann in dem charakteristischen Muster einer Anpassungsstörung münden, das durch hypochondrischer Selbstbeobachtung, Angst vor Ausbreitung der Krankheit und schließlich Hilflosigkeit und depressiven Gefühlen gekennzeichnet ist. Solche Symptome einer maladaptiven Krankheitsbewältigung können rückwirkend wiederum Juckreiz und Hautsymptome verstärken (Hermanns & Scholz, 1992).

2.2.2 Soziale Belastungen

Hautkranke werden mit negativen sozialen Reaktionen konfrontiert, die sich zum einen auf ästhetischer Abneigung bis hin zu Ekel vor den sichtbaren Symptomen begründen. Darüber hinaus lösen Hautkrankheiten häufig die Wahrnehmung einer in der Regel völlig unbegründeten Ansteckungsgefahr aus, die auf die jahrhundertealte Assoziation von Hautsymptomen mit lebensbedrohlichen Infektionserkrankungen, z.B. Lepra und Psoriasis, sowie Geschlechtskrankheiten, wie auch in heutiger Zeit AIDS, basiert und möglicherweise auch evolutionär vorgebahnt ist. Ästhetische Ablehnung und Wahrnehmung von Ansteckungsgefahr münden in einem stigmatiserenden Reaktionsmuster von Hautgesunden, das von dem Ausdruck von Mitleid, ambivalenter Zurückhaltung und Distanzierung bis hin zu offener Abweisung reicht (Bosse, Fassheber, Hünecke, Teichmann, & Zauner, 1976). Zudem erleben viele Hautkranke auch am Arbeitsplatz oder im öffentlichen Leben Diskriminierung (Jowett & Ryan, 1985). Gelingt es dem Betroffenen nicht, dieser Stigmatisierung durch selbstsicheres Verhalten und einem stabilen, positiven Selbstbild zu begegnen, besteht das Risiko zur Entwicklung klinisch relevanter Anpassungssymptome, inbesondere bei Personen mit hohen Bewertungsstandards bezüglich eigenem Verhalten und Aussehens (Wessley & Lewis, 1989). Die Patienten zeigen ausgeprägte Ängste, von Hautgesunden in der Öffentlichkeit auf feindselige Weise „angestarrt" und abgelehnt zu werden. Hieraus resultieren Vermeidungstendenzen, die in der Regel auf kritische Situationen begrenzt bleiben, wie z.B. Kontakt mit Fremden, Sauna, Schwimmbad, oder sexuelle Aktivitäten (Ginsburg, 1995).
Hautkrankheiten können auch zu erheblichen Problemen in der Kommunikation mit nahestehenden Bezugspersonen beitragen. Ehlers, Ösen, Wenninger & Gieler (1994) erfaßten die soziale Interaktion von erwachsenen Neurodermitis-Patienten und ihren Bezugspersonen (Mütter bzw. Partner) sowie von hautgesunden Kontrolldyaden in einer standardisierten Interaktionssituation. In einer gemeinsamen Problemdiskussion zeigten sowohl die Neurodermitis-Patienten als auch deren Bezugspersonen signifikant mehr negative und weniger positive Kommunikationsverhaltensweisen. Eine mögliche Ursache dieser Probleme könnte in Versuchen der Bezugspersonen liegen, auf die Krankheit durch Kontrolle von Kratzen und Behandlungsvorschlägen einzuwirken. Dies könnte zum

einen die Entscheidungsfreiheit der betroffenen Partner einschränken, zum anderen zu einer Überforderung der Beteiligten führen.

2.2.3 Selbst- und Körperkonzept

Hautveränderungen werden häufig auch von den Betroffenen selbst als ein Stigma wahrgenommen, das die äußerliche Attraktivität beeinträchtigt (Jowett & Ryan, 1985). Das Ausmaß der Beeinträchtigung hängt von der Lokalisation und morphologischen Merkmalen ab. Zum Beispiel berichten Patienten mit Psoriasis oft von einer starken psychischen Belastung durch die deutlich sichtbaren Hautveränderungen an Armen, Beinen und behaartem Kopf, die sich dem Betrachter durch die silbrig-weißen Schuppen auf entzündlicher Haut auf prägnante Weise aufdrängen können (Ginsburg & Link, 1989). Aufgrund der ausgedehnten, entzündlichen Pusteln und nachfolgenden Narbenbildung kann auch Akne soziale Ängste und Depression verursachen, besonders im Jugendalter, wenn das Aussehen Selbstwertgefühl und soziale Beziehungen stark mitbestimmt (Koo, Shellow, Hallman, & Edwards, 1994). Emotionale Probleme aufgrund sichtbarer Symptome wurden z.B. auch von Patienten mit Vitiligo berichtet, die durch weiße Flecken aufgrund einer Depigmentierung entstehen (Porter, Hill-Beuf, Lerner, & Nordlund, 1987). Vielfach entwickeln Hautkranke die Tendenz, die Aufmerksamkeit völlig auf die Krankheit zu konzentrieren, indem die sichtbaren Hautsymptome permanent kontrolliert werden oder auch die gedankliche Beschäftigung mit den emotionalen und sozialen Konsequenzen den Alltag völlig dominiert (Gupta, Gupta, & Habertman, 1987). Als Folge einer solchen Präokkupation mit dem Aussehen und der erhöhten Vigilanz gegenüber sozialer Aufmerksamkeit und Abwertung entwickeln Patienten die Überzeugung, durch die Krankheit „entstellt" zu sein (Jowett & Ryan, 1985).

Hautkranke, die diese körperlichen, sozialen und emotionalen Belastungen ihrer Krankheit gut bewältigen, können trotz bestehender Beeinträchtigungen ein positives Selbstbild, befriedigende soziale Beziehungen und seelisches Wohlbefinden erhalten. Hingegen erleben Patienten, die keine günstigen Bewältigungsstrategien im Umgang mit den belastenden Folgen zeigen, einen Verlust der Kontrolle und Hilflosigkeit. Als ungünstig müssen solche Bewältigungsreaktionen angesehen werden, die durch permanente Beobachtung des Hautzustandes, Überbewertung des Aussehens und durchgängiger Vermeidung von sozialen Situationen gekennzeichnet sind. Solche Personen generalisieren von einem negativen Körperkonzept auf ein negatives Selbstkonzept und erleben Symptome von Angst und Depression, die rückwirkend wiederum den Hautzustand beeinträchtigen und einen Teufelskreislauf von sich gegenseitig aufschaukelnden körperlichen Symptomen und Anpassungsproblemen münden (Stangier & Ehlers, 1999).

2.3 Besonderheiten in der Auslösung und Bewältigung von Neurodermitis bei Kindern

Aufgrund der dramatisch ansteigender Prävalenzraten zur Neurodermitis im Kindesalter sind die spezifischen Probleme in der dermatologischen und verhaltensmedizinischen Versorgung stärker in den Vordergrund getreten. Empirische Untersuchungen weisen psychischen Belastungen in der *Auslösung* von Krankheitsschüben zwar eher eine untergeordnete Rolle zu, während das Kratzen und die familiäre Interaktion wichtige Faktoren in der Aggravation und Aufrechterhaltung der Hauterscheinungen darstellt (Gil, Keefe, Sampson et al., 1988). Ausgelöst durch aus heutiger Sicht methodisch fragwürdige und theoretisch nicht haltbare Studien von Spitz (1954), wurde lange Zeit in der abnormen Persönlichkeit der Mutter ein psychogenetischer Faktor gesehen. Hieraus abgeleitet, versuchte man auch Abweichungen im Erziehungsstil der Eltern nachzuweisen (Ring & Palos, 1986), die jedoch methodisch besser kontrollierte Studien (Langfeldt, 1995) nicht bestätigen konnten.

Demgegenüber entstehen als *Folge* der Krankheit des Kindes für die Eltern, insbesondere die Mutter, erhebliche psychische Belastungen, die hohe Anforderungen an deren Bewältigungsfähigkeiten stellen. Besonders gravierend sind diese Belastungen im Umgang mit dem Kratzen des Kindes, das bei vielen Eltern Hilflosigkeit, Schuldgefühle oder Aggression auslöst. Hünecke und Krüger (1996) weisen darauf hin, daß diese emotionalen Reaktionen auf Erklärungen hinsichtlich der Ursachen des Kratzens und Überzeugungen hinsichtlich der Einflußmöglichkeiten zurückzuführen sind. Prinzipiell lassen sich danach vier Verarbeitungsmuster bezüglich Kratzen unterscheiden: Schuld (internale Kausal- und externale Kontrollüberzeugungen), Überforderung (internale Kausal- und internale Kontrollüberzeugungen), Hilflosigkeit (externale Kausal- und Kontrollüberzeugungen), sowie als günstigste Verarbeitungsform Bewältigung.(externale Kausal- und internale Kontrollüberzeugungen). Die Reaktionen der Eltern beeinflussen wiederum rückwirkend in erheblichem Maße das Ausmaß von Kratzen. Kontrollierende oder gar bestrafende Maßnahmen führen, aufgrund des hiermit einhergehenden Spannungsanstiegs und des anhaltenden Kratzbedürfnisses, zu einem verstärkten Kratzen (Ratliff & Stein, 1968). Es stellt sich somit ein Teufelskreislauf von Juckreiz und Kratzen des Kindes und negativen Reaktionen der Eltern ein, der die Eltern-Kind-Interaktion erheblich belasten kann (Ehlers, Ösen, Wenninger, & Gieler, 1994).

Eine langfristig ungünstige Auswirkung chronischer Krankheiten auf die kindliche Entwicklung stellt die Beeinträchtigung der Selbständigkeit dar (Thompson & Gustafson, 1996). Durch die Krankheit entsteht im frühen Kindesalter eine Abhängigkeit von der Versorgung der Mutter, die sich häufig auch darüber hinaus verfestigen kann. Neurodermitiskranke Haut erfordert eine tägliche und dem Hautzustand angepaßte Hautpflege, die zunächst gänzlich von der Mutter, dann aber zunehmend vom Kind selbst übernommen werden muß. Darüber hinaus werden schon im Kindes- und Jugendalter maßgebliche Fertigkeiten in der Bewältigung der körperlichen und sozialen Folgen aufgebaut, wie die Vermeidung von Auslösefaktoren, praktische Möglichkeiten im Umgang mit Juckreiz und

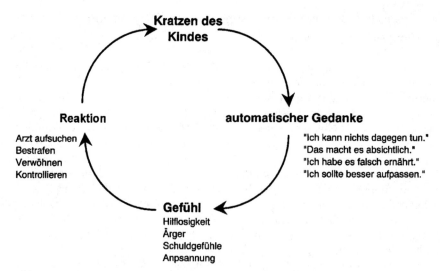

Abb. 3: Teufelskreislauf von Juckreiz, Kratzen und Reaktionen der Eltern bei neurodermitiskranken Kindern

Selbstsicherheit im Kontakt mit Gleichaltrigen. Unterstützen die Eltern nicht die Entwicklung dieser Fähigkeiten, so wird schon frühzeitig das Risiko von Fehlentwicklungen und sozialen Problemen hervorgerufen (Warschburger, 1996).

2.4 Indikation, behandlungsbezogene Diagnostik und Evaluation

Die *selektive* Indikation für eine verhaltensmedizinische Behandlung beruht nicht, wie aus traditioneller psychosomatischer Sicht, auf der Feststellung einer Hauterkrankung, die zu einem Kreis definierter „psychosomatischer Krankheiten" gezählt wird (Wehrmann, 1996). Wichtigste Grundlage ist vielmehr die Feststellung eines bedeutsamen Zusammenhangs der Hautkrankheit zu psychischen Faktoren nach den Kriterien eines wissenschaftlich begründeten Diagnosesystems (ICD-10 bzw. DSM-IV; vergl. Tab. 1). In der Praxis bedeutet dies z.B., daß nicht alleine das Vorliegen einer Neurodermitis für die Überweisung in eine verhaltensmedizinische Behandlung ausreicht, sondern die individuelle Beurteilung der Frage, ob die Krankheit z.B. durch psychische Faktoren ausgelöst/aufrechterhalten wird oder deutliche Symptome einer Anpassungsstörung hervorruft.

Die *differentielle* Indikation, d.h. die Zuweisung von Patienten zu einer bestimmten Behandlungsform mit ausreichenden bzw. maximalen Erfolgsaussichten aufgrund spezifischer Merkmale, setzt systematische Therapievergleichsstudien bzw. Metaanalysen voraus (Baumann, Wedel, 1981). Die bislang umfassendste Metaanalyse von Grawe et al. (1994) ergab eine generelle Überlegenheit kognitiv-behavioraler Therapieverfahren, die von den Autoren insbesondere auch auf die Behandlung psychosomatische Störungen bezogen wurde (S. 692). Diese Schlußfolgerung wurde von psychoanalytischer Seite heftig kritisiert (Meyer, 1994), und die intensive Diskussion weist auf die Probleme hin, Übereinstimmung hinsichtlich wissenschaftlicher Effektivitätskriterien zu finden. Bezogen auf dermatologische Störungen, fehlen bislang sowohl direkte Therapievergleichsstudien als auch Metaanalysen, die eine Überlegenheit des verhaltensmedizinischen gegenüber anderen Behandlungsansätzen belegen (Stangier, 1998). Lediglich für die Gruppenbehandlung von Herpes genitalis konnten Drob, Bernard, Lifshutz und Nierenberg (1986) nachweisen, daß eine kognitiv-behaviorale Gruppenbehandlung, nicht jedoch eine psychodynamisch orientierte Gruppenpsychotherapie, zu einer deutlichen Verbesserung der Krankheitsbewältigung führte. Dennoch haben wir (Stangier & Gieler, im Druck) aufgrund klinischer Erfahrung und rationaler Abwägungen einige Hinweise gegeben werden, deren empirische Überprüfung jedoch noch aussteht (s. Tab. 2).

Tab. 2: Indikationskriterien für eine verhaltensmedizinische Behandlung.

- Vorliegen einer behandlungsbedürftigen Störung
- Zielproblem: abgrenzbares Problemverhalten, das mit der Hautkrankheit in Zusammenhang steht
- zeitlicher Rahmen: überschaubar
- Motivation: veränderungsorientiertes Erklärungsmodell und Behandlungserwartungen
- Bereitschaft und Fähigkeit zu einer kooperativen therapeutischen Beziehung
- Therapieziel: Verbesserung der Problembewältigung (nach Grawe et al., 1994)

Therapiebezogene Diagnostik: Zentraler Ausgangspunkt für die Ableitung verhaltensmedizinischer Interventionen ist die Verhaltens- und Bedingungsanalyse. Diese enthält ein hypothetisches Modell der aktuell wirksamen Verhaltensfaktoren, die zur Auslösung, Aufrechterhaltung oder Aggravation der körperlichen Störung beitragen. Die wichtigsten Informationen sind in einer gezielten Exploration von Krankheitsschüben vorausgehenden Belastungsfaktoren und Auswirkungen der Krankheit auf die körperlichen, psychischen und sozialen Bedingungen zu erheben. Dabei ist zu berücksichtigen, daß die retrospektive Unterscheidung von Krankheitsschüben vorausgehenden und krankheitsbedingten, nachfolgenden Belastungsfaktoren für die Betroffenen nicht immer leicht ist.
Eine sinnvolle Ergänzung der (retrospektiv erhobenen) Informationen aus einer Exploration stellen prospektive Daten in Form von Tagebüchern (Stangier, Schuster & Ehlers, 1996) dar. Sie erlauben es nicht nur, individuelle Belastungsfaktoren zu konkretisieren, sondern auch die zeitliche Relation zu Krankheitsfluktua-

tionen zu bestimmen und hieraus Hinweise auf psychosomatische (Belastung →
Symptome) oder „somatopsychische" (Symptome → Belastung) Zusammenhänge zu bestimmen. Ein solches Tagebuch sollte neben Informationen über
kritische Situationen Angaben zu Symptomatik (möglichst Parameter mit kurzfristiger Dynamik wie Juckreiz, Hautentzündung, Quaddeln) oder behaviorale
Variablen wie Kratzen enthalten.

Probleme in der Krankheitsbewältigung können v.a. mit Fragebögen erfaßt werden. Der Marburger Haut-Fragebogen (MHF; Stangier, Ehlers & Gieler, 1996),
der an insgesamt 800 Hautkranken hinsichtlich der psychometrischen Gütekrite-
rien und Therapiesensitivität evaluiert wurde, umfaßt 51 Items, die sich auf folgende Dimensionen beziehen:

- Skala 1 - Soziale Ängste/Vermeidung: maladaptive Bewältigung der Folgen
  der sichtbaren Hauterscheinungen, Attraktivitätsverlust und "Entstellungsgefühle"
- Skala 2 - Juckreiz-Kratz-Zirkel: ungünstige kognitive Verarbeitung von Juckreiz
  und Kontrollverlust bezüglich Kratzen
- Skala 3 - Hilflosigkeit: Erleben von Kontrollverlust bezüglich des Krankheitsverlaufs und deren Folgen
- Skala 4 - Ängstlich-depressive Stimmung: emotionale und körperliche Symptome einer Anpassungsstörung
- Skala Z1 - Einschränkung der Lebensqualität: objektivierbare Beeinträchtigungen der Lebensführung durch die Krankheit
- Skala Z2 - Defizit in problembezogener Krankheitsbewältigung: Defizit in
  aktiven Problemlöse-Strategien zur Krankheitsbewältigung (z.B. Informations-
  suche).

Auf spezielle Probleme beziehen sich der Fragebogen zu juckreizbezogenen
Kognitionen (JKF) und der Fragebogen für Eltern von neurodermitiskranken Kindern, FEN) (beide: Stangier, Ehlers & Gieler, 1996) sowie der Fragebogen zum
Erleben von Hautbeschwerden (FEH) von Schmid-Ott, Jaeger, Kuensebeck et al.
(1998).

Zur Abstimmung der Behandlung auf die individuellen Problembereiche eignen
sich auch Zielerreichungsskalen (Goal-Attainment-Scale; Schneider & Margraf,
1995). Durch die Operationalisierung und Skalierung von Therapiezielen wird
eine Beurteilung des individuellen Behandlungsfortschritts ermöglicht. Besonders
günstig zur schrittweisen Überprüfung von Interventionen im Behandlungspro-
zeß sind standardisierte Selbstbeobachtungsprotokolle.

Die *Evaluation* der Effekte verhaltensmedizinischer Behandlung folgt zwei Prinzipien:

einerseits soll sie Informationen darüber vermitteln, ob sich Veränderungen in
den spezifischen Effektmaßen ergeben, auf die die Behandlungen abzielen. Andererseits stehen psychosomatische Faktoren und Krankheitsbewältigung in
einer komplexen Interaktion, so daß eine multidimensional Erfassung von somatischen, behavioralen, emotionalen und kognitiven Aspekten angemessen ist.
Eine Auswahl wichtiger Effektmaße ist in Tabelle 3 gegeben. Als Minimalstandard
für die kontrollierte Routinepraxis ist zu fordern, daß Symptomatik, Krankheits-

Tab. 3: Methoden der Evaluation verhaltensmedizinischer Behandlung bei Hautkrankheiten

Evaluationsbereich	Symptomatik	Krankheitsverhalten	Krankheitsanpassung
Meßmethoden	*standardisierte Ratings, biometrische Schemata*	*standardisierte Tagebücher*	*Fragebögen*
Effektmaße	• spezifische dermatologische Symptome (z.B. Intensität von Rötung, Quaddeln) • subjektive Beschwerden (z.B. Intensität von Juckreiz) • Schweregrad (z.B. % Körperbefall)	• problematische Verhaltensmuster, z.B. Kratzen (Häufigkeit) • Medikamentenverbrauch (z.B. Menge verbrauchtes Cortison, cortisonfreie Intervalle, Anzahl Tabl. Antihistaminika) • Hautpflege (z.B. Häufigkeit der Anwendung rückfettender Salben) • Inanspruchnahme medizinischer Versorgung (z.B. Arztbesuche, stationäre Behandlungen)	• emotionale Symptome (z.B. Ängstlichkeit und Depressivität) • dysfunktionale Kognitionen (z.B. Kontrollverlust bezüglich Krankheit) • soziale Anpassung (z.B. soziale Ängste/Vermeidung)

verhalten und Krankheitsanpassung durch jeweils mind. ein standardisiertes Maß vor und nach der Behandlung erfaßt werden (Schulte, 1993).

2.5 Verhaltensmedizinische Behandlung

2.5.1 Motivationale Rahmenbedingungen der Behandlung

Trotz deutlich erhöhter psychischer Belastungen weisen Hautkranke vielfach eine geringere Psychotherapiemotivation auf. In Fragebogenuntersuchungen (Gieler, Stangier & Ernst, 1987; Schneider, Beisenherz, Wendt & Stangier, 1993) zeigten sowohl ambulante als auch stationäre Hautpatienten einen niedrigeren Leidensdruck, tendieren stärker zu organmedizinischen Erklärungskonzepten und Behandlungserwartungen, und sind weniger für eine psychotherapeutische Unterstützung motiviert als psychosomatische Patienten. Andererseits gibt es Hinweise, daß Patienten mit chronischen Hauterkrankungen wie Neurodermitis und Psoriasis die Relevanz psychischer Faktoren tendentiell als größer einschätzen als genetische und Umweltfaktoren (Stangier, Heidenreich & Gieler, 1997). Dieses Ergebnis spricht dafür, daß bei vielen Patienten besondere Maßnahmen zur Motivierung von Hautkranken erforderlich sind, um den schwierigen Übergang von der dermatologischen zur psychotherapeutischen bzw. verhaltensmedizinischen Versorgung zu erleichtern.

Die Motivation zur Psychotherapie (wie auch im weiteren Sinne zur Selbstveränderung) stellt jedoch kein statisches Konstrukt, sondern vielmehr ein prozeßhaftes Geschehen dar, das nach dem Modell von Prochaska, DiClemente & Norcross (1992) in verschiedenen Stadien verläuft. Wir haben an anderer Stelle (Stangier et al., 1997) darauf hingewiesen, daß insbesondere der behandelnde Hausarzt oder Dermatologe eine besondere Rolle in der Motivierung zur psychotherapeutischen Behandlung spielt. Patienten, die Zusammenhänge zu psychischen Faktoren noch nicht bewußt reflektiert haben („pre-contemplation", Vorphase des Problembewußtseins), erfordern eher ein empathisches, nichtkonfrontierendes Vorgehen, in dem neutrale Anregungen zur Selbstbeobachtung gegeben und die Krankheitskonzepte besprochen werden, um die Wahrnehmung und das Verständnis der Zusammenhänge zu erweitern. Schreitet dieser Prozeß zum Stadium der „Nachdenklichkeit" („contemplation", Problemreflexion) voran, so können Patienten eher direkte und konkrete Informationen zu psychischen Faktoren und deren Bewältigung bzw. Behandlung aufnehmen und akzeptieren.

Nicht selten bleiben auch nach einer Entscheidung für ein aktives Bemühen um Veränderung bzw. einer Festlegung auf eine psychotherapeutische Behandlung ungünstige Kausalattributionen (z.B. monokausale Konzepte, z.B. „Allergien") und unrealistische Behandlungserwartungen („endgültige Heilung" durch Psychotherapie) bestehen. Daher ist es notwendig, diese vor der Behandlung oder in deren Anfangsphase durch Selbstbeobachtung, Informationen zugunsten eines multifaktoriellen Krankheitsmodelles zu korrigieren.

Grundsätzlich setzen die Behandlungsmethoden an solchen Verhaltenweisen an, die die Auslösung oder Verarbeitung von Hautkrankheiten beeinflussen. Die hierbei eingesetzten Behandlungsmethoden sind häufig nicht spezifisch auf Hautkrankheiten bezogen, sondern beinhalten Methoden wie Entspannungstraining, kognitive Umstrukturierung, Problemlösetraining und Verhaltenstraining (Zielke, 1995). Darüber hinaus sind spezifischere Interventionen entwickelt worden, zu denen spezielle Varianten von Entspannungsmethoden, Biofeedbacktraining, Selbstkontrolltechniken zum Abbau von Kratzen sowie Training sozialer Kompetenzen und Kommunikationstraining zum Abbau von sozialen Belastungen gehören (Stangier & Ehlers, 1999). Diese sollen im folgenden genauer beschrieben werden.

2.5.2 Abbau von Streßreagibilität durch Entspannungstraining und Imaginationstechniken

Entspannungsverfahren haben sich als sehr wirkungsvolle Behandlungsmethoden bei Hautkrankheiten erwiesen. Bei Neurodermitis stellt die progressive Muskelrelaxation (PMR) ein Standardverfahren dar, da gleichzeitig Anspannung und Juckreiz günstig beeinflußt werden. Gegenüber anderen Entspannungsverfahren ist PMR rascher erlernbar und weniger störanfällig (z.B. gegenüber Juckreiz). Das Verfahren eignet sich auch sehr gut als Alternativhandlung für Kratzen im Rahmen der habit-reversal-Technik (s.u.). Nach den Prinzipien der "applied relaxation technique" von Öst (1987) wird eine zunächst ausführliche Version der PMR immer weiter verkürzt (z.B. von ca. 20 auf wenige Min.), die zunehmend automatisierte Entspannungsreaktion an Hinweisreize gekoppelt (sog. cue-controlled relaxation), und unter Alltagsbedingungen eingeübt, etwa bei Kratzimpulsen (Stangier, Gieler & Ehlers, 1996). Auch zum Autogenen Training wurden günstige Effekte bei Neurodermitis berichtet, wenn die Grundstufe durch hautspezifische Formeln zur Vorstellung von Kühle erweitert wurden (Stangier, Gieler & Ehlers, 1996).

Eine wirkungsvolle Ergänzung von Entspannungsverfahren stellen Imaginationstechniken ein, die bei verschiedenen Hautkrankheiten wie Neurodermitis, Psoriasis, Akne und allergischen Hautkrankheiten eingesetzt wurden (Übersicht s. Stangier, 1994). Dabei wurde sowohl die Sichtbarkeit der Haut und ihre Bedeutung für das Aussehen als auch ihre die Intensität der sensorischen Funktionen (Hauttemperatur und Kinästhetik) genutzt, um durch bildhaft-visuelle wie auch kinästhetische Suggestionen die Fähigkeit zur Selbstregulation zu verbessern. Z.B. können die Hautzellen verglichen werden mit „kleinen, runden Personen, die sich an einem schönen, warmen, ruhigen Strand sonnen..., und daß die Haut vollkommen ruhig und entspannt ist, in einem Zustand von äußerster Zufriedenheit, ..." etc. (Gray & Lawlis, 1982).

Die Wirkung von Entspannungs- und Imaginationsverfahren wird im allgemeinen durch eine Reduktion von belastungsbedingter sympathischer (Über-)Aktivierung erklärt, die sich ungünstig auf die Körpersysteme des vegetativen, endokrinen und immunologischen Systems auswirkt und somit zur Verschlechterung des Krankheitszustandes beiträgt (Vaitl & Petermann, 1994).

2.5.3 Förderung von Selbstkontrolle bezüglich Kratzen durch Selbstkontrolltechniken

In kontrollierten Studien zur Einzel- (Melin, Frederiksen, Noren, & Swebilius, 1986) und Gruppenbehandlung (Cole, Roth & Sachs, 1988; Ehlers, Stangier & Gieler, 1995; Niebel, 1995) von Neurodermitis belegen , daß die Methode des habit-reversal-Trainings Kratzen deutlich reduziert und zu dauerhaften Verbesserungen des Hautzustandes führt. Zumeist wurde die Technik mit Entspannungsverfahren wie Autogenem Training oder Progressiver Muskelentspannung kombiniert.

Habit-reversal-Training wurde erstmals von Rosenbaum und Ayllon (1981) zur Reduktion von Kratzen modifiziert und beinhaltet folgende Schritte:

1. die detaillierte Beschreibung des problematischen Verhaltens und auslösender Situationen zur Verbesserung der Wahrnehmung („awareness training"); dabei wird (a) die bewußte Wahrnehmung von Kratzbewegungen als Signal zur Unterbrechung der automatisierten Handlungsabfolge eingeübt („early warning"), und (b) zur Vorstellung der negativen Konsequenzen (Hautschäden, Sichtbarkeit, Behandlungsaufwand, etc.) angeleitet, um die Motivation hierzu zu verstärken;

751

2. die Unterbrechung des Problemverhaltens und Durchführung einer hiermit inkompatiblen Reaktion („competing response"); als Alternativhandlung können z.B. isometrische Übungen, Anspannung der Muskulatur, oder festes Drücken auf die juckende Hautstelle eingesetzt werden; und
3. das Einüben des gesamten Ablaufs in einer simulierten kritischen Situation („symbolic rehearsal").

Eine wichtige Voraussetzung für eine verbesserte Selbstkontrolle ist Selbstbeobachtung von Kratzen. In den meisten Studien wurden standardisierte Selbstbeobachtungsprotokolle verwendet, die eine getrennte Registrierung von Kratzintensität und -häufigkeit, Juckreizintensität und auslösender Situation erlauben (Kaschel et al., 1990; Cole et al., 1988; Stangier, Schuster & Ehlers, 1996).

Das Prinzip der Selbstverstärkung wurde eingesetzt, indem für Zeitintervalle, in denen nicht gekratzt wurde, eine Selbstbelohnung vereinbart wurde. Bewährt hat sich auch das Prinzip der Stimulus-Kontrolle: es werden Zeitintervalle oder Situationen (z.B. Ausziehen) definiert, in denen die Wahrscheinlichkeit von Kratzen hoch ist, und Vereinbarungen getroffen, um diese einzuschränken (Kaschel et al., 1990).

In neueren Studien wurden zusätzlich einige andere Methoden verwendet, um die Selbstkontrolle zu erhöhen und den Juckreiz-Kratz-Zirkel zu durchbrechen. Diese beinhalten (Stangier, Gieler & Ehlers, 1996)

- Imagination von Kühle
- direkte Suggestionen zur Veränderung der Juckreizwahrnehmung
- positive Selbstinstruktion zur Modifikation katastrophisierender Kognitionen bezüglich Juckreiz
- Ablenkungstechniken zur Defokussierung der Aufmerksamkeit (z.B. auf manuelle Tätigkeiten, angenehme Empfindungen oder andere intensive Stimuli.

2.5.4 Verbesserung sozialer Kompetenzen und Kommunikationstraining

Die oben beschriebenen stigmatisierenden Reaktionen in der Öffentlichkeit wie auch die Belastungen in der Interaktion mit nahestehenden Bezugspersonen stellen interpersonale Stressoren dar, die rückwirkend zu einer Verschlechterung der Hautsymptomatik beitragen können. Hieraus leiten sich Interventionen ab, die darauf abzielen, die sozialen Fertigkeiten von Hautkranken zur Bewältigung solcher belastender sozialer Situationen zu verbessern.

In der Regel beziehen sich die Verhaltenstrainings auf zwei Aspekte:
1. Einüben sozialer Kompetenzen: Die Verhaltensübungen beziehen sich zunächst auf allgemeine Aspekte selbstsicheren Verhaltens, die auf eine kompetentere Vertretung eigener Interessen abzielen (Lieberman, King, DeRisi & McCann, 1975). Hierauf aufbauend werden in Rollenspielen zusätzlich Fähigkeiten zur Bewältigung von krankheitsspezifischen Problemsituationen eingeübt, z.B. andere Personen über Neurodermitis informieren können oder

sich von stigmatisierenden Reaktionen abgrenzen können (Stangier, Gieler & Ehlers, 1996).

2. Kommunikationstraining: Ausgehend von Verhaltensübungen, in denen zunächst die direkte und konstruktive Kommunikation von positiven und negativen Gefühlen und Wüschen im Vordergrund steht, werden komplexere Kompetenzen zum partnerschaftlichen Problemlösen (Hahlweg, Schindler und Revensdorf, 1998) vermittelt. Durch diese Maßnahmen sollen die Betroffenen lernen, den belastenden, krankheitsbedingten Auswirkungen auf die Beziehung zu nahestehenden Personen besser entgegenwirken zu können.

2.5.5 Verbesserung der Krankheitsbewältigung durch Information und soziale Unterstützung

Unter Patientenschulung (patient education) versteht man die Vermittlung von Informationen über die Krankheit und deren Behandlung mit dem Ziel, daß die Betroffenen ihr Wissen eigenverantwortlich auf die krankheitsbedingten Anforderungen anwenden und diese wirksamer bewältigen können (Petermann, 1997). In theoretischer Hinsicht ist die Patientenschulung dem Selbstmanagement-Ansatz zuzuordnen (Parcel, Bartlett & Bruhn, 1986): betont wird die Eigenverantwortlichkeit im Umgang mit krankheitsbedingten Problemen. Zumeist in Form von Referaten mit Gruppendiskussionen, oder mit Hilfe von Filmen, schriftlichem Material oder Computerprogrammen, werden Informationen über (a) Ursachen und Verlauf der Erkrankung, (b) medikamentöser Behandlung und deren Nebenwirkungen, (c) Umstellungen in den Lebensgewohnheiten (Ernährung), und (d) Informationen über das Behandlungssetting und -personal, finanzielle und soziale Bedingungen vermittelt. Ziel ist es, das krankheitsbezogene Selbstmanagement zu verbessern, indem

- die Compliance mit dem Medikamentenplan verbessert,
- symptomverschlechternde Bedingungen vermieden,
- angemessen auf akute Krankheitsepisoden reagiert,
- eine optimale Interaktion mit dem Gesundheitssystem gewährleistet,
- und präventive Maßnahmen ergriffen werden.

Es bietet sich nicht nur aus Gründen der Ökonomie an, die Informationen in Gruppen zu vermitteln, da die Patienten sich in diesem Rahmen auch untereinander emotionale Unterstützung geben und sich gegenseitig als Modell für günstige Bewältigung bieten können (Folkman, Chesney, McKusick, Ironson, Johnson, & Coates, 1991).

In der Zwischenzeit wurden Schulungsprogramme für eine Vielzahl von Krankheitsbildern entwickelt (Überblick in Petermann, 1997). Auf dermatologische Störungsbilder bezogene Schulungsprogramme existieren für erwachsene Patienten mit Neurodermitis (Niebel, 1995; Stangier, Gieler & Ehlers, 1996), Malignes Melanom (Fawzy, Cousins, Fawzy et al., 1990), Herpes genitalis (Longo et al., 1988). Patientenschulungen sind effektiver, wenn sie mit kognitiv-behavioralen Maßnahmen zur Verbesserung der Krankheitsbewältigung kombiniert werden (Ehlers et al., 1995; Niebel, 1995).

2.5.6 Kognitive Umstrukturierung und soziales Kompetenztraining zum Abbau von Anpassungsstörungen

Wie oben dargestellt, enthalten verhaltensmedzinische Programme häufig auch soziale Kompetenz- und Kommunikationstrainings zur Verbesserung der Bewältigung sozialer Belastungssituationen. Nicht immer reichen jedoch solche Maßnahmen aus, um depressive und Angstsymptome im Rahmen einer klinisch relevanten Anpassungsstörung zu behandeln (Wells, Golding & Burnham, 1988). Die Ergebnisse verhaltensmedizinischer Forschung legen es jedoch nahe, daß kognitive Umstrukturierung, Selbstkontrollmethoden und Problemlösetraining als wirksame Elemente einer Depressionsbehandlung auch Belastungen reduzieren können, die durch chronische Krankheiten hervorgerufen werden (Devins & Binik, 1996).

Z.B. können ungünstige Kognitionen bezüglich des eigenen Körpers, negative Erwartungen hinsichtlich des Krankheitsverlaufs, oder auch ein negatives Selbstbild infolge des Attraktivitätsverlustes und der Einschränkung des körperlichen Wohlbefindens, die zur Entwicklung depressiver Symptome beitragen, durch Methoden der kognitiven Umstrukturierung behandelt werden. Analog zur Depressionsbehandlung ist auch der Aufbau positiver, verstärkender Aktivitäten eine günstige Vorgehensweise, um der einseitigen Konzentration auf die Hautkrankheit zu begegnen und das körperliche Wohlbefinden zu verbessern (Devins & Binik, 1996).

Bei starken sozialen Ängsten und Vermeidung infolge negativer Reaktionen anderer auf sichtbare Hautveränderungen und hieraus resultierenden sog. „Entstellungsgefühlen" sind Elemente des sozialen Kompetenztrainings und des kognitiv-behavioralen Ansatzes bei sozialer Phobie günstig. In Rollenspielen werden kritische Situationen (z.B. auf die Hautkrankheit angesprochen werden) simuliert und selbstsichere Reaktionsweisen eingeübt. In kontrollierten Studien mit Krebspatienten (Fiegenbaum, 1981) und in Falldarstellungen zum Lupus Erythematodes (Roback, Kirshner, & Roback, 1981) wurde graduierte Konfrontation mit vermiedenen Situationen, nach Vorbereitung durch soziales Kompetenztraining, Entspannungstraining und Selbstinstruktionsverfahren, erfolgreich eingesetzt, um Anpassungsstörungen mit sozialem Rückzug zu behandeln.

Videofeedback stellt zusätzlich eine wichtige Intervention bei dermatologischen Patienten mit beeinträchtigtem Aussehen dar, um das negative Körperbild und die negative Selbstbewertung zu verändern (Hünecke, 1993). Der ungünstige statische Anblick des eigenen Gesichts oder Körpers im Spiegel oder auf Fotos fördert eine selektive Aufmerksamkeit für die Hautveränderungen und in der Folge auch die Überzeugung, entstellt zu sein. Durch Videofeedback können wiederum dynamische, verhaltensbezogene Aspekte des eigenen Erscheinungsbildes, die für die Beurteilung von Attraktivität in sozialen Interaktionen von größerer Relevanz sind, zurückgemeldet und verdeutlicht werden.

Rollenspiele und Videofeedback können eingesetzt werden, um dysfunktionale Kognitionen zu identifizieren, die mit einem negativen Körperbild und einer Überbewertung der körperlichen Attraktivität einhergehen. Diese dysfunktionalen Überzeugungen können wiederum durch Methoden verändert werden, die in der Behandlung von Ängsten, insbes. der sozialen Phobie, eingesetzt werden (Clark & Wells, 1995; Wells, 1997). Als wesentliche Methode zur Veränderung von verzerrten Kognitionen und Selbstbewertungen werden konkrete Verhaltensexperimente durchgeführt, um diese an der Realität zu testen (behavioral attribution). Zusätzlich werden die zugrundeliegenden Denkschemata und Überzeugungen hinsichtlich formaler und inhaltlicher Verzerrungen überprüft (verbal attribution).

2.5.7 Integration von Maßnahmen in strukturierten krankheitsspezifischen Gruppenprogrammen

Strukturierte Gruppenprogramme, die die genannten Elemente integrieren, wurden für eine Reihe von Hautkrankheiten entwickelt und evaluiert, u.a. Neurodermitis (Cole et al., 1988; Ehlers et al., 1995; Niebel, 1995), Psoriasis (Bremer-Schulte, Cormane, Van Dijk, & Wuite, 1985; Price, Mottahedin, & Mayo, 1991; Zachariae, Oster, Bjerring & Kragballe, 1996), Akne (Hughes, Brown, Lawlis & Fulton, 1983), Herpes genitalis (Longo, Clum & Yaeger, 1988) und malignes Melanom (Fawzy, Cousins, Fawzy et al., 1990; Fawzy, Fawzy, Hyun et al., 1993). In den meisten Studien wurden positive Effekte auf Ängstlichkeit, Depressivität und körperliche Symptomatik gefunden.

Tabelle 4 gibt einen Überblick über den Ablauf eines ambulanten Gruppenprogramms für Neurodermitis-Patienten (Stangier, Gieler & Ehlers, 1996), in dem Selbstkontrolltechniken zum Abbau des Kratzverhaltens, Entspannungs- und Imaginationsmethoden sowie ein soziales Kompetenz-/Kommunikationstraining eingesetzt werden, um problematischen Einflußfaktoren auf die Neurodermitis entgegenzuwirken und die Krankheitsbewältigung zu verbessern. Dieses verhaltensmedizinische Programm erwies sich in einer Therapievergleichsstudie (Ehlers et al., 1995) bezüglich einer Reduktion der Symptomatik als effektiver als dermatologische Routinebehandlung oder alleinige Informationsvermittlung.

Ausgehend von Schulungsprogrammen für Erwachsene, wurden in den letzten Jahren auch Ansätze einer Schulung von Kindern mit Neurodermitis (Skusa-Freeman, Scheewe, Warschburger et al., 1995) oder deren Eltern (Gieler, Köhnlein, Schauer et al., 1992) entwickelt. In einem umfassenden multizentrischen Projekt werden derzeit altersentsprechend strukturierte Schulungsprogramme für Eltern von Kindern (0-8 J.), für Eltern und Kinder (8-12 J.) und für Jugendliche (13-18 J.) untersucht, in denen medizinische und psychologische Inhalte integriert sind (Clausen, Ciesla, Köhnlein et al., 1998; Szczepanski, Diepgen, Brokow & Schewe, 1998; Warschburger, Schmid-Ott, Schon et al., 1998). Die Effektivität dieser Schulungsprogramme, die mit sechs Sitzungen deutlich kürzer sind als Erwachsenenprogramme, noch empirisch überprüft.

Tab. 4: Ablauf eines ambulanten verhaltensmedizinischen Gruppenprogramms für Neurodermitis-Patienten (nach Stangier, Ehlers, & Gieler, 1996)

Sitzung	Kratzen	Interpersonales Verhalten	Entspannung
1	Einführung in das Tagesprotokoll (Kratztagebuch")	Rollenspiel: Selbstsicheres Verhalten	Progressive Muskelentspannung: lange Version
2	Häufige Auslöser von Kratzen	Wiederholung	Wiederholung
3	Auslöser und Folgen des Juckreiz-Kratz-Zirkels	Rollenspiel: Selbstsicher auf Stigmatisierung reagieren	Progressive Muskelentspannung: Kurzversion
4	Einfache Techniken der Selbstkontrolle	Wiederholung	Entspannung auf Hinweisreize
5	Habit-reversal Technik	Problemlösetraining	Wiederholung
6	Katastrophisierende Gedanken bezüglich Juckreiz	Wiederholung	Differentielle Entspannung
7	Positive Selbstinstruktion bezüglich Juckreiz	Direkter Ausdruck positiver Gefühle	Übung zur Wahrnehmung angenehmer Hautempfindungen
8	Auslöser für automatisches Kratzen	Direkter Ausdruck von Wünschen	Wiederholung
9	Anspannung als Auslöser für Kratzen	Wiederholung	Imaginationsübung „Kühle auf der Haut"
10	Verstärkung von Nicht-Kratzen	Direkter Ausdruck negativer Gefühle	Wiederholung
11	Positive Einflüsse auf die Haut	Wiederholung	Wiederholung
12	Rückfallprophylaxe	Aufrechterhaltung der Behandlungseffekte	Fortsetzung der Entspannungsübungen

Tab. 5: Inhalte von Schulungsprogrammen für Kinder/Jugendliche mit Neurodermitis und deren Eltern am Beispiel eines Kurses für Jugendliche (13-18 J.) (nach Clausen et al., 1998)

Sitzung	Medizinische Inhalte	Psychologische Inhalte
1	• Klinisches Bild der Neurodermitis • Physiologie und Pathophysiologie	• Selbstbeobachtungsprotokoll • Strategien im Umgang mit Juckreiz und Kratzen
2	• Allergische Auslöser und deren Vermeidung	• Verhaltensübung: krankheitsbezogene Problemsituationen
3	• Körperpflege und Hygiene • Basispflege • Stufenplan stadiengerechter Hautpflege	• Verhaltensübung: Informationen geben und erfragen
4	• Kortikoide/Immuntherapie • Salben/Eincremen (mit Übungen)	
5	• Nahrungsmittel: Allergologische Diagnostik und Ernährungsberatung (Ökotrophologin/Diätassistentin); Alternativtherapien;	• Körper-/Enspannungsübung
6	• Alltagstransfer und Prävention; Sonstige Themen (z.B. Berufswahl)	• Besprechung: Prophylaxe/Umgang mit Krankheitsschüben

3. Psychische Störungen mit dermatologischen Symptomen

Neben chronischen Hautkranken stellen Patienten mit hautbezogenen Beschwerden, die nicht durch einen dermatologischen Befund erklärt werden können, sondern primär auf psychische Faktoren zurückzuführen sind, ein weitere, große Gruppe dar, bei denen eine verhaltensmedizinische Behandlung erforderlich ist. Hierzu zählen (s. Tab. 1):

a) somatoforme Störungen, die die weitaus häufigste Untergruppe psychisch mitbedingter Störungen darstellen und im folgenden ausführlicher dargestellt werden, und

b) Manipulationen an der Haut oder Haare, die aufgrund der großen Probleme in der medizinisch-psychosozialen Versorgung im Anschluß ebenfalls behandelt werden.

Bei diesen Störungen besteht eine primäre Indikation zu einer qualifizierten verhaltensmedizinischen Behandlung, d.h. eine Behandlungsbedürftigkeit ist mit der Feststellung der psychologischen Diagnose gegeben. Andererseits suchen die Patienten in der Regel eine (organ-)medizinische Behandlung auf, so daß eine enge Kooperation zwischen dermatologischen und verhaltensmedizinischen Behandlern, idealerweise eine integrierte Behandlung im Rahmen von Krankenhäusern bzw. Kliniken, erforderlich ist.

3.1 Somatoforme Störungen mit dermatologischen Symptomen

Die folgenden somatoformen Störungen sind besonders häufig auf dermatologische Symptome bezogen (Wessley, 1990; Stangier & Gieler, 1997):

1. Körperdysmorphe Störung: Beschäftigung mit einem eingebildeten Beeinträchtigung des äußeren Erscheinungsbildes (bzw. übertriebene Beschäftigung mit einem minimalen Defekt);
2. Hypochondrische Störungen: Beschäftigung mit bzw. Angst vor einer ernsten Erkrankung, die auf der Fehlinterpretation von Hautsymptomen beruht;
3. Somatoformer Juckreiz und andere chronische kutane Dysästhesien nichtorganischer Genese: andauernde kutane Mißempfindungen wie somatoformer Juckreiz, Brennen oder Schmerz, einhergehend mit der Überzeugung einer körperlichen Ursache für die Beschwerden.

Während in den ersten beiden Störungsgruppen Angst ein dominierendes Kardinalsymptom darstellt, stehen bei der dritten Gruppe vor allem körperliche Beschwerden im Vordergrund. Bei allen somatoformen Störungen stellen Zwangsgedanken, d.h. eine permanente Beschäftigung mit dem Symptom oder der Krankheit, ein Kardinalsymptom dar, und es finden sich gleichzeitig hohe Komorbiditäten mit depressiven Störungen (Barsky, Wyshak, & Klerman, 1992). Zudem ist die Unterscheidung von wahnhaften Störungen nicht immer eindeutig. Patienten mit Körperdysmorpher Störung oder Hypochondrie sind oftmals nicht in der Lage, ihre Beschwerden als übertrieben oder unbegründet anzusehen (McElroy, Philipps, Keck et al., 1993; Barsky et al., 1992). Auch bei kutanen Dysästhesien gibt es Übergänge zum Dermatozoenwahn und chronischen taktilen Halluzinosen (Munro & Chimara, 1982).

Die Ergebnisse einiger Untersuchungen an ambulanten dermatologischen Patienten weisen darauf hin, daß somatoforme Störungen möglicherweise häufiger vorkommen, als erwartet. Wessley & Lewis (1989) konnten, auf der Grundlage von dermatologischer Untersuchung und psychiatrischen Interviews, bei 4.4% der 173 ambulanten dermatologischen Patienten, keine objektivierbaren Ursachen für die Beschwerden feststellen. Höhere Prävalenzraten fanden Stangier & Gieler (1998): aus einer Stichprobe von 195 ambulanten Patienten einer Universitäts-Hautklinik berichteten sogar insgesamt fast 20% der Patienten dermatologische Beschwerden, die nach fachärztlichem Urteil durch einen organischen Befund nicht ausreichend erklärt werden konnten. Am häufigsten fanden sich Hinweise auf somatoformen Juckreiz (10.3%) und Körperdysmorphe Störung (8.7%).

3.1.1 Körperdysmorphe Störung

Die Körperdysmorphe Störung, vormals „Dysmorphophobie" genannt, stellt im ICD-10 eine Unterkategorie der hypochondrischen Störung dar, die als „anhaltende Beschäftigung mit einer vermuteten Entstellung" definiert wird. Die Beschwerden konzentrieren sich vorwiegend auf Veränderungen des Gesichtes, die subjektiv als entstellend bzw. „häßlich" erlebt werden. Neben der Größe oder Asymmetrie von Körperteilen stehen in der Mehrheit der Fälle die Haut, teilweise auch die Haare, im Vordergrund (Philipps et al., 1993; Veale, Boocock, Gournay et al., 1996). Beispiele sind Besorgnisse über Falten, Flecken, Gefäßzeichnungen, Narben, Komedonen, blasse oder gerötete Gesichtsfarbe, übermäßige Behaarung oder Haarausfall. Nicht immer sind die Beschwerden konkret, mitunter werden sie auch sehr vage beschrieben. Es besteht jedoch die Überzeugung, daß die Anormalität anderen offensichtlich ist. Charakteristisch sind eine ausgedehnte, zumeist ritualisierte Beschäftigung mit dem vermeintlichen Makel, z.B. stundenlange Überprüfung des Defekts vor dem Spiegel, und eine starke Vermeidung von Situationen, in denen der vermeintliche Defekt gesehen werden könnte. Die Beeinträchtigungen im beruflichen und sozialen Leben, die sich bei 40% der Betroffenen in akuter Suizidalität äußert, werden häufig unterschätzt (Phillips, McElroy, Keck et al., 1993).

Die Feststellung der Diagnose ist in der klinischen Praxis eher schwierig, da viele Patienten das tatsächliche Ausmaß ihres Leidens aus Scham und aufgrund der Erwartung von Unverständnis verschweigen. Zum anderen überlappen sich die Symptome teilweise mit denen der Hypochondrie und der Zwangsstörung (Phillips et al., 1995). Ein wichtiger Unterschied zur Zwangsstörung stellt jedoch der ich-syntone Charakter der körperdysmorphen Überzeugungen dar. Andererseits können die Überzeugungen zumindest zeitweise auch wahnhafte Züge annehmen, die ein Zuordnung zu den monosymptomatischen Psychosen im Sinne eines Körperbezogenen Wahnes nahelegen (Phillips & McElroy, 1993). Es besteht auch eine hohe Komorbidität mit anderen psychischen Störungen, insbesondere Depressionen, Sozialer Phobie und der Zwangsstörung (Phillips et al., 1993; Brawman-Mintzer, Lydiard, Phillips et al., 1995; Veale, Boocock, Gournay et al., 1996). Schließlich existieren nur wenige diagnostische Hilfsmittel zur Erfassung spezifischer Aspekte der Störung (Stangier et al., 1999). Vermutlich kommt die Störung in der Gesamtbevölkerung häufiger vor, als bisher angenommen; Schätzungen gehen von einer Prävalenzrate von ca. 1-4 % aus (Rosen, Reiter & Orosan, 1995). Das Verhältnis von Frauen zu Männern (1,3:1) ist leicht erhöht (Phillips et al., 1993).

Diagnostik und Behandlung:
Aufgrund der Dissimulationstendenzen und geringen Einsicht ist eine Verdachtsdiagnose in der Regel zunächst nur aufgrund indirekter Hinweise zu erschließen. Charakteristische Hinweise auf Vorliegen einer körperdysmorphen Störung sind:
- Diskrepanz zwischen Leidensdruck und dermatologischem Befund,
- Forderungen nach überzogenen medizinischen Korrekturmaßnahmen (Operation),

- unkontrollierte Selbstmedikation (Cortison!) und Manipulationen an der Haut,
- exzessives Überprüfen vor dem Spiegel,
- starke Benutzung von Make-up,
- Tragen besonderer Kleidung/Bedeckungen,
- Vermeidung kritischer Situationen oder Aktivitäten,
- Suche nach Rückversicherung bezüglich des eigenen Aussehens.

Die Psychotherapiemotivation der Betroffenen ist durch die Fixierung auf eine körperliche Attribution und eine dysphorisch-depressive Stimmung zumeist sehr gering. Daher schlagen Veale, Gournay, Dryden et al. (1996) eine intensive Motivierungsphase vor, in der ein akzeptables psychologisches Erklärungsmodell für die Therapie vorsichtig eingeführt wird. Zur Exploration von Problemschwerpunkten bietet sich die Adaption der Yale-Brown-Obsessive-Compulsive-Scale (YBOCS) for Body Dysmorphic Disorder dar (deutsche Übersetzung: Stangier et al., 1999).

Kontrollierte Therapiestudien (Gomez-Perez, Marks, & Gutierrez-Fisac, 1994; Rosen et al., 1995; Veale et al., 1996) belegen, daß Exposition und kognitive Umstrukturierung eine wirksame Behandlung darstellen. Die Exposition beinhaltet das Aufsuchen vermiedener Situationen, ohne den vermuteten Makel abzudecken, eine Rückmeldung zum Aussehen einzuholen oder Kontrollrituale durchzuführen. Gleichzeitig soll eine Umlenkung der Aufmerksamkeit, von einer Fokussierung auf eigene Emotionen oder verzerrte visuelle Vorstellungen des „häßlichen Anblicks", nach außen, d.h. auf soziale Situationsaspekte, erreicht werden, um korrigierende Informationen besser aufzunehmen. Die gestufte Exposition ist eingebettet in eine Umstrukturierung der dysfunktionalen Kognitionen. Im Mittelpunkt steht die selektiven Überbetonung des äußerlichen Erscheinungsbildes als Maßstab für die Bewertung der eigenen Person. Veale, Gournay, Dryden et al. (1996) raten von einer direkten Überprüfung irrationaler Gedanken hinsichtlich des Defektes ab, da diese nicht aufgrund von Logik oder Erfahrung, sondern aus emotionalen Kriterien abgeleitet sind. Der Schwerpunkt liegt nicht auf einer Korrektur der verzerrten Selbsteinschätzung, sondern der übermäßigen Bedeutung des Aussehens.

I.S. einer Variante der Exposition schlägt Hünecke vor, das strukturierte Videofeedback (Hünecke, 1993) nicht nur in der Behandlung von Patienten mit entstellenden Hautveränderungen, sondern auch bei Patienten mit Körperdysmorpher Störung einzusetzen. Abzuklären bleibt jedoch, ob der Einsatz von Video bei Patienten mit geringer Krankheitseinsicht und starker Fixierung auf die vermeintliche Entstellung eine Überforderung der Verarbeitungsmöglichkeiten darstellt.

Als kontraindiziert gelten Maßnahmen der kosmetischen Chirurgie oder eine differentielle dermatologische Behandlung, wenn eine ausgeprägte Fixierung auf die vermeintliche Entstellung besteht und gleichzeitig kein Defekt objektivierbar ist (Birtchnell, 1988). Bei sorgfältiger psychologischer Diagnostik kann ggf. jedoch eine blande topische Therapie sinnvoll sein, um die Beziehung zum Patienten aufzubauen und diesen im Rahmen einer psychosomatischen Grundversorgung auf eine gezieltere psychologische Unterstützung vorsichtig vorzubereiten.

3.1.2 Hypochondrische Störungen

Aufgrund ihrer Sichtbarkeit und Vielfalt können Hautsymptome besonders geeignet sein, Krankheitsängste und -überzeugungen auszulösen. Der Inhalt der Hypochondrien hängt dabei sehr stark von kulturellen und gesellschaftlichen Bedingungen ab. Die jahrhundertealte Assoziation von Hautsymptomen und infektiösen, lebensbedrohlichen Geschlechtskrankheiten stellte in der Vergangenheit ein Ursache für die Entwicklung von diesbezüglichen Ängsten („Syphilophobie") dar. In den letzten Jahren entwickelte sich die Infektion mit dem HIV-Virus zu einer der besonders bedrohlichen gesundheitlichen Gefahren, zumal sich Frühanzeichen einer HIV-Infektion auch in Hautrötungen, Blasen, Juckreiz und anderen dermatologischen Symptomen äußern können.

Viele Personen entwickeln jedoch trotz negativer Testresultate eine dauerhafte, phobische Angst vor HIV-Infektionen („AIDS-Phobie") oder die Überzeugung, infiziert zu sein (Scragg, 1995). Bei fixierten Krankheitsüberzeugung werden HIV-Tests vermieden, während Krankheitsphobien eher mit einer Suche nach Rückversicherung verbunden sind (Warwick & Salkovskis, 1990): die Patienten suchen typischerweise wiederholt Tests, Informationen, und vermeiden riskante sexuelle Beziehungen oder sexuelle Beziehungen überhaupt. Daneben bestehen exzessive, zwanghafte Gedanken an die Infektion und die eigene Schuld.

Eine andere wichtige, populär gewordene Krankheitsform stellen Allergien dar, deren drastische Ausbreitung in den letzten Jahren in den Medien ausführlich dargestellt wurde. Jedoch gibt es häufig Patienten, die der festen Überzeugung sind, allergisch auf eine Substanz (z.B. Nahrungsmittel oder chemische Substanzen in der Umgebung) zu reagieren, diese sich jedoch nicht nachweisen läßt (Brodsky, 1983). Parallelen bestehen auch zum „multiple chemical sensitivities syndrome", bei dem neben den umstrittenen Umweltfaktoren auch psychiatrische Störungen eine wichtige Rolle spielen (Gieler, Bullinger, Behrendt et al., 1998). Schließlich können hypochondrische Ängste auch auf die Entwicklung von Hautkrebs („Melanophobie)" oder den Befall mit Parasiten („Parasitophobie") bezogen sein (Koblenzer, 1993).

Diagnostik und Behandlung:
Die Intensität hypochondrischer Überzeugungen läßt sich am besten durch den Whitley-Index (deutsche Fassung s. Rief & Hiller, 1992) erfassen. Therapiebezogene Informationen lassen sich aus systematischer Selbstbeobachtung ableiten, die Aufzeichnungen von körperlichen Symptomen, Gedanken, Stimmung, Medikamenteneinnahme, Aktivitäten und vorangegangene Ereignisse beziehen (Salkovskis, 1989, S. 248f.). Im allgemeinen haben sich kognitiv-behaviorale Therapien als wirksam erwiesen, die auf eine Veränderung der erhöhten Selbstaufmerksamkeit und Exposition gegenüber angstauslösenden Stimuli abzielen (Warwick et al., 1996). In der Behandlung von AIDS-Phobien wurden folgende Behandlungsprinzipien (Logsdail et al., 1991; Scragg, 1995) verwendet:
* kognitive Umstrukturierung von Fehlinterpretationen körperlicher Symptome und zugrundeliegender dysfunktionaler Überzeugungen

- Verhaltensexperimente zur Überprüfung der Symptomauslösung durch Selbstaufmerksamkeit
- gestufte Exposition gegenüber vermiedenen krankheitsbezogenen Situationen
- Unterbrechung von dysfunktionalen Verhaltensweisen (Überprüfung von Körpersymptomen und Suche nach Rückversicherung)
- Vermittlung von Informationen bezüglich Symptome und medizinischer Behandlungsansätze.

Ein ähnliches Vorgehen wurde auch von Guglielmi et al. (1994) bei Patienten mit „multiple chemical sensitivities syndrome" gewählt, der Exposition mit kognitiver Umstrukturierung zum Abbau von Vermeidungsverhalten in angstauslösenden Situationen verwendete.

3.1.3 Somatoformer Juckreiz und kutane Dysästhesien

Somatoforme Störungen können sich auch auf dermatologische Beschwerden beziehen, vor allem Juckreiz (ICD-10: Andere somatoforme Störung, F45.8) oder anderen undifferenzierten Mißempfindungen wie z.B. Brennen (Somatoforme autonome Funktionsstörung, F45.38). Stangier & Gieler (1998) fanden, daß ein hoher Anteil einer Stichprobe ambulanter dermatologischer Patienten somatoformen Juckreiz (10.3 %), kutane Schmerzen (7.7%) und Brennen (7.7%) aufwiesen. Voraussetzung für die Diagnosestellung ist der Ausschluß einer organischen Ursache. Die Differentialdiagnose zu somatischen Krankheiten wird jedoch erschwert, da Juckreiz bei einer Vielzahl dermatologischer, internistischer, neurologischer und anderer Erkrankungen ein Leitsymptom darstellt und diese Erkrankungen nicht immer leicht diagnostizierbar sind (Bernhard, 1994). Vermutlich stellen daher die festgestellten Prävalenzen eine Überschätzung dar. Zu beachten ist jedoch auch, daß die Feststellung somatischer Faktoren per se nicht die Diagnose einer somatoformen Störung (und vice versa) ausschließt.
Die Differenzierung von solchen somatoformen Beschwerden und Hypochondrien ist nicht immer leicht. Mißempfindungen treten selten losgelöst von Überzeugungen bezüglich einer zugrundeliegenden Krankheit auf. Man muß daher von einem Spektrum ausgehen, daß von überwiegend kognitiven Symptomen einer hypochondrischen Beschäftigung mit einer Krankheit und überwiegend somatischen Symptomen einer undifferenzierten somatoformen Störung ausgehen.
Die zugrundeliegenden Mechanismen sind, trotz der engen Analogien zum Schmerz noch wenig erforscht. Laborstudien (Arnetz und Fjellner, 1985) als auch klinische Untersuchungen mit dermatologischen Patienten (Gupta et al., 1988; Sheehan-Dare et al., 1994; Gupta et al., 1994) weisen darauf hin, daß intensiver Juckreiz mit erhöhter Depressivität einhergeht. Allerdings wird intensiver Juckreiz als hochgradig aversiv erlebt und stellt auf Dauer selbst eine psychische Belastung dar, so daß die Gefahr von zirkulären Schlußfolgerungen besteht: z.B. können somatoforme Symptome die sekundäre Folge einer depressiven Störung darstellen, gleichzeitig können depressive Symptome aber auch die

Folge einer gravierenden Beeinträchtigung des Wohlbefindens sein (Stangier & Gieler, 1997).

Die zentralnervöse Verarbeitung von Juckreiz ist, ähnlich wie beim Schmerz, auch von emotionalen und kognitiven Faktoren abhängig: Aufmerksamkeitszuwendung und subjektive Kontrollierbarkeit (Hermanns & Scholz, 1992) können Juckreiz auslösen bzw. aggravieren, und tierexperimentelle Studien belegen, daß die Histamin-Ausschüttung als einem zugrundeliegenden biochemischen Prozeß auch klassisch konditionierbar sind (MacQueen, Marshall, Perdue, Shepard & Bienenstock, 1989).

Diagnostik und Behandlung:
Grundlage der Diagnostik ist die Identifizierung von Ereignissen und problematischen Reaktionen, die mit Symptomfluktuationen einhergehen, in Selbstbeobachtungsprotokollen. Daneben kann der SCL-90 eingesetzt werden, um Symptome von Somatisierung, Angst und Depression zu erfassen.

Während Diagnostik und Behandlung hypochondrischer Störungen der von Angststörungen ähnelt, orientiert sich die Strategie bei Überwiegen körperlicher Symptome eher an dem Konzept der Krankheitsbewältigung und dem Vorgehen bei psychosomatischen Faktoren. Aufgrund oftmals nicht ganz auszuschließender organischer Faktoren und der starken Fixierung auf somatische Symptome und Behandlungsansätze sollte ein multifaktorielles Erklärungsmodell als Ausgangspunkt der Behandlung bevorzugt werden (Hiller & Rief, 1997). Die Maßnahmen sollten auf eine Verbesserung der Bewältigung von Symptomen und auslösender Ereignisse abzielen, wie oben zu organisch begründeten Hautkrankheiten dargestellt.

3.2 Artifizielle Störungen

Die Haut ist Manipulationen unmittelbar zugänglich. Im Hinblick auf die zugrundeliegenden Auslöser können drei Arten von Manipulationen unterschieden werden: Kratzen als reflexartige Reaktion auf Juckreiz als einem primär physiologischen Stimulus; Simulation zum Erzielen äußerer Vorteile (z.B. sozialer Absicherung); und artifizielle Störungen vor dem Hintergrund verschiedener psychopathologischer Störungen (Gieler, 1994). Innerhalb der letztgenannten Gruppe der artifiziellen Störungen lassen sich zwei Gruppen dermatologischer Störungen differenzieren, die unterschiedlichen psychiatrischen Störungsbilder zugeordnet werden können (Gupta et al., 1987; Koblenzer, 1987):
1. Paraartefakte wie Trichotillomanie und neurotische Exkoriationen; diese Manipulationen, die auf eine Spannungsreduktion abzielen, werden aufgrund des repetitiven, ritualisierten Ablaufs eher dem Zwangsspektrum zugeordnet (Stein & Hollander, 1992).
2. Kutane Artefakte (Dermatitis artefacta), die zu den chronisch vorgetäuschten Störungen mit körperlichen Störungen gezählt werden; die primäre Motivation ist das Streben nach einer Patientenrolle und damit eher intrapsychischer Natur.

Die Prävalenzraten liegen mit einem Anteil von 2 % bzw. 1% der dermatologischen Patienten (Gupta et al., 1987) relativ niedrig. Angesichts der hohen Kosten und des geringen Nutzens einer alleinigen dermatologischen Behandlung sowie der hohen Komorbiditäten mit psychischen Störungen besteht jedoch ein großer Bedarf an einer verbesserten diagnostischen und psychotherapeutischen Versorgung. In der Literatur werden diesen beiden Störungsgruppen unterschiedliche emotionale Auslöser zugeordnet: während bei den Paraartefakten aggressive Impulse, diffuse Angst und Depression eine Rolle spielen, wird die dermatitis artefacta häufig in einem dissoziativen Zustand hervorgerufen. Zumeist ist dermatitis artefacta mit schweren psychischen Störungen, insbesondere Borderline-Persönlichkeitsstörungen, verbunden (Koblenzer, 1987).

Die Behandlung von Paraartefakten weist einige Parallelen zu den Ansätzen bei Kratzen auf und zielt vor allem auf die Verbesserung der Fähigkeit zur Selbstkontrolle ab. Grundlage ist die Identifizierung auslösender Bedingungen des selbstschädigenden Verhaltens durch Selbstbeobachtung (Welkowitz, Held & Held, 1989). Die habit-reversal Technik hat sich als eine erfolgreiche Methode sowohl bei Trichotillomanie (Friman, Finney, & Christophersen, 1984) als auch neurotische Exkoriationen (Welkowitz et al., 1989) erwiesen. Darüber hinaus erscheint es sinnvoll, auch Prinzipien aus der Behandlung von Zwangsstörungen zu übertragen.

Kutane Artefakte beinhalten die Vortäuschung einer dermatologischen Krankheit durch eine Schädigung der Haut mit Chemikalien oder aufgrund mechanischer oder physikalischer Manipulationen (Verbrennungen, Abszesse, Ödeme, Sepsis). Die Feststellung einer Selbstverursachung ist für den Dermatologen in der Regel aufgrund der klinischen Symptomatik relativ unschwer zu treffen (Gieler, 1994). Die eigene willkürliche Kontrolle über das Symptom kann bewußt oder dissoziativ sein, wird aber anderen Personen gegenüber verheimlicht, um eine somatische Genese vorzutäuschen (Sneddon & Sneddon, 1975). Häufig finden sich in der Vorgeschichte wiederholt medizinische Behandlungsversuche an unterschiedlichen Krankenhäusern, die aufgrund von direkter Konfrontation mit der Selbstverursachung meist in dem Abbruch der Beziehung zum Arzt enden.

In psychopathologischer Hinsicht können Artefakte auf unterschiedliche Störungen zurückgeführt werden, einschließlich Psychosen, Traumatisierungen (sexueller Mißbrauch) und Psychosen. Am häufigsten finden sich aber vor allem schwere Borderline-Persönlichkeitsstörungen, begleitet von Suizidalität und Depersonalisationssymptomen (Koblenzer, 1987). Aufgrund großer Defizite in der Bewältigung von intrapsychischen und interpersonalen Problemen kann eine Stabilisierung nur durch Hervorrufen von körperlichen Symptomen und der Unterstützung durch das medizinische Versorgungssystem erreicht werden.

Im Vordergrund der Behandlung steht die Herstellung einer vertrauensvollen Beziehung und die Entlastung von aktuellen bedrohlichen Anforderungen. Wegen der massiven Verleugnung der Selbstverursachung und mangelnder Akzeptanz psychologischer Aspekte setzt die Behandlung nicht an dem selbstdestruktiven Verhalten, sondern an den basalen psychischen und sozialen Fähigkeiten an (Linehan, 1990, Beck & Freeman, 1990). Im Rahmen der stationären Behandlung ist es zusätzlich möglich, operante Methoden gezielt einzusetzen.

Favell u.a. (1982) empfehlen, die positive Verstärkung von selbstdestruktivem Verhalten durch Aufmerksamkeit sowie deren negative Verstärkung, infolge der Vermeidung von Anforderungen abzubauen. Gleichzeitig sollen Verhaltensweisen, die mit Selbstschädigung inkompatibel sind (z.B. Entspannung), wie auch sozial angemessene Interaktionen mit der Umwelt durch positive Verstärkung aufgebaut werden.

4. Schlußfolgerungen für die verhaltensmedizinische Versorgung

Trotz einiger vielversprechender Ansätze in der Versorgung von Neurodermitis-Patienten ist die Verfügbarkeit verhaltensmedizinischer Behandlungsmöglichkeiten für dermatologische Patienten auch noch zehn Jahre nach einer ersten kritischen Bestandsaufnahme (Schubert & Bahmer, 1989) insgesamt noch als absolut unzureichend einzuschätzen.

Im Bereich der stationären Rehabilitation ist zwar bei den zahlreichen Fachkliniken, die sich vorwiegend auf Klima- und Photosole-Therapie spezialisiert haben, ein Trend zu einem zusätzlichen Angebot für psychologische Beratungsgespräche festzustellen. Jedoch verfügen nur wenige Einrichtungen über elaborierte verhaltensmedizinische Behandlungskonzepte; hierzu zählen einige wenige Fachkliniken für Dermatologie/Allergologie (u.a. Pfronten) und Psychosomatische Fachkliniken (u.a. Prien).

In der ambulanten Rehabilitation bestehen vorwiegend nur an einigen spezialisierten (zumeist universitären) Hautkliniken (Freiburg, Göttingen, Gießen, Frankfurt) psychosomatische Sprechstunden, die eine kontinuierliche Betreuung der Patienten aufrechterhalten. Leider hat sich das Modell dermatologischer Tageskliniken, die eine Integration multidisziplinärer Behandlungsansätze in die ambulante Versorgung begünstigen, nicht durchgesetzt.

Für die zukünftige Entwicklung wäre der Aufbau von dermatologischen Schwerpunktpraxen wünschenswert, in denen die Qualifikation zur psychosomatischen Grundversorgung vorhanden ist und die mit niedergelassenen Psychotherapeuten mit dem Schwerpunkt Verhaltenstherapie eng kooperieren. Diese sollten sich nicht nur auf die Versorgung von Neurodermitis-Patienten konzentrieren, sondern auch auf das breite Spektrum an psychosomatischen Problemen vorbereitet sein, das in der dermatologischen Versorgung vorhanden ist (Niemeier, Kupfer, Köhnlein et al., 1996).

Literatur

Arnetz, B. & Fjellner, B.B. (1985). Psychological predictors of pruritus during mental stress. Acta Dermatologica et Venereologica, 65, 504-508.
Barsky, A.J. & Wyshak, G. (1992). Hypochondriasis and somatosensory amplification. British Journal of Psychiatry, 157, 404-409.

Barsky, A.J., Wyshak, G. & Klerman, G.L. (1992). Psychiatric comorbidity in DSM-III-R hypochondriasis. Archives of General Psychiatry, 49, 101-108.

Baumann, U. & v. Wedel, B. (1981). Stellenwert der Indikationsfrage im Psychotherapiebereich. In: U. Baumann (Hrsg.) Indikation zur Psychotherapie. Urban & Schwarzenberg: München.

Beck, A.T. & Freeman, A. (Eds.) (1990). Cognitive Therapy of Personality Disorders. New York: Guilford Press.

Bernhard, J.D (1994). Itch. Mechanisms and management of pruritus. New York: McGraw-Hill.

Birtchnell, S. (1988). Dysmorphophobia - a centenary discussion. British Journal of Psychiatry, 153 (suppl. 2), 41-43.

Bosse, K., Fassheber, P., Hünecke, P., Teichmann, A.T. & Zauner, J. (1976). Zur sozialen Situation der Hautkranken als Phänomen der interpersonellen Wahrnehmung. In: K. Bosse & P. Hünecke (Hrsg.) Psychodynamik und Soziodynamik bei Hautkranken (S. 85-92). Göttingen: Vandenhoek & Ruprecht.

Braun-Falco, O., Plewig, G. & Wolff, H.H. (1996). Dermatologie und Venerologie (4. Auflage). Berlin: Springer.

Brawman-Mintzer, O., Lydiard, R.B. & Phillips, K.A. et al. (1995). Body dysmorphic disorder in patients with anxiety disorders and major depression: a comorbidity study. American Journal of Psychiatry, 152, 1665-1667.

Bremer-Schulte, M.A., Cormane, R.H., Van Dijk, E. & Wuite, J. (1985) Gruppenbehandlung der Psoriasis nach der Duo-Formel. Der Hautarzt, 36, 617-621.

Brodsky, C.M. (1983). "Allergic to everything". A medical subculture. Psychosomatics, 24, 731-42.

Buhk, H. & Muthny, F.A. 81997). Psychophysiologische und psychoneuroimmunologische Ergebnisse zur Neurodermitis. Der Hautarzt, 48, 5-11.

Buske-Kirschbaum, A., Jobst, S., Wustmans, A., Kirschbaum, C., Rauh, W. & Hellhammer, D. (1997). Attenuated free cortisol response to psychosocial stress in children with atopic dermatitis. Psychosomatic Medicine, 59, 419-426.

Clark, D.M. & Wells, A. (1995). A cognitive model of social phobia. In: R.G. Heimberg, M. Liebowitz, D. Hope & F. Schneier (Eds.) Social phobia: Diagnosis, assessment, and treatment (pp. 69-93). New York: Guilford Press.

Clausen, K., Ciesla, R. & Köhnlein, B. et al. (1998). Methodik und Didaktik der Neurodermitisschulung. Prävention und Rehabilitation, 4, 198-202.

Cohen, F. & Lazarus, R.S. (1979). Coping with the stresses of illness. In: G.C. Stone, N.E. Adler & F. Cohen (Eds.) Health psychology (pp. 217-254). San Francisco, CA: Jossey-Bass.

Cole, W.C., Roth, H.L. & Sachs, L.B. (1988). Group psychotherapy as an aid in the medical treatment of eczema. Journal of the American Academy of Dermatology, 18, 286-291.

Devins, G.M. & Binik, Y.M. (1996). Faciliating coping with chronic physical illness. In: M. Zeidner & N.S. Endler (Eds.) Handbook of coping. Theory, research, applications (pp. 640-696). New York: Wiley.

Drob, S., Bernard, H., Lifshutz, H. & Nierenberg, A. (1986). Brief group psychotherapy for herpes patients: a preliminary study. Behavior Therapy, 17, 229-238.

Ehlers, A., Osen, A., Wenninger, K. & Gieler, U. (1994). Atopic dermatitis and stress: The possible role of negative communication with significant others. International Journal of Behavioral Medicine, 1, 107-121.

Ehlers, A., Stangier, U. & Gieler, U. (1995). Treatment of atopic dermatitis. A comparison of psychological and dermatological approaches to relapse prevention. Journal of Consulting and Clinical Psychology, 63, 624-635.

Ehlers, A., Stangier, U., Dohn, D. & Gieler, U. (1993). Kognitive Faktoren beim Juckreiz: Entwicklung und Validierung eines Fragebogens. Verhaltenstherapie, 3, 112-119.

Farber, E.M. & Nall, L. (1993). Psoriasis: A stress-related disease. Cutis, 5, 322-329.

Favell, J.E., Azrin, N.H., Baumeister, A.A., Carr, E.G., Dorsey, M.F:, Forhand, R., Foxx, R.M., Lovaas, O.I., Rincover, A., Risley, T.R., Romanczyk, R.G., Russo, D.C., Schroeder, S.R. & Solnick, J.V. (1982). The treatment of self-injurious behavior. Behavior Therapy, 13, 529-554.

Fawzy, F.I., Cousins, N., Fawzy, N.W., Kemeny, M.E., Elashoff, R. & Morton, D.L. (1990). A structured psychiatric intervention for cancer patients: 1. Changes over time in methods of coping and affective disturbance. Archives of General Psychiatry, 47, 720-725.

Fawzy, F.I., Fawzy, N.W., Hyun, C.S., Elashoff, R., Guthrie, D., Fahey, J.L. & Morton, D.L. (1993). Malignant melanoma: Effects of an early structured psychiatric intervention, coping, and affective state on recurrence and survival 6 years later. Archives of General Psychiatry, 50, 681-689.

Fiegenbaum, W. (1981). A social training programm for clients with facial disfigurations: a contribution to the rehabilitation of cancer patients. Journal of Rehabilitation Research, 4, 501-509.

Folkman, S., Chesney, M., Mckusick, L., Ironson, G., Johnson, D.S. & Coates, T.J. (1991). Translating coping theory into an intervention. In: J. Eckenrode (Ed.) The social context of coping (pp. 239-260). New York: Plenum Press.

Friman, P.C., Finney, J.W. & Christophersen, E.R. (1984). Behavioral treatment of trichotillomania: An evaluative review. Behavior Therapy, 15, 249-265.

Fritsch, P. (1998). Dermatologie und Venerologie. Berlin: Springer.

Gieler, U. (1994). Factitious Disease in the Field of Dermatology. Psychotherapy and Psychosomatics, 62, 48-55.

Gieler, U., Bullinger, M. & Behrendt, H. et al. (1998). Therapeutische Aspekte des Multiple Chemical Sensitivity Syndroms. Umweltmedizin in Forschung und Praxis, 3, 3-10.

Gieler, U., Köhnlein, B., Schauer, U., Freiling, G. & Stangier, U. (1992). Eltern-Beratung bei Kindern mit atopischer Dermatitis. Der Hautarzt, suppl. XI, 43, 37-422.

Gieler, U., Stangier, U. & Ernst, R. (1987). Psychosomatische Behandlungsansätze im Rahmen der klinischen Therapie von Hautkrankheiten. Praxis der Verhaltensmedizin und Rehabilitation, 1, 50-54.

Gil, K.M., Keefe, F.J. & Sampson, H.A. et al. (1988). Direct observation of scratching behavior in children with atopic dermatitis. Behavior Therapy, 19, 213-227.

Ginsburg, I. & Link, B. (1989). Feelings of stigmatization in patients with psoriasis. Journal of the American Acadademy of Dermatology, 20, 53-63.

Ginsburg, I.H. (1995). Psychological and psychophysiological aspects of psoriasis. Dermatologic Clinics, 13, 793-804.

Gomez-Perez, J.-C., Marks, I.-M. & Gutierrez-Fisac, J.-L. (1994). Dysmorphophobia: Clinical features and outcome with behavior therapy. European Psychiatry, 9, 229-235.

Grawe, K., Donati, R. & Bernauer, F. (1994): Psychotherapie im Wandel. Göttingen: Hogrefe.

Gray, S.G. & Lawlis, G.F. (1982). A case study of pruritic eczema treated by relaxation and imagery. Psychological Reports, 51, 627-633.

Guglielmi, R.S., Cox, D.J. & Spyker, D.A. (1994). Behavioral treatment of phobic avoidance in multiple chemical sensitivity. Journal of Behaviour Therapy and Experimental Psychiatry, 25, 197-203.

Gupta, M.A., Gupta, A.K., Schork, N.J. & Ellis, C.N. (1994). Depression modulates pruritus perception: a study of pruritus in psoriasis, atopic dermatitis, and chronic idiopathic urticaria. Psychosomatic Medicine, 56, 36-40.

Gupta, M.A., Gupta, M.A. & Habertman, H.F. (1987). Psorasis and psychiatry: An update. General Hospital Psychiatry 1987, 9, 157-166.

Gupta, M.A., Gupta, M.K., Kirkby, S., Weiner, H.K., Mace, T.M., Schorck, N.J., Johnson, E.H., Ellis, C.N. & Vorhees, J.J. (1988). Pruritus in psoriasis: a prospective study of some psychiatric and dermatologic correlates. Archives of Dermatology, 124, 1052-1057.

Hahlweg, K., Schindler, L. & Revensdorf, D. (1998). Partnerschaftsprobleme - Diagnose und Therapie. Berlin: Springer, 2. Auflage.

Hermanns, N. & Scholz, O.B. (1992). Kognitive Einflüsse auf einen histamininduzierten Juckreiz, Quaddelbildung bei der atopischen Dermatitis. Verhaltensmodifikation und Verhaltensmedizin, 13, 171-194.

Hiller, W. & Rief, W. (1997). Was sind somatoforme Störungen? Diagnosen, Modelle und Instrumente. Psychotherapie in Psychiatrie, Psychotherapeutischer Medizin und Klinischer Psychologie, 2, 61-70.

Hughes, H., Brown, B.W., Lawlis, G.F. & Fulton, J.E. (1983). Treatment of acne vulgaris by biofeedback, relaxation and cognitive imagery. Psychosomatic Research, 27, 185-191.

Hughes, J., Barraclough, B., Hamblin, L. & White, J.E. (1983). Psychiatric symptoms in dermatology patients. British Journal of Psychiatry, 143, 51-54.

Hünecke, P. & Krüger, C. (1996). "Warum kratzt sich mein Kind?" - Ursachenverständnis von Müttern und dessen Konsequenzen. Zeitschrift für Haut- und Geschlechtskrankheiten, 71, 31-39.

Hünecke, P. (1993). Entstellungsgefühle und strukturiertes Video-Feedback - Orientierende Befunde und Überlegungen für einen neuen psychotherapeutischen Ansatz. In: U. Gieler, U. Stangier & E. Brähler (Hrsg.) Hauterkrankungen in psychologischer Sicht. Jahrbuch der medizinischen Psychologie (Bd. 9) (S. 81-92). Göttingen: Hogrefe.

Jowett, S. & Ryan, T. (1985). Skin disease and handicap: an analysis of the impact of skin conditions. Social Science and Medicine, 20, 425-429.

Kaschel, R., Miltner, H., Egenrieder, H. & Lischka, G. (1990). Verhaltenstherapie bei atopischem Ekzem: Ein Trainingsprogramm für ambulante und stationäre Patienten. Aktuelle Dermatologie, 15, 275-280.

Koblenzer, C.S. (1987). Psychocutaneous Disease. New York: Grune & Stratton.

Koblenzer, C.S. (1993). Psychological aspects of skin disease. In: J.B. Fitzpatrick, A.Z. Eisen, K. Wolff, I.M. Freddberg & K.F. Austen (Eds.) Dermatology in general medicine, 4th edition (pp. 14-26). New York: Mc Graw-Hill.

Koo, J.Y.M., Shellow, W.V.R., Hallman, C.P. & Edwards, J.E. (1994). Alopecia areata and increased pevalence of psychiatric disorders. International Journal of Dermatology, 33, 849-850.

Langfeldt, H.P. (1995). Sind Mütter von Kindern mit Neurodermitis psychisch auffällig? Hautarzt, 46, 615-619.

Liberman, R.P., King, L.W., DeRisi, W.J. & McCann, M. (1975). Personal effectiveness. Campaign: Research Press.

Linehan, M.M. (1990). Cognitive-behavioral treatment of borderline personality disorder. New York: Guilford Press.

Logsdail, S., Lovell, K., Warwick, H. & Marks, I. (1991). Behavioural treatment of AIDS-focused illness phobia. British Journal of Psychiatry, 159, 422-425.

Longo, D., Clum, G. & Yaeger, N.J. (1988). Psychosocial treatment for recurrent genital herpes. Journal of Consulting and Clinical Psychology, 56, 61-66.

MacQueen, G., Marshall, J., Perdue, M., Shepard, S. & Bienenstock, J. (1989). Pavlovian conditioning of rat mucuosal mast cells to secrete rat mast cell proteases II. Science, 242, 83-85.

McElroy, S.L., Phillips, K.A., Keck, P.E., Hudson, J.I. & Pope, H.G. (1993). Body dysmorphic disorder: Does it have a psychotic subtype? Journal of Clinical Psychiatry, 54, 389-395.

Melin, L., Frederiksen, T., Noren, P. & Swebilius, C.B. (1986). Behavioral treatment of scratching in patients with atopic dermatitis. British Journal of Dermatology, 115, 467-474.

Meyer, A. E. (1994). Über die Wirksamkeit psychoanalytischer Therapie bei psychosomatischen Störungen. Psychotherapeut, 39, 298-308.

Munro, A. & Chimara, J. (1982). Monosymptomatic hypochondriacal psychosis: a diagnostic checklist based on 50 cases of the disorder. Canadian Journal of Psychiatry, 27, 374-376.

Niebel, G. (1995). Verhaltensmedizin der chronischen Hautkrankheit. Bern: Huber Verlag.

Niemeier, V., Kupfer, H., Köhnlein, B., Schill, W.-B. & Gieler, U. (1996). Der psychosomatische Therapieansatz in der Dermatologie (The psychosomatic treatment approach in dermatology). Zeitschrift für Hautkrankheiten, 12, 902-907.

Öst, L.G. (1987). Applied relaxation: description of a coping technique and review of controlled studies. Behaviour Research and Therapy, 25, 397-410.

Parcel, G.S., Barlett, E.E. & Bruhn, J.G. (1986). The role of health education in self-management. In: K.A. Holroyd & T.L. Creer (Eds.) Self-management of chronic disease (pp. 206-231). Orlando, FL: Academic.

Petermann, F. (1997). Patientenschulung und Patientenveratung - Ziele, Grundlagen und Perspektiven. In: F. Petermann (Hrsg.) Patientenschulung und Patientenveratung (S. 3-22). Göttingen: Hogrefe Verlag (2. Auflage).

Philipps, K.A., McElroy, S.L., Keck, P.E., Pope, H.G. & Hudson, J.I. (1993). Body Dysmorphic Disorder: 30 Cases of Imagined Ugliness. American Jounal of Psychiatry, 150, 302-308.

Phillips, K.A.& McElroy, S.L. (1993). Insight, overvalued ideation, and delusional thinking in body dysmorphic disorder: Theoretical and treatment implications. Journal of Nervous and Mental Diseases, 181, 699-702.

Phillips, K.A., McElroy, S.L., Hudson, J.I. & Pope, H.G. (1995). Body dysmorphic disorder: An obsessive-compulsive spectrum disorder, a form of affective spectrum disorder, or both? Journal of Clinical Psychiatry, 56 (suppl. 4), 41-51.

Porter, J.R., Hill-Beuf, A.H., Lerner, A.B. & Nordlund, J. (1987). Psychosocial effect of vitiligo: A comparison of vitiligo patients with „normal" control subjects, with psoriasis patients and with patients with other pigmentary disorders. Journal of the American Academy of Dermatology, 15, 220-224.

Price, L., Mottahedin, I. & Mayo, P.R. (1991). Can psychotherapy help patients with psoriasis? Clinical and Experimental Dermatology, 16, 114-117.

Prochaska, J.O., DiClemente, C.C. & Norcross, J.C. (1992): In Search of How People Change. Applications to Addictive Behaviors. American Psychologist, 47, 1002-1114.

Ratliff, R.G. & Stein, N.H. (1968). Treatment of neurodermatitis by behaviour therapy: a case study. Behavior Research and Therapy, 6, 397-399.

Rief, W. & Hiller, W. (1992). Somatoforme Störungen. Bern: Huber Verlag.

Ring, J. (1993). Atopic diseases and mediators. International Archives of Allergy and Immunology, 101, 305-307.

Ring, J., Palos, E. & Zimmermann, F. (1986). Psychosomatische Aspekte der Eltern-Kind-Beziehung bei atopischem Ekzem im Kindesalter. I. Psychodiagnostische Testverfahren bei Eltern und Kindern und Vergleich mit somatischen Befunden. Der Hautarzt, 37, 560-567.

Roback, H.B., Kirshner, H. & Roback, E. (1981). Physical self-concept changes in a mildly, facially disfigured neurofibromatosis patient following communication skill training. International Journal of Psychiatry in Medicine, 11, 237-143.

Rosen, J.C., Reiter, J. & Orosan, P. (1995). Cognitive-behavioral body image therapy for body dysmorphic disorder. Journal of Consulting and Clinical Psychology, 64, 263-269.

Rosenbaum, M.S. & Ayllon, T. (1981). The behavioral treatment of neurodermatitis through habit-reversal. Behaviour Research and Therapy, 19, 313-318.

Salkovskis, P.M. (1989). Somatic problems. In: K. Hawton, P.M. Salkovskis, J. Kirk & D.M. Clark (Eds.) Cognitive behaviour therapy for psychiatric problems (pp. 235-276). Oxford, U.K.: Oxford University Press.

Schmid-Ott, G., Jacobs, R. & Jaeger, B. et al. (1998). Stress-induced endocrine and immunological changes in psoriasis patients and healthy controls: An explorative study. Psychotherapy and Psychosomatics, 67, 37-42

Schmid-Ott, G., Jaeger, B. & Kuensebeck, H.W. et al. (1998). Entwicklung des „Fragebogens zum Erleben von Hautbeschwerden" (FEH): Faktorenanalyse und Untersuchung von Prädiktoren für das Krankheitserleben von Psoriasis-Patienten. Zeitschrift für Klinische Psychologie, Psychiatrie und Psychotherapie (im Druck).

Schneider, S. & Margraf, M. (1995). Fragebogen, Ratingskalen und Tagebücher für die verhaltenstherapeutische Praxis. In: J. Margraf (Hrsg.) Lehrbuch der Verhaltenstherapie, Band 1 (S. 189-200). Berlin: Springer Verlag.

Schneider, W., Beisenherz, B., Wendt, V. & Stangier, U. (1993): Krankheitserleben und Behandlungserwartungen bei Patienten mit Neurodermitis, Psoriasis und Urtikaria. In: Hauterkrankungen in psychologischer Sicht. In: U. Gieler, U. Stangier & E. Brähler (Hrsg.) Jahrbuch der medizinischen Psychologie (Bd. 9) (S. 103-114). Göttingen: Hogrefe.

Scholz, O.B. (1995). Laborstudien zur belastungsbedingten Reaktivität bei Hauterkrankungen. Verhaltensmodifikation und Verhaltensmedizin, 16, 337-351.

Schubert, H.-J. & Bahmer, F. (1989). Stellenwert und Berücksichtigung klinisch-psychologischer Erkenntnisse in der Dermatologie. Aktuelle Dermatologie, 15, 69-72.

Schulte, D. (1993). Wie soll Therapieerfolg gemessen werden? Zeitschrift für Klinische Psychologie, 22, 374-393.

Scragg, P. (1995). A critical analysis of morbid fear of HIV/AIDS. Clinical Psychology and Psychotherapy, 2, 278-284.

Sheehan-Dare, R.A., Henderson, M.J. & Cotteril, J.A. (1990). Anxiety and depression in patients with chronic urticaria and generalized pruritus. British Journal of Dermatollogy, 123, 769-774.

Skusa-Freeman, B., Scheewe, S., Warschburger, P., Wilke, K. & Petermann, U. (1995). Patientenschulung mit neurodermitiskranken Kindern und Jugendlichen: Konzeption und Materialien. In: F. Petermann (Hrsg.) Asthma und Allergie (S. 327-367). Göttingen: Hogrefe.

Sneddon, I. & Sneddon, J. (1975). Self-inflicted injury: A follow-up study of 43 patients. British Medical Journal, 3, 527-530.

Spitz, R.A. (1954). Die entstehung der ersten Objektbeziehungen. Stuttgart: Klett.

Stangier, U. (1994). Verhaltenstherapeutische Aspekte in der Behandlung von Hautkrankheiten. In: M. Zielke & J. Sturm (Hrsg.) Handbuch Stationäre Verhaltenstherapie. (S. 686-706). Weinheim: Beltz.

Stangier, U. (1995). Feldstudien zur belastungsbedingte Reaktivität von Hautkrankheiten: Eine methodenkritische Übersicht. Verhaltensmodifikation & Verhaltensmedizin, 16, 353-371.

Stangier, U., Ehlers, A. & Gieler, U. (1996). Fragebogen zur Bewältigung von Hautkrankheiten (FBH). Göttingen: Hogrefe.

Stangier, U., Gieler, U. & Ehlers, A. (1996). Neurodermitis bewältigen. Verhaltenstherapie, dermatologische Schulung, Autogenes Training. Berlin: Springer.

Stangier, U., Schuster, P. & Ehlers, A. (1996). Tagebücher in der psychologischen Therapie von Hauterkrankungen. In: G. Wilz & E. Brähler (Hrsg.) Tagebücher in der Psychotherapie (S. 154-175). Göttingen: Hogrefe.

Stangier, U., Heidenreich, T. & Gieler, U. (1997). Stadien der Psychotherapiemotivation in der psychosomatischen Versorgung von Hautkranken. Der Hautarzt, 72, 341-348.

Stangier, U. & Gieler, U. (1997). Somatoforme Störungen in der Dermatologie. Psychotherapie in Psychiatrie, Psychotherapeutischer Medizin und Klinischer Psychologie, 2, 91-101.

Stangier, U. & Gieler, U. (1998). Somatoform disorders in Dermatology. Vortrag auf dem Fifth International Congress of Behavioral Medicine in Copenhagen, Denmark.

Stangier, U. (1998). Verhaltenstherapie in der Dermatologie. Vortrag auf der 44. Arbeitstagung des Deutschen Kollegiums für Psychosomatische Medizin in Leipzig, 5.3.98.

Stangier, U., Hungerbühler, R., Meyer, A. & Wolter, M. (2000). Diagnostische Erfassung der Körperdysmorphen Störung: Eine Pilotstudie. Der Nervenarzt, 71, 876-884.

Stangier, U. & Ehlers, A. (1999). Stress and anxiety in dermatological disorders. In: D.I. Mostofsky & D.H. Barlow (Eds.) The management of stress and anxiety in medical disorders. Needham Heights, MA: Allyn & Bacon.

Stangier, U. & Gieler, U. (2000). Hautkrankheiten. In: W. Senf, M. Broda (Hrsg.) Praxis der Psychotherapie - Lehrbuch der Psychotherapeutische Medizin und Psychologische Psychotherapie (S. 566-581). Stuttgart: Thieme (2. Auflage).

Stein, D.J. & Hollander, E. (1992). Dermatology and conditions related to obsessive-compulsive disorder. Journal of the American Academy of Dermatology, 26, 237-242.

Szczepanski, R., Diepgen, T.L., Brockow, K. & Schewe, S. (1998). Arbeitsgemeinschaft Neurodermitisschulung - Arbeitsgruppe „ Medizinische Inhalte". Prävention und Rehabilitation, 4, 188-193.

Thompson, R.J. & Gustafson, K.E. (1996). Adaptation to chronic childhood illness. Washington, D.C.: American Psychological Association.

Vaitl, D. & Petermann, F. (Hrsg.) Handbuch der Entspannungstechniken. Band II: Anwendungen. Weinheim: Psychologie Verlags Union.

Veale, D., Boocock, A., Gournay, K. & Dryden et al. (1996). Body dysmorphic disorder. A survey of fifty cases. British Journal of Psychiatry, 169, 196-201.

Veale, D., Gournay, K., Dryden, W., Boocock, A., Shah, F., Willson, R. & Walburn, J. (1996). Body dysmorphic disorder: a cognitive behavioural model and pilot ranomised controlled trial. Behaviour Research and Therapy, 34, 717-729.

Warschburger, P. (1996). Psychologie der atopischen Dermatitis im Kindes- und Jugendalter. München: MMV.

Warschburger, P. & Petermann, F. (1996). Verhaltensmedizinische Interventionen bei atopischer Dermatitis: Ein Überblick. Verhaltenstherapie, 6, 76-86.

Warschburger, P., Schmid-Ott, G. & Schon, M. et al. (1998). Psychologische Inhalte der Neurodermitisschulung für Kinder und Jugendliche. Prävention und Rehabilitation, 4, 194-198.

Warwick, H.M. & Salkovskis, P. (1990). Hypochondriasis. Behaviour Research & Therapy, 28, 105-117.

Warwick, H.M.C., Clark, D.M., Cobb, A.M. & Salkovskis, P.M. (1996). A controlled trial of cognitive-behavioural treatment of hypochondriasis. British Journal of Psychiatry, 169, 189-195.

Wehrmann, J. (1996). Indikationen für eine psychosomatisch-dermatologische Rehabilitationsbehandlung. Hautarzt, 47, 253-257.

Welkowitz, L.A., Held, J.L. & Held, A.L. (1989). Management of neurotic scratching with behavioral therapy. Journal of the American Academy of Dermatology, 21, 802-804.

Wells, A. (1997). Cognitive Therapy of Anxiety Disorders. A Practice Manual and Conceptual Guide. New York: Wiley.

Wells, K.B., Golding, J.M. & Burnham, M.A. (1988). Psychiatric disorders in a sample of the general population with and without chronic medical conditions. American Journal of Psychiatry, 145, 976-981.

Wessley, S. & Lewis, G. (1989). The classification of psychiatric morbidity in attenders at the dermatology clinic. British Journal of Psychiatry, 155, 686-691.

Wessley, S.C. (1990). Dermatologic complaints. In: C.M. Bass (Ed.) Somatization. Physical symptoms and psychological illness (pp. 276-299). Oxford, U.K.: Blackwell Scientific Publications.

Zacchariae, R., Oster, H., Bjerring, P. & Kragballe, K. (1996). Effects of psychologic intervention on psoriasis: a preliminary report. Journal of the American Academy of Dermatology, 34, 1008-1015.

Zielke, M. (1995). Struktur und Inhalte verhaltenstherapeutische Basismethoden in der Rehabilitation. In: F. Petermann (Hrsg.) Verhaltensmedizin in der Rehabilitation (S. 57-84). Göttingen: Hogrefe.

Die stationäre verhaltensmedizinische Behandlung des dekompensierten chronischen Tinnitus

Jürgen Horn, Peter Follert

Chronischer Tinnitus ist in den letzten Jahren zunehmend zu einem medizinisch und gesundheitsökonomisch relevanten Problem geworden. Im Aufsatz werden Ursachen, aufrechterhaltende Bedingungen und Krankheitsmodelle dargestellt und der integrative verhaltensmedizinische Therapieansatz als Mittel der Wahl im Falle der Dekompensation des Leidens beschrieben. Die Behandlung intendiert eine mitunter gerätetechnisch gestützte Habituation und letztlich Akzeptanz des Geräuschphänomens. Die Bausteine des stationären Behandlungsansatzes, in dessen Mittelpunkt die themenzentrierte Gruppe steht, werden vorgestellt. Besonderheiten in der Therapie ergeben sich mitunter durch die Begleitsymptome des geschädigten Hör- und Gleichgewichtsorgans und durch die erheblichen sozialen Auswirkungen des Leidens. Die therapiebegleitende Evaluation mittels des Tinnitusfragebogens nach Göbel & Hiller (1992) belegt die Effektivität der Behandlung.

1. Einleitung

Epidemiologische Studien und Erhebungen der letzten 15 Jahre (Coles, 1984; Axelsson & Ringdal, 1987; Knör, 1999) weisen darauf hin, dass im europäischen Raum etwa 1-2% der erwachsenen Bevölkerung unter einem quälenden, d.h. *dekompensierten chronischen Tinnitus* leiden. Da diese Größenordnung durchaus an die der „Volkskrankheiten" *Diabetes mellitus* oder *chronische Polyarthritis* heranreicht, mag es zunächst verwundern, warum erst in den letzten Jahren dieses symptomatische Leiden in die kollektive Aufmerksamkeit der Medien, aber auch des Medizinsystems geraten ist.

Wenn auch eine Zunahme des Phänomens *Tinnitus* selbst nicht belegt werden kann, so ist doch die immer weitere Verbreitung von Hörschäden, vor allem bei jungen Menschen, evident (Wissenschaftlicher Beirat der Bundesärztekammer, 1999). Daneben ist das Thema Lärmbelästigung zu einem zentralen semantischen Topos unseres Kulturraumes geworden, was zumindest mitursächlich zu sehen ist für die Ausdifferenzierung und medizinische Legitimierung des Problemfeldes *Tinnitus*. Neben einer zunehmenden Auftretenshäufigkeit des Symptoms ist also die zunehmende Beobachtungshäufigkeit per se wahrscheinlich.

2. Behandlungsrelevante Überlegungen zur Pathogenese des Tinnitus

2.1 Stress und Auslösung des akuten Tinnitus

Ursächlich liegt der Entstehung des *akuten Tinnitus* in der Regel eine Schädigung des Innenohres zugrunde, wobei der Hörsturz wiederum als die häufigste Ursache genannt wird (Goebel, 1997). Der Hörsturz muß aber immer noch als letztendlich unaufgeklärtes Phänomen gelten - der Terminus beschreibt, wie Michel (1994) pointiert zusammengefaßt hat, „ wissenschaftliches Nichtwissen".

Schon in älteren Schriften zur Hörsturz- und Tinnitusproblematik wird kasuistisch allerdings immer wieder die Bedeutung von belastenden Lebensereignissen für die Auslösung akuter Hörstörungen referiert. Politzer (1887) schreibt: *„ Schließlich sind noch die Gemütsaffecte als ursächliches Moment von Erkrankungen des Hörnervenapparates anzuführen. Obwohl im Ganzen selten, sind solche Vorkommnisse doch durch die Erfahrung festgestellt und ich habe in meiner Praxis mehrere Fälle verzeichnet, welche durch Schreck, z.B. bei Feuersgefahr oder durch plötzlich hereingebrochenen tiefen Kummer von temporären oder bleibendem Ohrensausen oder von Schwerhörigkeit befallen wurden"* (zitiert nach Michel, 1994).

In einer Untersuchung von Neveling (1967) wiesen Hörsturzpatienten häufiger belastende Lebensereignisse auf und werteten diese schwerer als Probanden einer Kontrollgruppe.

Als dispositionelle Voraussetzung für mangelhaftes *Stresscoping* wurden immer wieder bestimmte Persönlichkeitsmerkmale bei Tinnitus- und Hörsturzpatienten beschrieben (Greuel, 1985), die auf das *Typ-A-Verhalten* nach Friedman & Rosenman (1975) hinweisen: *Ungeduld, Feindseligkeit, Perfektionismus, Konkurrenzstreben* und berufliche *Distanzierungsunfähigkeit*.

Zwar ist das Konstrukt des *Typ-A-Verhaltens* wegen seiner inhaltlichen Unschärfe mittlerweile in die Diskussion gekommen (Mittag, 1999), dennoch hat es weiterhin als heuristisches Modell in der Problem- und Zielanalyse im Rahmen der kognitiven Therapie bei Tinnituspatienten seinen unbestrittenen Wert.

Die hypothetischen pathophysiologischen Prozesse, die als Brücke zwischen Stresserleben und Entstehung des *akuten Tinnitus* (als Hörsturzäquivalent) aufzufassen sind, lassen sich wie in Abb. 1 zusammenfassen (vgl. Frank-Auth, 1993; Michel, 1994; Ritter et al., 1988).

2.2 Symptomstress als Folge und aufrechterhaltende Bedingung des Tinnitus

2.2.1 Kognitive Bedingungen

Im psychotherapeutischen Feld wird vor allem die Bedeutung der *kognitiven Bewertung* eines neu aufgetretenen Geräusches für den Heilungsverlauf hervorgehoben. Bisweilen bleibt der *Tinnitus* zunächst lange Zeit unbeachtet, wenn

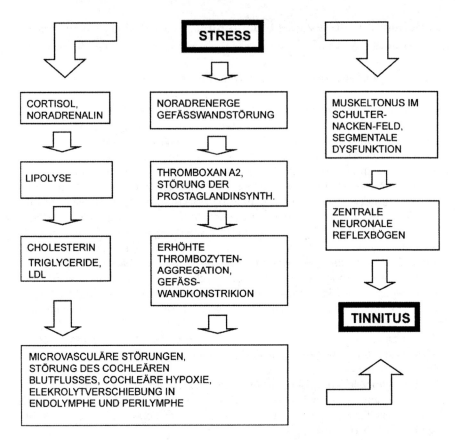

Abb. 1: Modell der hypothetischen pathophysiologischen Prozesse bei der Entstehung des akuten Tinnitus
Die drei pathogenen Pfade beschreiben pathophysiologische Prozesse, die bei der Entstehung des akuten Tinnitus (als Hörsturzäquivalent), des Hörsturzes oder akuten Verschlimmerungsepisoden des chronischen Tinnitus eine Rolle spielen könnten. Die Befundlage in der klinischen Forschung ist jedoch teilweise uneindeutig. Eine ausführliche Diskussion hierzu findet sich bei Michel (1994).

etwa das Geräusch auf das ‚Glucksen' einer defekten Heizung attribuiert wird. In einem solchen Falle wurde einer Patientin erstmals während eines Mallorca-Urlaubes bewußt, daß es sich um ein *Eigengeräusch* handelte. Erst dann kam es zu einer Akzentuierung von *Lautheit* und *Penetranz* des *Tinnitus* - die Patientin brach hochalarmiert und verängstigt den Urlaub ab.
Eine fatale Spirale der Katastrophisierung setzt dann nicht selten mit dem „Urteil" der behandelnden Ärzte ein, es handele sich um eine „Durchblutungsstörung" (häufig ergänzt durch: „...im Kopf"). Die meist ebenso umfangreiche wie ergebnislose Diagnostik, gefolgt von zahlreichen Infusionen und anderen thera-

776

peutischen „Fehlversuchen", festigt den Glauben an ein ernstes, hartnäckiges und unfaßbares Leiden. Die affektiv aufgeladene Thematisierung der Tinnitusproblematik in den Medien leistet ihr übriges, um den Patienten von der „Schwere" seines Leidens zu überzeugen.

2.2.2 Wahrnehmungsphysiologie und Konditionierungsprozesse

Unbenommen der Bedeutung dieser Bewertungsprozesse für Leidensdruck, Aufmerksamkeitsfokussierung und Chronifizierung, muß dem *Tinnitus* jedoch auch eine *präkognitive traumatische* Qualität zugeschrieben werden. Diese ergibt sich aus dem Erleben des *Tinnitus* als Lärm, der seinerseits zu erheblichen vegetativen Reaktionen, so auch zu Konzentrationsstörungen, Leistungseinbußen, Tonuszunahme der Muskulatur etc. führen kann (Übersicht bei Miller, 1974). Hier kommt es zu positiven feedback-Schleifen mit eskalierenden Effekten.
Zudem liegen häufig cochleäre und vestibuläre Begleitstörungen wie Schwerhörigkeit, Hyperakusis und Schwindelattacken vor, die zu ernsten psychosozialen Komplikationen führen können. Vor allem in solchen Fällen wird der *Tinnitus* als Zäsur im Lebenslauf empfunden, eine Anknüpfung an das alte Leben wird für unmöglich gehalten, Hilflosigkeitsgefühle, Versagensängste sind aufs engste mit dem *Tinnitus* verknüpft. Im Sinne einer Reizgeneralisierung werden auch vormals belanglose Umweltgeräusche immer mehr zu aversiven und vermiedenen Ereignissen. Vor allem die sekundäre Hyperakusis wird ihrerseits oft zum Motor sozialen Meideverhaltens, das über fortgesetzten Verstärkerverlust in eine *depressive Entwicklung* mündet.
Bis hierher lassen sich also folgende therapierelevante Problemkreise als psychopathogenetische Determinanten festhalten (Abb. 2):
Neben diesem typischen Bild des *dekompensierten chronischen Tinnitus* findet sich eine erhebliche psychiatrische Komorbidität, die teilweise der Tinnituserkrankung vorauseilt, größtenteils jedoch zeitlich nachfolgt. Tabellen 1 und 2 zeigen die unspezifischen Beschwerden und Komorbidität einer Patientenstichprobe von 35 Patienten.

2.3 Die Chronifizierung des Tinnitus – neurophysiologische Modelle

Eine grundlegende Erfahrung bei der Behandlung des *chronischen Tinnitus* ist, daß „periphere" Maßnahmen, die einzig auf die Funktion des Hörorgans zielen, keinen Erfolg haben. Auch das häufig zu beobachtende „*autokinetische Phänomen*", d.h. Wechsel der Lokalisation des Ohrgeräusches, mitunter auch seine Transformation zum Kopfgeräusch, ließen vermuten, daß die zentrale Wahrnehmungsphysiologie bei der Aufrechterhaltung des *Tinnitus* eine Rolle spielt. In die selbe Richtung wies die Erfolglosigkeit jener Versuche, die über Zerstörung des Innenohres oder durch Neurektomie das Ohrgeräusch zu beseitigen versuchten (Douek, 1987).

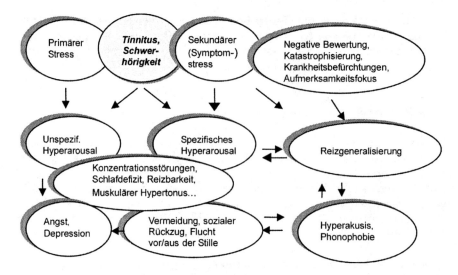

Abb. 2: Problemkreise, psychopathogenetische Determinanten

Die Aufrechterhaltung des Tinnitus ist eingebunden in ein komplexes Feld psychologischer Determinanten, die ihrerseits Einfluß auf die physiologische und die Verhaltensebene nehmen. Die „Überdeterminierung" der einzelnen Problemkreise weist bereits auf die Angemessenheit einer multimodalen Vorgehensweise hin.

Tab. 1: Subjektive Beschwerden beim dekompensierten chron. Tinnitus (Stichprobe N = 35)

Schlafstörung	63%
Konzentrationsstörung	57%
Kopfschmerz und HWS - Probleme	52%
Nervosität, Angespanntheit	40%
Zukunftsängste und nächtliche Angstzustände	29%
Schwerhörigkeit	29%
Antriebsschwäche und Rückzug	20%
Schwindel	20%
Hyperakusis	12%
Oberbauchbeschwerden	12%

Tab. 2: Komorbidität beim dekompensierten chronischen Tinnitus (Stichprobe N = 35)

Mittelgradige depressive Episode	*31%*
Leichte depressive Episode	*14%*
Rezidivierende depressive Störung, schwere Episode	*9%*
Affektive (depressive) Störungen, gesamt	**54%**
Zervicobrachiales Syndrom	*11%*
Zervicokraniales Syndrom	*14%*
HWS - Syndrom, gesamt	**25%**
LWS - Syndrom	**20%**
Arterielle Hypertonie	**11%**
Anhaltende somatoforme Schmerzstörung	**9%**
Substanzmißbrauch	**18%**
7 weitere Diagnosen (Persönlichkeitsstörung, M. Meniere, Agoraphobie, Neurasthenie, Adipositas, PTBS, Zwangsstörung)	

Befruchtet durch Modelle der Schmerzverarbeitung hat erstmals Tonndorf (1987) ein Analogiemodell der *gate-control*-Theorie für den *Tinnitus* entworfen und dabei eine neuronale Grundlage für die Rückwirkung affektiver und kognitiver Prozesse auf die Tinnituswahrnehmung postuliert.

Jastreboff & Hazell (1993) haben zur Grundlegung einer gerätetechnisch unterstützten Habituationsbehandlung die Sequenzen der Tinnitusentstehung unterteilt in: 1. Generierung (akustisch/elektrochemisch), 2. Detektion der neuronalen Signalaktivität und 3. Wahrnehmung und Evaluation.

Die Bedeutung zentraler Vorgänge bei der Tinnituswahrnehmung wurde schließlich durch PET- und MEG-Untersuchungen der jüngsten Zeit unterstrichen (Arnold, 1995; Mühlnickel et al., 1999). Einseitige Aktivität der Hörrinde als Tinnituskorrelat und signifikante Verbreiterung der kortikalen Repräsentation der Tinnitusfrequenz zeigten erstmals, daß nicht nur ein zentraler Einfluß im Sinne efferenter Modulation besteht, sondern das Gehirn wahrscheinlich mit plastischen Veränderungen reagiert, so daß der *chronische Tinnitus* als analoger Befund zum Phantom-Schmerz gesehen werden kann.

Diese Ergebnisse und Modelle hätten sicher nur begrenzten Wert und forderten lediglich neue Spekulationen über eine Systematik des *Tinnitus* (Zenner, 1998) heraus, wenn sie nicht auch unmittelbar heuristische Bedeutung in der Psychoedukation des chronischen Tinnituspatienten hätten. Die Modelle lassen es nämlich zwanglos evident erscheinen, warum es zum einen einen „seelischen Filter" (d.h. affektive und kognitive Modulation) der Tinnituswahrnehmung geben kann und zum zweiten die Plastizität des Gehirnes genutzt werden kann, um das *Tinnitus-Phantom* wieder einzuschränken. Der Wert der neurophysiologischen Modelle für die kognitive Vorbereitung der Habituationsbehandlung kann insofern nicht überschätzt werden, zumal erfahrungsgemäß die Plausibilität eines Krankheitsmodells für den Tinnituspatienten mit dessen „Organnähe" wächst.
Die zunehmend zentralen Ebenen der Tinnitusentstehungsmodelle zeigt Abbildung 3.
In Tab. 3 werden *physiologische, psychologische* und *soziale* Faktoren die für Entstehung, Aufrechterhaltung und Dekompensation des *Tinnitus* verantwortlich gemacht werden können, zusammengefasst.

3. Das verhaltensmedizinische Behandlungskonzept

3.1 Abgrenzung zu anderen Therapiekonzepten

Angesichts der komplexen Entstehungsbedingungen des *chronischen Tinnitus* verwundert es nicht, daß sich für monotherapeutische Ansätze, die sich etwa nur auf Entspannungstechniken stützen, keine sicheren Effekte nachweisen ließen (Überblick bei Frenzel & Kröner-Herwig, 1997) .
Die für den ambulanten Bereich von Jastreboff (1993) entwickelte *Tinnitus-Retraining-Therapy „...consists of counseling and sound therapy"*, d.h. sie beschränkt sich auf die Vermittlung eines neurophysiologischen Tinnitusmodells und führt das weiße Rauschen des Retraining-Gerätes als zentralen Wirkfaktor ein (Jastreboff & Margaret, 1999). Unnötigerweise grenzen die Autoren ihre Methode gegen kognitive Therapie ab: „*What classical clinical cognitive psychological treatment has in common is a rejection of medical models*". Diese Behauptung trifft gerade für den verhaltensmedizinischen Ansatz nicht zu. Die Datenlage zur Effektivität des ambulanten Konzeptes weist auf eine gute Wirksamkeit hin (Biesinger & Greimel, 1998), die Bemühungen um eine Standardisierung der Vorgehensweise durch Bildung von *therapeutischen Teams* (Psychologe, HNO-Arzt, Hörgeräteakustiker) und Etablierung von Ausbildungsstrukturen sind noch im Gange. Ob sich das Konzept in der Breite bewährt, bleibt abzuwarten. Jedenfalls wird bereits heute deutlich, daß vor allem eine Vernachlässigung der psychologischen Komponente die größten Einbußen hinsichtlich der Effektivität bedeutet (Goebel et al., 1999).

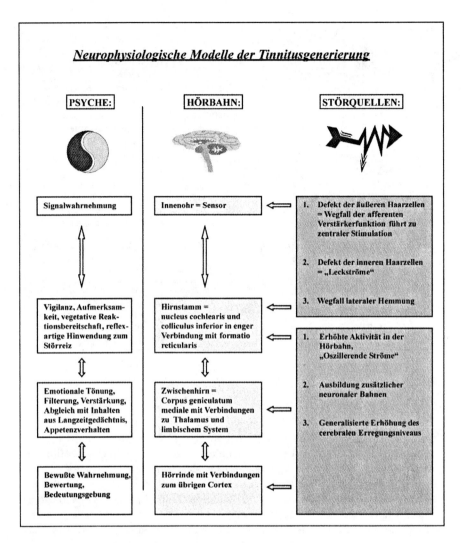

Neurophysiologische Modelle der Tinnitusgenerierung

PSYCHE:	**HÖRBAHN:**	**STÖRQUELLEN:**
Signalwahrnehmung	Innenohr = Sensor	1. Defekt der äußeren Haarzellen = Wegfall der afferenten Verstärkerfunktion führt zu zentraler Stimulation
		2. Defekt der inneren Haarzellen = „Leckströme"
Vigilanz, Aufmerksamkeit, vegetative Reaktionsbereitschaft, reflexartige Hinwendung zum Störreiz	Hirnstamm = nucleus cochlearum und colliculus inferior in enger Verbindung mit formatio reticularis	3. Wegfall lateraler Hemmung
		1. Erhöhte Aktivität in der Hörbahn, „Oszillerende Ströme"
Emotionale Tönung, Filterung, Verstärkung, Abgleich mit Inhalten aus Langzeitgedächtnis, Appetenzverhalten	Zwischenhirn = Corpus geniculatum mediale mit Verbindungen zu Thalamus und limbischem System	2. Ausbildung zusätzlicher neuronaler Bahnen
		3. Generalisierte Erhöhung des cerebralen Erregungsniveaus
Bewußte Wahrnehmung, Bewertung, Bedeutungsgebung	Hörrinde mit Verbindungen zum übrigen Cortex	

Abb. 3: Zentrale Ebenen der Tinnitusentstehung
Die durch den primären Haarzellendefekt bedingte „Deafferenzierung" im Bereich der Hörbahn führt zur Ausprägung eines zentral repräsentierten „Tinnitus-Phantoms". Eine Habituationsbehandlung mittels akustischer Anreicherung der Umwelt (Rauschgerät, Hör- und Wahrnehmungstraining, Musiktherapie etc.) bewirkt in diesem Modell eine „Down-Regulierung" im zentralen „Overdrive".

Tab. 3: Pathogenetische Faktoren des chronischen Tinnitus

	Prädisponierende Faktoren	Auslösende Faktoren	Aufrechterhaltende Faktoren
Biologisch ▶	Erbfaktoren, Zentralnervöse Verarbeitungsstörung, Vorschädigung des Gehörs	Lärm, Hörsturz, HWS-Schleudertrauma, M. Meniere u.a.	Deafferenzierung von Nervenzellen, rhythmische Eigenentladung, kortikale Repräsentation, muskuläre und vegetative Dysregulation
Psychologisch ▶	Informationsverarbeitungsstil (erhöhte Ablenkbarkeit), frühere Krankheitserfahrung, depressive oder Angststörung, internal locus of control,Perfektionismus.	Stress, „Verantwortungsfuror", eskalierendes Leistungsmotiv	Aufmerksamkeitsfokussierung, dysfunktionale Bewertungs- und Bedeutungsattribution, geringe Selbsteffizienzerwartung.
Sozial ▶	Vermindertes Maß an sozialer Unterstützung, „Lebensunzufriedenheit"	life events, Engpässe des Lebens	Operante Faktoren (Zuwendung, Schonung, Entschädigung), iatrogene Fixierung, medizinischer und paramedizinischer Überkonsum

3.2 Vorzüge und Aufbau des verhaltensmedizinischen stationären Therapiekonzepts

Neben der frühzeitigen Evaluation verhaltensmedizinischer Konzepte (Lindberg & Scott, 1992) lassen sich die gut definierten Therapieelemente der Aufmerksamkeitslenkung und Exposition mit dem Ziel der Gewöhnung und der Akzeptanz des Phänomens Tinnitus als Vorteile verhaltensmedizinischer Verfahrensweise aufzeigen. Ausgehend gleichfalls von einem neurophysiologischen Tinnitusmodell entwickelt die Verhaltensmedizin ein Stressmodell und stellt primäre und sekundäre coping-Strategien bereit. Mit euthymen Strategien, etwa im Genuß- und Wahrnehmungstraining, zielt sie direkt auf das anhedonische Erleben des Patienten und leitet an zu einer eigeninitiativen akustischen Wiederanreicherung der Umwelt. Der Rückgewinn von Selbstwirksamkeitserwartung wird zu einem zentralen Wirkfaktor, auf den die Tinnitus-Retraining-Therapie in ihrer verkürzten ambulanten Form verzichten muß, solange der Erfolg nur auf die Beschallung des Ohres attribuiert wird.

Da von einer systemischen Vernetzung der biologischen, psychologischen und sozialen Ebene ausgegangen wird, greift die Verhaltensmedizin in multimodalen Ansätzen auch körperliche Korrelate der Tinnituserkrankung auf. So kommen etwa physiotherapeutische Methoden zur Beseitigung muskulärer Dysfunktionen (besonders der HWS) zur Geltung - auch hier immer unter Betonung der Selbsthilfetechniken. Psychosoziale Hintergundvariablen, z.B. Arbeitsplatzkonflikte oder Selbstsicherheitsprobleme, werden aufgegriffen und etwa einem Problemlöseverfahren oder Selbstsicherheitstraining zugänglich gemacht.

In der klinischen Praxis hat es sich zudem bewährt, auch nicht evaluierte, alternative Therapieverfahren einzusetzen, solange sie nur das zentrale Ziel einer Selbsteffizienzsteigerung im Auge behalten. So hat sich z.B. die gesundheitspräventive und meditative Technik des *Tai Chi* bewährt und schneidet im Urteil der Patienten positiv ab (Lendle et al., 1998).

Das Behandlungskonzept der Klinik Berus läßt sich wie folgt darstellen:

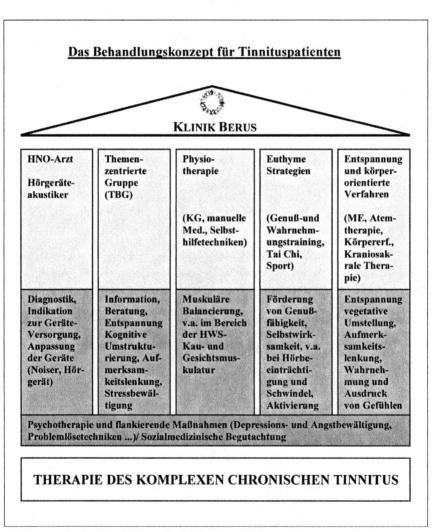

Abb. 4: Das Behandlungskonzept für Tinnituspatienten der KLINIK BERUS

Es bleibt hervorzuheben, daß die optimale HNO-Diagnostik und –Versorgung unverzichtbare Grundlage der Behandlung bleiben. Dazu kann, wenn auch nicht obligatorisch, auch die Versorgung mit einem Retraining-Gerät gehören.

Die Psychoedukation und die Vermittlung geeigneter Tinnitusbewältigungstechniken bleibt im wesentlichen einer themenzentrierten Gruppe (9 Sitzungen; Therapiebausteine siehe Abbildung 5) und der Einzeltherapie vorbehalten. Die Techniken selbst umfassen neben Entspannung Aufmerksamkeitslenkung, Stressbewältigung, Genußtraining, imaginative und narrative Techniken, wie die doppelte Externalisierung.

Eine Besonderheit der KLINIK BERUS besteht in der speziell für Tinnitusbetroffene konzipierten Sport- und Bewegungstherapie, die neben den sporttherapeutischen Grundthemen wie körperliche Fitness, Aktivierung, Kennenlernen der eigenen Grenzen usw. eine spielerische Annäherung an ein positives Hörerleben ermöglicht. Es werden darüberhinaus besonders die Wirbelsäulenproblematik und etwaige Gleichgewichtsstörungen berücksichtigt. Für die häufig gestörte Entspannungsfähigkeit werden Zugänge über körperorientierte Verfahren genutzt.

4. Evaluation und Therapieergebnisse

Die Effektivität der skizzierten Behandlung ist bereits andernorts mehrfach beschrieben worden (Goebel, 1995). Als geeignetes und valides Instrument hat sich der *Tinnitusfragebogen* (TF) nach Goebel & Hiller (1992) bewährt. In diesem Fragebogen werden die *emotionale Beeinträchtigung*, die *kognitive Verunsicherung* und die *psychische Gesamtbeeinträchtigung* durch Tinnitus operationalisiert. Daneben werden die tinnitusassoziierten Störungen wie Beeinträchtigung des *Hör-* und *Kommunikationsvermögens*, *Schlafstörungen* und *somatische Beschwerden* erfragt.

Die Behandlungsergebnisse, erfaßt mit dem Tinnitusfragebogen für 161 Tinnitus-Patienten, die in den Jahren 1997 und 1998 in der KLINIK BERUS nach oben beschriebenen Konzept behandelt wurden, zeigt Abbildung 6. Im Mittel ergab sich ein Gesamtschweregrad der subjektiven Tinnitusbelastung bei Aufnahme von 44,4. Bei Entlassung sank der Gesamtschweregrad auf durchschnittlich 35,56, also eine Verbesserung um ca. 9 Punkte; der Unterschied ist statistisch signifikant (t=8,125; p = .000; df = 161). Die Werte der anderen Skalen können der Abbildung entnommen werden. Alle Unterschiede zwischen Aufnahme (T1) und Entlassung (T2) sind signifikant, ausser der Skala , Somatische Beschwerden'. Die oben berichteten Behandlungsergebnisse sind auch nach erster Auswertung einer Halbjahreskatamnese von N= 72 Patienten stabil. Eine ausführliche Beschreibung und Veröffentlichung der Katamnese-Ergebnisse soll gesondert zu einem späteren Zeitpunkt erfolgen.

Zum Abschluß das Gedicht eines Tinnitusbetroffenen der in unserer Klinik erfolgreich behandelt wurde. Es handelt sich um das „Abschiedgeschenk" eines bei Aufnahme schwer depressiven Patienten, der eine sehr gute und anhaltende

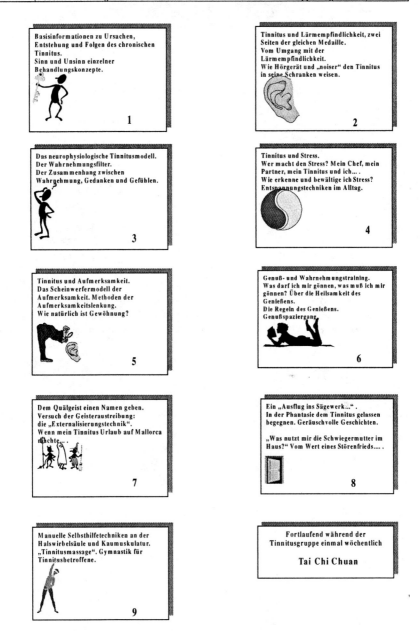

DIE TINNITUSBEWÄLTIGUNGSGRUPPE

Die 9 Sitzungen sind inhaltlich wie folgt gegliedert:
(wobei Abweichungen nach den Wünschen und Bedürfnissen der Gruppe möglich sind):

1
Basisinformationen zu Ursachen, Entstehung und Folgen des chronischen Tinnitus.
Sinn und Unsinn einzelner Behandlungskonzepte.

2
Tinnitus und Lärmempfindlichkeit, zwei Seiten der gleichen Medaille.
Vom Umgang mit der Lärmempfindlichkeit.
Wie Hörgerät und „noiser" den Tinnitus in seine Schranken weisen.

3
Das neurophysiologische Tinnitusmodell.
Der Wahrnehmungsfilter.
Der Zusammenhang zwischen Wahrnehmung, Gedanken und Gefühlen.

4
Tinnitus und Stress.
Wer macht den Stress? Mein Chef, mein Partner, mein Tinnitus und ich... .
Wie erkenne und bewältige ich Stress? Entspannungstechniken im Alltag.

5
Tinnitus und Aufmerksamkeit.
Das Scheinwerfermodell der Aufmerksamkeit. Methoden der Aufmerksamkeitslenkung.
Wie natürlich ist Gewöhnung?

6
Genuß- und Wahrnehmungstraining.
Was darf ich mir gönnen, was muß ich mir gönnen? Über die Heilsamkeit des Genießens.
Die Regeln des Genießens.
Genußspaziergang.

7
Dem Quälgeist einen Namen geben.
Versuch der Geisteraustreibung: die „Externalisierungstechnik".
Wenn mein Tinnitus Urlaub auf Mallorca machte... .

8
Ein „Ausflug ins Sägewerk..." .
In der Phantasie dem Tinnitus gelassen begegnen. Geräuschvolle Geschichten.

„Was nutzt mir die Schwiegermutter im Haus?" Vom Wert eines Störenfrieds.... .

9
Manuelle Selbsthilfetechniken an der Halswirbelsäule und Kaumuskulatur.
„Tinnitusmassage". Gymnastik für Tinnitusbetroffene.

Fortlaufend während der Tinnitusgruppe einmal wöchentlich

Tai Chi Chuan

Abb. 5: Therapiebausteine der Tinnitusbewältigungsgruppe (Auszug aus einem Patienteninformationsblatt)

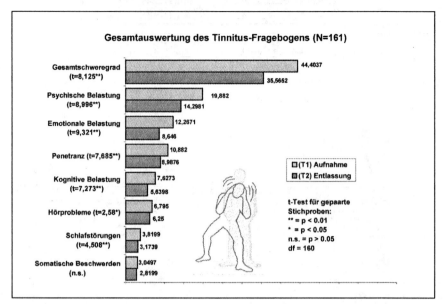

Abb. 6: Gesamtauswertung des Tinnitusfragebogens für 161 Patienten

Besserung in allen Subskalen des TF erreichte. Im Gedicht findet sich der Hinweis auf die oft gut wirksame Externalisierungstechnik, bei der das Ohrgeräusch als „Dialogpartner" eingeführt wird – jedoch sollte es nicht nur unter den Aspekten therapeutischer Technik gelesen werden... .

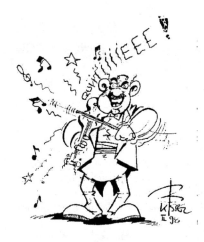

Das Ohrgeräusch

Plötzlich-wie aus heit´rem Himmel
Hast du dein Ohrgeräusch
Denkst Dir hab´ich jetzt ´nen Fimmel
Oder ob ich mich nur täusch´

Langsam wird´s Dir zur Gewissheit
Du hast keine and´re Wahl
Pfeifend, sausend, klirrend klingt´s heut
Der Ton im Ohr wird Dir zur Qual

Fleißig lernst Du Deine Gedanken
Abzulenken von der Pein
Weist den Ton in seine Schranken
Möchtest wieder ohne sein

Das Geräusch es quält Dich reichlich
Doch dann plötzlich fällt Dir ein
Sollt´ es männlich sollt´ es weiblich
oder sollt´ es sächlich sein

Die Erklärung kannst Du lesen
In Fernost-Philosophie
Rechts wär´s Yang ein Er gewesen
Links das Ying wär´s eine Sie

Drum komm ich zu dem Schluß
Dank Chi-Gong und dank Tai-Chi
Rechts-Yang-männlich-Tinnitus
Links - Ying - Tinnitussi

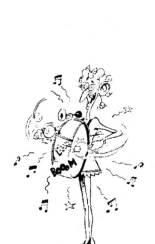

Abb. 7: „ Das Ohrgeräusch" – ein Gedicht eines Tinnitusbetroffenen

787

Literatur

Arnold, W. (1995). Anmerkungen zur Differentialdiagnose des Tinnitus. In: ORL Nova, 5, 112-116.

Axelsson, A. & Ringdahl, A. (1987). Tinnitus – A study of it's prevalence and characteristics. British Journal of Audiology, 23, 53-62.

Biesinger, E. & Greimel, V. (1998). Ergebnisse der Tinnitus-Retraining-Therapie. In: DTL (Hrsg.) Tinnitus-Forum 1/98, 7-8.

Coles, R.A.A. (1984). Epidemiology of Tinnitus: (1) Prevalence. Journal of Laryngology and Otology, 98 (Suppl. 9), 7-15.

Douek, E. (1987). Tinnitus following surgery. In: H. Feldmann (Hrsg.) Third international Tinnitus-Seminar, Münster 1987 (pp. 64-69). Karlsruhe: Harsch-Verlag.

Frank-Auth, M. (1993). Hörsturz. Stuttgart: TRIAS – Thieme Hippokrates Enke.

Frenzel, A. & Kröner-Herwig, B. (1997). Die Behandlung von chronischem Tinnitus mit psychologisch fundierten Verfahren: Ein Überblick. In: B. Kröner-Herwig (Hrsg.) Psychologische Behandlung des chronischen Tinnitus (S. 23-33). Weinheim: Psychologie Verlags Union.

Friedman, M. & Rosenman, R. (1975). Der A-Typ und der B-Typ. Reinbek: Rowohlt.

Goebel, G. & W. Hiller (1992). Psychische Beschwerden bei chronischem Tinnitus: Erprobung und Evaluation des Tinnitusfragebogens (TF). Verhaltenstherapie, 2, 13-22.

Goebel, G. (1995). Verhaltensmedizinische Therapie bei chronischem Tinnitus, Teil 3: Effizienz der verhaltensmedizinischen Tinnitustherapie. HNO-aktuell, 3, 239-243.

Goebel, G. (1997). Tinnitus aus medizinischer Sicht. In: B. Kröner-Herwig (Hrsg.) Psychologische Behandlung des chronischen Tinnitus (S. 1-13). Weinheim: Psychologie Verlags Union.

Goebel, G., Stepputat, F., Hiller, W., Rief, W., Fichter, M.M. & Rübler, D. (1999). Evaluation einer prästationären Tinnitus-Retraining-Therapie. Verhaltenstherapie, 9 (suppl 1), 20.

Greuel, H. (1985) Persönlichkeitsmerkmale bei Hörsturzpatienten. Psycho, 11, 319-321.

Jastreboff, P.J. & Hazell, J.W.P (1993). A neurophysiological approach to tinnitus: clinical implications. British Journal of Audiology, 27, 7-17.

Jastreboff, P.J. & Margaret, M. (1999). Directive Counseling versus Cognitive Therapy. Verhaltenstherapie, 9 (suppl 1), 33.

Knör, E. (1999). Epidemiologische Studie: 3 Millionen Bundesbürger haben chronischen Tinnitus. Tinnitus-Forum, 2. Quartal 1999, 64.

Lendle, T., Biesinger, E., Heiden, C. & Höing, R. (1998). Die subjektive Bewertung von Tinnitus-Therapiemöglichkeiten. In: DTL (Hrsg.) Tinnitus-Forum 1/98, 17-20.

Michel, O. (1994). Der Hörsturz. Stuttgart, New York: Georg Thieme.

Mittag, O. (1999). Feindseligkeit als koronarer Risikofaktor: Zum gegenwärtigen Forschungsstand. Zeitschrift für Gesundheitspsychologie, 7, 53-66.

Mühlnickel, W. et al. (1999). Kortikale Reorganisation bei Tinnitus. Verhaltenstherapie, 9 (suppl. 1), 50.

Neveling, R. (1967). Die akute Ertaubung. Köln: Kölner Universitätsverlag.

Politzer, O. (1887). Hysterische Acusticuslähmung. In: Lehrbuch der Ohrenheilkunde für practische Ärzte und Studirende. Stuttgart: Verlag Ferdinand Enke.

Ritter, J. et al. (1988). Die Halswirbelsäule – zu wenig beachtet bei Hörsturzpatienten? Arch Otorhinolaryngol, Suppl II, 209-210.

Tonndorf, J. (1987). The analogy between tinnitus and pain: a suggestion for physiological basis of chronic tinnitus. Hearing Research, 28, 271-275.

Wiss. Beirat der Bundesärztekammer (1999). Gehörschäden durch Lärmbelastungen in der Freizeit. Deutsches Ärzteblatt, 96, 836 – 839.

Zenner, H.-P. (1998). Eine Systematik für Entstehungsmechanismen von Tinnitus. HNO, 699-711.

Verhaltensmedizin in der neurologischen Rehabilitation

Bernd Wittmann

Klinische Neuropsychologie entspricht sowohl in ihrer wissenschaftlichen Genese als auch in ihrer Anwendung zur Rehabilitation hirngeschädigter Patienten den Definitionsmerkmalen des verhaltensmedizinischen Modells. Verhaltensmedizinische Behandlungsstrategien in der neurologischen Rehabilitation akzentuieren den Einsatz verhaltenstherapeutischer Methoden zur Verbesserung kognitiver Leistungen, zur Modifikation hirnorganisch bedingter Verhaltensauffälligkeiten sowie zur Bewältigung von Erkrankung bzw. Behinderung unter besonderer Berücksichtigung des chronischen Krankheitsverhaltens. Neuropsychologische Kompetenz- und Kompensationsprogramme vermitteln hirngeschädigten Patienten alltagspraktische Fertigkeiten, die - trotz mangelnder Restitution bzw. bestehender Defizite - die psychosoziale Wiedereingliederung wesentlich fördern. Zur beruflichen Wiedereingliederung neurologischer Patienten wird ein verhaltensmedizinisches Modellprojekt der Vernetzung von medizinischer und beruflicher Rehabilitation vorgestellt.

1. Einleitung: Verhaltensmedizin und Neuropsychologie

Wissenschaftliche Basis für die Anwendung verhaltenswissenschaftlicher Methoden in der neurologischen Rehabilitation ist die *Neuropsychologie*, die als psychologisches Schwerpunktfach in der akademischen Lehre und Forschung vertreten wird:

„Die Neuropsychologie ist eine wissenschaftliche Disziplin, die sich mit den zentralnervösen Grundlagen des menschlichen Verhaltens und Empfindens beschäftigt. Sie untersucht insbesondere die Zusammenhänge zwischen den Funktionen des Gehirns und den geistigen Leistungen." (Gesellschaft für Neuropsychologie, 1998)

Das Handlungsfeld von Psychologen in der neurologischen Rehabilitation wird allgemein als *Klinische Neuropsychologie* bezeichnet und ist durch folgende Definition gekennzeichnet:

„Die klinische Neuropsychologie verwendet das neuropsychologische Wissen zusammen mit den Erkenntnissen und Methoden der Allgemeinen und der Klini-

schen Psychologie in der Untersuchung und Behandlung von Patienten mit Hirn-funktionsstörungen." (Gesellschaft für Neuropsychologie, 1998)

Ergänzend dazu erfolgt die Beschreibung des psychologischen Handlungsfeldes in der *neuropsychologischen Rehabilitation*:

" Die Neuropsychologische Rehabilitation ist ein Teilbereich der Rehabilitation und befaßt sich mit den kognitiven und affektiven Störungen von Patienten mit Erkrankungen oder Verletzungen des Gehirns. Zusammen mit den Patienten wird im Rahmen der neuropsychologischen Rehabilitation versucht, den Umfang und das Ausmaß der aufgetretenen kognitiven und affektiven Störungen zu verringern." (Dick et al., 1995)

Die dargestellten Definitionen kennzeichnen die allgemeine Vorgehensweise der Klinischen Neuropsychologie, da sie sich gemeinsam auf die direkte Beeinflussung von Hirnfunktionsstörungen beziehen, die zum einen durch gestörte kognitive Leistungen, zum anderen durch Verhaltensauffälligkeiten sowie affektive Störungen bestimmt werden. Die Konzeption eines explizit verhaltensmedizinischen Ansatzes in der neurologischen bzw. neuropsychologischen Rehabilitation liegt m. E. bisher nicht vor (was auch von Petermann bestätigt wird, der auf diesen bestehenden Mangel in seinem Buch „Verhaltensmedizin in der Rehabilitation", 1995, S. 20f, hinweist), obwohl „Verhaltensmedizin" als Arbeitsbegriff zwar verwendet wird und einzelne Bestimmungsstücke einer verhaltensmedizinischen Konzeption wiederzufinden sind in Publikationen zur Neuropsychologie, beispielsweise die interdisziplinäre Kooperation oder die Anwendung klinisch-psychologischer Interventionen zur Verhaltensmodifikation.
Der Mangel an explizit verhaltensmedizinischen Konzepten in der neurologischen Rehabilitation - etwa im Vergleich zur Psychosomatik - läßt sich aus der historischen Entwicklung der Indikationsbereiche erklären. Wie die Übersichtsarbeit von Zielke (1994) über die „Entwicklung der stationären Verhaltenstherapie" deutlich aufzeigt, erfolgte die klinische Anwendung der Verhaltensmedizin zunächst in psychosomatischen Fachkliniken und wurde 1993 in zehn psychosomatischen Kliniken umgesetzt. Gerade in der Psychosomatik bestehen recht verschiedene Auffassungen, Vorgehensweisen und Konzepte von Psychotherapie, so daß eine verhaltensmedizinische Konzeption auch der Abgrenzung von anderen - damit konkurrierenden - Konzepten dient. Wie durch empirische Studien in beeindruckender Weise nachgewiesen wurde (vgl. Zielke, 1993), führte die Umsetzung verhaltensmedizinischer Behandlungsstrategien zu erfolgreichen Rehabilitationsverläufen bei psychosomatisch Erkrankten.
Um einen Vergleich mit der neurologischen bzw. neuropsychologischen Rehabilitation durchführen können, möchte ich die folgende Skizzierung der *Verhaltensmedizin* aus dem Einladungstext dieses Fachseminars entnehmen:

" Die Verhaltensmedizin versteht sich als eine Arbeitsplattform zur Sammlung und Integration des klinischen Grundlagen- und Anwendungswissens aus den Bereichen der experimentellen Psychologie, der biologischen Verhaltenswissenschaft

und der traditionellen naturwissenschaftlichen Medizin." (Verhaltensmedizin in der Rehabilitation - Trägerübergreifendes Fachseminar, VDR, 1999)

Diese Kennzeichnung von Verhaltensmedizin ist ohne jede Einschränkung auf die Klinische Neuropsychologie übertragbar. Bezugnehmend auf die o. g. Definition der Neuropsychologie ist zur historischen Entwicklung hinzuzufügen, daß die neuropsychologische Grundlagenforschung der experimentell-naturwissenschaftlichen Psychologie, insbesondere der experimentellen Analyse des Verhaltens, zuzuordnen ist. Unter Berücksichtigung dieser wissenschaftlichen Genese der Neuropsychologie ist es naheliegend, daß sich neuropsychologische Rehabilitation nicht explizit als Verhaltensmedizin definiert oder abgrenzt, da die Klinische Neuropsychologie diese Kriterien bereits impliziert!

Wenn die Klinische Neuropsychologie genuin verhaltensmedizinisch ausgerichtet ist, so stellt sich die Frage nach Sinn und Zweck einer verhaltensmedizinischen Konzeption in der neurologischen Rehabilitation. M. E. ist es dennoch hilfreich und zweckmäßig, zumindest die Akzentuierung verhaltensmedizinischer Kriterien für die klinische Praxis der neurologischen Rehabilitation festzulegen, da dies durchaus bedeutsam ist für den Vergleich von Klinikprofilen bezüglich konzeptioneller und therapeutischer Schwerpunkte oder Spezialabteilungen.

Vor der Darstellung von theoretischen Möglichkeiten und praktischen Anwendungsbeispielen verhaltensmedizinischer Behandlungsstrategien erfolgt ein Überblick über allgemeine Rehabilitationsstrategien in der Neurologie und die Anwendung „traditioneller" Neuropsychologie, um alsdann eine Weiterentwicklung dieser Vorgehensweisen durch verhaltensmedizinische Ansätze und deren Konsequenzen für die Wiedereingliederung hirngeschädigter Patienten aufzuzeigen.

2. Rehabilitationsstrategien in der Neurologie

Das übergeordnete Ziel aller rehabilitativer Maßnahmen ist darauf ausgerichtet, „eine Funktionsstörung nicht zu einer dauerhaften Einschränkung/Beeinträchtigung der persönlichen, sozialen und beruflichen Lebensumstände werden zu lassen oder zumindestens die Auswirkungen auf die genannten Lebensbereiche auf ein Minimum zu reduzieren". (Bundesarbeitsgemeinschaft für Rehabilitation, 1994, S. 26)

Eine Differenzierung der Zielvorgabe folgt aus der Klassifikation von Behinderungen nach der WHO (ICIDH), die von der Bundesarbeitsgemeinschaft für Rehabilitation übernommen wurde und für die neurologische Rehabilitation bedeutet, daß

• die aus einer neuroanatomischen Funktionsstörung *(impairment)*
• resultierende Einschränkung des Verhaltensrepertoires *(disability)*
• zu Alltagsproblemen im privaten und beruflichen Umfeld führt *(handicap)*.

Beispielsweise können bei einem hirngeschädigten Patienten nach Schlaganfall im Bereich der linken Hemisphäre eine rechtsseitige Hemiparese sowie eine

Sprachstörung (impairment) entstehen, die zu Funktionseinbußen der Bewegung und Kommunikation führen (disability) und die Ausführung der bisherigen Berufstätigkeit verhindern (handicap).

Aus dieser Klassifikation läßt sich eine differentielle Indikation für die Behandlungsstrategien der neurologischen bzw. neuropsychologischen Rehabilitation ableiten; je nach Behinderungsebene, auf welcher die Maßnahmen greifen sollen, wird unterschieden zwischen Interventionen zur *Restitution* oder *Kompensation* auf Verhaltensebene sowie - unter Einbeziehung der Wechselwirkung von Verhalten und Umwelt - zur *Substitution* und *Adaptation*.

2.1 Restitution

„ Unter Restitution kann man in der Neuropsychologie die Wiederherstellung der durch die Hirnschädigung verlorenen psychischen Funktion verstehen". (Goldenberg, 1997, S. 9)

Diese Strategie setzt an auf der Ebene der Schädigung (impairment) und zielt auf die Heilung der beeinträchtigten Funktion, i. d. R. durch Anwendung sog. Funktionstrainings. Entsprechende Maßnahmen sind in der motorischen Rehabilitation hinlänglich bekannt und werden in der Krankengymnastik/Physiotherapie bzw. deren Konzepten (z. B. Affolter) praktisch angewandt. Für die kognitive Rehabilitation bedeutet dies die Anwendung von neuropsychologischen Funktionstrainings, deren Anzahl und Qualität durch die Entwicklung der Mikroprozessoren erheblich gesteigert wurde und die vorzugsweise als hochwertige Software für computerassistierte „ Hirnleistungstrainings" (besser: kognitive Funktions- oder Leistungstrainings) von Neuropsychologen oder EDV-Firmen angeboten werden.

Grundlage aller Maßnahmen zur Restitution ist die sog. *neuronale Plastizität,* d. h. die Fähigkeit des Gehirns zur *Veränderung von synaptischen Verbindungen* während des gesamten Lebens. „Weil der Informationsfluß zwischen den Nervenzellen weitgehend die Funktion der Nervenzellen bestimmt, können Änderungen der synaptischen Verbindungen zu Änderungen der Funktion von Nervenzellen führen." (Goldenberg, 1997, S. 10)

2.2 Kompensation

Da aufgrund einer bereits bestehenden Schädigung oder einer Chronifizierung von Erkrankungen eine Restitution bzw. Heilung häufig kein realistisches Behandlungsziel darstellt, „besteht das Ziel rehabilitativer Leistungen häufig in einer Verringerung der Einschränkungen/Beeinträchtigungen, (...) einer Adaptation an einen mehr oder weniger stabilen Endzustand mit oder ohne technische Hilfen, einer Vermeidung der Maladaptation, einem Lernen oder Trainieren von kompensatorischen Leistungen oder einer funktionsgünstigen Gestaltung der persönlichen Umwelt." (Bundesarbeitsgemeinschaft für Rehabilitation, 1994, S. 26)

Neuropsychologische Kompensationstrainings zielen darauf ab, bei bestehender Beeinträchtigung auf der Schadensebene (impairment) dennoch eine wesentliche Verbesserung der funktionellen Einschränkung des Verhaltensrepertoires (disability) zu erreichen. Ziel ist die „Verbesserung der Handlungsfähigkeit durch Ersatzstrategien oder Umstrukturierung" (Gauggel et al., 1998, S. 8). So ist der Einsatz von Gedächtnistagebüchern bei bleibenden Defiziten der Merkfähigkeit oder von Kommunikationstagebüchern bei weiterhin bestehenden Sprachstörungen mittlerweile fester Bestandteil der Behandlung in neurologischen Rehabilitatonskliniken geworden.

Solche Kompetenz- und Kompensationsprogramme gewinnen in der neuropsychologischen Rehabilitation zunehmend an Bedeutung und fördern die soziale Integration von hirngeschädigten Patienten auch und gerade dann, wenn reine Funktionstrainings zur Restitution aufgrund erheblicher Beeinträchtigungen (impairment) nicht erfolgreich sind. Eine detaillierte und aktuelle Darstellung solcher Programme findet sich bei Gauggel et al.(1998), auf deren Ausführungen wir anhand von Beispielen zurückgreifen.

2.3 Substitution

„Die Substitution setzt auf der Ebene der Wechselwirkung von Verhalten und Umwelt an. Eine geschwächte oder ausgefallene Leistung wird durch äußere Hilfsmittel gestärkt oder ersetzt. Es wird sozusagen eine „Prothese" angepaßt." (Goldenberg, 1994, S. 10f)

Angesprochen ist der umfassende Bereich der Hilfsmittelversorgung in der neurologischen Rehabilitation, der gerade im Bereich der motorischen Einschränkungen (z. B. mangelnde Gehfähigkeit) wesentlich zur Wiedereingliederung hirngeschädigter Patienten im Alltag beiträgt. Die sachgerechte Steuerung eines Rollstuhls oder die Fähigkeit, sich mit Hilfe eines Rollators ohne fremde Hilfe fortbewegen zu können, werden mit physiotherapeutischer Anleitung geübt.

Eine Vielzahl von Hilfsmitteln für den täglichen Gebrauch zwecks selbständiger Versorgung im eigenen Haushalt steht in der neurologischen Rehabilitation zur Verfügung und hilft hirngeschädigten Patienten, trotz bleibender Beeinträchtigungen auf der Schadensebene und bestehender Funktionsstörungen Handicaps bei der sozialen Wiedereingliederung zu überwinden. Der sachgerechte Umgang wird in ergotherapeutischen Einzel- und Gruppentrainings eingeübt, z. B. Anzieh- oder Frühstückstrainings.

2.4 Adaptation

Diese Strategie zielt darauf ab, bei weiterhin bestehender Behinderung die Umweltbedingungen so an hirngeschädigte Patienten anzupassen, daß dennoch eine Wiedereingliederung in den sozialen und - gegebenenfalls - auch beruflichen Alltag möglich ist.

Dazu gehört im häuslichen Bereich die behinderungsgerechte Umgestaltung von Haus oder Wohnung unter Berücksichtigung der spezifischen motorischen Einschränkungen, beispielsweise Rampen zur Überwindung von Höhenunterschieden für Rollstuhlfahrer. Wesentlich ist diese Adaptationsstrategie für die berufliche Wiedereingliederung, da motorisch behinderte Patienten dank technischer Hilfen, z. B. spezielle Keyboards für Behinderte an PC-Arbeitsplätzen, durchaus in der Lage sind, notwendige Arbeitsabläufe auszuführen.

Aber nicht nur technische Hilfen sind Bestandteil der Adaptation, sondern auch die Einbeziehung von Bezugspersonen aus dem sozialen Alltag hirngeschädigter Patienten. Diese Sozialpartner können durch Information und Schulung so vorbereitet werden, daß sie beispielsweise Hilfen für eine durchaus tragfähige soziale Kommunikation durch Zeichensysteme für sprachgestörte Familienmitglieder einsetzen und den Betroffenen auf diese Weise am sozialen Austausch teilhaben lassen.

3. Neuropsychologische Funktionsdiagnostik und kognitive Trainings

Bezugnehmend auf die dargestellten Rehabilitationsstrategien in der Neurologie ist die Klinische Neuropsychologie „traditionell" gekennzeichnet durch die Diagnostik und Therapie von Funktionsstörungen, um durch ein gezieltes Training eine Restitution der beeinträchtigten psychischen Funktionen zu erreichen:

„ *Klinische Neuropsychologen prüfen und objektivieren Störungen im Erleben und Verhalten nach Verletzungen und Erkrankungen des Gehirns, d. h. Neuropsychologen stellen fest, welche kognitiven und affektiven Funktionen beeinträchtigt oder unbeeinträchtigt sind.*" (Dick et al., 1995, S. 38)

Die neuropsychologische Diagnostik von Funktionsstörungen stützt sich auf standardisierte Testverfahren zur Erfassung der kognitiven Leistungsfähigkeit, vornehmlich Aufmerksamkeit, Lernen und Gedächtnis, Planen und Problemlösen sowie Wahrnehmung. Der Einsatz computerassistierter Verfahren zur Erfassung und Behandlung von kognitiven Funktionsstörungen hat mittlerweile einen hohen Stellenwert, u. a. aufgrund der erfolgreichen Verbreitung des Software-Kataloges „Computer helfen heilen" des Kuratoriums ZNS.

Aufgrund der Komplexität kognitiver Leistungen und der Notwendigkeit sensibler und exakter Instrumente zur Erfassung von Leistungsveränderungen ist der Einsatz von Computern unabdingbar, zumal mittlerweile Programme vorliegen, die speziell für die Erfassung einzelner Leistungsmerkmale auf dem aktuellen Stand der neuropsychologischen Forschung produziert wurden. Beispielsweise können unterschiedliche Komponenten von Aufmerksamkeitsleistungen nach der Klassifikation von Sturm (1989) durch Anwendung des PC-Programms „Testbatterie zur Aufmerksamkeitsprüfung" (TAP) von Zimmermann & Fimm differenziert erfaßt und somit sehr gezielt trainiert werden (s. Tab. 1).

Tab. 1: Beispiel: Aufmerksamkeitsdiagnostik (vgl. Keller & Grömminger, 1995)

Komponente	Beschreibung/Beispiel
Aktiviertheit	Informationsverarbeitungsgeschwindigkeit allgemeine Wachheit/Alertness/Aktiviertheit z. B. Reaktionszeit im Straßenverkehr
Selektive Aufmerksamkeit	Ablenkbarkeit, Störanfälligkeit Konzentration i. e. S. z. B. Lesen in öffentlicher Bibliothek
Geteilte Aufmerksamkeit	Konzentration/Reaktion auf mehrere Reize z. B. Telefonat und PC-Eingabe
Daueraufmerksamkeit	Reizaufnahme/Reaktion über längere Zeit auch Reizmonotonie (Vigilanz) z. B. Lesen über längeren Zeitraum

Kognitive Funktionstherapie bedeutet das systematische Training umschriebener Funktionen, um durch Übung einen Lern- bzw. Leistungszuwachs zu erreichen (sog. „drill and practice"-Strategie). Dazu werden i. d. R. spezielle Computerprogramme eingesetzt, über deren Vielzahl und Indikationsbereiche der o. g. Software-Katalog „Computer helfen heilen" des Kuratoriums ZNS ausführlich informiert. Bezogen auf die WHO-Klassifikation von Behinderungen streben solche Funktionstrainings primär Verbesserungen auf der „Schadensebene" (impairment) an durch Restitution bzw. Reorganisation der defizitären funktionellen Systeme.

Computergestützte kognitive Trainingsprogramme stellen einen essentiellen Bestandteil in der neuropsychologischen Rehabilitation dar und sind in bestimmten Bereichen kognitiv-funktioneller Defizite unverzichtbar. Dennoch ist der Einsatz solcher Verfahren unter dem Aspekt einer differentiellen Indikationsstellung zu prüfen, da die Erfolgsquoten recht unterschiedlich sind bzw. andere Verfahren - wie z. B. alltagsorientiertes Gedächtnistraining oder metakognitive Therapie - eine erfolgversprechende Alternative darstellen.

Die Durchführung funktioneller Trainingsprogramme kann sich über einen Zeitraum von Wochen oder Monaten erstrecken und wird bezüglich Frequenz und Intensität auf spezifische Funktionsdefizite unter Beachtung allgemeiner Leistungsaspekte - wie Ausdauer oder Ermüdbarkeit - abgestimmt. Ein funktionelles Gedächtnistraining beispielsweise wird mit begrenzter Intensität bei gleichzeitig hoher Frequenz durchgeführt (in der Gruppe maximal eine Stunde, aber mindestens fünf Sitzungen pro Woche). Grundlegend für das Training kognitiver Funktionen sind die verschiedenen Aspekte der Aufmerksamkeit, bei deren Nichtbeachtung andere Übungseffekte - negativ - verfälscht würden.

Kognitive Beeinträchtigungen nach Erkrankung oder Verletzung des Gehirns treten am häufigsten als Aufmerksamkeits- oder Gedächtnisstörungen auf. Dies ergibt sich aus der Komplexität der verschiedenen neuroanatomischen Strukturen, die zur Erstellung dieser Leistungen zusammen wirken. Somit ist es naheliegend, daß Trainingsprogramme zur Verbesserung von Aufmerksamkeits- und

Gedächtnisleistungen besonders zahlreich sind; ebenfalls häufig zur Anwendung gelangen Programme zur Verbesserung von Wahrnehmungsleistungen, insbesondere bei Einschränkungen des Gesichtsfeldes von Neglect-Patienten. Empirische Untersuchungen zur Wirksamkeit kognitiver Funktionstrainings belegen eine deutliche Leistungssteigerung der verschiedenen Komponenten der Aufmerksamkeit. Gerade das gezielte Training dieser einzelnen Komponenten bringt im Vergleich zu unspezifischen, eher allgemeinen Übungen bessere Erfolge, besonders dann, wenn das kognitive Training bereits in einer frühen Phase nach Hirnschädigung durchgeführt wird (vgl. Keller, 1997, S. 39ff).

Die Erfolgsquoten computergestützter Gedächtnistrainings hingegen sind eher ernüchternd und werden zunehmend kritisch gesehen, insbesondere dann, wenn - ohne strategische Kompetenzen - lediglich Einprägen und Abruf geübt werden. Hilfreiche Alternativen können zum einen die Methoden der metakognitiven Therapie sein, die den Betroffenen eher strategisches Wissen zur Verbesserung von Gedächtnisleistungen vermitteln, zum anderen der Einsatz kompensatorischer Hilfen i. S. einer alltagsorientierten Gedächtnistherapie, beispielsweise Gedächtnistagebuch oder Note Book.

4. Verhaltensmedizinische Akzente in der neurologischen Rehabilitation

4.1 Verhaltenstherapeutische Methoden zur kognitiven Rehabilitation

Der Einsatz verhaltenstherapeutischer Verfahren in der neurologischen Rehabilitation wird in jüngster Zeit vermehrt in wissenschaftlichen Publikationen dargestellt (Matthes-von Cramon & von Cramon, 1995; Leplow & Ferstl, 1995; Gauggel et al., 1998). Dieses Interesse erwuchs aus teilweise unbefriedigenden Ergebnissen der rein auf *drill and practice* ausgerichteten neuropsychologischen (Wiederholungs-)Trainings (repetitive Verfahren), die sich gerade bei der kognitiven und sozial-emotionalen Rehabilitation langfristig als wenig effektiv erwiesen haben aufgrund erheblicher Transfermängel im Alltag neurologischer Patienten: „Häufig bestehen bei diesen Patienten jedoch noch nach der Entlassung aus der stationären Rehabilitation erhebliche neuropsychologische Beeinträchtigungen, die nicht nur isolierte Leistungsminderungen beinhalten, sondern auch im sozialen und emotionalen Bereich zu erheblichen Schwierigkeiten führen können" (Höschel et al., 1996, S. 69).

Matthes-von Cramon & von Cramon (1995) leiten aus einer kritischen Bestandsaufnahme kognitiver Leistungstrainings in der neuropsychologischen Rehabilitation die Notwendigkeit verhaltenstherapeutischer Methoden zur Behandlung kognitiver Defizite und Verbesserung der Lernleistungen in alltagsrelevanten Bereichen ab. Während sich bei der Behandlung motorischer Störungen durch Krankengymnastik auf der Grundlage neurophysiologischer Forschungsergebnisse die reine Repetition als erfolgreich erwiesen hat (Hummelsheim et al., 1995), sind die Effekte solcher Wiederholungsübungen im kognitiven Bereich nicht zufriedenstellend, z. B. bei Gedächtnistrainings: „Gedächtnis läßt sich eben nicht *wie ein mentaler Muskel auftrainieren*" (Matthes-von Cramon & von Cramon, 1995, S. 117).

Computerassistierte Hirnleistungstrainings sind in der neurologischen Rehabilitation unverzichtbar zur Verbesserung kognitiver Leistungen; kritisch gesehen wird jedoch eine theoriearme und inflationäre Tendenz zum Einsatz von PC-Trainings. Nicht die Verwendung von PC-Trainings an sich ist allseits hilfreich, sondern der gezielte Einsatz innerhalb eines theoretisch hergeleiteten und methodisch begründeten Behandlungsansatzes. Gerade durch die Kombination kognitionspsychologischer und verhaltenstherapeutischer Methoden kann eine wesentliche Verbesserung der kognitiven Leistungsfähigkeit hirnorganisch geschädigter Patienten erreicht werden.

Neuropsychologische Trainingsprogramme können gute Erfolge aufweisen bei der Verbesserung von Hirnleistungen nach testpsychologischen Kriterien, dennoch bleiben häufig die Handikaps des Betroffenen bestehen bei der praktischen Umsetzung im Alltag, wodurch die gewünschte Wiedereingliederung erschwert oder gar verhindert wird: „ Kognitive Therapieverfahren, die die funktionale Einschränkung, nicht aber das Handikap zu reduzieren vermögen, sind für den betroffenen Patienten von geringem Wert" (Matthes-von Cramon & von Cramon, 1995, S. 116).

Eine Kompensation gestörter Hirnleistungen kann beispielsweise erreicht werden durch Anwendung des Lernprinzips der *Klassischen Konditionierung,* welches die Auslösung einer gewünschten Reaktion durch spezifische (konditionierte) Reize bewirkt. So lassen sich durch mehrfache Assoziation akustischer Signale und verbaler Aufforderungen einfache Reaktionen (z. B. Speichelschlucken) bei schwer hirngeschädigten Patienten auslösen. Bei Neglect-Patienten können geistige Leistungen - wie Lesen - durch aktive und zielgerichtete Bewegungen, die durch akustische Signale ausgelöst werden, erheblich verbessert werden. Weitere Beispiele sind nachgewiesene Steigerungen der Gedächtnisleistung durch die verhaltenstherapeutische Technik des *Ausblendens von Hinweisreizen* oder die Förderung des Begriffslernens durch den Einsatz interaktiver Computerprogramme unter Berücksichtigung von *Verstärkungsprinzipien.*

In der aktuellen Forschungsliteratur wird eine Vielzahl von Studien zum kombinierten Einsatz kognitionspsychologischer und verhaltenstherapeutischer Methoden sowie deren Auswirkungen auf die kognitive Leistungsfähigkeit berichtet. Interessante Hinweise ergeben sich für die Anwendung von *Selbstinstruktionstrainings,* z. B. zur Verbesserung des planerischen Handelns im Alltag; der Einsatz von *Imaginationsübungen* fördert Gedächtnisleistungen wesentlich besser als die reine Wiederholung. Durch den Einsatz *externer Hilfsmittel* kann die Selbständigkeit neurologischer Patienten im Alltag - auch bei erheblichen kognitiven Defiziten - gezielt gefördert werden. So kann das Führen eines Gedächtnistagebuches bei der Planung und Durchführung von Alltagsaktivitäten sehr hilfreich sein; dies kann optimiert werden durch den Einsatz elektronischer Notizbücher, sofern diese entsprechend benutzerfreundlich bzw. behinderungsgerecht angepaßt werden.

4.2 Modifikation hirnorganisch bedingter Verhaltensauffälligkeiten

Ein weiterer Indikationsbereich für verhaltenstherapeutische Methoden in der neurologischen Rehabilitation bezieht auf die direkte Verhaltensmodifikation durch den Einsatz therapeutischer Techniken der Verhaltensformung *(shaping)*. Diese Techniken verändern die Auftretenswahrscheinlichkeit beobachtbarer Handlungen und werden schwerpunktmäßig eingesetzt mit folgenden Zielsetzungen (vgl. Matthes-von Cramon et al., 1994):

4.2.1 Aufbau von Alltagsaktivitäten

Aus der hirnorganischen Schädigung (impairment) können sensomotorische Behinderungen oder schwere kognitive Störungen (disability) entstehen, die den Patienten an der Durchführung von Alltagsaktivitäten hindern (handicap), z. B. Essen, Trinken, Waschen, Anziehen. Durch verhaltenstherapeutische Techniken zur Verhaltensformung lernen die Patienten die selbständige Durchführung solcher Handlungen als gezielte Rekonstruktionen. So kann eine komplexe Handlungsfolge in viele Elemente zerlegt werden, die zunächst einzeln gelernt und dann miteinander verbunden werden *(Verhaltensverkettung bzw. chaining)*; solche Techniken werden erfolgreich zur Behandlung apraktischer Störungen eingesetzt.

4.2.2 Aufbau von Spontanverhalten

Bei schweren Fällen hirnorganisch bedingten Antriebsmangels kann der Willensantrieb gestört sein (Abulie) sowie der Bewegungsantrieb (Akinese) oder auch der Sprach- und Sprechantrieb (Mutismus). Eine Aktivierung kann erfolgen durch ein verhaltenstherapeutisches *Kontingenzmanagement*, das jede - auch geringste - erwünschte Reaktion bzw. Initiative des Patienten *verstärkt*. Anregungen können auch erfolgen durch *Modelllernen (Imitation)* bei einfachen Handlungen. Weitere Möglichkeiten ergeben sich durch den Einsatz externer Taktgeber, Anleitung zu Tagesstrukturplänen, abgestufte Hilfestellungen oder Belohnungen für schwierige Aufgaben durch „attraktive" Behandlungsmaßnahmen *(Premack-Prinzip)*.

4.2.3 Abbau aggressiver bzw. sozial unakzeptabler Verhaltensweisen

Bei zunehmender Aggressivität nach Hirnschädigung ist zunächst durch verhaltensanalytische Diagnostik zu klären, ob es sich um eine instrumentelle (zielgerichtete) Aggression handelt oder um emotionale Ausbrüche aufgrund mangelnder Impulskontrolle. Im ersten Fall können verhaltenstherapeutische Techniken angewandt werden, die als *operante Verfahren* auf eine direkte Reduktion des aggressiven Verhaltens ausgerichtet sind, z. B. *Verstärkerentzug, Auszeit (time-*

out); im zweiten Fall besteht eher Problemeinsicht, somit können Verfahren der *Selbstkontrolle* eingesetzt werden: zunächst Selbstbeobachtung, anschließend schrittweise Konfrontation in abgestufter Form mit Aggressionskontrolle.

4.2.4 Aufbau von angemessenem Sozialverhalten

Patienten mit Hirnschädigungen (primär Frontalhirnläsionen) zeigen häufig sozial unangemessenes Verhalten, wenn die Exploration der sozialen Umwelt nicht mehr adäquat erfolgt (z. B. emotionale Indifferenz, d. h. Fehldeutung eindeutiger Emotionen). Diese Patienten lernen durch Videoübungen und soziale Explorationen (z. B. in Geschäften, Cafés) das Erkennen und Zuordnen sozialer Signale (z. B. Ärgerausdruck). In anschließenden *Rollenspielen* erlernen die Patienten eine differenzierte Ausbildung des Sozialverhaltens gegenüber Bezugspersonen und den entsprechenden Transfer auf ihre Alltagssituation.

4.3 Modifikation des chronischen Krankheitsverhaltens

In ihren Arbeiten zum chronischen Krankheitsverhalten haben Zielke & Sturm (1994) ein Krankheitsparadigma entwickelt, welches nicht der diagnostischen Nomenklatur entspricht, sondern Problemverhalten kennzeichnet, das sich bei verschiedenen Krankheitsbildern aufgrund der *Chronifizierung* entwickelt und - ebenso wie einzelne Krankheitssymptome - gezielt behandelt werden muß - gerade zur langfristigen Stabilisierung stationär erreichter Behandlungserfolge. Hier besteht eine Indikation für Therapie- oder Trainingsverfahren, die sich in der verhaltensmedizinischen Praxis als *Krankheitsbewältigungs-* bzw. *Gesundheitstrainings* bewährt haben.
Allgemein ist chronisches Krankheitsverhalten gekennzeichnet durch die mangelnde Aktivität des Patienten zur Gesundung und die passive Erwartungshaltung an den „Experten". Die häufigsten „Symptome" des chronischen Krankheitsverhaltens sind mangelnde Selbsthilfe, Hilflosigkeit bzw. Passivität, Selbstwertprobleme, ausgeprägtes Schonverhalten bzw. mangelnde Anstrengungsbereitschaft, geringe Selbstwirksamkeitserwartungen sowie die zunehmende Abhängigkeit vom medizinischen Versorgungssystem. „Von chronischem Krankheitsverhalten spricht man, wenn das subjektive Krankheitsgefühl des Patienten und das daraus resultierende Verhalten in keiner angemessenen Relation zu den medizinischen Befunden steht." (Zielke & Sturm, 1994, S. 52)
Verhaltenstherapeutische Methoden zur Behandlung des chronischen Krankheitsverhaltens in der Rehabilitation werden in Form von Gesundheitstrainings und verhaltenstherapeutischen Kompetenztrainings durchgeführt (vgl. Wittmann et al., 1993). Im Unterschied zu den eher edukativ bzw. informativ konzipierten Gesundheitstrainings arbeiten verhaltenstherapeutische Kompetenztrainings mit gezielten Interventionen zur direkten Modifikation des problematischen Verhaltens durch Verbesserung von Gesundheitskompetenzen auf den verschiedenen Verhaltensebenen nach einem multimodalen Modell, z. B. durch Entspan-

nungstrainings, Problemlösetraining, soziales Kompetenztraining, Einsatz von Selbstverstärkung sowie - generell - durch Selbstkontroll- und Zielerreichungsstrategien.

In der neurologischen Rehabilitation besteht eine wesentliche Indikation für Gesundheitstrainings zur Reduktion von Risikofaktoren wie Rauchen, Übergewicht, Bluthochdruck, Bewegungsmangel u. ä.. Beispielhaft wird das folgende Programm zum Gesundheitstraining der Neurologischen Fachklinik Hilchenbach aufgeführt, welches kontinuierlich mit acht ca. einstündigen Veranstaltungen über einen Zeitraum von vier Wochen durchgeführt wird.

Gesundheitstraining der Neurologischen Fachklinik Hilchenbach

- Grundgedanken der Rehabilitation
- Schlaganfall: Ursachen, Symptomatik und Behandlung
- Risikofaktoren für Gefäßerkrankungen - Strategien zum Umgang mit Gefäßerkrankungen
- Umgang mit Streß - Entspannungstechniken für den Alltag
- Alltagsdrogen
- Gesunde Ernährung
- Sport in der Freizeit
- Abschlußempfehlungen für die Zeit nach der Rehabilitation

Von besonderer Bedeutung für die verhaltensmedizinische Rehabilitation neurologischer Patienten ist die frühzeitige und kontinuierliche Einbeziehung der Angehörigen in den therapeutischen Prozeß. Das Verhalten der Familienmitglieder ist eine wesentliche und langfristig wirksame Bedingung für die Modifikation oder aber Aufrechterhaltung des chronischen Krankheitsverhaltens. Verhaltensmerkmale wie Passivität und Hilflosigkeit können durch falsch verstandene Hilfeleistungen von Angehörigen stabilisiert werden und führen zu einer erheblichen Abhängigkeit des Betroffenen, was letztlich den Aufbau eigener Alltagskompetenz und selbständiger Versorgung behindert.

Wünschenswert ist die Einbeziehung von Angehörigen als Co-Therapeuten zur Förderung der Aktivierung und Selbständigkeit des Patienten auf der Grundlage fachlicher Informationen und geschulter Kompetenzen. Um dies zu erreichen, ist zunächst die Unterstützung von Angehörigen bei der eigenen emotionalen Bewältigung des Krankheitsgeschehens notwendig. Während sich die Sorgen der Angehörigen von Patienten mit Schlaganfall oder Schädel-Hirn-Trauma zunächst auf das Überleben und manifeste motorische Defizite konzentrieren, tritt im weiteren Krankheitsverlauf eine zunehmende Belastung durch deutlich werdende kognitive Defizite sowie Persönlichkeits- und Verhaltensänderungen auf. Angehörige erleben sich häufig als insuffizient und hilflos bei Konfrontation mit dieser Symptomatik und empfinden oftmals Schuldgefühle unter dem Eindruck, keine Hilfeleistungen erbringen zu können.

Zur Aufarbeitung dieser Problematik sowie zur Motivierung der Angehörigen für eine therapeutisch konstruktive Mitarbeit in der Rehabilitation haben sich sowohl Beratungen wie auch Schulungsprogramme, im Einzelfall auch psychotherapeutische Hilfe oder Paar- bzw. Familientherapie, in der klinischen Praxis bewährt. Medizinisch-therapeutische Informationen über den Krankheitsverlauf bei erworbener Hirnschädigung und über die Möglichkeiten und Strategien der neurologischen Rehabilitation, Beratung zum Umgang mit hirngeschädigten Familienmitgliedern sowie krankengymnastische, ergotherapeutische und logopädische Schulungsprogramme dienen dem Kompentenzerwerb wie auch der emotionalen Bewältigung von Angehörigen. Fachlich fundierte Hilfestellungen durch Familienmitglieder wirken motivierend und stützend für den Betroffenen, wenn sie auf Aktivierung und Förderung eigener Fähigkeiten ausgerichtet sind und verbessern ganz wesentlich die Prognose für eine erfolgreiche soziale Wiedereingliederung.

Angehörigenprogramm der Neurologischen Fachklinik Hilchenbach

- Klinikvorstellung, Behandlungskonzept, psycho-soziale Beratung und Hilfestellung für Angehörige (Neuropsychologen, Sozialarbeiter)
- Psychologische Einzel- und Familienberatung, Eheberatung, Streßbewältigung für Angehörige (Psychologische Psychotherapeuten)
- Information und Beratung der Angehörigen über Sprach-, Sprech-, Stimm- und Schluckstörungen (Logopäden)
- Übungen zur Lagerung und Bewegungsförderung erkrankter Familienmitglieder zu Hause (Physiotherapeuten)
- Anpassung und Handhabung von Hilfsmitteln im Alltag. Information und Beratung für Angehörige (Ergotherapeuten)

4.4 Neuropsychologische Kompetenz- und Kompensationstrainings

Angeregt durch Modelle postakuter Rehabilitation in den USA werden in zunehmendem Maße neuropsychologische Kompensationsprogramme entwickelt (vgl. Gauggel et al., 1998), die sich - im Unterschied zur Restitution - nicht auf das Funktionstraining durch ständige Wiederholungsübungen *(drill and practice)* auf der Schadensebene (impairment) beziehen, sondern eine Überwindung der funktionellen Einschränkungen (disability) durch Ersatzstrategien oder Umstrukturierung erreichen. Als Vorbild dienen die sog. „holistischen Programme", die in den USA von Prigatano (1986) sowie Ben-Yishay (1990) entwickelt wurden und die sich um eine psychosoziale Wiedereingliederung hirngeschädigter Patienten - trotz bestehender Defizite - bemühen. „Ziel dieser Maßnahmen ist die

soziale Reintegration des hirngeschädigten Patienten durch multimodale Maßnahmen, die alltagsnah unter Einbezug des sozialen Umfeldes erfolgen sollen."
(Gauggel et al., 1998, S.7)

Entsprechende Verhaltenstrainings zur Vermittlung von Kompensationsstrategien
werden in der Neurologischen Fachklinik Hilchenbach konzipiert und durchgeführt. Die praktische Umsetzung erfolgt in Form von verhaltensmedizinischen
Gruppentrainings, wie sie aus anderen Indikationsgebieten bekannt sind, allerdings modifiziert nach spezifischen Bedingungen des Lernens hirngeschädigter
Patienten. So ist gerade bei Patienten mit Aufmerksamkeits- oder Gedächt-
nisproblemen darauf zu achten, daß nicht zu viele Informationen dargeboten
werden, diese aber sehr strukturiert und redundant präsentiert werden.

Der Ablauf dieser Gruppentrainings besteht in der Vermittlung von Informationen für eine angemessene Realitätsanpassung zu erwartender Ergebnisse, im
Einüben von Kompensationsstrategien zur Verbesserung der Anpassungs- und
Bewältigungsprozesse und der Förderung der Selbständigkeit sowie der all-
tagspraktischen Verhaltensprobe der erworbenen Kompetenzen. Angewandt
werden verhaltenstherapeutische Methoden, spezifiziert für die Problemstellungen und Zieldefinitionen in den einzelnen Gruppen. Ein wesentlicher Wirkfaktor
zum Erlernen von Kompensationsstrategien in der Gruppe ist die ständige soziale Interaktion, die den Patienten die unmittelbare Anwendung der erworbenen Kompetenzen im sozialen Kontext ermöglicht. Gerade für hirngeschädigte
Patienten ist die Therapie in der Gruppe gleichzeitig ein soziales Expositionstraining, da diese häufig ein ausgeprägtes soziales Rückzugsverhalten zeigen aufgrund unzureichender emotionaler Bewältigung der bestehenden Defizite, z. B.
Angst vor Gruppendiskussionen wegen bestehender Sprachstörungen oder
Aufmerksamkeitsproblemen.

**Neuropsychologische Gruppentrainings in der Neurologischen Fachklinik
Hilchenbach**

- Aufmerksamkeitsgruppe
- Gedächtnisgruppe
- Entspannungstraining
- Soziales Handlungstraining
- Bewältigungstraining (Problemlösegruppe)

4.4.1 Aufmerksamkeitsgruppe

Unter den kognitiven Störungen hirngeschädigter Patienten treten Aufmerksam-
keitsprobleme nicht nur am häufigsten auf (bei ca. 80 %), sondern behindern
auch andere kognitive Leistungen wie Gedächtnis oder Sprache, da den verschiedenen Aspekten der Aufmerksamkeit die Funktion einer Basisleistung zu-

kommt. Infolge unzureichender Informationsaufnahme bzw. -verarbeitung ist eine adäquate Bewältigung alltäglicher Anforderungen nicht möglich; komplexe Tätigkeiten mit hoher Aufmerksamkeitsspanne (z. B. am Arbeitsplatz) können nicht ausgeführt werden. Betroffene und deren Angehörige neigen eher zu einer Fehleinschätzung des Schweregrades und der Konsequenzen von Aufmerksamkeitsstörungen, die deutlich werden durch rasche Ermüdbarkeit, erhöhte Ablenkbarkeit sowie zunehmenden Zeitbedarf.

Der erste Schritt in der Aufmerksamkeitsgruppe besteht darin, eine realistische Einschätzung des Schweregrades dieser Störung aus der Sicht des Betroffenen zu erreichen. Nur bei vorhandener Einsichtsfähigkeit können hirngeschädigte Patienten zur kontinuierlichen Bearbeitung des Aufgabenmaterials motiviert werden; hier sind auch die Bagatellisierungstendenzen von Angehörigen zu berücksichtigen. Überhöhte Anstrengungen bei Verkennung der tatsächlichen Leistungsfähigkeit führen zur Überforderung mit negativer sozialer Rückmeldung und schließlich Frustration und Resignation. Dies mag ein Grund dafür sein, daß viele hirngeschädigte Patienten nach beruflicher Wiedereingliederung dennoch mittelfristig ihre berufliche Tätigkeit wieder aufgeben (weitere Ausführungen unter 4.5: Berufliche Wiedereingliederung).

Strategien zur Kompensation von Aufmerksamkeitsdefiziten sind darauf ausgerichtet, die situativen Merkmale von Leistungsanforderungen sowie die individuellen Arbeitstechniken den bestehenden Einschränkungen so anzupassen, daß dennoch die kognitive Bearbeitung von Aufgaben zur Erreichung eines angemessenen Arbeitsziels ermöglicht wird. In der Gruppe erfolgt die systematische Bearbeitung verschiedener intellektueller Aufgaben, deren Gemeinsamkeit darin besteht, daß sie eine langfristige Aufrechterhaltung der selektiven Aufmerksamkeit erfordern. Das Aufgabenmaterial wird adaptiv präsentiert, d. h. zunächst werden einfache Aufgaben gestellt mit hoher Erfolgswahrscheinlichkeit zur Vermittlung einer positiven Arbeitshaltung, anschließend wird der Schwierigkeitsgrad schrittweise dem steigenden Leistungsvermögen angepaßt.

Der Erfolg des Aufmerksamkeitstrainings muß schließlich daran gemessen werden, wie den Patienten die Umsetzung zur Bewältigung alltagspraktischer Anforderungen gelingt. Um die notwendige Generalisierung der erworbenen Kompetenzen auf verschiedene Aspekte des Leistungsverhaltens zu erreichen, ist es notwendig, mit einem heterogenen Aufgabenmaterial und verschiedenen Präsentationen zu arbeiten (z. B. schriftlich, akustisch, interaktiv). Auch die Variation der Leistungssituation einschließlich der sozialen Bezugspersonen ist unerläßlich für ein erfolgreiches kognitives Training, da somit die Generalisierung auf verschiedene Anforderungssituationen gelernt wird. Zu diesem Zweck werden therapeutische Hausaufgaben erteilt, die als Verhaltensübungen außerhalb der Gruppe, in anderen Klinikbereichen, an öffentlichen Orten oder im familiären Umfeld durchgeführt werden.

4.4.2 Gedächtnisgruppe

Nach den Aufmerksamkeitsstörungen stellen Defizite der Merkfähigkeit die zweithäufigste kognitive Einschränkung bei hirngeschädigten Patienten dar. Lern- und Gedächtnisstörungen nach erworbener Hirnschädigung können zu massiven Behinderungen im beruflichen und privaten Alltag führen und die Betroffenen - bei unzureichender Kompensation - als desorientiert und hilflos erscheinen lassen. Gerade vor dem Hintergrund unzureichender Lerneffekte durch reine Wiederholungsprogramme (z. B. Auswendiglernen von Wortlisten) erhalten Kompensationsstrategien einen hohen Stellenwert zur Verbesserung der Merkfähigkeit; so gibt es zur Behandlung von Gedächtnisstörungen eine Vielzahl von Kompensationsstrategien und -hilfen, die auf der Basis empirisch belegter Erkenntnisse entwickelt und praktisch erprobt wurden.

Grundsätzlich wird zwischen internen und externen Gedächtnishilfen unterschieden. Die externen Kompensationshilfen bestehen zum einen aus Hilfsmitteln zur Speicherung von Informationen, wie Notizbuch, Kalender oder Gedächtnistagebuch, zum anderen aus der Kennzeichnung von Umweltreizen, wie Wegmarkierungen oder Kennzeichnung von Gebrauchsgegenständen. Interne Gedächtnisstrategien verbessern die Aufnahme und den Abruf alltagsrelevanter Informationen durch organisatorische Veränderungen von Datenmenge oder Informationsfluß. Beispiele für solche interne Gedächtnishilfen sind der Gebrauch von Anfangsbuchstaben als Abrufhilfe, bildhafte Verknüpfungen, verbale Strategien wie die semantische Organisation isolierter verbaler Informationen, Techniken zum Erarbeiten von Textinformationen (z. B. Zeitungsartikel) und das Lernen von Gesichter-Namen-Assoziationen.

Entscheidend für den Erfolg dieses Kompensationstrainings ist der Einsatz interner und externer Gedächtnishilfen im Alltag. Zu diesem Zweck werden Verhaltensübungen zum praktischen Gebrauch von Gedächtnishilfen im persönlichen Alltag durchgeführt. Allein der gewinnbringende Einsatz eines Gedächtnistagebuches bedarf eines intensiven Trainings zur Strukturierung von Informationen, zur Selbstorganisation bei der kontinuierlichen Fortführung sowie zur ständig präsenten Aufbewahrung! Durch Gruppendiskussionen, Rollenspiele und Variation situativer Merkmale wird die Generalisierung im Alltag vorbereitet und anschließend im sozialen Kontext außerhalb der Klinik erprobt. Interne und externe Kompensationsstrategien bei Gedächtnisstörungen verdeutlichen Betroffenen und Angehörigen, daß auch bei bestehender Schädigung *(impairment)* durch entsprechende Handlungskompetenzen eine alltagsrelevante Überwindung von *Handikaps* erreicht werden kann.

4.4.3 Entspannungstraining

Bei hirngeschädigten Patienten besteht eine Indikation für ein Entspannungstraining im Zusammenhang mit Symptomen des Anpassungs- und Bewältigungsprozesses. Das unvorhergesehene Auftreten einer Hirnschädigung und deren Folgen können zu Unruhe- und Erregungszuständen führen, die sich störend auf die Lernfähigkeit auswirken und somit den weiteren Rehabilitationsprozeß behindern. Von einer psychopharmakologischen Intervention wird eher abgeraten, da sich diese allgemein hemmend auf Lernprozesse auswirken könnte.

Das Entspannungstraining für neurologische Patienten zielt auf die Veränderung physiologischer Reaktionen, die als körperliche Symptomatik bei Angst- und Unruhezuständen auftreten können. Zunächst werden physiologische Entspannungsreaktionen trainiert, die mit Angst- und Unruhezuständen inkompatibel sind; längerfristig wird durch kontinuierliche Übung eine Reduktion des allgemeinen Erregungsniveaus angestrebt. Der Vorteil von Entspannungsverfahren liegt in der praktischen Anwendbarkeit als Selbststeuerungstechnik unter verschiedenen situativen Bedingungen unabhängig von technischen Hilfsmitteln.

Als wirkungsvolle Technik zur Entspannung hat sich die progressive Muskelrelaxation nach Jacobson erwiesen. Patienten können zur aktiven Mitarbeit motiviert werden, weil sich erste subjektive Erfolgserlebnisse durch die differenzierte Wahrnehmung von An- und Entspannung recht schnell einstellen. Die erworbenen Selbststeuerungskompetenzen psychophysiologischer Erregungsprozesse dienen der direkten Beeinflussung von Angst- und Unruhezuständen, auch im sozialen Kontext. Dies erleichtert die Bewältigung von Alltagsanforderungen im privaten und beruflichen Umfeld. Darüber hinaus werden Entspannungsverfahren als integraler Bestandteil weiterer therapeutischer Strategien verwendet.

4.4.4 Soziales Handlungstraining

Für hirngeschädigte Patienten bestehen erhebliche Handikaps in der sozialen Interaktion, deren Gründe in Anbetracht unterschiedlicher Störungsbilder vielschichtig sind. Erhebliche Einschränkungen der Kommunikation ergeben sich manifest für Patienten mit Sprachstörungen, aber auch Aufmerksamkeits- sowie Gedächtnisdefizite können den Austausch mit Bezugspersonen stark beeinträchtigen. Weitere Handikaps können aus hirnorganisch bedingten Verhaltensauffälligkeiten entstehen (z. B. Fehlinterpretation emotionaler Signale) oder aus emotionalen Problemen von Anpassungs- und Bewältigungsprozessen, z. B. ängstliche Vermeidung sozialer Kontakte wegen bestehender kognitiver Einschränkungen.

Das soziale Handlungstraining vermittelt hirngeschädigten Patienten sozialintegrative Kompetenzen zur adäquaten Auseinandersetzung mit den sozialen Bezugspartnern in unterschiedlichem Kontext und zur Wiedereingliederung im privaten und beruflichen Umfeld. Die therapeutischen Interventionen entsprechen den erprobten Vorgehensweisen in assertiven Trainingsprogrammen, allerdings ist der therapeutische Lernprozeß spezifisch auf die Erfordernisse neurologischer Patienten ausgerichtet, z. B. ein hochstrukturiertes und redundantes Erarbeiten der einzelnen Lerninhalte bzw. Teilziele. Therapieinhalte ergeben sich aus der persönlichen Problemlage und den sozialen Handikaps bei der Wiedereingliederung hirngeschädigter Patienten. Typische - angstbesetzte - Problemsituationen sind beispielsweise die Beschreibung eigener Arbeits- und Leistungsveränderungen oder die Inanspruchnahme fremder Hilfe oder das Eingeständnis von Überforderung.

Die aktive Teilnahme an einem sozialen Handlungstraining bedeutet für Patienten mit erworbener Hirnschädigung eine anstrengende Konfrontation mit manifest werdenden kognitiven und kommunikativen Defiziten. Die soziale Exposition des Betroffenen ist gleichzeitig als Bewältigungstraining gegen ängstliche Vermeidungstendenzen zu bewerten und erfordert hohe therapeutische Kompetenzen zum Abbau von Angstreaktionen und Fluchtverhalten. Die Belastung durch die ständige „öffentliche" Konfrontation mit eigenen Defiziten im sozialen Kontext darf nicht unterschätzt werden; insofern leistet das soziale Handlungstraining neben der Vermittlung sozial-integrativer Kompetenzen einen wesentlichen Beitrag zur emotionalen Bewältigung nach erworbener Hirnschädigung.

4.4.5 Bewältigungstraining (Problemlösegruppe)

Ein therapeutisches Gruppenprogramm zur Krankheitsbewältigung in der Neurologie muß in Anbetracht der Vielfalt und Vielschichtigkeit krankheitsbedingter Folgen so angelegt sein, daß im strukturierten Ablauf eher unspezifische Strategien vermittelt werden, die an die jeweilige individuelle Problemkonstellation adaptiert werden können. Für diese Vorgehensweise bieten sich Problemlösestrategien an, wie sie in kognitiven Gruppentrainings zur Prävention in der Psychosomatik vermittelt werden (vgl. Wittmann et al., 1993). Unter besonderer Berücksichtigung der Lernvorgänge neurologischer Patienten können diese Gruppentrainings durchaus auf diesen Indikationsbereich übertragen werden.

Von besonderer Bedeutung für die Verbesserung von Problemlösekompetenzen ist eine angemessene Definition von Zielen und Barrieren, die den jeweiligen Problemtyp bestimmen. Die Festlegung von Zielen, deren Erreichung entscheidend dafür ist, ob ein Problem als gelöst gilt, stellt einen ersten wichtigen Schritt im Gruppentraining dar. Als Grundlage für eine realitätsangepaßte Zielplanung wird den Patienten in angemessener Form das notwendige Störungswissen über Hirnschädigungen und deren Folgen vermittelt. Es werden Informationen gegeben über die neuronale Plastizität des Gehirns, die Möglichkeiten der Restitution und Kompensation sowie über sozialrechtliche Aspekte der Rehabilitation. Vor diesem Hintergrund werden individuelle Problemlösestrategien nach dem denkpsychologischen Paradigma erarbeitet bis hin zur praktischen Umsetzung der geplanten Maßnahmen und Ergebnisprüfung der Zielannäherung.

Dieses Bewältigungstraining dient zur Reaktivierung persönlicher Ressourcen hirngeschädigter Patienten und fördert im wesentlichen die individuellen Problemlösestrategien anhand eines denkpsychologischen Modellansatzes. Die therapeutische Förderung und soziale Unterstützung eigener Lösungskompetenzen verbessern primär die Selbstwirksamkeitserwartungen im Selbstkonzept der Betroffenen und modifizieren damit Passivität und Hilflosigkeit im Sinne eines verhaltensmedizinischen Konzeptes, das den aktiv mitwirkenden Patienten als Experten für seine Gesundung in den Mittelpunkt stellt. Die Erarbeitung eigener

Ziele, Planungen und Handlungsstrategien zur Problemlösung verdeutlicht den Betroffenen exemplarisch den Einsatz eigener Fähigkeiten zur Krankheitsbewältigung trotz bestehender Einschränkungen.

4.5 Verhaltensmedizinisches Modellprojekt zur beruflichen Wiedereingliederung

Wie zahlreiche wissenschaftliche Studien zur beruflichen Wiedereingliederung hirngeschädigter Patienten belegen, ist die Integration in den beruflichen Alltag recht schwierig und meist nur von kurzfristiger Dauer, z. B. stellten Brooks et al. (1987) in einer Untersuchung zur beruflichen Wiedereingliederung von 98 Patienten mit Schädel-Hirn-Trauma fest, daß von diesen zunächst 86 % wieder berufstätig waren, nach 7 Jahren waren es lediglich noch 29 %. Für die längerfristig eher erfolglose berufliche Integration hirngeschädigter Patienten wird eine Vielzahl von Gründen diskutiert, wie Schweregrad der Schädigung oder Hospitalisierungsdauer; dennoch konnte empirisch belegt werden, daß auch Patienten mit sehr schweren Schädigungen wieder berufstätig sein konnten.

Gauggel et al. (1998) ziehen aus einer Analyse der internationalen Forschungsliteratur die Schlußfolgerung, daß eine Aussage über den Erfolg der beruflichen Wiedereingliederung eher anhand der Gesamtheit kognitiver, körperlicher und psychosozialer Probleme getroffen werden kann. Zur Verbesserung der beruflichen Integration hirngeschädigter Patienten wird das amerikanische Konzept der *unterstützenden Beschäftigung* vorgeschlagen, das ansatzweise im Hamburger Modell der *schrittweisen Wiedereingliederung* angewandt wird (vgl. Hummelsheim, 1998, Kap. 13).

Ausgehend von diesen strategischen Überlegungen zur Verbesserung der sozialen Integration hirngeschädigter Patienten erarbeitet eine interdisziplinäre Projektgruppe (Ärzte, Psychologen, Berufs- und Ergotherapeuten, Sozialarbeiter) der Neurologischen Fachklinik Hilchenbach eine enge Vernetzung von medizinischer Rehabilitation und beruflicher Wiedereingliederung durch Maßnahmen, die während des Klinikaufenthaltes eingeleitet und nach Entlassung innerhalb des Netzwerkes fortgeführt werden. Kernstück ist die institutionelle Vernetzung von stationärer medizinischer Rehabilitation (Klinik) mit dem beruflich-rehabilitativen Netzwerk, mit den zuständigen Stellen der nachstationären Betreuung sowie mit der Arbeitsstätte (Betrieb), um die Gesamtheit aller Maßnahmen *patientenorientiert* aufeinander abzustimmen (vgl. Abb. 1: Modell der beruflichen Readaptation).

Unter Leitung von Prof. Weinmann (vgl. Föhres et al., 1997) wurden an der Universität-Gesamthochschule Siegen unter dem Projektnamen *MELBA* die *Merkmalsprofile zur Eingliederung Leistungsgewandelter und Behinderter in Arbeit* entwickelt (vgl. Abb. 2: Merkmalskomplex). Dieses Instrumentarium wird im Rahmen des Modellprojektes angewandt zur Erfassung des *Fähigkeitsprofils* des Patienten und des *Anforderungsprofils* an seinem Arbeitsplatz, um durch anschließenden Profilvergleich die Möglichkeiten der Wiedereingliederung beurteilen zu können bzw. um entsprechende Trainingsmaßnahmen für den Patien-

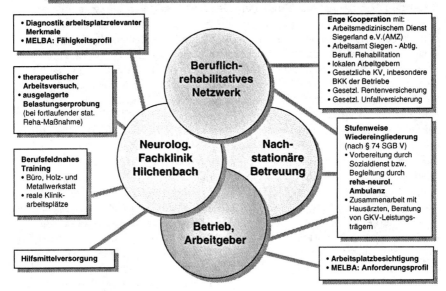

Abb. 1: *Modell der beruflichen Readaptation*

Tab. 2: MELBA Merkmalskomplex

Kognitive Merkmale	Soziale Merkmale	Merkmale zur Art der Arbeits- ausführung	Psychomotorische Merkmale	Kulturtechniken Kommunikation
Arbeitsplanung	Durchsetzung	Ausdauer	Antrieb	Lesen
Auffassung	Führungsfähigkeit	Mißerfolgstoleranz	Feinmotorik	Rechnen
Aufmerksam- keit	Kontaktfähigkeit	Kritische Kontrolle	Reaktionsge- schwindigkeit	Schreiben
Konzentration	Kritikfähigkeit	Ordnungsbereit- schaft		Sprechen
Lernen/Merken	Kritisierbarkeit	Pünktlichkeit		
Problemlösen	Teamarbeit	Selbständigkeit		
Umstellung		Sorgfalt		
Vorstellung		Verantwortung		

809

ten oder Maßnahmen zur Anpassung des Arbeitsplatzes an die Einschränkungen des Patienten einleiten zu können.

Zur Erfassung der Merkmale des individuellen Fähigkeitsprofils steht das gesamte Repertoire der neuropsychologischen Diagnostik zur Verfügung; neben einer Vielzahl von psychologischen - auch computerassistierten - Testverfahren werden strukturierte Interviews und systematische Verhaltensbeobachtungen zur Datenerfassung während der Arbeitsproben in der Ergotherapie (Holz- und Metallwerkstatt sowie Büroabteilung) oder an externen Arbeitsplätzen durchgeführt.

Der Merkmalskomplex des Verfahrens MELBA eignet sich in besonderer Weise für die Praxis der medizinisch-beruflichen Rehabilitation, weil nicht nur das Leistungsverhalten erfaßt wird, sondern ebenso die nicht minder wichtigen *psychosozialen und sozial-integrativen Fähigkeiten und Anforderungen* für eine langfristig erfolgreiche berufliche Wiedereingliederung. Die Merkmale sind operational definiert und ermöglichen die Beurteilung konkreter Fähigkeiten für den berufspraktischen Alltag, wie beispielsweise Kritikfähigkeit, Teamarbeit oder Mißerfolgstoleranz.

Ausgehend von den Ergebnissen des Profilvergleichs von Fähigkeiten und Anforderungen entwickelt das interdisziplinäre Rehabilitationsteam mit dem Patienten ein vorbereitendes Training für die Platzierung im Betrieb und unterstützt ihn - in enger Kooperation mit dem beruflich-rehabilitativen Netzwerk - bei der Wiederaufnahme der Berufstätigkeit durch praktisches *job coaching* sowohl bei den arbeitsplatzbezogenen Tätigkeiten wie auch bei der Bewältigung sozial-integrativer Probleme.

Wissenschaftliche Begleitforschung gewährleistet die Qualitätssicherung dieser Maßnahmen durch eine systematische Datenerhebung und Dokumentation sowie Nachuntersuchungen zum Erfolg der beruflichen Wiedereingliederung nach Abschluß der medizinischen Rehabilitation.

Literatur

Ben-Yishay, Y. & Gold, J. (1990). Therapeutic milieu approach to neuropsychological rehabilitation. In: R. L. Wood (Hrsg.) Neurobehavioural sequelae of traumatic brain injury (S. 194-215). New York: Taylor & Francis.

Dick, F., Gauggel, S., Hättig, H. & Wittlieb-Verpoort, E. (1995). Klinische Neuropsychologie. Bonn: Deutscher Psychologen Verlag.

Föhres, F., Kleffmann, A., Müller, B. & Weinmann, S. (1997). MELBA - Ein Instrument zur beruflichen Rehabilitation und Integration. Bonn: Bundesministerium für Arbeit und Sozialordnung.

Gauggel, S., Konrad, K. & Wietasch, A.-K. (1998). Neuropsychologische Rehabilitation. Weinheim: Psychologie Verlags Union.

Gesellschaft für Neuropsychologie (1998). http://www.gnp.de/

Goldenberg, G. (1997). Neuropsychologie. Stuttgart: Gustav Fischer Verlag.

Höschel, K., Uhlendorff, V., Biegel, K., Kunert, H. J., Weniger, G. & Irle, E. (1996). Effektivität eines ambulanten Neuropsychologischen Aufmerksamkeits- und Gedächtnistrainings in der Spätphase nach Schädel-Hirn-Trauma. Zeitschrift für Neuropsychologie, 7, 2, 69-82.

Hummelsheim, H. (1998). Neurologische Rehabilitation. Berlin: Springer Verlag.

Hummelsheim, H., Hauptmann, B. & Neumann, S. (1995). Influence of physiothera-peutic facilitation techniques on motor evoked potentials in centrally paretic hand extensor muscles. Electroencephalogr Clin Neurophysiol, 97, 18-28.

Keller, I. & Grömminger, O. (1995). Aufmerksamkeit. In: D.Y. Cramon, N. Mai & W. Ziegler (Hrsg.) Neuropsychologische Diagnostik (S. 65-90). Weinheim: Chapman & Hall.

Leplow, B. & Ferstl, R. (1995). Psychophysiologische Störungen. In: H. Reinecker (Hrsg.) Fallbuch der Klinischen Psychologie (S. 273-290). Göttingen: Hogrefe.

Matthes-von Cramon, G., von Cramon, D.Y. & Mai, N. (1994). Verhaltenstherapie in der neuropsychologischen Rehabilitation. In: M. Zielke & J. Sturm (Hrsg.) Hand-buch der stationären Verhaltenstherapie (S. 164-175). Weinheim: Psychologie Verlags Union.

Matthes-von Cramon, G. & von Cramon, D.Y. (1995). Kognitive Rehabilitation. Zeit-schrift für Neuropsychologie, 6, 2, 116-127.

Prigatano, G. P. (1986). Neuropsychological rehabilitation after brain injury. Balti-more: John Hopkins University Press.

Sturm, W. (1989). Therapie von Aufmerksamkeitsstörungen. In: K. Poeck (Hrsg.) Klinische Neuropsychologie. Stuttgart: Thieme.

Wittmann, H. B., Glier, B. & Spörkel, H. (1993). Gesundheitsverhalten als Prävention bei psychosomatischen Störungen. Praxis der Klinischen Verhaltensmedizin und Rehabilitation, 21, 28-36.

Zielke, M. & Sturm, J. (1994). Chronisches Krankheitsverhalten: Entwicklung eines neuen Krankheitsparadigmas. In: M. Zielke & J. Sturm (Hrsg.) Handbuch der sta-tionären Verhaltenstherapie (S. 42-60). Weinheim: Psychologie Verlags Union.

Rehabilitation und „ Kognition": Einleitende Hypothesen für die Wiederherstellung der motorischen Veränderungen bei hemiplegischen Patienten

Stefano Hefti, Ambrogina Vigezzi, Andrea Ferri, Raffaella Carnevale

Wir sind der Auffassung, daß jedes wissenschaftliche Projekt in Bereich der Rehabilitation von der Formulierung einer gut definierten Theorie ausgeht, die erlaubt, überprüfbare Hypothesen zu entwickeln, die durch die Übung auf den Prüfstand gestellt werden. Letztere muß sowohl als operatives Mittel, als auch als „ epistemologische Strecke" für den Therapeuten verstanden werden. Wir stellen die Spezifikation der motorischen Veränderungen des hemiplegischen Patienten gemäß einem Modell dar, das vorab das motorische Funktionskonzept in der Überzeugung festlegt, daß dieses eine Bezugstheorie darstellen kann, die auch auf die Analyse anderer Pathologien ausgeweitet werden kann.
Nach der Analyse der fraglichen Pathologie versuchen wir die Rolle der *Kognition* herauszustellen, um eine bessere Wiederherstellung zu erreichen, als dies die Läsion spontan gewährt. Dabei bedienen wir uns eines rehabilitativen Ansatzes, der sich im Umfeld der Vorschlägen von Prof. Perfetti in Italien bei seiner Formulierung der bewußtseinsbildenden Therapieübung bewegt.

"Was bei den von Menschen ausgesprochenen Dingen zählt, ist nicht, was sie diesseits oder jenseits von ihnen gedacht haben, sondern das, was sie sofort ordnet und sie für die restliche Zeit unbestimmt zugänglich hält für neue Auseinandersetzungen und offen für die Aufgabe, sie weiter zu verändern."

M. Foucault

Einführung

Überprüfungskriterien und Fehlbarkeit

Früher oder später muß sich jeder Fachbereich dem heiklen Problem der kritischen Überlegung über die **Grundlagen, Grenzen** und **Überprüfungskriterien** der eigenen Kenntnisse stellen. Dieser Vorgang kann nur durch den wissenschaftlich-historischen Ansatz einerseits und die Epistemologie auf der anderen Seite erfolgen.

Wenn die rehabilitative *Praxis* Ausdruck einer **rigorosen** Kenntnis werden muß, die auf die Entwicklung immer effektiverer therapeutischer Maßnahmen zur positiven Einflußnahme auf die Wiederherstellung zielt, stellt die therapeutische Übung nur eine besondere Etappe der Arbeit jedes Rehabilitationstherapeuten dar, die auf einer vorherigen Festlegung einer auch historisch eingeordneten Bezugs**theorie** aufbaut und deren Inhalte mit dem aktuellen Erkenntnisstand übereinstimmt. Die Unmöglichkeit, die neuen, durch die ständigen Fortschritte der Wissenschaft ermöglichten Erkenntnisse von der alltäglichen Arbeitstechnik an den Kranken zu trennen, kann sich nur im bewußten Verzicht auf die Vorlage kodifizierter und auf alle zu untersuchende Pathologien zu verallgemeinernder Handlungspakete ausdrücken.

Wir betrachten daher das „Anweisungswesen" in der Rehabilitation als Hindernis für den Fortschritt in unserem Bereich, weil die Erstarrung aufgrund der Übernahme einer Methode (Technik X, Y, Z) als Bezugsmodell mit der Zeit oft die Bedeutung einer bewährten Praxis erhält und den Rehabilitationstherapeuten auf eine epistemologische Ebene führt, die das **Überprüfungsprinzip** übernimmt, verstanden als „*intellektueller Vorgang, der die Feststellung erlaubt, ob eine Behauptung wahr oder falsch ist ... immer in Bezug auf die empirische Beobachtung*" (Papi, Vegetti, Alessio 1992). Diese Position kann in der Darstellung zusammengefaßt werden, daß „*...jede Übung richtig ist, wenn der Patient in der vorgesehenen Weise reagiert...*", wobei betont werden muß, daß „*...der Therapeut die richtige Technik wählen können muß, um sie beim richtigen Patienten anzuwenden ...*"; im Gegenteil, wir sind der Auffassung, daß die unbefangene Technikübung, die sich von zum Teil im Widerspruch stehenden theoretischen Prinzipien anregen läßt, Ausdruck intellektuellen Opportunismus ist, hinter dem sich die subtile Gefahr einer **methodischen Beliebigkeit.** (Briganti 1981) versteckt. Innerhalb dieser Betrachtungsweise bewegt sich die Auseinandersetzung oder zum Teil der Widerspruch zwischen Vertretern gemeinsamer oder unterschiedlicher Methoden auf „*taktischer*" Ebene und nicht auf der theoretischer Prinzipienfragen, indem sie sich tatsächlich vom Aufbau einer wirklichen rehabilitativen **wissenschaftlichen Gemeinschaft** (Kuhn 1989) entfernt: Wir betrachten jedenfalls die Suche nach der Definition unter epistemologischen Gesichtspunkten von grundlegender Bedeutung. Diese muß erlauben, die Bedeutung der **Übung** für den **Fortschritt** des Kenntnisstandes in der Rehabilitation anhand der Verhältnisse zwischen therapeutischer Übung und anderen Wissenselementen für die Wiederherstellung festzustellen.

Aber welche Eigenschaften muß die Bezugs*theorie* eines Rehabilitationstherapeuten haben? Sie muß vor allem eine Pathologie*analyse* erlauben, indem
sie die auffälligsten Elemente angibt, und die Auswahl geeigneter *Instrumente*
ermöglichen. Darüber hinaus muß sie wie für jeden anderen Fachbereich das
Einfügen neuer Daten ermöglichen, die der sich entwickelnde Erkenntnisstand
bereitstellt, um die möglichen Implikationen für die Rehabilitation zu bewerten;
aber vor allem muß sie durch die *Übung* nach dem Prinzip der *Fehlbarkeit* auf
den Prüfstand gestellt werden.

Mit Popper glauben wir, daß *„die Verfälschung einer Schlußfolgerung die Verfälschung des Systems einschließt, aus dem sie stammt"* (Popper 1970). In dieser
Hinsicht wird die Übung daher nicht nur unter dem *operativen* Gesichtspunkt
wichtig, sondern auch hinsichtlich des *epistemologischen*, weil sie unser Wissen
auf den Prüfstand stellt: nach unserer Meinung kann nur diese Handlungsweise,
die keine Exaktheit beansprucht, aber Strenge verlangt, einen positiven Entwicklungsprozeß für unseren Fachbereich auslösen, der durch das Aufstellen neuer
Probleme Form annimmt.

An dieser Stelle könnte man sich fragen: *„Was ist ein Problem?"* Diese Frage ist
nur anscheinend banal, weil der Motor des Fortschritts in jedem Fachbereich die
eigene Fähigkeit darstellt, neue Probleme aufstellen zu können: jedoch werden
in der Rehabilitation die *Probleme* mit den *Tatsachen* verwechselt.

Das nachstehende Beispiel kann helfen, Licht in diese grundlegende Frage zu
bringen: Ein Kranker, der nicht läuft oder schlecht läuft, ist kein Problem, sondern eine Tatsache. Unter epistemologischem Gesichtspunkt kann das Problem
mit einer *enttäuschten Erwartung* definiert werden, die zum Beispiel entsteht,
wenn trotz des ganzen angewandten Wissens des Rehabilitationstherapeuten
der Kranke weiterhin schlecht läuft.

Dieser methodologische Diskurs ist für unsere Arbeit sehr wichtig, weil gerade
ausgehend von den Problemen die Anforderung entsteht (die ansonsten über-
flüssig schiene), sich all den Wissenschaften zu nähern, die sich unter verschiedenen Aspekten mit der Bewegung befassen, wie die Neurophysiologie, die
Neuropsychologie, die Psycholinguistik, die Psychologie usw. Diese bedeutsamen Beziehungen erlauben, ein „Rehabilitationswissen" aufzubauen, das in
Geschichte und Kultur eingebettet ist und sich in ständiger Entwicklung befindet:
Ein jeden Tag durch die Übung zu hinterfragendes Wissen (Abb. 1).

Definition der Rehabilitation

Jede Läsion, die ein biologisches System betrifft, erzeugt *irgendeine* Form der
spontanen Anpassung: Aus diesem Grund müssen wir vorab eine erste Definition dafür anführen, was wir als Rehabilitation verstehen. Wir definieren die Rehabilitation als Fachgebiet, das die Prozesse zur Wiederherstellung der Bewegung nach einem pathologischen Ereignis studiert, indem wir diese unter dem
Gesichtspunkt der Gewebeplastizität analysieren, das heißt ihrer *Veränderbarkeit im Verhältnis zu den gemachten Erfahrungen*, um eine *bessere* Erholung
zu begünstigen als sie das Subjekt spontan erreichen würde (Perfetti 1986). Um

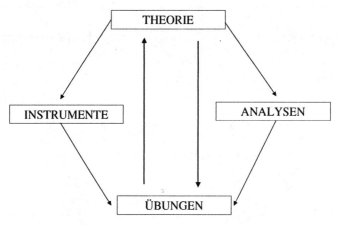

Abb. 1: Operatives Bezugsmodell

therapeutisch zu sein, muß die Übung das **Erlernen** spezifischer Fähigkeiten fördern, die auf die Überwindung der durch die Pathologie gesetzten Grenzen zielt: Unter diesem Gesichtspunkt kann der Eingriff des Rehabilitationstherapeuten sich nicht auf die Wiederherstellung des **beobachteten** Phänomens richten (z.B. der Gang, die Kniebeugung usw.), sondern auf die Wiederherstellung der **Grundlagen**, auf denen es aufbaut, hypothetisch der Ablauf des Phänomens.

Von den "Phänomenen" zu den "Prozessen"

Offensichtlich ist, daß dem Studium der motorischen **Organisation** und nicht nur ihrer **Phänomenologie** eine entscheidende Bedeutung zukommt und durch die Beiträge anderer Wissenschaftsbereiche möglich wird. Konkret beinhaltet dies jedoch die Überwindung der Modelle, die die Bewegung anhand von Modellen studieren, die sich durch die **Reduktion** inspirieren lassen, oder solche, innerhalb derer es ausreichen würde, nur die **äußeren** Verhältnisse in Betracht zu ziehen (Hebb 1980), die zwischen den Veränderungen der Umwelt oder des **Reizes** (stimolo)und der daraus folgenden motorischen Antwort (risposta) bestehen können, wobei der Auffassung der Behavioristen folgend vorausgesetzt wird, die Kenntnis und Ausweitung dieser Regeln würde ausreichen, um das **Verhalten** zu erklären: Wenn es so wäre, wäre der Rückgriff auf eine technisch durchaus raffinierte Handwerklichkeit legitim, die aber immer **einzelne** Komponenten der Bewegung anregen, die man oft auch durch die Ausklammerung von Reflexkreisen erhält. (Abb. 2).

Andererseits würde eine Antwort auf die Überwindung dieser Betrachtungsweise, die von der **Komplexität** des zentralen Nervensystems absähe, unvermeidbar zu Formulierung zu allgemeiner Vorschläge mit dem Risiko führen, in eine schädliche Spontaneität der Art **ganzheitlichen** Betrachtung abzuleiten. Diese therapeutischen Tätigkeiten, die allgemein bei der **Motivation** ansetzen, zu

815

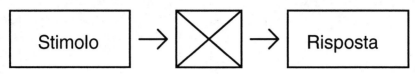

Abb. 2: Verhaltensmodell aus behavioristischer Sicht

komplexe globale motorische Leistungen zu erbringen (z.B. der Gang), würden ausschließlich das nach der Läsion Verbliebene nutzen, da der Patient nur in der Lage ist, auf diese Anforderungen durch bereits vorhandene pathologische Komponenten zu antworten.

Zu guter Letzt scheinen diese beiden Positionen trotz ihrer bemerkenswerten Unterschiede in der Betrachtungsweise verbunden durch die Übernahme des dualistischen kartesischen Dualismus **Geist-Körper**, der heute auf allen Ebenen der neurowissenschaftlichen Debatte stark umstritten ist (Churchland 1998; Crick, Koch 1998; Damasio 1994; Gazzaniga 1997) und der, sofern er angewandt wird, die Rehabilitation unvermeidlich in eine Sackgasse führen würde.

Aber wie sind nun Veränderungen der Motorik zu betrachten? Nach zahlreichen Autoren muß der Rehabilitationstherapeut die Veränderung der Motorik, die in verschiedenen (zentralen oder peripheren) Pathologien klinisch beschrieben ist, als **Notfall** eines **Anpassung**sprozesses betrachten, den das Zentrale Nervensystem spontan als Antwort auf die primäre Unordnung aktiviert und weniger als zu korrigierende **anomale Bewegung** (Latash, Anson 1996). Aus dieser Sicht, die bereits von anderen vorweggenommen wurde (Luria 1963), müßten unsere Versuche auf die Lösung der **hinter** der sich manifestierenden motorischen Pathologie stehenden Probleme gerichtet sein. Dabei würden die therapeutischen Versuche die **Reorganisation** des verletzten funktionalen Systems begünstigen.

Unser Konzept der therapeutischen Interaktion

Welche Rolle nimmt der Rehablitationstherapeut nach dem Prinzip ein, nach dem die Bewegung nicht *„ ... nur in ihrem phänomenologischen Ausdruck, sondern vor allem in ihrem prozessualen Ausdruck einer **inter-Aktion** ... „* (Colletti 1991) gesehen werden darf?

Wir sind er Auffassung, daß die grundlegende Voraussetzung für den Eintritt einer bedeutenden Änderung das Erreichen eines **Krisenniveaus** ist. Da der hemiplegische Patient eine unangepaßte Situation erlebt, ist für sich keinerlei Reorganisation möglich; diesem kritischen Moment („ich bin nicht angepaßt") entspricht nicht gleichwertig ein „sich anpassen können", das Informationen liefert, um sich anpassen zu können. Die Aufgabe des Rehabilitationstherapeuten ist, die **möglichen Reorganisationen** für **dieses System** aufzustellen und im Verhältnis dazu Übungen zu entwickeln. Zweck dieses Handelns ist, dem Patienten bestimmte Aufgaben vorzuschlagen, damit dieser eine zur Erreichung eines kritischen Punktes **treffende** und eine **aussagefähige** Information suchen kann, die zur Überwindung, der durch die Pathologie verursachten Behinderungen geeignet ist.

So besehen hat der Rehabilitationstherapeut keine Möglichkeit, den Patienten nach der klassisch klinischen Auffassung zu „heilen"; er kann nur postläsionäre *Erfahrungen strukturieren*, die vermutlich auch vom Patienten als bedeutendend erkannt werden können. Entsprechend der Therapiebeziehung wird der Therapeut die Rolle eines Art Katalysators einnehmen oder als teilnehmendes Subjekt an der gemeinsamen Beziehung mit der Funktion, das Erreichen einer bestimmten *möglichen Änderung* durch den Patienten, der aktiver Gestalter der eigenen Reorganisation ist, zu „erleichtern".

Für den Rehabilitationstherapeuten bedeutet dies, im als Umfeld verstandenen *Zusammenhang* zu handeln durch die Nutzung spezifischer Hilfsmittel und den Vorschlag geeigneter Wahrnehmungsaufgaben; wir sind der Auffassung, daß diese Art der Interaktion, die jedenfalls eine geringe Unbestimmtheit offen läßt, dazu beiträgt, den *Patienten* und den *Therapeuten* zu aktiven sich gegenseitig beeinflussenden Subjekten zu machen, die Bestandteil einer Struktur sind, die im weitesten terminologischen Sinne als therapeutisches „Setting" verstanden werden kann.

Kurze historische Andeutungen

Der Reduktionismus

Die klassische Physiologie vom Beginn des Jahrhunderts, abhängig von der Methodologie und den Forschungsbedingungen der Zeit, wurde durch zwei Richtungen bestimmt, die sich unbewußt auf den *Atomismus* stützten, der durch das *mechanistische* Gedankengut der Materialisten dieser Zeit geprägt war:
1. Studium des Organismus im *Ruhestadium*;
2. analytische Untersuchung der *einzelnen Elementarfunktionen*, künstlich von einander getrennt.

Die *erste* Richtung bestand vor allem in der Wahl der Zustände, auf die das Studium des Organismus hauptsächlich gerichtet war: Zum Beispiel wurde das Studium der Nervenphysiologie und des Verhältnisses zwischen Muskeln und Nerven an geköpften oder durch Trennung des truncus cervicalis enthirnten oder zumindest narkotisierten Tieren durchgeführt.

Die zweite Richtung, das heißt die analytische Trennung und das isolierte Studium der Elementarfunktionen der Nerven, der Muskeln, der internen Organe und der Rezeptoren war beeinflußt vom methodologischen Ansatz, den die Auffassung nahelegte, *das Ganze könne nichts anderes als die Summe seiner Teile sein* und nicht mehr und es daher möglich sei, jedwede Funktion zu rekonstruieren, sei sie auch noch so kompliziert, sofern die *Summe* bestimmter Mikrofunktionen betrachtet werden, die entweder aufeinander folgten oder gleichzeitig abliefen.

Gerade in diese Jahren fallen wichtige Forschungen, in denen einige der einzelnen rein physiologischen Vorgänge analysiert werden, die die neuronale Aktivität auf der Ebene des gemeinsamen Endweges, der Hemmungsmechanismen, der räumlichen und zeitlichen Summation der Stimoli regeln und auch das Phänomen der Integration in neue und originale Mechanismen des Rückenmarks (Sherrington 1906) betonen. Diese Entdeckungen stellten zweifelsfrei sehr wichtige Fortschritte in den Kenntnissen über die Physiologie des Nervensystems dar, aber die sich auf einzelne Teile des Organismus gründenden **Verallgemeinerungen** (Abb. 3) haben sich vom Verständnis der **Dringlichkeit neuer** physiologischer **Eigenschaften** entfernt, die auf der **Integration** dieser Elemente beruhen.

Parallel weisen wir darauf hin, daß in der Psychologie die Anfänge des **Behaviorismus** in die Zeit der Studien über den Reflexbogen fallen: Die behavioristische Psychologie entschied sich, das Studium der Phänomene der Erkenntnis und der Psyche zurückzustellen und ihre Aufmerksamkeit auch auf die Analyse des „manifestierten Verhaltens" zu richten, also auf die Gesamtheit der beobachtbaren und überprüfbaren organischer Reaktionen, z.B. der Muskeln oder äußeren Drüsen.

Die Psychologie dieser Zeit lehnte das Studium der Gedanken, der Gefühle, der zerebralen Inhalte und des Gewissens ab, eine Interpretation, die als „**Maßeinheit**" den **Reflex** als elementare Verbindung zwischen Reiz und Reaktion anerkennt.

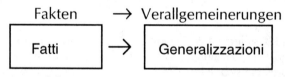

Abb 3: Induktives Modell

Der positive Vitalismus (Systematische Sicht)

Im Verhältnis zu den oben beschriebenen Positionen haben sich auch die Forschungsmethoden der Physiologie enorm gewandelt und heute wird der **aktive** Organismus als wichtigerer Forschungsgegenstand betrachtet als der ruhende.

Das sich immer klarere Abzeichnen einer bewußten Wendung, deren Protagonisten die **Technik** und die **Naturwissenschaften** (vor allem die Biologie und die Physiologie) sind, hat zwischen den Wissenschaften zur Annäherung und Fusion geführt: Zum Beispiel kann die Entwicklung der Theorie und Technik der Automatisierung die überraschende funktionale Analogie zwischen der Arbeit einzelner **Elemente** und der **Struktur** eines Steuerungskreises (z.B. eines Thermostates) nicht vernachlässigen, entsprechend einem Modell, in dem die Lebensaktivität der Organismen im Rezeptorelement eine genaue Entsprechung der Sinnesorgane findet.

Die Annäherung zwischen der Physiologie und Technik im Zusammenhang mit den Kontroll- und Regel**mechanismen** erlaubte durch Analogien zur Technik auf neue Art eine Reihe *interner Prozesse* des Organismus zu erklären; zum Beispiel ermöglicht das Ergebnis einer Reaktion, das unmittelbar vom übertragenden Rezeptor aufgenommenen und durch eine Rückmeldung oder Feedback ans Zentrum übertragen wird, die präzise Wiederherstellung der bei Beginn des Prozesses festgelegten Bedingungen.

Bezogen auf die vorangegangenen Positionen, über die wir schon gesprochen haben, haben sich daher auch die Forschungsmethoden der *Physiologie* enorm geändert, die gezwungen war, sich den neuen Problemen bezüglich der *Steuerung* und der *Information*sübertragung zu stellen: Das hat nämlich schrittweise die Tendenz der Physiologie zur Beschäftigung mit der *globalen* menschlichen Aktivität gefördert. Schnell wurde deutlich, daß wenn man sich beim Studium der Organismusfunktionen im Ruhestadium mit Analysen von *Teilen* und Teilfunktionen zufrieden gab und daher das Verlassen der atomistischen Position nicht notwendig war, der Organismus sich beim Studium seiner biologischen Aktivität als ein *unteilbares* Ganzes darstellt, das nicht künstlich auseinandergezogen werden kann. Die Regulierung der motorischen Prozesse, die von der Rückmeldung jedweden strukturierten Aktivitätsprozesses garantiert wird, drückt daher das Prinzip der unteilbaren Verhältnisses zwischen *Afferenz* und *Efferenz*, zwischen *Peripherie* und *Zentrum* aus.

Auch dank der technischen Verbesserungen war es möglich, Versuche an wachen, nicht verstümmelten Tieren vorzunehmen und in die neuen offenen Richtungen eines Verständnisses vom Organismus als unteilbarem Ganzem zu experimentieren, der aktiv - nicht passiv - und *zielgerichtet* mit dem *Umfeld interagiert*.

Auf dem Gebiet der Psychologie konnte die *kognitive Psychologie* die Mechanismen, oder besser gesagt die Verarbeitungsprozesse, die zwischen Stimulation und Antwort, allgemein zwischen Gehirn und Körper, ablaufen, untersuchen und ein Bild des menschlichen Körpers als globale Einheit vorstellen, dessen Fähigkeiten die simple Summe der einzelnen Teile übersteigt, aus denen er besteht.

Die allgemeinen Wissenschaften der Neurologie und insbesondere die *Neuropsychologie* konnten aussagekräftige Studien zur Wahrnehmung durchführen, die danach auch auf die Vertiefung von mit Intelligenz und Erlernen verbundenen Themen erweitert wurde und die Hindernisse für das Studium des zentralen Nervensystems überwinden konnte. Das Einbeziehen von Lehren wie der *Kybernetik* (Theorie der Kontrollsysteme) und mathematischer Informationssysteme haben darüber hinaus Forschungen und Experimente erlaubt, die unsere aktuellen Kenntnisse über die Aufmerksamkeit, die Erinnerung, die Wahrnehmung, das Denken, die Sprache und die Bewegung erweitert haben. Das Konzept, nach dem das Gehirn wie ein aktiver Verarbeiter von durch die sensorischen Systemen erhaltenen Informationen arbeitet, zwingt dazu, den Organismus als *komplexes System* zu sehen, das zwischen den vorgeschlagenen Informationen auswählen, dann diese aufnehmen, umwandeln und verändern kann und schließlich zu Entscheidungen kommt, die nicht direkt vom Ausgangsinput abhängen, sondern sich auf die Verarbeitung beziehen, die das zentrale Nervensystem vornimmt.

Konsequenzen für die Rehabilitationstherapie

Aus **systematischer** Sicht sucht der Rehabilitationstherapeut nicht die Besserung des einzelnen betroffenen **Elements** (Spannung, Beweglichkeit, Muskelkontraktion usw.), sondern die Wiederherstellung der **Organisationsstrategien**, durch die das einzelne Element mit den anderen das System bildenden Teilen in Kontakt treten kann. Er kann seinen Eingriff nicht auf die mechanische Stimulierung bestimmter Afferenzen nach dem Verhaltensmuster von Stimulanz – Antwort stützen. Auch im Licht der aktuellen Forschungsansätze ist die Notwendigkeit anzunehmen, jedem Patienten solche Informationen anzubieten, die auf das cerebrale Lernen direkt einwirken , damit der optimale Kreislauf mit geänderten motorischen Merkmalen (siehe unten) reorganisiert werden kann. Aus unserer Sicht ist das Verständniskonzept jedenfalls zentral und fundamental: Wir verstehen die Rehabilitation als die Wissenschaft des **Lernens unter pathologischen Bedingungen** (Perfetti 1986). Innerhalb dieser Betrachtungsweise muß die Übung als **experimenteller Kontext** gesehen werden, in dem der Rehabilitationstherapeut den Patienten in eine **programmierte Situation** stellt, bei der das zentrale Nervensystem des Patienten zur Verarbeitung bestimmter Sequenzen aufgefordert wird, das heißt gewisse Handlungen zu aktivieren, umbestimmte Informationen erlangen zu können (Abb. 4).

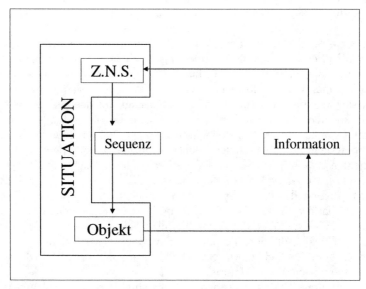

Abb. 4: Das therapeutische Setting

Unsere Definition von Funktion

Das Problem der Definition von **motorischer Funktion** ist nur scheinbar selbstverständlich, da dieser Begriff auch allein im Rehabilitationsbereich verschiedene Bedeutungen annehmen kann. Die ausführlichste Definition dessen, was der Rehabilitationstherapeut unter Funktion versteht, ist dennoch entscheidend, denn diese bildet den „Rahmen", in dem er **funktionale Übungen** vorschlägt, das heißt, daß sie auf die korrekte und komplette **Wiederherstellung** durch **Lernprozesse** abzielt. Sie muß dennoch alle eigenen Eigenschaften des bewußten, auf ein Ziel gerichteten Bewegungsvorganges mit allen Bedeutungsebenen umfassen.

Die Theorie der Funktionssysteme

Nachfolgend untersuchen wir den wichtigen Aspekt, was unter „**motorischer Funktion**" im Zusammenhang des Konzepts des **Verhaltensaktes** gemäß dem von Anochin vorgestellten systematischen Modell zu verstehen ist (Anochin 1975). Nach diesem Konzept darf die motorische Funktion nicht als Fähigkeit des einzelnen Gewebes verstanden werden, sondern muß im Gegenteil als **Produkt** der **dynamischen Interaktion** zwischen Zellen, auch solchen, die von einander entfernt sind, aufgefaßt werden.

Die von diesem Modell vorgeschlagenen Antizipationen können auf alle Studienfelder der Pathologie ausgedehnt werden, weil das motorische Verhalten als Produkt einer komplexen Interaktion der komplexen Architektur verstanden werden muß; die Zerstörung oder Fehlfunktion eines einzelnen Elements kann zum Zusammenbruch des ganzen Funktionssystems führen, deren Schaden spezielle Eigenschaften annehmen kann, die nicht nur von der Lokalisierung abhängen, sondern auch von der Veränderung der Beziehungen zwischen den sonst normalerweise funktionierenden Zonen (**Systemschaden**).

In Abb. 5 kann man die Komplexität der Architektur des Verhaltensaktes sehen: Er beinhaltet zahlreiche Prozesse, die dem Vollzug des beobachtbaren motorischen Verhaltens vorangehen. Diese Phase, die als **Planungsphase** definiert werden kann, läuft unter enger Beteiligung der Aufmerksamkeits-, Gedächtnis-, Wahrnehmungs- und Motivationsprozesse ab und mündet sowohl in einem in einem **Handlungsplan (P)** als auch in einem **Vorausschauapparat** oder einem **Handlungsakzeptor (A)**, der mit der Prüfung der Übereinstimmung zwischen dem Geplanten, also der **Wahrnehmungshypothese** und dem tatsächlich Erreichten beauftragt ist.

Abbildung 6 zeigt, wie der motorische Ausgang nicht nach einem Prozeß gemäß einem **bogenförmigen** linearen Modell abläuft, der aus zwei einzelnen Ereignissen, getrennt in Input – Output, besteht, sondern eher gemäß einem kreisförmigen Prinzip in **Ringform**, das aus einer engen und untrennbaren Integration von Zentrum und Peripherie und dem, was **motorisch** und **sensitiv** ist, besteht, da die Rolle der Rückmeldung (feedback) von größter Wichtigkeit ist, weil sie die Parameter für den Vergleich mit dem Vorhergesehenen liefert.

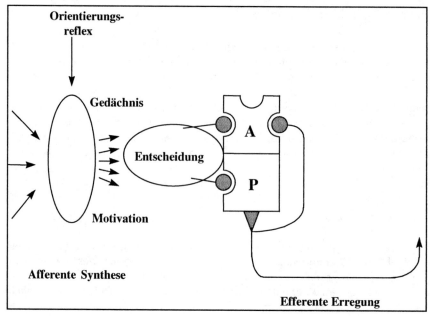

Abb. 5: Projektphase des Verhaltensaktes nach Anochin (modifiziert)

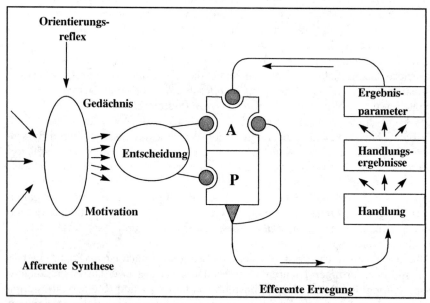

Abb. 6: Ringförmige Entwicklung des Modells des Verhaltensaktes

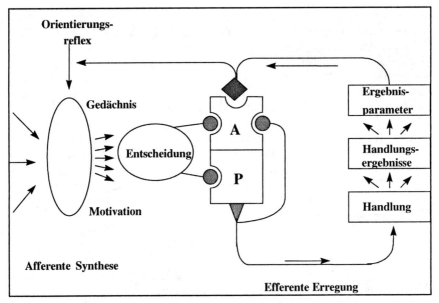

Abb. 7: Rolle der Aufmerksamkeitsprozesse im Falle von Nichtübereinstimmungen zwischen Vorhergesehenem und Erreichtem

Abb. 7 zeigt die Sondersituation, bei der ein Ergebnisparameter die Vorhersicht nicht befriedigt: Der Prozeß beginnt erneut und endet mit der Neuformulierung des Handlungsplanes oder Veränderung der Anfangsziele.

Die Ausführungen über die zerebrale Organisation der bewußten auf ein Ziel gerichteten Bewegungen legt nahe, daß wir Handlungen verstehen müssen als:

„ ... *das Produkt eines internen Funktionssystems, das eine komplexe dynamische Konstellation von auch entfernt voneinander liegenden Gehirnzonen beinhaltet, die in Kombination miteinander funktionieren. Jede von ihnen trägt zur Struktur der komplexen Bewegungen bei. Aus diesem Grund stört die Läsion einer dieser Zonen, die eine Komponente dieses Funktionssystems blockiert, die normale Organisation des ganzen Funktionssystems und führt zum Auftreten motorischer Defizite.*" (Luria 1977).

Konzept parallel verteilter Prozesse

Das Modell des Verhaltensaktes von Anochin nimmt die Überwindung der **traditionellen** Sicht auf die motorische Planung voraus, die einem **sequentiellen, hierarchisch** organisiertem Prozeß glich, die danach die verschiedenen Kortex- und Unterkortexregionen einbezog, bis die Peripherie erreicht war. Daß dieser Ansatz ungeeignet ist, ergibt sich auch aus der simplen Betrachtung, daß, wenn die motorische Planung tatsächlich in dieser Form erfolgen würde, wir im Verhältnis zu den uns umgebenden Ereignissen immer in **Verspätung** lebten: Zahl-

823

reiche Versuchdaten weisen hingegen darauf hin, daß diese Prozesse in Wirklichkeit in einer **parallelen** Verarbeitung erfolgen, die gleichzeitig verschiedene Gehirnregionen einbeziehen.

Und gerade das parallele Verarbeitungskonzept erlaubt, das Nervensystem zu konzipieren als: „*...fein differenziert hinsichtlich verschiedener Spezialisierungen, aber jedenfalls aus Zonen zusammengesetzt, die gut über die Ereignisse an anderen Kortexstellen informiert und untereinander mit starken Möglichkeiten gegenseitiger Modulation eng verbunden sind ...*" (Fadiga 1994). Das Modell des Verhaltensaktes von Anochin nimmt jedenfalls einen abweichenden Ansatz für das Studium der Funktionen voraus, gemäß derer die Bewegung nicht aus einer Summe von Ereignissen entsteht, die von zentralen zu peripheren werden, sondern als Produkt des **Zusammenspiels** der Prozesse, die von einem **dynamisch organisierten System** durchgeführt werden, das nach bestimmten **Zielen mit der Umwelt zusammenwirkt.**

Konzept der Selbstorganisation

Gemäß einiger Autoren soll der lebende Organismus ein System sein, das in der Lage ist, seine Selbstorganisation durch die Fähigkeit zu erhalten, seine einzelnen Komponenten gemäß der Interaktionsnotwendigkeiten mit der Umwelt in variable Beziehung zu setzen, ohne jedoch die eigene biologische Identität zu verlieren; die **Bewegung**, wie jede andere **Funktion**, muß daher betrachtet werden als eine auftauchende Eigenschaft, die nicht zu einer einzelnen Komponente gehört, sondern aus der besonderen Fähigkeit entsteht, bestimmte Konfigurationen zu organisieren, die die einzelnen Elemente des Menschensystems in gegenseitige Beziehung setzen, um ein bestimmtes nützliches Endziel der Anpassung an die Umwelt zu erreichen. (Maturana, Varela 1985).

Es ist nunmehr anerkannt, daß im Gehirn des Menschen diese neuronale Selbstorganisation noch relevanter wird und das Paradigma der modernen Neurophysiologie einen Ansatz zum Studium der verschiedenen Strukturen des zentralen Nervensystems verfolgt, der das Konzept der **hierarchisch organisierten Einheit** überwunden hat; die verteilte Parallelität, spezifische Eigenschaft des Gehirns der Wirbeltiere (Churchland, Sejnowski 1995) als **Struktur**, zwingt zu einer systematischen und komplexen Sicht beim Studium der biologischen Phänomene.

Im Allgemeinen wurde das hierarchische Konzept, das den Rückgriff auf feste Aktivierungsmuster vorschlug, zu Gunsten eines heterarchischen Konzepts verlassen, nach dem keine anderen übergeordnete Elemente existieren. Alle Elemente von den Neuronen des primären motorischen Kortex bis zur neuromuskulären Spindel seien mit einer ihnen innewohnenden organisatorischen Unabhängigkeit ausgestattet, die sie anpassungsfähiger für die zu erreichenden Ziele macht.

Wie „liest" man die Pathologie?

Die Theorie der funktionalen Systeme des menschlichen Gehirns ist ein nützliches Konzept, um einerseits die normale Entwicklung der Funktionen zu erklären und andererseits ihren Zerfall bei Gehirnläsionen. Da sich das Gehirn nicht in separaten Elementarfunktionen (Wahrnehmung, Aufmerksamkeit, Gedächtnis, Sprache, Bewegung usw.) äußert, sondern in organisierten Funktionszusammenhängen, das heißt in Systemen, die sich in der Ontogenese entwickeln und in der Pathologie zerfallen, muß auch die Bewegung als Prozeß aufgefaßt werden, der immer in Zusammenhang mit den anderen Prozessen (Aufmerksamkeit, Wahrnehmung usw.) handelt, deren Interaktion nicht von der Summe der Eigenschaften der einzelnen Komponenten abhängt, sondern eine systematische Organisation darstellt, die eigene funktionale Eigenschaften hat. Durch die Läsion verliert man daher nicht nur eine Komponente, sondern es wird ein **integriertes System** getroffen und nicht einfache getrennte Funktionen. Um diese systematische Konzeption der Funktionen zu bestätigen oder zu widerlegen, ist es notwendig, für den Versuch der Pathologie-analyse eine genauso komplexe Methodologie anzuwenden; der Rehabilitationstherapeut kann annehmen, eine bessere Wiederherstellung als die durch die Läsion spontan gewährte ausschließlich durch Übungen zu erreichen, die auf das Erlernen der Steuerung auf bestimmte durch die Pathologie veränderte Parameter zielt. Dabei wird er versuchen, so weit wie möglich, die Fähigkeit zur Organisation der gegenseitigen funktionalen Beziehung der vorab beschriebenen Prozesse in der Dynamik ihrer Beziehung mit der Umwelt wiederherzustellen.

Die Theorie

Rehabilitation als Lernprozess

Wir haben schon über unsere als Lernprozeß verstandene Rehabilitationskonzeption gesprochen, für die wir uns auf eine **biologische** Theorie beziehen: Daher erkennen wir hinsichtlich der **Kognition** in der **neuralen** Modifizierbarkeit das **physische** Substrat ihrer Äußerung.
Zahlreiche Studien haben die **funktionale Dynamik** der Dimensionen der motorischen und sensitiven Gehirnkarten bewiesen (Merzenich, Kaas 1982; Mogilner, Grossman, Ribary, Joliot, Volkmann, Rapaport, Beasley, Llinas 1993), die zur klassischen Position in Widerspruch steht, die diese als **statisch** organisiertes Mosaik entwarf; jüngere Studien haben zum Beispiel topographische Änderungen in der Ausbreitung der motorischen und sensitiven Zonen nachgewiesen, die stattfinden, wenn das Tier eine **spezifische Aufgabe** zu Ende bringt (Merzenich und Kollegen. 1997; Nudo, Wise, SiFuentes, Milliken 1996).
Die Kognitionstheorie ist der Auffassung, daß die **Qualität** der Wiederherstellung, sei sie spontan oder durch den rehabilitativen Eingriff **geführt**, durch die angeregten **kognitiv-organisatorischen Prozesse** und die Modalitäten seiner Aktivierung bestimmt wird.

Das nachfolgende Schema (Abb. 8) kann dazu dienen, die Wichtigkeit der bestehenden Beziehungen zwischen **organisatorischen Prozessen, automatischen Prozessen** und **kontrollierten Prozessen** aufzuzeigen (Schneider, Shiffrin 1977). Als kontrollierte Prozesse werden die Prozesse verstanden, die durch die **Aufmerksamkeit** erzeugt werden: *„Lernen"* bedeutet, Mechanismen zu aktivieren, die in der Lage sind, im **Langzeitgedächtnis** komplexe Beziehungen zu speichern, die zuvor nicht vorhanden waren. Die **Wiederholung** eines bestimmten Verhaltens wird zum unverzichtbaren Prozeß für die Umwandlung einer anfänglich labilen Verbindung zu einem automatischen Prozeß. Damit wird ein Thema eingeführt, das die Rehabilitationsarbeit direkt betrifft.

Die vom Rehabilitationstherapeut vorgeschlagene Übung darf keine **routinierte Wiederholung** in Form einer Aktivität darstellen, in der die Antwort des Patienten durch die direkte und automatische Aktivierung schon bestehender Fähigkeiten entsteht; auch mittels geeigneter Varianten müssen die auf Erlernen zielenden Übungen eine **kodifizierte Wiederholung** vorsehen: Was wiederholt werden muß, ist daher der *„Prozeß, der zur Lösung"* einer bestimmten motorischen Aufgabe *„führt"*

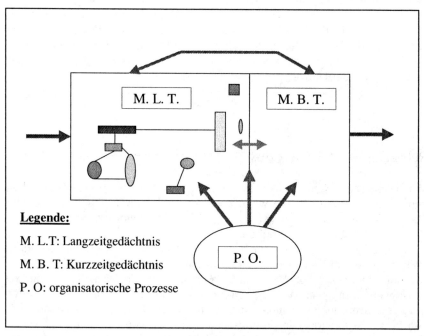

Abb. 8: Rolle der durch die Aufmerksamkeit vermittelten organisatorischen Prozesse nach dem Modell von Schneider und Shiffrin (modifiziert)

Der Körper als somatosensorische Rezeptoroberfläche

Jüngere Studien erklären die **qualitative** Evolution der Organisation des motorischen Verhaltens des Menschen mit der Gewichtserhöhung des Enzephalons im Verhältnis zur Körperoberfläche, dem Mittel, durch das der Organismus mit der Umwelt aufeinander interagiert (Changeux 1983); zahlreiche experimentellen Ergebnisse zeigen darüber hinaus die außerordentliche Komplexität der Organisation der primären motorischen Kortexzonen.

Die klassische Theorie postulierte das Vorliegen einer **einzigen topographisch** geordneten Vertretung im motorischen Kortex, von der die an die Peripherie gerichteten motorischen **Kommandos** ausgingen und die eine Art Miniaturmensch darstellte, der **homunculus** genannt wurde (Abb. 9).

Dieses Konzept, das auf den gegen Ende der 60er Jahre durchgeführten Originalstudien aufbaut (Penfield, Rasmussen zit. in Humphrey 1986), postulierte, daß die Dimension jedes der einzelnen Körperteile, das im motorischen Kortex vertreten ist, **proportional** zum Feinheitsgrad sei, der für seine Steuerung gefordert ist. Diese Überzeugung wurde zum Beispiel durch die Evidenz verstärkt, daß die Kortexgebiete, die die Hand und das Gesicht vertraten, sich als die umfangreichsten darstellten. Dennoch wurde diese Sicht der Organisation der motorischen Gebiete durch eine andere, richtigere und modernere Konzeption ersetzt.

Einige Autoren haben Anfang der 80er Jahre nachgewiesen, daß die Hand zumindest zwei Mal im motorischen Kortex vertreten ist, und vorgeschlagen, daß die Aktivierung der eine oder anderen Vertretung im Verhältnis zur **informativen** Anforderung und zum **Zusammenhang** erfolgt, innerhalb dessen eine bestimmte Bewegung ausgeführt wird. Diese Annahme wurde durch die Tatsache überholt, daß die erste Vertretung der Hand **taktile** Informationen und die zweite **kinästhesische** Informationen projizierte (Strick, Preston 1982).

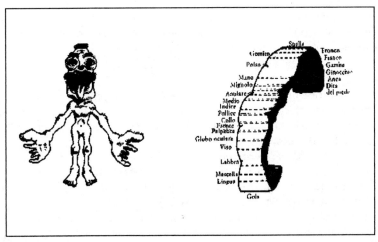

Abb. 9: Wiedergabe des motorischen Kortex nach der homuncolären Sicht (Mod. von Nicoletti 1992)

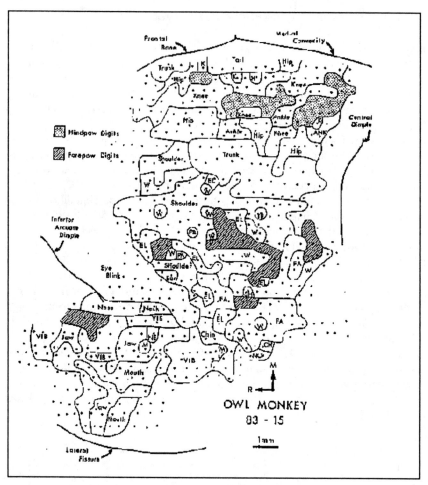

Abb. 10: Wiedergabe des motorischen Kortex (Mod. von Gould)

Spätere durch noch raffiniertere Elektrosimulationsstudien durch geführte Studi-
en erlaubten den Nachweis der **Vielfalt** (Abb. 10) der Vertretungen im motorischen Kortex für alle Körperteile einschließlich der Segmente, die anscheinend
weniger raffinierte Bewegungen ausdrücken können, wie zum Beispiel der
Rumpf; außer mehrfach vertreten zu sein, seien die verschiedenen Teile des
Körpers nicht in topographischer Ordnung angeordnet, wie es sich die alte
homunculäre Konzeption vorstellte, sondern bilden eine Art **mosaikartigen**
Komplex, der weit **verteilt** ist (Gould, Cusick, Pons, Kaas 1986).

Was aber könnte die Bedeutung einer so komplexen Organisation der Gebiete
des motorischen Kortex sein? Nach zahlreichen Autoren habe das Ergebnis, daß
die verschiedenen Teile des Körpers im Gebiet des motorischen Kortex mehrfach vertreten sind, nicht die Bedeutung einer allgemeinen **Redundanz** des mo-

torischen Systems: Im Gegenteil habe die Evolution vom Uraffen zum Affen und Menschen, die mit einer **progressiven Erhöhung** dieser Vertretungsvielfalt einherging, eine präzise funktionale Bedeutung für die Komplexität und Flexibilität des für den Menschen typischen Verhaltens (Matelli, Di Pellegrino 1992).

Bewegung als Bewusstsein

Die Bewegung ist Kenntnis in dem Sinne, daß diese das Mittel ist, das uns erlaubt, mit der Welt zu interagieren und die Informationen zu beschaffen, die für die Organisation unseres Verhaltens notwendig sind. Das experimentelle Ergebnis, daß die von der Peripherie kommenden sensorischen Informationen die Funktion haben, selektiv die Reizbarkeit der Zonen des motorischen Kortex **vor** und während der Durchführung der gewollt auf ein Ziel gerichteten Bewegungen zu verändern, hat die Wichtigkeit des pyramidalen Systems für die **Auswahl** der nützlichen Informationen für die motorische Leistung herausgestellt, die gerade aktiviert wird, indem bestimmte Kerne durch die eigenen Zwischenstationen gehemmt oder erregt werden. (Asanuma, Arissian 1984).

Diese Entdeckung scheint mit den experimentellen Ergebnissen der selektiven Aktivierung bestimmter Vertretungsgebiete im motorischen Kortex entsprechend der Aufgaben, bestimmte spezifische Informationen zu sammeln, übereinzustimmen: Die Bewegung ist also ein Mittel, der Welt einen Sinn zu verleihen und bedeutende Interaktionsverhältnisse mit der Umwelt festzulegen, bei denen die Informationen eine wesentliche Rolle spielen.

Wir behaupten weiterhin, daß die **Bewegung Kenntnis** ist, weil die durch sie erworbene Information mittels neuen **neuronaler Verbindungen** dazu dienen, im Inneren des zentralen Nervensystems **Veränderungen** zu erzeugen, damit unser Leben jederzeit an die sich ständig verändernden Umweltanforderungen anpassungsfähig bleibt.

Diesbezüglich scheinen die Experimente aussagefähig zu sein, die an erwachsenen Affen bewiesen haben, wie die chirurgische Verbindung zweier benachbarter Finger der Hand für die Veränderung ihrer Vertretung im somatosensorischen Kortex verantwortlich ist: Die beiden Finger konnten sich nicht mehr einzeln bewegen und auch ihre vorab getrennte kortikale Vertretung zeigte sich nach einigen Wochen „verschmolzen" (Clark, Allard, Jenkins, Merzenich 1988).

Darüber hinaus haben Studien über die Organisation des somatosensorialen Kortex von Blinden und Braille-Lesern nachgewiesen, daß die Zunahme der Geschicklichkeit beim Lesen in direktem Zusammenhang mit der Erhöhung der Höhe des Vertretungsgebiets der Handfläche des letzten Fingerglieds des Lesers zusammenhing (Pascual - Leone Torres 1993).

Die Instrumente

Problemlösung

Wir sind der Auffassung, daß die Rehabilitationsübung nicht ein allgemeiner Stimulus sein darf, der zu einer direkten Aktivierung schon bestehender Organisationen führen würde; im Gegenteil muß er im Vorschlag eines bestimmten **Problems** bestehen, das ständige Reorganisationen im zentralen Nervensystem des Kranken erfordert. Es könnten zahlreiche Beispiele für **Problemlösung** vorgebracht werden, wobei unter diesem Terminus die Prozesse verstanden werden, die zur Umwandlung einer **gegebenen** Situation zu einer **gewünschten** Situation führt. Dies könnte in einem Gehirn stattfinden oder angelegentlich einer bestimmten Interaktion mit der äußeren Umwelt: Ein Beispiel für die erste Art könnte die Bildung eine Satzes in einer fremden Sprache sein, für die zweite das Führen bis zum Flughafen. Wenn schon eine detaillierte Struktur für das Erreichen des Ziels bekannt ist, wird dennoch kein Problemlösung benötigt.

Die Übung in Problemform zu präsentieren, die eine Frage beinhaltet, auf die der Kranke nicht sofort zu antworten weiß, bedeutet, das zentrale Nervensystem des Patienten zu der Notwendigkeit zu veranlassen, bestimmte Vorgänge zu aktivieren.

Die dem Kranken zu stellenden Probleme müssen **kognitiv** sein und durch Bewegungen größerer oder kleinerer Einheiten gelöst werden können, tonische Justierungen, Fraktionierungen usw., die der Patient alleine nicht korrekt durchzuführen weiß. Der Rehabilitationstherapeut hilft dem Patienten, indem er ihm die Organisation **bestimmter** Informationen anvertraut, die wir für nützlich erachten, weil sie mit dem Unter-Kontrolle-Bringen der pathologischen Komponenten der Bewegung verbunden sind: Der Kranke nutzt diese Informationen für die Überprüfung der Wahrnehmungshypothese.

Wahrnehmungshypothese

Wir sprachen bereits von der Wahrnehmungshypothese und wie der Mensch durch seine Bewegung die Informationen auswählt, die von verschiedenen Rezeptoroberflächen kommen, und ihm ermöglichen, aus der Umwelt die für die Lösung der Aufgabe nützlichen Elemente zu extrahieren und mit dem Vorhergesehenen zu vergleichen: Nur auf diese Art und Weise entstehen aus allgemeinen Afferenzen bedeutsame, das heißt sie nehmen Informationscharakter an, auf deren Grundlage das Nervensystem die Steuerung der Bewegung organisiert.

Um eine Steuerung der Komponenten durchzuführen, die die entwickelte Motorik gefährden, muß auch der Patient Wahrnehmungshypothesen formulieren und überprüfen und in diesem Sinne bedeutet das Ausführen von Übungen daher, auf eine **Wahrnehmungsaufgabe** zu antworten. Experimentelle Ergebnisse legen nahe, daß die **passive** Stimulanz und die nicht auf Informationen **gerichtete** Rezeption keine Veränderung in der Topographie der kortikalen Vertretung verursacht: Wenn im Gegenteil das selektive Aufnehmen der gleichen Informationen auf die Lösung einer bestimmten Aufgabe gerichtet ist, werden Veränderungen im zentralen Nervensystem hergestellt (Garraghty, Kaas 1992). Es stellt sich dennoch ein Problem.

Die Wahrnehmungshypothese muß mit den für die Wiedererlangung der durch die Läsion entstellten Strategien notwendigen organisatorischen Prozessen verbunden werden, um bestimmte, erwartete Veränderungen zu erreichen: Um eine Übung herauszufinden, muß der Rehabilitationstherapeut ein Problem auf Grundlage bestimmter Eigenschaften **auswählen** können, die er für geeignet hält, die notwendigen Handlungen zur Erarbeitung einer **bedeutsamen** Wahrnehmungshypothese für die Wiederherstellung zu erarbeiten. Das bedeutet, daß der Rehabilitationstherapeut in keiner Weise allgemein auf die Nutzung von **Informationen** zurückgreifen kann, ohne auf die Fragen zu antworten: **wie? welche? wann?**

Umwandlungen

Wir haben schon gesehen, daß ein Schaden zu Lasten des pyramidalen Systems nicht eine einfache Läsion der efferenten Reizung ist, sondern auch die **ausgewählte** Ankunft von somatosensorischen Informationen (zusammen mit der informativen Modalität des Körpers) beeinträchtigt. Dies bedingt eine weitere Veränderung der Fähigkeit, multimodale Informationen zu integrieren und beeinträchtigt im allgemeinen die Fähigkeit, miteinander **verbundene Berechnungen** anzustellen: die **Umwandlungen**.

Um dieses Konzept besser zu erklären, betrachten wir zum Beispiel die Umwandlungen, die normalerweise für die Analyse der nützlichen Informationen zum Erreichen eines Objektes erforderlich sind. Das Erreichen erfordert die Kodifikation der dem Objekt innewohnenden Eigenschaften (Größe, Form, Orientierung) und die Umwandlung dieser Eigenschaften in geeignete Bewegungen de Armes. Neuropsychologische Studien an humanen Zerebralsubjekten legen nahe, daß diese Umwandlungen im vorderen Parietallappen ein sehr genaues anatomisches Substrat finden (Jeannerod, Arbib, Rizzolatti, Sakata 1995).

Das signifikante Objekt **visuell** zu lokalisieren, bedeutet daher, die Position nach bestimmten netzhautzentrischen Koordinaten zu kodifizieren: Dennoch kann das motorische System nicht **direkt** die gleichen visuellen Koordinaten nutzen und diese an den Arm übertragen, weil in diesem Fall der Arm, der sich an einer **anderen** Stelle im physischen Raum befindet, mit Verfehlen des Ziels enden würde (Abb. 11). Das Erreichen eines Objekts bedingt daher auch die Kenntnis über die Objektposition in einem **außerpersonellen** (und nicht absoluten) Raum, das heißt bezogen auf **egozentrischen** Koordinaten.

Dies bedeutet, daß das Subjekt, das das Erreichen durchführen muß, eine Kenntnis über die Position der eigenen **Hand** im Verhältnis zum **Objekt** haben muß, aber auch die Orientierung der **Augen** im Verhältnis zum **Kopf**, des **Kopfes** zum **Rumpf** und des **Armes** zum **Rumpf**. Konsequenterweise wird ein Mechanismus benötigt, der systematisch die korrekte Verlagerung der Koordinaten der Karte des **sehbaren** Zustandes auf die des **motorischen** Zustandes vornimmt:

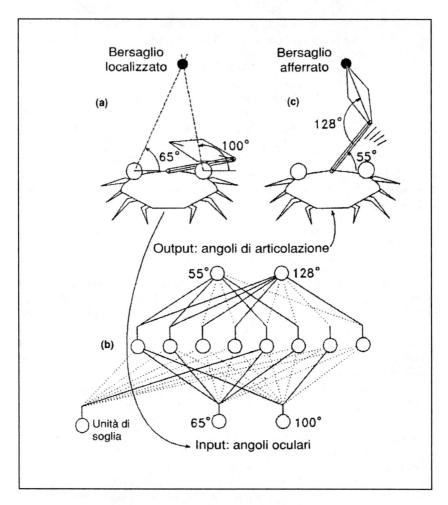

Im Bild:
Lokalisiertes Objekt = Bersaglio localizzato
Aufgegriffenes Objekt = Bersaglio afferente
Output: Artikulationswinkel = Angioli articolazione
Grenzeinheit = Unità soglia
Input: Augenwinkel = Angoli oculari

Abb. 11: Netzmodell für die Koordination zwischen motorischem Output und sensoriellem Input beim Krebs (Mod. von Churchland 1998)

Diese Charakterisierung stellt ein wichtiges Problem der sensomotorischen Koordinierung dar. (Churchland, Sejnowski 1995).

Die Pluralität der räumlichen Kartographie zwingt zwangsläufig zur **Behandlung** ihrer Koordinierung; damit der selbe Ort im physischen Raum, (in einer Strukturvielfalt verschiedener sensomotorischen Räume), mit der selben Ortung in den Koordinaten eines übergeordneten Raumsystems übereinstimmt, der die verschiedenen Karten integriert. Die somatosensorische Veränderung durch eine Läsion des pyramidalen Systems können nachträglich durch das Auftreten von Diaschisis-Phänomenen erschwert werden (Abb. 14). Dieses Phänomen kompensiert der Erkrankte spontan durch hauptsächliche Nutzung der behaltenen Sichtinformationen.

Das Konzept der Informationsübertragung zwischen den Strukturen der verschiedenen Systemen ist besonders interessant, wenn sie bei der Rehabilitation von Gehirnläsionen angewandt wird: Grobe und wenig akkurate Bewegungen können auf ungenaue Übertragungen der Information zwischen den verschiedenen Subsystemen zurückzuführen sein. Die Rehabilitation kann dazu beitragen, die Bewegung durch Übungen effektiver zu gestalten, die die Möglichkeit bieten, die Endjustierung zwischen den verschiedenen Subsystemen durch die Erhöhung dieser Übertragungsgenauigkeiten zu rekalibrieren und die Sorgfalt solcher .Umwandlungen zu erhöhen.

Wir sind daher der Auffassung, daß der Patient von den ersten Übung an mit geschlossenen Augen arbeiten muß, um **visiv-somatosensorische-** und **somatosensorisch-visive** Übertragungen durchzuführen. Diese Handlungen finden statt, wenn wir dem Patienten ein bestimmtes Objekt sehen lassen (von dem er sich ein Sichtbild macht) und ihn auffordern, diesen danach durch Bezug auf Bewegungs-, Takt- und anderen Informationen wiederzuerkennen (somatosensorisches Bild).

Analyse der Pathologie

Die Diaschisis

Wir betrachten nun einige Aspekte der Pathodynamik des Iktus. Schon zu Beginn dieses Jahrhunderts verursachte die genaue Beschreibung der **Desintegrationsprozesse** infolge von Läsionen des zentralen Nervensystems eine Reihe von Kritiken am mechanistisch-lokalisierenden Modell, seinerzeit vorherrschend für die Funktionsweise des Gehirns; es wurde eine „spezielle Form des Schocks" („**Diaschisis**" genannt) beobachtet, die von der lokalen Läsion ausgeht und dennoch Fernwirkungen über gut definierte Wege hervorbringt. Darüber hinaus wurde die Tatsache hervorgehoben, daß „... *es in der Regel die am weitesten entwickelte und differenzierteste Funktion ist, die vorrangig betroffen und als letzte wiederhergestellt wird ...*" (Monakow, Morgue 1928).

Diese Antizipationen wurden später wieder aufgenommen und es wurden Studien durchgeführt, die besser über die **Mechanismen** der Diaschisis (Abb. 12) und über die Wichtigkeit der **Chronologie** der Prozesse berichten, die auf die

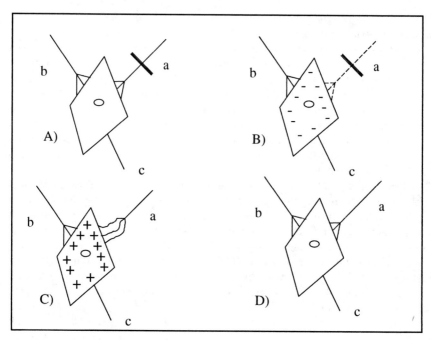

Abb. 12: Chronologische Abfolge der mit einer Diaschisis verbundenen Prozesse (nach. Asratyan)

Wiederherstellung der Funktion zielen (Asratyan 1963). Es konnte beobachtet werden, daß infolge einer Läsion, die das zentrale Nervensystem trifft (Sektor A in Abb. 12), ein Stadium der **Hemmung** eintritt, die Gebiete einbezieht, die vom Läsionspunkt entfernt liegen (Sektor B in Abb. 12): dieses Hemmungsstadium soll als „Schutz" der ansonsten intakten, aber ihrem normalen afferenten Beitrag enthobenen Strukturen dienen. Erst in einem zweiten Schritt folgt danach eine Phase der **erhöhten Erregbarkeit**, die ein Schlüsselphänomen in den Kompensationsprozessen einnimmt, da dieses Stadium die Bildung **neuer Verbindungen** bevorzugen soll (Sektor C in Abb. 12 und Sektor D in Abb. 12).

Die Wichtigkeit dieser Konzepte der biologischen Zeitabläufe der Wiederherstellung und des Verhaltens, das der Rehabilitationstherapeut anwenden muß, ist augenfällig und kann in den folgenden Prinzipien zusammengefaßt werden:

Die Diaschisis ist ein Schutzphänomen, die am leichtesten durch die Nutzung **schwacher** Stimulanzen zurückgeht;

Die Diaschisis ist ein Hemmungsphänomen, das an den Synapsen auftritt und als erstes durch die **paucisynaptischen** Kreisläufe zurückgeht.

Rehabilitative Implikationen

Die sich als erste befreienden Strukturen sind daher auf niedrigstem Integrationsniveau und anfänglich kann der Patient zur Ausführung der Aufgabe nur auf die nicht gehemmten Strukturen zurückgreifen, die aufgrund ihrer Natur nicht mehr als Leistungen geringer Qualität garantieren können: die Elementarbewegungsmuster (**spastisches** Pattern für den Kliniker Abb. 13).

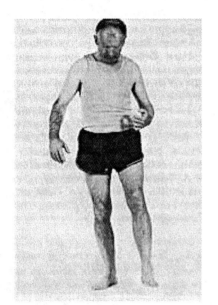
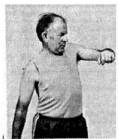
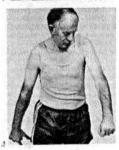

Abb. 13: Spastisches Bewegungspattern (Mod. nach Davies)

Daher scheint die Wichtigkeit der ***postläsionären Erfahrung*** augenfällig, der das Subjekt unterzogen wird, sowie die Notwendigkeit, **spezifische** Übungen vorzuschlagen, da die nicht geeignet begleitete Reintegration eine chaotische Konfiguration annehmen kann, die sich zu einer groben Motorik hin entwickelt. Diese ist in späterer Zeit schwierig zu verändern (wenn der Zeitraum beendet ist, in dem das zentrale Nervensystem überwiegend geneigt ist, neue Verbindungen festzulegen): Es ist dennoch notwendig, zu vermeiden, daß die neuen Verbindungen in **topographischer** Nähe zueinander entstehen (wegen des Gesetzes der synaptischen Konkurrenz), anstatt aufgrund **funktionaler** Affinität. Diese wenig entwickelten motorischen Strukturen führen, wenn rechtzeitig genutzt, zur Strukturierung der elementarsten Kreisläufe und behindern die Reorganisation der verschiedenen verletzten Funktionssysteme: anders ausgedrückt „... *können sich Verbindungen bilden, die das Ausführen wesentlicher Aufgaben in der Gegenwart auszuführen, die sich aber mit dem Aufkommen der geforderten Beweglichkeit in späterer Zeit als nutzlos herausstellen ...*" (Gardner 1986).

Grenzen des Spastik-Konzepts in der Rehabilitation

Zahlreiche Aufsätze der Neurologie sprechen vom Auftreten der **Spastik** (oder einer Erhöhung des **Muskeltonus**) als Konsequenz einer Läsion, die allgemein das zentrale Nervensystem trifft und die Rehabilitationsgeschichte besteht aus unzähligen und nutzlos unternommenen Versuchen, sie zu vermindern (Handgriffe, Haltungen, Dehnungen, Pharmaka usw.).

Eine erste Ratlosigkeit könnte aus der einfachen Beobachtung entstehen, daß der Begriff *Spastik* aus der Übertragung von Konzepten in die Rehabilitation kommt, die auf Schlußfolgerungen aus Experimenten an **enthirnten** Tieren beruhen. Schon in der Vergangenheit wurde der Akzent auf die Probleme gelenkt, die das wahre Verständnis ihres bekanntesten klinischen Ausdrucks betrifft, das heißt die Verstärkung des Reflexes bei der Dehnung; nach der Meinung einiger Forscher (Evarts, Granit 1976) stellt der Reflex auf die Dehnung einen Parameter dar, dessen Regulierung innerhalb eines Gebiets von **Beziehungen** auftritt, das weiter ist als das zwischen dem **Reflex** selbst und den **bewußten**, auf ein Ziel gerichteten **Bewegungen**, und es ist nicht ersichtlich, warum dieses Prinzip nicht auch für den Kranken gelten soll.

Es muß dennoch beachtet werden, daß, das Spastikkonzept für den Kliniker nützlich sein kann, um zum Beispiel eine differenzierte Diagnostik zu erstellen, für den Rehabilitationstherapeut jedoch nicht mehr als eine **Abstraktion** darstellt, die die Festlegung des „Muskeltonus" auf negativem Weg verlangt, da sie ausschließlich eine Veränderung anzeigt: Für sich genommen liefert sie daher weder notwendige Elemente zur Festlegung der qualitativen Struktur der erkennbaren Veränderung, noch eventuelle nützliche operative Elemente zur Formulierung von Behandlungshypothesen, die auf die Wiederherstellung zielen. Gemäß einiger Autoren „... ist der Tonus kein Zustand der **Elastizität**, sondern ein Zustand der **Verfügbarkeit** oder Vorbereitung ... der zur Koordination gehört wie ein Zustand zu einer Aktion oder eine Voraussetzung zu einem Effekt" (Bernštein 1989); daher „... ist der Tonus nicht nur die **Quantität** der **Spastik** oder **Schlaffheit** des kontraktilen Gewebes, sondern der Zustand der **Reaktionsgeschwindigkeit** des gesamten neuromuskulären Apparates " (Pribram 1980).

Der Rehabilitationstherapeut kann schon drei wichtige Anfangsbetrachtungen anstellen, die zu beachten sind:

Die Spastik ist keine monolithische und einheitliche Einheit, die sich nur erhöhen oder vermindern kann, noch kann sie zur Festlegung eines bestimmten Patienten herangezogen werden, und sei es in quantitativer Hinsicht, (zum Beispiel ein mehr oder weniger spastischer Patient).

Die Veränderung der Regulierung des Muskeltonus muß in den verschiednen Manifestierungsformen der verschiedenen Patienten als Parameter betrachtet werden, den das zentrale Nervensystem zusammen mit dem **Kontext** und der **Aktion** regelt.

Für die Prognose- und Arbeitsziele ist der Rehabilitationstherapeut nicht so sehr am Grad der Behinderung an sich interessiert als am Wiederherstellungspotential des Patienten, besser gesagt an der Bestimmung seines **Gebietes für die potentielle Entwicklung** (Vigotskij 1990), die als **Vorschau** auf Grundlage der Fähigkeiten des Patienten festgelegt wird, bestimmte **kognitive Prozesse** zu aktivieren, die zur Überwindung der motorischen Veränderung führen.

Auch jüngere Arbeiten sind der Auffassung, daß „... während die **Wertungen** der klinischen Spastik mit einigen Aspekten der motorischen Leistung verbunden sind, diese **wenig Informationen** über den Bewegungsmangel an sich liefern" und daher für den Rehabilitationstherapeut wenig nützlich sind, weil die Wiederherstellung sich auf Mechanismen stützen muß, die den Bewegungsmangel untergeordnet sind (Levin 1996).

Weitere Betrachtungen

Die Interpretationen der motorischen Veränderung des hemiplegischen Patienten auf dem Gebiet der Rehabilitation werden also in das komplexere Bild der **Zerrüttung** eines ganzen funktionalen Systems eingefügt. Dieses wäre wirklich einzigartig, wenn eine Gehirnläsion nicht verschiedenartige Ausdrucksformen verursachen würde. Im allgemeinen verzichten wir darauf, den hemiplegischen Patienten als ein Subjekt zu definieren, der eine Veränderung der Motorik aufweist, die an die Erhöhung des „Muskeltonus" gebunden ist, weil dies nicht nur **ungenau**, sondern sogar **falsch** ist.

In Wirklichkeit fragte man sich schon in der Vergangenheit, ob „... wir nicht riskieren, vollständig den eigentlichen **paralytischen** Aspekt des hemiplegischen Syndroms zu **vernachlässigen?"** Und die Beobachtung, daß auch in den Endstadien der Entwicklung nach der Läsion „...eine Kraftverminderung der bewußten **Kontraktionen** der anfänglich betroffenen Muskelgruppen, einschließlich der **spastischsten** nachgewiesen werden kann ..." legte nahe, „... daß der hemiplegische **Spastiker** immer von **Paralyse** oder Parese betroffen bleibe" (Albert 1973). Es wurde sogar betont, daß „.. die **Spastik** und die **Schlaffheit** zur **gleichen** Zeit beim **gleichen** Patienten an **verschiedenen** Teilen des Körpers oder bei **verschiedenen** Bewegungen auftreten kann" (Bobath 1978), und noch heute wird dem Rehabilitationstherapeut nahegelegt, besonders aufmerksam zu sein bei „... der Rolle, die die negativen Zeichen wie Schwäche und der Verlust der Geschicklichkeit im Verhältnis zum **Spastikgrad** bei der Konditionierung der Wiederherstellung haben sollen ..." (O'Dwyer, Ada e Neilson 1996).

Das motorische Merkmal des hemiplegischen Patienten

Angesichts der aktuellen Erkenntnisse sind wir der Auffassung, daß der Rehabilitationstherapeut die **Spastik** nicht mehr als eine „**einzige Gesamtheit**" behandeln kann: Die motorischen Veränderungen des hemiplegischen Patienten sind das Produkt einer Zerrüttung, die in erster Linie die Identifikation der verschiedenen Komponenten erfordert, die zum **Auftreten** der „Spastik" führen. Wir sind der Auffassung, daß nur die Identifikation der elementarsten Komponenten, aus denen die Veränderung der Motorik besteht, die Formulierung von **spezifischeren** und effektiveren Übungen erlaubt.

Das nachfolgende Schema (Abb. 14) faßt die Prozesse und Pathodynamik zusammen, die der **pathogenen Noxa** nachgeordnet sind, das zentrale Nervensystem beeinträchtigen und für das Auftreten die motorischen Veränderung verantwortlich sind: Notwendigerweise müssen sowohl die direkter mit der **Läsion** verbundenen Effekte in Betracht gezogen werden wie jene, die zur **Diaschis** gehören.

Der **quantitative** und **qualitative Mangel der Muskelrekrutierung** muß als **primäre Veränderung** gesehen werden, weil gerade diese andere pathologische Komponenten einbezieht. Die **paretischen** Faktoren konditionieren die bewußte Motorik des Patienten, die sich mittels der Aktivierung der verbliebenen, als erstes **enthemmten elementaren Bewegungsmuster** äußert. Der hemiplegische Patient muß häufig auch für die allgemeinsten Notwendigkeiten der Interaktionen mit der Umwelt auf die elementaren Bewegungsmuster (spastische Pattern) zurückgreifen, die jedenfalls zu komplexe Aufgaben darstellen, weil die die simultane und multiple Steuerung zahlreicher Komponenten der Motorik verlangen, die durch die Läsion schwierig geworden sind.

Wir nennen innerhalb einer Gesamtsicht des Funktionskonzepts „**motorisches Merkmal**" (Perfetti 1986) die elementaren Bestandteile, in die wir die dem hemiplegischen Patienten eigentümlichen motorischen Veränderungen gliedern.

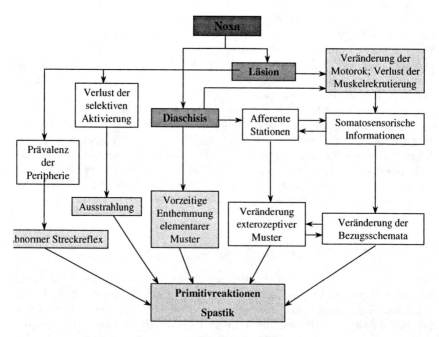

Abb. 14: Pathodynamische Mechanismen des Iktus, verantwortlich für das Auftreten pathologischer Manifestationen: quantitativer oder qualitativer Mangel der Muskelrekrutierung, abnormer Streckreflex, Ausstrahlung, elementare Bewegungsmuster (nach Perfetti)

Diese können als wahre und eigentliche *Hindernisse* für das Verständnis entwickelteren Verhaltens betrachtet werden, die wir mittels spezifischer Übungen zu überwinden vorschlagen. Im folgenden listen wir die identifizierten Komponenten auf (Abb. 15). Wir haben schon den *qualitativen und quantitativen Mangel der Muskelrekrutierung* und die *elementaren Bewegungsmuster* beschrieben; wir identifizieren mit **Abnormen Streckreflex** die Schwierigkeit, mit der die Verlängerung des Muskels ohne Verursachung körpereigener Reflexe auftritt und mit der **abnormen Ausstrahlung** die unbewußte Aktivierung der Muskeln, die in die umzusetzende Bewegung nicht einbezogen wäre. Diese könnten je nach Entwicklung des Kenntnisstandes, die uns die Grundlagenforschung zur Verfügung stellt, weiter untergliedert oder zahlenmäßig erhöht werden.

Diese Komponenten des motorischen Merkmals können in unterschiedlichem Maß gleichzeitig im gleichen Patienten vorliegen und das „*pathologische Merkmal"* (das sich aus den Grenzen der gegenwärtigen Behandlung ergibt) überlagern, wie wir mehr allgemein die **Pluralität** der **motorischen, sensitiven** und **kognitiven** Veränderungen definieren: Eine genaue Analyse der Pathologie wird daher betonen, daß es keine zwei *gleichen* hemiplegischen Patienten gibt, daher der Verzicht des Rehabilitationstherapeuten auf eine handbuchartige oder rigide protokollierte Kodifizierung des anzuwendenden rehabilitativen Verhaltens.

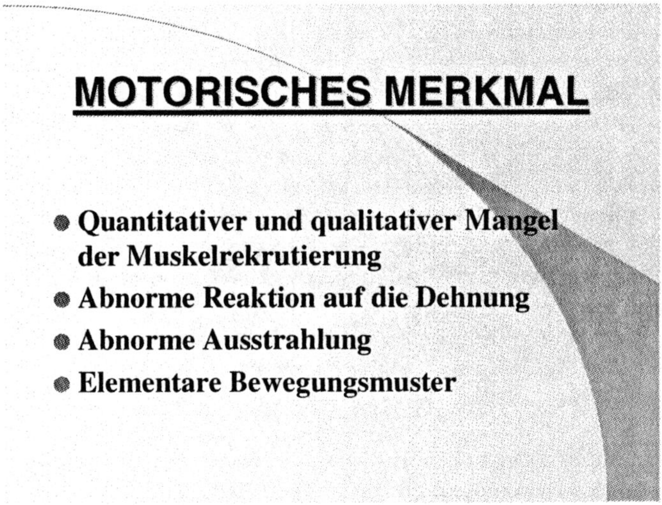

MOTORISCHES MERKMAL

- Quantitativer und qualitativer Mangel der Muskelrekrutierung
- Abnorme Reaktion auf die Dehnung
- Abnorme Ausstrahlung
- Elementare Bewegungsmuster

Abb. 15: Das motorische Merkmalsbild des hemiplegischen Patienten

Die Übungen

Der abnorme Streckreflex und die Übungen des ersten Grades

Zahlreiche Studien haben schon aufgezeigt, wie normalerweise der fusimotorische Ausgang unabhäng vom motorischen Ausgang geregelt werden kann; bei Säugetiere haben sich die Motoneutronen als unabhängiges System entwickelt, indem sie die Steuerung der neuromuskulären Spindeln von der Steuerung der Muskeln abkoppelten, und gerade dieser Mechanismus erlaubt eine höhere Flexibilität der Steuerung des Spindelausgangs in verschiedenen *Funktionskontexten*.

Im einzelnen haben einige Studien bewiesen, wie im Verlauf natürlicher Bewegungen das zentrale Nervensystem der Katze dazu neigt, mehr das System zu kontrollieren und nicht ein *konstantes* Verhältnis zwischen der Aktivierung α und der Aktivierung aufrecht zu erhalten. Normalerweise wird der Aktivierungstyp und seine Intensität auf einem quasi konstanten Niveau gehalten und im Verhältnis zur besonderen motorischen Aufgabe vorgewählt, die das Tier ausführen muß oder zum *Kontext*, in dem es handeln muß: Die Autoren haben diesen Kontrolltyp *fusomotorische Regulierung* genannt (Prochazka, Hulliger, Trend, Dürmüller 1988).

Die abnorme Reaktivität der neuromuskulären Spindel, die nicht mehr der Regulierungsaktivität des zentralen Nervensystems unterworfen ist, wird durch eine *Prevalenz der Peripherie* bestimmt und ist verantwortlich für das Auftreten des *Abnormen Streckreflexes*; die Wiederherstellung einer raffinierteren Motorik geht notwendigerweise über die Wiedergewinnung der Kontrollkapazität dieser Komponente, die nicht erneut außerhalb einer geeigneten Verhaltenssituation eingeübt werden kann, da sie vom zentralen Nervensystem im Verhältnis zum Umfeld und den notwendigen Informationen des Subjekts gesteuert wird.

Die dem Patienten zum Lernen der Kontrollmodalitäten dieser Komponente des motorischen Merkmals vorgeschlagenen spezifischen Übungen werden als „*ersten Grades*" bezeichnet; sie bestehen aus dem Vorschlag von Aufgaben, die die Lösung von Wahrnehmungshypothesen aller Bedeutungsebenen wie Planung der Motorik, Überprüfung der Ergebnisse, Vergleich zwischen Ausgeübtem und Wahrgenommenem usw. beinhalten. In der nachfolgenden Tabelle (Abb. 16) fassen wir die hauptsächlichen Eigenschaften gerade dieser Übungen zusammen.

Die aufmerksame Teilnahme des Patienten drückt sich in *organisatorischen* Äußerungen der Handlung aus, indem die nützlichen (*taktilen* oder *kinästhesischen*) Informationen zur Lösung der vorgeschlagenen Aufgabe ausgewählt werden, und nicht durch die bewußte muskuläre Kontraktion. Die Bedeutung des Kenntnisproblems wird das Umsetzen geeigneter Strategien für die Steuerung und die Überwindung des Abnormen Streckreflexes fördern. Diese Fähigkeit drückt der Patient aus, indem er das Glied während der ganzen Gelenkexkursion *entspannt* hält. In dieser Phase würde die direkte Aufforderung zu bewußten Bewegungen Kompensationsmechanismen aktivieren, die Kreisläufe auf niedrigem Integrationsniveau nutzen würden (Elementare Bewegungsmuster).

ÜBUNGEN ERSTEN GRADES

- **Kontrolle des Abnormen Streckreflexes**
- **Keine Rekrutierung der Motorischen Einheit**
- **Aufmerksamkeit**
- **Informationssammlung -**
  Wahrnehmungshypothese
- **Taktil-kinästhetische Umwelt**

Abb. 16: Zusammenfassende Tabelle der Übungsinhalte ersten Grades

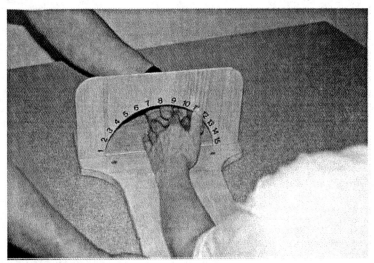

Abb. 17: Beispiel einer Übung ersten Grades

Abb. 17 zeigt eine Übung, die mit den Modalitäten ersten Grades ausgeführt wurde. Der Rehabilitationstherapeut bringt das Handgelenk des Patienten in Übereinstimmung mit einem bestimmten Punkt des Hilfsmittels; mit geschlossenen Augen muß der Patient die erreichte Position mal für mal wiedererkennen, indem er den Abnormen Streckreflex der Pronatoren des Unterarms kontrolliert.

Die abnorme Ausstrahlung und die Übungen des zweiten Grades

Wir behandeln jetzt die Abnorme Ausstrahlung und erinnern daran, daß wir mit diesem Begriff das Phänomen nicht gewünschter Kontraktionen von Muskelgruppen bezeichnen, die sich unbewußt aktivieren. Auch in diesem Fall kann die Analyse der unter der Manifestation liegenden Mechanismen die Formulierung spezifischer Übungen für deren Überwindung erlauben. Letzteres ist die unabdingbare Bedingung für die Wiedergewinnung einer angepaßteren und raffinierteren Motorik.

Die Entwicklung des Tractus corticospinalis pyramidalis liefert an das **System Mensch** die Fähigkeit, den eigenen Körper für die Bewegung in verschiedene für die verlangte **Aufgabe** geeignete Portionen zu **fragmentieren** und die Richtung der eigenen Segmente zu zerlegen und wieder zusammenzusetzen und bestimmte für die Lösung der motorischen Aufgabe nützliche **Informationen** zu extrahieren (Heffner, Masterton 1983). Wie wir vorstehend gesehen haben, ist die Aktivierung der verschiedenen motorischen Vertretungen nicht **fest** und repetitiv, sondern nach Modalitäten **koordiniert** und angepaßt, die die **Bedeutung** widerspiegeln, die das Subjekt bei der Bewegung dieser besonderen Interaktion mit der Umwelt zuschreibt: Diese Aktivierungsmodalität der Kortikalvertretungsgebiete könnte bereits eine Schwierigkeit für den hemiplegischen Patienten darstellen.

Aber es gibt ein weiteres zu lösendes Organisationsproblem, da die Fasern, die vom motorischen Kortikalgebiet kommen und an die Motoneuronen des Rückenmarks projizieren, nicht hochspezifisch sind, wie dies seinerzeit angenommen wurde; es wurde nachgewiesen, daß auf Rückenmarksebene die Fasern des Pyramidalbündels sich nicht immer und nur monosynaptisch mit den Motoneuronen der vorderen Rückenmarkhörner verbinden, sondern sich im Gegenteil zu einem großen Prozentsatz auf **verschiedene** Interneuronen verteilen (Shinoda, Yokota, Futami 1981). Weiterhin geht man davon aus, daß „... dank dieser polysynaptischen Verbindungen die motorischen Kortikalgebiete komplexe motorische Aktivitäten kontrollieren können, deren **Details** vom **Rückenmark** und dem **Rumpf des Enzephalon organisiert** werden ..." (Ghez 1994).

Diese Daten suggerieren, daß der Cerebralkortex nicht als Übertragungsapparat für „einstimmige" und lineare „**Anweisungen**" an das Rückenmark verstanden werden darf, der wie ein „**Botenjunge**" handelt, der eine Kopie dieses Kommandos an die ausführenden Muskeln verteilt. Im Gegenteil: das Rückenmark stellt ein regelrechtes **System im System** dar, das eine **organisatorische Einladung** von den übergeordneten Kortikalzentren erhält und mit einer eigenen *Unabhängigkeit* ausgestattet ist, die es ihn am umfangreichsten an die Ziele der unternommenen Handlung anpassungsfähig hält: Das anatomische Substrat dieser Flexibilität sind die **Interneuronen** des Rückenmarks, einer Struktur, deren Rolle aktuell weitreichend wieder aufgewertet wird (Baldissera, Hultborn, Illert 1991).

Die **Nichtlinearität** einer so komplexen Organisation wird durch die Übertragung einer extremen Flexibilität an das gesamte System kompensiert: Dennoch wird eine Störung des **Synchronismus** dieser Aktivierung durch das „**Rücken-**

markschaos" und die diffuse und desorganisierte Reizung verursacht, die sich durch die **Abnorme Ausstrahlung** manifestiert. Die spezifischen Vorschläge für die Überwindung dieser Pathologiekomponente des hemiplegischen Patienten werden durch die Übungen des *„zweiten Grades"* vertreten, deren Eigenschaften wir in Abb. 18 wiedergeben.

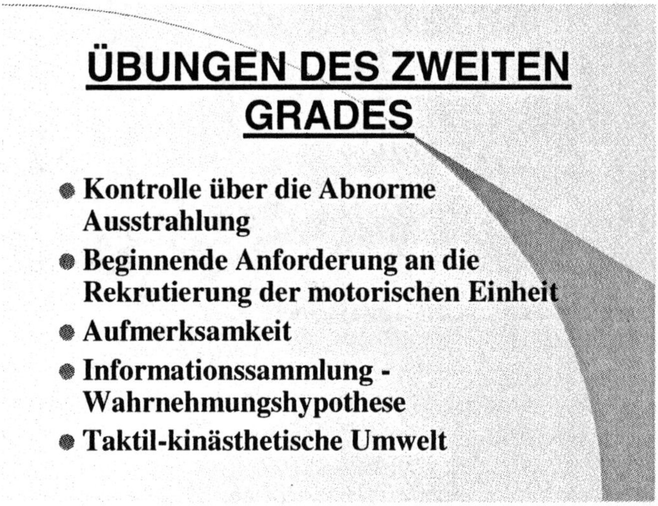

ÜBUNGEN DES ZWEITEN GRADES

- **Kontrolle über die Abnorme Ausstrahlung**
- **Beginnende Anforderung an die Rekrutierung der motorischen Einheit**
- **Aufmerksamkeit**
- **Informationssammlung - Wahrnehmungshypothese**
- **Taktil-kinästhetische Umwelt**

Abb. 18: Zusammenfassende Tabelle der Übungsinhalte zweiten Grades

Diese Übungen schlagen kognitive Aufgaben vor, die die Hilfe des Therapeuten vorsehen und eine teilweise Muskelrekrutierung der motorischen Einheit seitens des Patienten; dessen Fähigkeit, die Abnorme Ausstrahlung zu kontrollieren, sich durch das anfängliche Auftreten von Muskelkontraktionen äußert, wobei dennoch der Rückgriff auf die Aktivierung von Muskeln vermieden wird, die nicht direkt in die Lösung der Aufgabe, die die Aufnahme von *taktil-kinästhesische* Informationen vorsieht, einbezogen sind.
Abb. 19 zeigt ein Beispiel für eine Übung zweiten Grades. Die Hand des Patienten wird auf ein schaukelndes Brett mit einem zylindrischen querlaufenden Stift positioniert; auf Aufforderung des Therapeuten muß der Patient bestimmte, auf einer gebogenen, graduierten Achse angebrachte Punkte erreichen. Die vom Therapeuten geleistete Hilfe wird sich an der Fähigkeit des Patienten bemessen, die Motorikaufgabe zu lösen und der Rückgriff auf pathologische Bewegungsstrategien zu vermeiden (Abnorme Ausstrahlung).

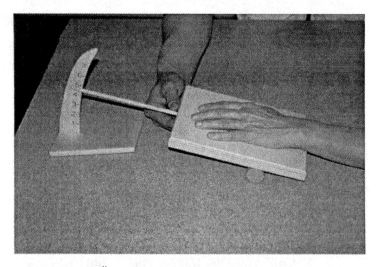

Abb. 19: Beispiel einer Übung zweiten Grades

Der Mangel der quantitativen und qualitativen Muskelrekrutierung, Die elementaren Muster und die Übungen dritten Grades

Die Übungen des **dritten Grades** setzen die Fähigkeit des Patienten zur Übung einer **Muskelrekrutierung** voraus und konkretisieren sich in einem Vorschlag von Aufgaben, die die Lösung von Wahrnehmungshypothesen vorsehen. Deren Komplexität ist an die Fähigkeit zur Steuerung der Komponenten des motorischen Merkmals angepaßt, die vom Patienten in diesem Moment erreicht wird.

Wie bereits dargelegt, ist die Natur des **Mangels der Muskelrekrutierung** nicht nur von **quantitativer** Art, nämlich nur verbunden mit der Verminderung der muskulären Gesamtkraft, sondern auch von **qualitativer**. Zahlreiche Arbeiten haben seit langem darauf hingewiesen, daß der Muskel tatsächlich keine **anatomische Einheit** ist, die sich einfach hypo- oder hypertrophieren kann, sondern eher eine regelrechte komplexere und ausgearbeitete **Struktur**.

An der Katze vorgenommene Studien haben gezeigt, wie der Muskel sich nicht nach **festen** Muskelrekrutierungs-Pattern zusammenzieht, sondern eher durch die Aktivierung von **Kombinationen funktionaler** und nicht nur **anatomischer Unterteilungen**, die sich je nach dem **Kontext** unterscheiden, in dem die Kontraktion ausgeführt wird. Zum Beispiel kann man nur im seitlichen Kopf des Gastrocnemius vier Unterteilungen isolieren, für die es möglich ist, separate elektromyographische Aktivität zu registrieren und die im Verhältnis zu den Eigenschaften verschiedener Phasen des Ganges verschiedene Aktivierungspattern aufweisen (Weeks, English 1985); analoge Studien an anderen Säugetieren haben gezeigt, daß im Inneren des gleichen Muskels oder des gleichen Muskelkopfes verschiedene Gruppierungen motorischer Einheiten existieren, die sich im zeitlichen Verhältnis und in unterschiedlicher Intensität im Bezug zu den verschiedenen Aufgaben zusammenziehen, die der Muskel zu bewältigen hat.

Aber das Problem der **Organisation** der Muskelrekrutierung ist unter qualitativem Gesichtspunkt ein noch komplexerer Prozeß, wenn man an die Funktionsmodalitäten der kleinsten Muskelstruktur denkt: Die motorische Einheit. Das Nervensystem muß die Bewegung herstellen, obwohl es einen etwas launischen Apparat zur Verfügung hat, der aus motorischen Einheiten besteht, die dem *„Gesetz des Alles oder Nichts"* gehorchen und die Kraft in **explosiver** Art hervorbringen, so daß, wenn die motorischen Einheiten sich zeitlich gleichmäßig nach rein quantitativen Parametern entladen würden, unsere Bewegungen aus einer Reihe mehr oder weniger brüsker **Kontraktionen** und **Entspannungen** beständen.

Dennoch ist der Mensch in der Lage, melodische und plastische Bewegungen zu machen, wie wir sie bei einem Tänzer beobachten können. Dies verdankt er dem besonderen Timing der Aktivierung der verschiedenen motorischen Einheiten, die an der Aufgabe beteiligt sind. *„... Die für einen bestimmten Muskel bestimmten Motoneutronen schießen im Verhältnis zueinander asynchrone Impulse ..."* so ab, daß *„... einige Einheiten aktiv sind, während andere sich für einen kurzen Moment entspannen, um die Aktivität aufzunehmen, während die anderen sich entspannen. Diese asynchrone Aktivierung ist in der Lage, im Muskel eine beinahe konstante Spannung zu erhalten ..."* Daraus ergibt sich die Schlußfolgerung, daß *„... die asynchrone Aktivität der motorischen Einheiten ist eine der verantwortlichen Faktoren für die **Regelmäßigkeit** der Bewegungen, die entstehen, wenn die Muskeln sich um Körper zusammenziehen"* (Vander, Sherman, Luciano 1980).

Das Dargelegte kann nicht mehr, als die auto-organisative Fähigkeit des gesamten Systems Mensch herausstellen, die Fähigkeit, reziproke Beziehungen auch der kleinsten Teile des Körpers herzustellen, um ein bestimmtes biologisches Bedürfnis zu befriedigen: Eine Fähigkeit, die ihren Ausdruck von den Neuronen des Zerebralkortex bis zu den letzten motorischen Einheiten findet. Die Tabelle in Abb. 20 faßt die wichtigsten Eigenschaften dieser Übungen zusammen.

Diese Übungen drücken sich in der Fähigkeit des Patienten aus, kognitive Probleme zu lösen, die auf seinen Grad der Wiederherstellung und Erlangung einer effektiven Steuerung der anderen, durch die Verletzung veränderten Komponenten abgestimmt sind (Abnormer Streckreflex, Abnorme Ausstrahlung); die Lösung der Aufgabe findet durch willentlich aktivierte Muskelkontraktionen statt, wobei der Rückgriff auf die Aktivierung stereotypischer Kompensationsbewegungen (Elementare Bewegungsmuster) vermieden wird. Bei dieser Übung wird die Aufnahme von **taktilen, kinästhesischen, druck-** und **reibungsspezifischen** Informationen gefordert

Abb. 21 zeigt eine Übung, die mit den Modalitäten des dritten Grades ausgeführt wird. Der Patient muß den zweiten und dritten Finger in einzelner Ausführung entlasten, um eine Unterscheidung zwischen zwei verschiedenen Gewichten vornehmen zu können, die auf die beiden Enden des Hilfsmittels gelegt wurden.

ÜBUNGEN DES DRITTEN GRADES

- Überwindung der Elementarmuster der Bewegung
- Anforderung an die Muskelrekrutierung der motorischen Einheit
- Erweiterung der kinästhesischen Kette
- Taktil-, kinästhesisch-, druck-, reibungsinformativer Rahmen

Abb. 20: Zusammenfassende Tabelle der Inhalte der Übungen dritten Grades

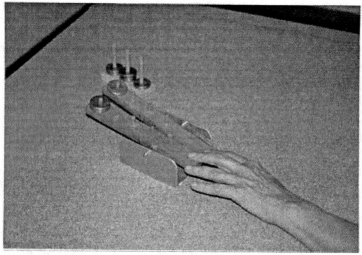

Abb. 21: Beispiel einer Übung dritten Grades

Schlussfolgerungen

Als Schlußfolgerung unserer Arbeit wollen wir die Notwendigkeit für den Rehabilitationstherapeut unterstreichen, eine methodologische Bezugsgrundlage als Fundament jeder therapeutischen Annährung herzustellen. Nach unserer Auffassung muß das Wissen nicht nach einer rigiden Methodik oder in einem einzigen

Konzept organisieren, sondern nach einem Modell, die eine wissenschaftliche Valenz hat und daher in der Lage ist, neue Hypothesen zu formulieren: In diesem Sinne wird die Arbeit mit dem Patienten eine Rechenschaftslegung im Verhältnis zur Theorie, den Instrumenten und Analysen der angewandten Pathologie.

Viele in dieser kurzen Abhandlung nur gestreifte Argumente würden sicher eine Vertiefung verdienen: Wir wollten innerhalb unserer Intentionen den Versuch unternehmen, eine Reihe von Daten zu systematisieren , die uns für unsere Arbeit als bedeutsam erscheinen. In Abb. 22 nehmen wir das anfängliche Schema wieder auf und vervollständigen es.

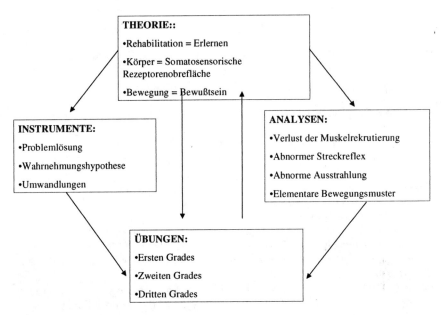

Abb. 22: Zusammenfassendes Schema

Literatur

Albert, A. (1973). La rieducazione motoria dell'emiplegico adulto. Il Pensiero Scientifico Ed.

Anochin, P. K. (1975). Biologia e Neurofisiologia del riflesso condizionato. Bulzoni Editore.

Asanuma, H., Arissian, K. (1984). Experiments on functional role of peripheral input to motor cortex during voluntary movements in the monkey. J Neurophysiol, 52 (2).

Asratyan, E. A. (1963). Compensatory adaptation, reflex activity and the brain. Pergamon, Oxford, (Ed. Francese).

Baldissera, F., Hultborn, H., Illert, M. (1991). Integration in spinal neuronal system. In M. Brookhart (Ed.) Handbook of Physiology.

Bernš tein, N. A. (1989). Fisiologia del movimento. S. S. S.

Bobath, B. (1978). Emiplegia dell'adulto: valutazione e trattamento. Libreria Scientifica Già Ghedini.

Briganti, S. (1981). Riabilitazione come apprendimento: meccanismi organizzativi e condotte terapeutiche specifiche. Quaderni A.I.T.R. Anno 4, n° 1.

Changeux, J.-P. (1983). L'uomo neuronale. Feltrinelli Ed.

Churchland, P. M. (1998). Il motore della ragione la sede dell'anima. Viaggio attraverso il cervello umano. Il Saggiatore.

Churchland, P. S., Sejnowski, T. J. (1995). Il cervello computazionale. Sistemi Intelligenti, Il Mulino Ed.

Clark, S. A., Allard, T., Jenkins, W. M., Merzenich, M. M. (1988). Receptive fields in the body surface map in adult cortex defined by temporally correlated inputs. Nature, 332.

Colletti, S. (1991). Dalle pratiche... alla metodologia quali percorsi? Riab. e Appr., Liviana Ed., 2: 159-165.

Crick, F., Koch, C. (1998). Consciousness and neuroscience. Cerebral Cortex, 8, 97-107.

Damasio, A. R. (1994). L'errore di Cartesio. Emozione, ragione e cervello umano. Adelphi Ed.

Davies, P. M. (1991). Steps to follow. Springer – Verlag, Heildelberg.

Evarts, V., Granit, R. (1976). Understanding the stretch reflex. Relations of reflex and intended movements. Progress in Brain research Vol. 44.

Fadiga, L. (1994). Le aree motorie corticali e la programmazione dei movimenti. Riabilitazione Oggi, Anno 11, n° 6, Giugno.

Gardner, H. (1987). Formae Mentis. Feltrinelli.

Garraghty, P. E., Kaas, J. H. (1992). Dynamic features of sensory and motor maps. Current Opinion in Neurobiology, 2, 522 – 527.

Gazzaniga, M. S. (1997). La mente della natura. Il cervello umano tra ereditarietà e ambiente. Garzanti Ed.

Ghez, C. (1994). I sistemi motori cerebrali: controllo riflesso e volontario del movimento. In: E. R. Kandel, J. H. Schwartz, T. M. Jessel (Eds.) Principi di Neuroscienze. Casa Editrice Ambrosiana.

Gould, H. J., Cusick, C. G., Pons, T. P., Kaas, J. H. (1986). The relationship of corpus callosum connections to electrical stimulation maps of motor, supplementary motor, and the frontal eye fields in owl monkeys. The Journal of Comparative Neurology, 247, 297-325.

Hebb, D. (1980). Mente e pensiero. Il Mulino Ed.

Heffner, S., Masterton, R. B. (1983). The role of the corticospinal tract in the evolution of human digital dexterity. Brain Bahav Evol, 23, 165–183.

Humphrey, R. (1986). Representation of movements and muscles within the primate precentral motor cortex: historical and current perspectives. Federation Proc, 45, 2687–2699.

Jeannerod, M., Arbib, M. A., Rizzolatti, G., Sakata, H. (1995). Grasping objects: the cortical mechanisms of visuomotor transformation. TINS, 18 (7).

Kuhn, T. (1989). La struttura delle rivoluzioni scientifiche. Einaudi Ed.

Latash, L., Anson, J. G. (1996). What are normal movements in atypical populations? Behavioral and Brain Sciences, 19, 55-106.

Levin, M. F. (1996). Interjoint coordination during pointing movements is disrupted in spastic hemiparesis. Brain, 119, 281–293.

Luria, A. R. (1977). Come lavora il cervello. Il Mulino Editore.

Luria, A. R. (1963). Restoration of function after brain injury. Pergamon Press.

Matelli, M., Di Pellegrino, G. (1992). Visione generale della organizzazione anatomica delle aree motorie. Atti del Convegno di Neuroriabilitazione, Salsomaggiore.

Maturana, H. R., Varela, F. J. (1985). Autopoiesi e cognizione" Marsilio Ed.

Merzenich, M., Kaas, J. H. (1982). Reorganization of mammalian somatosensory cortex following peripheral nerve injury. TINS, Dec.

Merzenich, M. M e coll. (1997). Learning transfer and neuronal plasticity in humans trained in tactile discrimination. Neuroscience Letters, 232, 151-154.

Mogilner, A., Grossman, J. A., Ribary, U., Joliot, M., Volkmann, J., Rapaport, D., Beasley, R. W., Llinas, R. R. (1993). Somatosensory cortical plasticity in adult humans revealed by magnetoencephalography. Proc Natl Acad Sci, USA, 90.

Monakov, C., Mourgue, R. (1928). Introduction biologique à l'étude de la neurologie et de la psychopathologie. Alcan.

Nicoletti, R. (1992). Il controllo motorio. Il Mulino Ed.

Nudo, J., Wise, B. M., SiFuentes, F., Milliken, G. W. (1996). Neural substrates for the effects of rehabilitative training on motor recovery after ischemic infarct. Science, 272, 21, Giugno.

O'Dwyer, J., Ada, L., Neilson, P. D. (1996). Spasticity and muscle contracture following stroke. Brain ,119, 1737-1749.

Papi, F., Vegetti, M., Alessio, F. (1992). Filosofia contemporanea. Storia, scienza e linguaggio nella cultura filosofica dell'Ottocento e del Novecento. Zanichelli Ed.

Pascual-Leone, A., Torres, F. (1993). Plasticity of the sensorimotor cortex representation of the reading finger in Braille readers. Brain, 116, 39-52.

Perfetti, C. (1986). Condotte terapeutiche per la rieducazione motoria dell'emiplegico. Ghedini Ed.

Popper, K. R. (1970). La logica della scoperta scientifica. Einaudi.

Pribram, K. H. (1970). I linguaggi del cervello. F. Angeli Editore, 1997.

Prochazka, A., Hulliger, M., Trend, P., Dürmüller, N. (1988). Dynamic and static fusimotor set in various behavioural contexts. In Mechanoreceptors: Development, Structure, and Function. Plenum Press, New York.

Schneider, W., Shiffrin, R. M. (1977). Controlled and automatic human information processing: detection, search and attention. Psychological Review, 84 (1).

Sherrington, C. S. (1906). The integrative action of the nervous system. Yale University.

Shinoda, Y., Yokota, J., Futami, T. (1981). Divergent projection of individual corticospinal axons to motoneurons of multiple muscles in the monkey. Neurosci Lett, 23 (1), 7-12.

Strick, L., Preston, J. B. (1982). Two representations of the hand in area 4 of a primate. Journal of Neurophysiology, 48 (1).

Vander, A. J., Sherman, J. H., Luciano, D. S. (1980). Fisiologia dell'uomo: i meccanismi funzionali del corpo. Il Pensiero Scientifico Editore.

Vigotskij, L. S. (1934). Pensiero e Linguaggio. 1990, Laterza Ed. orig.

Weeks, O. I., English, A. W. (1985). Compartmentalization of the cat lateral gastrocnemius motor nucleus. The Journal of Comparative Neurology, 235, 255-267.

Die Übersetzung dieses Beitrags erfolgte durch Joachim und Marisa Manzin, Übersetzer und Dolmetscher italienisch-deutsch (Düsseldorf).

Autorenverzeichnis

Dipl. Soz. Birgit Aust
Theoretische Chirurgie
Heinrich-Heine-Universität Düsseldorf
Postfach 101007
40001 Düsseldorf
zur Zeit:
Post-Doctoral Research Fellows
University of California
School of Public Health
140 Warren Hall
Berkeley, California 94720-7360
USA

Dr. Anil Batra
Universitätsklinik für
Psychiatrie und Psychotherapie
Osianderstrasse 24
72076 Tübingen

Dr. Horst Baumeister
Psychosomatische Fachklinik
Münchwies
Turmstraße 50 - 58
66540 Neunkirchen

Prof. Dr. Claus Bischoff
Psychosomatische Fachklinik
Kurbrunnenstr. 12
67098 Bad Dürkheim

Dr. Ernst-Jürgen Borgart
Psychosomatische Fachklinik
Bad Pyrmont
Bombergallee 10
31812 Bad Pyrmont

Dr. Winfried Carls
Klinik Berus
Zentrum für Psychosomatik und
Verhaltensmedizin
Orannastrasse 55
66802 Überherrn-Berus

Dr. Raffaela Carnevale
«San Carlo» Centro Medico
Via Delle Vecchie Scuderie, 61
I-22077 Olgiate Comasco (CO)
Italy

Dipl. Soz. Monika Czikkely
Psychosomatische Fachklinik
Bad Dürkheim
Kurbrunnenstraße 12
67098 Bad Dürkheim

Dipl. Psych. Andreas Dehmlow
Psychosomatische Fachklinik
Bad Dürkheim
Kurbrunnenstrasse 12
67098 Bad Dürkheim

Sabine Diehl
Dipl. Sportlehrerin
Psychosomatische Fachklinik
Bad Dürkheim
Kurbrunnenstraße 12
67098 Bad Dürkheim

Dipl. Psych. Eugenie Engel
Psychosomatische Fachklinik
Münchwies
Turmstrasse 50-58
66540 Neunkirchen

Dipl. Psych. Peter Follert
Klinik Berus
Zentrum für Psychosomatik und
Verhaltensmedizin
Orannastr. 55
D-66802 Überherrn-Berus

Dr. Winfried Hackhausen
Verband Deutscher
Rentenversicherungsträger
Eysseneckstrasse 55
60322 Frankfurt/M.

Dr. Peter Hagen
Rehabilitationsklinik Kartow-Beelitz
Fachklinik für Kinder und Jugendliche
Paracelsus-Ring 6B
14547 Beelitz-Heilstätten

Dipl. Psych. Annette Handke-Raubach
Psychosomatische Fachklinik
Bad Dürkheim
Kurbrunnenstraße 12
67098 Bad Dürkheim

Prof. Dr. Monika Hasenbring
Ruhr-Universität Bochum
Medizinische Fakultät
Abt. für Medizinische Psychologie
Universitätsstrasse 150
44780 Bochum

Prof. Dr. Jan Hildebrandt
Schwerpunkt Algesiologie
Zentrum Anaesthesiologie,
Rettungs- und Intensivmedizin
Universität Göttingen
Robert-Koch-Str. 40
37075 Göttingen

Jürgen Horn
Arzt für Psychiatrie und Psycho-
therapie
Klinik Berus
Zentrum für Psychosomatik und
Verhaltensmedizin
Orannastr. 55
66802 Überherrn-Berus

Dr. Rosemarie Jahrreiss
Psychosomatische Fachklinik
Münchwies
Turmstraße 50 - 58
66540 Neunkirchen

Prof. Dr. Georg Jungnitsch
Fachhochschule Regensburg
Prüfeninger Strasse 58
93049 Regensburg

Dr. Hugo von Keyserlingk
Klinik Schweriner See
Am See 4
19069 Lübstorf

Dipl. Psych. Rolf Keller
Klinik Berus
Zentrum für Psychosomatik und
Verhaltensmedizin
Orannastr. 55
66802 Überherrn-Berus

Dipl. Psych. Volker Kneip
Klinik Berus
Zentrum für Psychosomatik und
Verhaltensmedizin
Orannastrasse 55
66802 Überherrn-Berus

Dipl. Psych. Stefan Leidig
Psychosomatische Fachklinik
Bad Dürkheim
Kurbrunnenstrasse 12
67098 Bad Dürkheim

Dr. Klaus Limbacher
Psychosomatische Fachklinik
Bad Dürkheim
Kurbrunnenstrasse 12
67098 Bad Dürkheim

Dr. Frank Löhrer
Klinik Am Waldsee
56745 Rieden

Prof. Dr. Rolf Meermann
Psychosomatische Fachklinik
Bad Pyrmont
Bombergallee 10
31812 Bad Pyrmont

Dr. Oskar Mittag
Klinikum Hofsteinische Schweiz
23714 Bad Malente

Dean Ornish, M.D.
Preventive Medicine Research
Institute
900 Bridgeway, Suite 1
Sausalito, California 94965
USA

Dr. Andreas von Pein
Psychosomatische Fachklinik
Kurbrunnenstr. 12
67098 Bad Dürkheim

Dr. Jörg Petry
Psychosomatische Fachklinik
Münchwies
Turmstrasse 50-58
66540 Neunkirchen

Dr. Michael Pfingsten
Schwerpunkt Algesiologie
Zentrum Anaesthesiologie,
Rettungs- und Intensivmedizin
Universität Göttingen
Robert-Koch-Str. 40
37075 Göttingen

Dipl. Psych. Wolfgang Pitz
Wissenschaftsrat der AHG AG
Lange Koppel 10
24248 Mönkeberg

Dipl. Psych. Claudia Quinten
Kliniken Daun-Thommener Höhe
Verhaltensmedizinisches Zentrum für
Abhängigkeitserkrankungen und
Psychosomatik
54522 Darscheid

Dr. Heiko Riedel
Klinik Berus
Zentrum für Psychosomatik und
Verhaltensmedizin
Orannastr. 55
66802 Überherrn-Berus

Dipl. Psych. Claudia Rommel
Psychosomatische Fachklinik
Kurbrunnenstr. 12
67098 Bad Dürkheim

Dipl. Psych. Reiner Rugulies
Institut für medizinische Soziologie
Heinrich-Heine-Universität Düsseldorf
Postfach 101007
40001 Düsseldorf
zur Zeit:
Post-Doctoral Research Fellows
University of California
School of Public Health
140 Warren Hall
Berkeley, California 94720-7360
USA

Prof. Larry Scherwitz, M.D., Ph. D.
California Pacific Medical Center
2300 California Street, Suite 204
San Francisco, California 94115
USA

Dr. Ferdinand Schliehe
Verband Deutscher
Rentenversicherungsträger VDR
Eysseneckstrasse 55
60322 Frankfurt M.

Dr. Bernt Schmitz
Psychosomatische Fachklinik
Bad Dürkheim
Kurbrunnenstraße 12
67098 Bad Dürkheim

Dr. Petra Schuhler
Psychosomatische Fachklinik
Münchwies
Turmstraße 50 - 58
66540 Neunkirchen

Dr. Konrad Schultz
Fachklinik Allgäu
Verhaltensmedizinisches
Rehabilitationszentrum für
Pneumologie, Allergologie,
Dermatologie und Psychosomatik
Peter-Heel-Strasse 29
87459 Pfronten

Barbara Schuster
Ergotherapeutin
Psychosomatische Fachklinik
Bad Dürkheim
Kurbrunnenstraße 12
67098 Bad Dürkheim

Dr. Ulrich Schweiger
Medizinische Universität zu Lübeck
Klinik für Psychiatrie und
Psychotherapie
Ratzeburger Allee 160
23538 Lübeck

Dipl. Psych. Josef Schwickerath
Klinik Berus
Zentrum für Psychosomatik und
Verhaltensmedizin
Orannastrasse 55
66802 Überherrn-Berus

Dr. Martin Schwiersch
Fachklinik Allgäu
Verhaltensmedizinisches
Rehabilitationszentrum für
Pneumologie, Allergologie,
Dermatologie und Psychosomatik
Peter-Heel-Str. 29
87459 Pfronten

Dipl. Psych. Valerija Sipos
Medizinische Universität zu Lübeck
Klinik für Psychiatrie und
Psychotherapie
Ratzeburger Allee 160
23538 Lübeck

Dipl. Psych. Bernd Sobottka
Klinik Schweriner See
Am See 4
19069 Lübstorf

PD Dr. Ulrich Stangier
Institut für Psychologie der
J.-W.-Goethe-Universität Frankfurt
Georg-Voigt-Strasse 8
60054 Frankfurt/M.

Dr. Monika Vogelgesang
Psychosomatische Fachklinik
Münchwies
Turmstrasse 50-58
66540 Neunkirchen

Walter Wipplinger
Co-Therapeut
Psychosomatische Fachklinik
Kurbrunnenstr. 12
67098 Bad Dürkheim

Dipl. Psych. Bernd Wittmann
Neurologische Fachklinik
Hilchenbach
Im Unteren Marktfeld 14
57271 Hilchenbach

Dr. Gudrun Zander
Fachklinik für Orthopädie und
Rheumatologie
Bad Freienwalde
Gesundbrunnenstrasse 33
16259 Bad Freienwalde

PD Dr. Manfred Zielke
Wissenschaftsrat der AHG AG
Lange Koppel 10
24248 Mönkeberg

Sachverzeichnis

- C -

- D -

- P -

- R -

- T -

- V -

- W -

- Z -

Jetzt

Die psychologischen Fachzeitschriften bei PABST:

❶ COGNITIVE PROCESSING
Target groups: Scientists in psychology, neurology, informatics

❷ FORENSISCHE PSYCHIATRIE UND PSYCHOTHERAPIE
Innovativ, praxisorientiert: Übersichten und aktuelle Informationen (nicht nur)
für forensische Therapeut(inn)en

❸ MPR-online - METHODS OF PSYCHOLOGICAL RESEARCH
Internationale, interdisziplinäre Methodenzeitschrift: das erste psychologisch-
wissenschaftliche Online-Journal aus Deutschland

❹ PRAXIS KLINISCHE VERHALTENSMEDIZIN UND REHABILITATION
Wissenschaftlich fundiert, praxisorientiert: Übersichten und aktuelle Informationen für Therapeut(inn)en

❺ PSYCHOANALYSE - TEXTE ZUR SOZIALFORSCHUNG
Wissenschaftlich fundiert, praxisorientiert: Übersichten und aktuelle Informationen für Therapeut(inn)en

❻ PSYCHOLOGISCHE BEITRÄGE
International, traditionell progressiv: Publikationen mit der
Relevanz für alle Teilgebiete der Psychologie

❼ UMWELTPSYCHOLOGIE
Wissenschaftlich fundiert, praxisorientiert: Übersichten und
aktuelle Informationen für Psycholog(inn)en und Umweltpraktiker/innen

❽ VERHALTENSTHERAPIE & VERHALTENSMEDIZIN
Wissenschaftlich fundiert, praxisorientiert: Übersichten und
aktuelle Informationen für Therapeut(inn)en

❾ WIRTSCHAFTSPSYCHOLOGIE
Arbeits-, Betriebs- und Organisationspsychologie für die Wirtschaft

PABST SCIENCE PUBLISHERS
Eichengrund 28, D-49525 Lengerich, Tel. ++ 49 (0) 5484-308,
Fax ++ 49 (0) 5484-550, E-mail: pabst.publishers@t-online.de
Internet: http://www.pabst-publishers.de